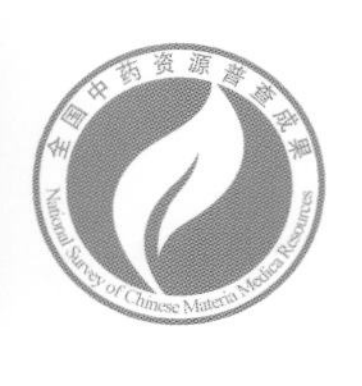




广西科学技术出版社

# 广西中药资源大典

GUANGXI ZHONGYAO ZIYUAN DADIAN

广西中药资源普查专家委员会 ＝ 编著

缪剑华 余丽莹 刘 演 ＝ 总主编

## 龙胜卷

陆昭岑 黄俞淞 许为斌 刘 演 主编

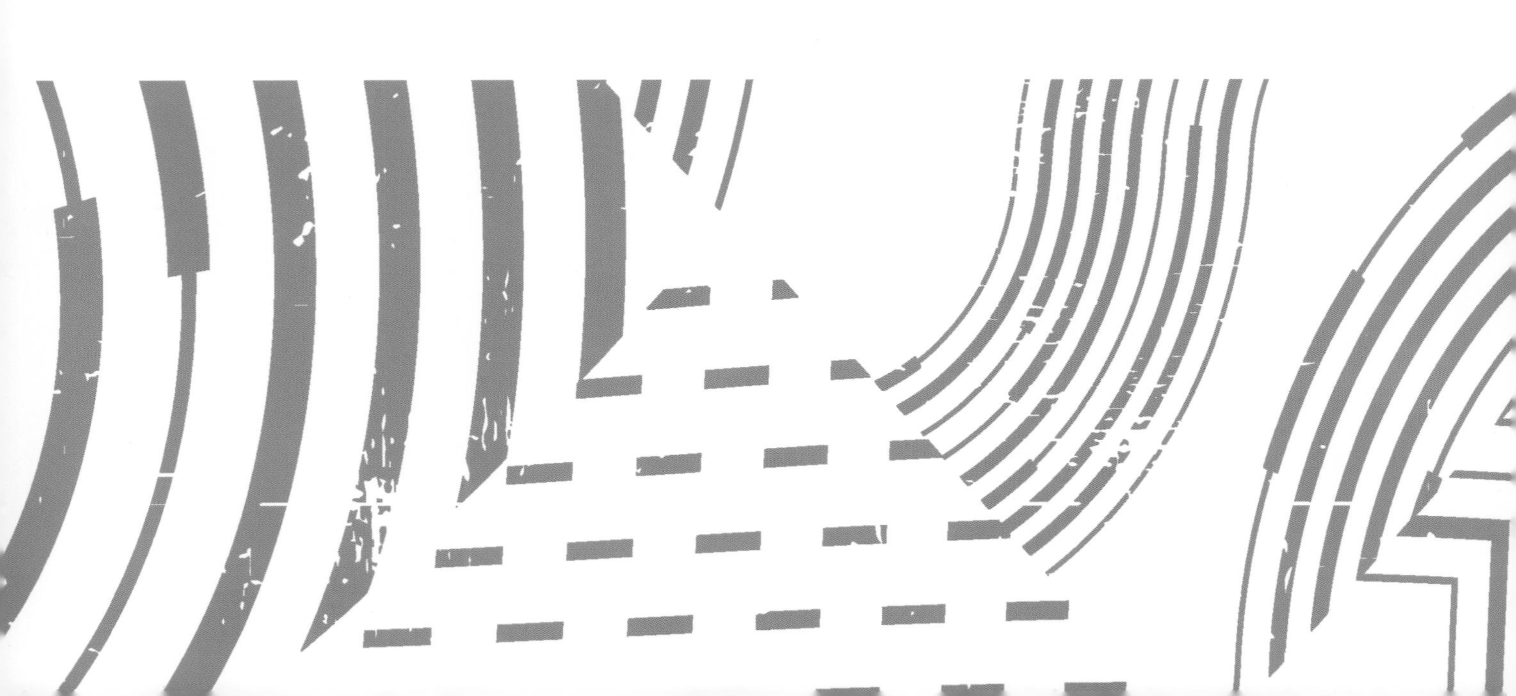

**图书在版编目（CIP）数据**

广西中药资源大典．龙胜卷 / 广西中药资源普查专家委员会编著．—南宁：广西科学技术出版社，2021.1
ISBN 978-7-5551-1207-5

Ⅰ.①广… Ⅱ.①广… Ⅲ.①中药资源—中药志—龙胜各族自治县 Ⅳ.① R281.467

中国版本图书馆 CIP 数据核字（2019）第 180798 号

**广西中药资源大典·龙胜卷**
广西中药资源普查专家委员会　编著

---

责任编辑：黎志海　张　珂　　　　封面设计：李寒林
责任印制：韦文印　　　　　　　　责任校对：袁　霞

出 版 人：卢培钊
出版发行：广西科学技术出版社　　地　　址：广西南宁市东葛路 66 号
邮政编码：530023　　　　　　　　网　　址：http://www.gxkjs.com

经　　销：全国各地新华书店
印　　刷：广西民族印刷包装集团有限公司
地　　址：南宁市高新区高新三路 1 号　　邮政编码：530007

开　　本：890 mm × 1240 mm　1/16
字　　数：760 千字　　　　　　　印　　张：31.75
版　　次：2021 年 1 月第 1 版　　印　　次：2021 年 1 月第 1 次印刷
书　　号：ISBN 978-7-5551-1207-5
定　　价：248.00 元

# 《广西中药资源大典》编委会

## 龙胜卷编委会

# 凡 例

一、《广西中药资源大典》是第四次全国中药资源普查广西普查成果著作，分为综合卷、县卷、专题卷和山脉卷。

二、综合卷为广西中药资源普查的总体情况总结分析及规划。

三、县卷按县（区、市）行政区划划分，共108卷；专题卷为广西新增普查的壮药卷、瑶药卷、海洋药卷，共3卷；山脉卷为十万大山卷、大明山卷、九万山卷、大瑶山卷、岑王老山卷，共5卷。

四、县卷总论内容为各县（区、市）自然地理概况、自然资源概况、药用资源多样性、药用资源应用、药用资源保护与管理等。

五、县卷各论中的植物药各科的排列，蕨类植物按秦仁昌1978年系统编排，裸子植物按郑万钧、傅立国1977年《中国植物志》系统编排，被子植物按哈钦松1926年、1934年系统编排。

六、县卷各论中药材条目内容包括药材名、基原、别名、形态特征、分布、性能主治、采收加工、附注等，依次著述，资料不全者项目从略，并附有药材基原植物的彩色照片。

1. 药材名为药用部位的名称，优先选择《中国药典》收载药物的药材名称，如无收载则依次参考《中华本草》《广西中药志》等权威本草著作及地方药志收录的药材名称。

2. 基原为该药材的原植物学名，附拉丁名，并注明药用部位。学名首选《中国药典》收载的学名，其次参考《中国植物志》中文版和英文版（FOC）。

3. 形态特征描述基原植物的主要特征。

4. 性能主治描述该药材的性味、作用及主治功能，参考《中国药典》《中华本草》《广西中药志》等权威典籍、本草著作、药志、标准等。

5. 采收加工主要描述该药材的采收时间、季节以及初加工的方法。

6. 附注根据资料整理情况而定，可以是标准收录情况、药材流通、民间使用及利用情况等。

7. 基原植物的彩色照片包含植株、花、果实、种子和药用部位等。

七、县卷总名录包括药用植物名录、药用动物名录、药用矿物名录。药用植物名录，按照门、科、属、种进行排序，种的内容包括中文名、别名、学名、凭证标本、功效、功效来源等。名录以第四次全国中药资源普查的结果为基础，同时通过搜索国家标本平台

（NSII）和中国数字植物标本馆（CVH）中收载的全国各标本馆的馆藏标本，筛选分布地在县域内的凭证标本进行比对和补充。

1. 一般植物不写药材名。

2. 学名按照《中国药典》、地方标准、《中国植物志》、FOC的优先顺序进行排列。如FOC有修订，且确为行业热议的类群或物种，如苦苣苔科、新发表的物种按照旧的分类方法进行排序。

3. 凭证标本格式为采集人、采集号和馆藏标本馆缩写。

4. 功效记录用药部位及其作用特征。

八、药用动物名录，属于广西新增普查范围涉及的县域的，则以第四次全国中药资源普查结果为准，如不涉及则整理第三次全国中药资源普查的结果。按门、纲、目、种进行排序，内容包括中文名、学名、功效来源。

九、药用矿物名录，内容包括药材名（按拼音首字母排序）、主含成分、功效、功效来源等。

十、通用参考书籍未列入参考文献，通用参考书籍为《中国药典》（2020年版）、《中华本草》、《广西中药志》、《中国植物志》中文版和英文版。参考文献格式按照《信息与文献　参考文献著录规则》（GB/T 7714—2015）的要求著录。

# 前 言

中药资源是中药产业和中医药事业发展的重要物质基础，也是关系国计民生的战略资源。20世纪60年代、70年代、80年代，我国先后开展了3次全国性的中药资源普查。除矿物药外，中药资源作为可再生性资源，具有周期长、分布地域广、动态性强的特点，易受人为因素及自然力的影响，蕴藏量易发生变化，为此，国家中医药管理局于2011年组织开展第四次全国中药资源普查，旨在通过新一轮的普查来摸清中药资源的家底，形成中药资源调查、研究、监测和服务体系。

中医药的传承与发展全靠丰富的中药资源支撑。广西地跨北热带、南亚热带和中亚热带，地形地貌复杂，水热条件优越，土壤类型多样，为各类生物的生存繁衍提供了有利的因素，孕育了丰富的中药资源，中药产业发展潜力巨大。根据第三次全国中药资源普查结果统计，广西中药物种已记载有4623种，其中药用植物4064种，中药物种不仅数量位居我国第二，而且道地药材也十分丰富，民族特色突出鲜明。广西2012年启动第四次中药资源普查，先后分6批对全区108个县（市、区）组织开展了普查，并在对普查成果全面总结的基础上，组织编写《中国中药资源大典》系列重要著作《中国中药资源大典·广西卷》，同时，还组织编写《广西中药资源大典》县域卷。

龙胜各族自治县（以下简称龙胜县）是广西启动中药资源普查的第一批试点县域，自2012年实施至2017年通过国家验收，在历时5年的时间里完成了全县中药资源文献整理、药用物种种类调查、重点物种资源量调查、栽培药用植物调查、药材市场流通及传统知识调查、中药发展规划编制、数据汇总上传、标本提交等工作。龙胜县中药资源调查取得了丰硕的成果，记载到中药资源2425种，药用资源总数比第三次中药资源普查增加678种，全面摸清了龙胜县中药资源的家底，在此基础上，龙胜县中药资源普查队组织编写了《广西中药资源大典·龙胜卷》（以下简称《龙胜卷》）。

《龙胜卷》包含总论、各论与总名录三部分。总论介绍龙胜县的自然地理、人文资源、社会经济、药用资源等；各论收录328种区域内重要的药用植物的药材名、基原、形态特征、分布、性能主治及采收加工等，并附有彩色照片；总名录共收录龙胜县中药资源2425种，其中药用植物2030种、药用动物385种、药用矿物10种。《龙胜卷》是一部首次全面反映龙胜县中药资源现状的学术专著，可作为了解龙胜中药资源的工具书。《龙胜卷》的编研出版，对于推广中药资源普查成果，传承和发展民族医药传统文化，深入开展中药资源研究、保护与利用，服务本地区中药产业高质量发展具有重要意义。

龙胜县中药资源普查工作的开展以及《龙胜卷》的编写，是由国家中医药管理局、广西壮族自治区中医药管理局立项，广西壮族自治区中国科学院广西植物研究所作为技术依托单位，联合龙胜各族自治县卫生健康局、龙胜各族自治县中医医院等单位共同完成的，在实施过程中，还得到了中国科学院植物研究所、中国科学院华南植物园、中国科学院昆明植物研究所、上海辰山植物园、广西大学、广西师范大学、广西药用植物园、广西中医药研究院、广西花坪国家级自然保护区、广西建新自治区级自然保护区、龙胜各族自治县林业局等单位及人员的大力支持，在此谨致以衷心的感谢！在野外考察和编研资料整理过程中，还得到国家自然科学基金项目（31560088、41661012）、广西植物功能物质与资源持续利用重点实验室项目（ZRJJ2015-6）、桂林市科技重大专项项目（20180102-4）等的资助。

中药资源涉及种类多，内容广泛，鉴于编者的知识水平有限，错误和遗漏之处在所难免，敬请读者批评指正。

编著者

2020年12月

# 目 录

## 总论



## 各论

## 总名录

# 总 论

# 第一章 自然地理概况

## 一、地理位置

龙胜各族自治县（以下简称龙胜县）位于广西壮族自治区东北部，桂林市西北部，地处湖南、广西两省区交界处，越城岭山脉西南麓，猫儿山西侧，地理坐标为东经109° 43′ 28″ ~110° 21′ 14″ ，北纬25° 29′ 21″ ~26° 12′ 14″ 。县境内南北最大纵距78 km，东西最大横距60 km。全县总面积为2538 $km^2$，占广西面积的1.07%。东临兴安县、资源县，南接灵川县、临桂县，西与融安县、三江侗族自治县接壤，北与湖南省城步苗族自治县为邻。

龙胜古称桑江，后改名龙胜，中华人民共和国成立后，仍称龙胜县，属桂林专区。1951年8月19日改称为“龙胜各族联合自治区”，并开始实行区域自治；1955年又改作“龙胜各族联合自治县”；1956年至今称为“龙胜各族自治县”。龙胜县为我国中南地区成立的第一个民族自治县，辖6镇4乡，分别为龙胜镇、瓢里镇、三门镇、龙脊镇、平等镇、乐江镇、泗水乡、江底乡、马堤乡、伟江乡。

## 二、地质地貌

龙胜县地处越城岭山脉西南麓的湘桂边陲，群山耸立，地势东、南、北三面高而西面低，属中山地貌类型。境内山体庞大陡峭，峰峦起伏，沟谷纵横交错，海拔1500 m以上的山峰有21座。该县是一个典型的“九山半水半分田”的山区县，境内平均海拔为700 m，全县土地总面积的47.26%为海拔700~800 m以上的山地。山坡常呈阶梯状倾斜，部分区域形成悬崖峭壁。16° ~46° 以上的陡坡占全县土地总面积的87.2%，15° 以下的缓坡仅占12.8%。县境内最高峰为福平包，海拔1916 m，最低处为石门塘，海拔163 m，岭谷高差悬殊。此外，龙胜县还以如链如带、高低错落的梯田而著名，龙脊梯田是龙胜县壮族、瑶族人民几百年以来劳动智慧的结晶。

## 三、气候

龙胜县地处中亚热带，气候温和，温暖湿润，降水丰富，为季风性气候。境内山势高耸，山雾迷漫，阴雨天气多，山地气候明显，是广西境内年日照时数最少的县。境内年平均日照时数约为1535 h，月平均日照时数约为99.61 h。夏季多为雷雨季节，时有暴雨，易引起山洪暴发、山体滑坡，造成地质灾害。秋、冬季气候干燥，多为旱季。冬季寒潮来临，高山地带有积雪、冰冻现象，气温在-1~4℃，沿河低海拔地区霜冻、雨雪气候不多。县域内气温大致自北向南逐步递增，四季气温随海拔变化，其递减率不一。年平均气温约为18℃，7~8月气温最高，一般最冷月在1月。县域内年均降水量约为1601.54 mm，每年5~7月为多雷雨季节，时有暴雨，秋、冬季气候干燥，降水少。降水高峰期出现在5~7月，其降水量占全年降水量的40%以上。

## 四、土壤类型

龙胜县土壤母质主要分为红壤、黄壤、黄棕壤、紫色土、水稻土和冲积土。红壤为龙胜县水平地带的常性土壤，面积107537.33 $hm^2$，分布于海拔800 m以下的山地与河谷地带，随河溪呈爪状分布。黄壤面积54434.66 $hm^2$，分布于境内海拔800~1200 m地段。黄棕壤面积34768.26 $hm^2$，土壤表层多以黄棕色、暗褐色为主，深土层为黄棕色、黄色，分布于海拔1200 m以上的北部南山，东部秦岭、戴云山、福平包、锅底塘，西部翁右山、广福顶一带。紫色土面积1033.33 $hm^2$，由紫色砂页岩发育而成，主要分布于海拔1200 m以上的三门镇古坪村与泗水乡周家村等地，土色呈紫色。水稻土面积7267.33 $hm^2$，全县各地均有分布，土色呈黑褐色，含丰富的有机质。冲积土面积仅2.66 $hm^2$，分布于沿河滩边，由于常受洪水淹没，耕地极少。

## 五、水文

龙胜县境内森林面积广，涵养了发达的水系，溪河遍布，有大小溪流480多条，溪流总长1535 km，年总径流量$2.63\times10^{10}$ $m^3$，集水面积为3867.65 $km^2$。大小河流均汇入桑江，自东向西流入三江侗族自治县。其支流分南流水系和北流水系，除干流桑江外，支流主要有龙塘河、平等河、伟江河、小江河、凉坪河、芙蓉河、中寨河、和平河、平野河等。由于山区地形特点，河流滩多水急，落差大，水能可开发利用潜力大，水力资源居桂林市之首。

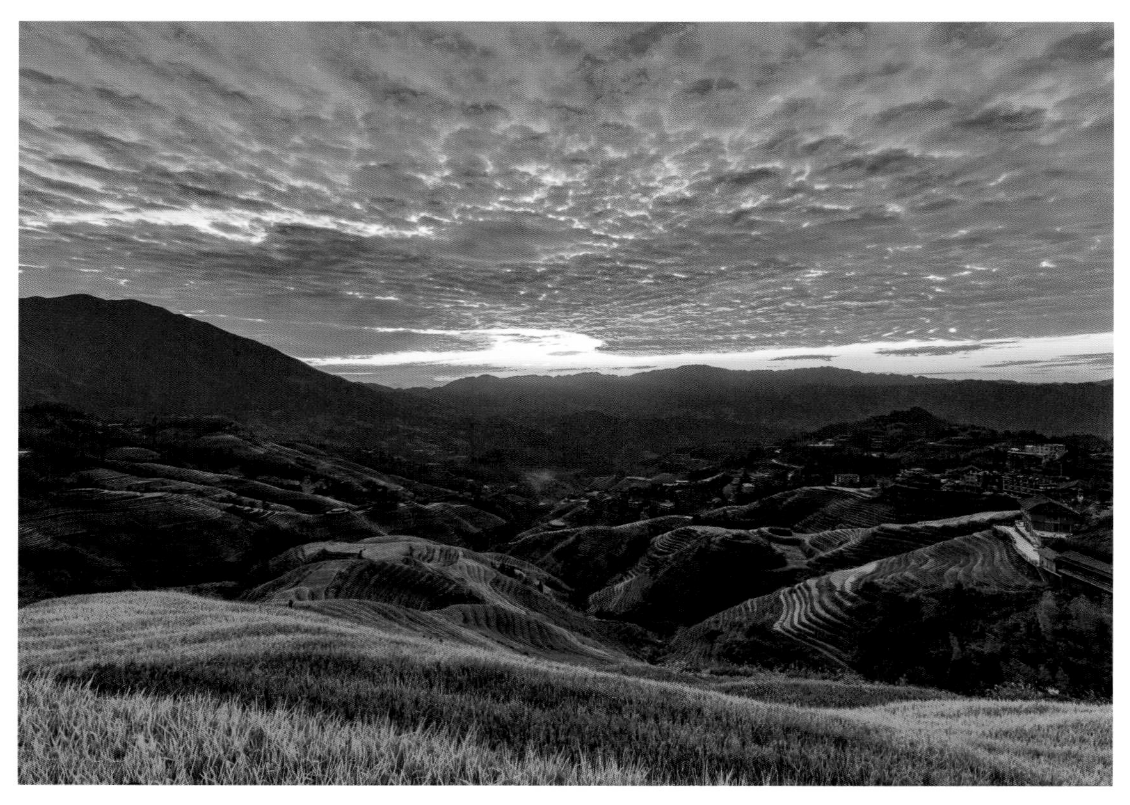

龙脊梯田景观

# 第二章 自然资源概况

## 一、植被资源

龙胜县地处中亚热带，植被类型属中亚热带常绿阔叶林范畴。县域内森林覆盖面广，群落类型丰富，形成了丰富的物种多样性，其中药用资源也相当丰富。县境内建立了花坪国家级自然保护区和建新自治区级自然保护区，植被保存完好。

县境内海拔悬殊，局部地区小气候较明显，形成植物垂直分布的地带性与复杂性。海拔1700 m以上地带性植被有北亚热带常绿落叶阔叶混交林，以灌木、杂竹及草丛为主。海拔1300~1700 m地带性植被多为常绿落叶混交林，以壳斗科Fagaceae、榛木科Corylaceae、木兰科Magnoliaceae、杜鹃花科Ericaceae等科的植物为主。海拔800~1300 m地带性植被多为常绿阔叶林。海拔500~800 m地带性植被常为马尾松*Pinus massoniana*、杉木*Cunninghamia lanceolata*等针叶林与壳斗科、樟科Lauraceae等科的植物组成的混交林，以及以油桐*Vernicia fordii*、毛竹*Phyllostachys edulis*为主的经济林。海拔500 m以下地带植被是以柑橘*Citrus reticulata*、桃*Amygdalus persica*、李*Prunus salicina*、枇杷*Eriobotrya japonica*、茶*Camellia sinensis*、油茶*C. oleifera*、油桐、柚*Citrus maxima*、板栗*Castanea mollissima*等人工植被为主的果木林，亦有针叶林、阔叶林。草本类植被根据海拔的不同，生长类型也不同，其中以山地草丛类中禾草草场为主。

## 二、植物资源

龙胜县境内植物资源主要分布在花坪国家级自然保护区和建新自治区级自然保护区。花坪国家级自然保护区共有维管植物208科689属1505种，其中蕨类植物42科84属180种，裸子植物7科11属14种，被子植物159科594属1311种；栽培植物3科22属30种，野生维管植物205科667属1475种；国家重点保护野生植物17种，其中国家一级重点保护野生植物3种，国家二级重点保护野生植物14种。建新自治区级自然保护区共有维管植物186科575属1025种，其中蕨类植物40科84属176种，裸子植物8科11属13种，被子植物138科480属836种；国家重点保护野生植物45种，其中国家一级重点保护野生植物3种，国家二级重点保护野生植物12种，广西重点保护野生植物30种。

县境内的植物资源主要分为珍稀濒危植物、材用植物、淀粉植物、芳香植物、药用植物、纤维植物、果树植物、观赏植物、油料植物等。珍稀濒危植物有银杉*Cathaya argyrophylla*、桫椤*Alsophila spinulosa*、篦子三尖杉*Cephalotaxus oliveri*、鹅掌楸*Liriodendron chinense*、观光木*Michelia odora*、伯乐树*Bretschneidera sinensis*等。其中银杉是我国特有的稀有树种，隶属松科银杉属，是单种属，多分布在海拔约1400 m的阳坡阔叶林中和山脊地带。材用植物有马尾松、杉木、木荷*Schima superba*、红锥*Castanopsis hystrix*等，其中马尾松与杉木产量最大。淀粉植物有板栗、葛*Pueraria* *montana* var. *lobata*、大百合*Cardiocrinum giganteum*等。芳香植物有木犀*Osmanthus fragrans*、竹叶花椒*Zanthoxylum armatum*、枫香树*Liquidambar formosana*等。药用植物有草珊瑚*Sarcandra glabra*、金樱子*Rosa laevigata*、罗汉果*Siraitia grosvenorii*等。纤维植物有五节芒*Miscanthus floridulus*、毛竹、鸡桑*Morus australis*等。果树植物有柑橘、柿*Diospyros kaki*、桃等。观赏植物有桫椤、紫薇*Lagerstroemia indica*、寒兰*Cymbidium kanran*等。油料植物有油茶、油桐、乌桕*Sapium sebiferum*等。

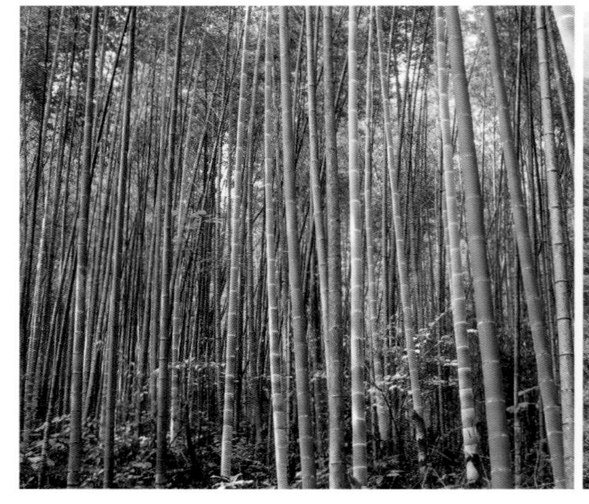

毛竹林景观

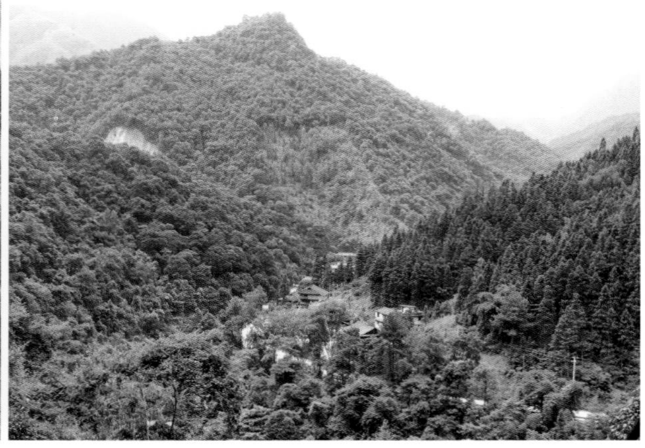

针阔混交林景观

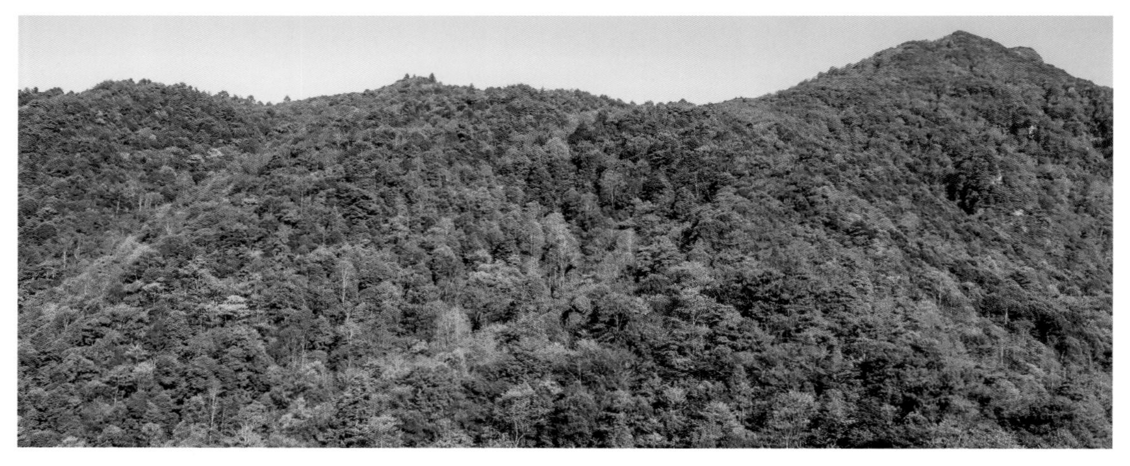

常绿落叶阔叶混交林景观

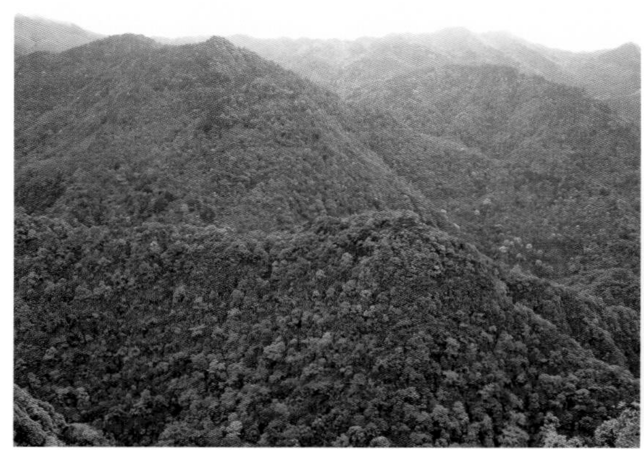

常绿落叶阔叶混交林景观

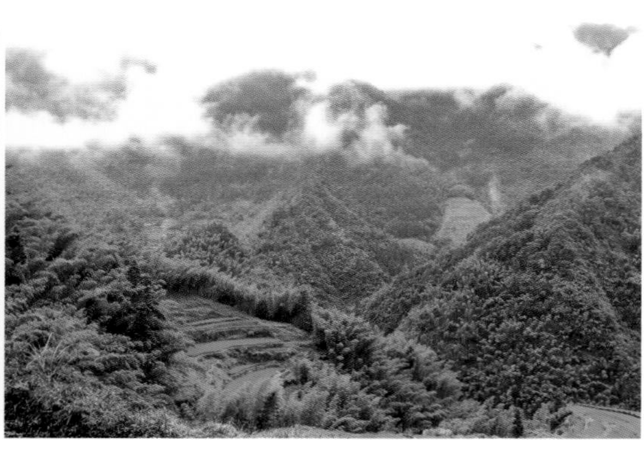

建新自治区级自然保护区景观

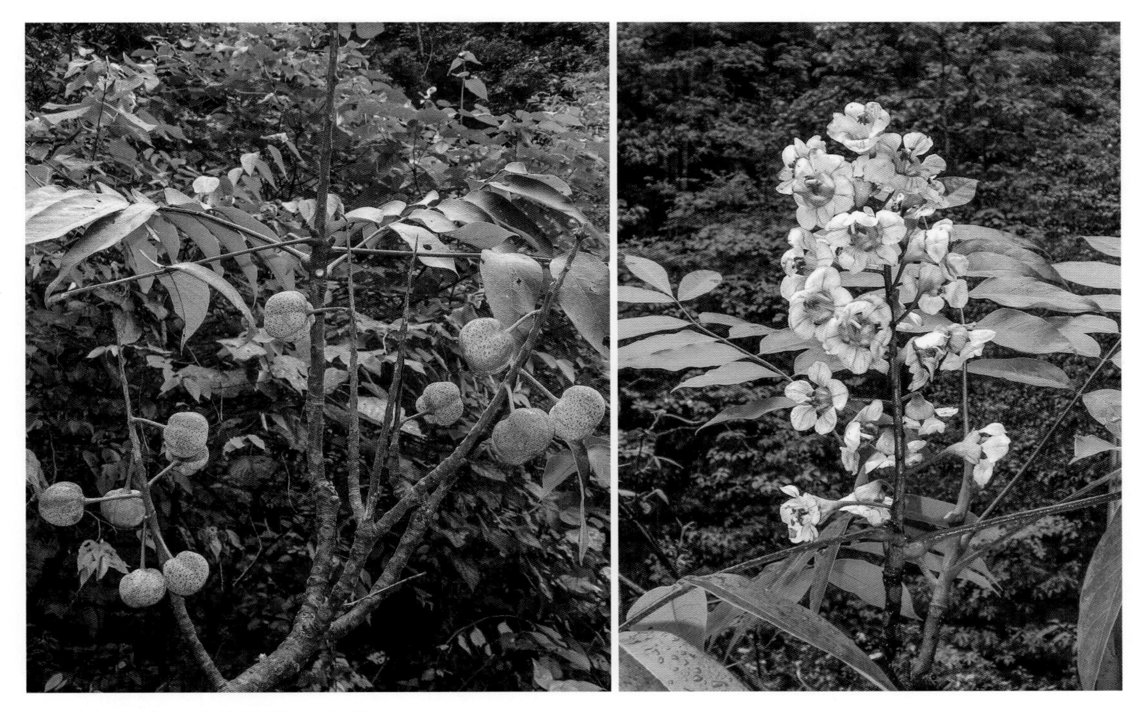

国家一级重点保护植物伯乐树***Bretschneidera sinensis***

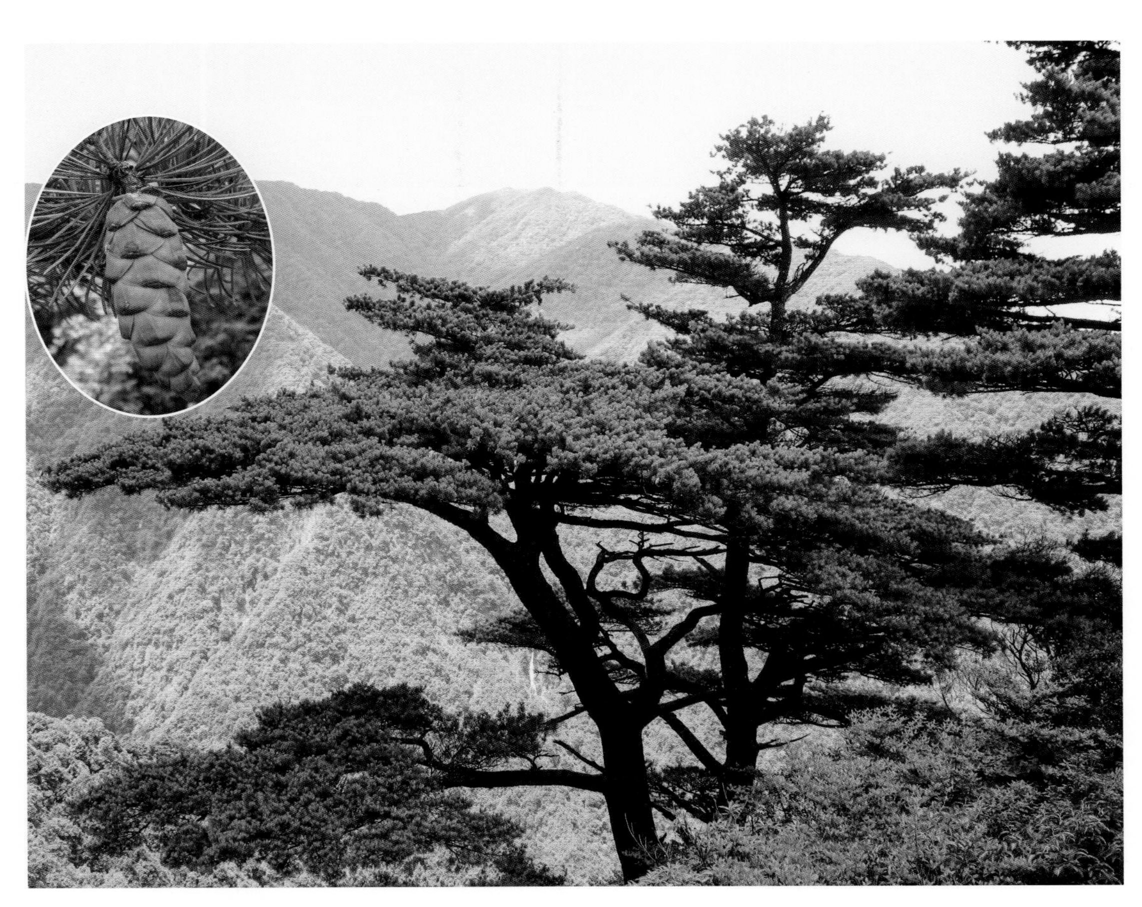

国家二级重点保护植物华南五针松***Pinus kwangtungensis***

# 第三章　人文资源概况

## 一、历史文化

公元前221年，秦朝建立，推行郡县制，在广西设桂林郡，龙胜县大部分地区归属桂林郡，少部分属长沙郡地。1913年龙胜县隶属漓江道，翌年改隶桂林道，1927年直隶广西省。1930年广西建立民团制度，龙胜县属第一民团区。1941年属桂林行政监督区。1949年11月21日，龙胜县全境解放，12月6日成立龙胜县人民政府。1998年11月8日，桂林地区与桂林市合并成立新的桂林市，龙胜各族自治县隶属桂林市。

## 二、民俗文化

龙胜县居住着苗、瑶、侗、壮等少数民族，民俗活动丰富多彩。瑶族同胞的红衣节更是被定为广西民族旅游节庆活动之一，活动内容主要有歌舞表演、抢花炮和妇女长发比赛，其中女子抢花炮是龙胜县的首创活动。白面瑶寨、三门瑶寨、细门瑶寨、黄洛瑶寨是当地较具特色的瑶族聚居地，这些瑶寨举行的彩群舞、打糍粑、长鼓舞、送新娘、长发表演、红棍舞、伞舞、竹邦舞、狮公舞、板鞋舞等活动不仅体现了当地人民的纯朴与热情好客，也散发着浓厚的民族气息。在龙胜县，随处可见的吊脚楼很具地方特色，风雨桥同样具有民族特色。

### 1. 主要民族

龙胜县是桂北少数民族最集中的聚居地，也是我国中南地区成立的第一个少数民族自治县。现有汉、壮、侗、瑶、苗、彝、白等10多个民族分布，少数民族人口占全县总人口的76%，有“无山不瑶，无林不苗，无垌不侗，无水不壮”的说法，生动地概括了县域内民族分布的基本情况。

（1）侗族

侗族最早由贵州黎平县一带迁至湖南靖州、通道等地后迁入龙胜。在北宋天圣年间（1023—1032年）至明清时期，有一些原籍江西泰和县等地的汉人因避战乱南迁入境，因长期的民族融合，其中一部分汉人融为侗族。侗族人擅长建筑，多聚居，依山傍水建造住宅，形成村寨，小者数十户，多者上千户。现龙胜县侗族群众主要分布在乐江镇与平等镇。

（2）瑶族

瑶族在宋代以前就已迁入龙胜县，是最早迁入的民族。主要分布在江底乡、泗水乡、龙脊镇、三门镇，大多生活在高山地区，沿河也有分布。民居多为“半边楼”，亦建全楼和四合院，均为木楼。根据语言、服饰、习俗的不同，龙胜县瑶族分为盘瑶、红瑶、花瑶3个支系。盘瑶因崇拜“盘瓠”而得名，红瑶因妇女饰以红色图案为主而得名，花瑶因妇女服饰为各色花纹图案相间而得名。

（3）苗族

苗族最早于元代天顺元年（1328年）始迁入龙胜县伟江乡周水寨一带。现龙胜县境内苗族主要分布在伟江乡、马堤乡、泗水乡等地，一般聚族而居。民居多为“半边楼”式三层木楼，以杉木为主料，顶为青瓦顶，均依山建造。其中四合院多为富者所建，分正屋和厢房。

（4）壮族

壮族于明代正统年间（1436—1449年）迁入龙胜县，现主要分布在瓢里镇、龙脊镇、龙胜镇等。民居多以村寨聚居，传统民居为干栏式木质建筑，以优质杉木为原料。壮族文化艺术丰富多彩，历史悠久。民族文学充满现实主义和浪漫主义色彩，往往以故事、歌谣等形式口头流传于民间。壮族历来喜欢唱山歌，山歌种类繁多，有酒歌、湾歌、坪歌、伦喃四大类，细分为几十种。

（5）汉族

龙胜县域内汉族比其他民族进入晚些，在清代才开始迁入，其途径有3种：一是为官当兵迁入，二是经商、做手工艺迁入，三是开荒种地行猎迁入。汉族来自不同地方，方言不同，难以交流，但多数汉族人说桂柳方言。由于汉族与少数民族长期融合，不少汉族人会讲侗、壮、苗、瑶等族的语言。县域内汉族人手工艺精湛，可打制各种农具、生活用具及金银首饰。

2. 民族习俗

（1）食物

经过长期的民族融合，龙胜县各族人民的日常食物也已融合，都以粳米、糯米为主食，玉米、红薯、芋头次之。龙胜人都有杀猪过年，制备腊肉的习俗。腊肉一般供过节及待客用。此外，各民族也有其独特的民族食物，如侗族人喜欢吃糯米饭及酸味菜食，有打油茶并以油茶待客、以米酒敬客的习俗。侗族人善于制酸鸭、酸肉、酸鱼，合称“侗家三宝”；瑶族则有打油茶、制糯米粑的习俗，而壮族人则喜欢做五色糯米饭和各种糕点。

（2）节日

龙胜县因各民族传统文化节日众多被称为“百节之县”。主要的传统节日如下。

春节：农历正月初一是各族人民最隆重的传统节日。一般从腊月下旬就会置办年货，选择吉日杀年猪、做腊肉、打粑粑、放鞭炮，庆祝新年。

侗族鼓楼文化节：农历正月初六，是平等镇侗族鼓楼文化节。侗族人民在这一天会舞起草龙、草狮，举行文艺演出，还以独具民族特色的长桌宴来庆祝节日。

祭萨节：是由母性崇拜、祖先崇拜而衍生出来的祭祀节日。农历二月第一个卯日是祭萨节。祭萨节是侗族的传统节日，是当地仅次于春节的隆重节日。祭萨节活动丰富多彩，祭祀程序依次为生祭、巡游、公祭、歌舞表演、百家宴、文艺晚会等。

三月三：农历三月初三是壮族传统的山歌节，当地会举行传统的龙狮表演、唱山歌、侗戏、传统扮故事、篝火多耶晚会等表演活动。

红衣节：农历七月十四是泗水乡红瑶同胞与亲朋好友聚会的日子。红瑶同胞相约在这一天开展唱瑶歌、选寨花、红瑶刺绣、打旗公等传统特色活动，并通过祭祖祈福、瑶族大歌、手工纺绣向中外游客展示红瑶同胞日常生活劳作的场景和红瑶原生态文化。

此外，还有开耕节、苗歌节、晒衣节、跳香节、盘王节等节日。

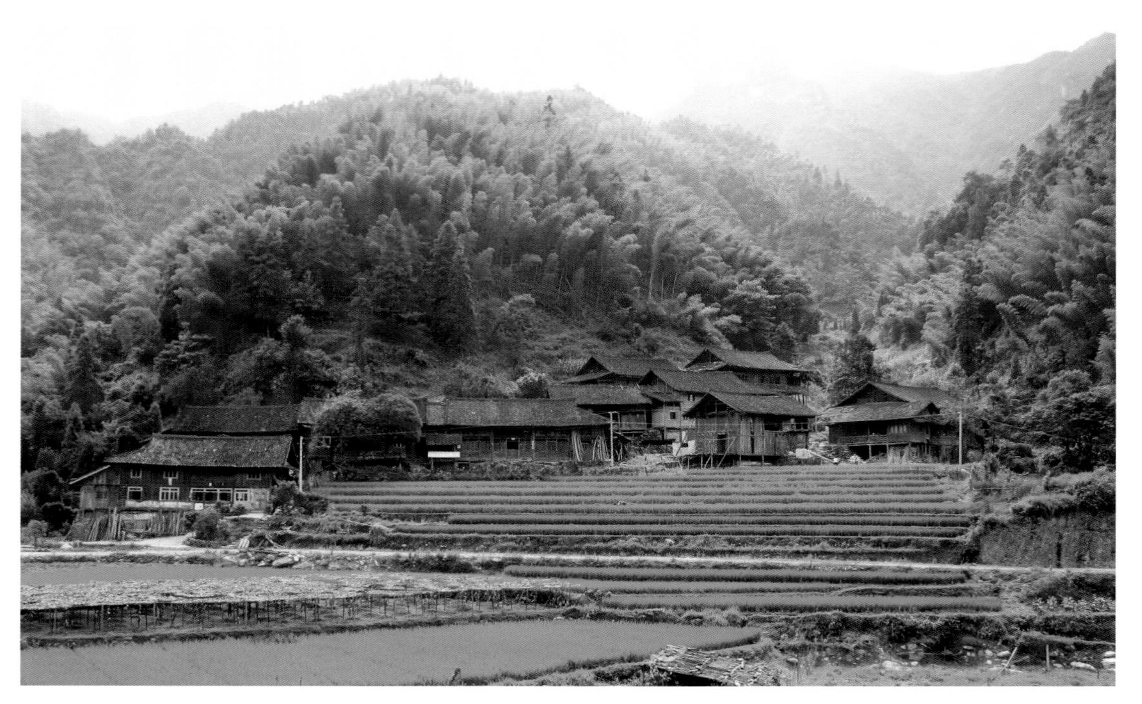

黄家寨吊脚楼

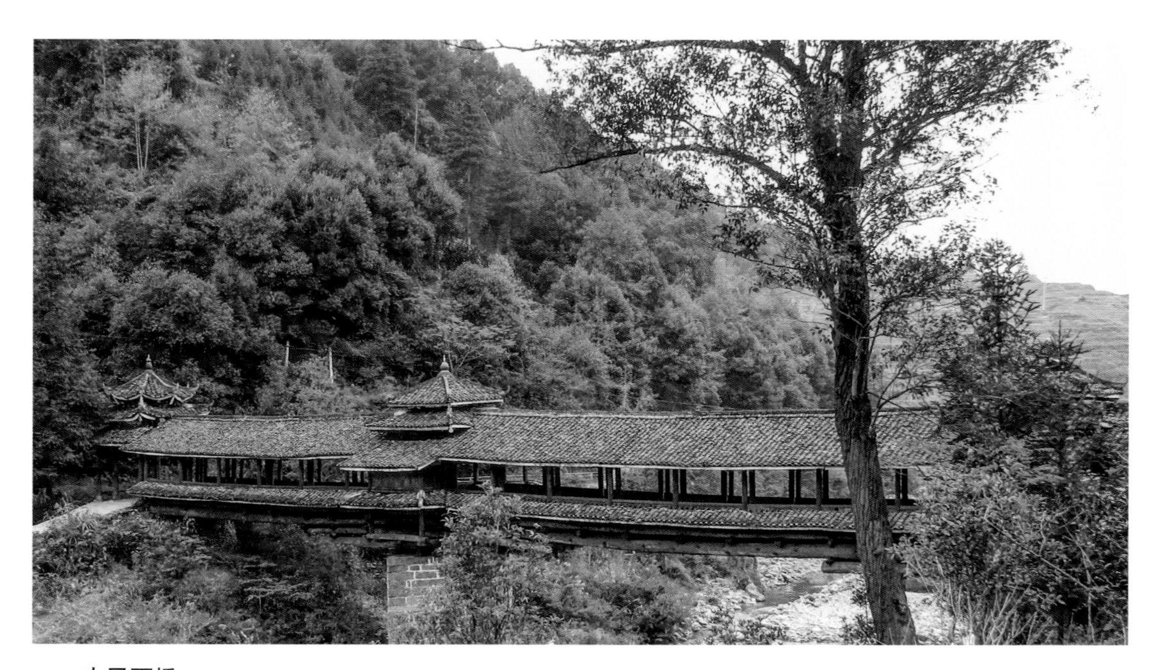

古风雨桥

# 第四章 社会经济条件

## 一、经济发展

2020年，龙胜县全年地区生产总值（GDP）60.4亿元，比上年增长2.5%。其中第一产业增加值13.4亿元，增长6.9%；第二产业增加值13.92亿元，增长3.0%；第三产业增加值33.08亿元，同比增长0.6%。全年全县财政收入39351万元，同比下降12.61%，其中税收收入29731万元，同比下降12.60%。城镇、农村居民人均可支配收入分别为36304元、13931元，同比分别增长2.8%、8.7%。固定资产投资完成35.63亿元，同比增长6.7%；社会消费品零售总额12.59亿元。

## 二、人口概况

截至2020年11月，龙胜县常住人口139483人，与2010年第六次全国人口普查的154889人相比，减少15406人，人口年平均增长率为-1.04%。其中城镇人口4.97万人，占常住人口比例（常住人口城镇化率）为35.55%，比2019年末提高0.63个百分点。全年出生人口1145人，出生率为6.18‰；死亡人口1423人，死亡率为7.68‰；自然增长率为-1.50‰。人口分布：龙胜镇49883人、龙脊镇11990人、瓢里镇10368人、三门镇10004人、平等镇16352人、泗水乡10058人、江底乡6454人、马堤乡7410人、伟江乡5708人、乐江乡11256人。

## 三、城镇化建设

2020年，龙胜县推进市政基础设施建设，围绕城乡一体化主线，突出项目建设重点，坚持新老城区双重并举，进一步完善城乡规划，推进龙脊大道教育园区、民政园区、中医医院整体搬迁、残疾人托养中心等项目主体建设，龙脊大道市政管网项目、星级酒店项目开工；完成兴龙西路道路改造、桂龙路污水管道改造、桑江北区无障碍设施建设工程等项目建设；完成县城民族贸易市场改造并投入使用；顺利推进盛园路棚户区改造、龙胜中学地质灾害治理工作。推进城镇综合管控治理，成功拆除龙脊镇平安村违建别墅1座，拆除龙脊梯田景区内小型违章建筑27处。加快推进龙脊大道生活垃圾中转站、乡镇垃圾片区处理中心建设；推进县城污水处理厂二期及配套管网工程建设，平等镇、瓢里镇、三门镇、龙脊镇四个镇级污水处理厂稳定运行。县城绿化、花化、亮化进一步提升。

完成龙脊镇金江村、大寨村、中六村农村生活垃圾治理、农村生活污水治理、农村厕所改造、村容村貌提升等4项重点工程；乡村风貌提升三年行动项目全面开工建设，开展基本整治型村庄“三清三拆”工作，完成176个基本整治型村庄、10个设施完善型村庄、2个精品示范型村庄建设。扎实推进农村房屋维修及道路硬化、绿化等工作，完成413座农村危旧房屋维修改造。实施示范乡村建设，改造农村户厕5739

个，打造整村推进示范村屯6个。建成农村有机垃圾户用处理池80座。推进“幸福乡村”示范村建设，实施龙胜镇勒黄村尧寨组、龙脊镇白水村拉往组等13个示范点建设。推进马堤大谷冲、平等松树坳、平等小江村等“乡村振兴”示范点建设。

## 四、环境保护

龙胜县正在全面开展生态建设，在全县范围内开展以保护生态、利用生态，以自然生态为依托发展绿色农业的生态建设发展模式。在南山牧场海拔800 m以上的草坡建成草山草坡，并获得成功。在白面瑶寨、细门瑶寨、里排壮寨、金车壮寨、保江村寨等地建立生态建设示范点。全县划定风景名胜保护区，开发和完善四大景区12处景点，其中龙脊梯田景区被列为国家西部旅游资源开发与自然生态环境保护项目。全县有国家级自然保护区、国家森林公园、自治区级旅游度假区、县级候鸟自然保护区、风景名胜区等13个，包括西江坪、福平包、锅底塘、南山、戴云山、平野、水寒山、大花冲、翁古山9个水源林区、温泉自然保护区和彭祖坪自然保护区。这些景点和保护区对当地民俗文化的传承与发展以及森林植被、物种多样性的保护做出了巨大的贡献。

守护好绿水青山，要始终牢记习近平总书记“广西生态优势金不换”“当好保护桂林山水的‘二郎神’”的殷切嘱托。坚持严字当头，标本兼治，巩固拓展“绿水青山就是金山银山”理念，严厉打击损害矿产资源、森林资源、自然保护地等违法行为。推进绿色政府建设，倡导简约适度、绿色低碳的生活方式，促进人与自然和谐共生。

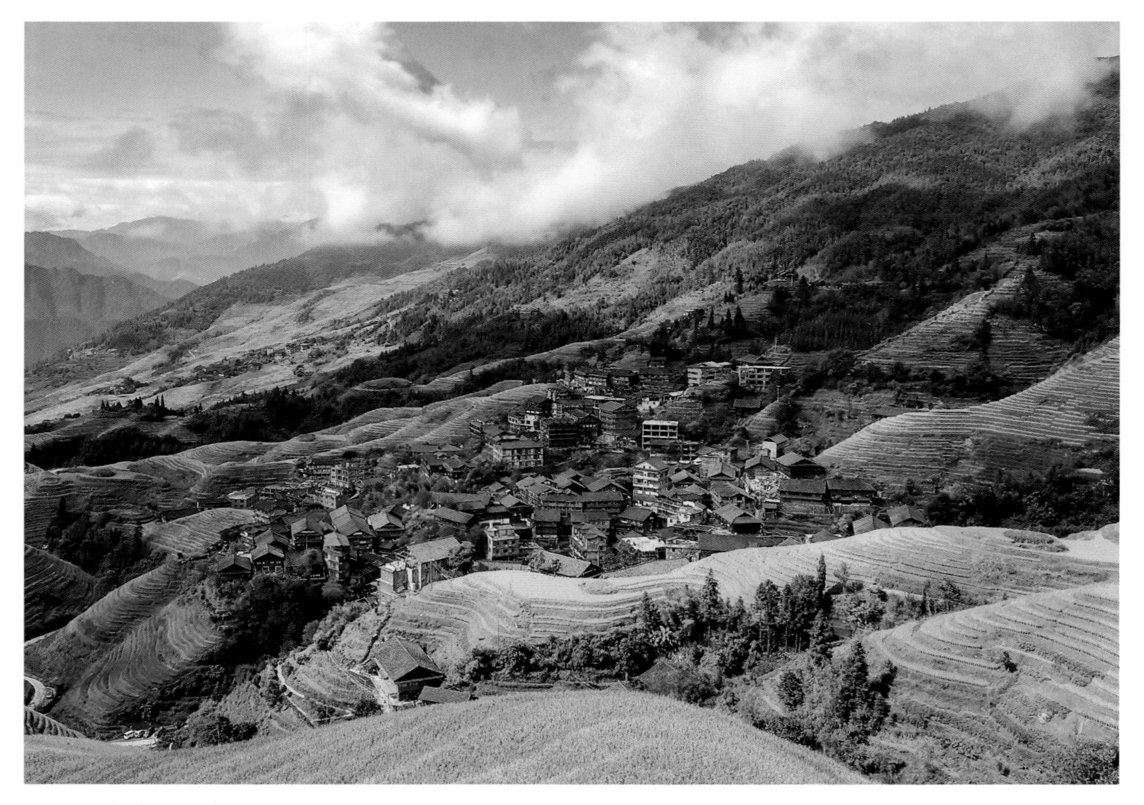

龙胜梯田景观

# 第五章　药用资源多样性

## 一、药用植物资源

药用植物资源是自然资源的重要组成部分，是我国传统医学宝库的物种基础。龙胜县境内海拔悬殊，局部区域小气候以及植被垂直分布的地带性明显，森林覆盖面广，群落类型丰富，更有着花坪国家级自然保护区和建新自治区级自然保护区，蕴藏着丰富的物种多样性。在药用植物方面，通过系统的野外资源调查、数据整理和统计，龙胜县共有药用植物2030种（包括种下单位，下同），隶属256科943属。其中药用非维管植物36种，隶属26科34属，包括药用菌类23种，隶属14科21属，药用苔藓植物13种，隶属12科13属；药用维管植物1994种，隶属230科909属，包括药用蕨类植物170种，隶属43科79属，药用裸子植物23种，隶属9科17属，药用被子植物1801种，隶属178科813属（表5–1）。

**表5–1　龙胜县药用植物种数统计表**

| 类别 | 科 | 属 | 种 |
|---|---|---|---|
| 龙胜县药用植物 | 256 | 943 | 2030 |
| 广西药用植物 | 324 | 1512 | 4064 |
| 龙胜县药用植物占广西比重（%） | 79.01 | 62.37 | 49.95 |

数据来源：《广西中药资源名录》。

龙胜县药用植物以药用维管植物为主，占药用植物总种数的98.23%，而药用非维管植物仅占药用植物总种数的1.77%。通过对龙胜县药用维管植物科、属、种数量与广西药用植物科、属、种数量的比较（表5–2）表明，龙胜县药用维管植物资源在科、属、种方面所占比例均较大，种类丰富，各类群在科、属所占比例均达到60%以上。特别是广西分布的药用裸子植物所有科、属在龙胜县均有分布，80%以上的广西药用蕨类植物科、属在龙胜县有分布；广西半数以上的药用蕨类植物和裸子植物种类在龙胜县有分布，约50%的药用被子植物种类在龙胜县有分布。

**表5–2　龙胜县药用维管植物分类群统计**

| 分类群 | | 龙胜县 | 广西 | 占广西比例（%） |
|---|---|---|---|---|
| 药用蕨类植物 | 科 | 43 | 46 | 93.48 |
| | 属 | 79 | 88 | 89.77 |
| | 种 | 170 | 225 | 75.56 |
| 药用裸子植物 | 科 | 9 | 9 | 100.00 |
| | 属 | 17 | 17 | 100.00 |
| | 种 | 23 | 34 | 67.65 |

续表

| 分类群 | | 龙胜县 | 广西 | 占广西比例（%） |
|---|---|---|---|---|
| 药用被子植物 | 科 | 178 | 212 | 83.96 |
| | 属 | 813 | 1326 | 61.31 |
| | 种 | 1801 | 3680 | 48.94 |

数据来源：《广西中药资源名录》。

1. 野生药用植物

（1）分布特点

野生药用植物的分布及丰富程度与其所处的生态环境状况密切相关。通常原始森林区有多样的生态环境及极高的森林覆盖率，从而蕴含更为丰富的物种多样性。龙胜县地貌类型单一，侵蚀结构中山陡峭地形遍布全县，山系属南岭山脉越城岭山系，大体可分为猫儿山脉、大南山脉、全数山脉、天平山脉等4个山脉，这些山脉的山体高大，连绵不断，海拔悬殊，分布有龙胜县至今尚存的花坪、彭祖坪、西江坪等三大原始森林区。这些原始森林区是龙胜县野生药用植物物种最丰富、分布最集中的区域。

从海拔角度分析，龙胜县境内海拔悬殊，局部地区山区小气候较明显，形成了植物垂直分布的地带性和复杂性。在海拔1700 m以上地带年均气温在11℃左右，主要是北亚热带常绿落叶阔叶混交林，以灌木、杂竹及草丛为主；在海拔1300~1700 m，常以壳斗科、榛木科、木兰科、杜鹃花科等阔叶树种为主，主要为落叶、常绿阔叶混交林；在海拔800~1300 m，主要为常绿阔叶林；在海拔500~800 m，主要为马尾松、杉木等针叶林和以壳斗科、樟科等阔叶林组成的混交林，以及以油桐、毛竹为主的经济林；在海拔500 m以下，是以柑橘、桃、李、枇杷、茶、油桐、油茶、柚、板栗等人工植被为主的果木林，亦有针叶林、阔叶林。总的来说，龙胜县的原生性植被通常分布于海拔800 m以上的区域，是野生药用植物分布的主要区域；而海拔800 m以下的区域，主要以次生植被和人工植被为主，物种多样性明显低于原生性植被区域，但也分布着常见的及常用的野生药用植物，是龙胜县野生药用植物分布的次要区域。

（2）种类组成

龙胜县药用植物资源包括野生和栽培2种类型，其中野生药用植物1780种，栽培药用植物250种。通过对药用植物资源统计，龙胜县野生药用植物种数共1780种，隶属233科794属。其中野生药用非维管植物29种，隶属22科27属；野生药用维管植物1751种，隶属211科767属，其种数占县域野生药用植物总种数的98.37%。在野生药用维管植物中，蕨类植物170种，隶属43科79属；裸子植物15种，隶属6科9属；被子植物1566种，隶属162科679属（表5-3）。

**表5-3 龙胜县野生药用维管植物分类群数量统计**

| 分类群 | 科 | 属 | 种 |
|---|---|---|---|
| 野生药用蕨类植物 | 43 | 79 | 170 |
| 野生药用裸子植物 | 6 | 9 | 15 |

续表

| 分类群 | 科 | 属 | 种 |
| --- | --- | --- | --- |
| 野生药用被子植物 | 162 | 679 | 1566 |
| 总和 | 211 | 767 | 1751 |

根据龙胜县野生药用维管植物各科所含种数的多少及其所占的比例，把全县野生药用维管植物211科分成4个等级，其中一级为多种科，含20种及以上；二级为中等种科，含11~20种；三级为寡种科，含2~10种；四级为单种科，仅含1种。据统计，属于一级的科有26个，包括菊科、蔷薇科、蝶形花科等；属于二级的科有20个，包括冬青科、天南星科、菝葜科等；属于三级的科有114个，包括薯蓣科、商陆科、堇菜科等；属于四级的科有51个，包括百部科、肾蕨科、大血藤科等（表5-4）。从统计结果看，处于三级的科数最多，但所含的总种数次于一级所含的总种数；属于二级的科数最少，仅占野生药用维管植物总科数的9.48%；属于一级的总种数在4个等级中最多，占野生药用维管植物总种数的50.43%，说明龙胜县野生药用维管植物科的组成主要以单种科和寡种科为主，优势科现象非常明显。

**表5-4　龙胜县野生药用维管植物科内种的数量结构统计**

| 类型 | 科数 | 占野生总科数比例（%） | 含种数 | 占野生总种数比例（%） | 代表科 |
| --- | --- | --- | --- | --- | --- |
| 单种科（1种） | 51 | 24.17 | 51 | 2.91 | 川续断科、大血藤科、肾蕨科、马桑科、古柯科 |
| 寡种科（2~10种） | 114 | 54.03 | 528 | 30.15 | 锦葵科、商陆科、堇菜科、铁角蕨科、紫草科 |
| 中等种科（11~20种） | 20 | 9.48 | 289 | 16.51 | 葫芦科、葡萄科、菝葜科、天南星科、茄科 |
| 多种科（>20种） | 26 | 12.32 | 883 | 50.43 | 菊科、茜草科、蝶形花科、兰科、大戟科 |
| 合计 | 211 | 100.00 | 1751 | 100.00 | |

### 2. 栽培药用植物

（1）种植种类

龙胜县药用植物资源主要以野生资源为主，栽培的种类不多。目前县域内种植的药用植物种类有姜黄*Curcuma longa*、罗汉果、厚朴*Houpoea officinalis*、杜仲*Eucommia ulmoides*、钩藤*Uncaria rhynchophylla*、土茯苓*Smilax glabra*、秃叶黄檗*Phellodendron chinense* var. *glabriusculum*、千斤拔*Flemingia prostrata*、佛手*Citrus medica* var. *sarcodactylis*、何首乌*Fallopia multiflora*、草珊瑚、铁皮石斛*Dendrobium officinale*、黄花倒水莲*Polygala fallax*、天冬*Asparagus cochinchinensis*、青钱柳*Cyclocarya paliurus*、白及*Bletilla striata*等。其中除姜黄、罗汉果、杜仲、秃叶黄檗、厚朴的种植历史悠久外，其余栽培种类的种植历史不长。

（2）种植现状

厚朴：种植面积约60000亩*，全县各乡镇均有种植，但主要种植在伟江乡。

罗汉果：种植面积约30000亩，全县各乡镇均有种植。

百合：种植面积约9000亩，全县各乡镇均有种植。

八角：种植面积约3000亩，全县各乡镇均有种植。

杜仲：种植面积约2250亩，全县各乡镇均有种植，但主要种植在伟江乡。

秃叶黄檗：种植面积约2250亩，全县各乡镇均有种植。

姜黄：种植面积约2000亩，全县各乡镇均有种植。

草珊瑚：种植面积约1580亩，主要种植在乐江镇，其他乡镇有少量种植。

淮山：种植面积约525亩，全县各乡镇均有种植。

葛根：种植面积约500亩，全县各乡镇均有种植。

铁皮石斛：种植面积约200亩，主要种植在三门镇，其他乡镇有少量种植。

灵芝：种植面积约200亩，主要种植在三门镇、平等镇和乐江镇的山区村。

其他种类：郁金、青钱柳、钩藤、土茯苓、千斤拔、佛手、黄花倒水莲、天冬、鱼腥草*Houttuynia cordata*、白及、蘑芋*Amorphophallus konjac*等在各乡镇均有零星种植，但种植规模不大。

（3）发展趋势

近年来，龙胜县委、县政府紧紧抓住从中央到广西及桂林实施中药现代化科技行动计划和西部大开发的战略机遇，把中药材作为产业结构调整的“茶、畜、药、果”四大主导产业之一来大力发展。按照集中力量抓产业，围绕产业办公司，依托公司建基地，发挥优势创名牌的基本思路，大力实施“兴药强县富民”战略，抓典型，建基地，树样板，调结构，兴产业，增收入，中药材产业得到迅猛发展。在保护和发展并重的前提下，林下种植草珊瑚、铁皮石斛、钩藤等1800多亩，龙胜镇、三门镇、乐江镇、龙脊镇均成立了中草药专业合作社，使中药材的生产加工初具规模，成为龙胜县经济增长的一个新热点。

3. 珍稀濒危及特有药用植物

（1）珍稀濒危物种

根据野外调查，对所采集标本鉴定和室内资料整理，对龙胜县国家与自治区重点保护野生药用植物进行统计。根据国家重点保护野生植物名录（第一批）及广西壮族自治区重点保护野生植物名录（第一批），对龙胜县有分布的野生珍稀濒危药用植物进行统计。

通过统计，龙胜县共有珍稀濒危药用植物96种。其中，药用蕨类植物4种，药用裸子植物9种，药用被子植物83种；国家一级重点保护植物3种，国家二级重点保护植物17种，自治区级重点保护植物76种。根据《中国物种红色名录》第一卷，结合世界自然保护联盟（IUCN）濒危植物红色名录分级标准体系（3.1版）以及IUCN物种红色名录标准在地区水平的应用指南（3.0版），对龙胜县96种重点保护野生药用植物进行初

注：* 亩为非法定计量单位。1 亩≈ 667 $m^2$，1 $hm^2$=15 亩。

步评估，其划分等级为灭绝（Extinct，EX）、野生灭绝（Extinct in the Wild，EW）、极危（Critically Endangered，CR）、濒危（Endangered，EN）、易危（Vulnerable，VU）、近危（Near Threatened，NT）、无危（Least Concern，LC）、数据不足（Data Deficient，DD）和未予评估（Not Evaluated，NE）。评估结果详见表5-5。

**表5-5 龙胜县重点保护野生药用植物**

| 序号 | 科名 | 中文名 | 学名 | 保护等级 | 濒危程度 |
| --- | --- | --- | --- | --- | --- |
| 1 | 松科 | 银杉 | *Cathaya argyrophylla* | 国家一级 | EN |
| 2 | 红豆杉科 | 南方红豆杉 | *Taxus wallichiana* var. *mairei* | 国家一级 | VU |
| 3 | 伯乐树科 | 伯乐树 | *Bretschneidera sinensis* | 国家一级 | NT |
| 4 | 蚌壳蕨科 | 金毛狗脊 | *Cibotium barometz* | 国家二级 | LC |
| 5 | 桫椤科 | 桫椤 | *Alsophila spinulosa* | 国家二级 | NT |
| 6 | 水蕨科 | 水蕨 | *Ceratopteris thalictroides* | 国家二级 | VU |
| 7 | 松科 | 华南五针松 | *Pinus kwangtungensis* | 国家二级 | NT |
| 8 | 柏科 | 福建柏 | *Fokienia hodginsii* | 国家二级 | VU |
| 9 | 三尖杉科 | 篦子三尖杉 | *Cephalotaxus oliveri* | 国家二级 | VU |
| 10 | 木兰科 | 鹅掌楸 | *Liriodendron chinense* | 国家二级 | LC |
| 11 | 樟科 | 樟 | *Cinnamomum camphora* | 国家二级 | LC |
| 12 | 樟科 | 闽楠 | *Phoebe bournei* | 国家二级 | VU |
| 13 | 蓼科 | 金荞麦 | *Fagopyrum dibotrys* | 国家二级 | LC |
| 14 | 蝶形花科 | 胡豆莲 | *Euchresta japonica* | 国家二级 | VU |
| 15 | 蝶形花科 | 花榈木 | *Ormosia henryi* | 国家二级 | VU |
| 16 | 金缕梅科 | 半枫荷 | *Semiliquidambar cathayensis* | 国家二级 | VU |
| 17 | 楝科 | 红椿 | *Toona ciliata* | 国家二级 | VU |
| 18 | 马尾树科 | 马尾树 | *Rhoiptelea chiliantha* | 国家二级 | NT |
| 19 | 珙桐科 | 喜树 | *Camptotheca acuminata* | 国家二级 | LC |
| 20 | 茜草科 | 香果树 | *Emmenopterys henryi* | 国家二级 | NT |
| 21 | 石杉科 | 金丝条马尾杉 | *Phlegmariurus fargesii* | 广西重点 | DD |
| 22 | 松科 | 海南五针松 | *Pinus fenzeliana* | 广西重点 | LC |
| 23 | 松科 | 长苞铁杉 | *Tsuga longibracteata* | 广西重点 | VU |
| 24 | 三尖杉科 | 宽叶粗榧 | *Cephalotaxus latifolia* | 广西重点 | CR |
| 25 | 红豆杉科 | 穗花杉 | *Amentotaxus argotaenia* | 广西重点 | LC |
| 26 | 木兰科 | 红花木莲 | *Manglietia insignis* | 广西重点 | VU |
| 27 | 木兰科 | 观光木 | *Michelia odora* | 广西重点 | VU |
| 28 | 毛茛科 | 短萼黄连 | *Coptis chinensis* var. *brevisepala* | 广西重点 | EN |
| 29 | 小檗科 | 八角莲 | *Dysosma versipellis* | 广西重点 | VU |
| 30 | 省沽油科 | 银鹊树 | *Tapiscia sinensis* | 广西重点 | LC |
| 31 | 胡桃科 | 喙核桃 | *Annamocarya sinensis* | 广西重点 | EN |
| 32 | 胡桃科 | 青钱柳 | *Cyclocarya paliurus* | 广西重点 | LC |
| 33 | 五加科 | 马蹄参 | *Diplopanax stachyanthus* | 广西重点 | NT |
| 34 | 五加科 | 竹节参 | *Panax japonicus* | 广西重点 | VU |

续表

| 序号 | 科名 | 中文名 | 学名 | 保护等级 | 濒危程度 |
|---|---|---|---|---|---|
| 35 | 安息香科 | 白辛树 | *Pterostyrax psilophyllus* | 广西重点 | NT |
| 36 | 茜草科 | 巴戟天 | *Morinda officinalis* | 广西重点 | VU |
| 37 | 兰科 | 花叶开唇兰 | *Anoectochilus roxburghii* | 广西重点 | EN |
| 38 | 兰科 | 浙江金线兰 | *Anoectochilus zhejiangensis* | 广西重点 | EN |
| 39 | 兰科 | 竹叶兰 | *Arundina graminifolia* | 广西重点 | LC |
| 40 | 兰科 | 小白及 | *Bletilla formosana* | 广西重点 | EN |
| 41 | 兰科 | 短距苞叶兰 | *Brachycorythis galeandra* | 广西重点 | NT |
| 42 | 兰科 | 广东石豆兰 | *Bulbophyllum kwangtungense* | 广西重点 | LC |
| 43 | 兰科 | 伏生石豆兰 | *Bulbophyllum reptans* | 广西重点 | LC |
| 44 | 兰科 | 虾脊兰 | *Calanthe discolor* | 广西重点 | LC |
| 45 | 兰科 | 钩距虾脊兰 | *Calanthe graciliflora* | 广西重点 | NT |
| 46 | 兰科 | 叉唇虾脊兰 | *Calanthe hancockii* | 广西重点 | LC |
| 47 | 兰科 | 细花虾脊兰 | *Calanthe mannii* | 广西重点 | LC |
| 48 | 兰科 | 镰萼虾脊兰 | *Calanthe puberula* | 广西重点 | LC |
| 49 | 兰科 | 反瓣虾脊兰 | *Calanthe reflexa* | 广西重点 | LC |
| 50 | 兰科 | 长距虾脊兰 | *Calanthe sylvatica* | 广西重点 | LC |
| 51 | 兰科 | 三棱虾脊兰 | *Calanthe tricarinata* | 广西重点 | LC |
| 52 | 兰科 | 金兰 | *Cephalanthera falcata* | 广西重点 | LC |
| 53 | 兰科 | 大序隔距兰 | *Cleisostoma paniculatum* | 广西重点 | LC |
| 54 | 兰科 | 流苏贝母兰 | *Coelogyne fimbriata* | 广西重点 | LC |
| 55 | 兰科 | 建兰 | *Cymbidium ensifolium* | 广西重点 | VU |
| 56 | 兰科 | 多花兰 | *Cymbidium floribundum* | 广西重点 | VU |
| 57 | 兰科 | 寒兰 | *Cymbidium kanran* | 广西重点 | VU |
| 58 | 兰科 | 兔耳兰 | *Cymbidium lancifolium* | 广西重点 | LC |
| 59 | 兰科 | 墨兰 | *Cymbidium sinense* | 广西重点 | VU |
| 60 | 兰科 | 重唇石斛 | *Dendrobium hercoglossum* | 广西重点 | NT |
| 61 | 兰科 | 美花石斛 | *Dendrobium loddigesii* | 广西重点 | VU |
| 62 | 兰科 | 细茎石斛 | *Dendrobium moniliforme* | 广西重点 | DD |
| 63 | 兰科 | 广东石斛 | *Dendrobium wilsonii* | 广西重点 | CR |
| 64 | 兰科 | 单叶厚唇兰 | *Epigeneium fargesii* | 广西重点 | LC |
| 65 | 兰科 | 马齿毛兰 | *Eria szetschuanica* | 广西重点 | LC |
| 66 | 兰科 | 毛萼山珊瑚 | *Galeola lindleyana* | 广西重点 | LC |
| 67 | 兰科 | 天麻 | *Gastrodia elata* | 广西重点 | DD |
| 68 | 兰科 | 花坪天麻 | *Gastrodia huapingensis* | 广西重点 | DD |
| 69 | 兰科 | 多叶斑叶兰 | *Goodyera foliosa* | 广西重点 | LC |
| 70 | 兰科 | 光萼斑叶兰 | *Goodyera henryi* | 广西重点 | VU |
| 71 | 兰科 | 花格斑叶兰 | *Goodyera kwangtungensis* | 广西重点 | NE |
| 72 | 兰科 | 高斑叶兰 | *Goodyera procera* | 广西重点 | LC |
| 73 | 兰科 | 斑叶兰 | *Goodyera schlechtendaliana* | 广西重点 | NT |

续表

| 序号 | 科名 | 中文名 | 学名 | 保护等级 | 濒危程度 |
|---|---|---|---|---|---|
| 74 | 兰科 | 绒叶斑叶兰 | *Goodyera velutina* | 广西重点 | LC |
| 75 | 兰科 | 毛葶玉凤花 | *Habenaria ciliolaris* | 广西重点 | LC |
| 76 | 兰科 | 鹅毛玉凤花 | *Habenaria dentata* | 广西重点 | LC |
| 77 | 兰科 | 橙黄玉凤花 | *Habenaria rhodocheila* | 广西重点 | LC |
| 78 | 兰科 | 叉唇角盘兰 | *Herminium lanceum* | 广西重点 | LC |
| 79 | 兰科 | 镰翅羊耳蒜 | *Liparis bootanensis* | 广西重点 | LC |
| 80 | 兰科 | 丛生羊耳蒜 | *Liparis cespitosa* | 广西重点 | LC |
| 81 | 兰科 | 长苞羊耳蒜 | *Liparis inaperta* | 广西重点 | CR |
| 82 | 兰科 | 见血青 | *Liparis nervosa* | 广西重点 | LC |
| 83 | 兰科 | 柄叶羊耳蒜 | *Liparis petiolata* | 广西重点 | VU |
| 84 | 兰科 | 齿唇兰 | *Odontochilus lanceolatus* | 广西重点 | NT |
| 85 | 兰科 | 长叶山兰 | *Oreorchis fargesii* | 广西重点 | NT |
| 86 | 兰科 | 龙头兰 | *Pecteilis susannae* | 广西重点 | LC |
| 87 | 兰科 | 阔蕊兰 | *Peristylus goodyeroides* | 广西重点 | LC |
| 88 | 兰科 | 鹤顶兰 | *Phaius tankervilliae* | 广西重点 | LC |
| 89 | 兰科 | 细叶石仙桃 | *Pholidota cantonensis* | 广西重点 | LC |
| 90 | 兰科 | 石仙桃 | *Pholidota chinensis* | 广西重点 | LC |
| 91 | 兰科 | 舌唇兰 | *Platanthera japonica* | 广西重点 | LC |
| 92 | 兰科 | 小舌唇兰 | *Platanthera minor* | 广西重点 | LC |
| 93 | 兰科 | 独蒜兰 | *Pleione bulbocodioides* | 广西重点 | LC |
| 94 | 兰科 | 毛唇独蒜兰 | *Pleione hookeriana* | 广西重点 | VU |
| 95 | 兰科 | 苞舌兰 | *Spathoglottis pubescens* | 广西重点 | LC |
| 96 | 兰科 | 绶草 | *Spiranthes sinensis* | 广西重点 | LC |

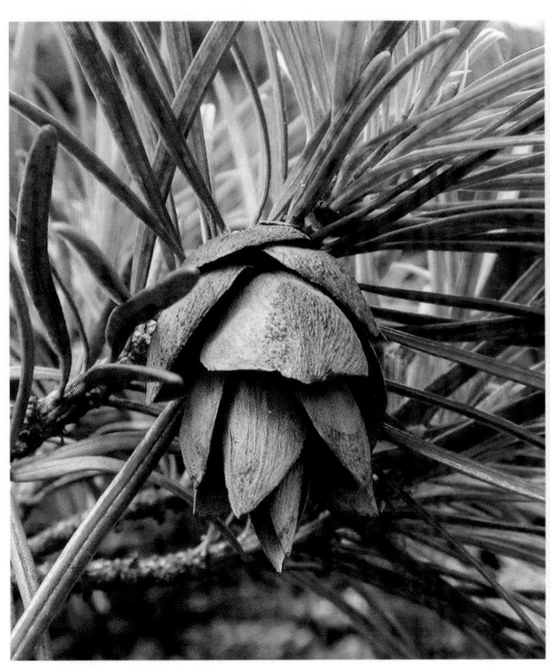

国家一级重点保护植物银杉*Cathaya argyrophylla*

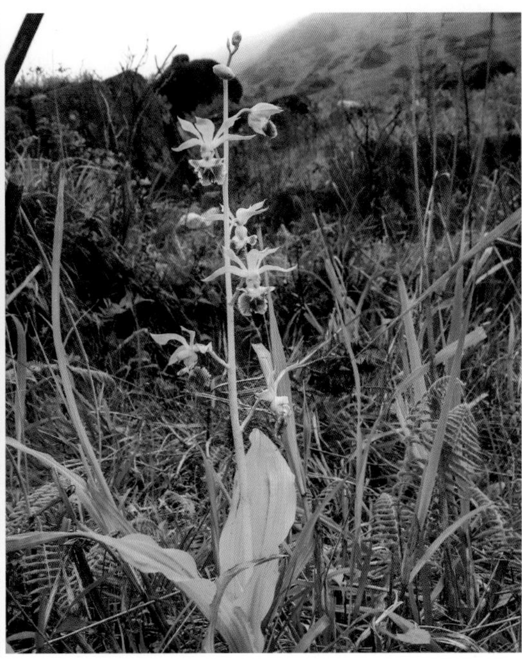

广西重点保护植物三棱虾脊兰*Calanthe tricarinata*

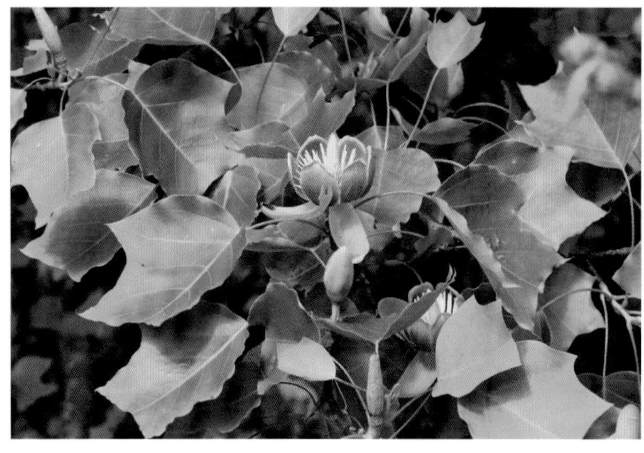

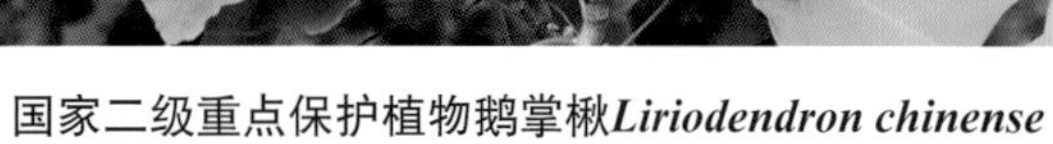

国家二级重点保护植物鹅掌楸*Liriodendron chinense*

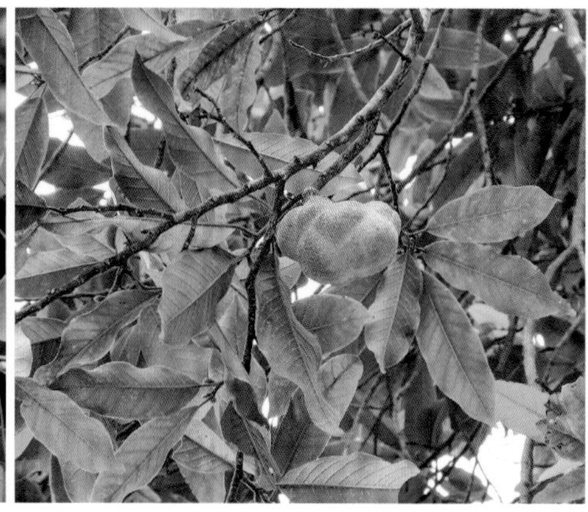

广西重点保护植物观光木*Michelia odora*

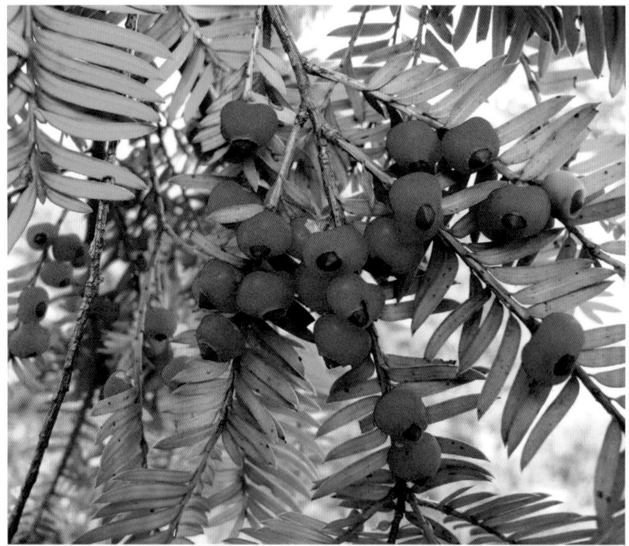

国家一级重点保护植物南方红豆杉*Taxus wallichiana* var. *Mairei*

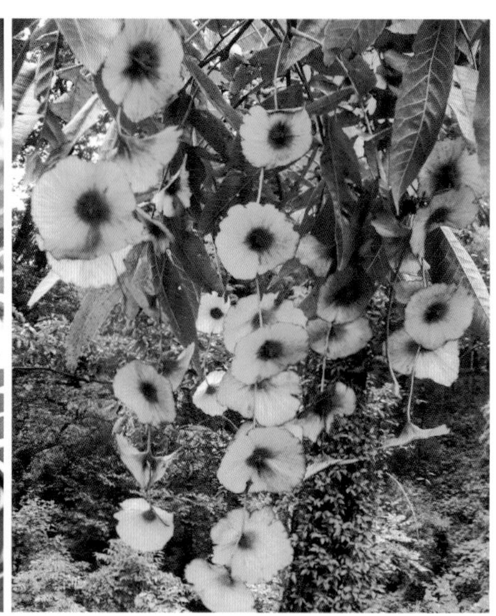

广西重点保护植物青钱柳*Cyclocarya paliurus*

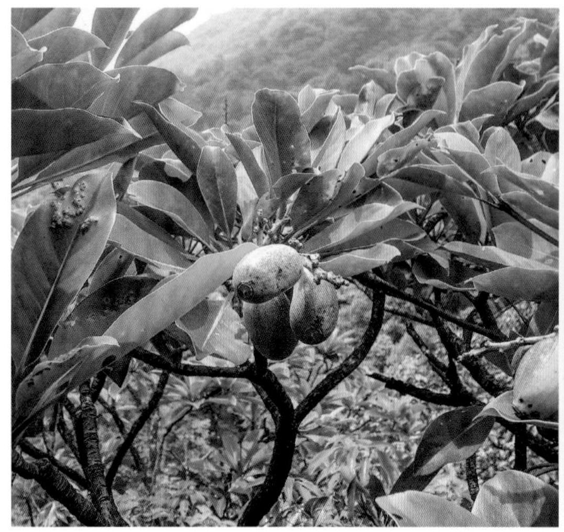

广西重点保护植物马蹄参*Diplopanax stachyanthus*

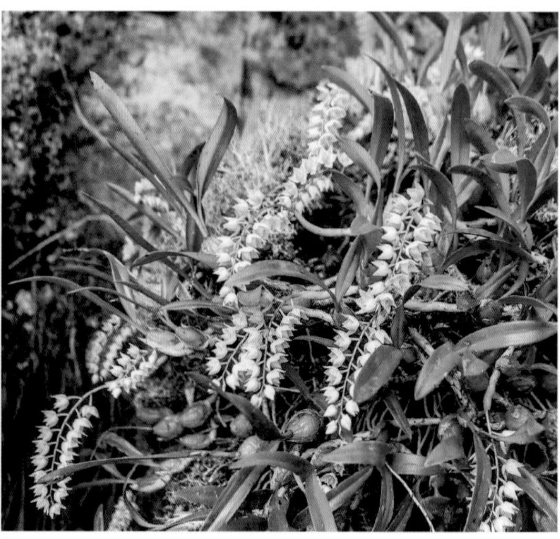

广西重点保护植物细叶石仙桃*Pholidota cantonensis*

（2）特有物种

经统计，龙胜县共有广西和中国特有药用植物417种，隶属102科227属。其中，广西特有药用植物7种，分别为八角科Illiciaceae的短梗八角*Illicium pachyphyllum*、虎耳草科Saxifragaceae的龙胜梅花草*Parnassia longshengensis*、葫芦科Cucurbitaceae的翼蛇莲*Hemsleya dipterygia*、猕猴桃科Actinidiaceae的柱果猕猴桃*Actinidia cylindrica*、菊科Asteraceae的广西蒲儿根*Sinosenecio guangxiensis*、唇形科Lamiaceae的龙胜香茶菜*Isodon lungshengensis*、姜科Zingiberaceae的矮山姜*Alpinia psilogyna*；中国特有药用植物410种（表5–6）。

**表5–6 龙胜县特有药用植物**

| 序号 | 科名 | 中文名 | 学名 | 特有程度 |
|---|---|---|---|---|
| 1 | 八角科 | 短梗八角 | *Illicium pachyphyllum* | 广西特有 |
| 2 | 虎耳草科 | 龙胜梅花草 | *Parnassia longshengensis* | 广西特有 |
| 3 | 葫芦科 | 翼蛇莲 | *Hemsleya dipterygia* | 广西特有 |
| 4 | 猕猴桃科 | 柱果猕猴桃 | *Actinidia cylindrica* | 广西特有 |
| 5 | 菊科 | 广西蒲儿根 | *Sinosenecio guangxiensis* | 广西特有 |
| 6 | 唇形科 | 龙胜香茶菜 | *Isodon lungshengensis* | 广西特有 |
| 7 | 姜科 | 矮山姜 | *Alpinia psilogyna* | 广西特有 |
| 8 | 松科 | 银杉 | *Cathaya argyrophylla* | 中国特有 |
| 9 | 松科 | 马尾松 | *Pinus massoniana* | 中国特有 |
| 10 | 松科 | 长苞铁杉 | *Tsuga longibracteata* | 中国特有 |
| 11 | 三尖杉科 | 宽叶粗榧 | *Cephalotaxus latifolia* | 中国特有 |
| 12 | 三尖杉科 | 篦子三尖杉 | *Cephalotaxus oliveri* | 中国特有 |
| 13 | 木兰科 | 阔瓣含笑 | *Michelia cavaleriei* var. *platypetala* | 中国特有 |
| 14 | 木兰科 | 紫花含笑 | *Michelia crassipes* | 中国特有 |
| 15 | 木兰科 | 深山含笑 | *Michelia maudiae* | 中国特有 |
| 16 | 木兰科 | 玉兰 | *Yulania denudata* | 中国特有 |
| 17 | 八角科 | 短柱八角 | *Illicium brevistylum* | 中国特有 |
| 18 | 八角科 | 红花八角 | *Illicium dunnianum* | 中国特有 |
| 19 | 八角科 | 红茴香 | *Illicium henryi* | 中国特有 |
| 20 | 八角科 | 假地枫皮 | *Illicium jiadifengpi* | 中国特有 |
| 21 | 五味子科 | 南五味子 | *Kadsura longipedunculata* | 中国特有 |
| 22 | 五味子科 | 冷饭藤 | *Kadsura oblongifolia* | 中国特有 |
| 23 | 五味子科 | 绿叶五味子 | *Schisandra arisanensis* subsp. *viridis* | 中国特有 |
| 24 | 五味子科 | 翼梗五味子 | *Schisandra henryi* | 中国特有 |
| 25 | 五味子科 | 毛叶五味子 | *Schisandra pubescens* | 中国特有 |
| 26 | 番荔枝科 | 瓜馥木 | *Fissistigma oldhamii* | 中国特有 |
| 27 | 番荔枝科 | 凹叶瓜馥木 | *Fissistigma retusum* | 中国特有 |
| 28 | 樟科 | 毛桂 | *Cinnamomum appelianum* | 中国特有 |

续表

| 序号 | 科名 | 中文名 | 学名 | 特有程度 |
|---|---|---|---|---|
| 29 | 樟科 | 华南桂 | *Cinnamomum austrosinense* | 中国特有 |
| 30 | 樟科 | 川桂 | *Cinnamomum wilsonii* | 中国特有 |
| 31 | 樟科 | 香粉叶 | *Lindera pulcherrima* var. *attenuata* | 中国特有 |
| 32 | 樟科 | 山橿 | *Lindera reflexa* | 中国特有 |
| 33 | 樟科 | 宜昌润楠 | *Machilus ichangensis* | 中国特有 |
| 34 | 樟科 | 薄叶润楠 | *Machilus leptophylla* | 中国特有 |
| 35 | 樟科 | 建润楠 | *Machilus oreophila* | 中国特有 |
| 36 | 樟科 | 鸭公树 | *Neolitsea chui* | 中国特有 |
| 37 | 樟科 | 簇叶新木姜子 | *Neolitsea confertifolia* | 中国特有 |
| 38 | 樟科 | 大叶新木姜子 | *Neolitsea levinei* | 中国特有 |
| 39 | 樟科 | 闽楠 | *Phoebe bournei* | 中国特有 |
| 40 | 樟科 | 檫木 | *Sassafras tzumu* | 中国特有 |
| 41 | 毛茛科 | 打破碗花花 | *Anemone hupehensis* | 中国特有 |
| 42 | 毛茛科 | 钝齿铁线莲 | *Clematis apiifolia* var. *argentilucida* | 中国特有 |
| 43 | 毛茛科 | 两广铁线莲 | *Clematis chingii* | 中国特有 |
| 44 | 毛茛科 | 山木通 | *Clematis finetiana* | 中国特有 |
| 45 | 毛茛科 | 单叶铁线莲 | *Clematis henryi* | 中国特有 |
| 46 | 毛茛科 | 扬子铁线莲 | *Clematis puberula* var. *ganpiniana* | 中国特有 |
| 47 | 毛茛科 | 曲柄铁线莲 | *Clematis repens* | 中国特有 |
| 48 | 毛茛科 | 尾叶铁线莲 | *Clematis urophylla* | 中国特有 |
| 49 | 毛茛科 | 黄连 | *Coptis chinensis* | 中国特有 |
| 50 | 毛茛科 | 短萼黄连 | *Coptis chinensis* var. *brevisepala* | 中国特有 |
| 51 | 毛茛科 | 蕨叶人字果 | *Dichocarpum dalzielii* | 中国特有 |
| 52 | 毛茛科 | 小花人字果 | *Dichocarpum franchetii* | 中国特有 |
| 53 | 毛茛科 | 尖叶唐松草 | *Thalictrum acutifolium* | 中国特有 |
| 54 | 小檗科 | 南岭小檗 | *Berberis impedita* | 中国特有 |
| 55 | 小檗科 | 豪猪刺 | *Berberis julianae* | 中国特有 |
| 56 | 小檗科 | 庐山小檗 | *Berberis virgetorum* | 中国特有 |
| 57 | 小檗科 | 八角莲 | *Dysosma versipellis* | 中国特有 |
| 58 | 小檗科 | 三枝九叶草 | *Epimedium sagittatum* | 中国特有 |
| 59 | 小檗科 | 阔叶十大功劳 | *Mahonia bealei* | 中国特有 |
| 60 | 小檗科 | 北江十大功劳 | *Mahonia fordii* | 中国特有 |
| 61 | 木通科 | 白木通 | *Akebia trifoliata* subsp. *australis* | 中国特有 |
| 62 | 木通科 | 野木瓜 | *Stauntonia chinensis* | 中国特有 |
| 63 | 木通科 | 尾叶那藤 | *Stauntonia obovatifoliola* subsp. *urophylla* | 中国特有 |
| 64 | 防己科 | 四川轮环藤 | *Cyclea sutchuenensis* | 中国特有 |
| 65 | 防己科 | 秤钩风 | *Diploclisia affinis* | 中国特有 |

续表

| 序号 | 科名 | 中文名 | 学名 | 特有程度 |
|---|---|---|---|---|
| 66 | 防己科 | 金线吊乌龟 | *Stephania cephalantha* | 中国特有 |
| 67 | 防己科 | 江南地不容 | *Stephania excentrica* | 中国特有 |
| 68 | 马兜铃科 | 地花细辛 | *Asarum geophilum* | 中国特有 |
| 69 | 马兜铃科 | 金耳环 | *Asarum insigne* | 中国特有 |
| 70 | 马兜铃科 | 五岭细辛 | *Asarum wulingense* | 中国特有 |
| 71 | 胡椒科 | 山蒟 | *Piper hancei* | 中国特有 |
| 72 | 胡椒科 | 毛蒟 | *Piper hongkongense* | 中国特有 |
| 73 | 胡椒科 | 小叶爬崖香 | *Piper sintenense* | 中国特有 |
| 74 | 金粟兰科 | 宽叶金粟兰 | *Chloranthus henryi* | 中国特有 |
| 75 | 金粟兰科 | 多穗金粟兰 | *Chloranthus multistachys* | 中国特有 |
| 76 | 罂粟科 | 血水草 | *Eomecon chionantha* | 中国特有 |
| 77 | 堇菜科 | 深圆齿堇菜 | *Viola davidii* | 中国特有 |
| 78 | 堇菜科 | 柔毛堇菜 | *Viola fargesii* | 中国特有 |
| 79 | 堇菜科 | 三角叶堇菜 | *Viola triangulifolia* | 中国特有 |
| 80 | 远志科 | 黄花倒水莲 | *Polygala fallax* | 中国特有 |
| 81 | 远志科 | 狭叶远志 | *Polygala hongkongensis* var. *stenophylla* | 中国特有 |
| 82 | 远志科 | 曲江远志 | *Polygala koi* | 中国特有 |
| 83 | 景天科 | 凹叶景天 | *Sedum emarginatum* | 中国特有 |
| 84 | 景天科 | 火焰草 | *Sedum stellariifolium* | 中国特有 |
| 85 | 虎耳草科 | 大叶金腰 | *Chrysosplenium macrophyllum* | 中国特有 |
| 86 | 虎耳草科 | 大卫梅花草 | *Parnassia davidii* | 中国特有 |
| 87 | 虎耳草科 | 蒙自虎耳草 | *Saxifraga mengtzeana* | 中国特有 |
| 88 | 石竹科 | 中国繁缕 | *Stellaria chinensis* | 中国特有 |
| 89 | 石竹科 | 巫山繁缕 | *Stellaria wushanensis* | 中国特有 |
| 90 | 蓼科 | 大箭叶蓼 | *Polygonum darrisii* | 中国特有 |
| 91 | 蓼科 | 赤胫散 | *Polygonum runcinatum* var. *sinense* | 中国特有 |
| 92 | 凤仙花科 | 睫毛萼凤仙花 | *Impatiens blepharosepala* | 中国特有 |
| 93 | 凤仙花科 | 黄金凤 | *Impatiens siculifer* | 中国特有 |
| 94 | 瑞香科 | 毛瑞香 | *Daphne kiusiana* var. *atrocaulis* | 中国特有 |
| 95 | 瑞香科 | 北江荛花 | *Wikstroemia monnula* | 中国特有 |
| 96 | 山龙眼科 | 网脉山龙眼 | *Helicia reticulata* | 中国特有 |
| 97 | 海桐花科 | 短萼海桐 | *Pittosporum brevicalyx* | 中国特有 |
| 98 | 海桐花科 | 狭叶海桐 | *Pittosporum glabratum* var. *neriifolium* | 中国特有 |
| 99 | 西番莲科 | 广东西番莲 | *Passiflora kwangtungensis* | 中国特有 |
| 100 | 葫芦科 | 罗汉果 | *Siraitia grosvenorii* | 中国特有 |
| 101 | 葫芦科 | 齿叶赤瓟 | *Thladiantha dentata* | 中国特有 |
| 102 | 葫芦科 | 裂苞栝楼 | *Trichosanthes fissibracteata* | 中国特有 |

续表

| 序号 | 科名 | 中文名 | 学名 | 特有程度 |
|---|---|---|---|---|
| 103 | 葫芦科 | 长萼栝楼 | *Trichosanthes laceribractea* | 中国特有 |
| 104 | 秋海棠科 | 紫背天葵 | *Begonia fimbristipula* | 中国特有 |
| 105 | 秋海棠科 | 秋海棠 | *Begonia grandis* | 中国特有 |
| 106 | 秋海棠科 | 红孩儿 | *Begonia palmata* var. *bowringiana* | 中国特有 |
| 107 | 山茶科 | 川杨桐 | *Adinandra bockiana* | 中国特有 |
| 108 | 山茶科 | 尖萼川杨桐 | *Adinandra bockiana* var. *acutifolia* | 中国特有 |
| 109 | 山茶科 | 亮叶杨桐 | *Adinandra nitida* | 中国特有 |
| 110 | 山茶科 | 心叶毛蕊茶 | *Camellia cordifolia* | 中国特有 |
| 111 | 山茶科 | 连蕊茶 | *Camellia cuspidata* | 中国特有 |
| 112 | 山茶科 | 柃叶连蕊茶 | *Camellia euryoides* | 中国特有 |
| 113 | 山茶科 | 西南红山茶 | *Camellia pitardii* | 中国特有 |
| 114 | 山茶科 | 川鄂连蕊茶 | *Camellia rosthorniana* | 中国特有 |
| 115 | 山茶科 | 尖萼毛柃 | *Eurya acutisepala* | 中国特有 |
| 116 | 山茶科 | 翅柃 | *Eurya alata* | 中国特有 |
| 117 | 山茶科 | 短柱柃 | *Eurya brevistyla* | 中国特有 |
| 118 | 山茶科 | 米碎花 | *Eurya chinensis* | 中国特有 |
| 119 | 山茶科 | 微毛柃 | *Eurya hebeclados* | 中国特有 |
| 120 | 山茶科 | 凹脉柃 | *Eurya impressinervis* | 中国特有 |
| 121 | 山茶科 | 细枝柃 | *Eurya loquaiana* | 中国特有 |
| 122 | 山茶科 | 金叶柃 | *Eurya obtusifolia* var. *aurea* | 中国特有 |
| 123 | 山茶科 | 四角柃 | *Eurya tetragonoclada* | 中国特有 |
| 124 | 山茶科 | 单耳柃 | *Eurya weissiae* | 中国特有 |
| 125 | 山茶科 | 尖萼厚皮香 | *Ternstroemia luteoflora* | 中国特有 |
| 126 | 桃金娘科 | 华南蒲桃 | *Syzygium austrosinense* | 中国特有 |
| 127 | 野牡丹科 | 棱果花 | *Barthea barthei* | 中国特有 |
| 128 | 野牡丹科 | 叶底红 | *Bredia fordii* | 中国特有 |
| 129 | 野牡丹科 | 短柄野海棠 | *Bredia sessilifolia* | 中国特有 |
| 130 | 野牡丹科 | 锦香草 | *Phyllagathis cavaleriei* | 中国特有 |
| 131 | 使君子科 | 风车子 | *Combretum alfredii* | 中国特有 |
| 132 | 金丝桃科 | 扬子小连翘 | *Hypericum faberi* | 中国特有 |
| 133 | 藤黄科 | 岭南山竹子 | *Garcinia oblongifolia* | 中国特有 |
| 134 | 椴树科 | 椴树 | *Tilia tuan* | 中国特有 |
| 135 | 杜英科 | 薄果猴欢喜 | *Sloanea leptocarpa* | 中国特有 |
| 136 | 锦葵科 | 梵天花 | *Urena procumbens* | 中国特有 |
| 137 | 大戟科 | 绿背山麻杆 | *Alchornea trewioides* var. *sinica* | 中国特有 |
| 138 | 大戟科 | 野桐 | *Mallotus tenuifolius* | 中国特有 |
| 139 | 大戟科 | 山靛 | *Mercurialis leiocarpa* | 中国特有 |

**续表**

| 序号 | 科名 | 中文名 | 学名 | 特有程度 |
|---|---|---|---|---|
| 140 | 鼠刺科 | 厚叶鼠刺 | *Itea coriacea* | 中国特有 |
| 141 | 鼠刺科 | 腺鼠刺 | *Itea glutinosa* | 中国特有 |
| 142 | 鼠刺科 | 毛脉鼠刺 | *Itea indochinensis* var. *pubinervia* | 中国特有 |
| 143 | 绣球花科 | 四川溲疏 | *Deutzia setchuenensis* | 中国特有 |
| 144 | 绣球花科 | 西南绣球 | *Hydrangea davidii* | 中国特有 |
| 145 | 绣球花科 | 粤西绣球 | *Hydrangea kwangsiensis* | 中国特有 |
| 146 | 绣球花科 | 蜡莲绣球 | *Hydrangea strigosa* | 中国特有 |
| 147 | 绣球花科 | 星毛冠盖藤 | *Pileostegia tomentella* | 中国特有 |
| 148 | 绣球花科 | 钻地风 | *Schizophragma integrifolium* | 中国特有 |
| 149 | 蔷薇科 | 华中樱桃 | *Cerasus conradinae* | 中国特有 |
| 150 | 蔷薇科 | 尾叶樱桃 | *Cerasus dielsiana* | 中国特有 |
| 151 | 蔷薇科 | 柔毛路边青 | *Geum japonicum* var. *chinense* | 中国特有 |
| 152 | 蔷薇科 | 中华绣线梅 | *Neillia sinensis* | 中国特有 |
| 153 | 蔷薇科 | 小叶石楠 | *Photinia parvifolia* | 中国特有 |
| 154 | 蔷薇科 | 全缘火棘 | *Pyracantha atalantioides* | 中国特有 |
| 155 | 蔷薇科 | 软条七蔷薇 | *Rosa henryi* | 中国特有 |
| 156 | 蔷薇科 | 台湾悬钩子 | *Rubus formosensis* | 中国特有 |
| 157 | 蔷薇科 | 棠叶悬钩子 | *Rubus malifolius* | 中国特有 |
| 158 | 蔷薇科 | 深裂悬钩子 | *Rubus reflexus* var. *lanceolobus* | 中国特有 |
| 159 | 蔷薇科 | 灰白毛莓 | *Rubus tephrodes* | 中国特有 |
| 160 | 蔷薇科 | 美脉花楸 | *Sorbus caloneura* | 中国特有 |
| 161 | 蔷薇科 | 石灰花楸 | *Sorbus folgneri* | 中国特有 |
| 162 | 蔷薇科 | 毛序花楸 | *Sorbus keissleri* | 中国特有 |
| 163 | 蔷薇科 | 大果花楸 | *Sorbus megalocarpa* | 中国特有 |
| 164 | 蔷薇科 | 野珠兰 | *Stephanandra chinensis* | 中国特有 |
| 165 | 苏木科 | 广西紫荆 | *Cercis chuniana* | 中国特有 |
| 166 | 苏木科 | 皂荚 | *Gleditsia sinensis* | 中国特有 |
| 167 | 蝶形花科 | 香槐 | *Cladrastis wilsonii* | 中国特有 |
| 168 | 蝶形花科 | 大金刚藤 | *Dalbergia dyeriana* | 中国特有 |
| 169 | 蝶形花科 | 藤黄檀 | *Dalbergia hancei* | 中国特有 |
| 170 | 蝶形花科 | 黄檀 | *Dalbergia hupeana* | 中国特有 |
| 171 | 蝶形花科 | 花榈木 | *Ormosia henryi* | 中国特有 |
| 172 | 蝶形花科 | 木荚红豆 | *Ormosia xylocarpa* | 中国特有 |
| 173 | 旌节花科 | 中国旌节花 | *Stachyurus chinensis* | 中国特有 |
| 174 | 金缕梅科 | 瑞木 | *Corylopsis multiflora* | 中国特有 |
| 175 | 金缕梅科 | 蜡瓣花 | *Corylopsis sinensis* | 中国特有 |
| 176 | 金缕梅科 | 杨梅叶蚊母树 | *Distylium myricoides* | 中国特有 |

续表

| 序号 | 科名 | 中文名 | 学名 | 特有程度 |
|---|---|---|---|---|
| 177 | 金缕梅科 | 半枫荷 | *Semiliquidambar cathayensis* | 中国特有 |
| 178 | 金缕梅科 | 水丝梨 | *Sycopsis sinensis* | 中国特有 |
| 179 | 黄杨科 | 匙叶黄杨 | *Buxus harlandii* | 中国特有 |
| 180 | 黄杨科 | 板凳果 | *Pachysandra axillaris* | 中国特有 |
| 181 | 桦木科 | 华南桦 | *Betula austrosinensis* | 中国特有 |
| 182 | 桦木科 | 亮叶桦 | *Betula luminifera* | 中国特有 |
| 183 | 壳斗科 | 茅栗 | *Castanea seguinii* | 中国特有 |
| 184 | 壳斗科 | 米槠 | *Castanopsis carlesii* | 中国特有 |
| 185 | 壳斗科 | 锥 | *Castanopsis chinensis* | 中国特有 |
| 186 | 壳斗科 | 甜槠 | *Castanopsis eyrei* | 中国特有 |
| 187 | 壳斗科 | 栲 | *Castanopsis fargesii* | 中国特有 |
| 188 | 壳斗科 | 扁刺锥 | *Castanopsis platyacantha* | 中国特有 |
| 189 | 壳斗科 | 钩锥 | *Castanopsis tibetana* | 中国特有 |
| 190 | 壳斗科 | 细叶青冈 | *Cyclobalanopsis gracilis* | 中国特有 |
| 191 | 壳斗科 | 金毛柯 | *Lithocarpus chrysocomus* | 中国特有 |
| 192 | 榆科 | 银毛叶山黄麻 | *Trema nitida* | 中国特有 |
| 193 | 榆科 | 多脉榆 | *Ulmus castaneifolia* | 中国特有 |
| 194 | 桑科 | 藤构 | *Broussonetia kaempferi* var. *australis* | 中国特有 |
| 195 | 桑科 | 珍珠榕 | *Ficus sarmentosa* var. *henryi* | 中国特有 |
| 196 | 桑科 | 爬藤榕 | *Ficus sarmentosa* var. *impressa* | 中国特有 |
| 197 | 桑科 | 岩木瓜 | *Ficus tsiangii* | 中国特有 |
| 198 | 荨麻科 | 长圆楼梯草 | *Elatostema oblongifolium* | 中国特有 |
| 199 | 冬青科 | 满树星 | *Ilex aculeolata* | 中国特有 |
| 200 | 冬青科 | 厚叶冬青 | *Ilex elmerrilliana* | 中国特有 |
| 201 | 冬青科 | 海南冬青 | *Ilex hainanensis* | 中国特有 |
| 202 | 冬青科 | 广东冬青 | *Ilex kwangtungensis* | 中国特有 |
| 203 | 冬青科 | 矮冬青 | *Ilex lohfauensis* | 中国特有 |
| 204 | 冬青科 | 大果冬青 | *Ilex macrocarpa* | 中国特有 |
| 205 | 冬青科 | 毛冬青 | *Ilex pubescens* | 中国特有 |
| 206 | 冬青科 | 香冬青 | *Ilex suaveolens* | 中国特有 |
| 207 | 冬青科 | 四川冬青 | *Ilex szechwanensis* | 中国特有 |
| 208 | 冬青科 | 尾叶冬青 | *Ilex wilsonii* | 中国特有 |
| 209 | 卫矛科 | 过山枫 | *Celastrus aculeatus* | 中国特有 |
| 210 | 卫矛科 | 大芽南蛇藤 | *Celastrus gemmatus* | 中国特有 |
| 211 | 卫矛科 | 圆叶南蛇藤 | *Celastrus kusanoi* | 中国特有 |
| 212 | 卫矛科 | 短梗南蛇藤 | *Celastrus rosthornianus* | 中国特有 |
| 213 | 卫矛科 | 裂果卫矛 | *Euonymus dielsianus* | 中国特有 |

续表

| 序号 | 科名 | 中文名 | 学名 | 特有程度 |
| --- | --- | --- | --- | --- |
| 214 | 卫矛科 | 大果卫矛 | *Euonymus myrianthus* | 中国特有 |
| 215 | 卫矛科 | 长刺卫矛 | *Euonymus wilsonii* | 中国特有 |
| 216 | 卫矛科 | 密花假卫矛 | *Microtropis gracilipes* | 中国特有 |
| 217 | 翅子藤科 | 无柄五层龙 | *Salacia sessiliflora* | 中国特有 |
| 218 | 铁青树科 | 华南青皮木 | *Schoepfia chinensis* | 中国特有 |
| 219 | 桑寄生科 | 锈毛钝果寄生 | *Taxillus levinei* | 中国特有 |
| 220 | 桑寄生科 | 毛叶钝果寄生 | *Taxillus nigrans* | 中国特有 |
| 221 | 桑寄生科 | 桑寄生 | *Taxillus sutchuenensis* | 中国特有 |
| 222 | 桑寄生科 | 大苞寄生 | *Tolypanthus maclurei* | 中国特有 |
| 223 | 桑寄生科 | 棱枝槲寄生 | *Viscum diospyrosicola* | 中国特有 |
| 224 | 鼠李科 | 钩齿鼠李 | *Rhamnus lamprophylla* | 中国特有 |
| 225 | 鼠李科 | 薄叶鼠李 | *Rhamnus leptophylla* | 中国特有 |
| 226 | 胡颓子科 | 宜昌胡颓子 | *Elaeagnus henryi* | 中国特有 |
| 227 | 胡颓子科 | 披针叶胡颓子 | *Elaeagnus lanceolata* | 中国特有 |
| 228 | 胡颓子科 | 攀缘胡颓子 | *Elaeagnus sarmentosa* | 中国特有 |
| 229 | 葡萄科 | 羽叶蛇葡萄 | *Ampelopsis chaffanjonii* | 中国特有 |
| 230 | 葡萄科 | 三裂蛇葡萄 | *Ampelopsis delavayana* | 中国特有 |
| 231 | 葡萄科 | 牯岭蛇葡萄 | *Ampelopsis glandulosa* var. *kulingensis* | 中国特有 |
| 232 | 葡萄科 | 异叶地锦 | *Parthenocissus dalzielii* | 中国特有 |
| 233 | 葡萄科 | 东南葡萄 | *Vitis chunganensis* | 中国特有 |
| 234 | 葡萄科 | 刺葡萄 | *Vitis davidii* | 中国特有 |
| 235 | 芸香科 | 秃叶黄檗 | *Phellodendron chinense* var. *glabriusculum* | 中国特有 |
| 236 | 芸香科 | 毛竹叶花椒 | *Zanthoxylum armatum* var. *ferrugineum* | 中国特有 |
| 237 | 芸香科 | 蚬壳花椒 | *Zanthoxylum dissitum* | 中国特有 |
| 238 | 清风藤科 | 灰背清风藤 | *Sabia discolor* | 中国特有 |
| 239 | 清风藤科 | 凹萼清风藤 | *Sabia emarginata* | 中国特有 |
| 240 | 省沽油科 | 银鹊树 | *Tapiscia sinensis* | 中国特有 |
| 241 | 省沽油科 | 锐尖山香圆 | *Turpinia arguta* | 中国特有 |
| 242 | 省沽油科 | 茸毛锐尖山香圆 | *Turpinia arguta* var. *pubescens* | 中国特有 |
| 243 | 胡桃科 | 山核桃 | *Carya cathayensis* | 中国特有 |
| 244 | 胡桃科 | 青钱柳 | *Cyclocarya paliurus* | 中国特有 |
| 245 | 山茱萸科 | 狭叶桃叶珊瑚 | *Aucuba chinensis* var. *angusta* | 中国特有 |
| 246 | 山茱萸科 | 尖叶四照花 | *Cornus elliptica* | 中国特有 |
| 247 | 鞘柄木科 | 角叶鞘柄木 | *Toricellia angulata* | 中国特有 |
| 248 | 八角枫科 | 小花八角枫 | *Alangium faberi* | 中国特有 |
| 249 | 珙桐科 | 喜树 | *Camptotheca acuminata* | 中国特有 |
| 250 | 五加科 | 食用土当归 | *Aralia cordata* | 中国特有 |

续表

| 序号 | 科名 | 中文名 | 学名 | 特有程度 |
| --- | --- | --- | --- | --- |
| 251 | 五加科 | 棘茎楤木 | *Aralia echinocaulis* | 中国特有 |
| 252 | 五加科 | 长刺楤木 | *Aralia spinifolia* | 中国特有 |
| 253 | 五加科 | 锈毛罗伞 | *Brassaiopsis ferruginea* | 中国特有 |
| 254 | 五加科 | 变叶树参 | *Dendropanax proteus* | 中国特有 |
| 255 | 五加科 | 细柱五加 | *Eleutherococcus nodiflorus* | 中国特有 |
| 256 | 五加科 | 短梗大参 | *Macropanax rosthornii* | 中国特有 |
| 257 | 五加科 | 星毛鸭脚木 | *Schefflera minutistellata* | 中国特有 |
| 258 | 五加科 | 通脱木 | *Tetrapanax papyrifer* | 中国特有 |
| 259 | 伞形科 | 藁本 | *Ligusticum sinense* | 中国特有 |
| 260 | 伞形科 | 南岭前胡 | *Peucedanum longshengense* | 中国特有 |
| 261 | 伞形科 | 前胡 | *Peucedanum praeruptorum* | 中国特有 |
| 262 | 伞形科 | 膜蕨囊瓣芹 | *Pternopetalum trichomanifolium* | 中国特有 |
| 263 | 桤叶树科 | 贵州桤叶树 | *Clethra kaipoensis* | 中国特有 |
| 264 | 杜鹃花科 | 灯笼吊钟花 | *Enkianthus chinensis* | 中国特有 |
| 265 | 杜鹃花科 | 齿缘吊钟花 | *Enkianthus serrulatus* | 中国特有 |
| 266 | 杜鹃花科 | 腺萼马银花 | *Rhododendron bachii* | 中国特有 |
| 267 | 杜鹃花科 | 短脉杜鹃 | *Rhododendron brevinerve* | 中国特有 |
| 268 | 杜鹃花科 | 喇叭杜鹃 | *Rhododendron discolor* | 中国特有 |
| 269 | 杜鹃花科 | 丁香杜鹃 | *Rhododendron farrerae* | 中国特有 |
| 270 | 杜鹃花科 | 云锦杜鹃 | *Rhododendron fortunei* | 中国特有 |
| 271 | 杜鹃花科 | 百合花杜鹃 | *Rhododendron liliiflorum* | 中国特有 |
| 272 | 杜鹃花科 | 岭南杜鹃 | *Rhododendron mariae* | 中国特有 |
| 273 | 杜鹃花科 | 满山红 | *Rhododendron mariesii* | 中国特有 |
| 274 | 杜鹃花科 | 团叶杜鹃 | *Rhododendron orbiculare* | 中国特有 |
| 275 | 杜鹃花科 | 马银花 | *Rhododendron ovatum* | 中国特有 |
| 276 | 杜鹃花科 | 猴头杜鹃 | *Rhododendron simiarum* | 中国特有 |
| 277 | 杜鹃花科 | 长蕊杜鹃 | *Rhododendron stamineum* | 中国特有 |
| 278 | 乌饭树科 | 短尾越桔 | *Vaccinium carlesii* | 中国特有 |
| 279 | 乌饭树科 | 黄背越桔 | *Vaccinium iteophyllum* | 中国特有 |
| 280 | 乌饭树科 | 椭圆叶越桔 | *Vaccinium pseudorobustum* | 中国特有 |
| 281 | 柿科 | 野柿 | *Diospyros kaki* var. *silvestris* | 中国特有 |
| 282 | 柿科 | 油柿 | *Diospyros oleifera* | 中国特有 |
| 283 | 紫金牛科 | 九管血 | *Ardisia brevicaulis* | 中国特有 |
| 284 | 紫金牛科 | 月月红 | *Ardisia faberi* | 中国特有 |
| 285 | 紫金牛科 | 心叶紫金牛 | *Ardisia maclurei* | 中国特有 |
| 286 | 安息香科 | 陀螺果 | *Melliodendron xylocarpum* | 中国特有 |
| 287 | 安息香科 | 白辛树 | *Pterostyrax psilophyllus* | 中国特有 |

续表

| 序号 | 科名 | 中文名 | 学名 | 特有程度 |
|---|---|---|---|---|
| 288 | 安息香科 | 赛山梅 | *Styrax confusus* | 中国特有 |
| 289 | 安息香科 | 白花龙 | *Styrax faberi* | 中国特有 |
| 290 | 安息香科 | 芬芳安息香 | *Styrax odoratissimus* | 中国特有 |
| 291 | 山矾科 | 黄牛奶树 | *Symplocos cochinchinensis* var. *laurina* | 中国特有 |
| 292 | 山矾科 | 密花山矾 | *Symplocos congesta* | 中国特有 |
| 293 | 马钱科 | 醉鱼草 | *Buddleja lindleyana* | 中国特有 |
| 294 | 木犀科 | 华素馨 | *Jasminum sinense* | 中国特有 |
| 295 | 木犀科 | 女贞 | *Ligustrum lucidum* | 中国特有 |
| 296 | 木犀科 | 光萼小蜡 | *Ligustrum sinense* var. *myrianthum* | 中国特有 |
| 297 | 夹竹桃科 | 筋藤 | *Alyxia levinei* | 中国特有 |
| 298 | 夹竹桃科 | 紫花络石 | *Trachelospermum axillare* | 中国特有 |
| 299 | 夹竹桃科 | 短柱络石 | *Trachelospermum brevistylum* | 中国特有 |
| 300 | 夹竹桃科 | 毛杜仲藤 | *Urceola huaitingii* | 中国特有 |
| 301 | 萝藦科 | 朱砂藤 | *Cynanchum officinale* | 中国特有 |
| 302 | 萝藦科 | 青羊参 | *Cynanchum otophyllum* | 中国特有 |
| 303 | 萝藦科 | 柳叶白前 | *Cynanchum stauntonii* | 中国特有 |
| 304 | 茜草科 | 云桂虎刺 | *Damnacanthus henryi* | 中国特有 |
| 305 | 茜草科 | 香果树 | *Emmenopterys henryi* | 中国特有 |
| 306 | 茜草科 | 粗毛耳草 | *Hedyotis mellii* | 中国特有 |
| 307 | 茜草科 | 巴戟天 | *Morinda officinalis* | 中国特有 |
| 308 | 茜草科 | 羊角藤 | *Morinda umbellata* subsp. *obovata* | 中国特有 |
| 309 | 茜草科 | 密脉木 | *Myrioneuron faberi* | 中国特有 |
| 310 | 茜草科 | 薄柱草 | *Nertera sinensis* | 中国特有 |
| 311 | 茜草科 | 中华蛇根草 | *Ophiorrhiza chinensis* | 中国特有 |
| 312 | 茜草科 | 广西乌口树 | *Tarenna lanceolata* | 中国特有 |
| 313 | 忍冬科 | 接骨木 | *Sambucus williamsii* | 中国特有 |
| 314 | 忍冬科 | 桦叶荚蒾 | *Viburnum betulifolium* | 中国特有 |
| 315 | 忍冬科 | 短序荚蒾 | *Viburnum brachybotryum* | 中国特有 |
| 316 | 忍冬科 | 金腺荚蒾 | *Viburnum chunii* | 中国特有 |
| 317 | 忍冬科 | 伞房荚蒾 | *Viburnum corymbiflorum* | 中国特有 |
| 318 | 忍冬科 | 南方荚蒾 | *Viburnum fordiae* | 中国特有 |
| 319 | 忍冬科 | 球核荚蒾 | *Viburnum propinquum* | 中国特有 |
| 320 | 忍冬科 | 常绿荚蒾 | *Viburnum sempervirens* | 中国特有 |
| 321 | 忍冬科 | 茶荚蒾 | *Viburnum setigerum* | 中国特有 |
| 322 | 忍冬科 | 合轴荚蒾 | *Viburnum sympodiale* | 中国特有 |
| 323 | 菊科 | 纤枝兔儿风 | *Ainsliaea gracilis* | 中国特有 |
| 324 | 菊科 | 粗齿兔儿风 | *Ainsliaea grossedentata* | 中国特有 |

续表

| 序号 | 科名 | 中文名 | 学名 | 特有程度 |
|---|---|---|---|---|
| 325 | 菊科 | 长穗兔儿风 | *Ainsliaea henryi* | 中国特有 |
| 326 | 菊科 | 莲沱兔儿风 | *Ainsliaea ramosa* | 中国特有 |
| 327 | 菊科 | 奇蒿 | *Artemisia anomala* | 中国特有 |
| 328 | 菊科 | 密毛奇蒿 | *Artemisia anomala* var. *tomentella* | 中国特有 |
| 329 | 菊科 | 台北艾纳香 | *Blumea formosana* | 中国特有 |
| 330 | 菊科 | 峨眉千里光 | *Senecio faberi* | 中国特有 |
| 331 | 菊科 | 蒲公英 | *Taraxacum mongolicum* | 中国特有 |
| 332 | 菊科 | 异叶黄鹌菜 | *Youngia heterophylla* | 中国特有 |
| 333 | 龙胆科 | 福建蔓龙胆 | *Crawfurdia pricei* | 中国特有 |
| 334 | 龙胆科 | 五岭龙胆 | *Gentiana davidii* | 中国特有 |
| 335 | 龙胆科 | 流苏龙胆 | *Gentiana panthaica* | 中国特有 |
| 336 | 龙胆科 | 匙叶草 | *Latouchea fokienensis* | 中国特有 |
| 337 | 龙胆科 | 双蝴蝶 | *Tripterospermum chinense* | 中国特有 |
| 338 | 报春花科 | 广西过路黄 | *Lysimachia alfredii* | 中国特有 |
| 339 | 报春花科 | 四川金钱草 | *Lysimachia christiniae* | 中国特有 |
| 340 | 报春花科 | 灵香草 | *Lysimachia foenum-graecum* | 中国特有 |
| 341 | 报春花科 | 山萝过路黄 | *Lysimachia melampyroides* | 中国特有 |
| 342 | 报春花科 | 落地梅 | *Lysimachia paridiformis* | 中国特有 |
| 343 | 报春花科 | 狭叶落地梅 | *Lysimachia paridiformis* var. *stenophylla* | 中国特有 |
| 344 | 报春花科 | 巴东过路黄 | *Lysimachia patungensis* | 中国特有 |
| 345 | 桔梗科 | 杏叶沙参 | *Adenophora petiolata* subsp. *hunanensis* | 中国特有 |
| 346 | 桔梗科 | 中华沙参 | *Adenophora sinensis* | 中国特有 |
| 347 | 紫草科 | 瘤果附地菜 | *Trigonotis macrophylla* var. *verrucosa* | 中国特有 |
| 348 | 玄参科 | 台湾泡桐 | *Paulownia kawakamii* | 中国特有 |
| 349 | 玄参科 | 玄参 | *Scrophularia ningpoensis* | 中国特有 |
| 350 | 玄参科 | 四方麻 | *Veronicastrum caulopterum* | 中国特有 |
| 351 | 玄参科 | 大叶腹水草 | *Veronicastrum robustum* subsp. *grandifolium* | 中国特有 |
| 352 | 苦苣苔科 | 蚂蟥七 | *Primulina fimbrisepala* | 中国特有 |
| 353 | 苦苣苔科 | 羽裂报春苣苔 | *Primulina pinnatifida* | 中国特有 |
| 354 | 苦苣苔科 | 华南半蒴苣苔 | *Hemiboea follicularis* | 中国特有 |
| 355 | 苦苣苔科 | 半蒴苣苔 | *Hemiboea subcapitata* | 中国特有 |
| 356 | 苦苣苔科 | 长瓣马铃苣苔 | *Oreocharis auricula* | 中国特有 |
| 357 | 苦苣苔科 | 大叶石上莲 | *Oreocharis benthamii* | 中国特有 |
| 358 | 苦苣苔科 | 石上莲 | *Oreocharis benthamii* var. *reticulata* | 中国特有 |
| 359 | 苦苣苔科 | 湘桂马铃苣苔 | *Oreocharis xiangguiensis* | 中国特有 |
| 360 | 爵床科 | 华南爵床 | *Justicia austrosinensis* | 中国特有 |
| 361 | 马鞭草科 | 老鸦糊 | *Callicarpa giraldii* | 中国特有 |

续表

| 序号 | 科名 | 中文名 | 学名 | 特有程度 |
| --- | --- | --- | --- | --- |
| 362 | 马鞭草科 | 全缘叶紫珠 | *Callicarpa integerrima* | 中国特有 |
| 363 | 马鞭草科 | 藤紫珠 | *Callicarpa integerrima* var. *chinensis* | 中国特有 |
| 364 | 马鞭草科 | 广东紫珠 | *Callicarpa kwangtungensis* | 中国特有 |
| 365 | 马鞭草科 | 长柄紫珠 | *Callicarpa longipes* | 中国特有 |
| 366 | 马鞭草科 | 窄叶紫珠 | *Callicarpa membranacea* | 中国特有 |
| 367 | 马鞭草科 | 秃红紫珠 | *Callicarpa rubella* var. *subglabra* | 中国特有 |
| 368 | 唇形科 | 毛药花 | *Bostrychanthera deflexa* | 中国特有 |
| 369 | 唇形科 | 灯笼草 | *Clinopodium polycephalum* | 中国特有 |
| 370 | 唇形科 | 香茶菜 | *Isodon amethystoides* | 中国特有 |
| 371 | 唇形科 | 梗花华西龙头草 | *Meehania fargesii* var. *pedunculata* | 中国特有 |
| 372 | 唇形科 | 龙头草 | *Meehania henryi* | 中国特有 |
| 373 | 唇形科 | 南丹参 | *Salvia bowleyana* | 中国特有 |
| 374 | 唇形科 | 华鼠尾草 | *Salvia chinensis* | 中国特有 |
| 375 | 唇形科 | 红根草 | *Salvia prionitis* | 中国特有 |
| 376 | 唇形科 | 偏花黄芩 | *Scutellaria tayloriana* | 中国特有 |
| 377 | 唇形科 | 二齿香科科 | *Tectona bidentatum* | 中国特有 |
| 378 | 姜科 | 三叶豆蔻 | *Amomum austrosinense* | 中国特有 |
| 379 | 姜科 | 川东姜 | *Zingiber atrorubens* | 中国特有 |
| 380 | 姜科 | 阳荷 | *Zingiber striolatum* | 中国特有 |
| 381 | 百合科 | 开口箭 | *Campylandra chinensis* | 中国特有 |
| 382 | 百合科 | 白丝草 | *Chionographis chinensis* | 中国特有 |
| 383 | 百合科 | 深裂竹根七 | *Disporopsis pernyi* | 中国特有 |
| 384 | 百合科 | 玉簪 | *Hosta plantaginea* | 中国特有 |
| 385 | 百合科 | 野百合 | *Lilium brownii* | 中国特有 |
| 386 | 百合科 | 禾叶山麦冬 | *Liriope graminifolia* | 中国特有 |
| 387 | 百合科 | 短药沿阶草 | *Ophiopogon angustifoliatus* | 中国特有 |
| 388 | 百合科 | 连药沿阶草 | *Ophiopogon bockianus* | 中国特有 |
| 389 | 百合科 | 棒叶沿阶草 | *Ophiopogon clavatus* | 中国特有 |
| 390 | 百合科 | 疏花沿阶草 | *Ophiopogon sparsiflorus* | 中国特有 |
| 391 | 百合科 | 狭叶沿阶草 | *Ophiopogon stenophyllus* | 中国特有 |
| 392 | 百合科 | 多花黄精 | *Polygonatum cyrtonema* | 中国特有 |
| 393 | 百合科 | 节根黄精 | *Polygonatum nodosum* | 中国特有 |
| 394 | 百合科 | 牯岭藜芦 | *Veratrum schindleri* | 中国特有 |
| 395 | 百合科 | 丫蕊花 | *Ypsilandra thibetica* | 中国特有 |
| 396 | 延龄草科 | 具柄重楼 | *Paris fargesii* var. *petiolata* | 中国特有 |
| 397 | 菝葜科 | 柔毛菝葜 | *Smilax chingii* | 中国特有 |
| 398 | 菝葜科 | 折枝菝葜 | *Smilax lanceifolia* var. *elongata* | 中国特有 |

续表

| 序号 | 科名 | 中文名 | 学名 | 特有程度 |
|---|---|---|---|---|
| 399 | 菝葜科 | 凹脉菝葜 | *Smilax lanceifolia* var. *impressinervia* | 中国特有 |
| 400 | 菝葜科 | 红果菝葜 | *Smilax polycolea* | 中国特有 |
| 401 | 菝葜科 | 短梗菝葜 | *Smilax scobinicaulis* | 中国特有 |
| 402 | 天南星科 | 磨芋 | *Amorphophallus konjac* | 中国特有 |
| 403 | 天南星科 | 灯台莲 | *Arisaema bockii* | 中国特有 |
| 404 | 天南星科 | 湘南星 | *Arisaema hunanense* | 中国特有 |
| 405 | 天南星科 | 花南星 | *Arisaema lobatum* | 中国特有 |
| 406 | 天南星科 | 瑶山南星 | *Arisaema sinii* | 中国特有 |
| 407 | 天南星科 | 滴水珠 | *Pinellia cordata* | 中国特有 |
| 408 | 鸢尾科 | 小花鸢尾 | *Iris speculatrix* | 中国特有 |
| 409 | 薯蓣科 | 细叶日本薯蓣 | *Dioscorea japonica* var. *oldhamii* | 中国特有 |
| 410 | 兰科 | 浙江金线兰 | *Anoectochilus zhejiangensis* | 中国特有 |
| 411 | 兰科 | 广东石豆兰 | *Bulbophyllum kwangtungense* | 中国特有 |
| 412 | 兰科 | 钩距虾脊兰 | *Calanthe graciliflora* | 中国特有 |
| 413 | 兰科 | 长苞羊耳蒜 | *Liparis inaperta* | 中国特有 |
| 414 | 兰科 | 长叶山兰 | *Oreorchis fargesii* | 中国特有 |
| 415 | 兰科 | 细叶石仙桃 | *Pholidota cantonensis* | 中国特有 |
| 416 | 兰科 | 独蒜兰 | *Pleione bulbocodioides* | 中国特有 |
| 417 | 禾本科 | 苦竹 | *Pleioblastus amarus* | 中国特有 |

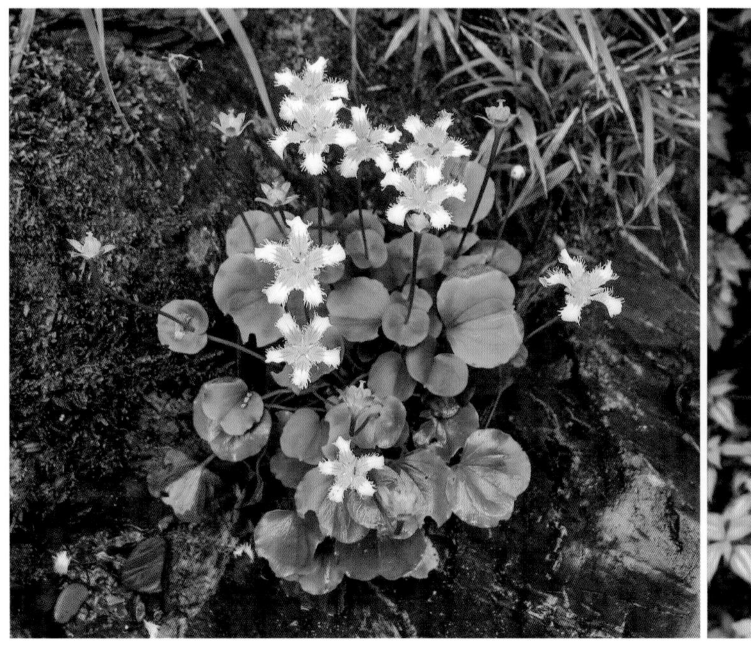

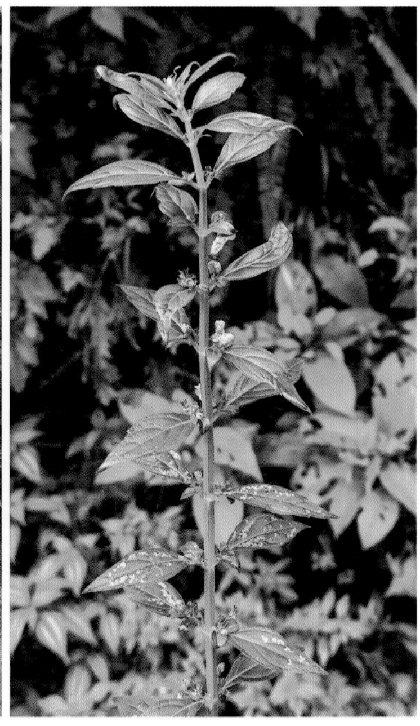

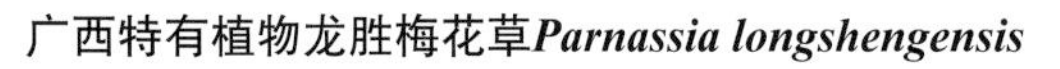

**广西特有植物龙胜梅花草*Parnassia longshengensis***

**广西特有植物龙胜香茶菜*Isodon lungshengensis***

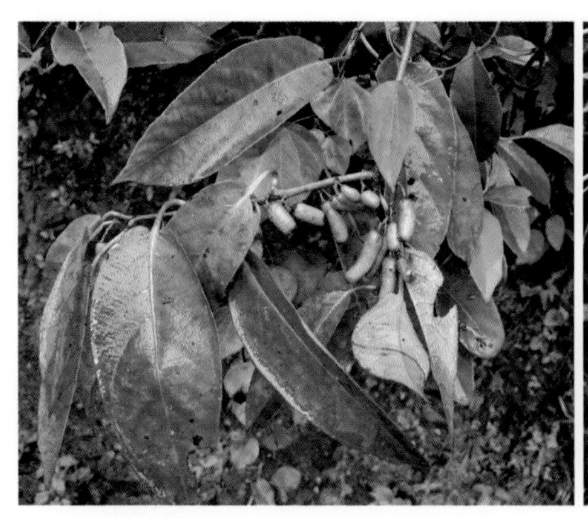

柱果猕猴桃*Actinidia cylindrica*

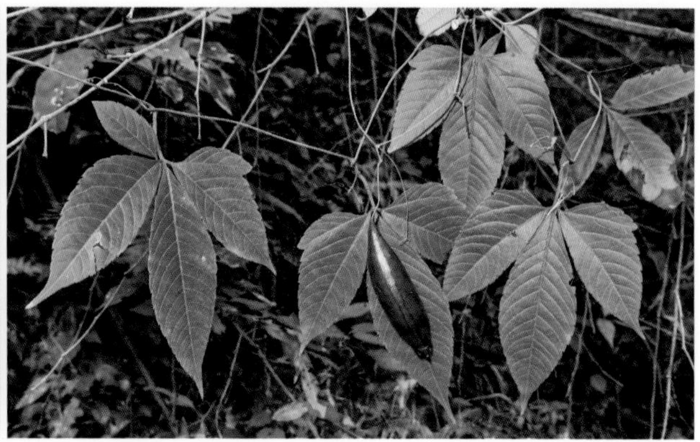

翼蛇莲*Hemsleya dipterygia*

## 二、药用动物资源

根据第三、第四次全国中药资源普查结果统计，龙胜县药用动物有385种，隶属4门15纲52目161科，其中环节动物门11种、软体动物门16种、节肢动物门125种、脊椎动物门233种。结果显示，这些种类绝大部分在广西各地均有分布，主要为野生种，共367种，养殖种仅18种。

## 三、药用矿物资源

龙胜县矿产资源丰富，有金、银、铜、滑石、大理石、花岗岩、锰矿、石英矿、花岗石、铅锌等矿产。三门镇是中国最大的滑石生产和出口基地之一。平等镇的花岗岩蓄积量大，产品远销港澳及国外等地。在这些矿产资源中，药用种类不多，经统计龙胜县药用矿产资源共有10种，分别为雄黄、雌黄、伏龙肝、黄土、石灰、滑石、钟乳石、钟乳鹅管石、阳起石、寒水石。

# 第六章　药用资源应用

## 一、市场流通

在第四次全国中药资源普查工作中，调查了龙胜县各乡镇长期定点收购药材的13家店铺。当地药农会在不同的季节采集不同的药材，拿到收购站出售。龙胜县药材收购站收购的药材大部分销往外地，如广西玉林市中药材市场及广州、福州、厦门等地的制药公司，还有少部分是自用或卖给当地瑶医、侗医。龙胜县药材收购站相关信息详见表6-1。

表6-1　龙胜县药材收购站一览表

| 收购站名称 | 地点（乡、镇） | 年收购量(t) |
|---|---|---|
| 龙胜县顺祥中草药购销部 | 江底乡 | 120 |
| 桂林龙胜兴农药材有限责任公司 | 龙胜镇 | 120 |
| 龙胜县春晖农产品开发农民专业合作社 | 平等镇 | 102 |
| 桂林金宇林业开发有限责任公司 | 龙胜镇 | 100 |
| 龙胜县桂胜农产品经营部 | 龙胜镇 | 98 |
| 龙胜县永君中草药种植开发有限公司 | 龙胜镇 | 89 |
| 龙胜县瑚邻中草药购销部 | 江底乡 | 85 |
| 龙胜县灵活中草药购销部 | 龙胜镇 | 78 |
| 龙胜县龙发中药材药业有限公司 | 平等镇 | 50 |
| 龙胜县富茂农产品经营部 | 龙胜镇 | 35 |
| 龙胜县立忠三木药材种植场 | 平等镇 | 25 |
| 龙胜县平城田林三木药材种植场 | 平等镇 | 20 |
| 龙胜县新宇药业有限公司 | 马堤乡 | 15 |

## 二、道地药材及传统医药

### 1. 道地药材

龙胜县生态环境优越，道地药材主要有罗汉果、黄花倒水莲、草珊瑚、叶下珠等，其中罗汉果产业发展势头迅猛，通过“企业＋农户”的模式推动桂林罗汉果产业不断壮大，为国内外提供道地的罗汉果及其产品。

### 2. 传统医药

龙胜县最具民族医药特色、影响较大的当属瑶族医药和侗族医药。瑶医与侗医善于利用当地丰富的药用资源，世代通过摸索和积累，形成了自身的用药技巧和医药特色。瑶医和侗医同属中华民族的优秀文化遗产，在中华民族灿烂的历史长河中做出了不可磨灭的贡献。其用药特点和医疗技巧各具其民族特色。

（1）瑶族医药

瑶族是龙胜县大家庭中的一员，分散在各个乡镇。如泗水乡的细门瑶寨和白面瑶寨、三门镇的三门瑶寨、龙脊镇的黄洛瑶寨等。瑶族医药是我国传统医药的重要组成部分，是瑶族人民长期与疾病做斗争的智慧和结晶。瑶药可分为植物药、动物药、矿物药和其他类药，其中以植物药居多。在龙胜县，当地瑶药有风药、打药、风打相兼药的说法。瑶医以“风”“打”论药性，概括药物性能特点，这也是瑶族医药学药性理论之一。

风药一般具有清热解毒、祛风除湿、活血散瘀、补气补血、健脾胃益肝肾的功效。风药使用较为安全，毒副作用少，老少妇孺一般均可使用。打药有消瘀消肿、止痛的功效，能峻逐邪气，药效较为迅猛。打药用药过量易伤身，孕妇及经期妇女不能使用，老人、小孩、妇女慎用。风打相兼药具有祛风除湿、行风止痛、舒筋活络、健胃消食、消肿散瘀的功效。风打相兼药临床上需要严格把握用量，风打有所侧重，需根据不同疾病、不同病情、不同体质用药。

瑶族药浴享有盛誉，已被列入国家级非物质文化遗产，和土耳其浴、桑拿浴并称为世界三大洗浴文化。药浴是瑶族民间用以抵御风寒、消除疲劳、防治疾病、强身健体的传统疗法。它是瑶族祖先独创，传内不传外的古老保健良方。龙胜县瑶族民众药浴的传统一直延续至今，每年的端午节、重阳节，许多人都会应节药浴。当地瑶族民众多使用艾、石菖蒲、香薷、淡竹叶、鱼腥草等来熬药洗澡。平时身体不适，也会通过熬药洗澡来祛除体内不适，药浴还可增强体质，帮助恢复体力。妇女产后3天就开始药浴，每隔5~6天药浴1次，通过药浴帮助驱风祛瘀，增强体质，产后7天便可劳作。小孩出生后10来天也随母药浴，用艾叶煎液给初生婴儿洗澡，可增强免疫力，预防皮肤病。经初步调查与资料查询，龙胜县瑶族常用药浴植物有29种（表6–2）。

**表6–2 龙胜县瑶族常用药浴植物**

| 序号 | 瑶药名 | 中文名 | 学名 | 入药部位 |
|---|---|---|---|---|
| 1 | 大钻 | 黑老虎 | *Kadsura coccinea* | 根、茎、叶 |
| 2 | 得从亮 | 山鸡椒 | *Litsea cubeba* | 根、茎、叶、果实 |
| 3 | 槟榔钻 | 大血藤 | *Sargentodoxa cuneata* | 茎 |
| 4 | 钳模咪 | 蕺菜 | *Houttuynia cordata* | 全株 |
| 5 | 头乌筒 | 博落回 | *Macleaya cordata* | 全株 |
| 6 | 九节风 | 草珊瑚 | *Sarcandra glabra* | 枝、叶 |
| 7 | 茶劳落 | 杠板归 | *Polygonum perfoliatum* | 茎、叶 |
| 8 | 鸭灶咪 | 牛膝 | *Achyranthes bidentata* | 根 |
| 9 | 表靠亮 | 桃 | *Amygdalus persica* | 根皮、叶、种子 |
| 10 | 半荷风 | 半枫荷 | *Semiliquidambar cathayensis* | 树皮、枝叶 |
| 11 | 双亮 | 桑 | *Morus alba* | 根皮、枝叶 |
| 12 | 星猫丁 | 红背山麻秆 | *Alchornea trewioides* | 根、叶 |
| 13 | 肥桂青 | 扶芳藤 | *Euonymus fortunei* | 全株 |
| 14 | 鸭灶芹 | 鸭儿芹 | *Cryptotaenia japonica* | 全草 |

续表

| 序号 | 瑶药名 | 中文名 | 学名 | 入药部位 |
| --- | --- | --- | --- | --- |
| 15 | 下山虎 | 滇白珠 | *Gaultheria leucocarpa* var. *yunnanensis* | 全株 |
| 16 | 爬墙风 | 络石 | *Trachelospermum jasminoides* | 藤茎 |
| 17 | 红九牛 | 毛杜仲藤 | *Urceola huaitingii* | 根、藤茎 |
| 18 | 双沟钻 | 钩藤 | *Uncaria rhynchophylla* | 带钩茎枝 |
| 19 | 勤人庞 | 忍冬 | *Lonicera japonica* | 全株 |
| 20 | 端午艾 | 艾 | *Artemisia argyi* | 全株 |
| 21 | 九里明 | 千里光 | *Senecio scandens* | 全株 |
| 22 | 防风草 | 广防风 | *Anisomeles indica* | 全株 |
| 23 | 培碰嗳 | 益母草 | *Leonurus japonicus* | 全株 |
| 24 | 浮荒 | 薄荷 | *Mentha canadensis* | 全株 |
| 25 | 工呼 | 紫苏 | *Perilla frutescens* | 茎、叶、种子 |
| 26 | 堂通咪 | 夏枯草 | *Prunella vulgaris* | 花、果穗 |
| 27 | 元双 | 姜黄 | *Curcuma longa* | 块根 |
| 28 | 石昌卜 | 石菖蒲 | *Acorus tatarinowii* | 根状茎 |
| 29 | 半夏 | 半夏 | *Pinellia ternata* | 块根 |

（2）侗族医药

龙胜县人口最多的是侗族，主要聚居在平等镇。侗族除以风雨桥著称外，侗族医药也毫不逊色。侗族医药具有悠久的历史和深厚的文化内涵，在保护侗族人民身体健康、抗衡疾病及繁衍后代中有着重要的历史地位和现实作用，是我国传统民族医药文化的宝贵财富。侗乡广为流传“医者先识药，识药欲成医”的说法，侗医与侗药是紧密相连的。

侗族医药是当地群众治疗疾病的传统方法，民族特色鲜明，源远流长，历经数千年而不衰。它是侗族人生活实践中利用药用资源的经验总结，富含纯朴浓郁的乡土气息。侗医就地取材，诊疗技法独特，通用面广，效果显著，解决了侗乡群众看病难、看病贵的部分问题，广大侗民乐于接受。侗族医药对保护人民的健康起到重要的作用，需积极保护和扶持，合理开发利用侗族民间传统药用资源，为人民的健康做出更大贡献。

根据初步调查和查阅相关文献资料，龙胜县侗族常用药用植物记录有104种，隶属58科101属。其中，药用被子植物94种，隶属51科92属；药用蕨类植物8种，隶属5科7属；药用裸子植物仅2种，隶属2科2属（表6–3）。

**表6–3　龙胜县侗族常用药用植物**

| 序号 | 中文名 | 学名 | 入药部位 |
| --- | --- | --- | --- |
| 1 | 山胡椒 | *Lindera glauca* | 果实 |
| 2 | 木姜子 | *Litsea pungens* | 果实、叶 |
| 3 | 威灵仙 | *Clematis chinensis* | 根 |

续表

| 序号 | 中文名 | 学名 | 入药部位 |
|---|---|---|---|
| 4 | 天葵 | *Semiaquilegia adoxoides* | 根 |
| 5 | 八角莲 | *Dysosma versipellis* | 根状茎 |
| 6 | 小果十大功劳 | *Mahonia bodinieri* | 根、茎、叶 |
| 7 | 蕺菜 | *Houttuynia cordata* | 全草 |
| 8 | 宽叶金粟兰 | *Chloranthus henryi* | 全草 |
| 9 | 草珊瑚 | *Sarcandra glabra* | 全草 |
| 10 | 博落回 | *Macleaya cordata* | 根皮 |
| 11 | 紫花地丁 | *Viola philippica* | 全草 |
| 12 | 马齿苋 | *Portulaca oleracea* | 茎叶 |
| 13 | 何首乌 | *Fallopia multiflora* | 藤茎 |
| 14 | 虎杖 | *Reynoutria japonica* | 根状茎 |
| 15 | 牛膝 | *Achyranthes bidentata* | 根 |
| 16 | 鸡冠花 | *Celosia cristata* | 花序 |
| 17 | 酢浆草 | *Oxalis corniculata* | 全草 |
| 18 | 小二仙草 | *Gonocarpus micrantha* | 全草 |
| 19 | 了哥王 | *Wikstroemia indica* | 茎叶 |
| 20 | 苦瓜 | *Momordica charantia* | 根 |
| 21 | 仙人掌 | *Opuntia stricta* var. *dillenii* | 茎 |
| 22 | 木芙蓉 | *Hibiscus mutabilis* | 叶、花 |
| 23 | 木槿 | *Hibiscus syriacus* | 花、叶 |
| 24 | 巴豆 | *Croton tiglium* | 种子 |
| 25 | 算盘子 | *Glochidion puberum* | 果实、根 |
| 26 | 叶下珠 | *Phyllanthus urinaria* | 全草 |
| 27 | 蓖麻 | *Ricinus communis* | 种子 |
| 28 | 龙牙草 | *Agrimonia pilosa* | 全草 |
| 29 | 桃子 | *Amygdalus persica* | 成熟种子 |
| 30 | 野山楂 | *Crataegus cuneata* | 成熟果实 |
| 31 | 蛇莓 | *Duchesnea indica* | 全草 |
| 32 | 枇杷 | *Eriobotrya japonica* | 叶 |
| 33 | 金樱子 | *Rosa laevigata* | 果实、根 |
| 34 | 龙须藤 | *Bauhinia championii* | 藤茎 |
| 35 | 云实 | *Caesalpinia decapetala* | 根 |
| 36 | 饿蚂蝗 | *Desmodium multiflorum* | 全株 |
| 37 | 杜仲 | *Eucommia ulmoides* | 树皮 |
| 38 | 薜荔 | *Ficus pumila* | 花序托 |
| 39 | 枣 | *Ziziphus jujuba* | 成熟果实 |
| 40 | 柑橘 | *Citrus reticulata* | 果皮 |

续表

| 序号 | 中文名 | 学名 | 入药部位 |
|---|---|---|---|
| 41 | 秃叶黄檗 | *Phellodendron chinense* var. *glabriusculum* | 茎皮 |
| 42 | 楝 | *Melia azedarach* | 茎皮 |
| 43 | 盐肤木 | *Rhus chinensis* | 叶上虫瘿 |
| 44 | 常春藤 | *Hedera sinensis* | 茎、叶 |
| 45 | 积雪草 | *Centella asiatic* | 全草 |
| 46 | 滇白珠 | *Gaultheria leucocarpa* var. *yunnanensis* | 茎、叶 |
| 47 | 朱砂根 | *Ardisia crenataSims* | 全草 |
| 48 | 百两金 | *Ardisia crispa* | 根、叶 |
| 49 | 女贞 | *Ligustrum lucidum* | 果实、叶 |
| 50 | 毛杜仲藤 | *Urceola huaitingii* | 根 |
| 51 | 四叶葎 | *Galium bungei* | 全草 |
| 52 | 栀子 | *Gardenia jasminoides* | 成熟果实 |
| 53 | 鸡矢藤 | *Paederia scandens* | 全草 |
| 54 | 白马骨 | *Serissa serissoides* | 全株 |
| 55 | 钩藤 | *Uncaria rhynchophylla* | 根、茎枝 |
| 56 | 接骨草 | *Sambucus chinensis* | 全草 |
| 57 | 艾 | *Artemisia argyi* | 叶 |
| 58 | 地胆草 | *Elephantopus scaber* | 全草 |
| 59 | 一点红 | *Emilia sonchifolia* | 全草 |
| 60 | 马兰 | *Kalimeris indica* | 全草 |
| 61 | 千里光 | *Senecio scandens* | 全草 |
| 62 | 蒲公英 | *Taraxacum mongolicum* | 全草 |
| 63 | 北美苍耳 | *Xanthium chinense* | 果实、全草 |
| 64 | 四川金钱草 | *Lysimachia christiniae* | 全草 |
| 65 | 车前 | *Plantago asiatica* | 全草 |
| 66 | 金钱豹 | *Campanumoea javanica* | 根 |
| 67 | 桔梗 | *Platycodon grandiflorus* | 根 |
| 68 | 板蓝 | *Strobilanthes cusia* | 根 |
| 69 | 臭牡丹 | *Clerodendrum bungei* | 根 |
| 70 | 马鞭草 | *Verbena officinalis* | 全草 |
| 71 | 牡荆 | *Vitex negundo* var. *cannabifolia* | 茎、叶 |
| 72 | 香薷 | *Elsholtzia ciliata* | 全草 |
| 73 | 益母草 | *Leonurus japonicus* | 全草 |
| 74 | 薄荷 | *Mentha canadensis* | 茎、叶 |
| 75 | 紫苏 | *Perilla frutescens* | 枝、叶 |
| 76 | 广藿香 | *Pogostemon cablin* | 茎、叶 |
| 77 | 夏枯草 | *Prunella vulgaris* | 果穗 |

续表

| 序号 | 中文名 | 学名 | 入药部位 |
|---|---|---|---|
| 78 | 丹参 | *Salvia miltiorrhiza* | 根 |
| 79 | 半枝莲 | *Scutellaria barbata* | 全草 |
| 80 | 天门冬 | *Asparagus cochinchinensis* | 块根 |
| 81 | 山麦冬 | *Liriope spicata* | 块根 |
| 82 | 多花黄精 | *Polygonatum cyrtonema* | 块茎 |
| 83 | 华重楼 | *Paris polyphylla* var. *chinensis* | 根状茎 |
| 84 | 石菖蒲 | *Acorus tatarinowii* | 根状茎 |
| 85 | 一把伞南星 | *Arisaema erubescens* | 球茎 |
| 86 | 半夏 | *Pinellia ternata* | 球茎 |
| 87 | 薯蓣 | *Dioscorea polystachya* | 块根 |
| 88 | 棕榈 | *Trachycarpus fortunei* | 棕毛 |
| 89 | 仙茅 | *Curculigo orchioides* | 根状茎 |
| 90 | 裂果薯 | *Schizocapsa plantaginea* | 全草 |
| 91 | 小白及 | *Bletilla formosana* | 块茎 |
| 92 | 天麻 | *Gastrodia elata* | 根状茎 |
| 93 | 香附子 | *Cyperus rotundus* | 根状茎 |
| 94 | 薏苡 | *Coix lacryma-jobi* | 薏苡仁 |
| 95 | 淡竹叶 | *Lophatherum gracile* | 全草 |
| 96 | 玉蜀黍 | *Zea mays* | 玉米须 |
| 97 | 金毛狗脊 | *Cibotium barometz* | 根茎 |
| 98 | 石松 | *Lycopodium japonicum* | 全草 |
| 99 | 卷柏 | *Selaginella tamariscina* | 全草 |
| 100 | 石韦 | *Pyrrosia lingua* | 全草 |
| 101 | 庐山石韦 | *Pyrrosia sheareri* | 全草 |
| 102 | 瓶尔小草 | *Ophioglossum vulgatum* | 全草 |
| 103 | 马尾松 | *Pinus massoniana* | 叶、皮 |
| 104 | 杉木 | *Cunninghamia lanceolata* | 根、皮、球果 |

# 第七章　药用资源保护与管理

## 一、保护与管理现状

龙胜县先后建立了广西花坪国家级自然保护区和广西建新自治区级自然保护区。花坪国家级保护区是广西成立最早的一个自然保护区，总面积15133.33 $hm^2$。以珍稀孑遗物种银杉和其他珍稀濒危野生动植物资源为主要保护对象，属于森林生态系统类型的自然保护区。建新自然保护区成立于1982年，以候鸟及旅鸟栖息环境为主要保护对象，总面积4860 $hm^2$。这两个保护区主要位于龙胜县南部的三门镇与东部的江底乡，为县境内森林植被与物种保护做出了巨大的贡献。

## 二、存在的主要问题

龙胜县是少数民族自治县，万山环峙，五水分流，目前还有许多居民住在山上，不愿搬迁。交通条件相对闭塞，与外界交流较少，使用的中草药多是当地所产。龙胜县有丰富的药用植物资源，但是长期以来对合理开发利用药用植物资源的认识不足，在不同程度上对资源进行掠夺式的采挖，加上违反自然规律的不适当垦植等原因，药用植物生态环境不断恶化，减弱了资源的再生能力，致使许多物种趋于衰退或濒临灭绝。对药用植物资源的开发与利用仍存在许多问题。

### 1. 过度采挖，部分资源破坏严重

龙胜县药用植物资源的开发利用有收购、民族医生与当地民众使用等，对资源进行掠夺式开发，使部分野生药材濒临灭绝。一些药用部位为根和根状茎的中药资源更是遭到较大破坏，如作为名贵中药材的杜仲，药用部位为树皮，对其野生资源的破坏是灭绝性的，在县域内已难以找到野生状态下的杜仲。一些具有观赏性的药用植物也难逃劫数，如美花石斛等许多兰花物种也遭到过度采挖，导致野生种群数量不断减少。

### 2. 矿产开发，生态环境遭到破坏

龙胜县矿产资源丰富，拥有我国特大型富矿——滑石矿，还盛产鸡血石和铝矿等，三门镇的鸡血石更是远近闻名。随着社会经济的发展，社会对矿产资源的需求日益增加，对矿产资源的开采也不断加剧，导致矿区内生态环境遭到一定程度的破坏，植物生存环境受到较大的威胁，矿区周边的植物资源锐减。

### 3. 营林性质改变，部分野生药用资源生境受威胁

随着人民生活水平的不断提高，杉木林和竹林等人工植被，罗汉果、厚朴等种植区不断增加，而天然植被面积不断减少。野生植物栖息地缩小，部分药用植物的生存受到威胁。在这些人工林下很少发现有药用植物分布。种植区内一些农药、杀虫剂、除草剂等化学药剂的使用，会对环境造成污染，对周边药用植物的生长也会造成不利

的影响。

4. 科技含量低，资源利用率不高

因缺乏专门的中药资源研究，野生药材的人工驯化与种植投入严重不足等，造成药用植物资源开发利用技术含量低，资源严重浪费。虽然药用植物资源丰富，但利用率不高，特别是对原材料、副产物及其中间产物的深加工水平不高，没有达到综合利用的效果。许多药材的利用不完全，资源浪费大，多数仅选取某些部位，对其他部位不加以利用。

5. 植物自身原因

龙胜县野生药用植物种类繁多，但储量均较小。天然的药用植物普遍具有分布随机、繁殖慢、生长慢的特点。由于一些居群本身数量少、稳定性差、天然更新能力差、竞争能力差等，如野生状态下的南方红豆杉对生存环境要求较高，种群扩散能力弱而数量稀少；伯乐树的自然生长速度更是缓慢，种子需要在林下被覆盖，休眠1年后才能萌芽，苗期也因没有发达的根系而难以存活。

## 三、发展策略与建议

大部分的药用植物严重依赖野生资源，药用植物资源的经济价值日益升高，而野生资源的生存环境却愈加恶化。龙胜县有丰富的药用植物资源，由于长期以来的不合理开发利用，导致生态环境恶化、资源的再生能力减弱，致使许多物种趋于衰退或濒临灭绝。合理开发利用这些资源造福人们成为当前面临的主要问题。

1. 结合生产，开展调查与科学研究

药用植物资源利用，特别是野生药用植物资源的开发、保护和更新工作，应该纳入国民经济的整体规划中。龙胜县药用植物资源丰富，但其种类、蕴藏量、分布情况等信息都不详尽。把调查和工作重点与生产需要结合，开展有关药用植物资源量、生态条件、野生变家种、资源更新、影响有效成分的生态因子以及一些重要药用植物的资源扩大和代用品的寻找等方面的工作，为科学合理规划中药产业提供本底资料。

2. 合理开发，提高综合利用率

将对于资源掠夺性的采挖转为合理适度的开发。植物资源为可再生资源，在其可再生能力和更新周期范围内进行合理开发，提高综合利用率。综合利用药用植物资源就是要加强深加工，发展无废和少废技术以及开发药用植物的非药用途和经济植物的医药用途。对一些药用部位为关键性部位如根、根状茎的植物，应控制采挖周期和数量。一些利用不完全的药物做到物尽其用，减少浪费，以提高利用率，降低对资源的破坏。

3. 合理规划产业，保护生态环境

进行合理的产业规划，禁止对原始森林乱砍滥伐，杜绝不合理的商业开发行为。环境是植物生长的摇篮，特别是一些对生长环境要求高的珍稀濒危植物，保护生态环境就是保护它们赖以生存的家园。提高技术含量，建立无公害药材栽培基地，减少化学药剂等对环境的污染。统一规划，科学管理，形成产业化基地，加强与收购方的合作，形成良好的认购关系。

4. 建立培育基地，保护濒危植物

对于珍稀濒危药用植物，必须保存好每一种药用植物的种质资源。珍稀濒危药用植物种质保存方法的研究，目前主要有就地保存、迁地保存和种质库保存。确保珍稀濒危药用植物不会消亡，因为种质资源的消失，就现代的科学技术来说是不可能再创造的。

5. 加强宣传教育，提高保护意识

开展宣传教育，让民众意识到植物资源、生态环境的重要性，明确破坏珍稀濒危药用植物是违法的行为，加强民众的保护意识。中小学生保护意识的培养也十分重要，在学校可开展一些内容多样的植物资源保护宣传教育活动，提高中小学生的保护意识。相关执法部门也应加强对当地民众生态保护的宣传，加大执法力度。

# 各 论

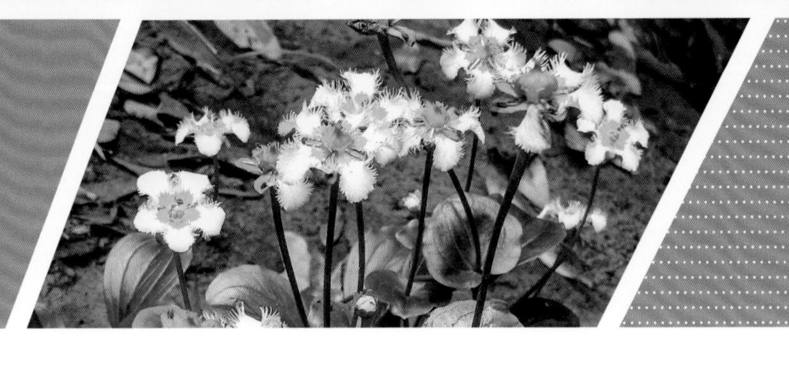

## 千层塔

【基原】为石杉科蛇足石杉*Huperzia serrata* (Thunb.) Trevis. 的全草。

【别名】蛇足草、虱婆草、虱子草。

【形态特征】多年生草本，常丛生。茎直立或斜升，高10~30 cm。叶螺旋状排列；叶片纸质，披针形，长1~3 cm，宽1~8 mm，基部楔形，下延有柄，先端急尖或渐尖，边缘有不规则齿；孢子叶与不育叶同形。孢子囊肾形，淡黄色，横生于叶腋。

【分布】生于山谷、山坡或林荫下湿地。产于广西、广东、云南、福建、四川、浙江等地。

【性能主治】全草味辛、甘、微苦，性平；有小毒。有清热解毒、燥湿敛疮、止血定痛、散瘀消肿的作用。主治肺炎，肺痈，劳伤吐血，痔疮便血，白带异常，跌打损伤，肿毒，水湿膨胀，溃疡久不收口，火烫伤。

【采收加工】夏末秋初采收全草，除去泥土，晒干。

【附注】现代研究表明，蛇足石杉可提取石杉碱甲等生物碱，因市场需求量不断增加而遭到掠夺式采摘，野生资源量逐年减少，为珍稀濒危药用植物。

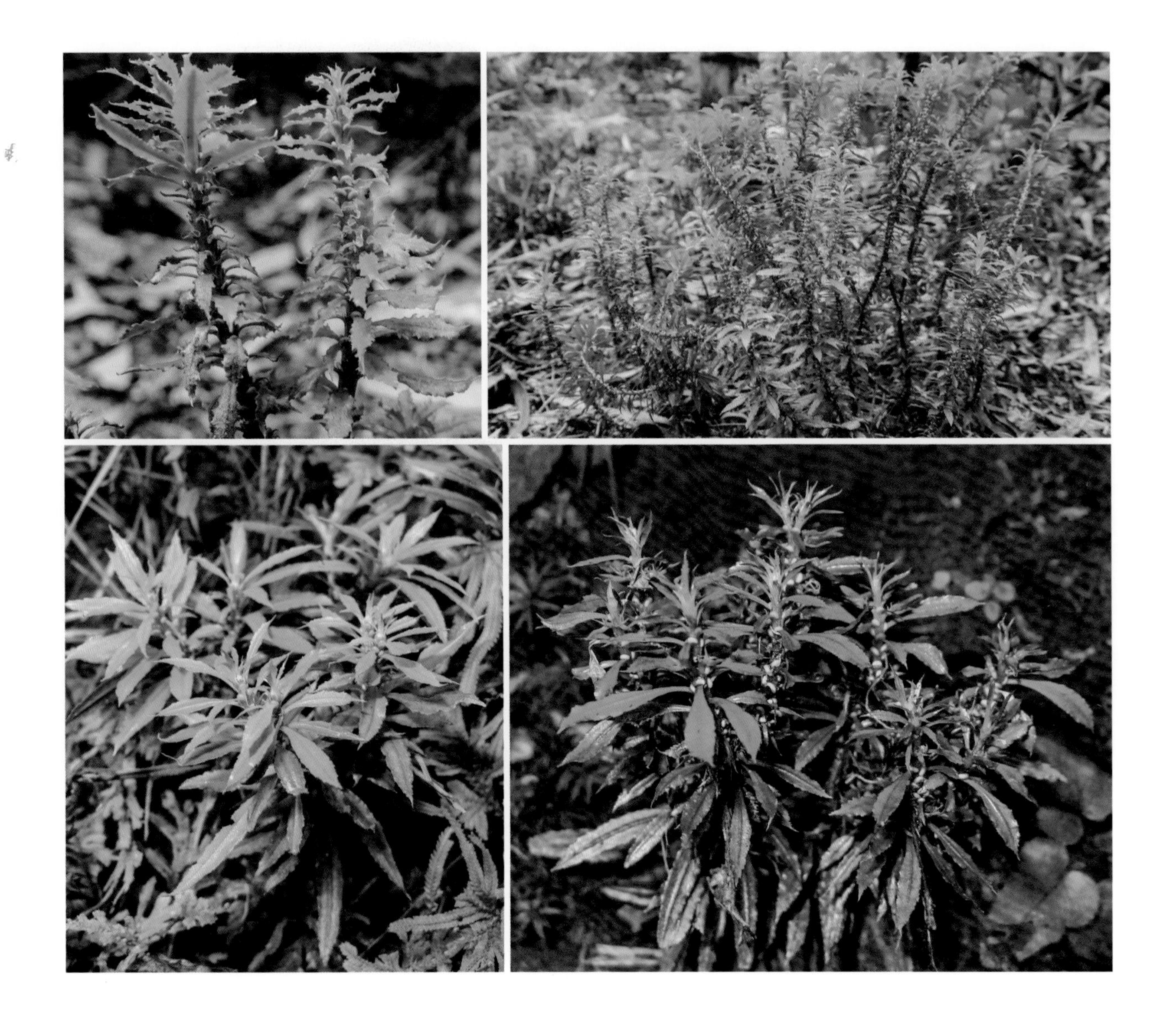

# 青丝龙

【基原】为石杉科闽浙马尾杉*Phlegmariurus mingcheensis* Ching 的全草。

【别名】闽浙石松、阴痧草、杉松兰。

【形态特征】附生草本。茎簇生。成熟枝直立或略下垂，一回至多回二叉分枝，长17~33 cm。叶螺旋状排列；营养叶草质，披针形，全缘，基部楔形，下延，无柄，中脉不显；孢子叶披针形，基部楔形，中脉不显，全缘。孢子囊穗顶生；孢子囊生于孢子叶腋，肾形，2瓣开裂，黄色。

【分布】生于林下石壁、树干上或土生。产于广西、广东、四川、安徽、浙江、江西、福建等地。

【性能主治】全草味苦，性寒。有清热破血、消肿止痛、解毒的作用。主治高热，头痛，咳嗽，泄泻，肿毒，头虱。

【采收加工】全年均可采收，除去泥土、杂质，鲜用或晒干。

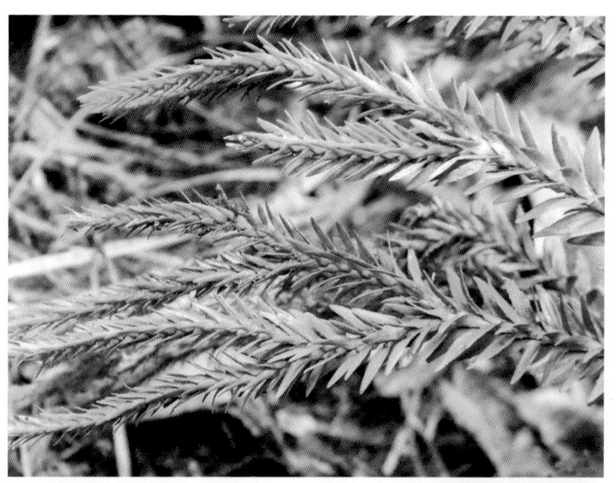

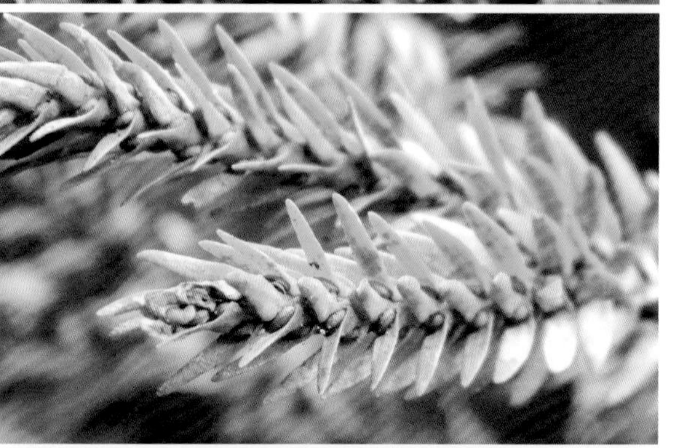

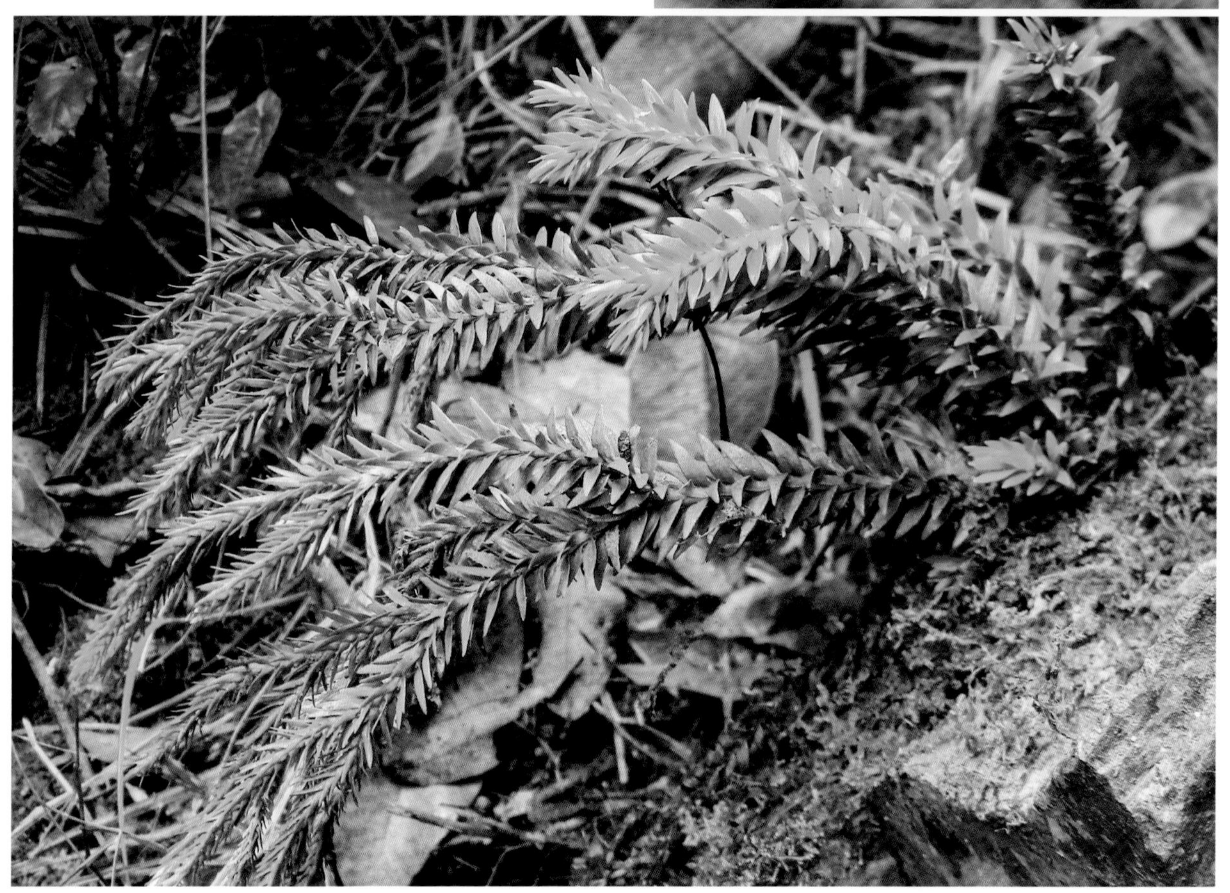

# 过江龙

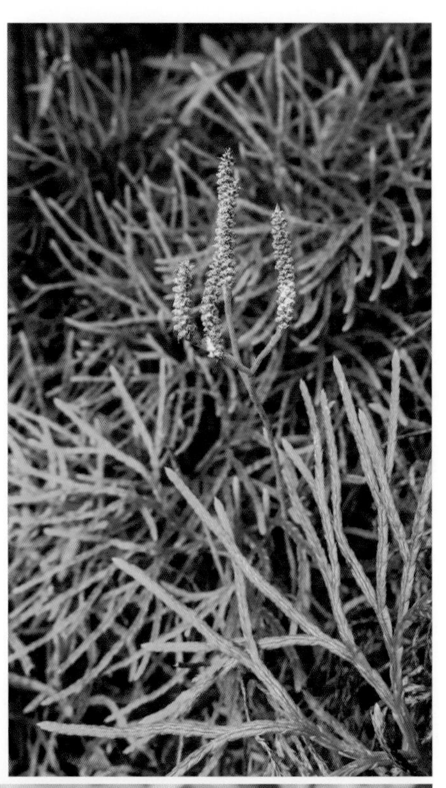

【基原】为石松科扁枝石松*Diphasiastrum complanatum* (L.) Holub 的全草、孢子。

【别名】地刷子、扁叶石松、舒筋草。

【形态特征】多年生草本。主茎匍匐状。侧枝近直立，多回不等位二叉分枝，小枝明显扁平状。营养叶4行排列，密集；叶片三角形，基部贴生在枝上，无柄，全缘，草质；孢子叶宽卵形，覆瓦状排列，边缘具齿。孢子囊穗生于孢子枝顶端，圆柱形，淡黄色；孢子囊圆肾形，黄色。

【分布】生于林下、灌木丛或山坡草地。产于我国西南、南部、中部、东北大部分省区。

【性能主治】全草、孢子味苦、辛，性温。有祛风除湿、舒筋活络、散瘀止痛、利尿的作用。主治风湿痹痛，跌打损伤，手脚麻木，月经不调。

【采收加工】6~7月采收全草，除去杂质，鲜用或晒干。7~8月孢子囊穗变黄、孢子成熟时采收，以40℃以下的温度烘干，取孢子。

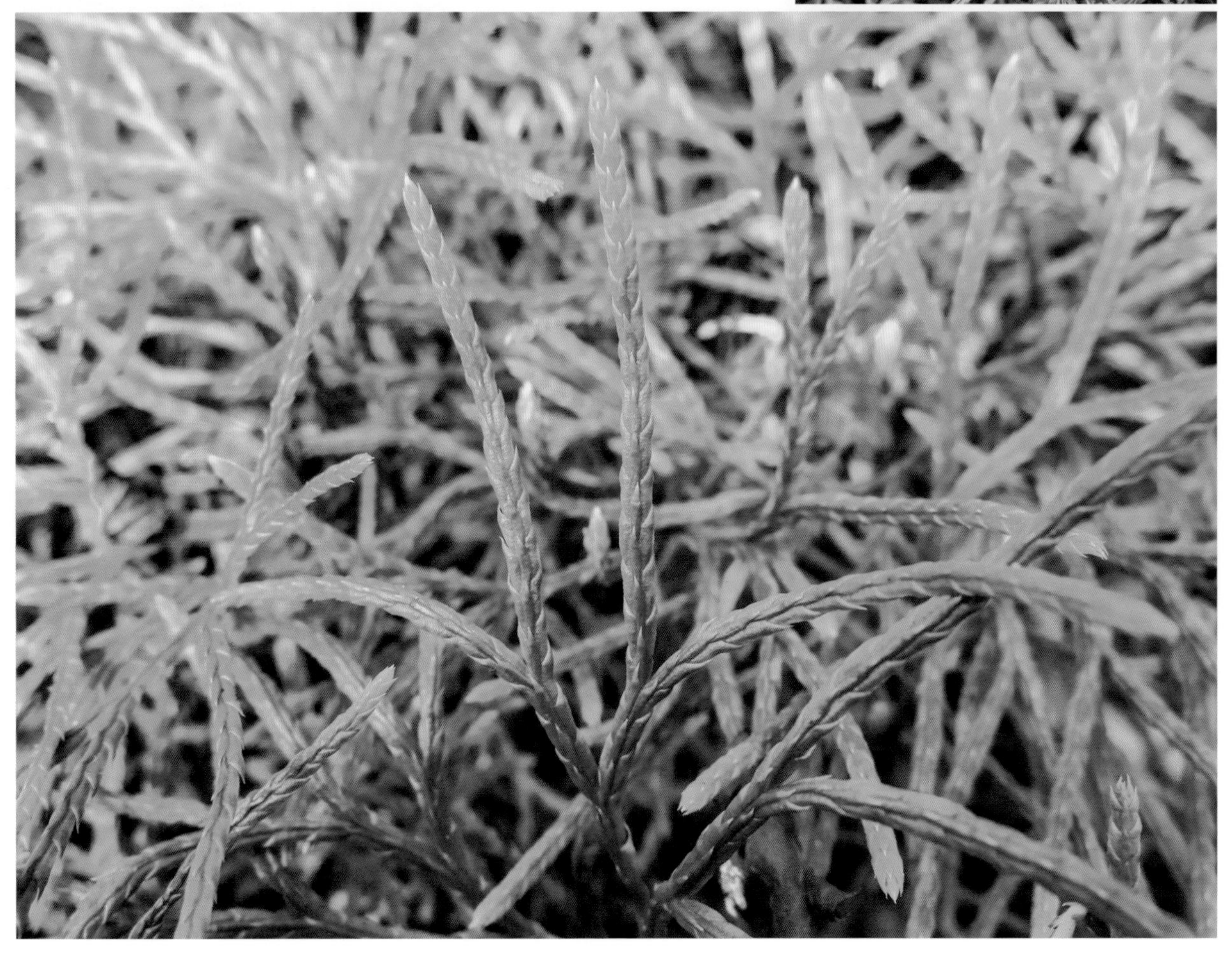

# 舒筋草

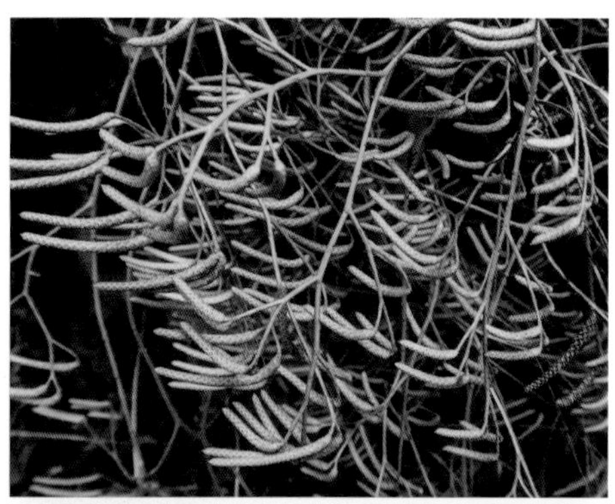

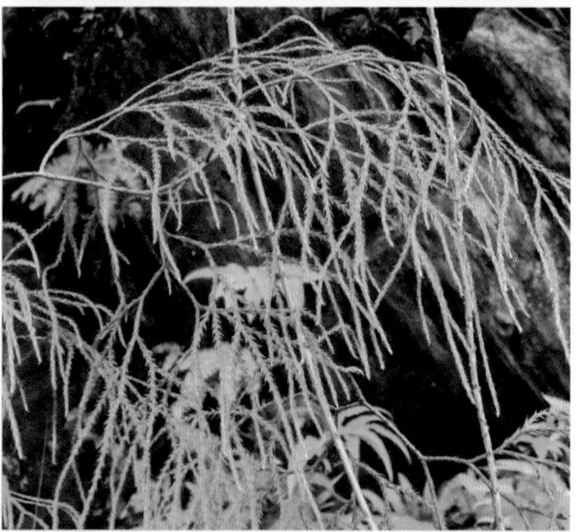

【基原】为石松科藤石松*Lycopodiastrum casuarinoides* (Spring) Holub 的地上部分。

【别名】吊壁伸筋、浸骨风、伸筋草。

【形态特征】攀缘藤本。地上圆柱状主枝可达数米，侧枝柔软，多回二叉分枝；小枝扁平，柔软下垂，常分化为营养枝和孢子枝。叶片革质，钻形，基部下延贴生枝上。孢子囊穗每簇6~12个，排成复圆锥状，顶生，具直立小柄；孢子囊内藏于孢子叶腋，圆肾形；孢子表面粗糙，具颗粒状纹。

【分布】生于灌木丛及疏林中，常攀缘于林中树冠上。产于我国南部、东部、中部及西南大部分省区。

【性能主治】地上部分味微甘，性温。有舒筋活血、祛风湿的作用。主治风湿关节痛，跌打损伤，月经不调，盗汗，夜盲症。

【采收加工】全年均可采收，除去杂质，晒干。

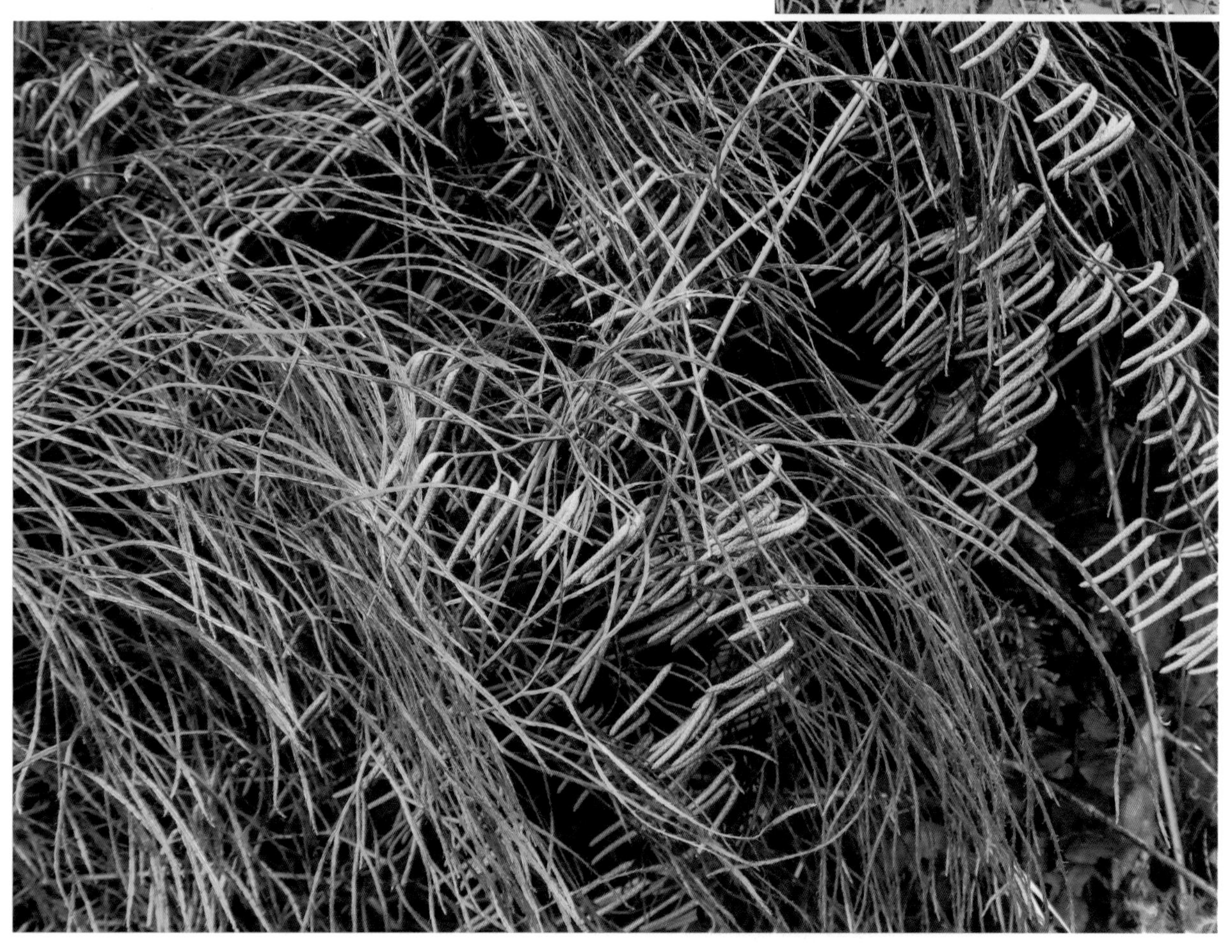

# 伸筋草

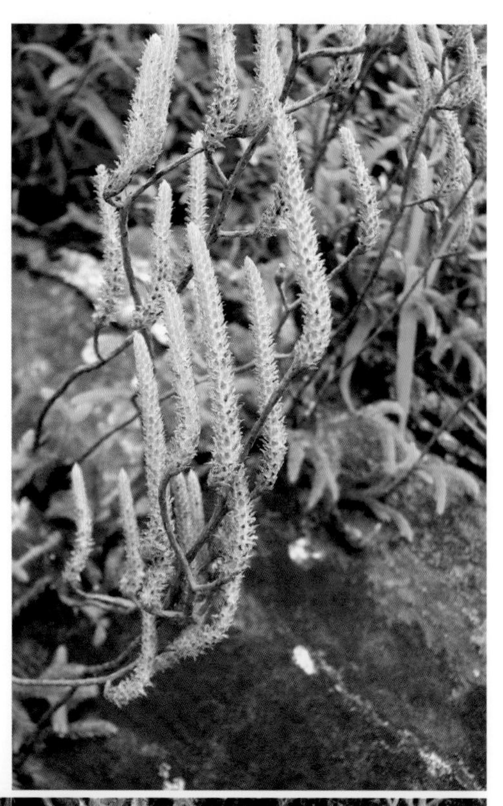

【基原】为石松科石松*Lycopodium japonicum* Thunb.的全草。

【别名】绿毛伸筋、小伸筋、舒筋草。

【形态特征】多年生草本。主茎横卧，长可达数米。侧枝斜升，分枝较稀疏。叶稀疏；叶片薄而软，钻形或针形；孢子叶阔卵形，先端急尖，具芒状长尖头，纸质。孢子囊穗圆柱形，长2~5 cm，有柄，通常2~6个生于总柄顶部成总状囊穗序，远高出营养枝；孢子囊内藏于孢子叶腋，圆肾形。

【分布】生于林下、灌木丛、草坡、路边或岩石上。产于我国除东北、北部以外的其他各省区。

【性能主治】全草味微苦、辛，性温。有祛风除湿、舒筋活络的作用。主治关节酸痛，屈伸不利。

【采收加工】夏、秋季茎叶茂盛时采收，除去杂质，晒干。

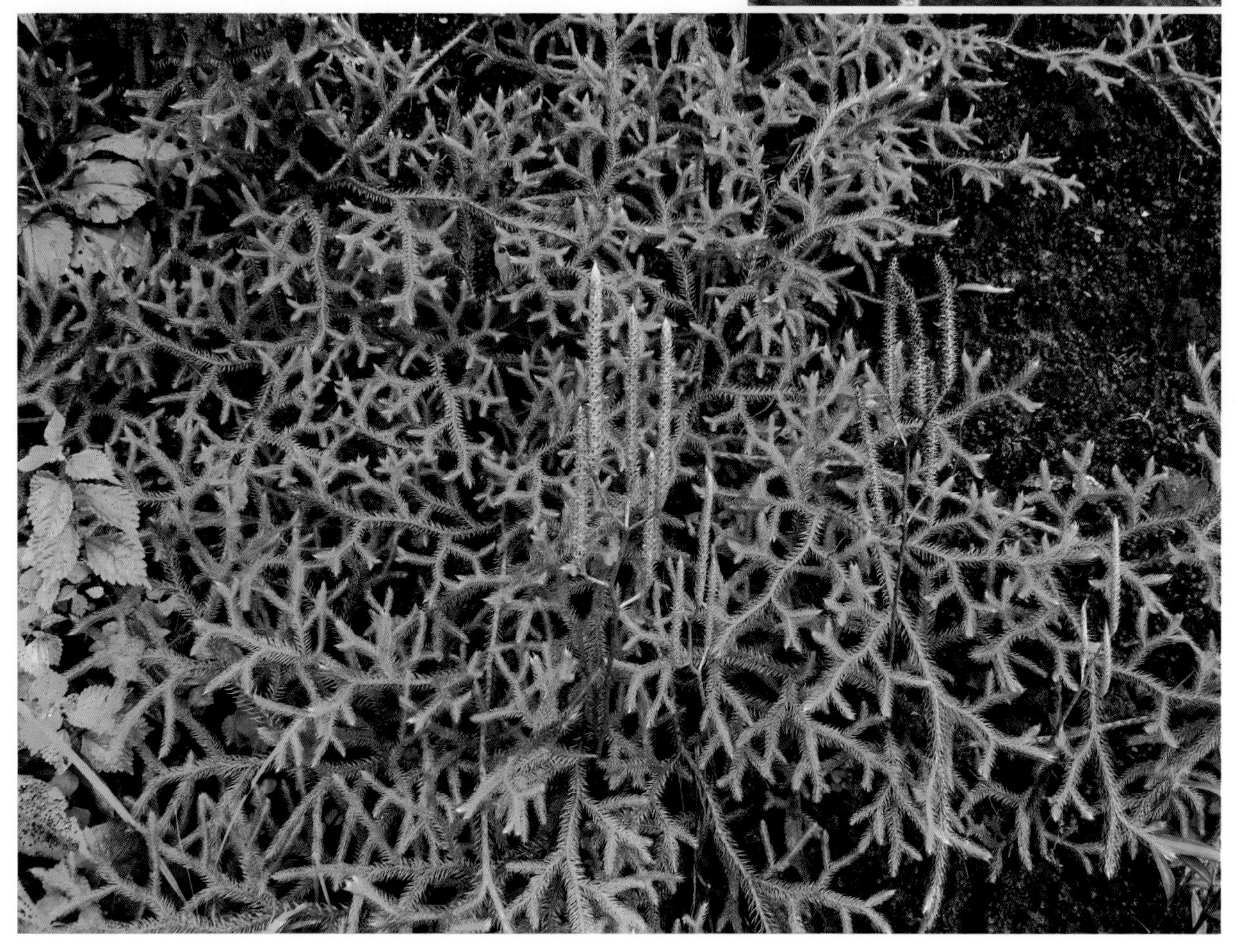

## 铺地蜈蚣

【基原】为石松科垂穗石松*Palhinhaea cernua* (L.) Franco et Vasc.的全草。

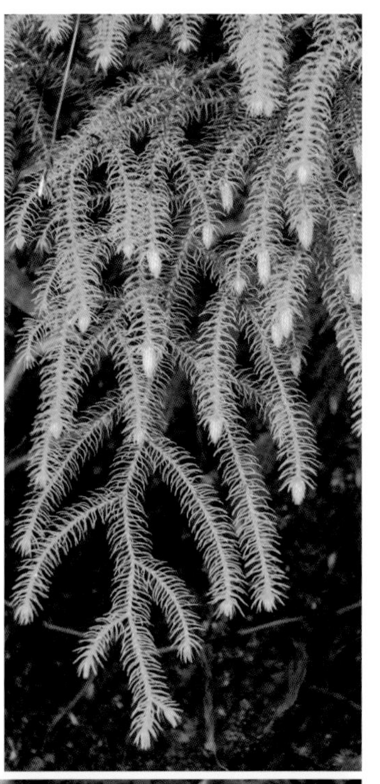

【别名】灯笼草、小伸筋。

【形态特征】蔓生草本。主茎高20~50 cm，向上叉状分枝，质柔软，匍匐于地上。主茎上的叶螺旋状排列；叶片线形，先端尖锐；孢子叶覆瓦状排列，阔卵形。孢子囊穗单生于小枝顶端，短圆柱形，成熟时通常下垂；孢子囊圆肾形，生于小枝顶部，成熟则开裂，放出黄色孢子。

【分布】生于林下、林缘及灌木丛下阴处或岩石上。产于广西、广东、海南、云南、贵州、四川、重庆、湖南、香港、福建、台湾、江西、浙江等地。

【性能主治】全草味苦、辛，性温。有祛风散寒、除湿消肿、舒筋活血、止咳、解毒的作用。主治风寒湿痹，关节酸痛，四肢麻木，四肢软弱，水肿，跌打损伤，黄疸，咳嗽，疮疡，疱疹，烫伤。

【采收加工】夏季采收，连根拔起，除去泥土、杂质，晒干。

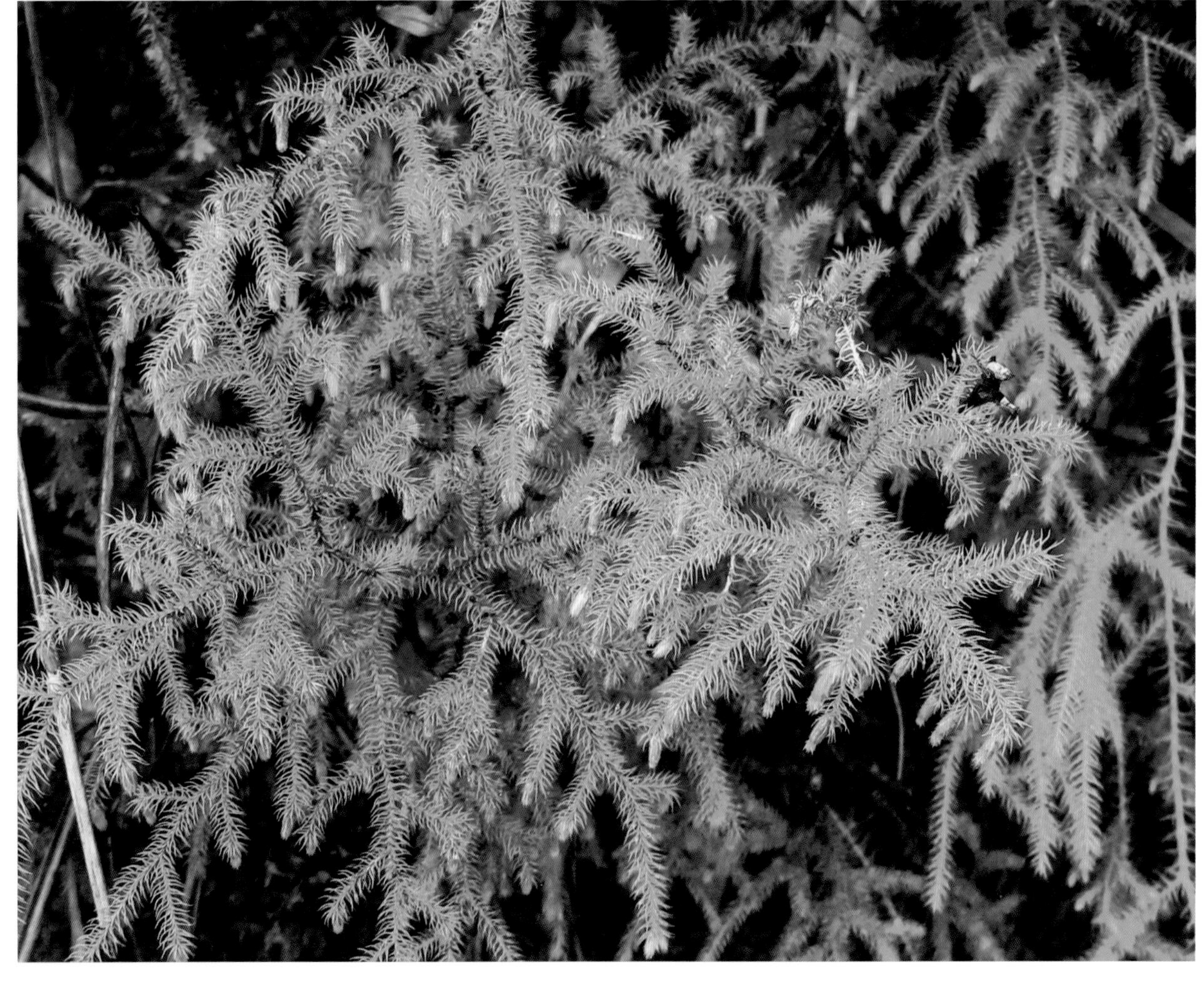

## 翠云草

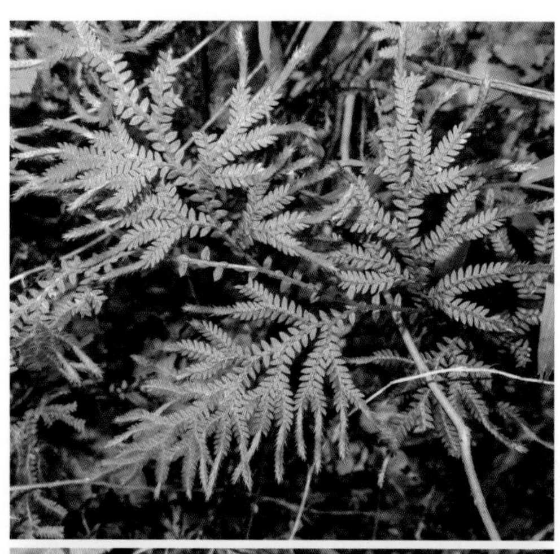

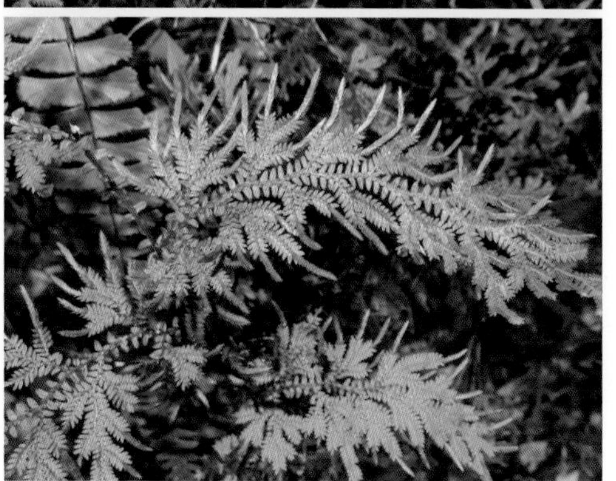

【基原】为卷柏科翠云草*Selaginella uncinata* (Desv.) Spring 的全草。

【别名】细风藤、金猫草、铁皮青。

【形态特征】草本。主茎伏地蔓生，节上生不定根。主茎上的叶较大，叶片卵形或卵状椭圆形；分枝上的叶二型，排成一平面，边缘具白边，全缘；孢子叶一型，密生，卵状三角形，全缘。孢子叶穗单生于枝顶，四棱柱形。大孢子灰白色或暗褐色；小孢子淡黄色。

【分布】生于常绿阔叶林下。产于广西、广东、贵州、重庆、湖南、湖北、安徽、福建等地。

【性能主治】全草味淡、微苦，性凉。有清热利湿、解毒、止血的作用。主治黄疸，痢疾，泄泻，水肿，淋病，筋骨痹痛，吐血，咳血，便血，外伤出血，痔漏，烧烫伤，蛇咬伤。

【采收加工】全年均可采收，洗净，鲜用或晒干。

【附注】羽叶平展密似云纹，一般有蓝绿色荧光，且嫩叶翠蓝色，故名翠云草。

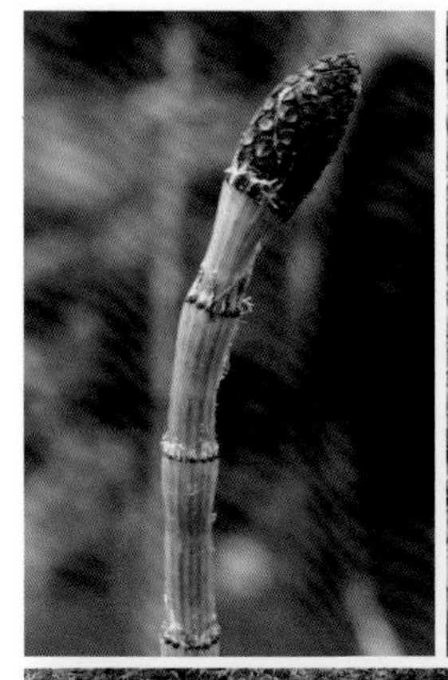

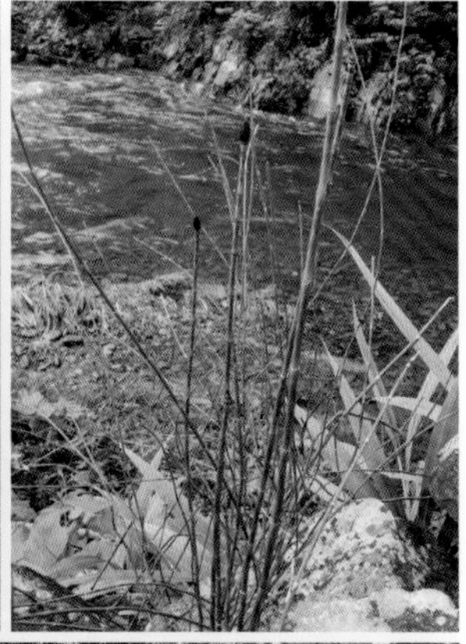

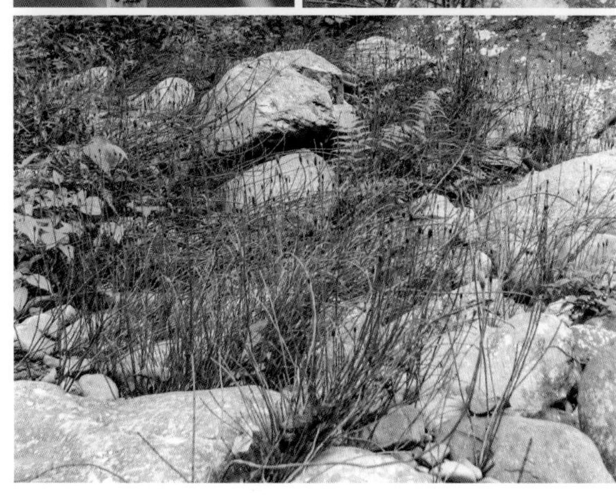

## 笔筒草

【基原】为木贼科节节草*Equisetum ramosissimum* Desf. 的全草。

【别名】竹节菜、土木贼。

【形态特征】多年生草本。根状茎直立，横走或斜升，黑棕色。地上枝多年生；枝一型，主枝多在下部分枝，常形成簇生状，有脊5~14条；侧枝较硬，圆柱状，有脊5~8条。鞘筒下部灰绿色，上部灰棕色。孢子囊穗短棒状或椭圆形，先端有小尖突，无柄。

【分布】生于林中、灌木丛中或溪边。产于广西、广东、云南、贵州等地。

【性能主治】全草味甘、苦，性平。有祛风清热、除湿利尿的作用。主治目赤肿痛，翳膜遮睛，淋浊，鼻出血，便血，尿血，牙痛。

【采收加工】全年均可采收，4~5月生长茂盛时采集最好。

## 马蹄蕨

【基原】为观音座莲科福建观音座莲 *Angiopteris fokiensis* Hieron. 的根状茎。

【别名】马蹄树、马蹄附子、马蹄香。

【形态特征】植株高约2 m。根状茎肥大，肉质，直立，突出地面高约20 cm。宿存的叶柄基部聚生呈莲座状；叶簇生，具粗壮的长柄，叶轴及叶柄具瘤状突起，奇数二回羽状；羽片边缘具小齿，叶脉开展，背面明显。孢子囊群长圆形，棕色，由10~15个孢子囊组成。

【分布】生于林中湿润处及山谷沟旁。产于广西、广东、贵州、湖北等地。

【性能主治】根状茎味苦，性凉。有清热凉血、祛瘀止血、镇痛安神的作用。主治腮腺炎，痈肿疮毒，毒蛇咬伤，跌打肿痛，外伤出血，崩漏，乳痈，风湿痹痛，产后腹痛，心烦失眠。

【采收加工】全年均可采收，除去须根，洗净，切片，鲜用或晒干。

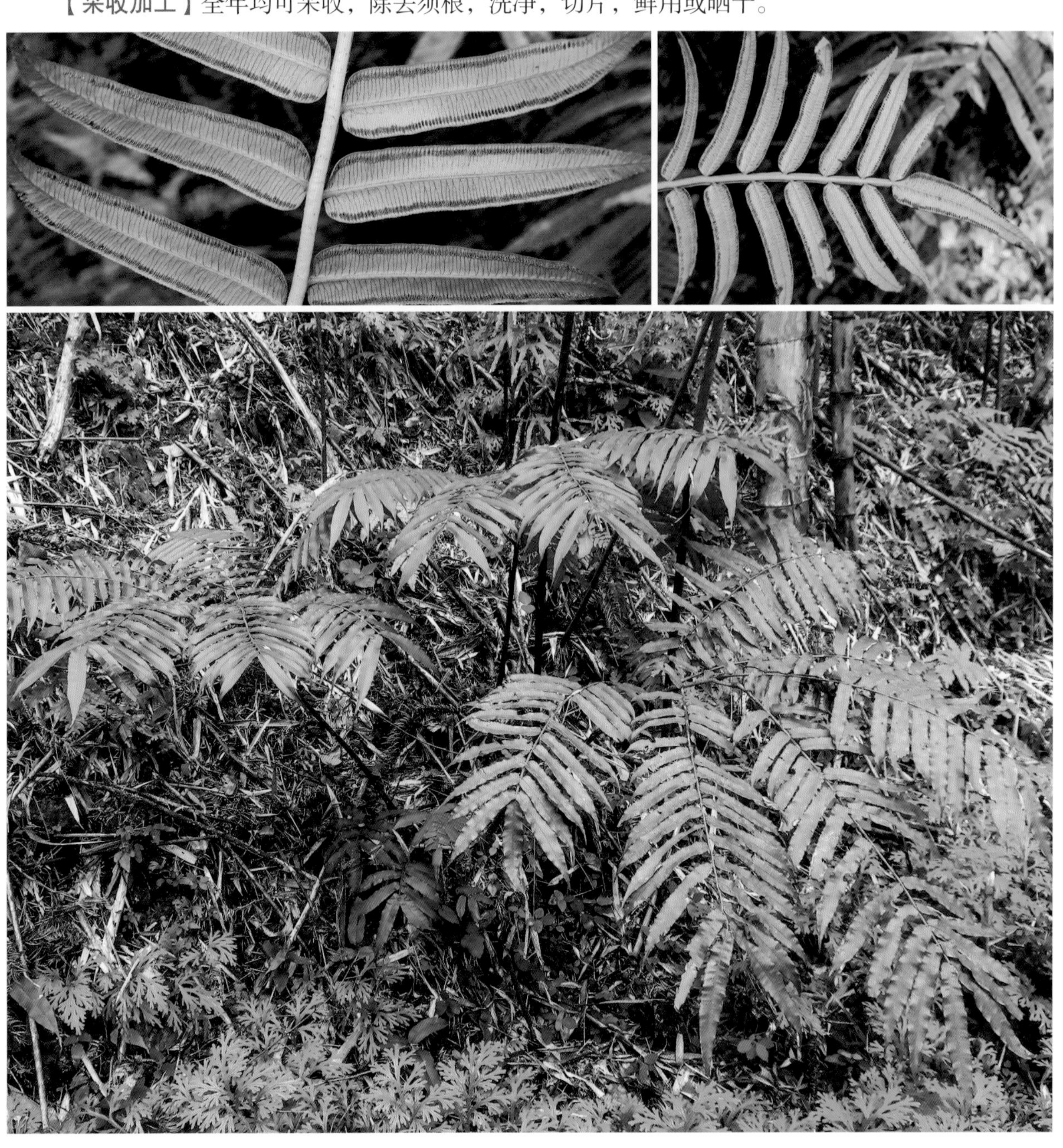

## 紫萁贯众

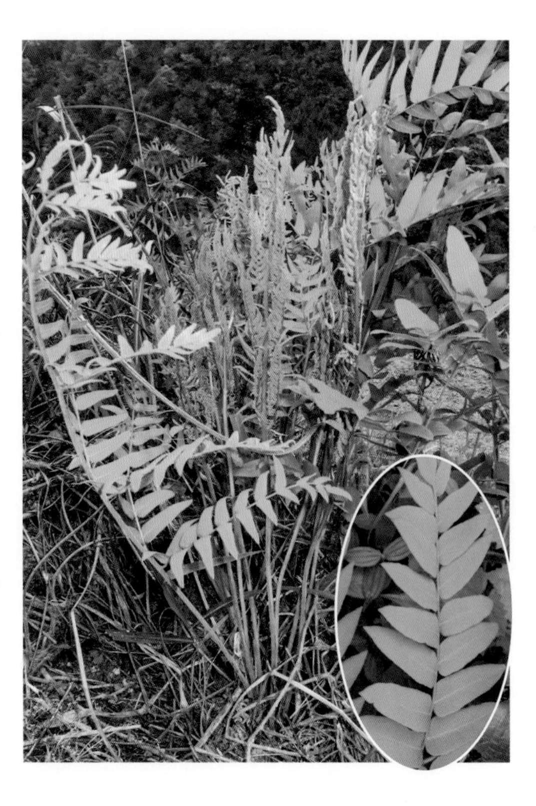

【基原】为紫萁科紫萁*Osmunda japonica* Thunb. 的根状茎和叶柄残基。

【别名】高脚贯众、老虎台。

【形态特征】多年生草本。根状茎短粗或呈短树干状而稍弯。叶簇生，直立；叶柄禾秆色；叶片三角状广卵形，顶部一回羽状，其下为二回羽状；羽片3~5对，对生，长圆形；孢子叶与营养叶等高或稍高，羽片和小羽片均短缩，小羽片线形，背面沿中肋两侧密生孢子囊。

【分布】生于林下或溪边。产于广西、广东、四川、云南、贵州、山东等地。

【性能主治】根状茎和叶柄残基味苦，性微寒；有小毒。有清热解毒、止血、杀虫的作用。主治疫毒感冒，热毒泻痢，痈疮肿毒，吐血，衄血，便血，崩漏，虫积腹痛。

【采收加工】春、秋季采挖，除去须根，洗净，晒干。

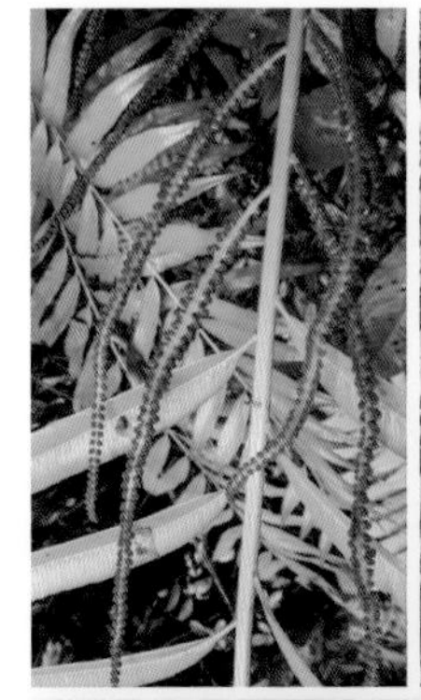

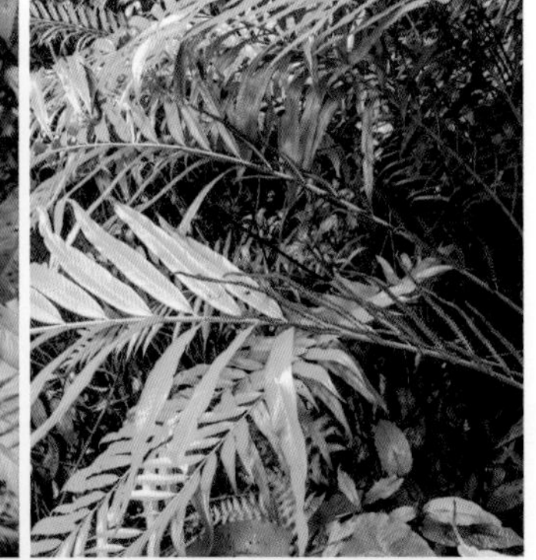

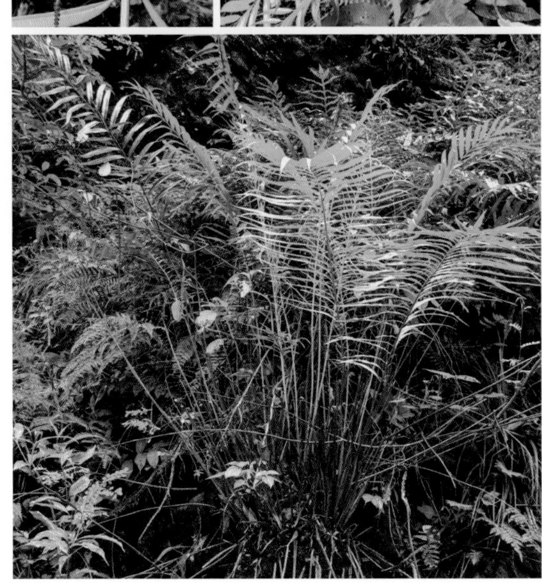

## 华南紫萁

【基原】为紫萁科华南紫萁*Osmunda vachellii* Hook. 的根状茎及叶柄的髓部。

【别名】贯众、疯狗药、大凤尾蕨。

【形态特征】多年生草本。植株高可达1 m，挺拔。根状茎直立，粗壮，呈圆柱状主轴。叶一型，簇生于主轴顶部；叶柄棕禾秆色；叶片长圆形，一回羽状；羽片二型，厚纸质；下部3~4对羽片能育，羽片紧缩为线形，中肋背面两侧密生圆形孢子囊穗。孢子囊穗上着生孢子囊，深棕色。

【分布】生于草坡或溪边阴处。产于广西、广东、云南、海南、贵州、福建等地。

【性能主治】根状茎及叶柄的髓部味微苦、涩，性平。有祛湿舒筋、清热解毒、驱虫的作用。带下，筋脉拘挛，流感，腮腺炎，痈肿疮疖，胃痛，肠道寄生虫病。

【采收加工】全年均可采收，除去须根及茸毛，鲜用或晒干。

## 曲轴海金沙

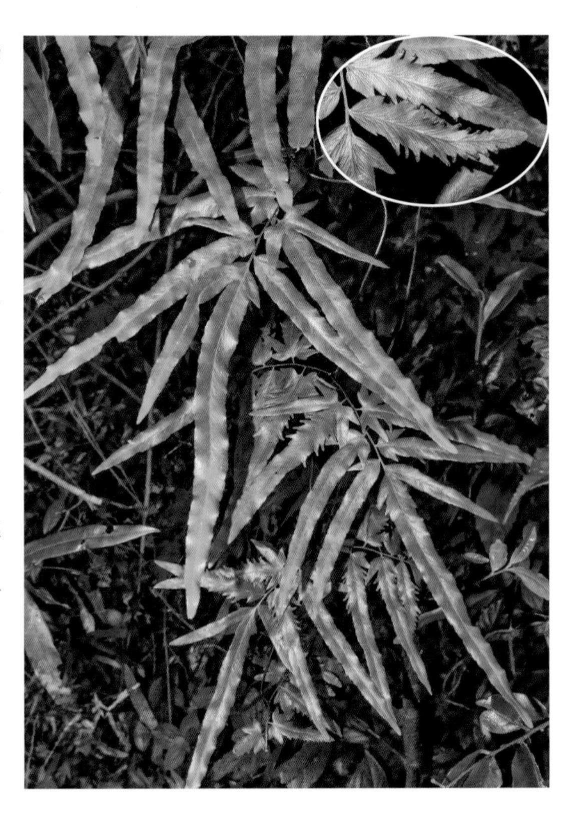

【基原】为海金沙科曲轴海金沙*Lygodium flexuosum* (L.) Sw. 的地上部分。

【别名】海金沙、牛抄蕨、牛抄藤。

【形态特征】多年生攀缘草本。植株高达7 m。叶三回羽状，羽片多数，对生于叶轴上的短距上，向两侧平展，长圆三角形，草质，羽轴多少向左右弯曲；顶生一回小羽片披针形，基部近圆形，钝头；叶缘有细齿。孢子囊穗线形，棕褐色，小羽片顶部的孢子囊常不育。

【分布】生于疏林下。产于广西、广东、贵州、云南等地。

【性能主治】地上部分味甘，性寒。有清热解毒、利水通淋的作用。主治热淋，砂淋，石淋，血淋，膏淋，尿道涩痛，湿热黄疸，风热感冒，咳嗽，咽喉肿痛，泄泻，痢疾。

【采收加工】夏、秋季采收，除去杂质，晒干。

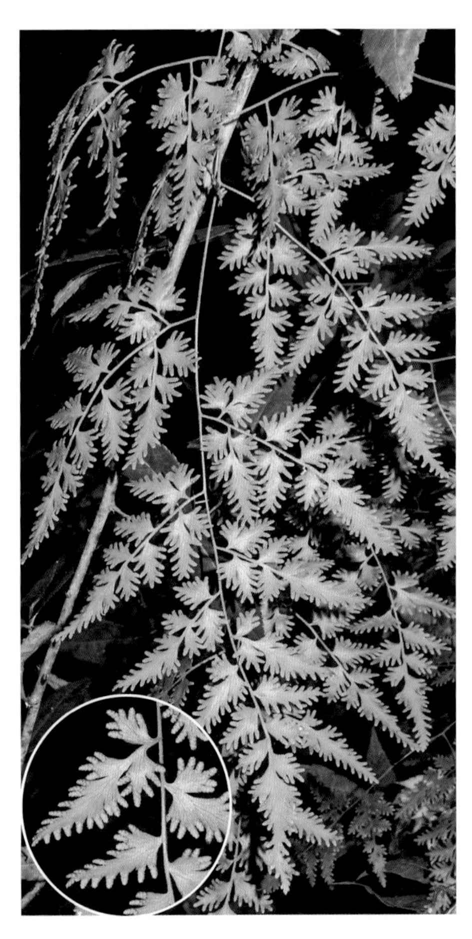

## 海金沙

【基原】为海金沙科海金沙*Lygodium japonicum* (Thunb.) Sw. 的成熟孢子、地上部分。

【别名】金沙藤、望骨风。

【形态特征】攀缘草本，茎可长达4 m。茎细弱。叶轴腹面有2条狭边；羽片多数，对生于叶轴上的短距两侧，平展；叶为一回至二回羽状复叶；小叶卵状披针形，边缘有齿或不规则分裂；能育羽片卵状三角形，长宽几相等。孢子囊生于能育羽片的背面，排列稀疏；孢子表面有小疣。

【分布】生于林缘或灌木丛中。产于广西、广东、四川、湖南、江西、福建、陕西等地。

【性能主治】成熟孢子味甘、咸，性寒。有清利湿热、通淋止痛的作用。主治热淋，石淋，血淋，膏淋，尿道涩痛。地上部分味甘，性寒。有清热解毒、利水通淋的作用。主治热淋，砂淋，石淋，血淋，膏淋，尿道涩痛，湿热黄疸，风热感冒，咳嗽，咽喉肿痛，泄泻，痢疾。

【采收加工】秋季孢子未脱落时采割藤叶，晒干，搓揉或打下孢子，除去藤叶。夏、秋季采收全草，除去杂质，晒干。

# 金沙藤

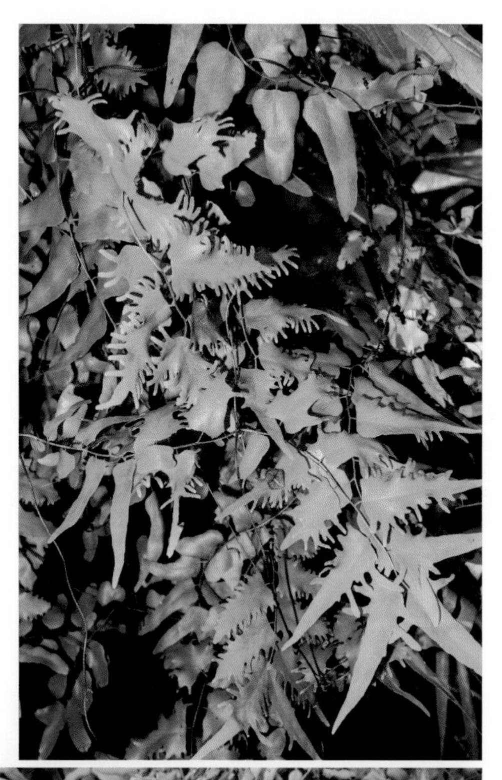

【基原】为海金沙科小叶海金沙*Lygodium microphyllum* (Cav.) R. Br.的地上部分。

【别名】牛吊西、金沙草。

【形态特征】植株蔓攀。叶轴纤细，二回羽状；羽片对生于叶轴的距上，距长2~4 mm，顶端密生红棕色毛；不育羽片生于叶轴下部，奇数羽状，或顶生小羽片有时两叉，小羽片4对，互生；能育羽片长圆形，奇数羽状，小羽片互生，柄端有关节。孢子囊穗排列于叶缘，到达裂片先端，5~8对，线形，黄褐色。

【分布】生于溪边灌木丛中。产于广西、广东、海南、云南、福建等地。

【性能主治】地上部分味甘，性寒。有清热解毒、利水通淋的作用。主治热淋，砂淋，石淋，血淋，膏淋，尿道涩痛，湿热黄疸，风热感冒，咳嗽，咽喉肿痛，泄泻，痢疾。

【采收加工】夏、秋季采收，除去杂质，晒干。

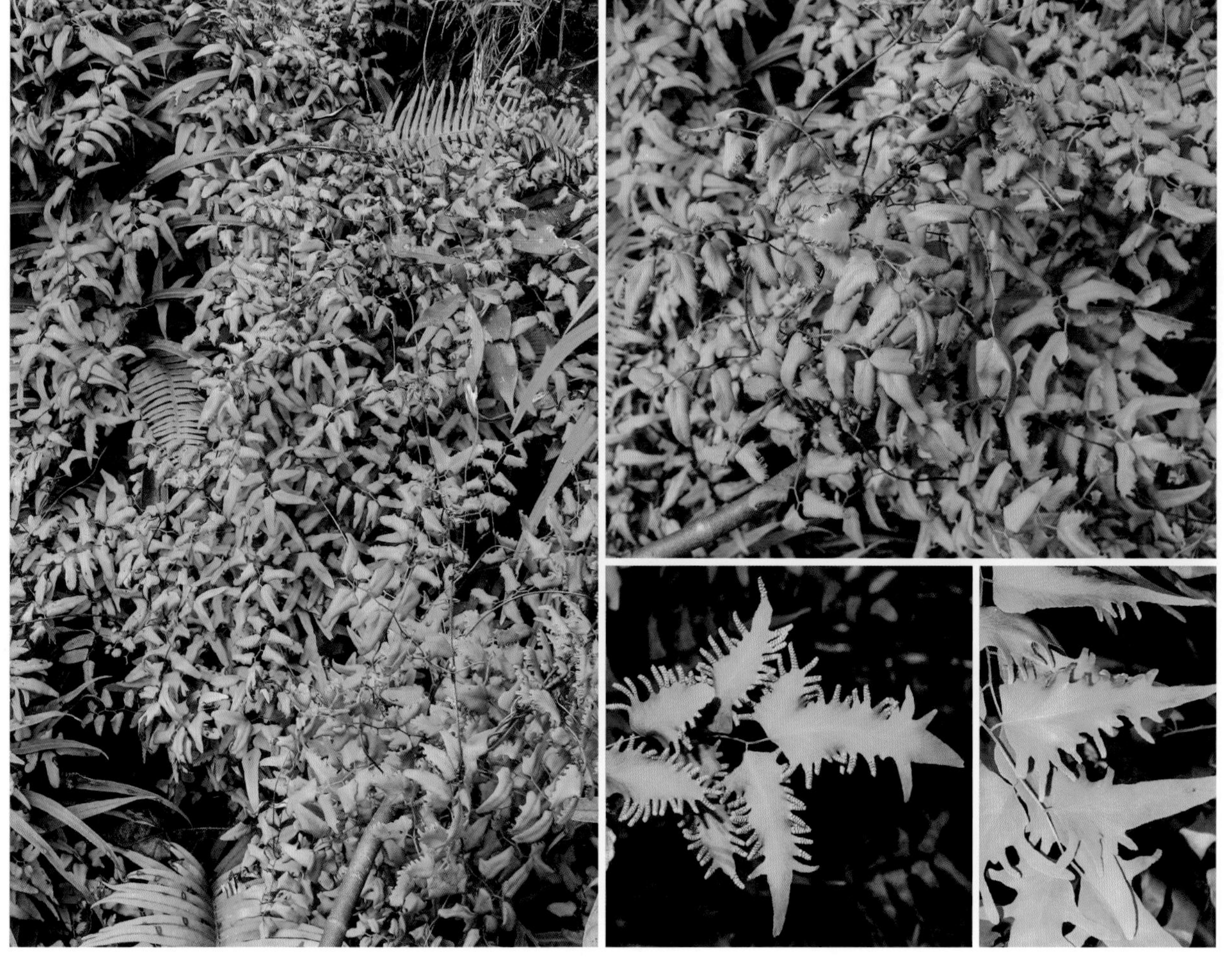

# 狗脊

【基原】为蚌壳蕨科金毛狗脊*Cibotium barometz* (L.) J. Sm. 的根状茎。

【别名】金猫头、金毛狗、黄狗头。

【形态特征】大型草本，高可达3 m。根状茎横卧，粗大，顶端生出一丛大叶。叶柄长可达120 cm，基部密被金黄色长毛；叶大型，密生，三回羽状深裂；羽片长披针形，裂片边缘有细齿。孢子囊群生于小脉顶端；囊群盖棕褐色，横长圆形，形如蚌壳。

【分布】生于林中阴处或山沟边。产于广西、广东、云南、海南、湖南、贵州、四川、浙江等地。

【性能主治】根状茎味苦、甘，性温。有祛风湿、补肝肾、强腰膝的作用。主治风湿痹痛，腰膝酸软，下肢无力。

【采收加工】秋、冬季采挖，除去泥沙，干燥；或去硬根、叶柄及金黄色茸毛，切厚片，干燥，为生狗脊片；蒸后晒至六七成干，切厚片，干燥，为熟狗脊片。

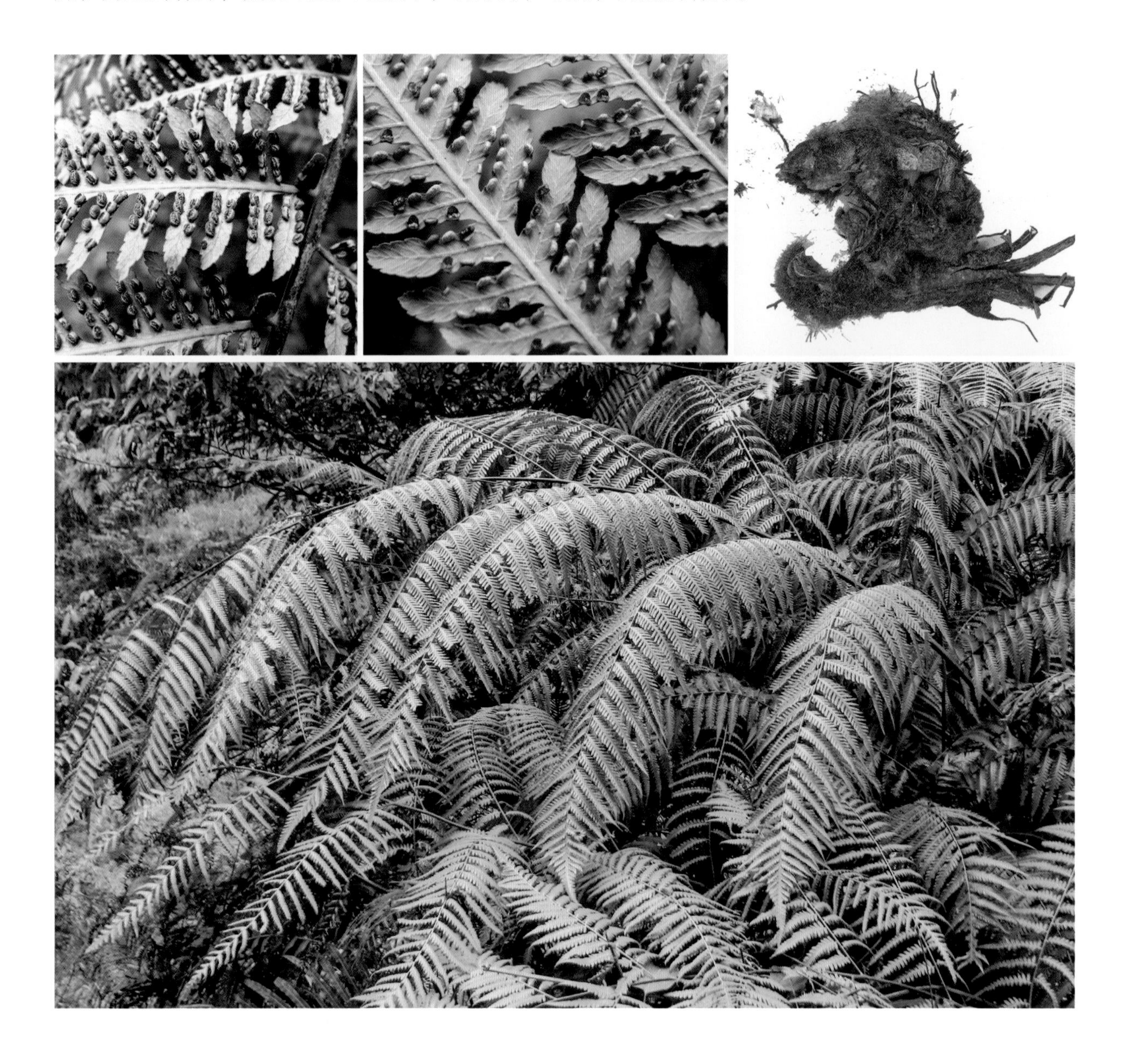

# 龙骨风

【基原】为桫椤科桫椤*Alsophila spinulosa* (Wall. ex Hook.) R. M. Tryon 的茎干。

【别名】大贯众、树蕨、刺桫椤。

【形态特征】树状蕨，高3~8 m。茎干上部有残存的叶柄，向下密被交织的不定根。叶簇生于茎顶端；叶柄、叶轴和羽轴鲜时通常绿色，具刺；叶片大，长可达3 m，三回深羽裂；羽片矩圆形，裂片长圆形，边缘有齿。孢子囊群生于裂片背面小脉分叉处；囊群盖近圆球形。

【分布】生于山地溪边、林缘或疏林中。产于广西、广东、云南、贵州、四川、福建等地。

【性能主治】茎干味微苦，性平。有清肺胃热、祛风除湿的作用。主治流感，肺热咳喘，吐血，风火牙痛，风湿关节痛，腰痛。

【采收加工】全年均可采收，除去外皮，晒干。

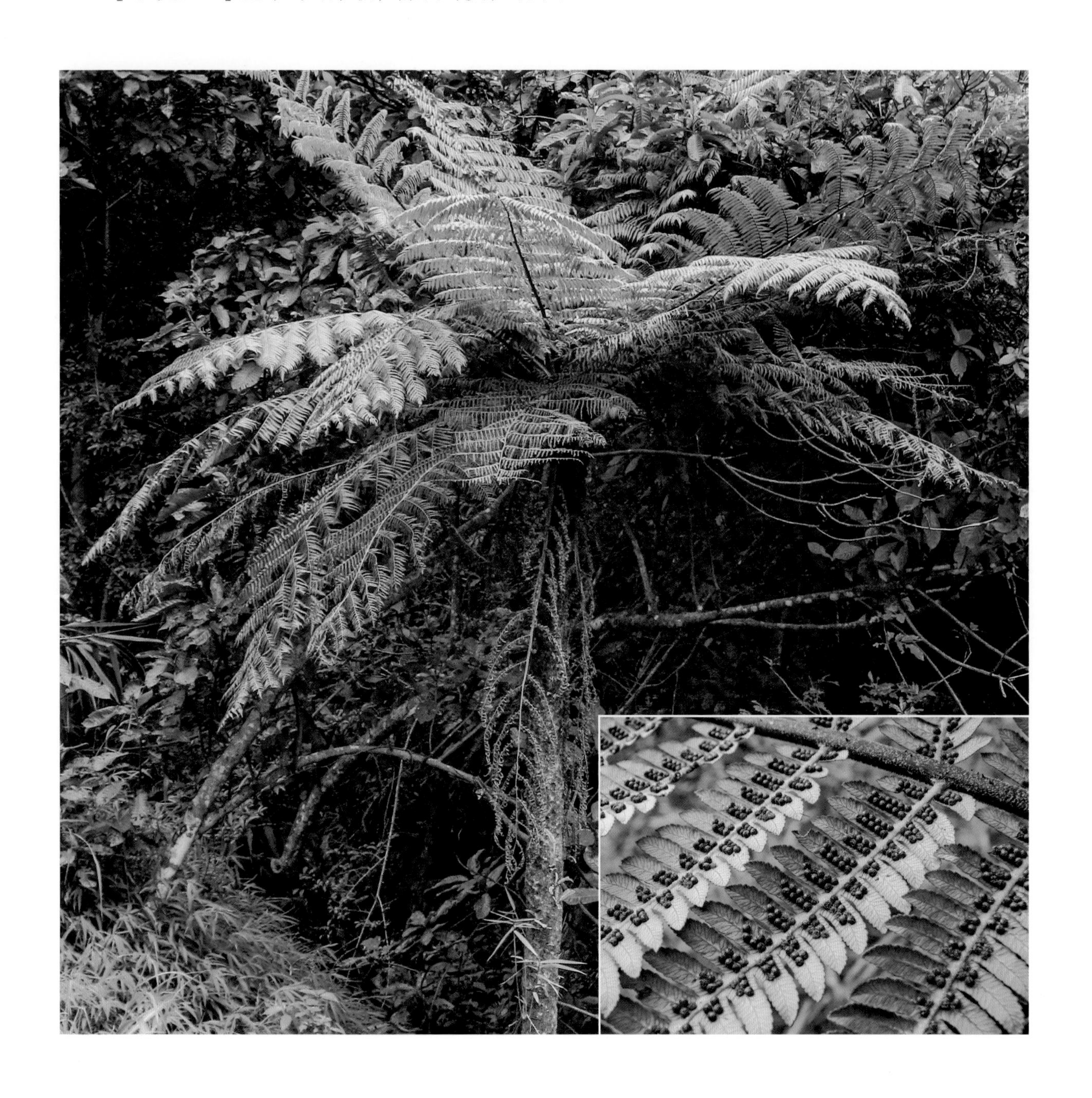

## 金花草

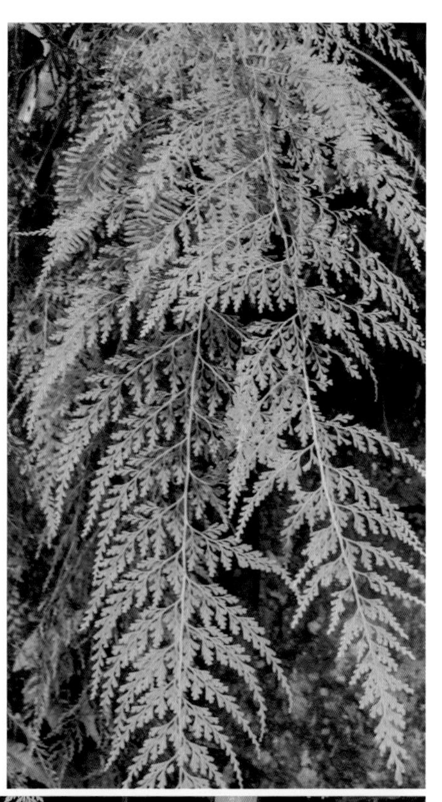

【基原】为鳞始蕨科乌蕨*Odontosoria chinensis* J. Sm. 的全草。

【别名】大叶金花草、小叶野鸡尾。

【形态特征】植株高30~70 cm。根状茎横走，密生深褐色钻形鳞片。叶近生；叶片纸质，两面无毛，长卵形或披针形，四回羽状深裂；羽片15~20对，互生，密接，有短柄，斜展，卵状披针形。孢子囊群小，生在裂片先端或1条小脉顶端；囊群盖灰棕色，倒卵形或长圆形。

【分布】生于林下或灌木丛中阴湿处。产于广西、海南、四川、湖南、湖北、福建、浙江等地。

【性能主治】全草味苦，性寒。有清热解毒、利湿的作用。主治感冒发热，咳嗽，扁桃体炎，腮腺炎，肠炎，痢疾，肝炎，食物中毒，农药中毒；外用治烧烫伤，皮肤湿疹。

【采收加工】全年均可采收，以夏、秋季为佳，洗净，鲜用或晒干。

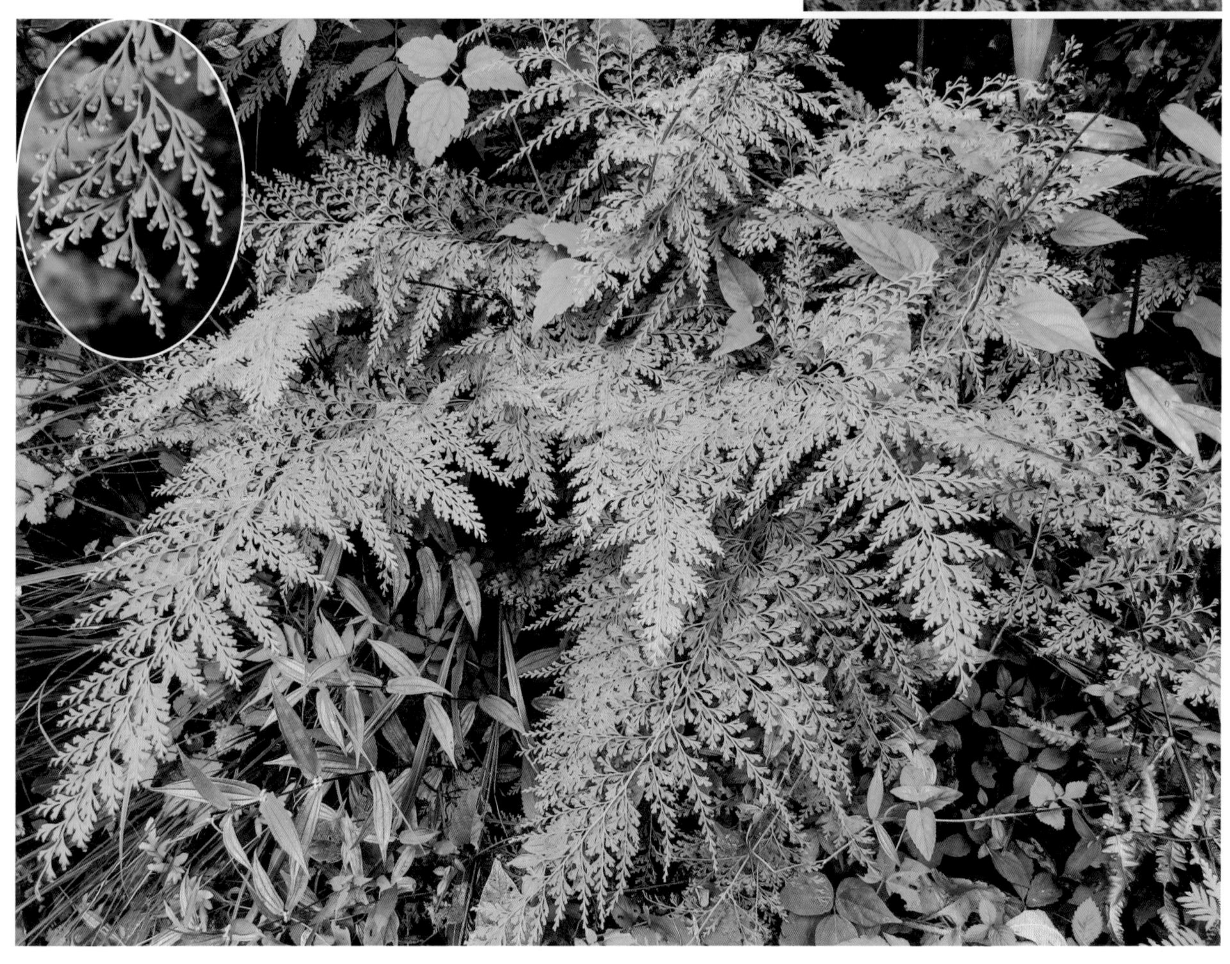

# 半边旗

【基原】为凤尾蕨科半边旗*Pteris semipinnata* L. 的全草。

【别名】半边蕨、半边莲、半凤尾草。

【形态特征】多年生草本，植株高30~80 cm。根状茎长而横走，先端及叶柄基部被褐色鳞片。叶柄四棱形；叶近簇生，二回半边羽状深裂；顶生羽片阔披针形至长三角形，裂片6~12对，对生；侧生羽片4~7对，半三角形而略为镰刀状；不育羽片边缘有细齿。孢子囊群线形，连续排列于叶缘。

【分布】生于疏林或路旁的酸性土上。产于广西、广东、云南、贵州、四川、湖南、江西等地。

【性能主治】全草味苦、辛，性凉。有清热解毒、消肿止痛的作用。主治细菌性痢疾，急性肠炎，黄疸型肝炎，结膜炎；外治跌打损伤，外伤出血，疮疡疖肿，湿疹，毒蛇咬伤。

【采收加工】全年均可采收，洗净，鲜用或晒干。

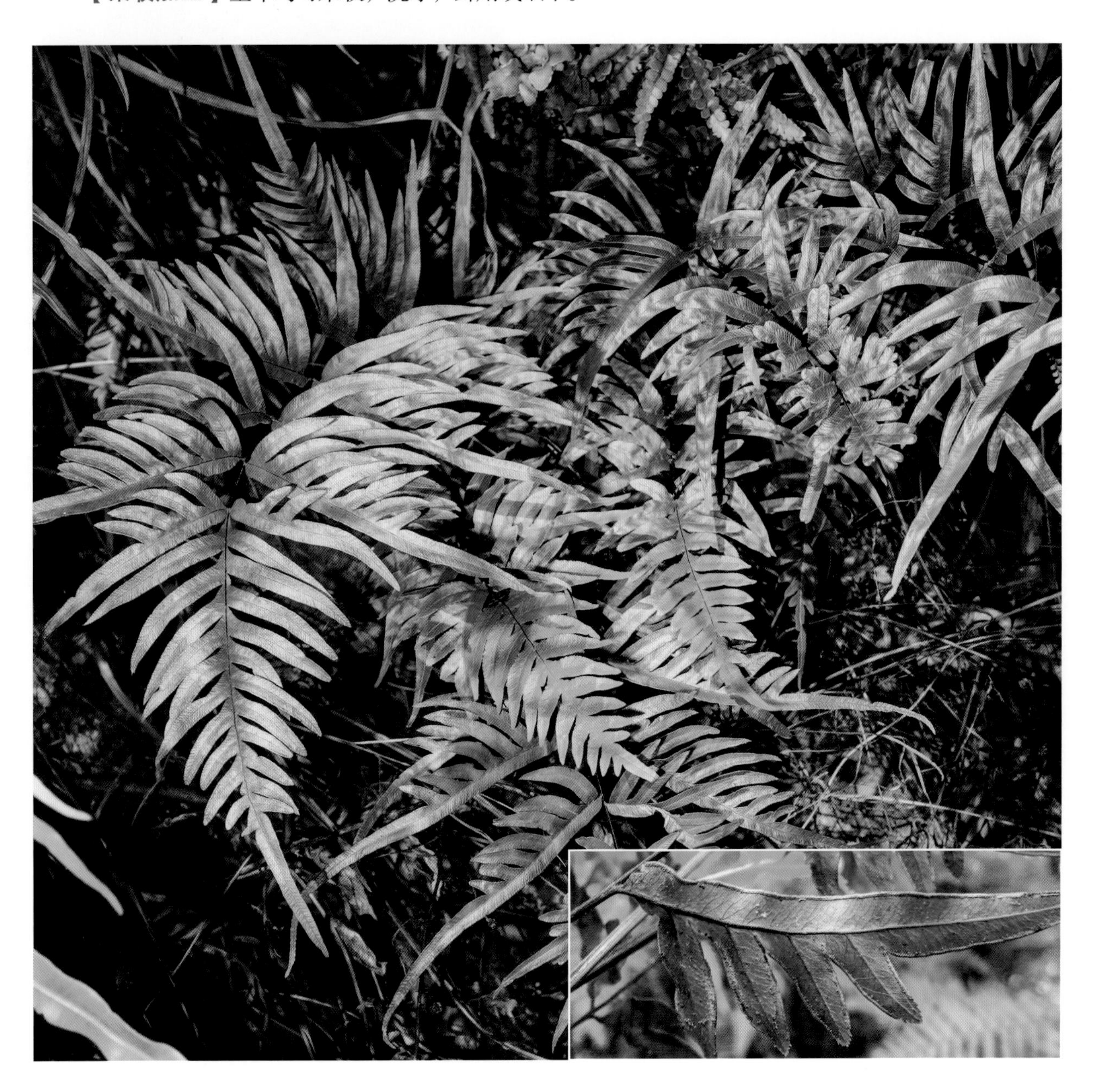

## 蜈蚣草

【基原】为凤尾蕨科蜈蚣草*Pteris vittata* L. 的全草或根状茎。

【别名】蜈蚣蕨、斩草剑、黑舒筋草。

【形态特征】多年生草本。根状茎直立，密被黄褐色鳞片。叶簇生；叶片倒披针状长圆形，一回羽状；顶生羽片与侧生羽片同形，互生或有时近对生，下部羽片较疏离，中部羽片最长，狭线形；不育羽片边缘具密齿。在成熟的植株上除下部缩短的羽片不育外，几乎全部羽片能育。

【分布】生于钙质土上或石灰岩石山石缝中。产于我国秦岭以南各省区。

【性能主治】全草或根状茎味淡，性平。有祛风活血、解毒杀虫的作用。主治流行性感冒，痢疾，风湿疼痛，跌打损伤；外治蜈蚣咬伤，疥疮。

【采收加工】全年均可采收，洗净，鲜用或晒干。

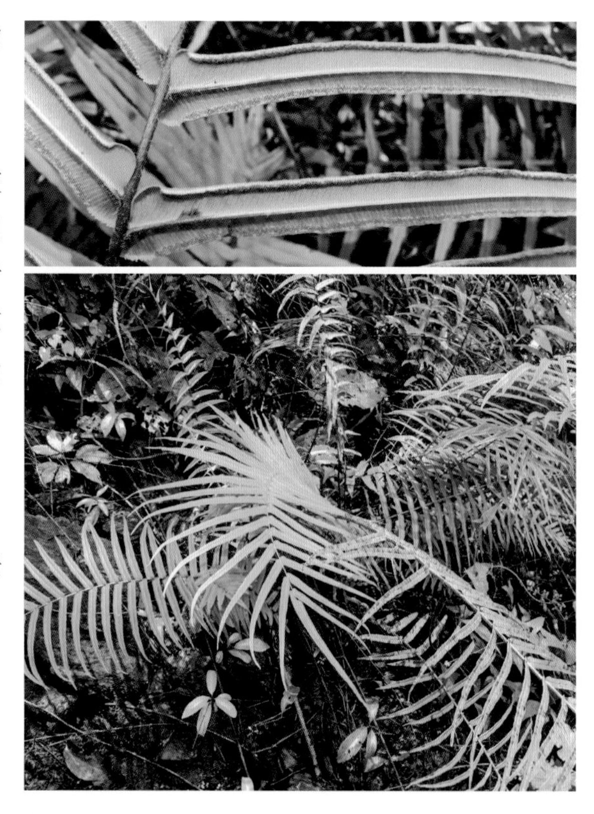

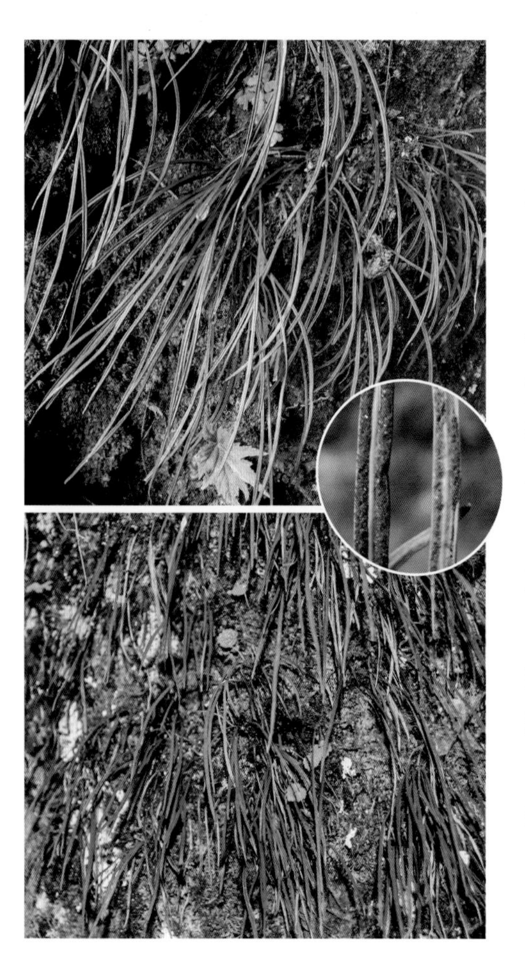

## 书带蕨

【基原】为书带蕨科书带蕨*Haplopteris flexuosa* (Fée) E. H. Crane 的全草。

【别名】晒不死、柳叶苇、小石韦。

【形态特征】多年生草本。根状茎横走，密被黄褐色鳞片。叶近生，常密集成丛；叶柄短，下部浅褐色，基部被小鳞片；叶片薄草质，线形，边缘反卷，遮盖孢子囊群。孢子囊群线形，生于叶缘内侧，叶片下部和先端的孢子不育；孢子长椭圆形，无色透明，单裂缝。

【分布】附生于林中树干或岩石上。产于广西、广东、海南、四川、湖北、江苏、浙江、江西等地。

【性能主治】全草味苦、涩，性凉。有疏风清热、舒筋止痛、健脾消疳、止血的作用。主治小儿急惊风，小儿疳积，风湿痹痛，跌打损伤，妇女干血痨，咯血，吐血。

【采收加工】全年或夏、秋季采收，洗净，鲜用或晒干。

## 倒挂草

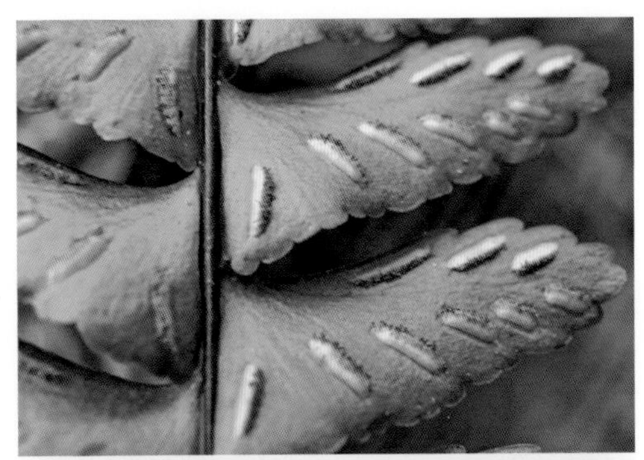

【基原】为铁角蕨科倒挂铁角蕨*Asplenium normale* D. Don 的全草。

【别名】青背连。

【形态特征】植株高15~40 cm。根状茎直立或斜升，粗壮，黑色，密被黑褐色鳞片。叶簇生；叶柄栗褐色至紫黑色，基部疏被鳞片；叶片披针形，一回羽状，草质至薄纸质，两面无毛；羽片20~44对，互生，平展，无柄，中部羽片同大。孢子囊群椭圆形，棕色，远离主脉伸达叶边，彼此疏离。

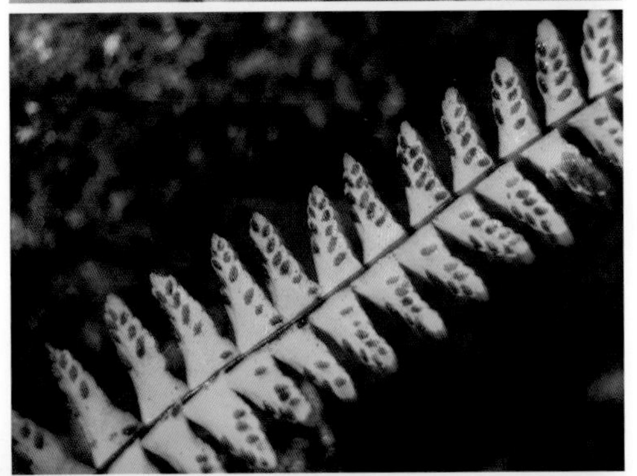

【分布】生于密林下、溪边石上或路边阴湿处。产于广西、广东、云南、贵州、湖南、江西、浙江等地。

【性能主治】全草味微苦，性平。有清热解毒、止血的作用。主治肝炎，痢疾，外伤出血，蜈蚣咬伤。

【采收加工】全年均可采收，洗净，鲜用或晒干。

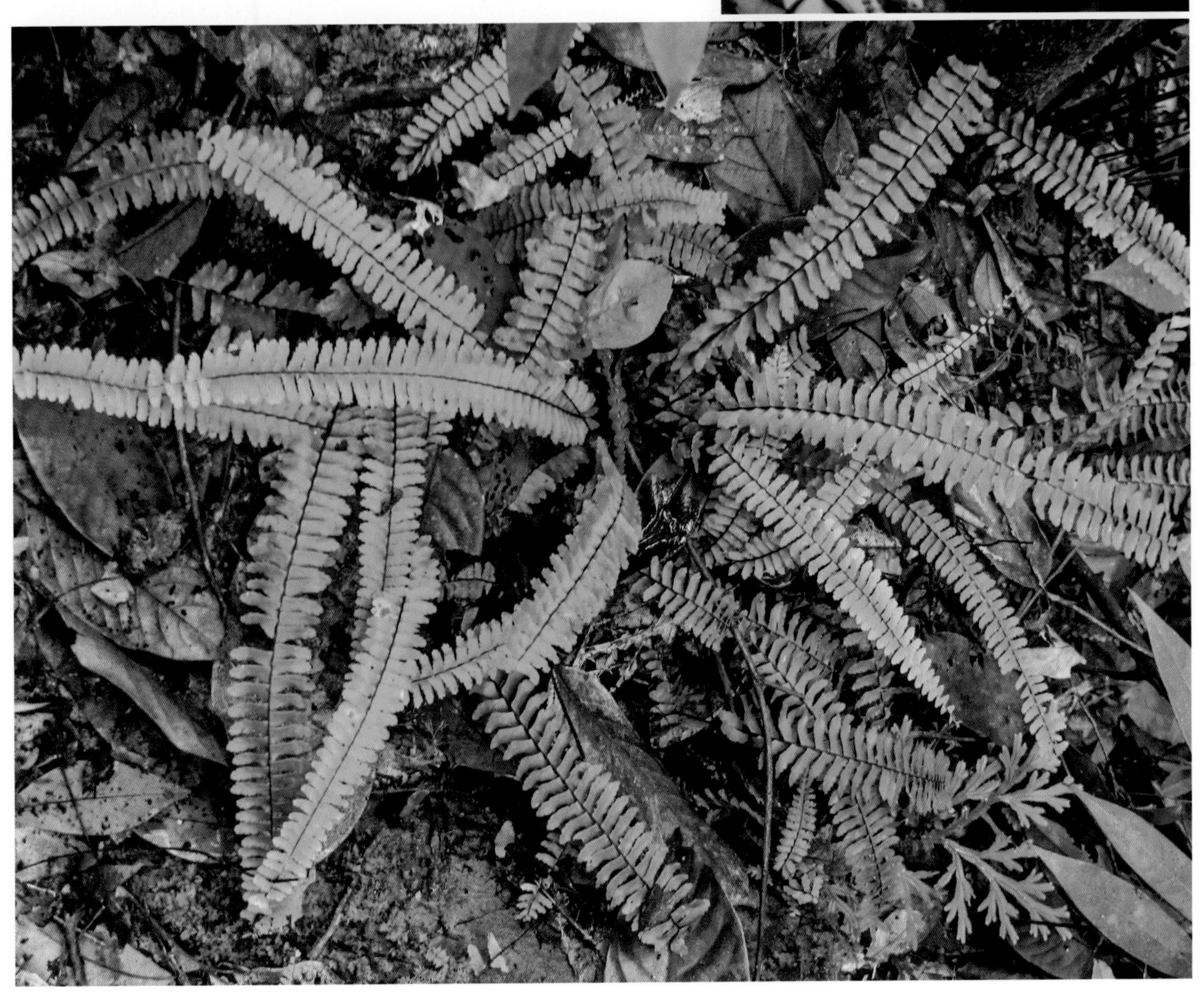

# 倒生根

【基原】为铁角蕨科长叶铁角蕨*Asplenium prolongatum* Hook. 的全草。

【别名】长生铁角蕨、倒生莲、凤凰尾。

【形态特征】植株高15~30 cm。根状茎短而直立，先端密被鳞片。叶轴先端往往延长成鞭状而生根；叶簇生，叶片线状披针形，二回羽状；羽片20~24对，斜向上互生，近无柄，彼此密接，下部羽片常不缩短；叶脉明显，每羽片或裂片有小脉1条。孢子囊群狭线形，在叶背面沿小脉着生。

【分布】附生于林中树干或潮湿岩石上。产于广西、广东、云南、四川、浙江、江西等地。

【性能主治】全草味辛、苦，性平。有活血化瘀、祛风湿、通关节的作用。主治吐血，衄血，咳嗽痰多，黄肿，跌打损伤，筋骨疼痛。

【采收加工】全年均可采收，除去杂质，洗净，晒干。

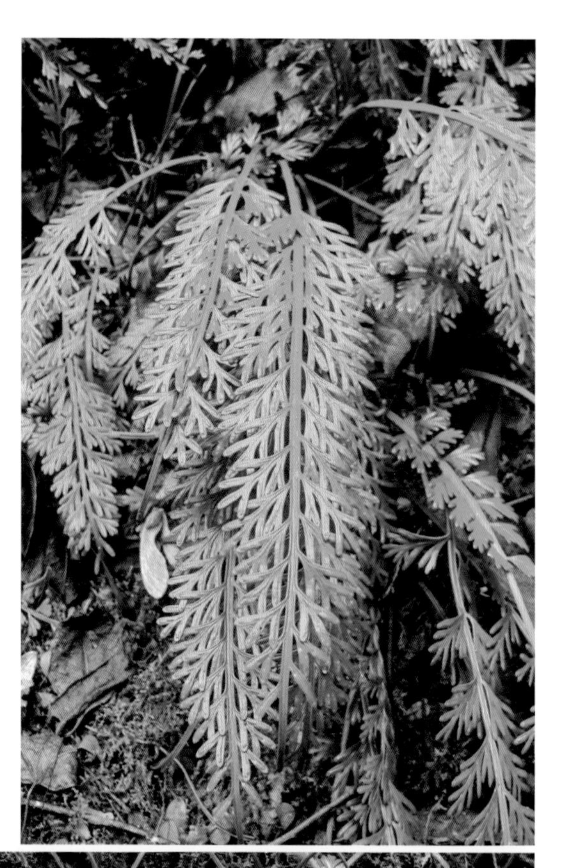

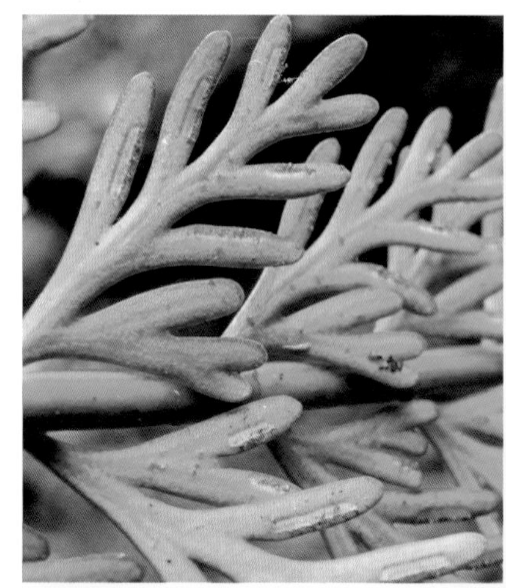

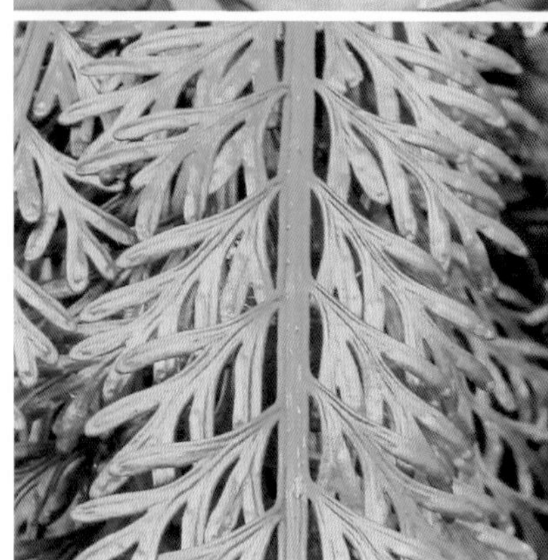

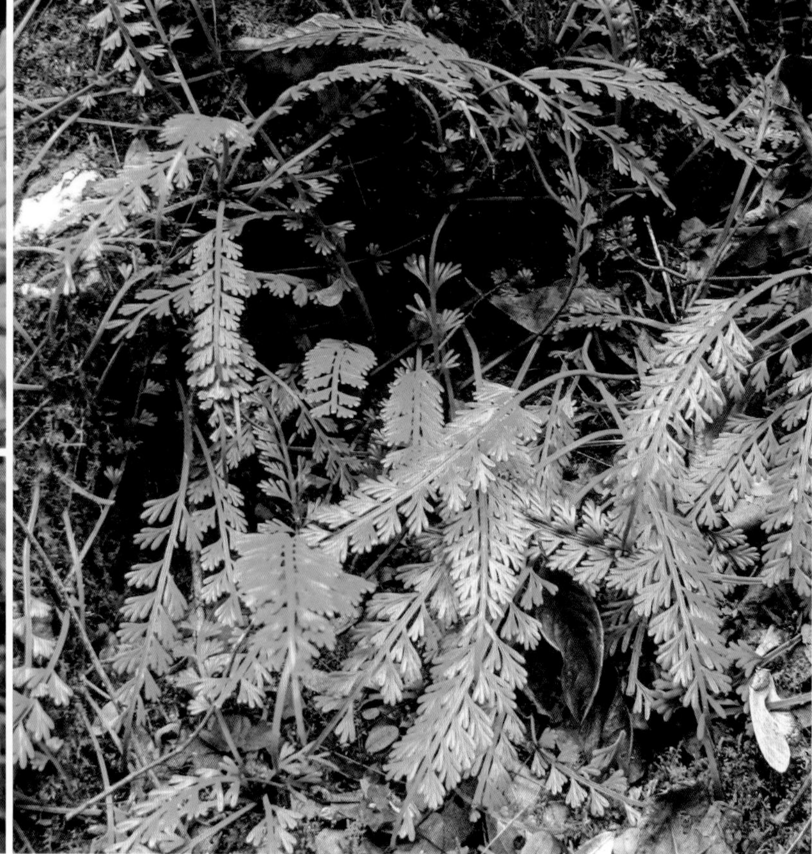

# 肾蕨

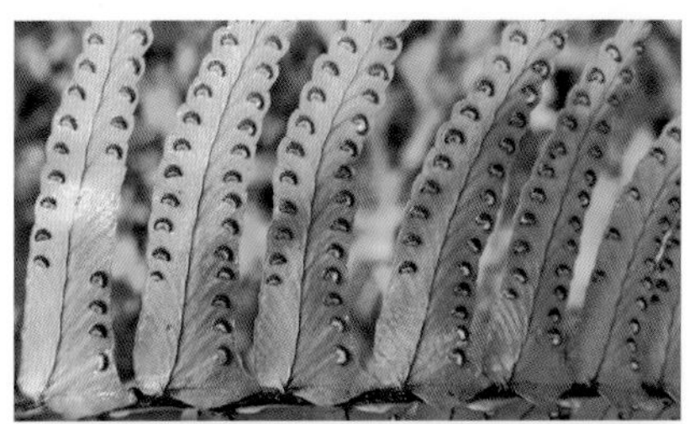

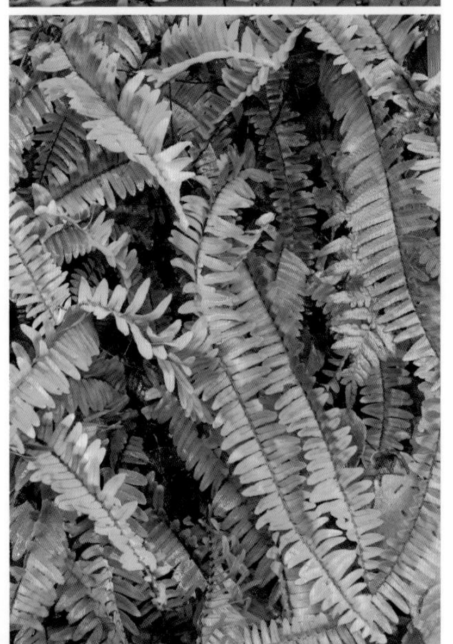

**【基原】**为肾蕨科肾蕨*Nephrolepis cordifolia* (L.) C. Presl 的根状茎、叶或全草。

**【别名】**马骝卵、石黄皮、蜈蚣草。

**【形态特征】**附生或土生。根状茎直立，被淡棕色鳞片；根下有球茎，肉质多汁。叶丛生；叶柄暗褐色，密被淡棕色鳞片；叶片披针形，光滑，无毛，一回羽状；羽片多数，无柄，互生，覆瓦状排列，披针形。孢子囊群生于羽片背面两缘的小脉顶端；囊群盖肾形，褐棕色。

**【分布】**生于石山溪边、路旁或林下。产于广西、广东、海南、云南、湖南、福建、浙江等地。

**【性能主治】**根状茎、叶或全草味甘、淡、涩，性凉。有清热利湿、通淋止咳、消肿解毒的作用。主治感冒发热，肺热咳嗽，黄疸，淋浊，小便涩痛，泄泻，痢疾，带下，疝气，乳痈，瘰疬，烧烫伤，刀伤，淋巴结炎，体癣，睾丸炎。

**【采收加工】**全年均可挖取块茎，除去鳞片，洗净，鲜用或晒干。夏、秋季采叶或全草，洗净，鲜用或晒干。

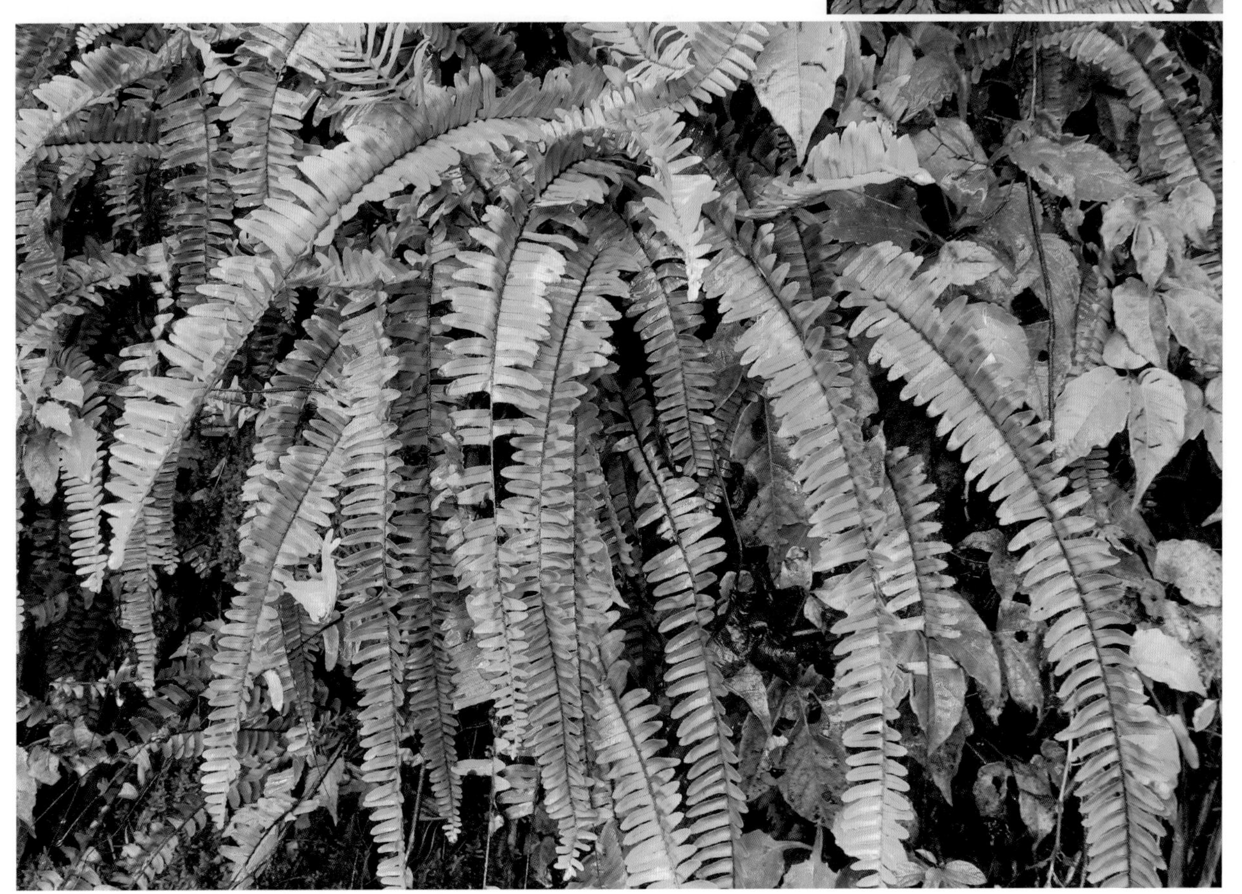

## 羊七莲

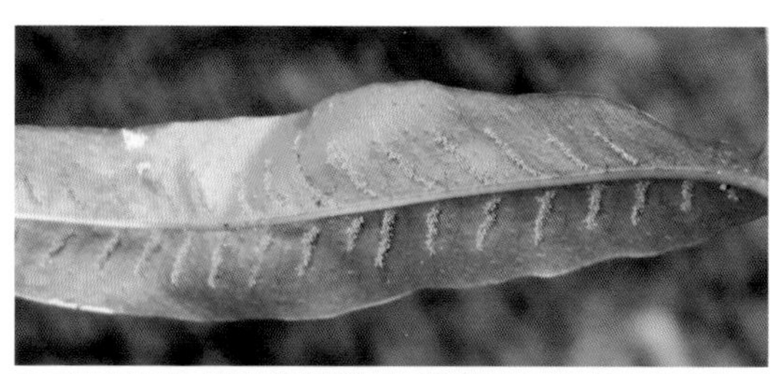

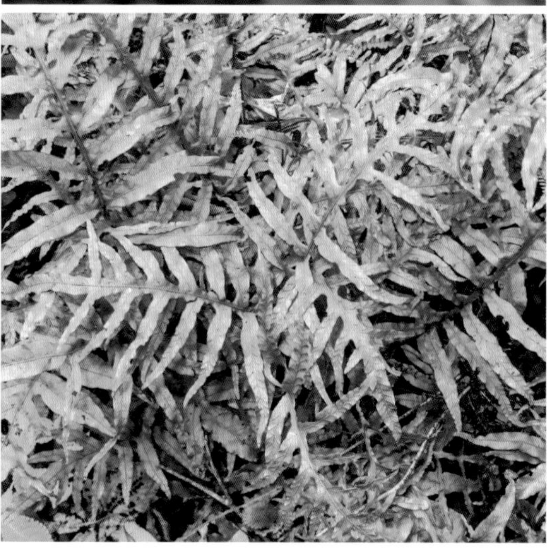

【基原】为水龙骨科线蕨*Colysis elliptica* (Thunb.) Ching 的全草。

【别名】雷松草。

【形态特征】多年生草本，植株高20~60 cm。根状茎长而横走，密生褐棕色鳞片。叶远生，近二型；叶柄禾秆色，基部密生鳞片；叶片长圆状卵形或卵状披针形，一回羽裂；羽片6~11对，狭长披针形或线形。孢子囊群线形，在每侧脉间各排成1行，伸达叶边；无囊群盖。

【分布】生于山坡林下或溪边岩石上。产于广西、云南、贵州、湖南、江苏、浙江、江西等地。

【性能主治】全草味微苦，性凉。有活血散瘀、清热利尿的作用。主治跌打损伤，尿路感染，肺结核。

【采收加工】全年均可采收，洗净，鲜用或晒干。

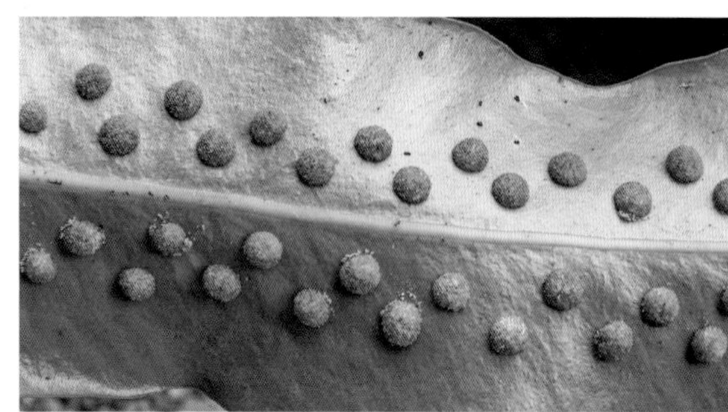

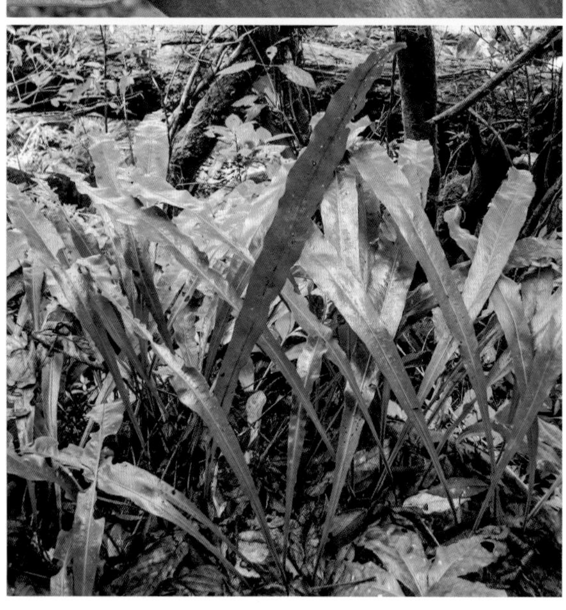

## 大叶骨牌草

【基原】为水龙骨科江南星蕨*Microsorum fortunei* (T. Moore) Ching 的全草。

【别名】七星剑、斩蛇剑、一包针。

【形态特征】植株高约50 cm。根状茎长而横走，肉质，顶部被棕褐色鳞片。叶远生；叶片厚纸质，直立，带状披针形，先端长渐尖，基部渐狭，下延于叶柄并形成狭翅，全缘，有软骨质的边；中脉两面明显隆起，侧脉不明显。孢子囊群大，圆形，靠近主脉各成1行或不整齐的2列。

【分布】生于山坡林下、溪边树干或岩石上。产于广西、湖南、陕西、江苏、安徽、福建等地。

【性能主治】全草味苦，性寒。有清热利湿、凉血解毒的作用。主治热淋，小便不利，痔疮出血，瘰疬结核，痈肿疮毒，毒蛇咬伤，风湿疼痛，跌打骨折。

【采收加工】全年均可采收，洗净，鲜用或晒干。

# 友水龙骨

【基原】为水龙骨科友水龙骨*Polypodiodes amoena* (Wall. ex Mett.) Ching. 的根状茎。

【别名】猴子蕨、水龙骨、土碎补。

【形态特征】附生草本。根状茎横走，密被暗棕色鳞片。叶疏生；叶柄禾秆色；叶片厚纸质，卵状披针形，羽状深裂，基部略收缩，先端羽裂渐尖；裂片20~25对，披针形，有齿。孢子囊群圆形，在裂片中脉两侧各成1行，着生于内藏小脉顶端，位于中脉与叶缘间；无囊群盖。

【分布】附生于石上或树干基部。产于广西、云南、湖南、贵州、四川、西藏、江西等地。

【性能主治】根状茎味甘、苦，性平。有清热解毒、祛风除湿的作用。主治风湿关节疼痛，咳嗽，小儿高烧；外治背痈，无名肿毒，骨折。

【采收加工】全年均可采收，洗净，鲜用或晒干。

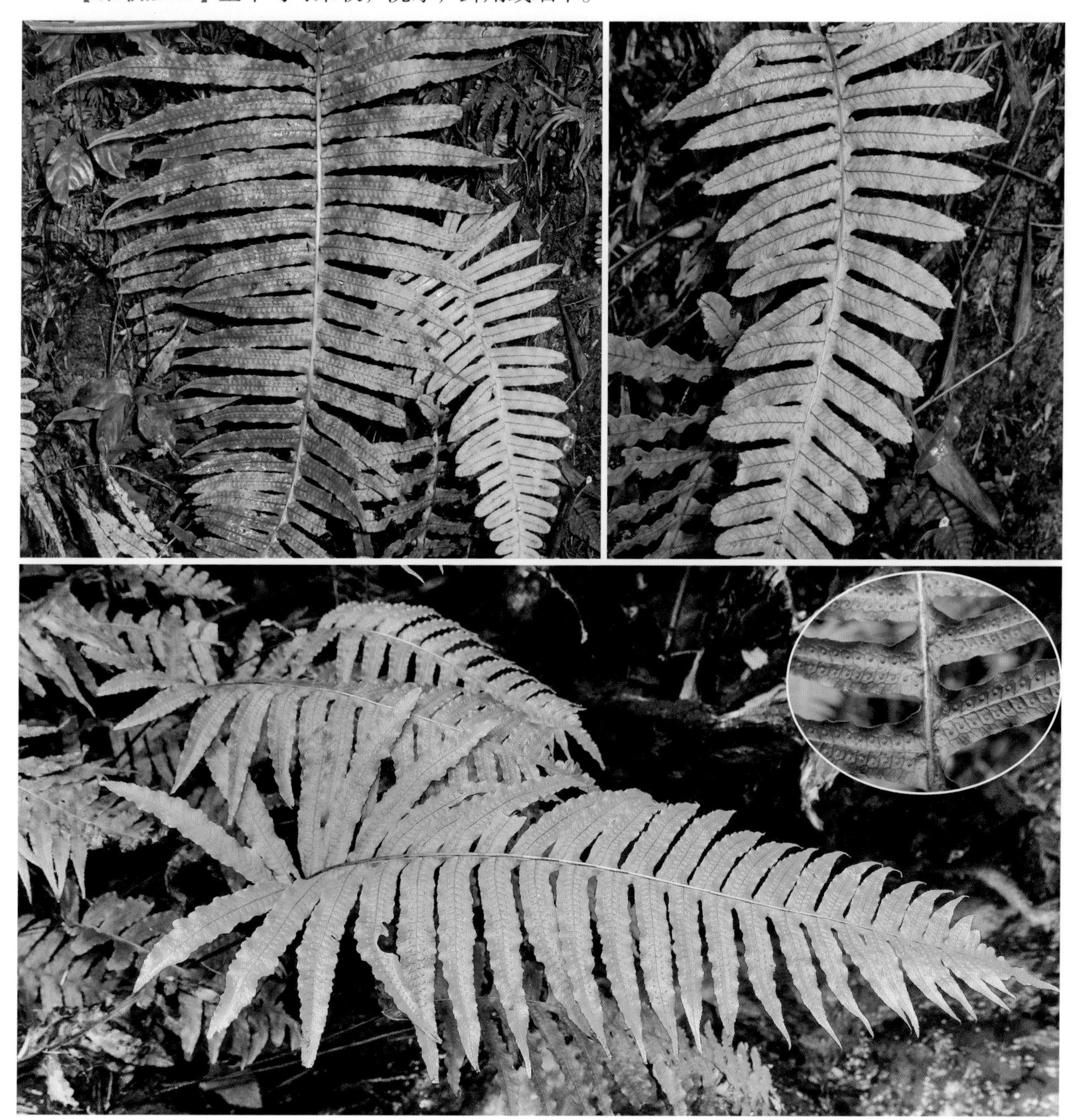

## 石韦

【基原】为水龙骨科石韦*Pyrrosia lingua* (Thunb.) Farwell 的叶。

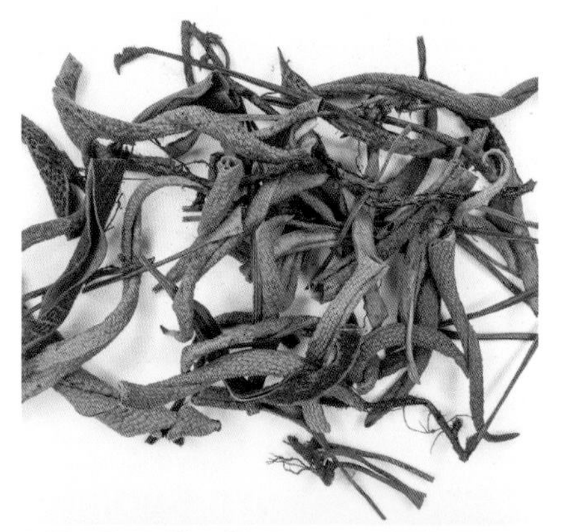

【别名】石耳朵、蛇舌风、小叶下红。

【形态特征】植株高10~30 cm。根状茎长而横走，密被淡棕色鳞片。叶远生，近二型；叶片有长柄，革质，披针形至矩圆披针形，腹面绿色，并有小凹点，背面密被灰棕色星状毛；能育叶常远比不育叶高而狭窄。孢子囊群沿着叶背侧脉整齐排列，初为星状毛包被，成熟时孢子囊开裂外露而呈砖红色。

【分布】附生于林中树干或溪边石上。产于我国东部、中南、西南地区。

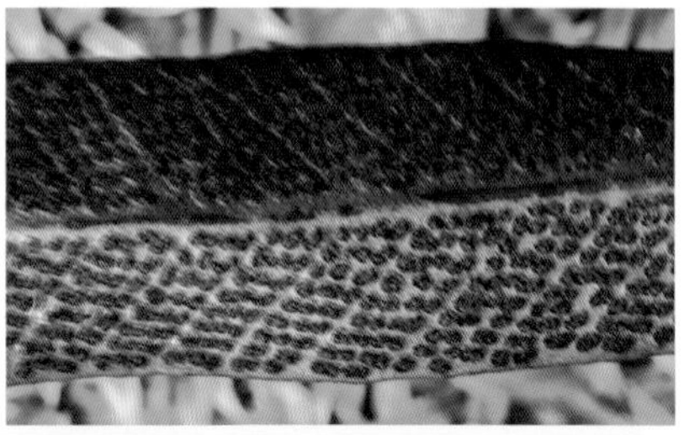

【性能主治】叶味苦、甘，性微寒。有利尿通淋、清肺止咳、凉血止血的作用。主治热淋，血淋，石淋，小便不通，淋沥涩痛，肺热喘咳，吐血，衄血，尿血，崩漏。

【采收加工】全年均可采收，除去根茎和根，晒干或阴干。

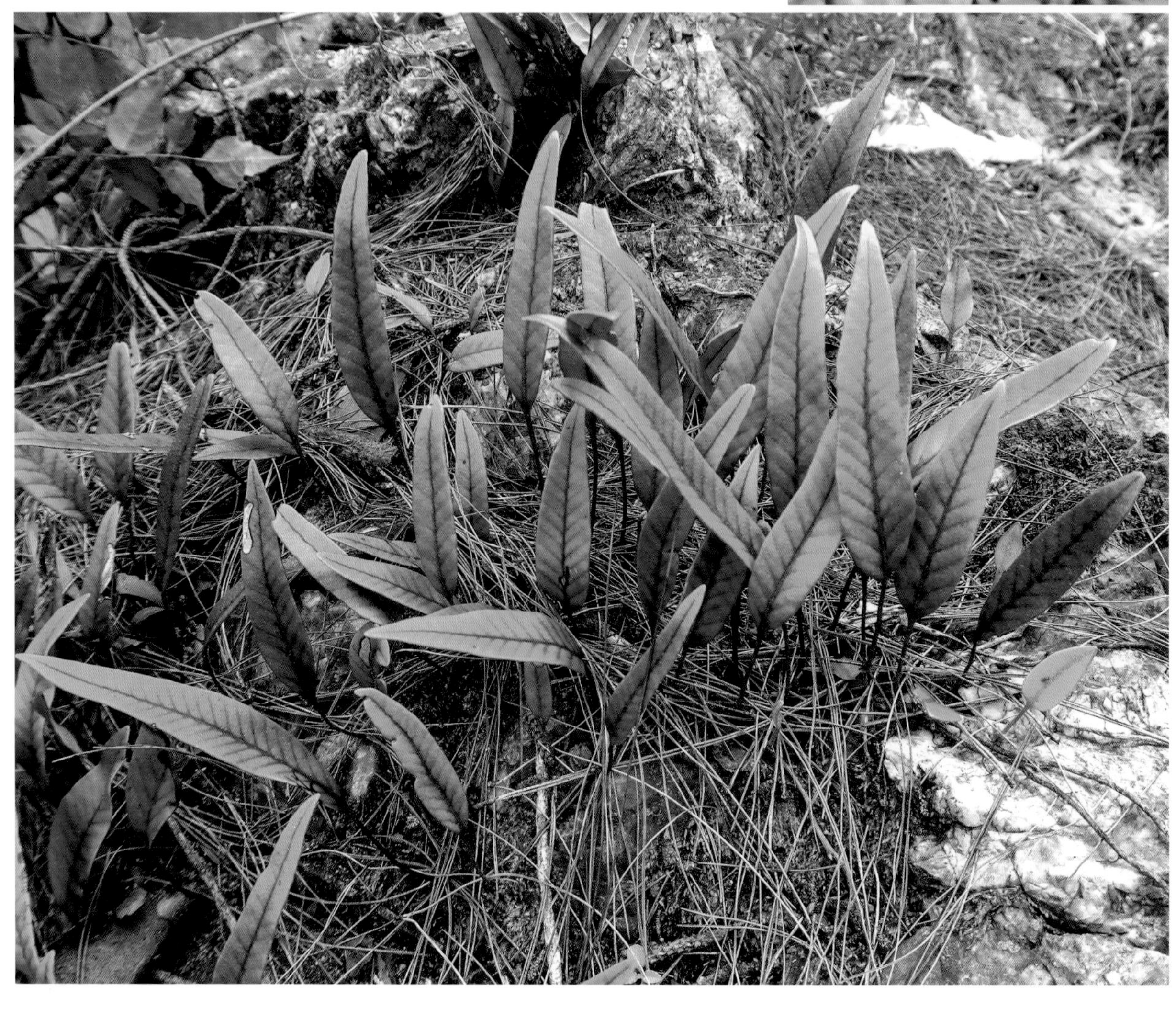

## 庐山石韦

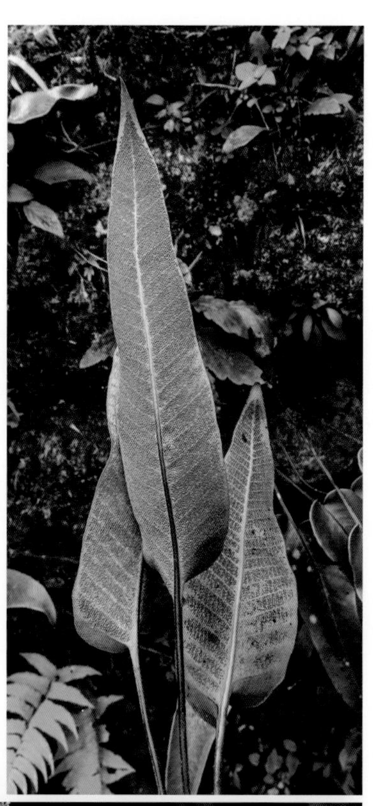

【基原】为水龙骨科庐山石韦*Pyrrosia sheareri* (Baker) Ching的叶。

【别名】石皮、石苇、石韦、金星草。

【形态特征】植株高20~50 cm。根状茎粗壮，横卧，密被线状棕色鳞片。叶近生，一型；叶柄基部密被鳞片；叶片椭圆状披针形，先端钝圆，基部近圆截形或心形。孢子囊群不规则排列于侧脉间，密被基部以上的叶片背面，成熟时孢子囊开裂并呈砖红色；无囊群盖。

【分布】生于林中岩石上。产于广西、湖南、湖北、四川、浙江、福建、台湾、江西等地。

【性能主治】叶味苦、甘，性微寒。有利尿通淋、清肺止咳、凉血止血的作用。主治热淋，血淋，石淋，小便不通，淋沥涩痛，肺热喘咳，吐血，衄血，尿血，崩漏。

【采收加工】全年均可采收，除去根状茎和根，晒干或阴干。

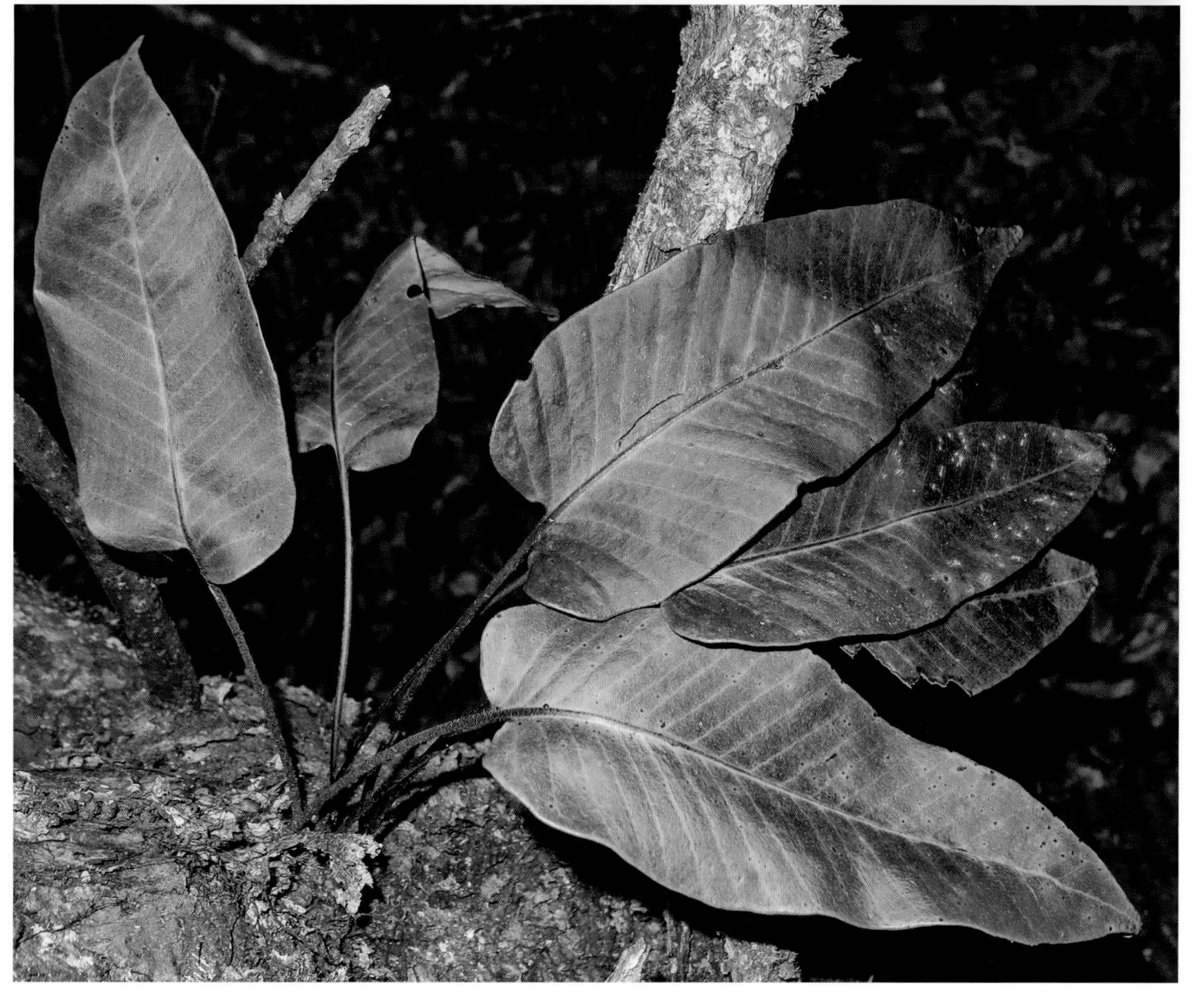

## 骨碎补

【基原】为槲蕨科槲蕨*Drynaria roosii* Nakaike 的根状茎。

【别名】猴子姜、飞蛾草。

【形态特征】附生草本，植株高25~40 cm。根状茎横走，粗壮，肉质，为扁平的条状或块状，密被鳞片。叶二型；营养叶枯棕色，厚干膜质，覆盖于根状茎上；孢子叶高大，绿色，中部以上深羽裂；裂片7~13对，披针形。孢子囊群生于内藏小脉的交叉处，在主脉两侧各有2~3行。

【分布】附生于树干或岩石上。产于广西、广东、海南、云南、江西、湖北、江苏等地。

【性能主治】根状茎味苦，性温。有疗伤止痛、补肾强骨、消风祛斑的作用。主治跌扑闪挫，筋骨折伤，肾虚腰痛，筋骨痿软，耳鸣耳聋，牙齿松动；外治斑秃，白癜风。

【采收加工】全年均可采收，除去泥沙，干燥或再燎去鳞片。

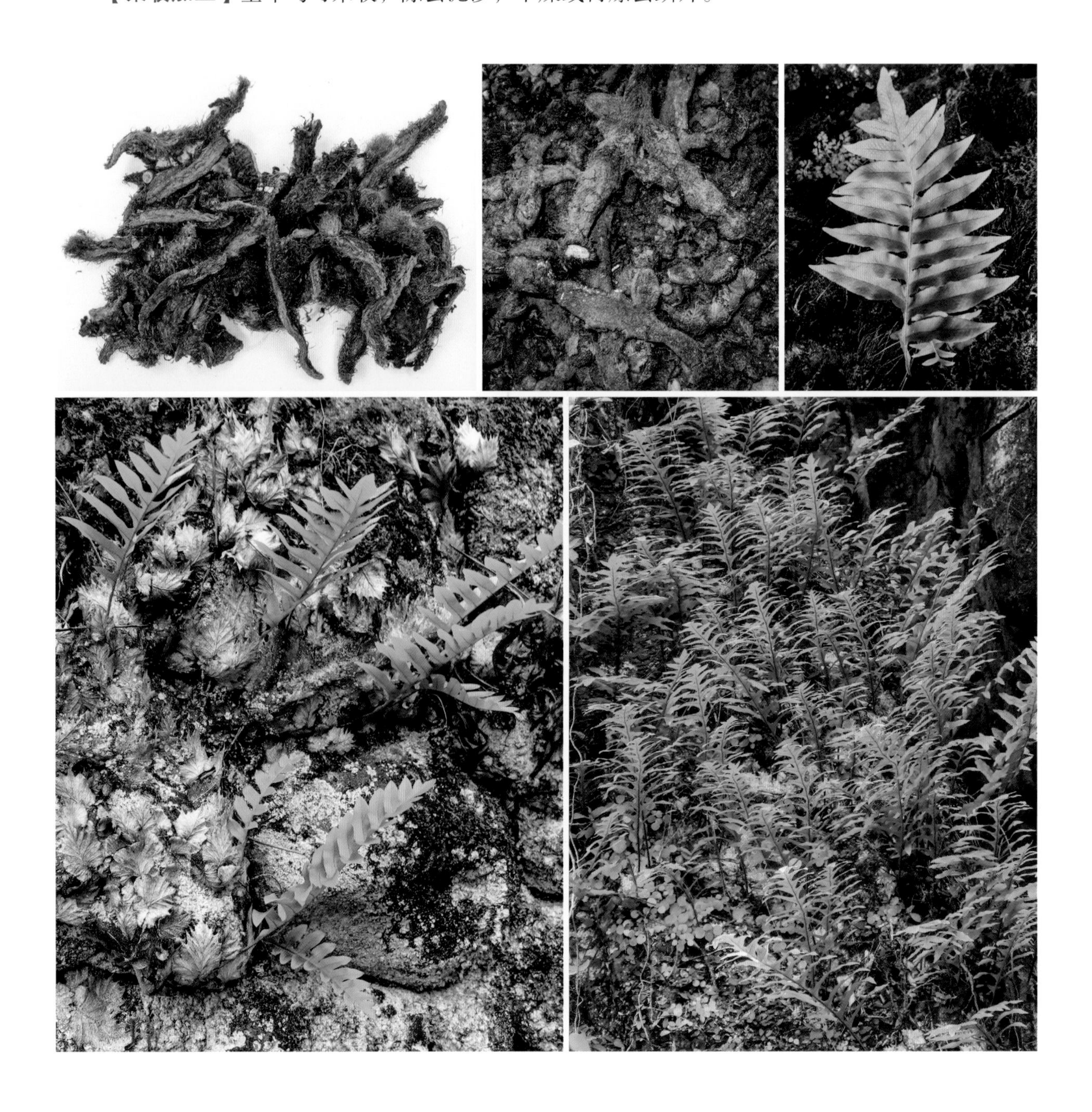

# 南方红豆杉

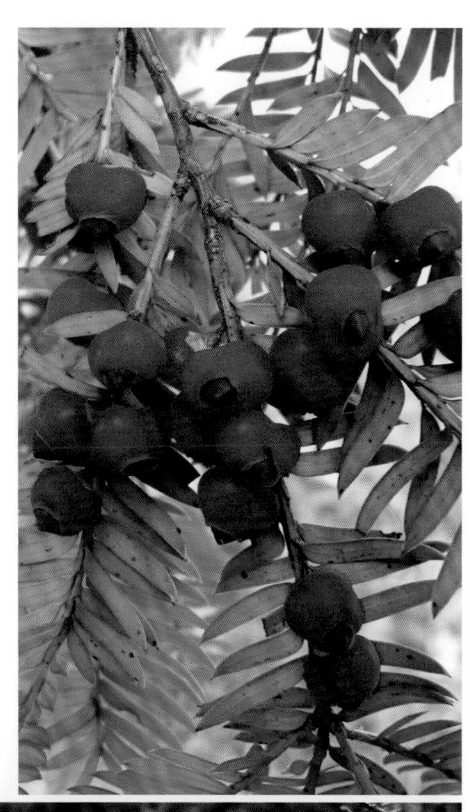

【基原】为红豆杉科南方红豆杉*Taxus wallichiana* Zucc. var. *mairei* (Lemée et H. Lév.) L. K. Fu et Nan Li 的种子。

【别名】红豆杉、酸把果。

【形态特征】常绿乔木，高可达30 m。树皮纵裂成长条薄片剥落。叶2列；叶片弯镰状条形，长2~4.5 cm，宽3~5 mm，背面中脉带明晰可见，其色泽与气孔带相异，呈淡黄绿色或绿色，绿色边带较宽。种子倒卵圆形，生于杯状红色肉质的假种皮中。花期2~3月，种子10~11月成熟。

【分布】生于天然林中或栽培。产于广西、云南、湖南、湖北、四川、甘肃等地。

【性能主治】种子有驱虫的作用。主治食积，蛔虫病。

【采收加工】秋季种子成熟时采摘，鲜用或晒干。

【附注】为我国特有树种。因树皮含有抗癌物质紫杉醇，故树皮不断遭到采剥，使其数量急剧下降。现列为国家一级重点保护野生植物。野生资源少，现有人工栽培。

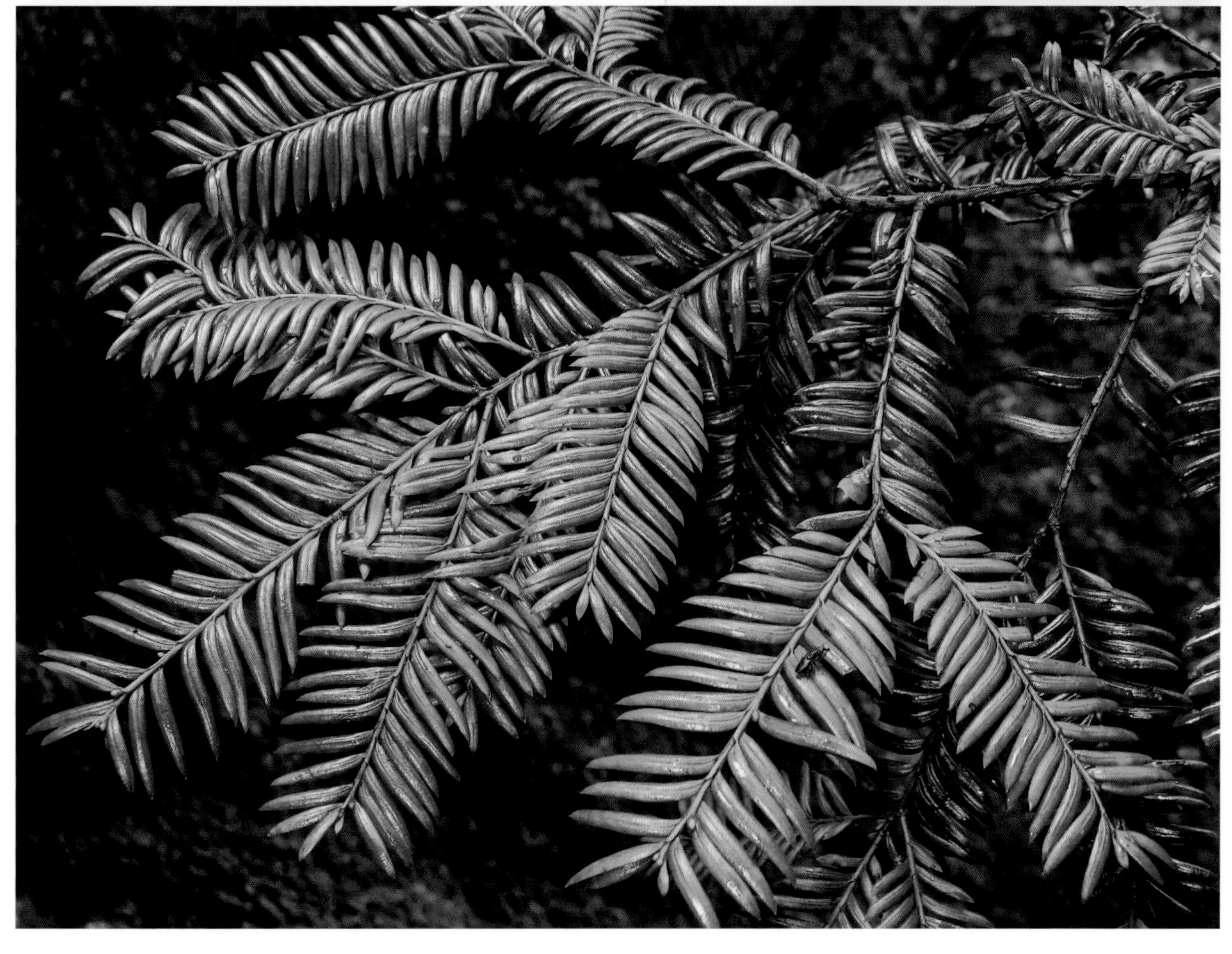

# 麻骨风

【基原】为买麻藤科小叶买麻藤*Gnetum parvifolium* (Warb.) W. C. Cheng 的藤茎。

【别名】五层风、大节藤。

【形态特征】常绿木质藤本。茎节膨大呈关节状，表面皮孔明显，横断面有5层黑色圆圈，呈蛛网状花纹。叶片革质，长卵形，先端急尖或渐尖而钝，基部宽楔形或微圆。成熟种子长椭圆形或窄矩圆状倒卵圆形，几无柄，假种皮红色。花期4~6月，种子9~11月成熟。

【分布】生于低海拔林中，常缠绕于其他树上。产于广西、广东、湖南、福建等地。

【性能主治】藤茎味苦，性微温。有祛风活血、消肿止痛、化痰止咳的作用。主治风湿性关节炎，腰肌劳损，筋骨酸软，跌打损伤，骨折，支气管炎，溃疡病出血，小便不利，蜂窝组织炎。

【采收加工】全年均可采收，切段，鲜用或晒干。

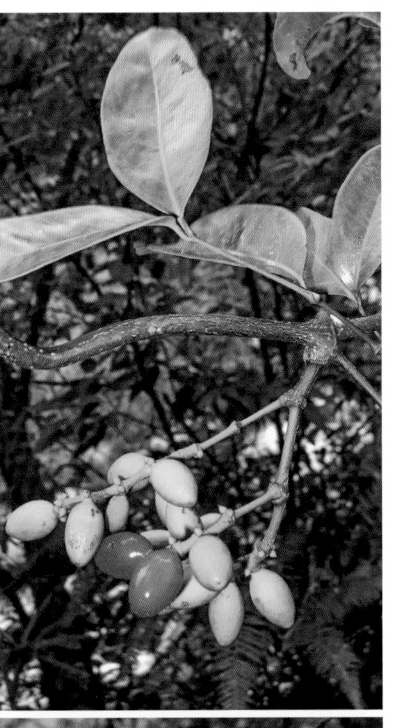

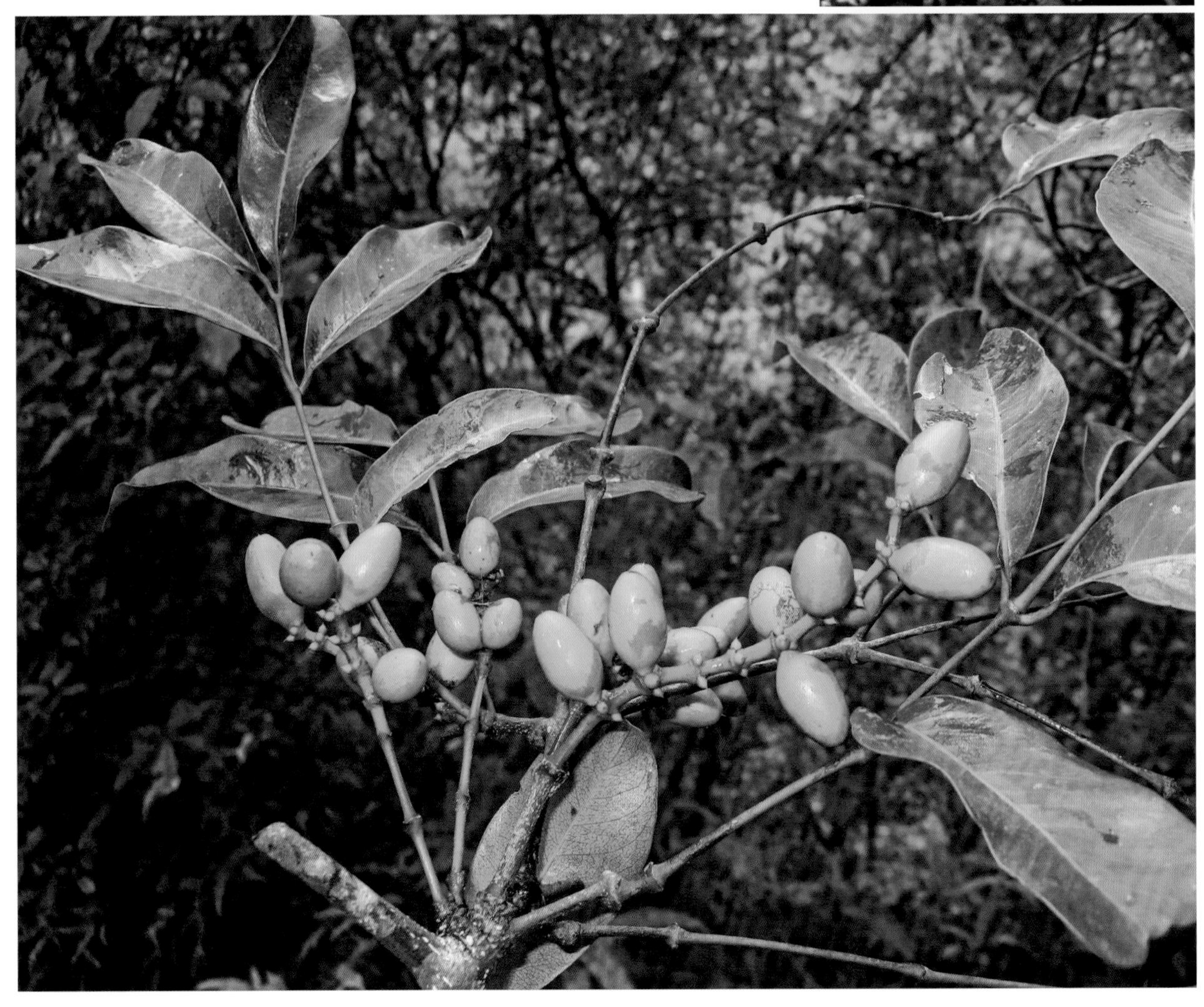

# 厚朴

【基原】为木兰科厚朴*Houpoëa officinalis* (Rehder et E. H. Wilson) N. H. Xia et C. Y. Wu 的茎皮、枝皮、根皮及花蕾。

【别名】川朴、紫油厚朴。

【形态特征】落叶乔木。树皮厚，褐色，不开裂。叶片大，近革质，长圆状倒卵形，先端具短急尖或圆钝，基部楔形，全缘而微波状；腹面绿色，无毛，背面灰绿色，被灰色柔毛，有白粉。花白色；花梗粗短，被长柔毛。聚合果长圆状卵圆形。种子三角状倒卵形。花期5~6月，果期8~10月。

【分布】生于林间。产于广西北部和东北部、广东北部、湖南、福建、江西等地。

【性能主治】茎皮、枝皮及根皮味辛、苦，性温。有燥湿消痰、下气除满的作用。主治湿滞伤中，脘痞吐泻，食积气滞，腹胀便秘，痰饮喘咳。花蕾味苦，性微温。有芳香化湿、理气宽中的作用。主治脾胃湿阻气滞，胸脘痞闷胀满，纳谷不香。

【采收加工】4~6月剥取，根皮和枝皮直接阴干；茎皮置沸水中微煮后堆置阴湿处，“发汗”至内表面变紫褐色或棕褐色，蒸软，取出，卷成筒状，干燥。

【附注】《中国药典》（2020年版）记载厚朴以花蕾入药的药材名为厚朴花。

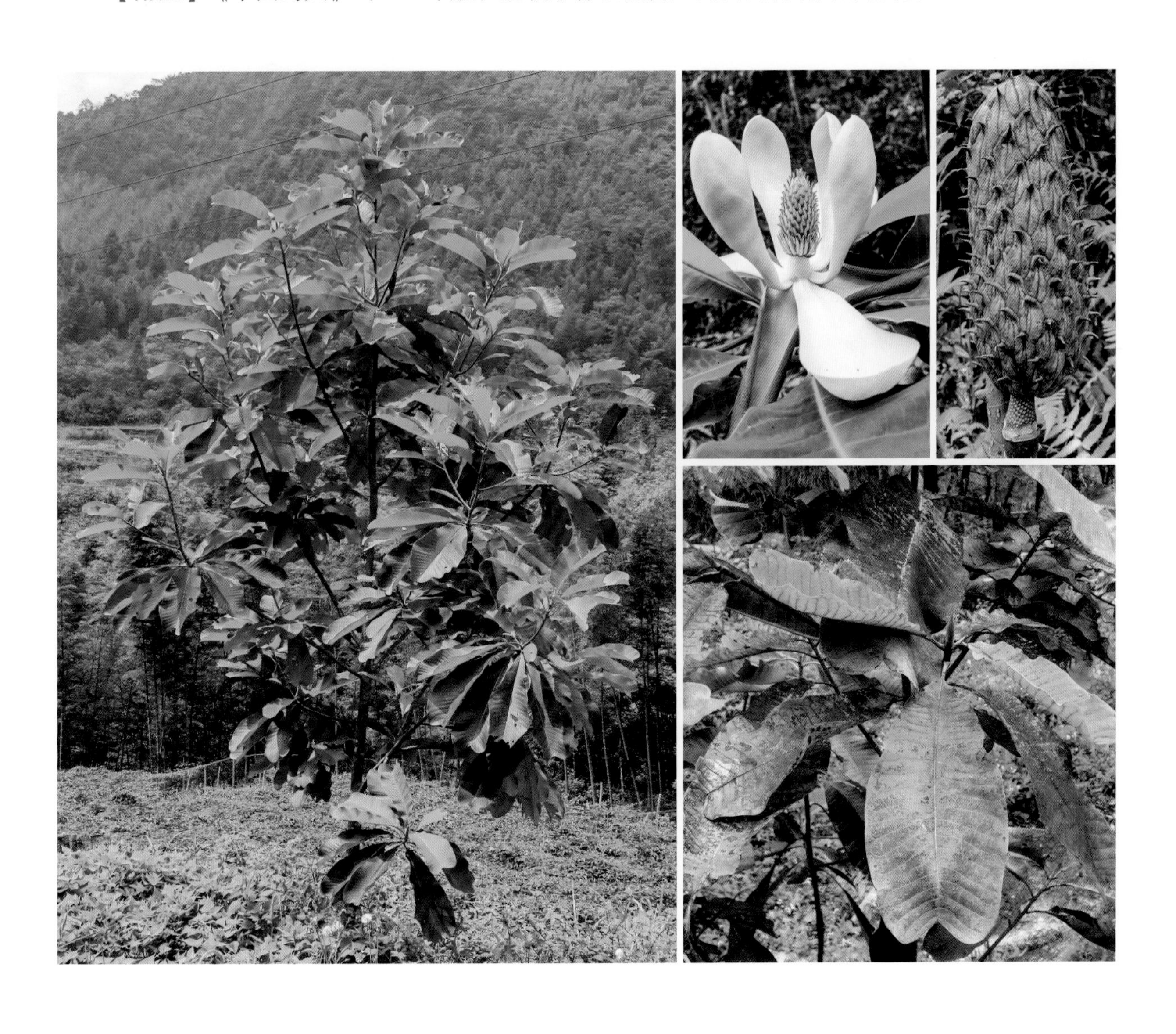

# 八角茴香

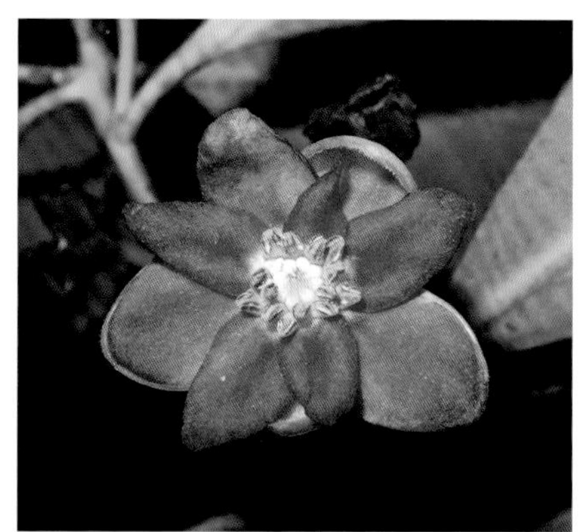

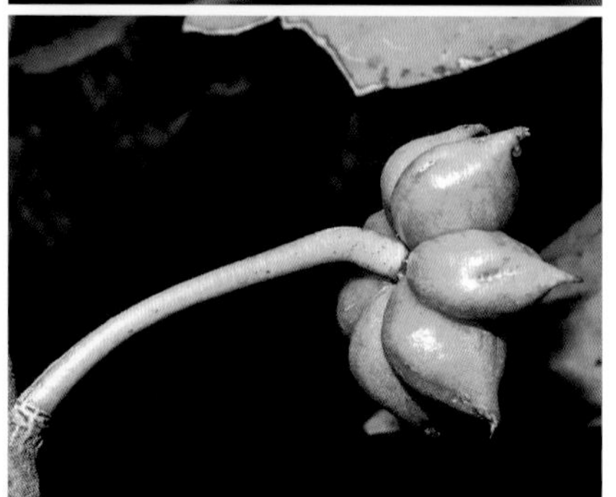

【基原】为八角科八角*Illicium verum* Hook. f. 的果实。

【别名】唛角、大茴香、大料。

【形态特征】乔木。树皮深灰色。叶不整齐互生，近轮生或松散簇生；叶片革质或厚革质，倒卵状椭圆形、倒披针形或椭圆形，在阳光下可见密布透明油点。花粉红色至深红色，常具不明显的半透明腺点。聚合果，饱满平直。正造果3~5月开花，9~10月成熟；春造果8~10月开花，翌年3~4月成熟。

【分布】产于广西西南部和南部、广东西部、云南东南部和南部、福建南部等地。

【性能主治】果实味辛，性温。有温阳散寒、理气止痛的作用。主治寒疝腹痛，肾虚腰痛，胃寒呕吐，脘腹冷痛。

【采收加工】秋、冬季果实由绿变黄时采摘，置沸水中略烫后干燥或直接干燥。

【附注】野生资源极少见，通常人工大面积栽培，果实为著名香料。

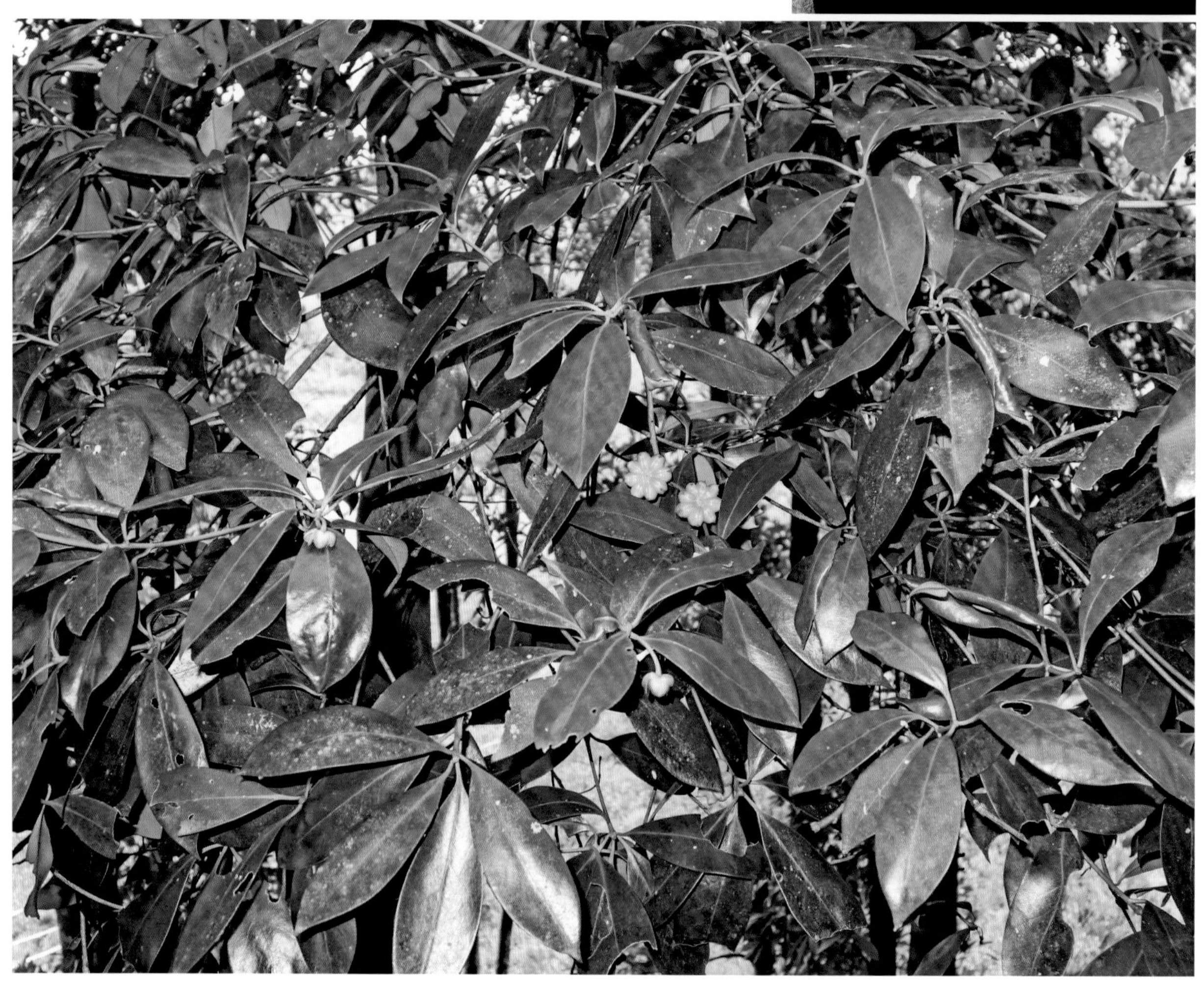

# 黑老虎

【基原】为五味子科黑老虎*Kadsura coccinea* (Lem.) A. C. Smith 的根。

【别名】大叶钻骨风、过山风、大钻。

【形态特征】藤本。全株无毛。叶片革质，长圆形至卵状披针形，基部宽楔形或近圆形，全缘。花单生于叶腋，稀成对，雌雄异株。聚合果近球形，成熟时红色或暗紫色；小浆果倒卵形，外果皮革质，不显出种子。种子心形或卵状心形。花期4~7月，果期7~11月。

【分布】生于林中。产于广西、广东、香港、云南、贵州、四川、湖南等地。

【性能主治】根味辛、微苦，性温。有行气活血、祛风止痛的作用。主治胃痛，腹痛，风湿痹痛，跌打损伤，痛经，产后瘀血腹痛，疝气痛。

【采收加工】全年均可采收，洗净，干燥。

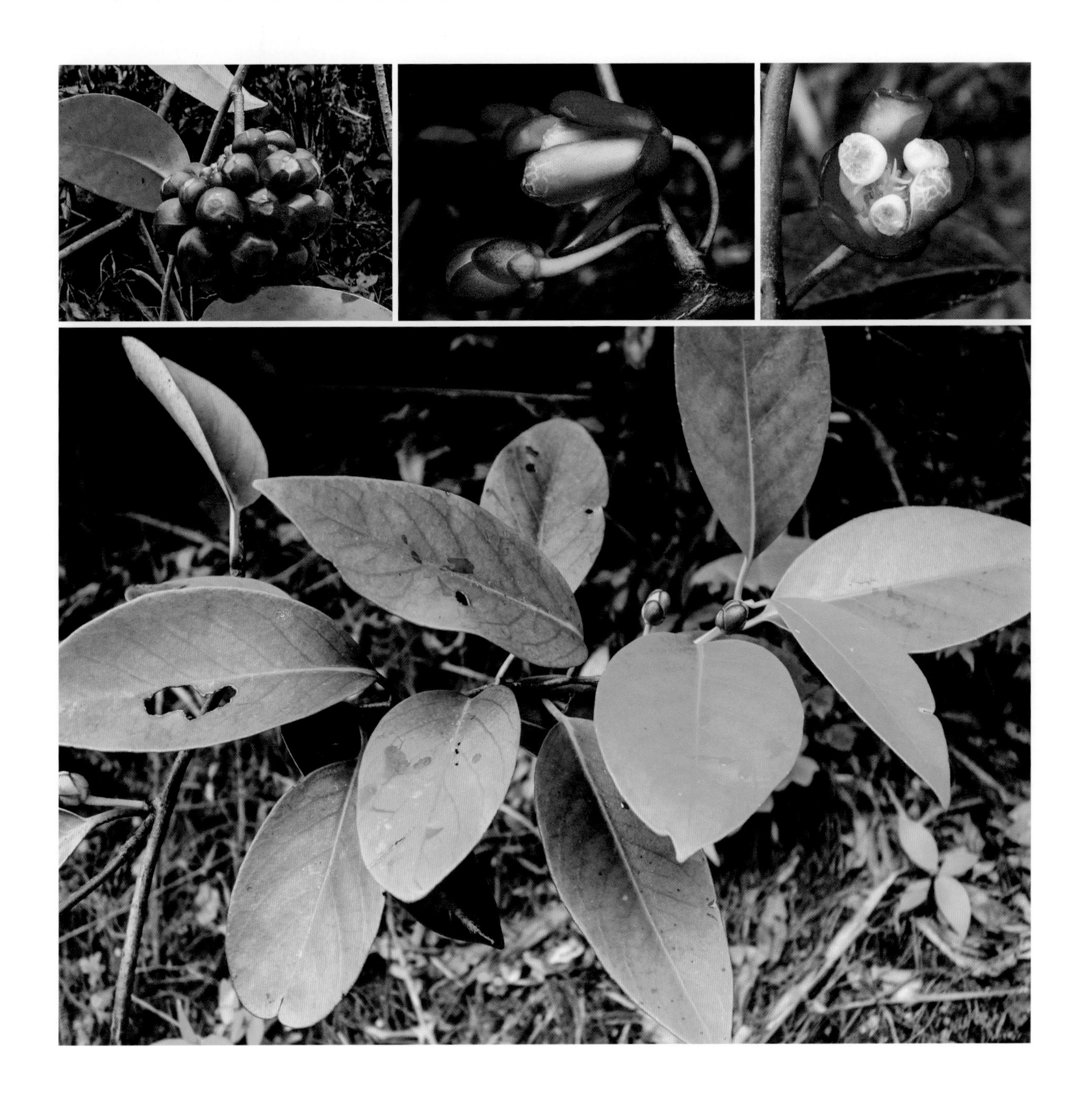

# 南五味子

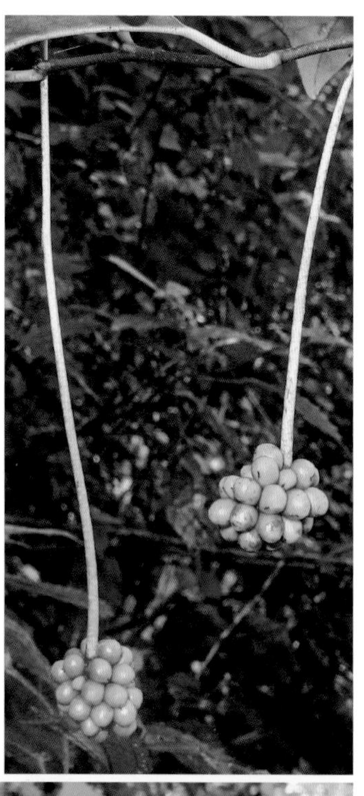

【基原】为五味子科南五味子*Kadsura longipedunculata* Finet et Gagnep. 的根、根皮及茎。

【别名】钻骨风、风沙藤。

【形态特征】藤本。各部无毛。叶片长圆状披针形、倒卵状披针形或卵状长圆形，先端渐尖或尖，边缘有疏齿，腹面具淡褐色透明腺点。花单生于叶腋，雌雄异株。聚合果球形；小浆果倒卵圆形，外果皮薄革质，干时显出种子。种子肾形或肾状椭圆形。花期6~9月，果期9~12月。

【分布】生于山坡、林中。产于广西、广东、云南、四川、湖南、湖北、安徽、浙江、江苏、江西、福建等地。

【性能主治】根、根皮及茎味辛、苦，性温。有活血理气、祛风活络、消肿止痛的作用。主治溃疡病，胃肠炎，中暑腹痛，月经不调，风湿性关节炎，跌打损伤。

【采收加工】全年均可采收，晒干。

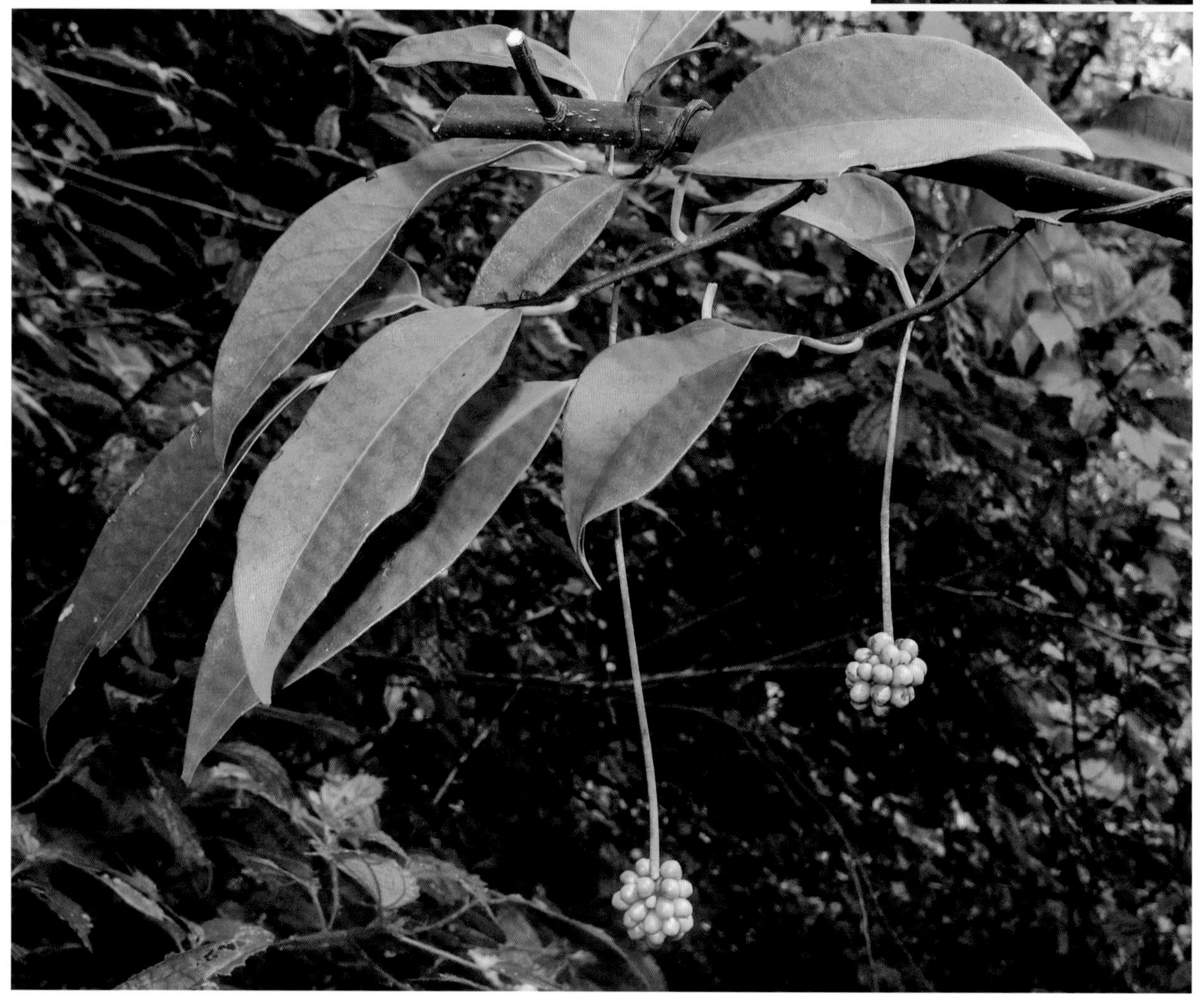

# 绿叶五味子

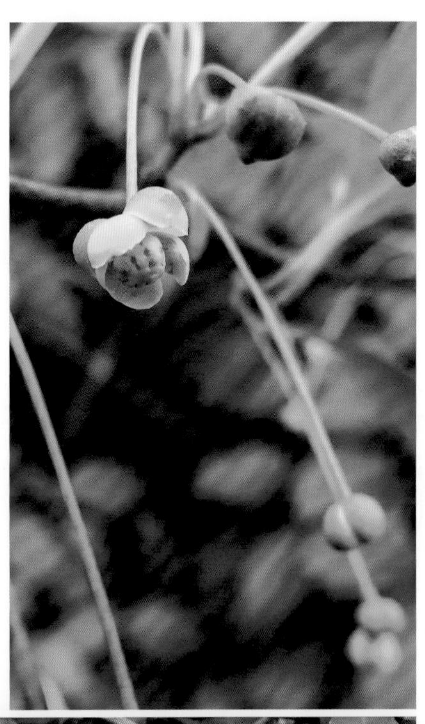

【基原】为五味子科绿叶五味子*Schisandra arisanensis* Hayata subsp. *viridis* (A. C. Sm.) R. M. K. Saunders 的藤茎及根。

【别名】过山风、内风消、小血藤。

【形态特征】落叶木质藤本，全株无毛。叶片纸质，卵状椭圆形，先端渐尖，基部钝或阔楔形，中上部边缘有胼胝质齿尖的粗齿或波状疏齿。雄蕊群倒卵圆形或近球形；花托椭圆状圆柱形。聚合果，成熟时心皮红色，果皮具黄色腺点。种子肾形，种皮具皱纹或小瘤点。花期4~6月，果期7~9月。

【分布】生于沟谷边、山坡林下或灌木丛中。产于广西、广东、贵州、湖南、安徽、浙江、江西、福建等地。

【性能主治】藤茎及根味辛，性温。有祛风活血、行气止痛的作用。主治风湿骨痛，胃痛，疝气痛，月经不调，荨麻疹，带状疱疹。

【采收加工】全年均可采收，切片，鲜用或晒干。

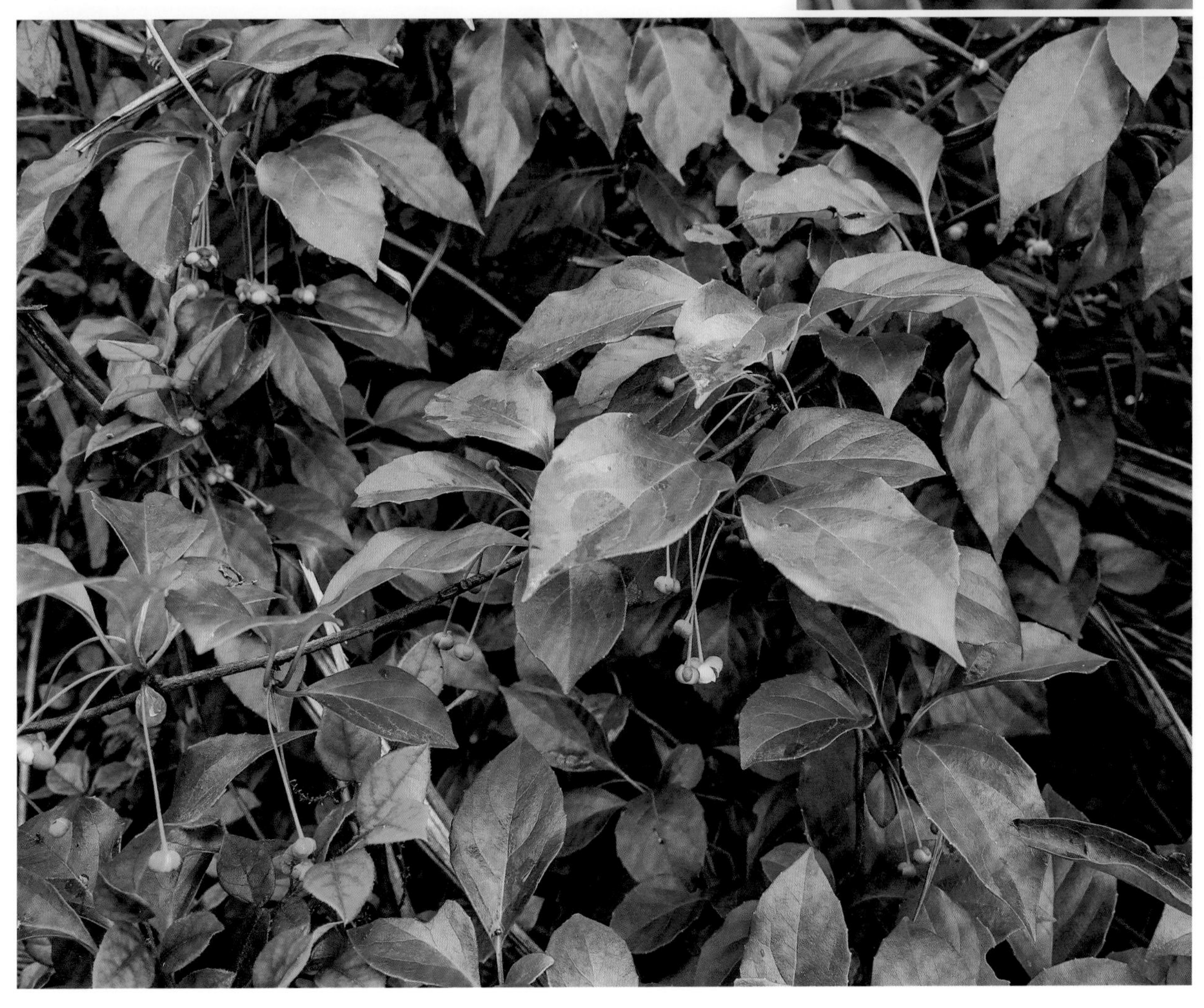

# 山桂皮

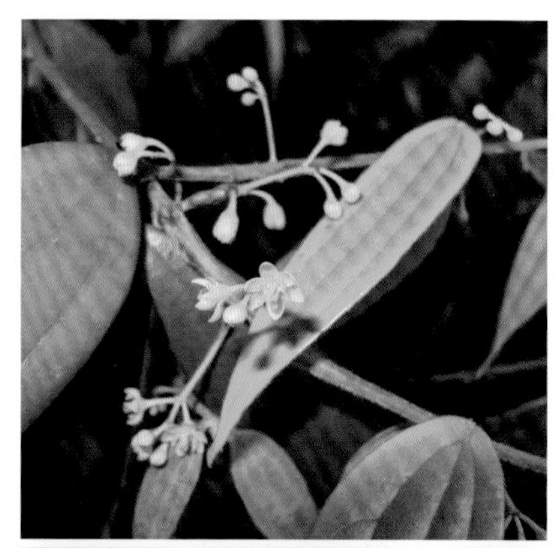

【基原】为樟科毛桂*Cinnamomum appelianum* Schewe 的树皮。

【别名】假桂皮、土桂皮、香桂子。

【形态特征】小乔木。枝条略芳香，当年生枝密被污黄色硬毛状茸毛；老枝无毛，黄褐色或棕褐色。叶互生或近对生；叶片椭圆形、椭圆状披针形至卵形或卵状椭圆形。圆锥花序生于当年生枝条基部叶腋内；花白色，极密被黄褐色微硬毛状微柔毛或柔毛。未成熟果椭圆形，绿色。花期4~6月，果期6~8月。

【分布】生于山坡、谷地的灌木丛或疏林中。产于广西、广东、贵州、四川、云南、湖南等地。

【性能主治】树皮味辛，性温。有温中理气、发汗解表的作用。主治虚寒胃痛，泄泻，腰膝冷痛，风寒感冒，月经不调。

【采收加工】全年均可采收，洗净，切碎，晒干。

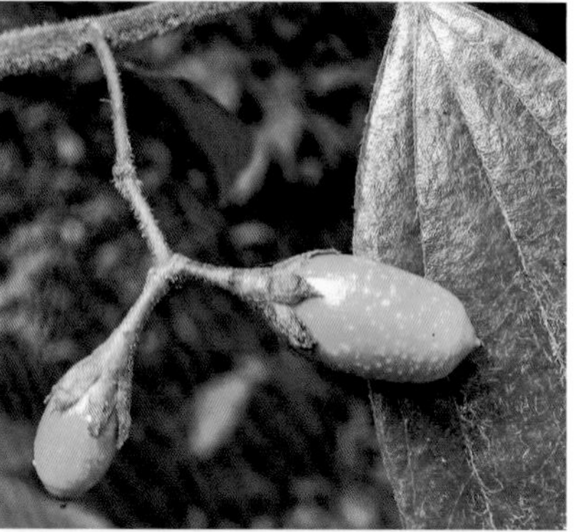

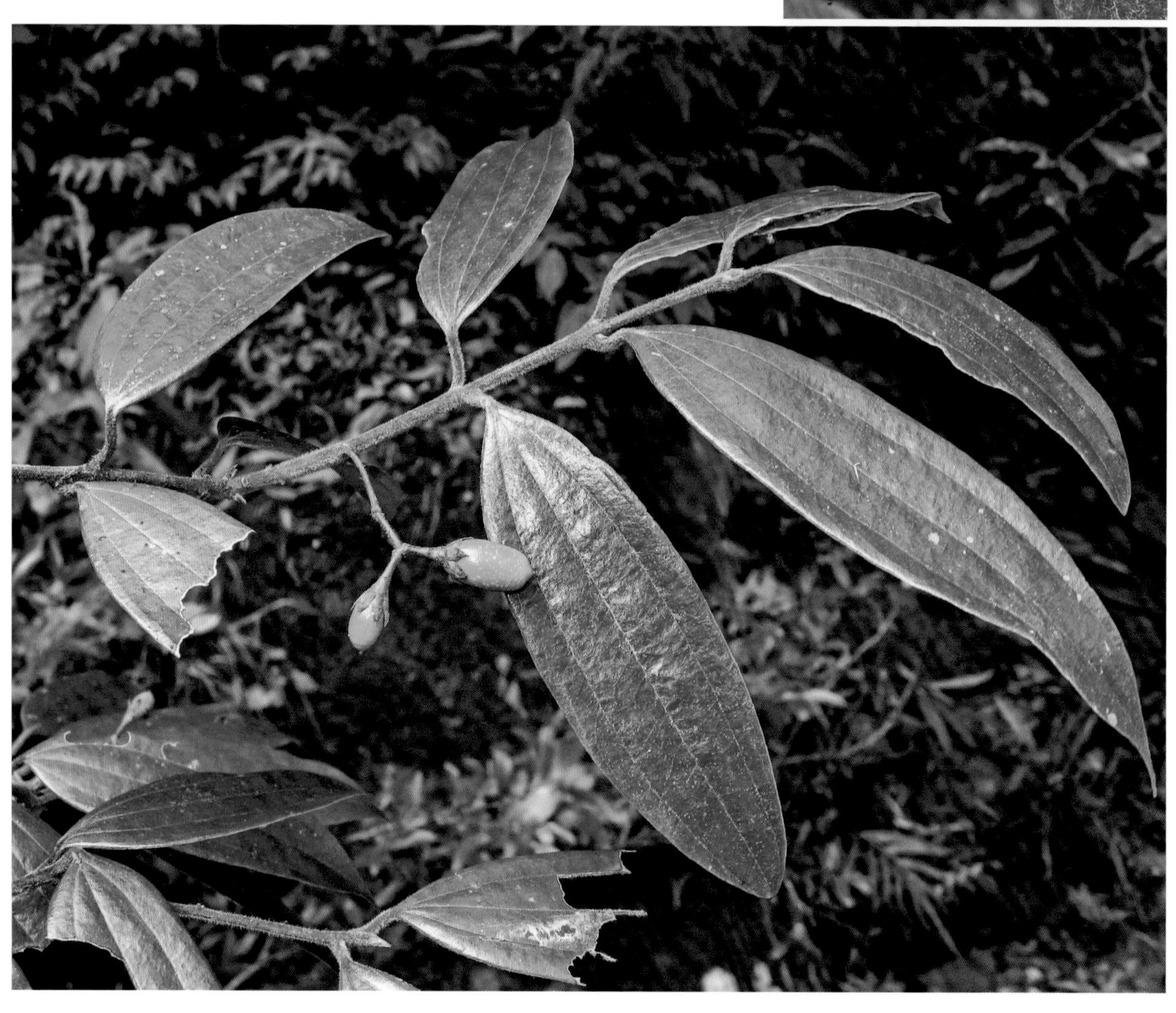

# 樟

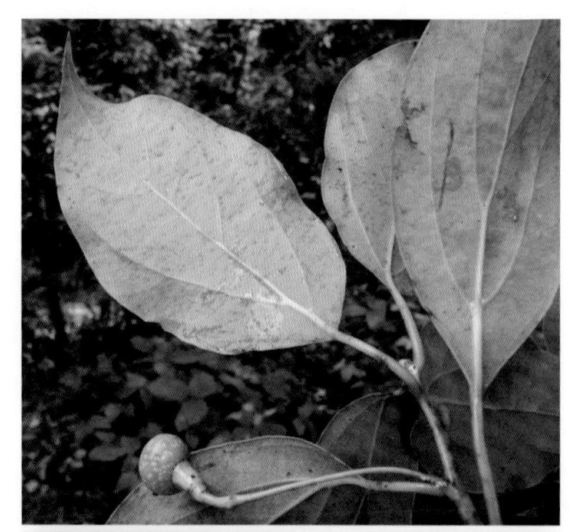

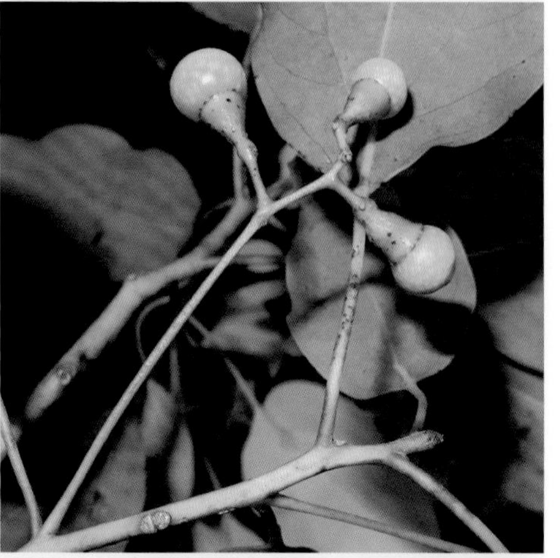

【基原】为樟科樟*Cinnamomum camphora* (L.) Presl 的根和果实。

【别名】土沉香、樟子、香通。

【形态特征】常绿大乔木。树冠广卵形。枝、叶及木材均有樟脑气味；树皮黄褐色，有不规则的纵裂。叶互生；叶片卵状椭圆形，具离基三出脉。花绿白色或带黄色；花被外面无毛或被微柔毛，内面密被短柔毛，花被筒倒锥形。果卵球形或近球形，成熟时紫黑色。花期4~5月，果期8~11月。

【分布】常生于山坡或沟谷中。产于我国南方及西南各省区。

【性能主治】根味辛，性温。有温中止痛、祛风除湿的作用。主治胃脘疼痛，风湿痹痛，皮肤瘙痒。果实味辛，性温。有祛风散寒、温胃和中、理气止痛的作用。主治脘腹冷痛，寒湿吐泻，气滞腹胀，脚气。

【采收加工】春、秋季采挖根，洗净，切片，晒干。11~12月果实成熟时采摘，晒干。

【附注】《中华本草》记载樟的根、果实入药的药材名分别为香樟根、樟木子。

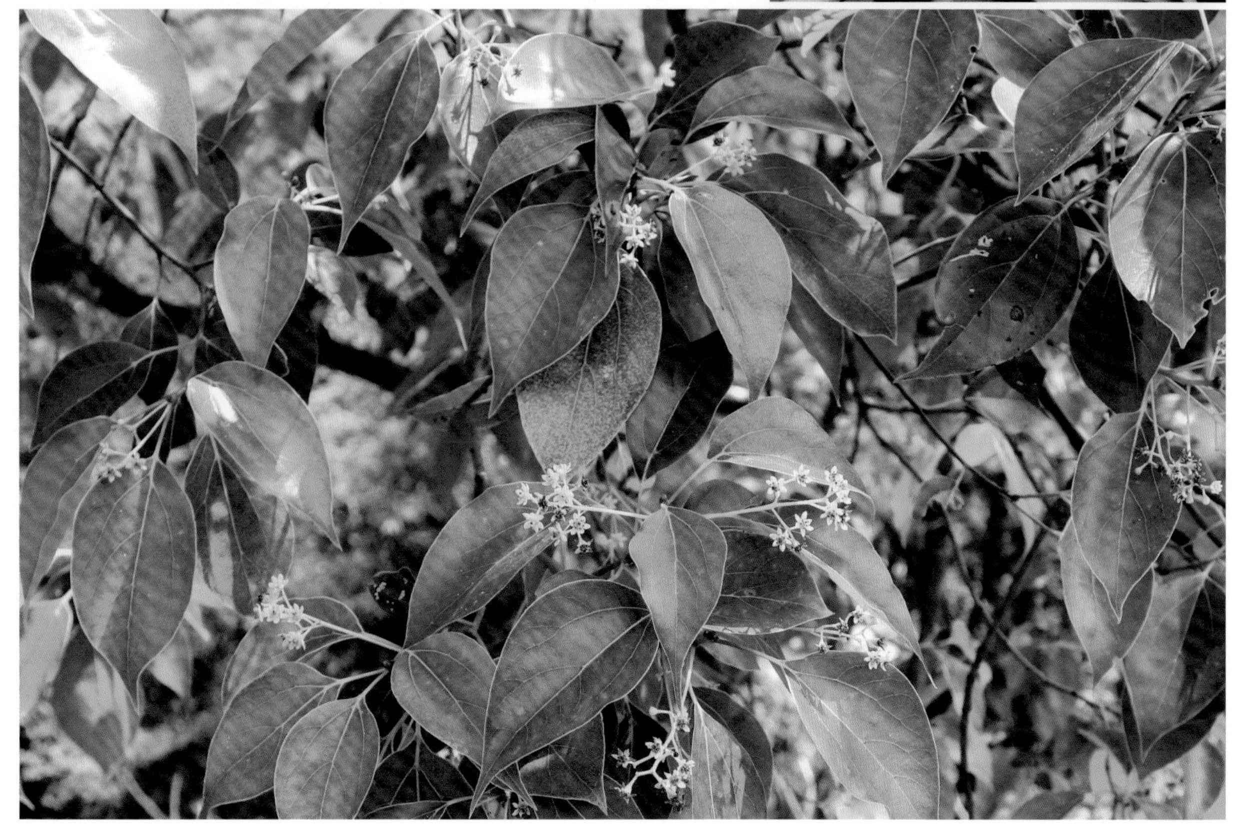

## 香叶树

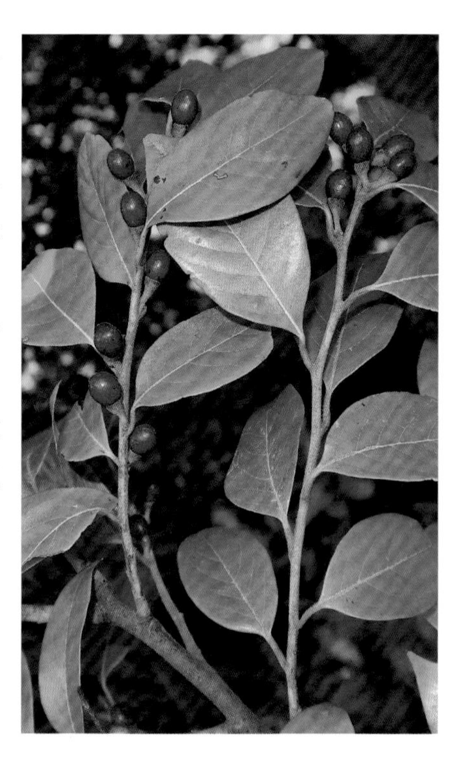

【基原】为樟科香叶树*Lindera communis* Hemsl. 的枝叶及茎皮。

【别名】冷青子、千年树、土冬青。

【形态特征】常绿灌木或小乔木。叶互生；叶片通常披针形、卵形或椭圆形；羽状脉，侧脉每边5~7条，弧曲。伞形花序具5~8朵花，单生或2个并生于叶腋；花序梗极短；雄花黄色，雌花黄色或黄白色。果卵形，有时略小而近球形，无毛，熟时红色。花期3~4月，果期9~10月。

【分布】生于干燥沙质土壤，散生或混生于常绿阔叶林中。产于广西、广东、云南、贵州、湖南、湖北、四川、江西、浙江、陕西、甘肃等地。

【性能主治】枝叶或茎皮味涩、微辛，性微寒。有解毒消肿、散瘀止痛的作用。主治跌打肿痛，外伤出血，疮痈疖肿。

【采收加工】全年均可采收，树皮刮去粗皮，晒干。

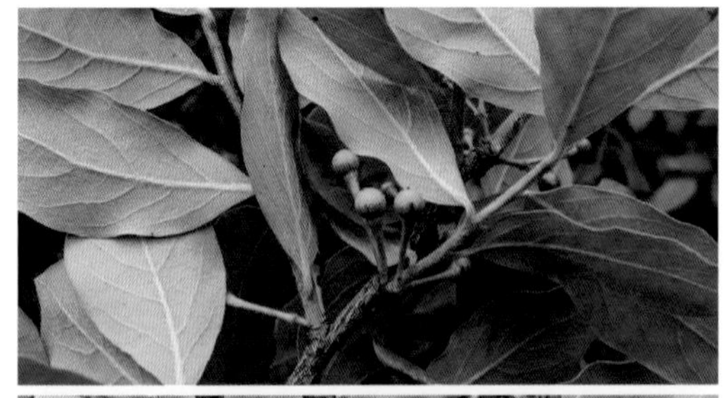

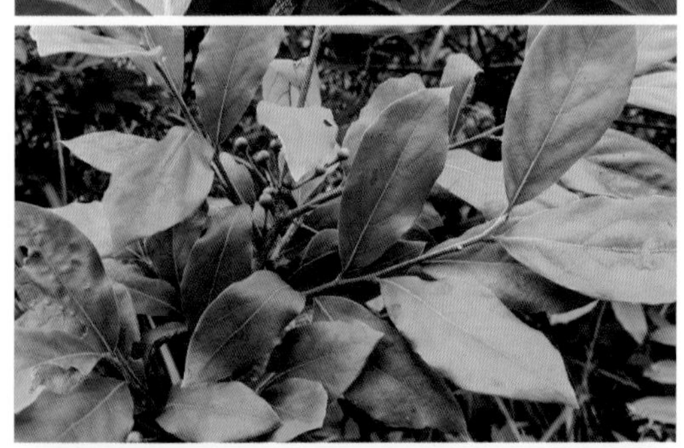

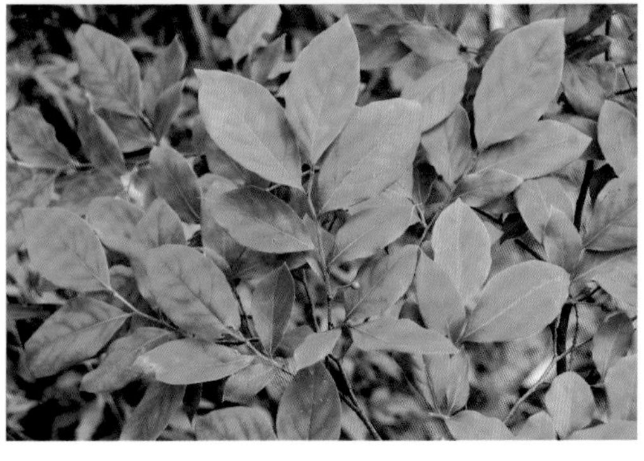

## 山胡椒

【基原】为樟科山胡椒*Lindera glauca* (Sieb. et Zucc.) Blume 的果实及根。

【别名】牛筋条、山花椒、牛筋条根。

【形态特征】落叶灌木或小乔木。树皮平滑，灰色或灰白色。叶互生；叶片椭圆形、倒卵形至狭倒卵形，腹面深绿色，背面淡绿色，被白色柔毛，纸质。伞形花序腋生；雄花花被片黄色，椭圆形；雌花花被片黄色，椭圆形或倒卵形。果熟时红色。花期3~4月，果期7~8月。

【分布】生于山坡、林缘。产于广西、广东、湖南、湖北、四川、福建、台湾、安徽、浙江、江苏、江西等地。

【性能主治】果实味辛，性温。有温中散寒、行气止痛、平喘的作用。主治脘腹冷痛，哮喘。根味辛，性温。有祛风通络、理气活血、利湿消肿、化痰止咳的作用。主治风湿痹痛，跌打损伤，胃脘疼痛，脱力劳伤，支气管炎，水肿。

【采收加工】秋季果实成熟时采收，晾干。秋季采挖根，晒干。

## 荜澄茄

【基原】为樟科山鸡椒*Litsea cubeba* (Lour.) Per. 的果实。

【别名】山苍子、山香椒、豆豉姜。

【形态特征】落叶灌木或小乔木。幼树树皮黄绿色，光滑；老树树皮灰褐色。小枝细长，绿色，无毛。枝、叶具芳香味。叶互生；叶片披针形或长圆形，纸质，腹面深绿色，背面粉绿色，两面均无毛。伞形花序单生或簇生。果幼时绿色，成熟时黑色。花期2~3月，果期7~8月。

【分布】生于向阳的山地、灌木丛、林缘路旁。产于广西、广东、云南、湖南、四川、浙江、福建、台湾等地。

【性能主治】果实味辛，性温。有温中散寒、行气止痛的作用。主治胃寒呕逆，脘腹冷痛，寒疝腹痛，寒湿郁滞，小便浑浊。

【采收加工】秋季果实成熟时采收，除去杂质，晒干。

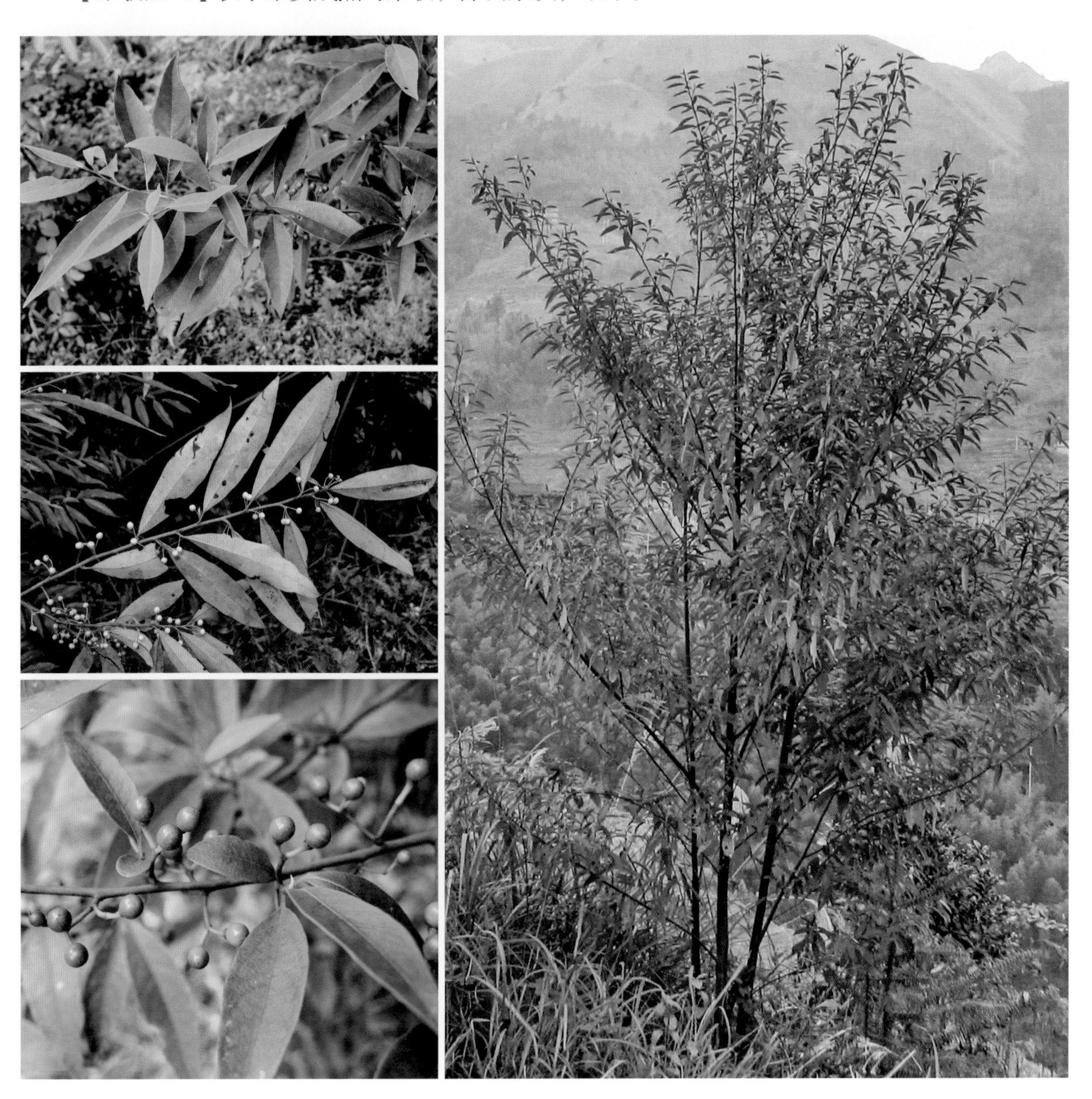

## 打破碗花花

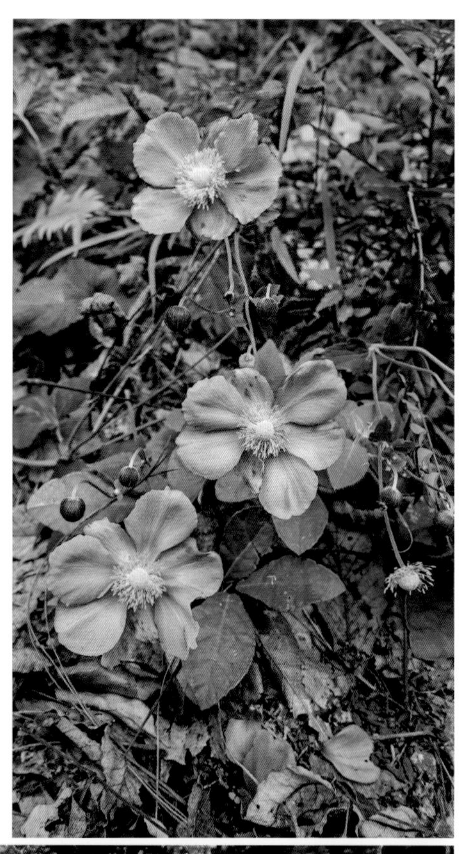

【基原】为毛茛科打破碗花花*Anemone hupehensis* (Lemoine) Lemoine 的根及全草。

【别名】野棉花、大头翁、山棉花。

【形态特征】多年生草本。基生叶3~5片，有长柄，通常为三出复叶，有时1~2片或全部为单叶；小叶片卵形或宽卵形，先端急尖或渐尖，基部圆形或心形。花葶直立，疏被柔毛；聚伞花序二回至三回分枝，有较多花。聚合果球形，直径约1.5 cm；瘦果长约3.5 mm，有细梗，密被绵毛。7~10月开花。

【分布】生于低山或丘陵的草坡或沟边。产于广西北部、广东北部、云南东部、贵州、四川、陕西南部。

【性能主治】根及全草味辛、苦，性平；有小毒。有清热利湿、解毒杀虫、消肿散瘀的作用。主治痢疾，泄泻，蛔虫病，疮疖痈肿，瘰疬，跌打损伤。

【采收加工】栽培2~3年后，6~8月花未开放前挖取根，除去茎叶、须根及泥土，晒干。茎、叶切段，鲜用或晒干。

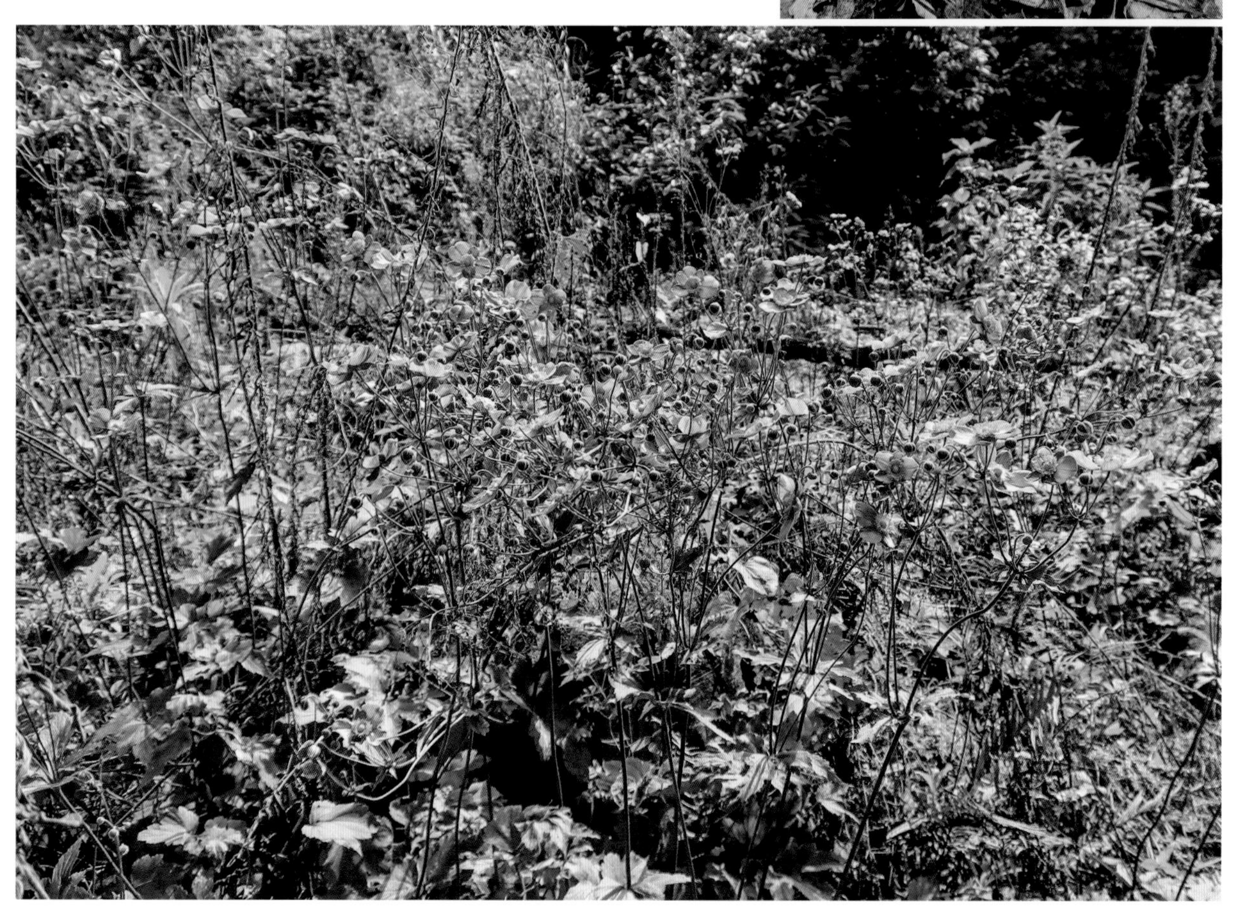

## 柱果铁线莲

【基原】为毛茛科柱果铁线莲*Clematis uncinata* Champ. ex Benth. 的根和叶。

【别名】铁脚威灵仙、黑木通、一把扇。

【形态特征】藤本。干时常带黑色，除花柱有羽状毛及萼片外面边缘有短柔毛外，其余光滑。一回至二回羽状复叶；小叶片纸质或薄革质，宽卵形、卵形、长圆状卵形至卵状披针形。圆锥状聚伞花序腋生或顶生，多花；萼片4片，白色。瘦果圆柱状钻形，无毛。花期6~7月，果期7~9月。

【分布】生于山地、山谷、溪边的灌木丛中或林边，或石灰岩灌木丛中。产于广西、广东、云南东南部、贵州、四川、湖南、安徽南部、浙江、江苏宜兴、陕西南部、甘肃南部、江西、福建、台湾等地。

【性能主治】根和叶味辛，性温。有祛风除湿、舒筋活络、镇痛的作用。根用于风湿关节痛，牙痛，骨鲠喉。叶外用治外伤出血。

【采收加工】夏、秋季采收，根、叶分别晒干。

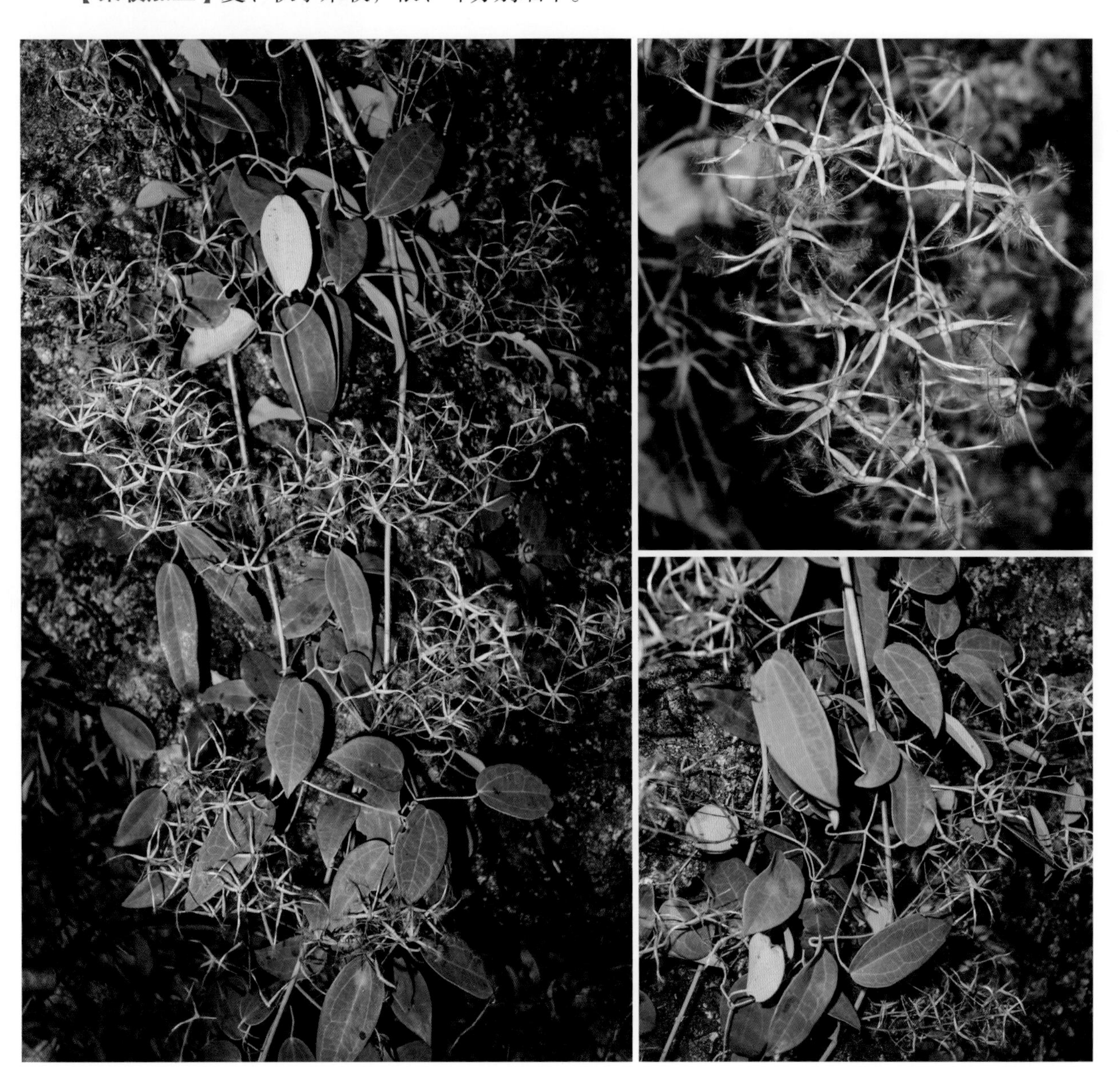

# 黄连

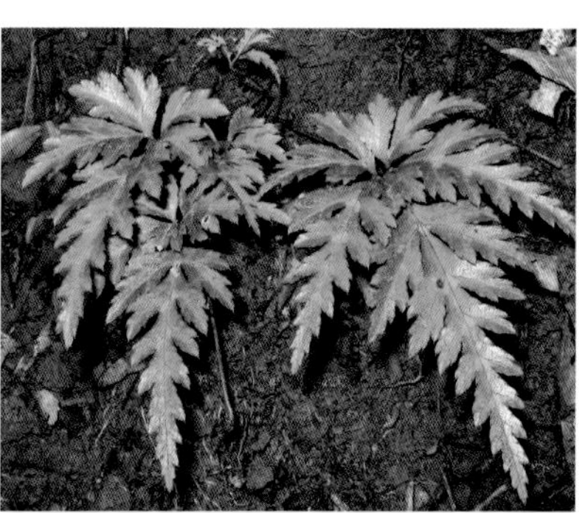

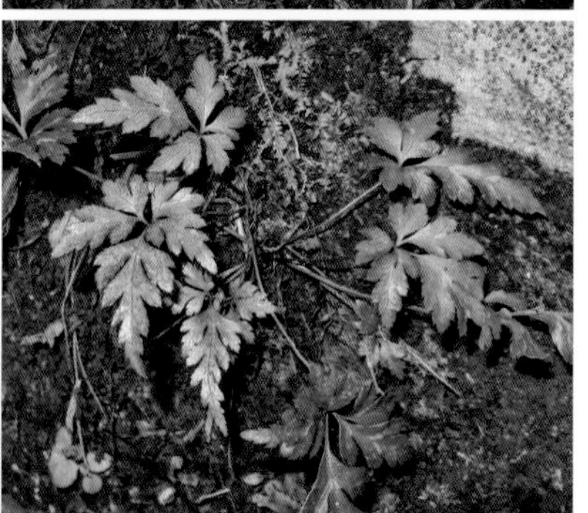

【基原】为毛茛科短萼黄连*Coptis chinensis* Franch. var. *brevisepala* W. T. Wang et P. G. Xiao 的根状茎。

【形态特征】多年生草本。根状茎灰褐色，呈串珠状圆柱形，分枝少，多弯曲，密生多数须根。叶均基生，具细柄，无毛，掌状全裂。花黄绿色。花期2~4月，果期3~6月。

【分布】生于山地林中或山谷阴处。产于广西、贵州、湖南、四川、陕西等地。

【性能主治】根状茎味苦，性寒。有清热解毒、燥湿、泻火的作用。主治湿热痞满，呕吐吞酸，黄疸，高热神昏，心火亢盛，血热吐血，目赤，牙痛；外用治湿疹，耳道流脓。

【采收加工】秋季采挖，除净须根及泥沙，干燥。

【附注】《中国药典》（2020年版）记载的药材黄连基原为黄连*Coptis chinensis* Franch.、三角叶黄连*Coptis deltoidea* C. Y. Cheng。

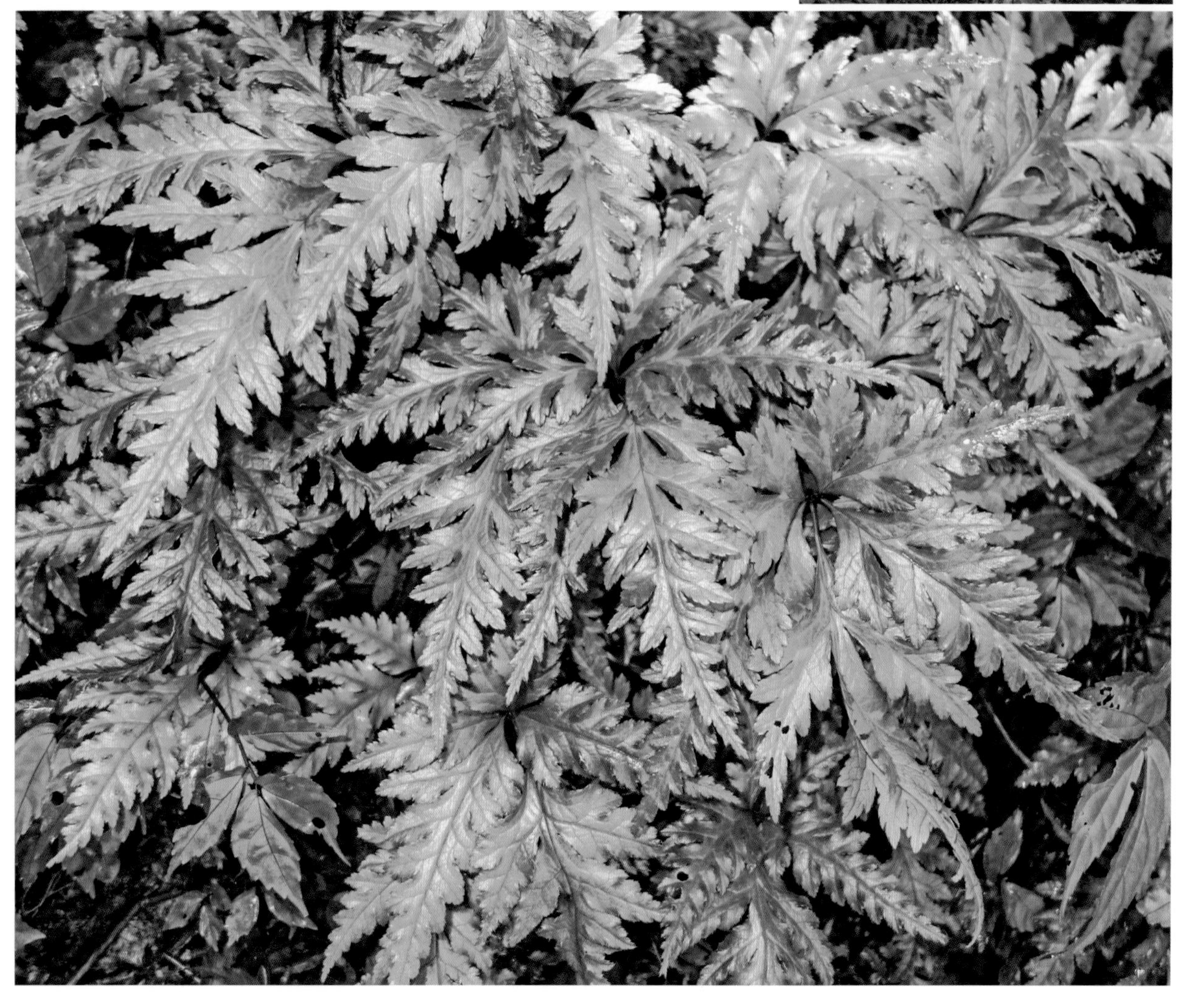

# 自扣草

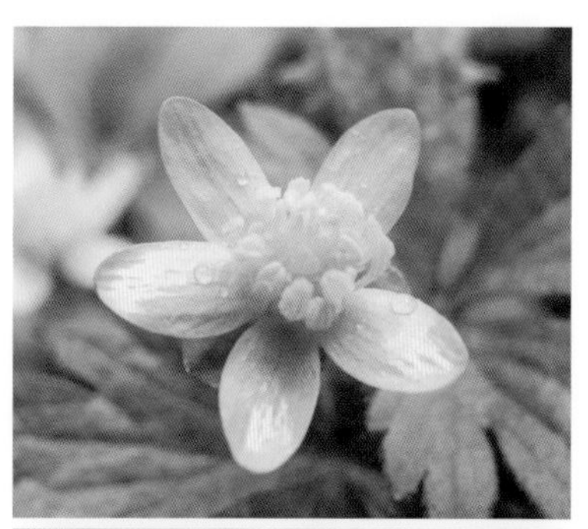

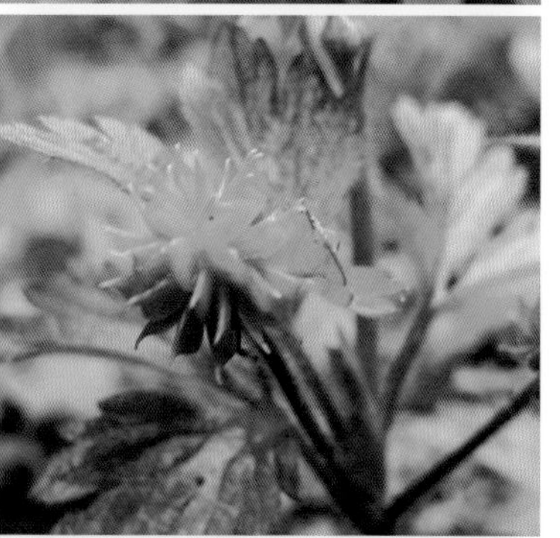

【基原】为毛茛科禺毛茛*Ranunculus cantoniensis* DC. 的全草。

【别名】水芹菜、鸭掌草、自蔻草。

【形态特征】多年生草本。须根伸长簇生。茎与叶柄均被开展的糙毛。叶为三出复叶；叶片宽卵形至肾圆形；小叶卵形至宽卵形，边缘密生齿或齿牙，先端稍尖，两面贴生糙毛。花序有较多花，疏生；花瓣5片，椭圆形，基部狭窄成爪，蜜槽上有倒卵形小鳞片。聚合果近球形；瘦果扁平。花果期4~7月。

【分布】生于平原或丘陵田边、沟旁水湿地。产于广西、广东、云南、贵州、四川、湖南、湖北、江苏、浙江、江西、福建、台湾等地。

【性能主治】全草味微苦、辛，性温；有毒。有解毒退黄、截疟、定喘、镇痛的作用。主治肝炎，黄疸，肝硬化腹水，疮癞，牛皮癣，疟疾，哮喘，牙痛，胃痛，风湿痛。

【采收加工】春末夏初采收，除杂，洗净，晒干。

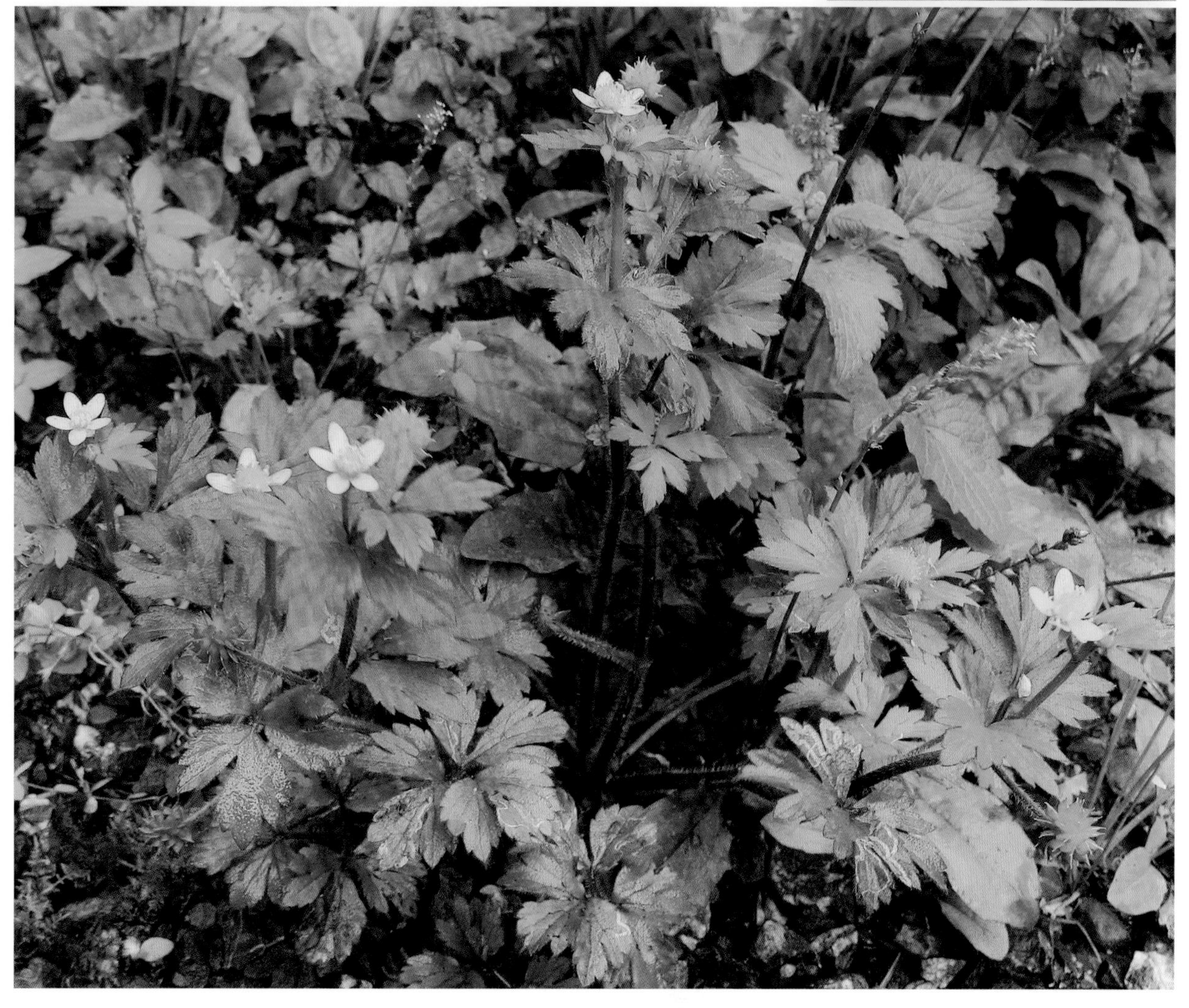

# 小檗

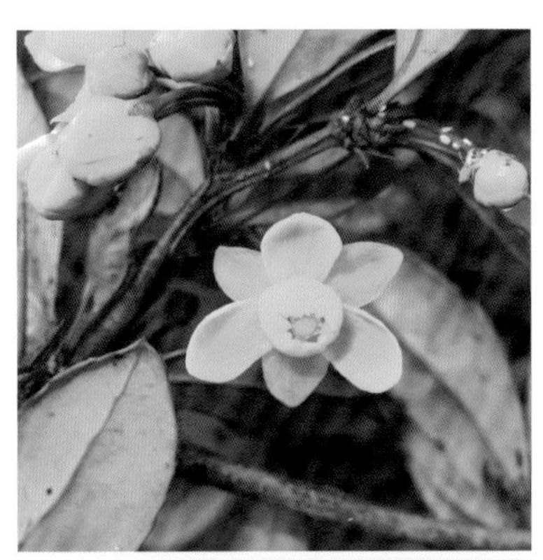

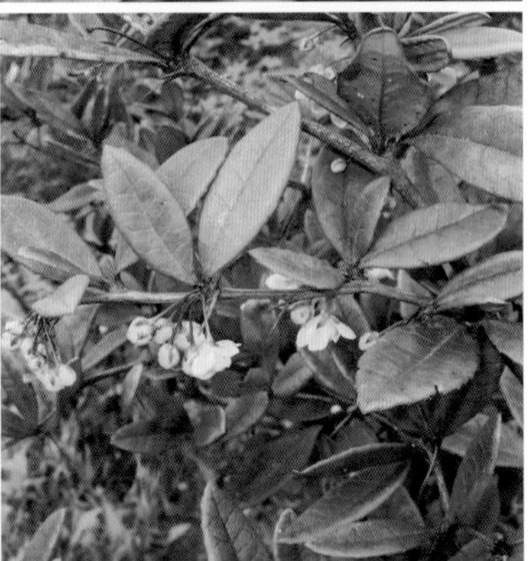

【基原】为小檗科豪猪刺*Berberis julianae* C. K. Schneid. 的根、根皮及茎。

【别名】三颗针、狗奶子、酸醋溜。

【形态特征】常绿灌木。老枝黄褐色或灰褐色；幼枝淡黄色，具条棱和稀疏黑色疣点。茎刺粗壮，三分叉，腹面具槽，与枝同色。叶片革质，椭圆形、披针形或倒披针形。花10~25朵簇生，黄色。浆果长圆形，成熟时蓝黑色，顶端具宿存花柱，被白粉。花期3月，果期5~11月。

【分布】生于山坡、林中、林缘、灌木丛中。产于广西、贵州、湖南、湖北、四川等地。

【性能主治】根、根皮和茎味苦，性寒。有清热燥湿、泻火解毒的作用。主治细菌性痢疾，胃肠炎，副伤寒，消化不良，黄疸，肝硬化腹水，泌尿系感染，急性肾炎，扁桃体炎，口腔炎，支气管炎；外用治中耳炎，目赤肿痛，外伤感染。

【采收加工】春、秋季采挖，除去枝叶、须根及泥土，将皮剥下，分别切片，晒干备用。

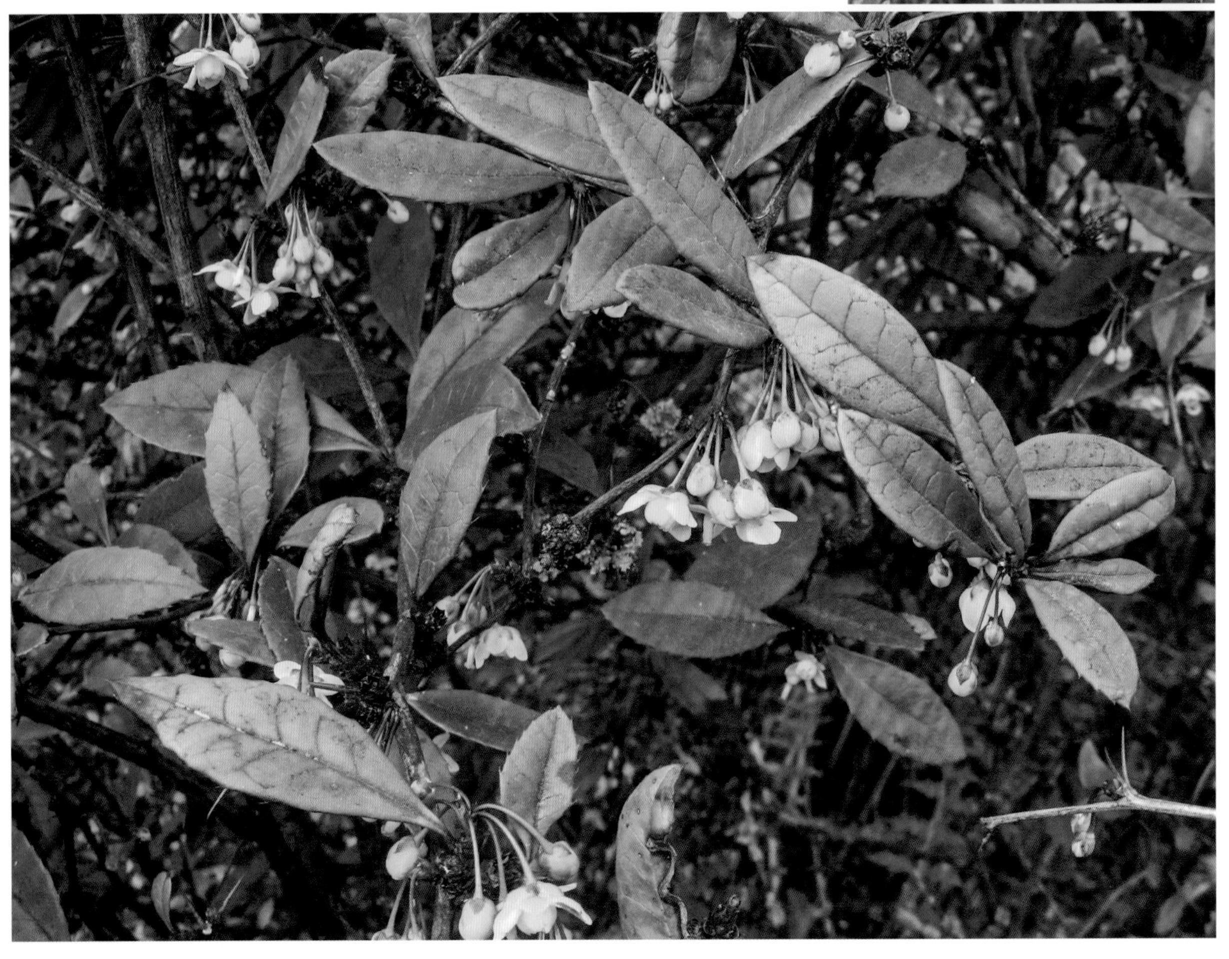

# 淫羊藿

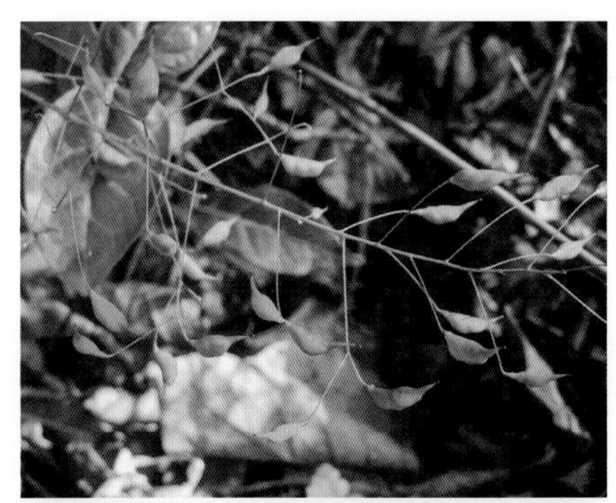

【基原】为小檗科三枝九叶草*Epimedium sagittatum* (Sieb. et Zucc.) Maxim. 的叶。

【别名】仙灵脾、牛角花、三叉风。

【形态特征】多年生草本。根状茎粗短，节结状，质硬，多须根。一回三出复叶基生和茎生；小叶3片，革质，卵形至卵状披针形，但叶片大小变化大，先端急尖或渐尖，叶缘具刺齿。圆锥花序顶生，通常无毛，偶被少数腺毛；花较小，白色；花瓣囊状，淡棕黄色，先端钝圆。蓇果。花期4~5月，果期5~7月。

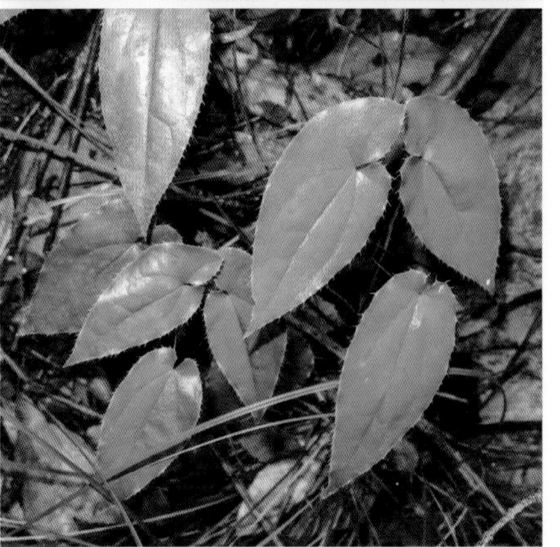

【分布】生于山坡草丛中、疏林下或水沟石缝中。产于福建、江西、广西、广东、四川、湖南、湖北、安徽、浙江、陕西、甘肃等地。

【性能主治】叶味辛、甘，性温。有补肾阳、强筋骨、祛风湿的作用。主治肾阳虚衰，阳痿遗精，筋骨痿软，风湿痹痛，麻木拘挛。

【采收加工】夏、秋季枝叶茂盛时采收，晒干或阴干。

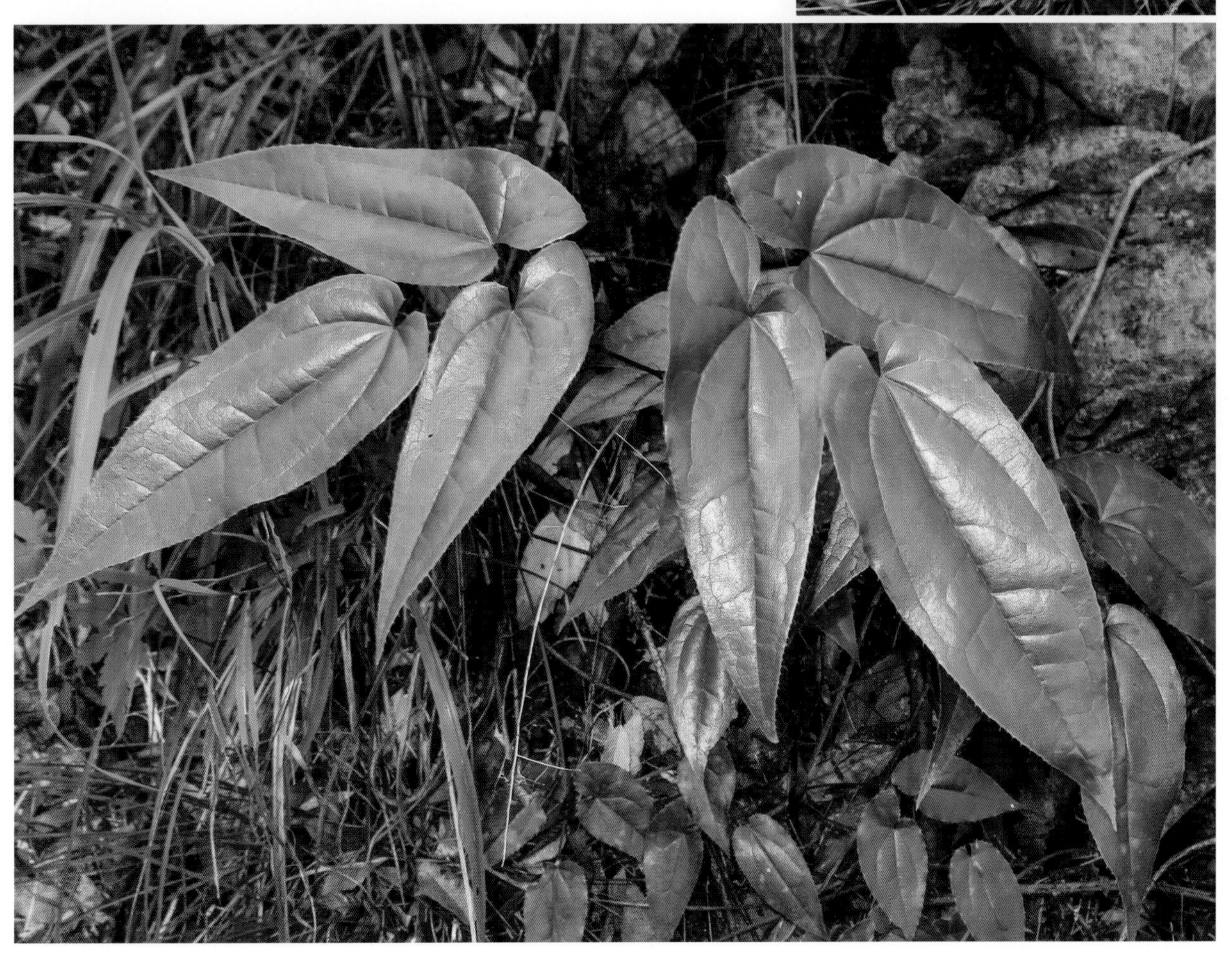

# 十大功劳

【基原】为小檗科小果十大功劳*Mahonia bodinieri* Gagnep. 的根、茎、叶。

【别名】黄天竹、土黄柏、刺黄柏。

【形态特征】灌木或小乔木。叶片倒卵状长圆形，具小叶8~13对，最下一对小叶生于叶柄基部，近圆形；侧生小叶长圆形至阔披针形，基部偏斜、平截至楔形，叶缘每边具3~10个粗大刺锯齿。总状花序簇生，5~11个；花瓣黄色。浆果球形，有时梨形，成熟时紫黑色，被白霜。花期6~9月，果期8~12月。

【分布】生于林下、灌木丛中、林缘或溪旁。产于广西、广东、湖南、贵州、四川、浙江。

【性能主治】根、茎、叶味苦，性寒。根、茎有清热解毒的作用。主治细菌性痢疾，急性肠胃炎，传染性肝炎，肺结核，支气管炎，咽喉肿痛；外用治眼结膜炎，烧烫伤。叶有滋阴清热的作用。主治眼结膜炎，烧烫伤。

【采收加工】栽培4~5年后，秋、冬季砍茎干挖根，晒干或烘干。叶全年均可采收。

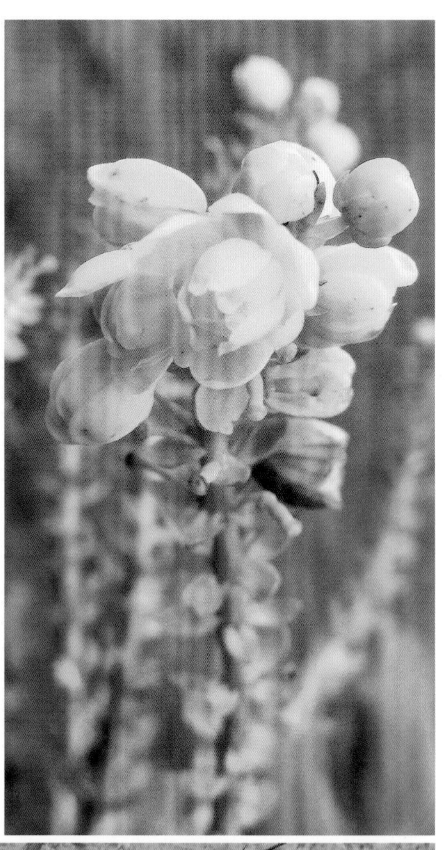

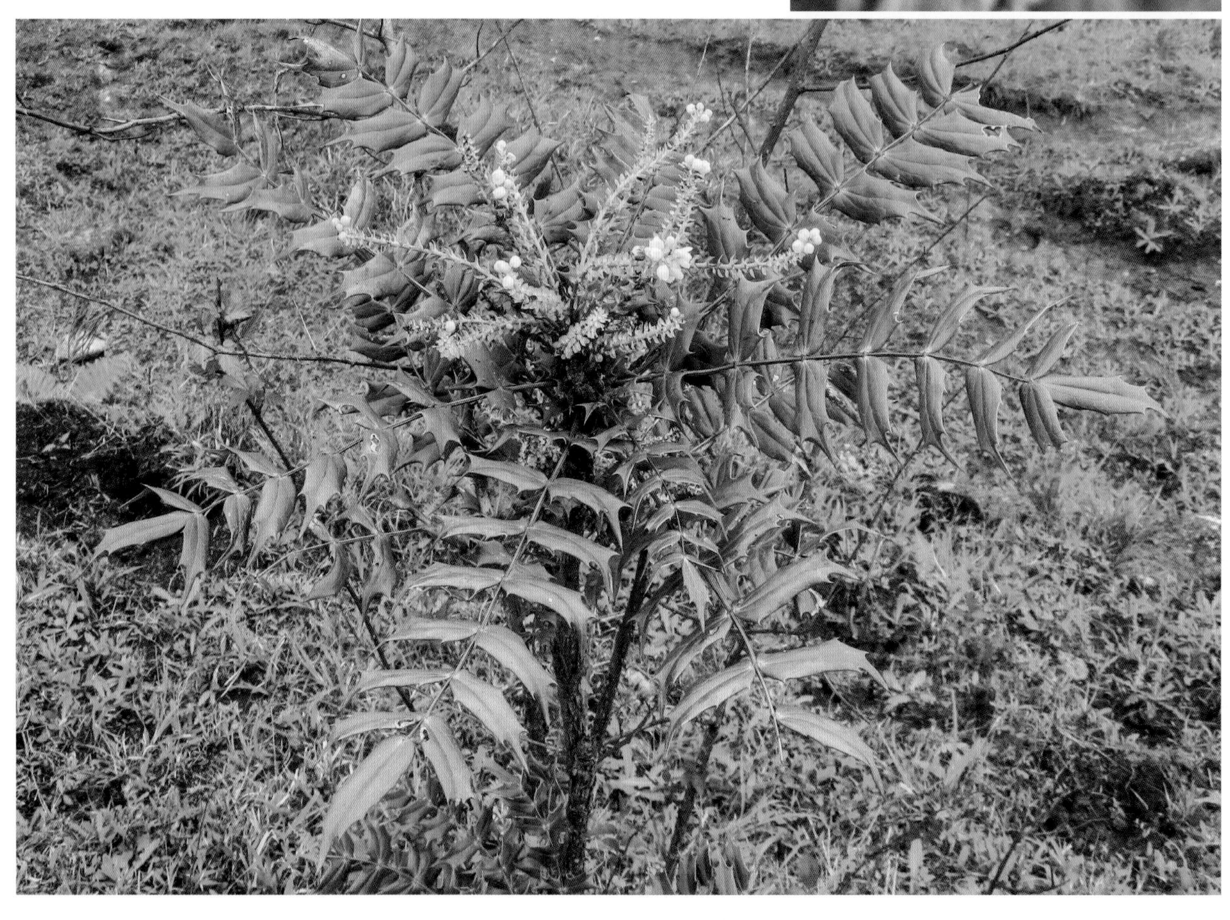

## 八月炸

【基原】为木通科三叶木通*Akebia trifoliata* (Thunb.) Koidz. 的果实及根。

【别名】预知子、狗腰藤、八月瓜。

【形态特征】落叶木质藤本。茎皮灰褐色，有稀疏的皮孔及小疣点。掌状复叶互生或在短枝上簇生；小叶3片，纸质或薄革质，卵形至阔卵形，具小突尖。总状花序自短枝上的簇生叶中抽出。果长圆形，熟时灰白色略带淡紫色。种子极多数，扁卵形；种皮红褐色或黑褐色，稍有光泽。花期4~5月，果期7~8月。

【分布】生于山地沟谷中。产于广西、河北、山西、山东、河南、甘肃等地。

【性能主治】果实及根味甘，性温。有疏肝、补肾、止痛的作用。主治胃痛，疝痛，睾丸肿痛，腰痛，遗精，月经不调，白带异常，子宫脱垂。

【采收加工】秋季采收果实及根，晒干。

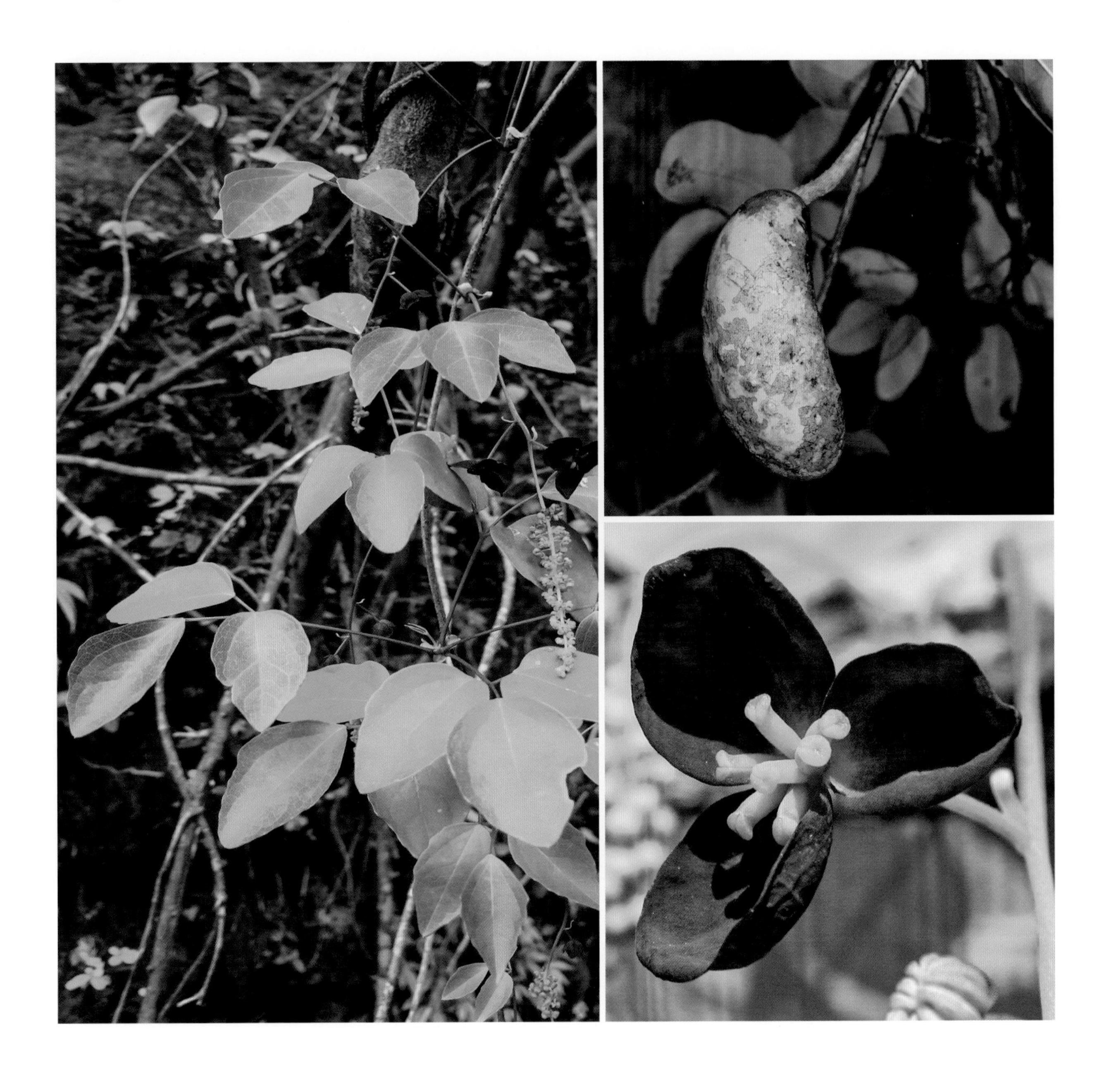

## 大血藤

【基原】为大血藤科大血藤*Sargentodoxa cuneata* (Oliv.) Rehder et E. H. Wilson 的藤茎。

【别名】槟榔钻、红藤、血藤。

【形态特征】落叶木质藤本。全株无毛。藤茎粗达9 cm。当年生枝条暗红色。老树皮有时纵裂。叶互生，三出复叶；顶生小叶菱状倒卵形；侧生小叶较大，叶片斜卵形，两侧极不对称。总状花序；花多数，黄色或黄绿色。浆果近球形，成熟时黑蓝色。种子卵球形；种皮黑色。花期4~5月，果期6~9月。

【分布】生于山坡灌木丛、疏林或林缘等，海拔常为数百米。产于广西、广东、海南、云南、贵州、四川、浙江、陕西等地。

【性能主治】藤茎味苦，性平。有清热解毒、活血、祛风止痛的作用。主治肠痈腹痛，热毒疮疡，闭经，痛经，跌扑肿痛，风湿痹痛。

【采收加工】秋、冬季采收，除去侧枝，截段，干燥。

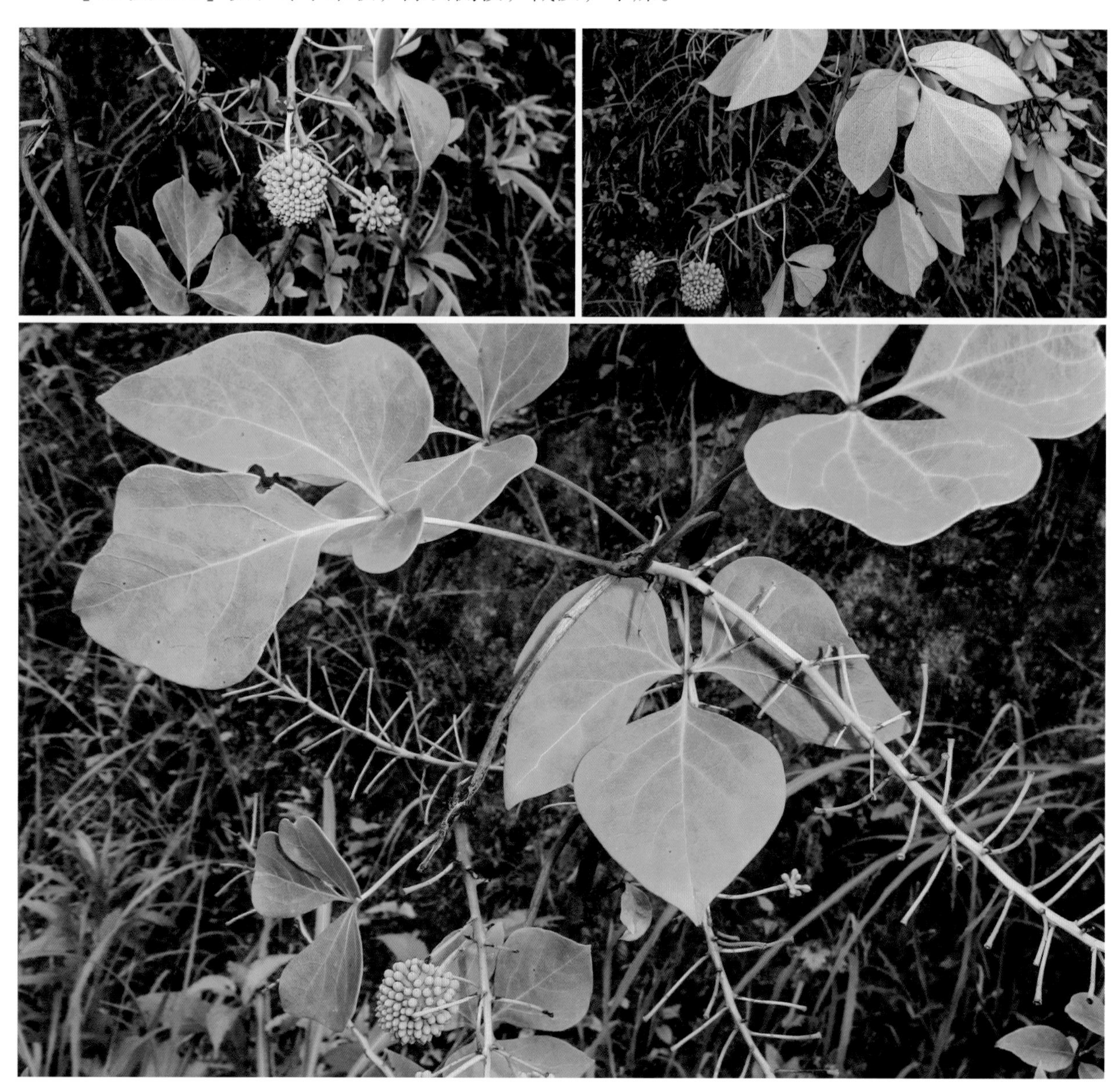

## 尾花细辛

【基原】为马兜铃科尾花细辛*Asarum caudigerum* Hance 的全草。

【别名】马蹄金、土细辛、金耳环。

【形态特征】多年生草本。全株被散生柔毛。根状茎粗壮，有多条纤维状根。叶片阔卵形、三角状卵形或卵状心形，基部耳状或心形。花被绿色，被紫红色圆点状短毛丛；花被裂片上部卵状长圆形，先端骤窄成细长尾尖，尾长可达1.2 cm。果近球状，具宿存花被。花期4~5月，广西可至11月。

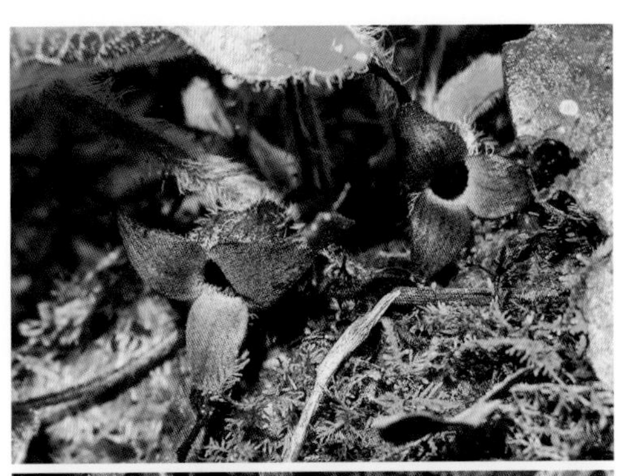

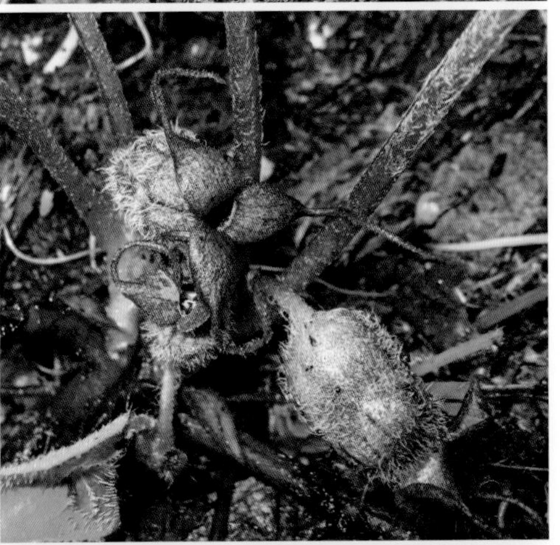

【分布】生于林下、溪边或路旁阴湿地。产于广西、广东、云南、贵州、四川、湖南、湖北、台湾、福建等地。

【性能主治】全草味辛、微苦，性温；有小毒。有温经散寒、消肿止痛、化痰止咳的作用。主治头痛，风寒感冒，咳嗽哮喘，口舌生疮，风湿痹痛，跌打损伤，毒蛇咬伤，疮疡肿毒。

【采收加工】全年均可采收，阴干。

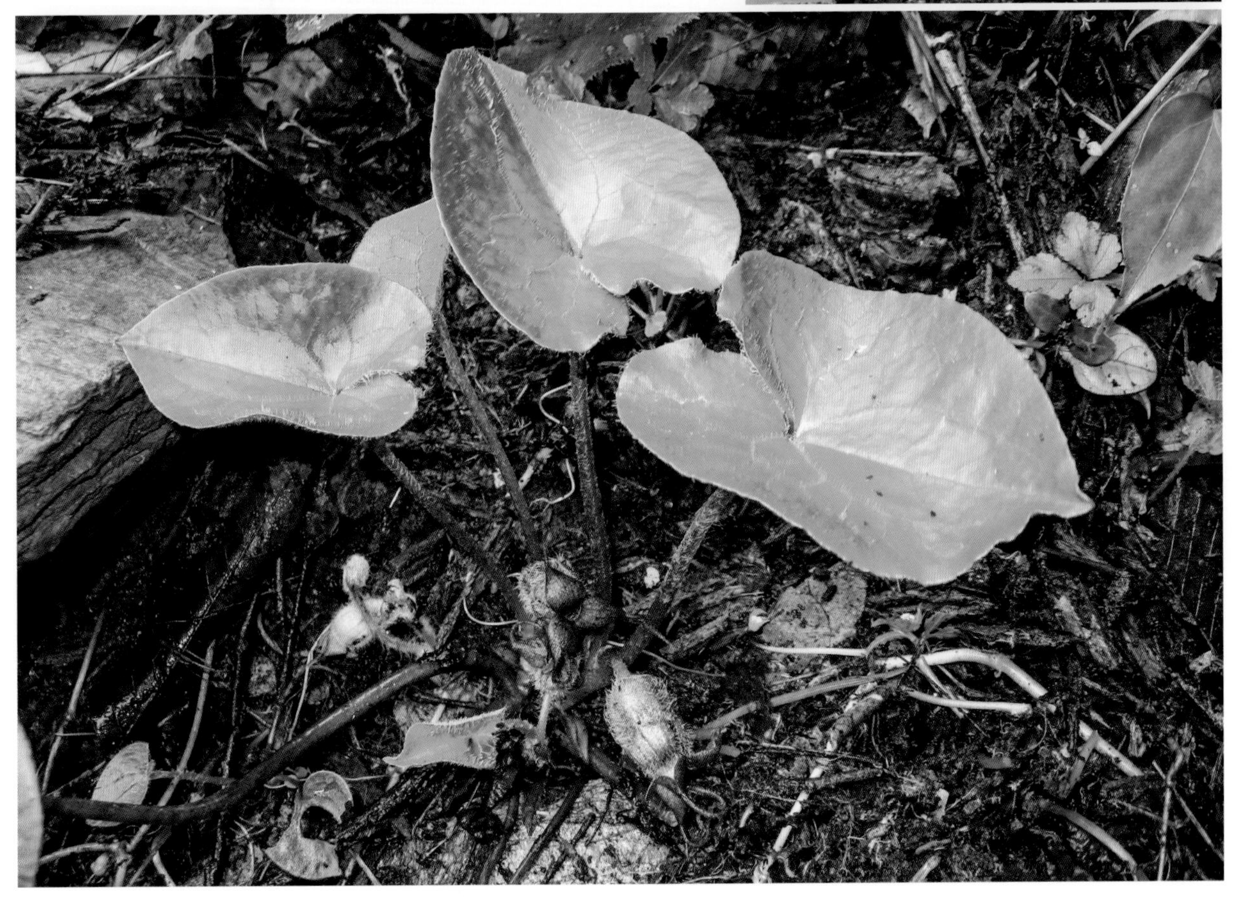

# 大块瓦

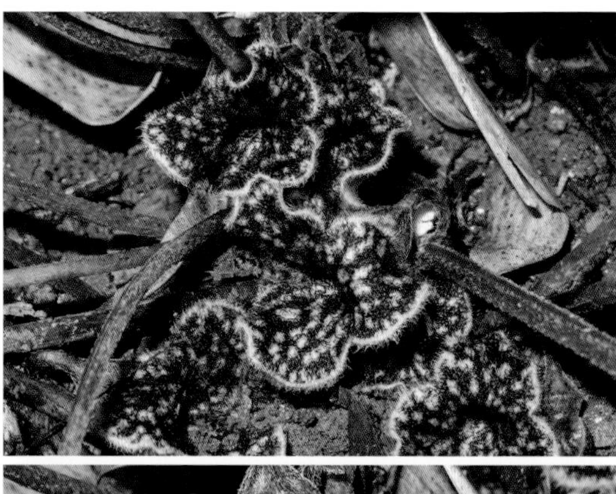

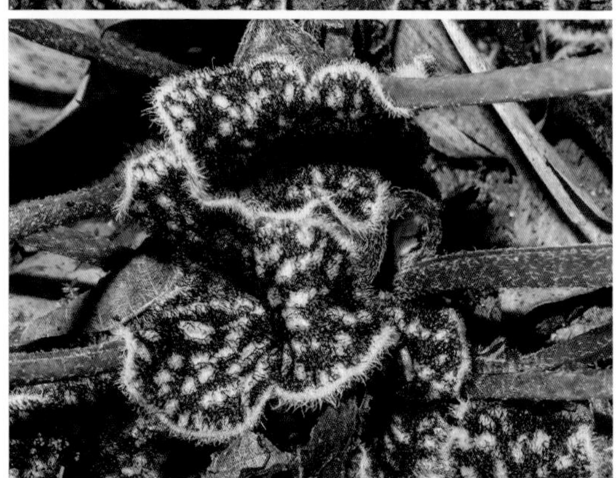

【基原】为马兜铃科地花细辛*Asarum geophilum* Hemsl. 的根、根状茎及全草。

【别名】花叶细辛、摘耳根、矮细辛。

【形态特征】多年生草本。全株散生柔毛。根状茎横走。叶片圆心形或宽卵形，基部心形，腹面散生短毛或无毛，背面初被密生黄棕色柔毛。花紫色，常向下弯垂，有毛；花被与子房合生部分球状或卵状，表面密生紫色点状毛丛。果卵状，成熟时棕黄色，直径约12 mm，具宿存花被。花期4~6月。

【分布】生于密林下或山谷湿地。产于广西、广东、贵州南部。

【性能主治】根、根状茎、全草味辛，性温。有疏风散寒、宣肺止咳、消肿止痛的作用。主治风寒头痛，鼻渊，痰饮咳喘，风寒湿痹，毒蛇咬伤。

【采收加工】4~5月采收全草，除去泥土，置通风处阴干。

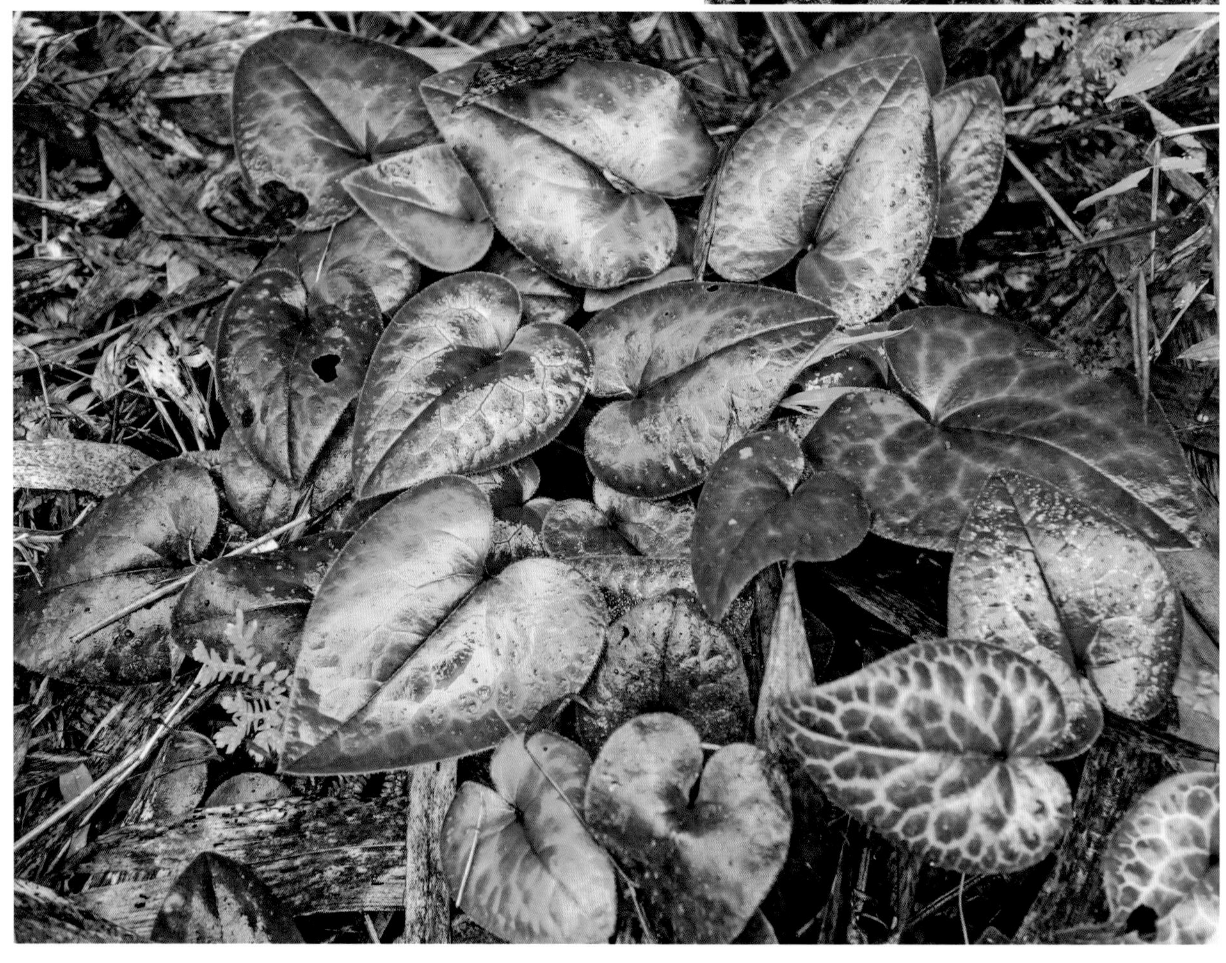

## 草胡椒

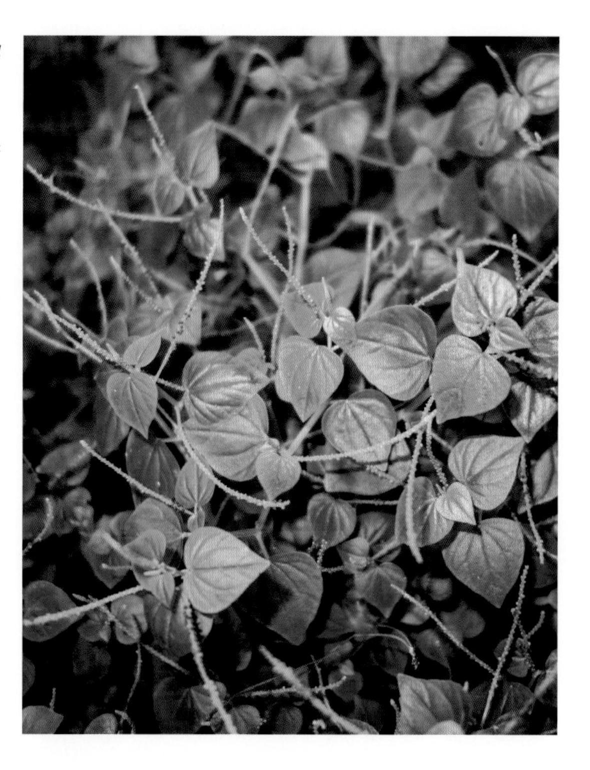

【基原】为胡椒科草胡椒*Peperomia pellucida* (L.) Kunth 的全草。

【形态特征】一年生肉质草本。茎直立或基部有时平卧，分枝，无毛，下部节上常生不定根。叶互生；叶片膜质，半透明，阔卵形或卵状三角形，长和宽近相等，基部心形，两面均无毛。穗状花序顶生和与叶对生，细弱，其与花序轴均无毛；花疏生。浆果球形，顶端尖，直径约0.5 mm。花期4~7月。

【分布】生于林下、石缝或墙脚下。产于广西、广东、云南、福建等地。

【性能主治】全草味辛，性凉。有散瘀止痛、清热解毒的作用。主治痈肿疮毒，烧烫伤，跌打损伤，外伤出血。

【采收加工】夏、秋季采收，洗净，晒干。

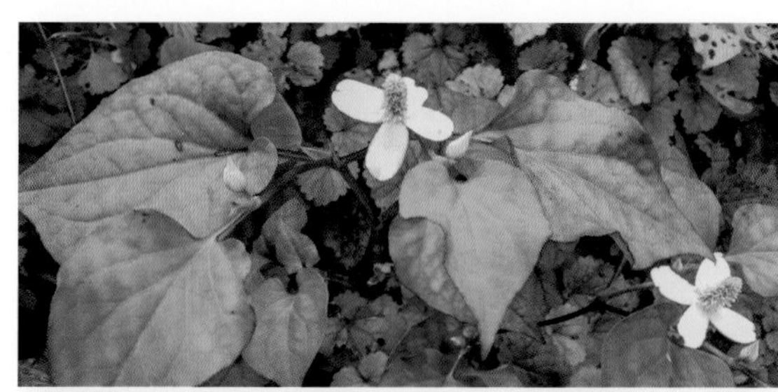

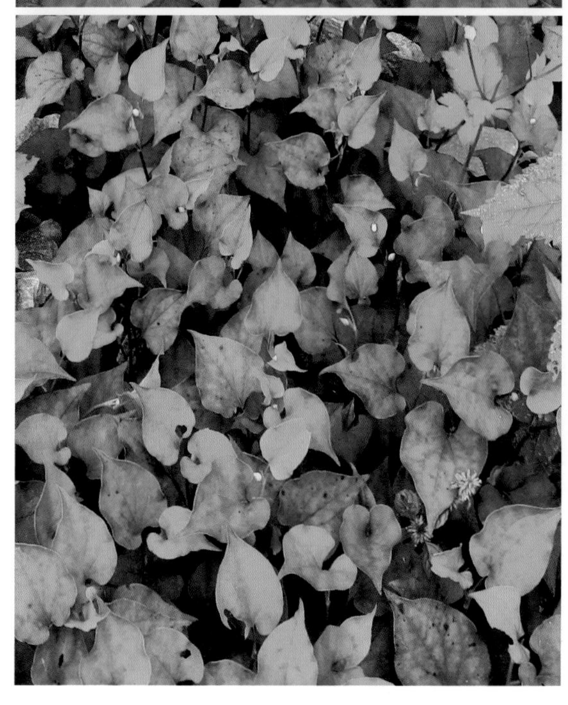

## 鱼腥草

【基原】为三白草科蕺菜*Houttuynia cordata* Thunb. 的全草及地上部分。

【别名】折耳根、猪鼻孔、臭草。

【形态特征】腥臭草本。茎下部伏地；节上轮生小根，上部直立，无毛或节上被毛，有时带紫红色。叶片薄纸质，卵形或阔卵形，先端短渐尖，基部心形，两面有时除叶脉被毛外其余均无毛，有腺点，背面尤甚，常呈紫红色。花序长约2 cm，无毛；总苞片长圆形或倒卵形。蒴果。花期4~7月。

【分布】生于沟边、林下潮湿处。产于我国中部、东南至西南部各省区，东起台湾，西南至云南、西藏，北达陕西、甘肃。

【性能主治】全草及地上部分味辛，性微寒。有清热解毒、消痈排脓、利尿通淋的作用。主治肺痈吐脓，痰热喘咳，热痢，热淋，痈肿疮毒。

【采收加工】夏季茎叶茂盛花穗多时采割，除去杂质，晒干。

# 三白草

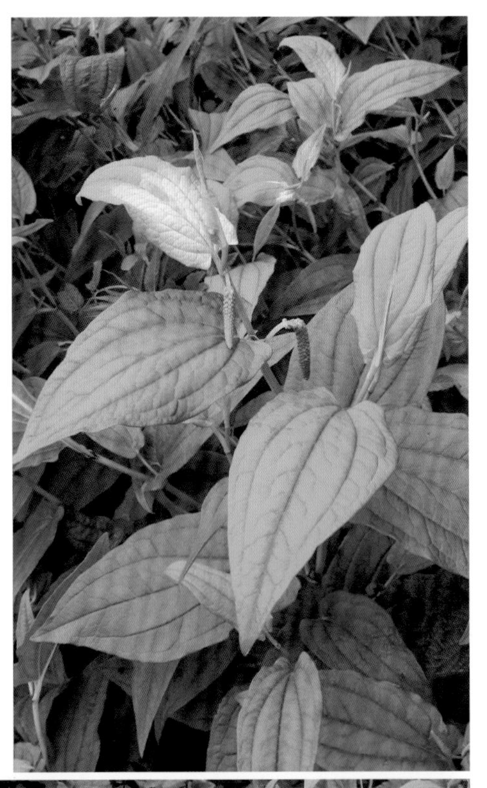

【基原】为三白草科三白草*Saururus chinensis* (Lour.) Baill. 的地上部分。

【别名】水木通、五路白、三点白。

【形态特征】湿生草本。茎粗壮，有纵长粗棱和沟槽，下部伏地，常带白色，上部直立，绿色。叶片纸质，阔卵形至卵状披针形，先端短尖或渐尖，基部心形或斜心形，密生腺点，两面均无毛。花序白色，花序梗无毛，但花序轴密被短柔毛；苞片近匙形，无毛或有疏缘毛，被柔毛。花期4~6月。

【分布】生于沟边、塘边或溪旁。产于广西、广东、山东、河南、河北等地。

【性能主治】地上部分味甘、辛，性寒。有利尿消肿、清热解毒的作用。主治水肿，小便不利，淋沥涩痛，带下；外用治疮疡肿毒，湿疹。

【采收加工】全年均可采收，洗净，晒干。

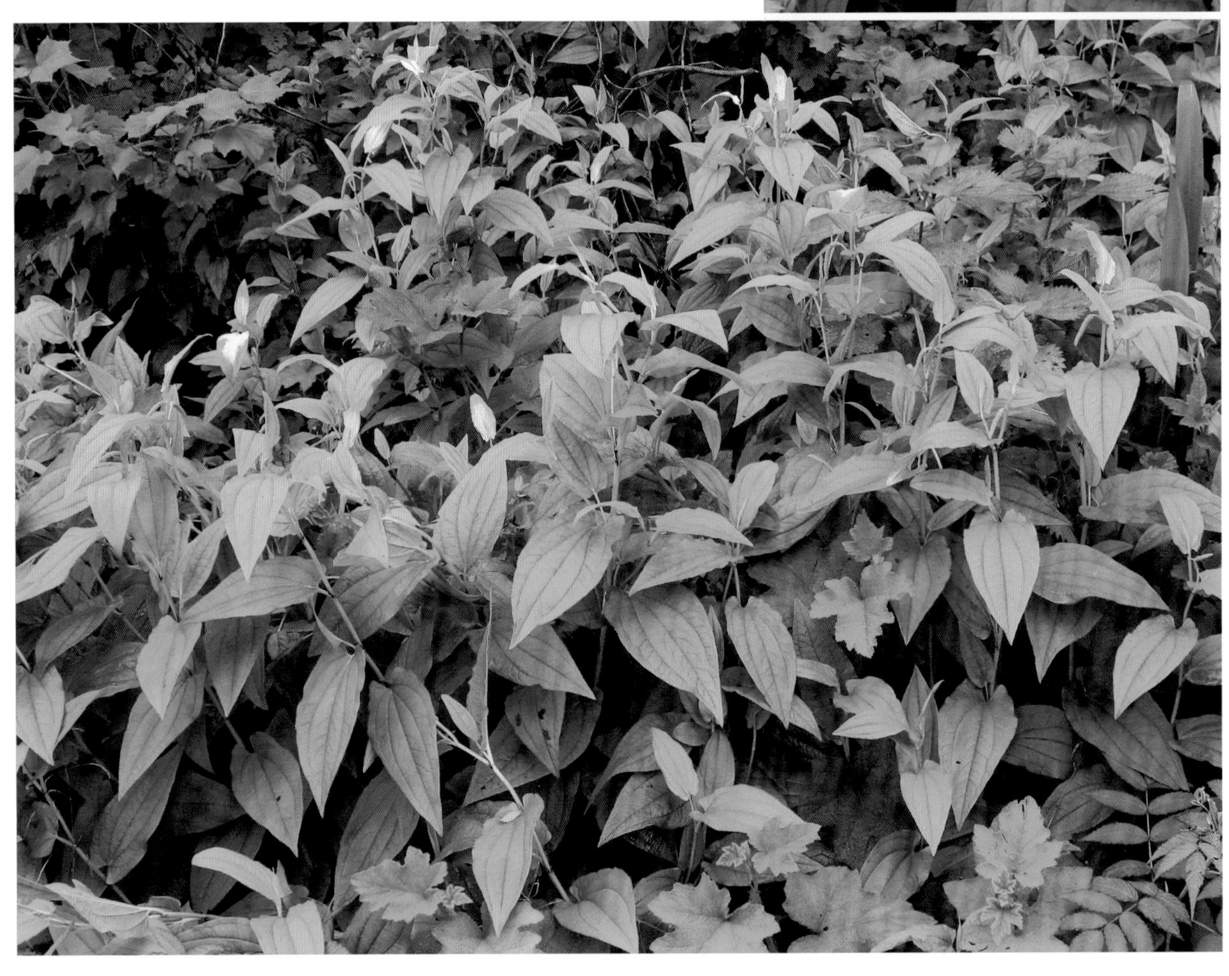

# 及己

【基原】为金粟兰科及己*Chloranthus serratus* (Thunb.) Roem. et Schult. 的根。

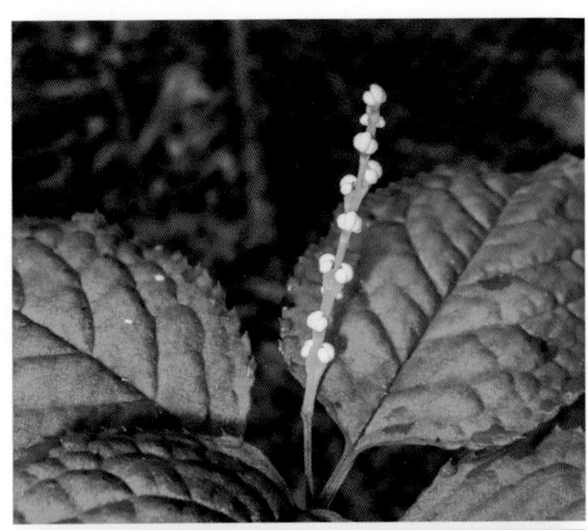

【别名】四大金刚、牛细辛、老君须。

【形态特征】多年生草本。根状茎横生，生多数土黄色须根。茎直立，单生或数条丛生，具明显的节，无毛，下部节上对生2片鳞状叶。叶对生，4~6片生于茎顶；叶片椭圆形、倒卵形或卵状披针形，边缘具齿，齿尖具腺体。穗状花序顶生，稀腋生；花白色。核果近球形或梨形，绿色。花期4~5月，果期6~8月。

【分布】生于山地林下湿润处或山谷溪边草丛中。产于广西、广东、四川、江西、福建、湖南、湖北、安徽、浙江、江苏等地。

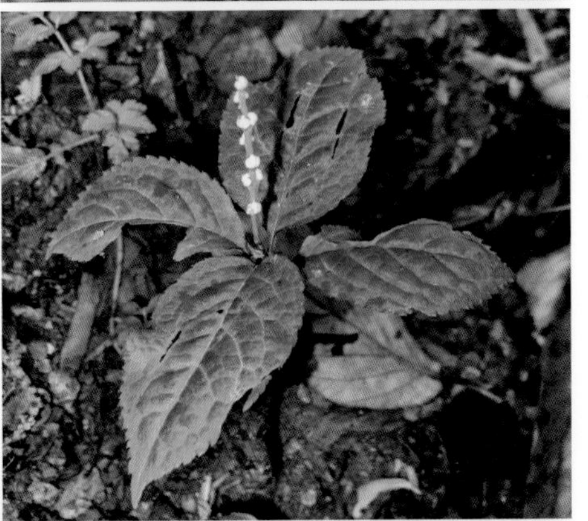

【性能主治】根味苦，性平；有毒。有活血散瘀、祛风止痛、解毒杀虫的作用。主治跌打损伤，骨折，闭经，风湿痹痛，疔疮疖肿，疥癣，皮肤瘙痒，毒蛇咬伤。

【采收加工】春季开花前采挖，除去茎苗、泥沙，阴干。

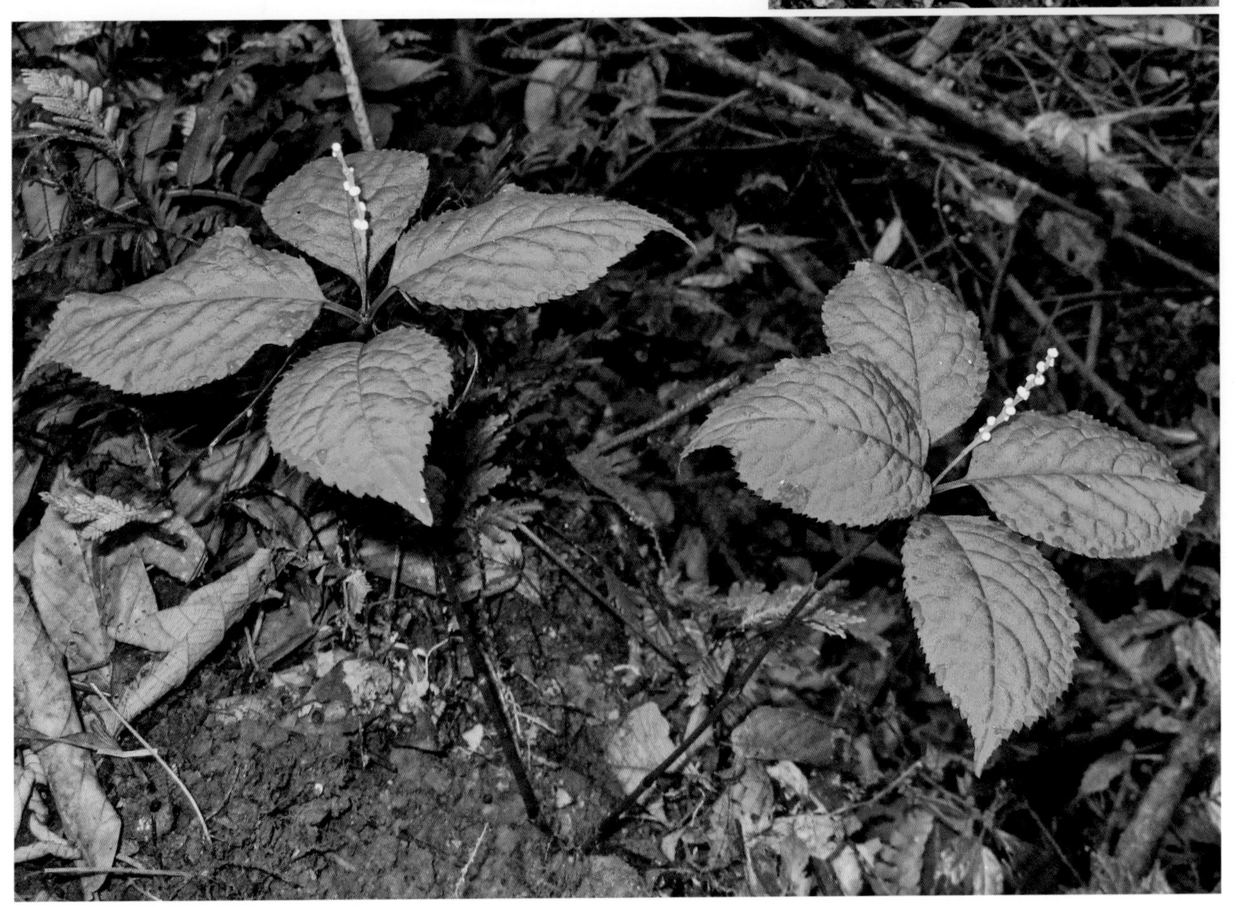

# 肿节风

【基原】为金粟兰科草珊瑚*Sarcandra glabra* (Thunb.) Nakai 的全株。

【别名】九节茶、九节风、接骨莲。

【形态特征】常绿小灌木。叶片革质，椭圆形、卵形至卵状披针形，边缘具粗锐齿，齿尖有1个腺体，两面均无毛；叶柄基部合生成鞘状。穗状花序顶生，通常分枝，多少呈圆锥花序状；花黄绿色；子房球形或卵形，无花柱。核果球形，直径3~4 mm，熟时亮红色。花期6月，果期8~10月。

【分布】生于山谷林下的阴湿处。产于广西、广东、云南、贵州、四川、湖南、江西、福建、台湾、安徽、浙江等地。

【性能主治】全株味苦、辛，性平。有清热凉血、活血消斑、祛风通络的作用。主治血热紫斑、紫癜，风湿痹痛，跌打损伤。

【采收加工】夏、秋季采收，除去杂质，晒干。

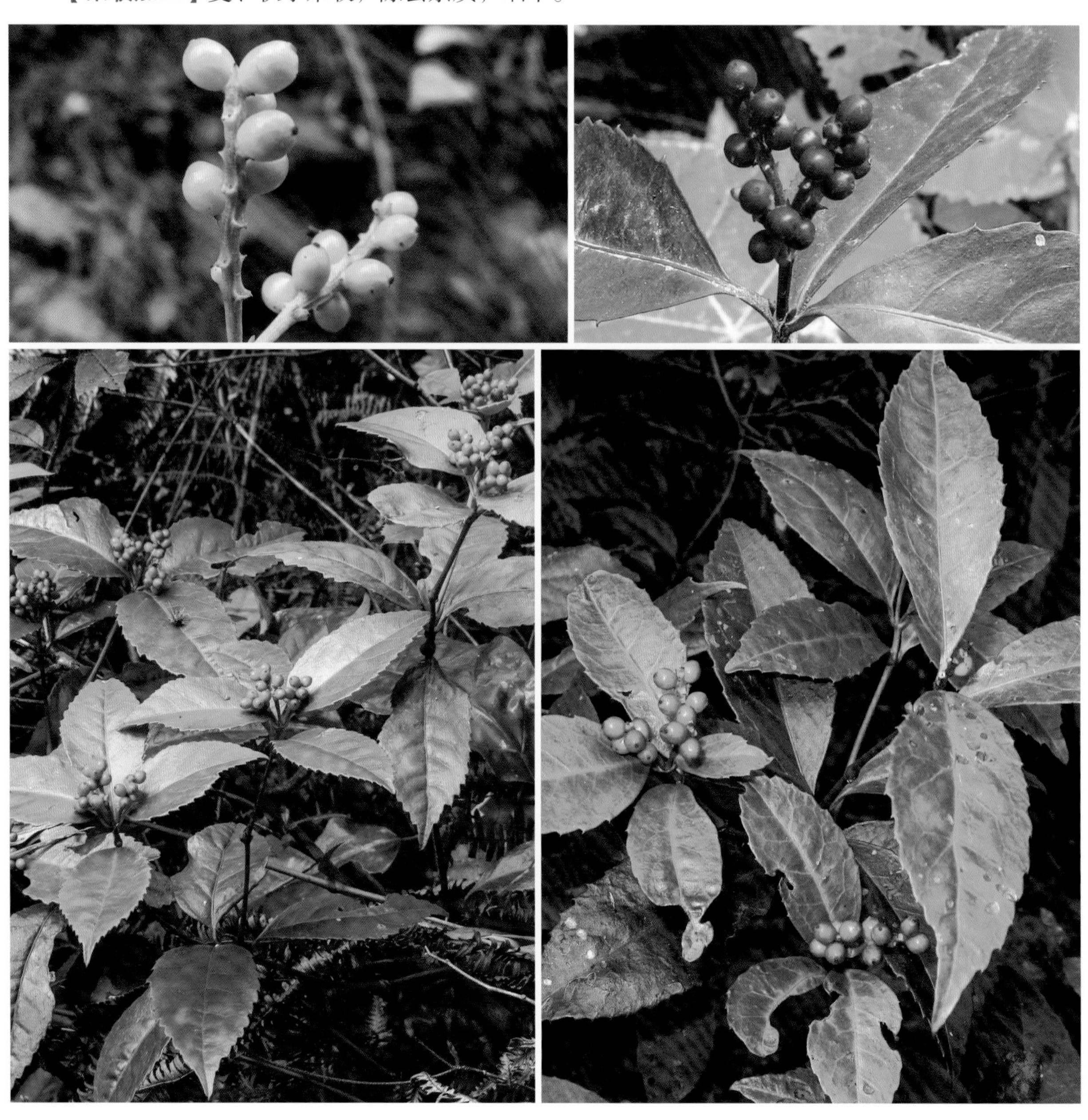

# 血水草根

【基原】为罂粟科血水草*Eomecon chionantha* Hance 的根及根状茎。

【别名】广扁线、捆仙绳、斗蓬草。

【形态特征】多年生无毛草本，具红黄色液汁。根橙黄色，根状茎匍匐。叶全部基生；叶片心形或心状肾形，稀心状箭形；掌状脉5~7条，网脉明显；叶柄长10~30 cm，带蓝灰色。花葶灰绿色略带紫红色，排成聚伞状伞房花序；花白色，花药黄色。蒴果狭椭圆形。花期3~6月，果期6~10月。

【分布】生于林下、灌木丛下或路旁。产于广西、广东、云南、贵州、湖南、安徽、江西、福建等地。

【性能主治】根及根状茎味苦、辛，性凉；有小毒。有清热解毒、散瘀止痛的作用。主治风热目赤肿痛，咽喉疼痛，尿路感染，疮疡疖肿，毒蛇咬伤，产后小腹瘀痛，跌打损伤，湿疹，疥癣等。

【采收加工】9~10月采收，鲜用或晒干。

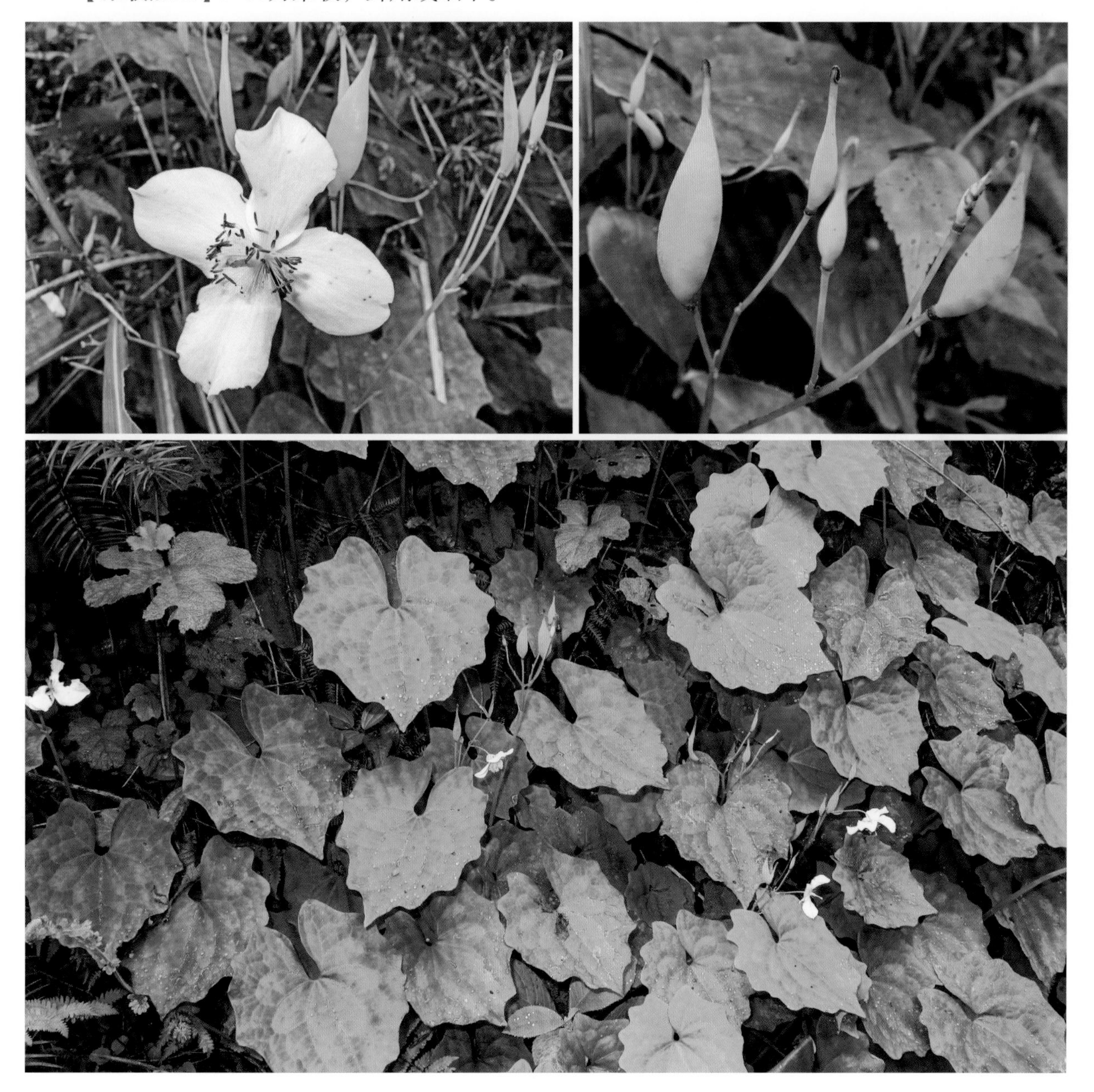

# 博落回

【基原】为罂粟科博落回*Macleaya cordata* (Willd.) R. Br. 的根及全草。

【别名】三钱三、号筒草、勃逻回。

【形态特征】直立草本。茎基部木质化，具乳黄色浆汁。叶片宽卵形或近圆形，通常7深裂、9深裂或浅裂，裂片半圆形、方形、三角形等，边缘波状、缺刻状，具粗齿或多细齿，腹面绿色，无毛，背面多白粉，被易脱落的细茸毛。大型圆锥花序多花。蒴果狭倒卵形或倒披针形。花期6~8月，果期7~10月。

【分布】生于丘陵或低山林中、灌木丛中或草丛间。产于我国长江以南、南岭以北的大部分省区，南至广东，西至贵州，西北达甘肃南部。

【性能主治】全草味辛、苦，性寒；有剧毒。有散瘀、祛风、解毒、止痛、杀虫的作用。主治痈疮疔肿，臁疮，痔疮，湿疹，蛇虫咬伤，跌打肿痛，风湿关节痛，龋齿痛，顽癣，滴虫性阴道炎，酒糟鼻。

【采收加工】秋、冬季采收，根状茎与茎叶分开，晒干。鲜用随采随用。

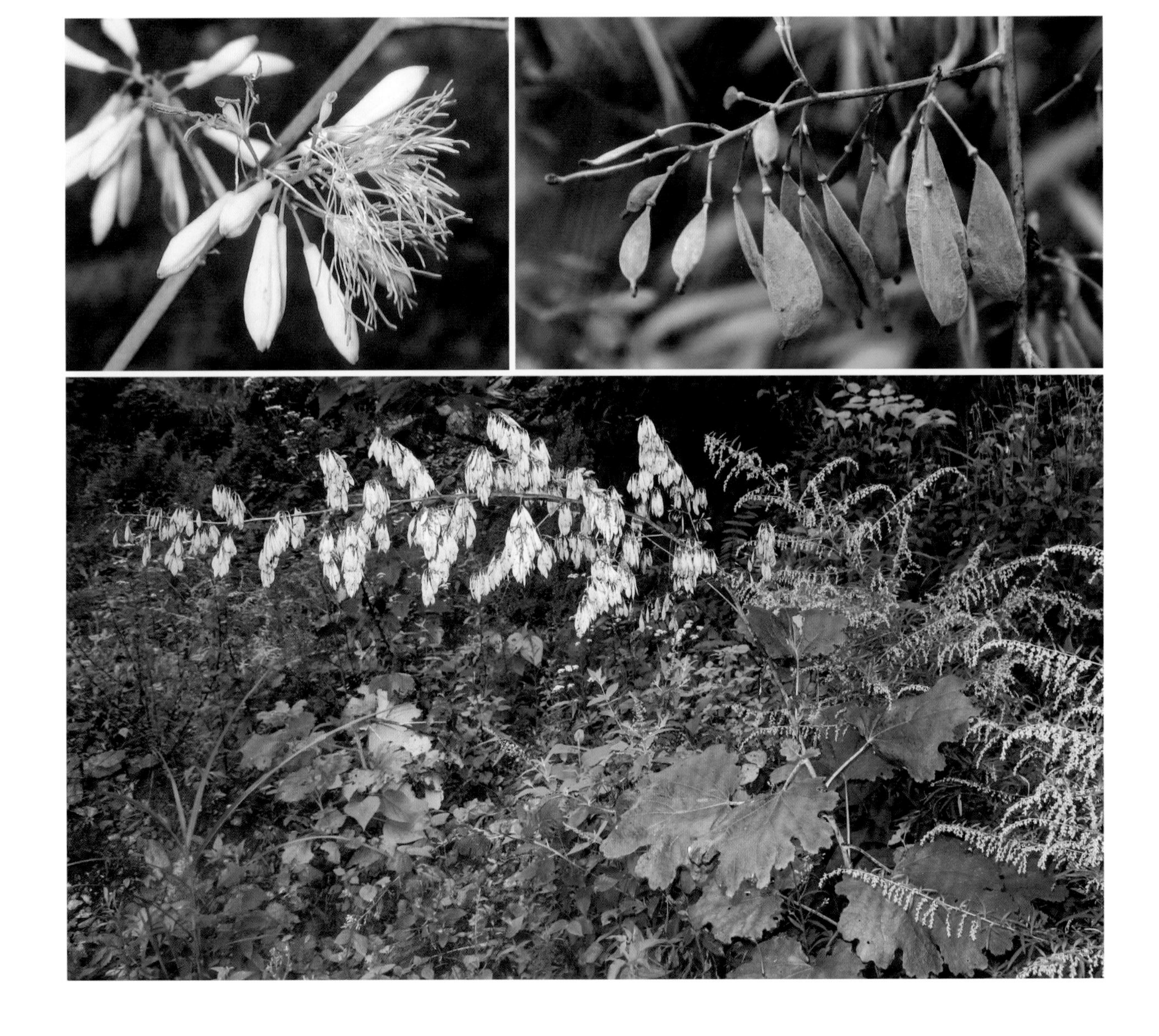

## 护心胆

**【基原】**为紫堇科地锦苗*Corydalis sheareri* Hand.-Mazz. 的全草及根状茎。

**【别名】**地锦苗、山芹菜、苦心胆。

**【形态特征】**多年生草本。主根明显，具多数纤维状根，棕褐色。根状茎粗壮，干时黑褐色，被残枯的叶柄基。基生叶数片，具带紫色的长柄；叶片三角形或卵状三角形，二回羽状全裂；茎生叶数片，互生于茎上部，较小。总状花序生于茎及分枝先端；花紫红色。蒴果狭圆柱形。花果期3~6月。

**【分布】**生于水边或林下潮湿地。产于广西、广东、香港、云南、贵州、四川、江西、福建、湖南、湖北、安徽、浙江、江苏、陕西等地。

**【性能主治】**全草或根状茎味苦、辛，性寒；有小毒。有活血止痛、清热解毒的作用。主治腹痛泄泻，跌打损伤，痈疮肿毒，目赤肿痛，胃痛。

**【采收加工】**春、夏季采收全草，冬、春季采挖根状茎，洗净，鲜用或晒干。

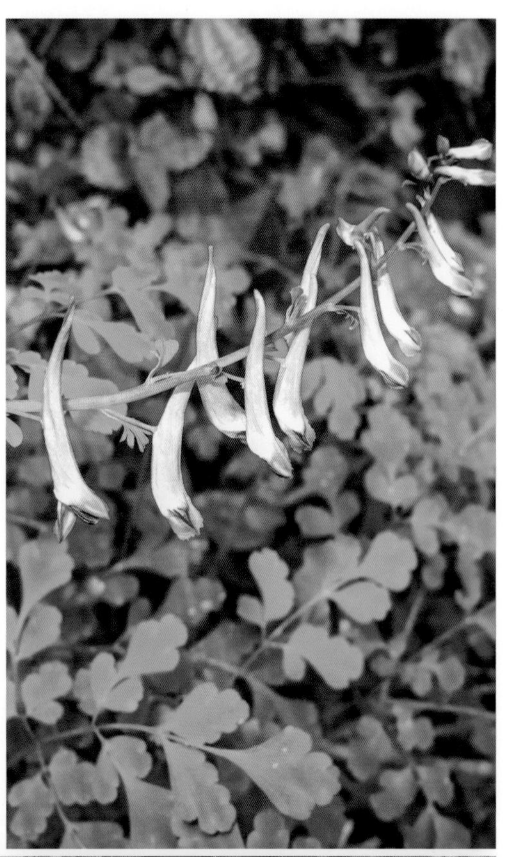

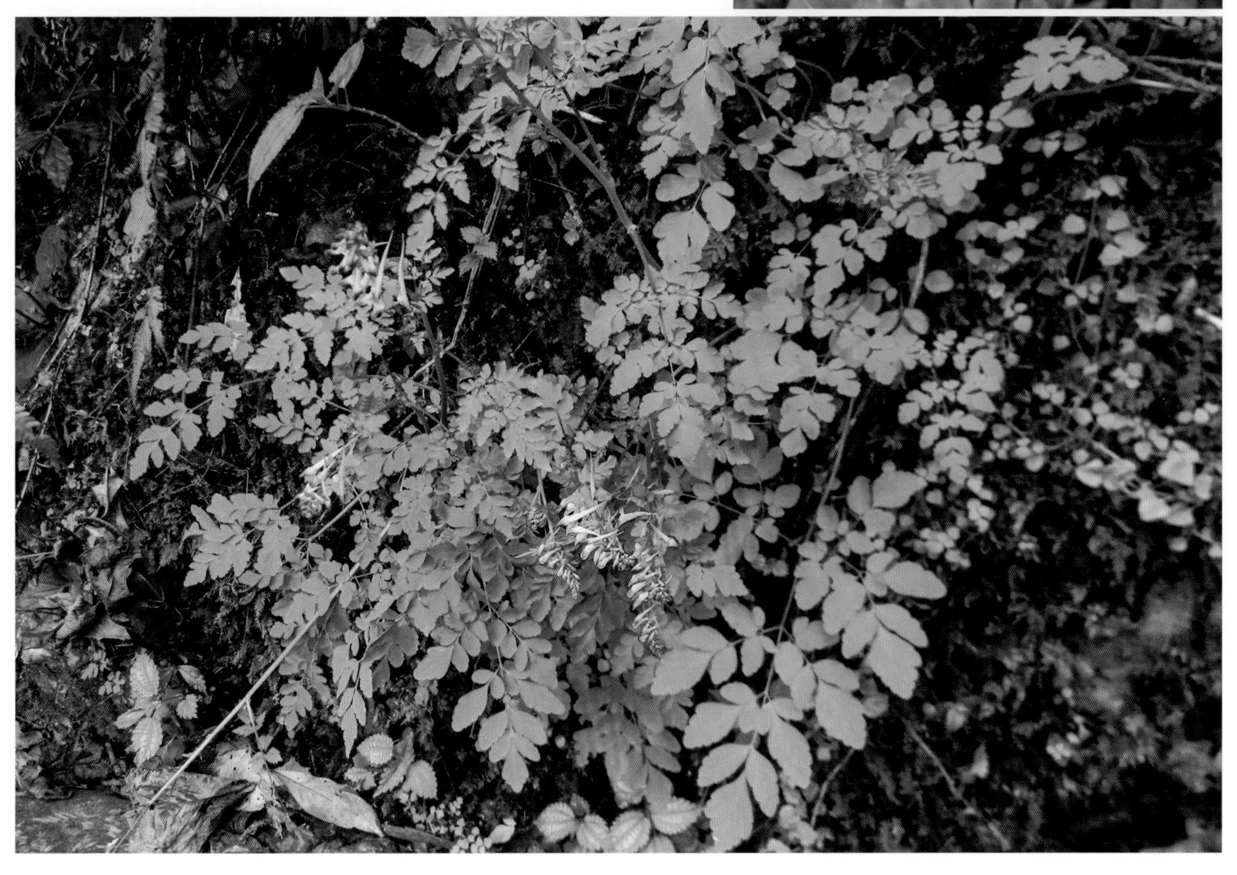

# 白带草

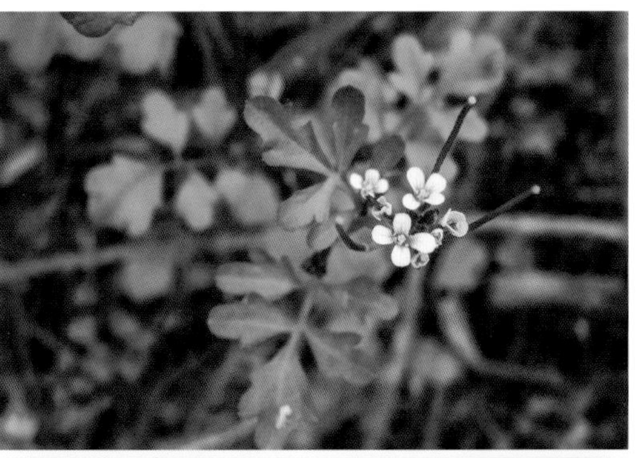

【基原】为十字花科碎米荠*Cardamine hirsuta* L. 的全草。

【别名】雀儿菜、野养菜、米花香荠菜。

【形态特征】一年生小草本。茎直立或斜升，茎下部有时淡紫色，被较密柔毛，茎上部毛渐少。基生叶具叶柄，有小叶2~5对；顶生小叶肾形或肾圆形，边缘有3~5枚圆齿；侧生小叶卵形或圆形；茎生叶具短柄，有小叶3~6对。总状花序生于枝顶；花瓣白色，倒卵形。长角果线形，稍扁。花期2~4月，果期4~6月。

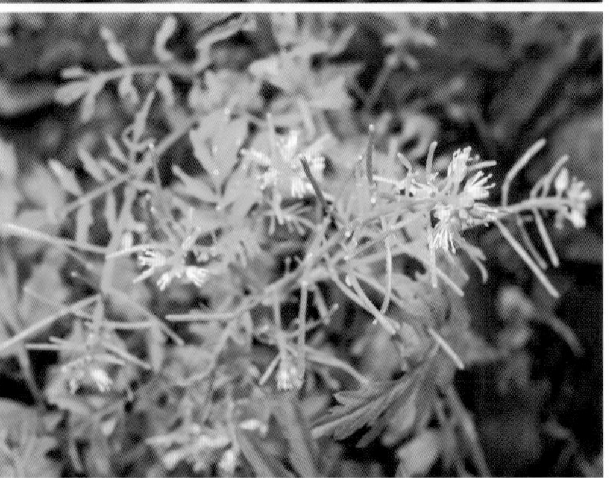

【分布】生于山坡、路旁、荒地及耕地旁的草丛中。产于全国大部分地区。

【性能主治】全草味甘、淡，性凉。有清热利湿、安神、止血的作用。主治湿热泻痢，热淋，白带异常，心悸，失眠，虚火牙痛，小儿疳积，吐血，便血，疔疮。

【采收加工】2~5月采收，鲜用或晒干。

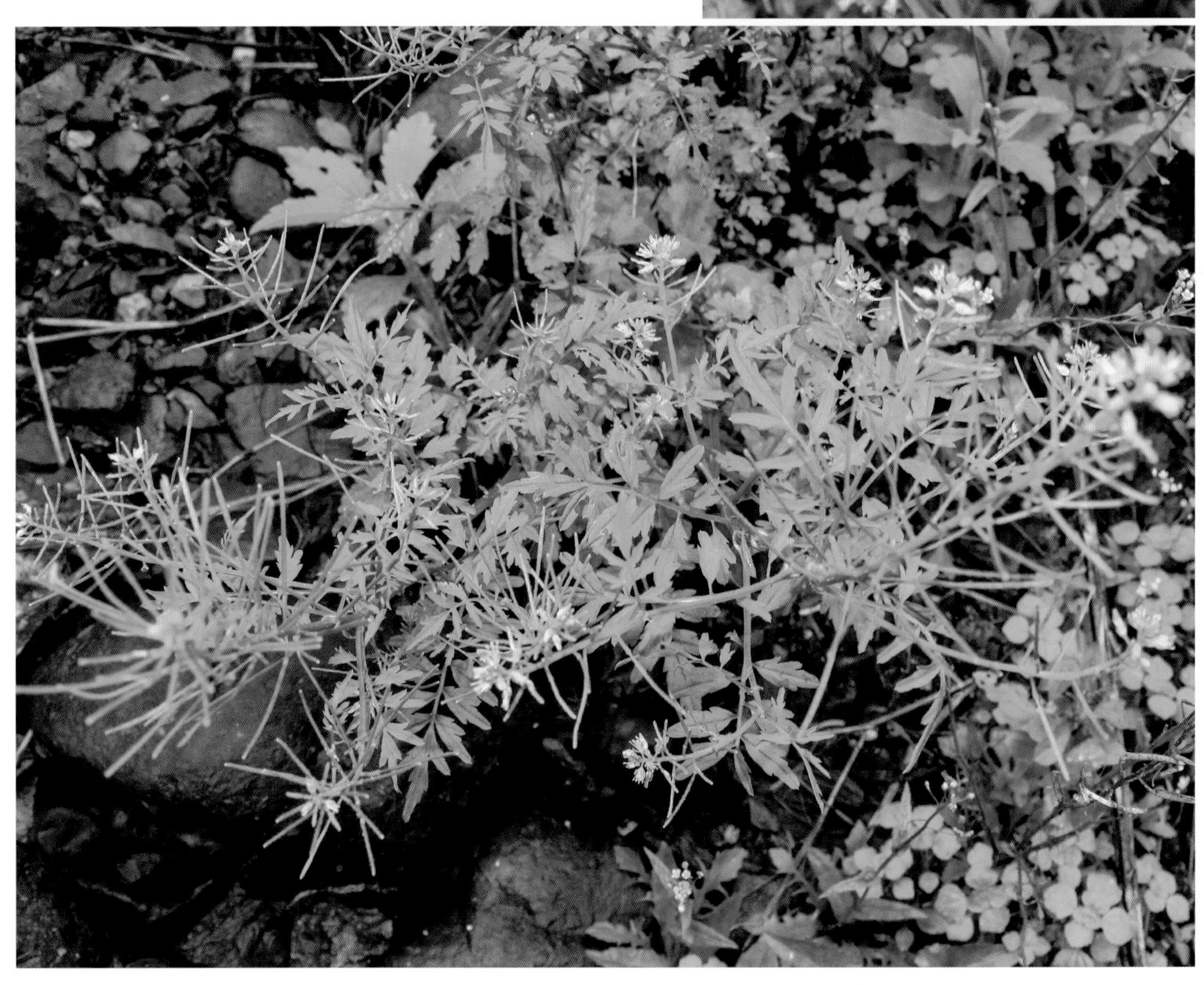

# 蔊菜

【基原】为十字花科蔊菜*Rorippa indica* (L.) Hiern 的全草。

【别名】辣米菜、野油菜、塘葛菜。

【形态特征】一年生或二年生直立草本。植株较粗壮，无毛或具疏毛。叶互生；基生叶及茎下部叶具长柄，叶形多变，通常大头羽状分裂，边缘具不整齐齿；茎上部叶宽披针形或匙形，具短柄或基部耳状抱茎。总状花序顶生或侧生；花黄色，多数。长角果线状圆柱形。花期4~6月，果期6~8月。

【分布】生于路旁、田边、园圃、河边、屋边墙脚及山坡路旁等较潮湿处。产于广西、广东、云南、四川、湖南、陕西、江西、福建、台湾、浙江、山东、河南、甘肃等地。

【性能主治】全草味辛、苦，性微凉。有祛痰止咳、解表散寒、活血解毒、利湿退黄的作用。主治咳嗽痰喘，感冒发热，麻疹透发不畅，风湿痹痛，咽喉肿痛，疔疮痈肿，漆疮，闭经，跌打损伤，黄疸，水肿。

【采收加工】5~7月采收全草，鲜用或晒干。

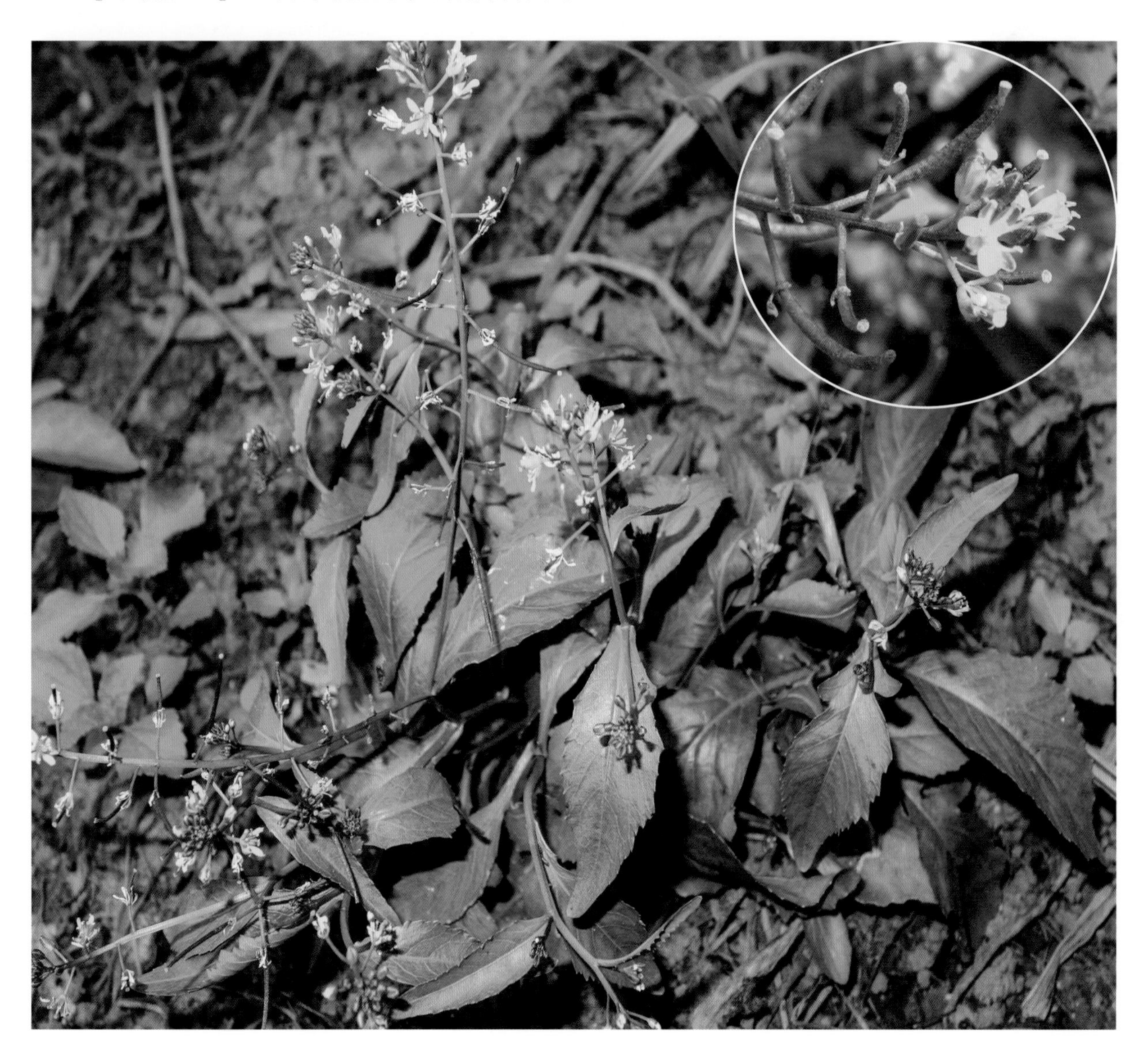

## 如意草

【基原】为堇菜科如意草*Viola arcuata* Blume 的全草。

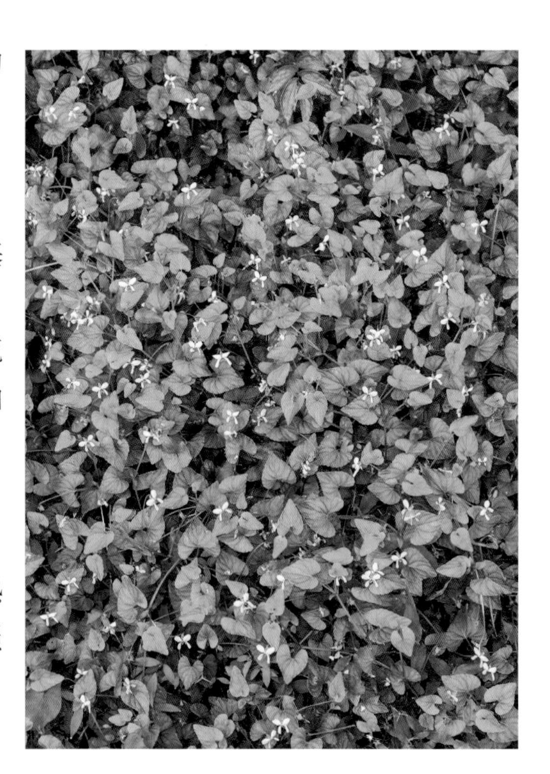

【别名】白三百棒、红三百棒。

【形态特征】多年生草本。根状茎横走，褐色，密生多数纤维状根，向上发出多条地上茎或匍匐枝。基生叶深绿色，三角状心形或卵状心形，弯缺呈新月形，边缘具浅而内弯的疏齿，两面通常无毛或背面沿脉被疏柔毛。花淡紫色或白色，皆自茎生叶或匍匐枝的叶腋抽出，具长梗。花期3~6月。

【分布】生于溪谷潮湿地、沼泽地、灌木丛林缘。产于广西、广东、云南、台湾等地。

【性能主治】全草味辛麻、微酸，性寒。有清热解毒、散瘀止血的作用。主治疮疡肿毒，乳痈，跌打损伤，开放性骨折，外伤出血。

【采收加工】秋季采收，洗净，晒干。

## 地白草

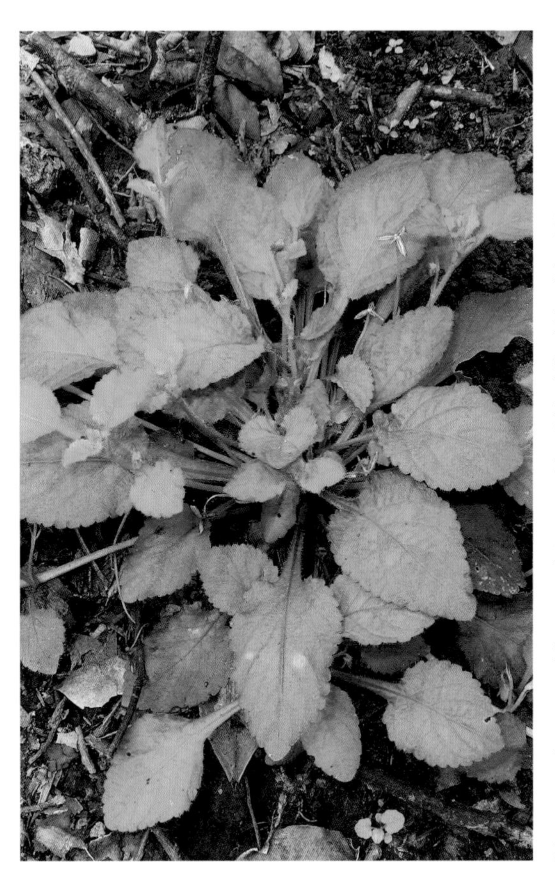

【基原】为堇菜科七星莲*Viola diffusa* Ging. 的全草。

【别名】白菜仔、狗儿草、黄瓜菜。

【形态特征】一年生草本。全体被糙毛或白色柔毛，或近无毛，花期生出地上匍匐枝。匍匐枝先端具莲座状叶丛，通常生不定根。基生叶丛生，呈莲座状，或于匍匐枝上互生；叶片卵形或卵状长圆形，边缘具钝齿及缘毛。花较小，淡紫色或浅黄色。蒴果长圆形，顶端常具宿存花柱。花期3~5月，果期5~8月。

【分布】生于山地林下、林缘、草坡、溪谷旁、岩石缝隙中。产于广西、云南、四川、浙江、台湾等地。

【性能主治】全草味苦、辛，性寒。有清热解毒、散瘀消肿的作用。主治疮疡肿毒，肺热咳嗽，百日咳，黄疸型肝炎，带状疱疹，水火烫伤，跌打损伤，毒蛇咬伤。

【采收加工】夏、秋季采收，除去杂质，洗净，鲜用或晒干。

## 黄花倒水莲

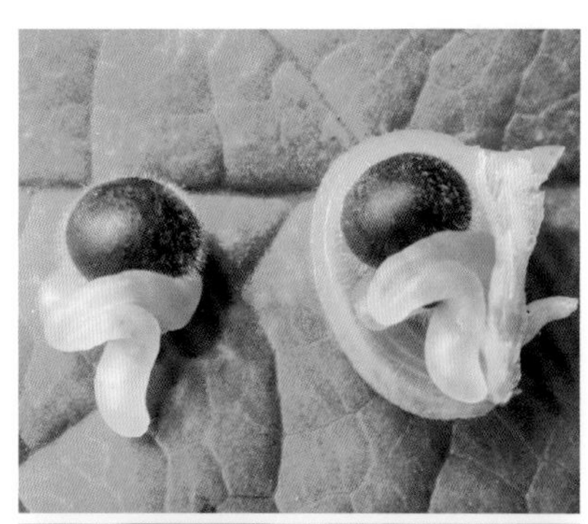

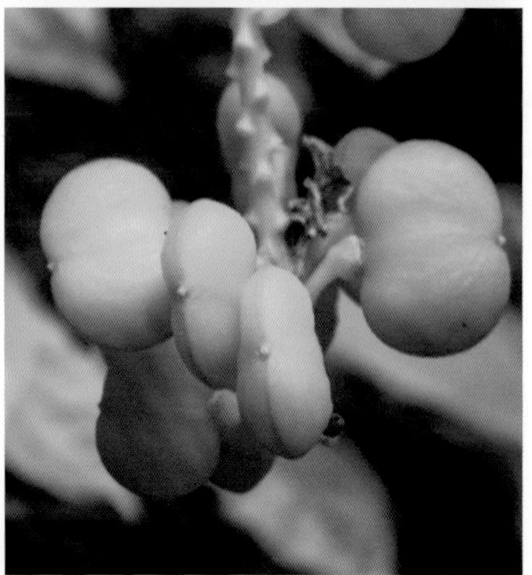

【基原】为远志科黄花倒水莲*Polygala fallax* Hemsl. 的根。

【别名】黄花参、观音串、黄花远志。

【形态特征】灌木或小乔木。根粗壮，多分枝，外皮淡黄色。单叶互生；叶片膜质，披针形至椭圆状披针形，全缘，腹面深绿色，背面淡绿色，两面均被短柔毛。总状花序顶生或腋生；花瓣正黄色，侧生花瓣长圆形。蒴果阔倒心形至圆形，绿黄色。种子圆形，密被白色短柔毛。花期5~8月，果期8~10月。

【分布】生于山谷林下水旁阴湿处。产于广西、广东、云南、湖南、江西、福建等地。

【性能主治】根味甘、微苦，性平。有补益、强壮、祛湿、散瘀的作用。主治产后或病后体虚，急慢性肝炎，腰腿酸痛，子宫脱垂，脱肛，神经衰弱，月经不调，尿路感染，风湿骨痛，跌打损伤。

【采收加工】春、夏季采收茎叶，切段，晒干；秋、冬季采挖根，切片，晒干。

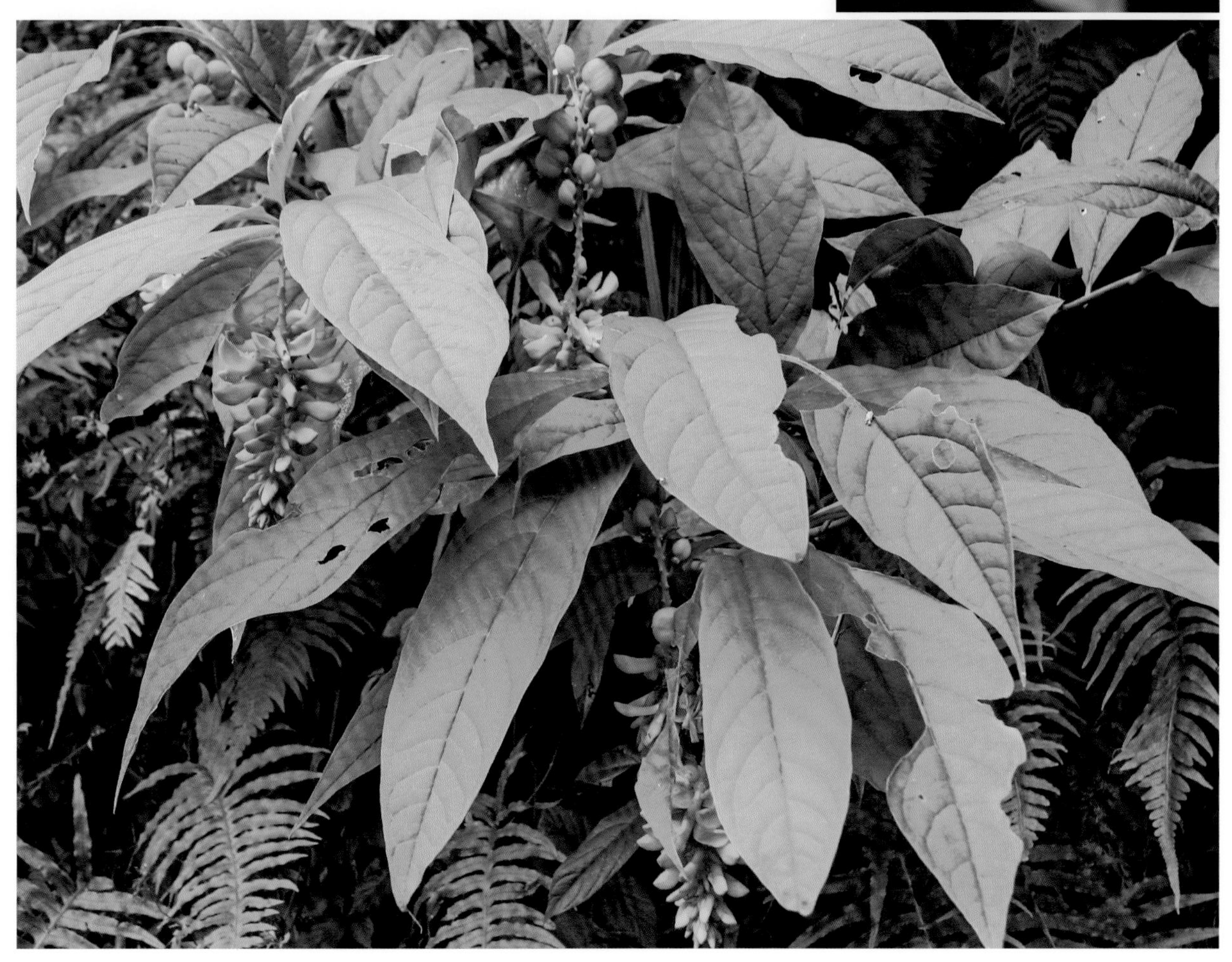

# 一包花

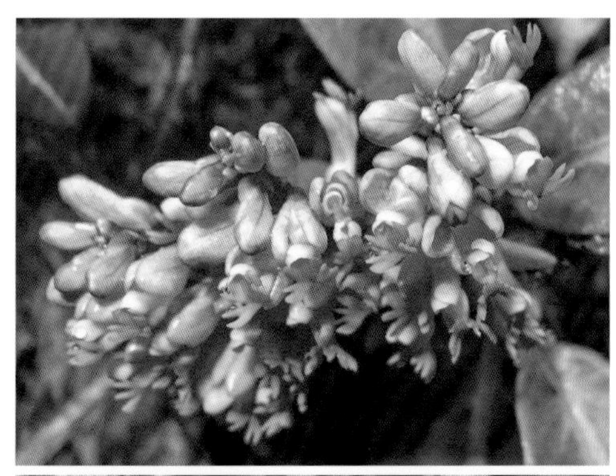

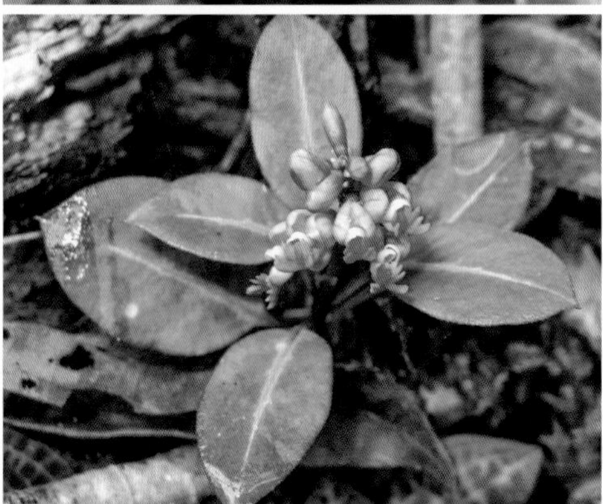

【基原】为远志科曲江远志*Polygala koi* Merr. 的全草。

【别名】红花倒水莲。

【形态特征】直立或平卧半灌木。茎木质，具半圆形叶痕，无毛或幼嫩部分被紧贴短柔毛。单叶互生；叶片多少肉质，椭圆形，腹面绿色，背面淡绿色带紫色。总状花序顶生；花序轴被短柔毛；花多而密，花瓣3片，紫红色。蒴果圆形，淡绿色，边缘带紫色，具翅。花期4~9月，果期6~10月。

【分布】生于阔叶林中岩石上。产于广西、广东、湖南等地。

【性能主治】全草味辛、苦，性平。有化痰止咳、活血调经的作用。主治咳嗽痰多，咽喉肿痛，小儿疳积，跌打损伤，月经不调。

【采收加工】春、夏季采收，切段，晒干。

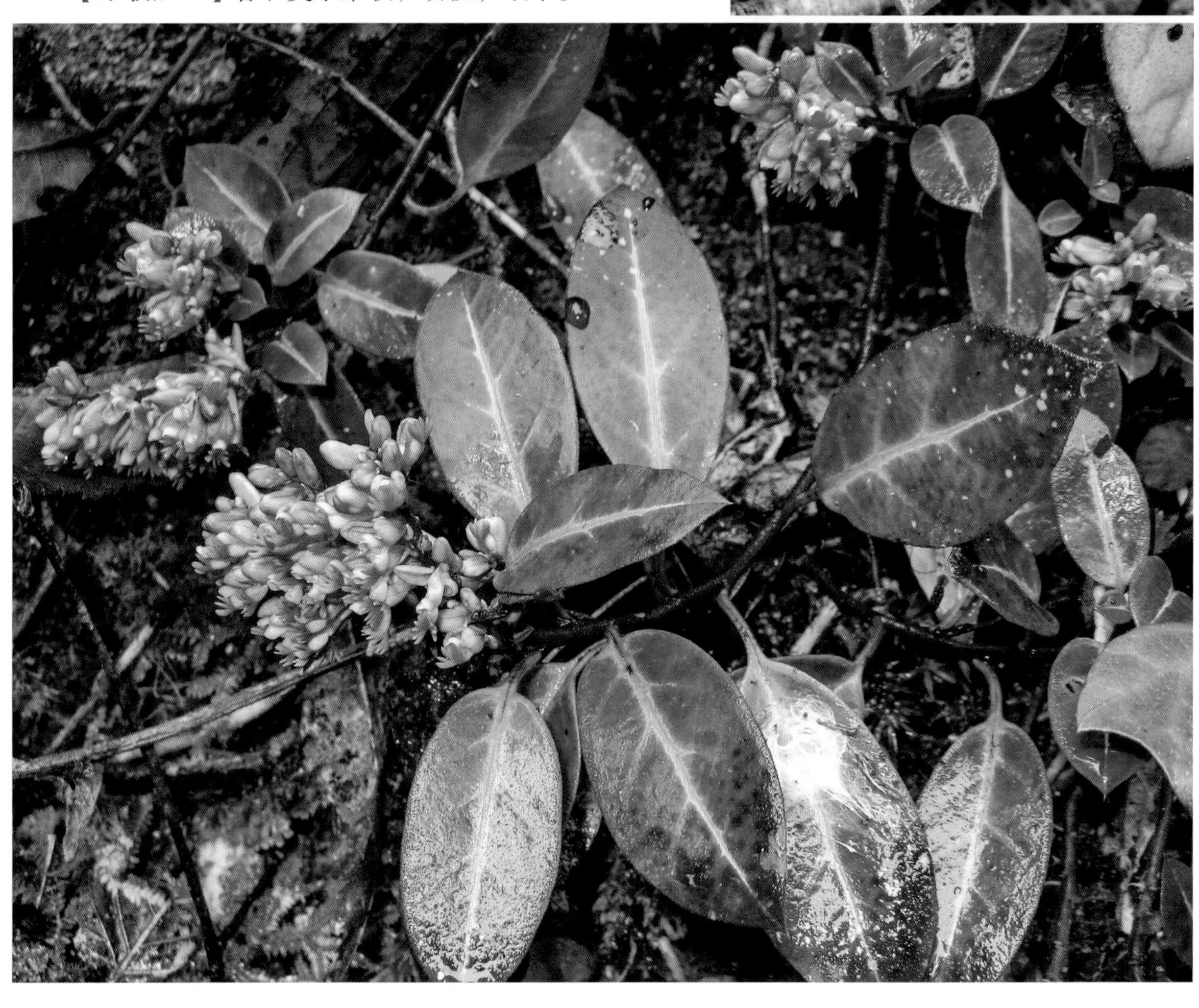

## 吹云草

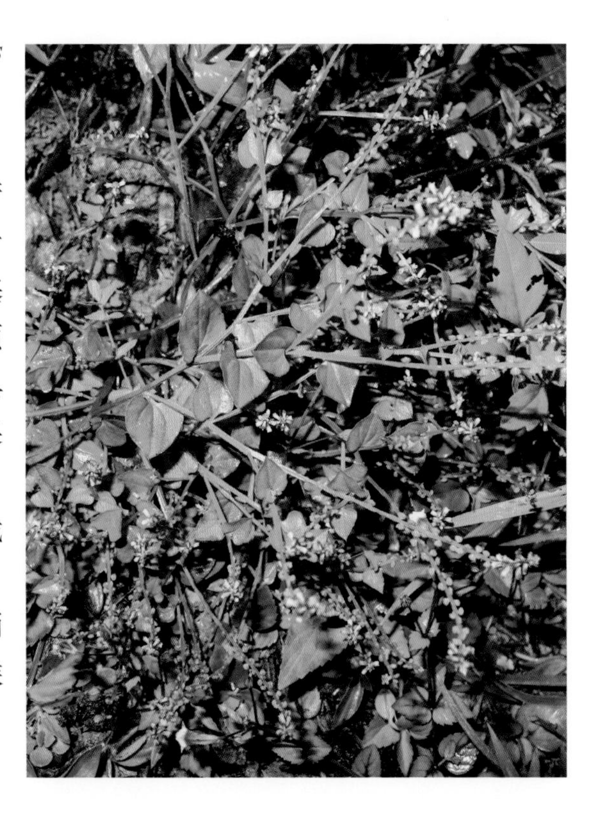

【基原】为远志科齿果草*Salomonia cantoniensis* Lour. 的全草。

【别名】一碗泡、斩蛇剑、过山龙。

【形态特征】一年生直立草木。根纤细，有芳香气味。茎细弱，多分枝，具狭翅。单叶互生；叶片膜质，卵状心形或心形，先端钝，具短尖头，基部心形，全缘或微波状，绿色，无毛。穗状花序顶生，多花；花瓣3片，淡红色。蒴果肾形，两侧具2列三角状尖齿。种子2粒，卵形。花期7~8月，果期8~10月。

【分布】生于山坡林下、灌木丛或草地。产于我国东部、中部、南部和西南地区。

【性能主治】全草味微辛，性平。有解毒消肿、散瘀止痛的作用。主治痈肿疮疡，无名肿毒，喉痹，毒蛇咬伤，跌打损伤，风湿关节痛，牙痛。

【采收加工】夏、秋季采收，鲜用或晒干。

## 落地生根

【基原】为景天科落地生根*Bryophyllum pinnatum* (L. f.) Oken 的根及全草。

【别名】土三七、叶生根、叶爆芽。

【形态特征】多年生草本。羽状复叶；小叶长圆形至椭圆形，先端钝，边缘有圆齿，圆齿底部容易生芽，芽长大后落地长成新植株。圆锥花序顶生；花冠高脚碟形，基部稍膨大，向上成管状；裂片卵状披针形，淡红色或紫红色。蓇葖果包在宿萼及花冠内。种子小，有条纹。花期1~3月。

【分布】生于山坡、沟边、路旁湿润的草地上，或栽培作观赏花卉。产于广西、广东、云南、福建、台湾等地。

【性能主治】根及全草味苦、酸，性寒。有解毒消肿、活血止痛、拔毒的作用。主治痈疮肿毒，乳腺炎，丹毒，外伤出血，跌打损伤，烧烫伤，骨折。

【采收加工】全年均可采收，多鲜用。

# 马牙半支

【基原】为景天科凹叶景天*Sedum emarginatum* Migo 的全草。

【别名】旱半支、马牙苋、山半支。

【形态特征】多年生草本。叶对生；叶片匙状倒卵形至宽卵形，先端圆，有微缺，基部渐狭，有短距。聚伞花序，顶生，有多花，常有3个分枝；花无梗；萼片5片，披针形至狭长圆形；花瓣5片，黄色，线状披针形至披针形。蓇葖果略叉开，腹面有浅囊状隆起。种子细小，褐色。花期5~6月，果期6月。

【分布】生于山坡阴湿处。产于广西、云南、四川、湖南、湖北、江西、安徽、浙江、江苏、甘肃、陕西等地。

【性能主治】全草味苦、酸，性凉。有清热解毒、凉血止血、利湿的作用。主治痈疖，疔疮，带状疱疹，瘰疬，咯血，吐血，衄血，便血，痢疾，淋证，黄疸，崩漏，带下。

【采收加工】夏、秋季采收，洗净，鲜用或晒干。

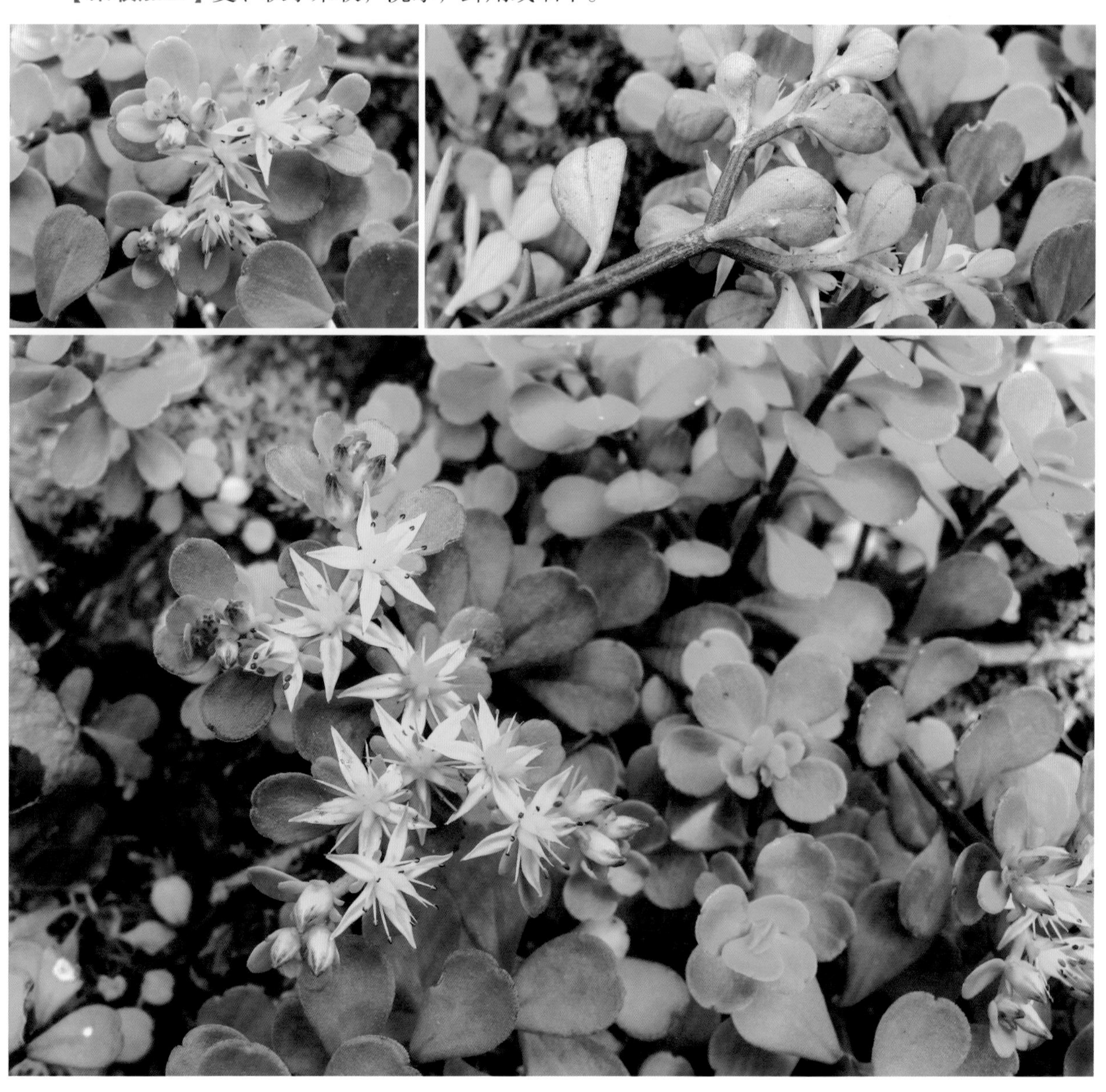

# 佛甲草

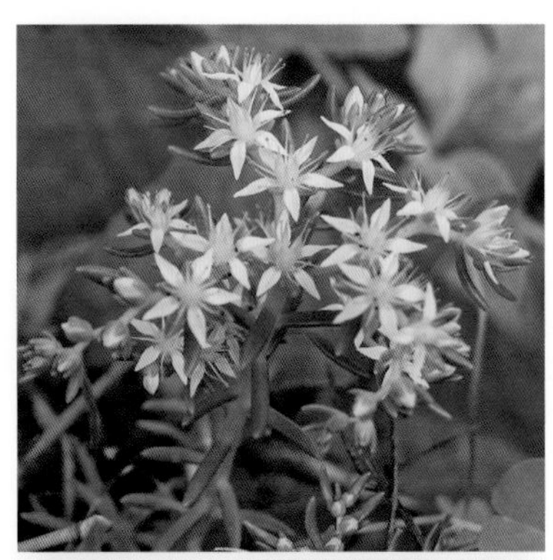

【基原】为景天科佛甲草*Sedum lineare* Thunb. 的茎叶。

【别名】火焰草、火烧草、铁指甲。

【形态特征】多年生草本。3叶轮生，少有4叶轮生或对生；叶片线形，先端钝尖，基部无柄，有短距。聚伞花序，顶生，疏生花，中央有1朵有短梗的花，着生花无梗；萼片5片，线状披针形，先端钝；花瓣5片，黄色，披针形。蓇葖果略叉开。花期4~5月，果期6~7月。

【分布】生于低山或草坡上。产于广西、广东、云南、四川、贵州、湖南、湖北、江西、台湾、福建、安徽、江苏、浙江、陕西、甘肃、河南等地。

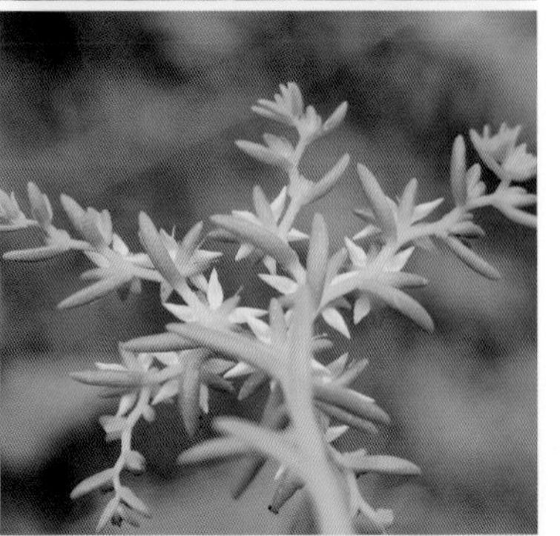

【性能主治】茎叶味甘、淡，性寒。有清热解毒、利湿、止血的作用。主治咽喉肿痛，目赤肿毒，热毒痈肿，疔疮，丹毒，缠腰火丹，烧烫伤，毒蛇咬伤，黄疸，湿热泻痢，便血，崩漏，外伤出血，扁平疣。

【采收加工】夏、秋季拔出全株，洗净，放于开水中烫一下，捞起，晒干或烘干。鲜用随采随用。

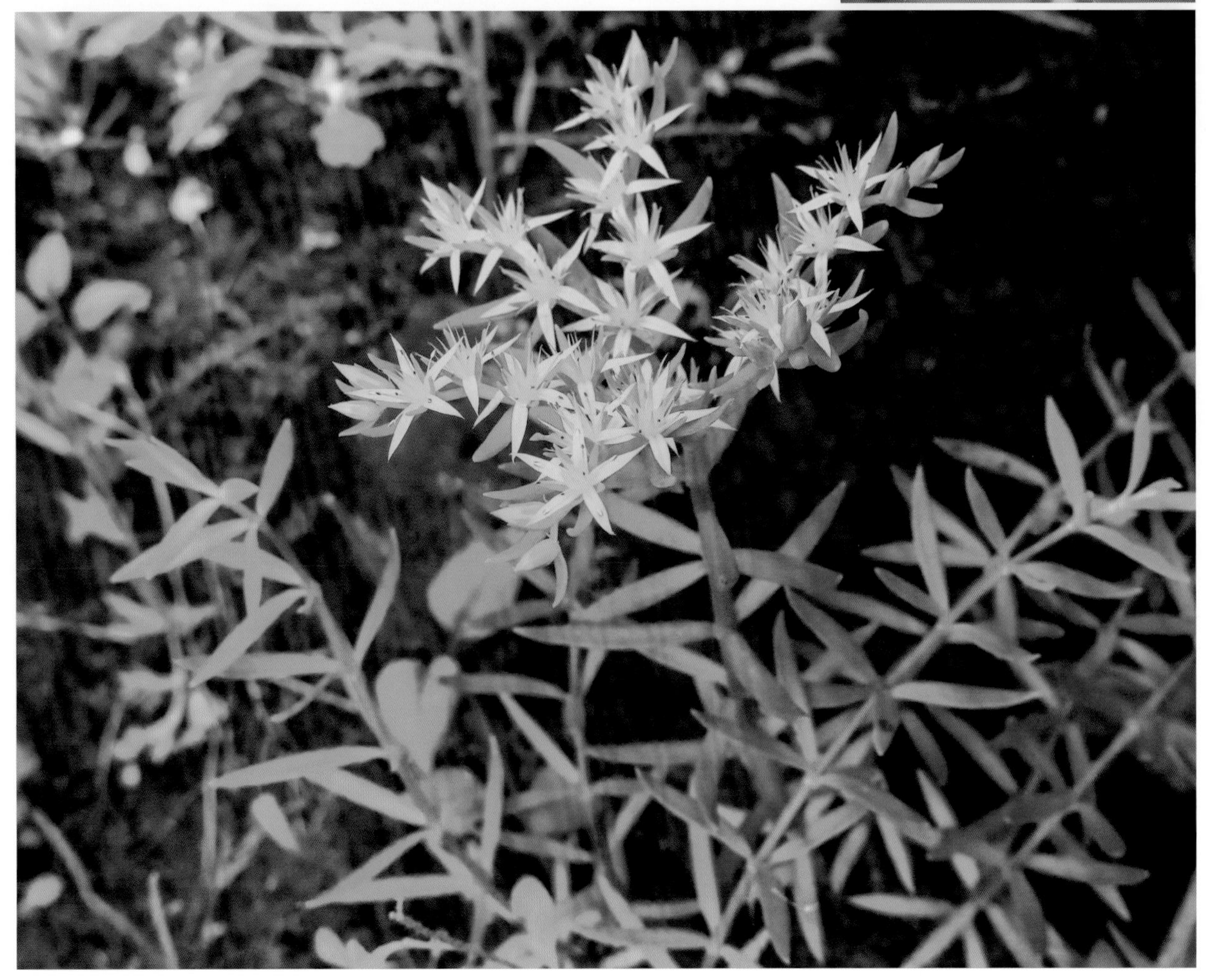

# 虎耳草

【基原】为虎耳草科虎耳草*Saxifraga stolonifera* Curtis 的全草。

【别名】石荷叶、天荷叶、老虎耳。

【形态特征】多年生草本。鞭匐枝细长，密被卷曲长腺毛，具鳞片状叶。基生叶具长柄；叶片近心形、肾形至扁圆形，裂片边缘具不规则齿牙和腺睫毛，被腺毛，背面通常红紫色，被腺毛，有斑点。聚伞花序圆锥状；花瓣5片，白色，中上部具紫红色斑点，基部具黄色斑点。花期5~8月，果期7~11月。

【分布】生于林下、草丛或阴湿岩隙中。产于广西、广东、云南、贵州、四川、江西、福建、台湾、湖南、湖北、安徽、江苏等地。

【性能主治】全草味辛、苦，性寒；有小毒。有疏风、清热、凉血解毒的作用。主治风热咳嗽，肺痈，吐血，风火牙痛，风疹瘙痒，痈肿丹毒，痔疮肿痛，毒虫咬伤，外伤出血。

【采收加工】全年均可采收，鲜用或晒干。

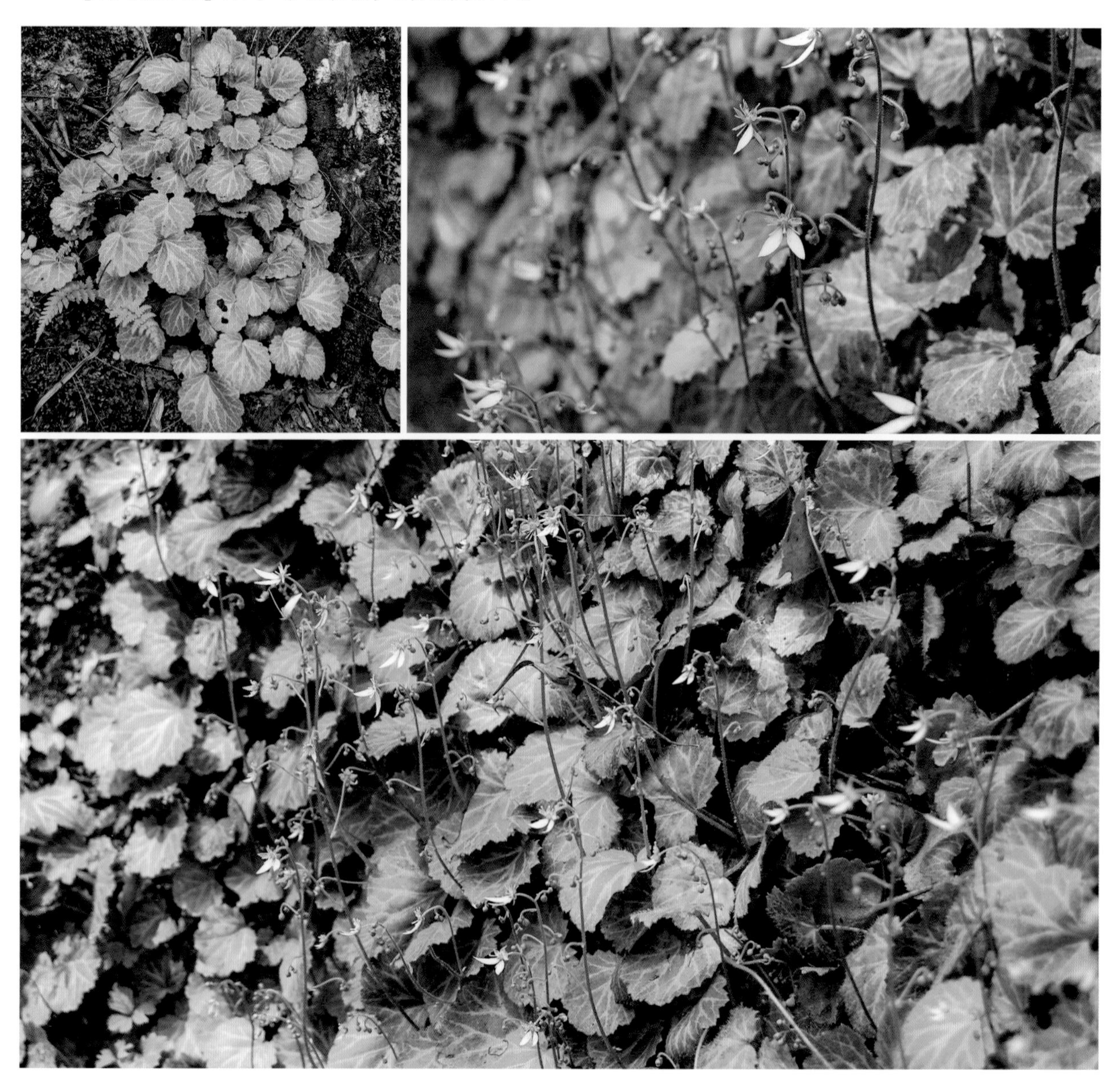

## 婆婆指甲菜

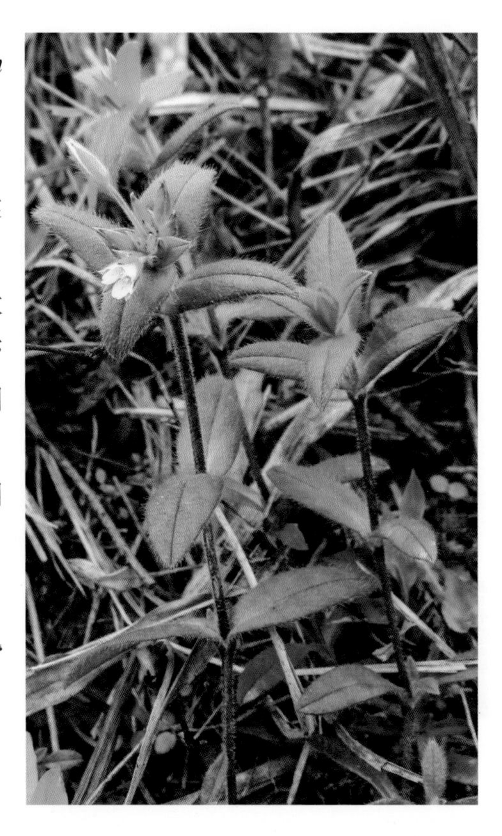

【基原】为石竹科球序卷耳*Cerastium glomeratum* Thuill. 的全草。

【别名】卷耳、瓜子草、鹅不食草。

【形态特征】一年生草本。茎单生或丛生，密被长柔毛，上部混生腺毛。茎下部叶匙形，上部叶倒卵状椭圆形，两面被长柔毛，边缘具缘毛，中脉明显。聚伞花序呈簇生状或呈头状，花序轴密被腺柔毛；苞片草质，卵状椭圆形，密被柔毛；花瓣5片，白色。蒴果长圆柱形，长于宿萼。花期3~4月，果期5~6月。

【分布】生于山坡草地。产于广西、云南、湖南、湖北、江西、福建、浙江、江苏、山东、西藏等地。

【性能主治】全草味甘、微苦，性凉。有清热、利湿、凉血解毒的作用。主治感冒发热，湿热泄泻，肠风下血，乳痈，疔疮，高血压病。

【采收加工】春、夏季采收，鲜用或晒干。

## 荷莲豆菜

【基原】为石竹科荷莲豆草*Drymaria cordata* (L.) Willd. ex Schult. 的全草。

【别名】水蓝青、水冰片、穿线蛇。

【形态特征】一年生披散草本。茎匍匐，丛生，纤细，无毛，基部分枝，节常生不定根。叶片卵状心形；托叶数片，白色，刚毛状。聚伞花序顶生；苞片针状披针形，边缘膜质；花梗被白色腺毛；萼片草质，边缘膜质，被腺柔毛；花瓣白色。蒴果卵形，3裂至基部。花期4~10月，果期6~12月。

【分布】生于山谷、杂木林缘。产于广西、广东、云南、贵州、四川、湖南、海南、福建、台湾、浙江。

【性能主治】全草味苦，性凉。有清热利湿、解毒活血的作用。主治黄疸，水肿，疟疾，惊风，风湿脚气，疮痈疖毒，小儿疳积。

【采收加工】夏季采收，鲜用或晒干。

## 马齿苋

【基原】为马齿苋科马齿苋*Portulaca oleracea* Linn. 的全草。

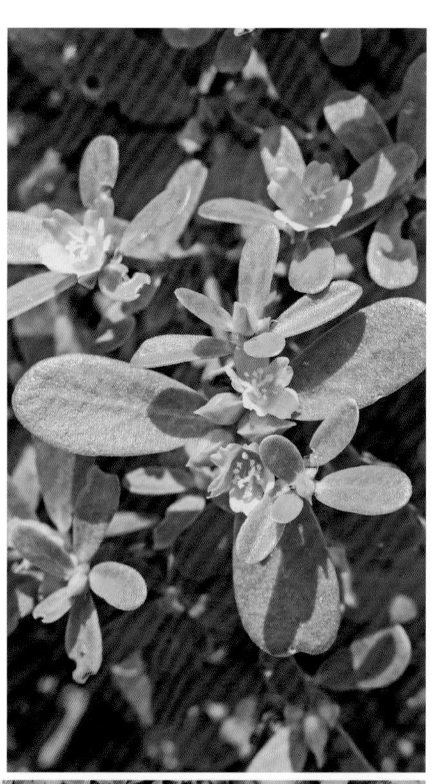

【别名】马齿草、马苋、马齿菜。

【形态特征】一年生铺地草本。茎平卧或斜倚，伏地铺散，多分枝，淡绿色或带暗红色。叶互生，有时近对生；叶片扁平，肥厚，倒卵形，似马齿状，全缘，腹面暗绿色，背面淡绿色或带暗红色，中脉微隆起。花无梗，常3~5朵簇生于枝端；花瓣黄色。蒴果卵球形，盖裂。花期5~8月，果期6~9月。

【分布】生于菜园、农田、路旁等土壤肥沃处，耐旱亦耐涝，生命力强。产于我国南北各地。

【性能主治】全草味酸，性寒。有清热解毒、凉血止痢、除湿通淋的作用。主治热毒泻痢，热淋，尿闭，赤白带下，崩漏，痔血，疮疡痈疖，丹毒，瘰疬，湿癣，白秃。

【采收加工】8~9月割取全草，洗净泥土，拣去杂质，再用开水稍烫（煮）一下或蒸，上汽后取出晒干或烘干；亦可鲜用。

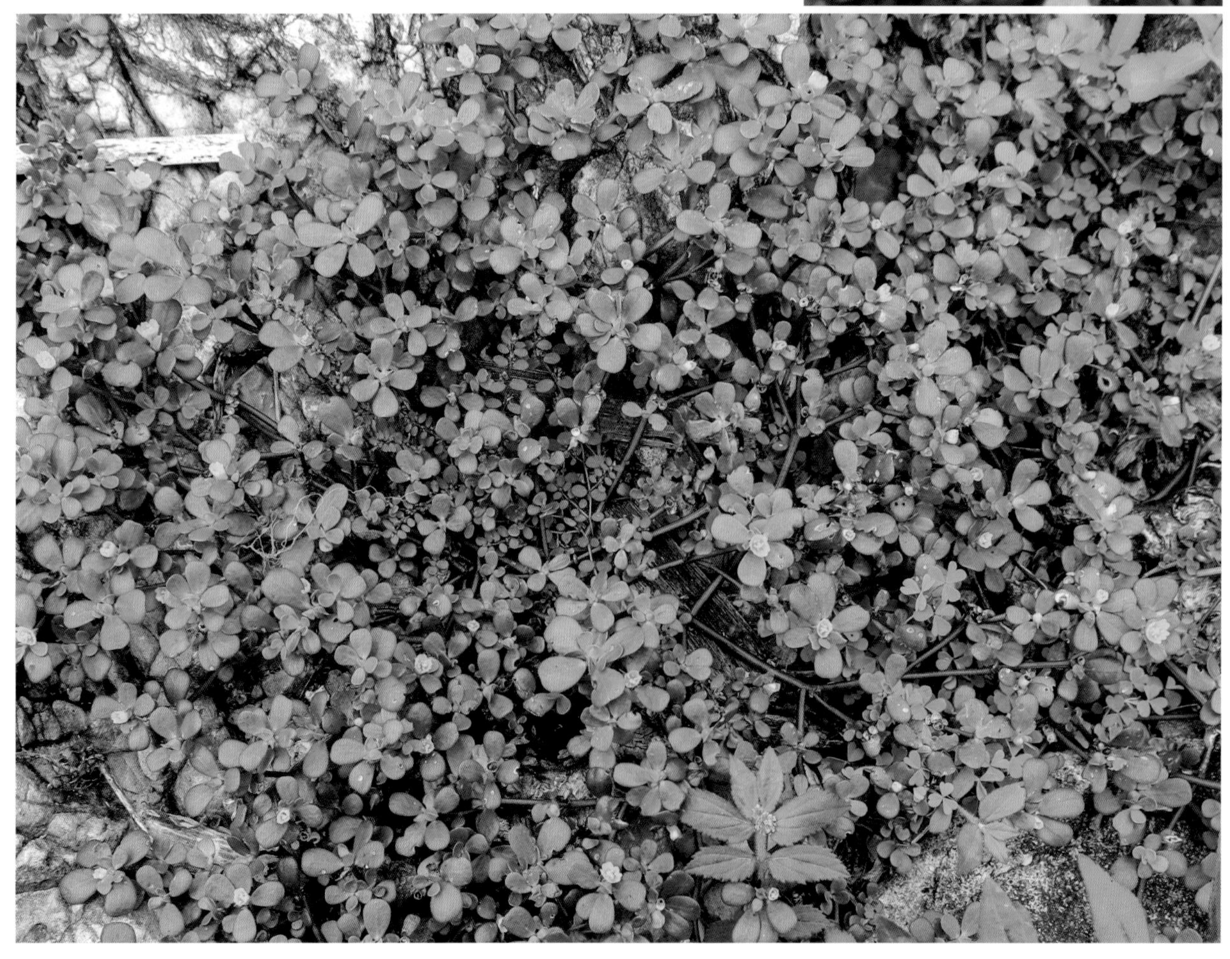

# 土人参

【基原】为马齿苋科土人参*Talinum paniculatum* (Jacq.) Gaertn. 的根。

【别名】假人参、土洋参、土参。

【形态特征】一年生肉质草本。主根棕褐色，粗壮，有分枝，外皮黑褐色，断面乳白色。叶互生或近对生；叶片稍肉质，倒卵形或倒卵状长椭圆形。圆锥花序顶生或腋生，花小；花瓣粉红色或淡紫红色，长椭圆形、倒卵形或椭圆形。蒴果近球形。种子多数，黑褐色或黑色。花期6~8月，果期9~11月。

【分布】生于田野、路边、山坡、沟边等阴湿处。产于广西、广东、贵州、云南、四川、浙江、安徽等地。

【性能主治】根味甘、淡，性平。有补气润肺、止咳、调经的作用。主治气虚乏倦，食少，泄泻，肺痨咳血，眩晕，潮热，盗汗，自汗，月经不调，带下，产妇乳汁不足。

【采收加工】8~9月采收，洗净，除去细根，晒干；或刮去外皮，蒸熟晒干。

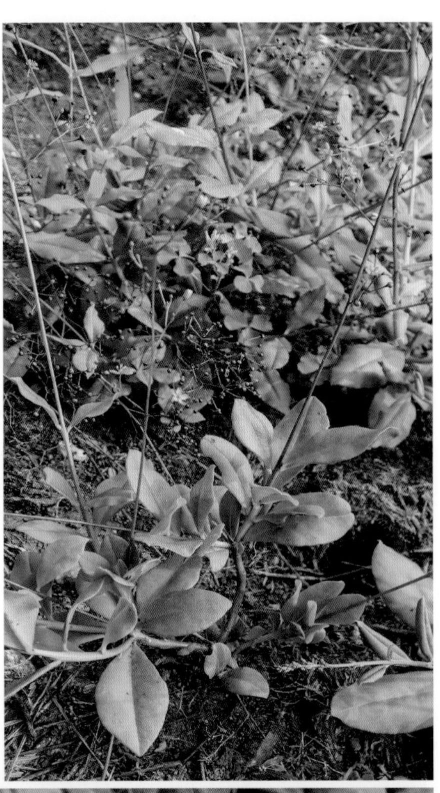

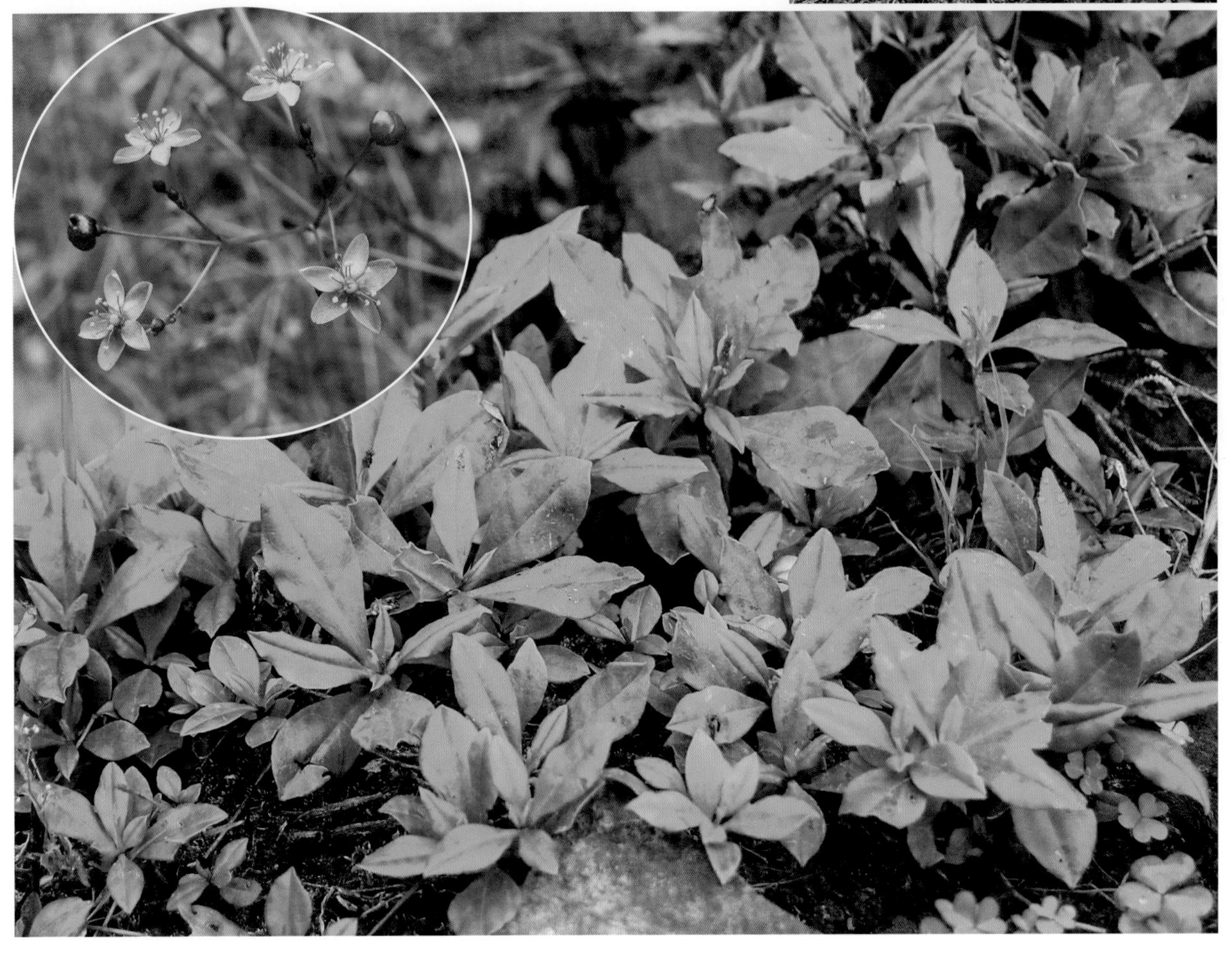

## 金线草

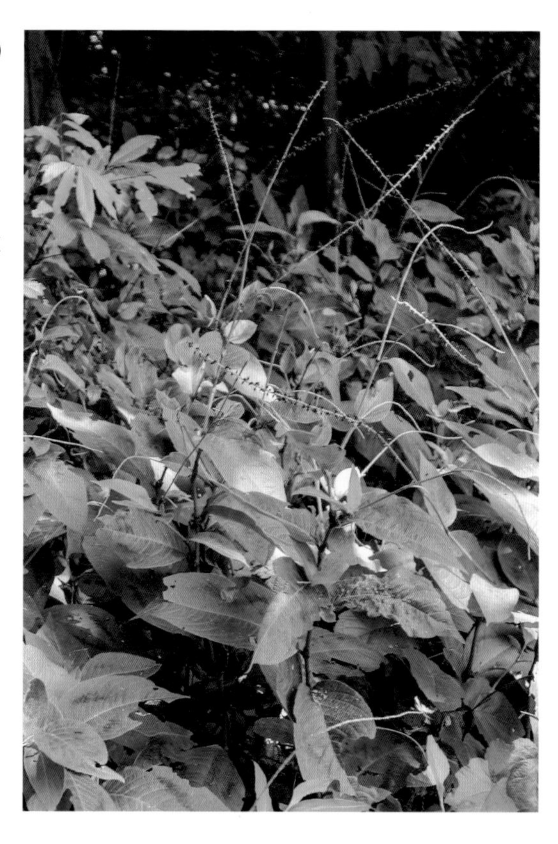

【基原】为蓼科金线草*Antenoron filiforme* (Thunb.) Roberty et Vautier 的全草。

【别名】人字草、九盘龙、毛血草。

【形态特征】多年生草本。茎直立，具糙伏毛，有纵沟，节部膨大。叶片椭圆形或长圆形，两面有长糙伏毛；托叶鞘筒状，膜质，褐色。总状花序呈穗状，通常数个顶生或腋生，花序轴延伸；花排列稀疏。瘦果卵形，双凸镜状，褐色。花期7~8月，果期9~10月。

【分布】生于山坡林缘、山谷路旁。产于陕西南部、甘肃南部及华东、华中、华南和西南地区。

【性能主治】全草味辛，性凉；有小毒。有凉血止血、清热利湿、散瘀止痛的作用。主治咳血，吐血，便血，血崩，泄泻，痢疾，胃痛，经期腹痛，产后血瘀腹痛，跌打损伤，风湿痹痛。

【采收加工】夏、秋季采收，鲜用或晒干。

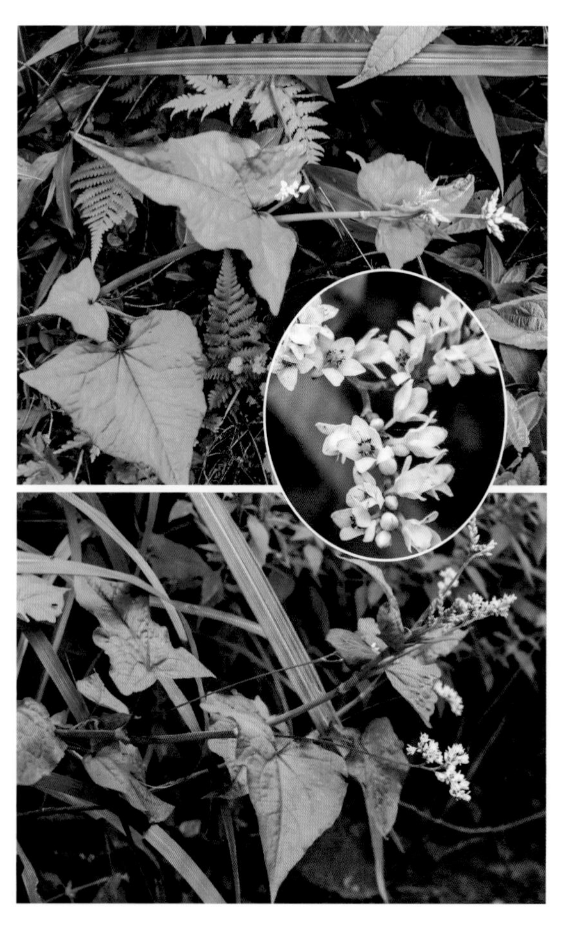

## 金荞麦

【基原】为蓼科金荞麦*Fagopyrum dibotrys* (D. Don) H. Hara 的根状茎。

【别名】野荞麦、荞麦三七、金锁银开。

【形态特征】多年生草本。根状茎木质化，黑褐色。叶片三角形，全缘，两面具乳头状突起或被柔毛；托叶鞘筒状，膜质，褐色，无缘毛。花序伞房状，顶生或腋生；苞片卵状披针形，先端尖，边缘膜质；花被5深裂，白色，花被裂片长椭圆形。瘦果宽卵形，黑褐色，无光泽。花期7~9月，果期8~10月。

【分布】生于山谷湿地、山坡灌木丛中。产于我国东部、中部、南部、西南地区及陕西。

【性能主治】根状茎味微辛、涩，性凉。有清热解毒、排脓祛瘀的作用。主治肺痈吐脓，肺热喘咳，乳蛾肿痛。

【采收加工】冬季采挖，除去茎和须根，洗净，晒干。

# 何首乌

【基原】为蓼科何首乌*Fallopia multiflora* (Thunb.) Haraldson 的块根。

【别名】首乌、赤首乌、铁秤砣。

【形态特征】多年生草本。块根肥厚，黑褐色。茎缠绕，多分枝，具纵棱，无毛，下部木质化。叶片卵状心形，全缘。花序圆锥状，顶生或腋生；苞片三角状卵形，具小突起；每苞内具2~4朵花；花被5深裂，白色或淡绿色，果时增大，近圆形。瘦果卵形，成熟时黑褐色。花期8~9月，果期9~10月。

【分布】生于山谷路边、灌木丛、山坡或沟边石隙。产于广西、贵州、四川、河南、江苏、湖北等地。

【性能主治】块根味苦、甘、涩，性微温。有解毒、消痈、截疟、润肠通便的作用。主治疮痈，瘰疬，风疹瘙痒，久疟体虚，肠燥便秘。

【采收加工】秋、冬季叶枯萎时采挖，削去两端，洗净，个大的切成块，干燥。

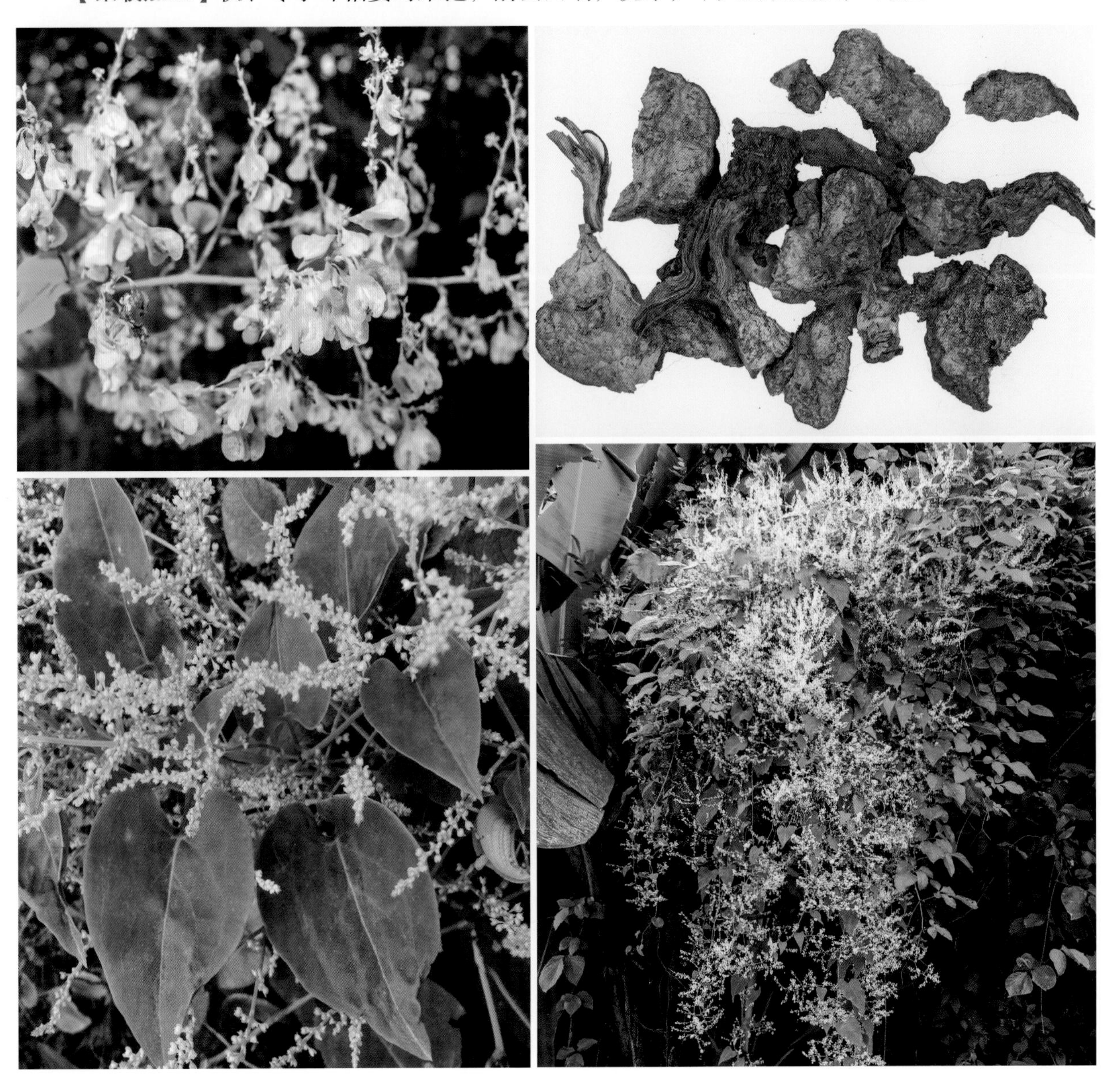

## 石莽草

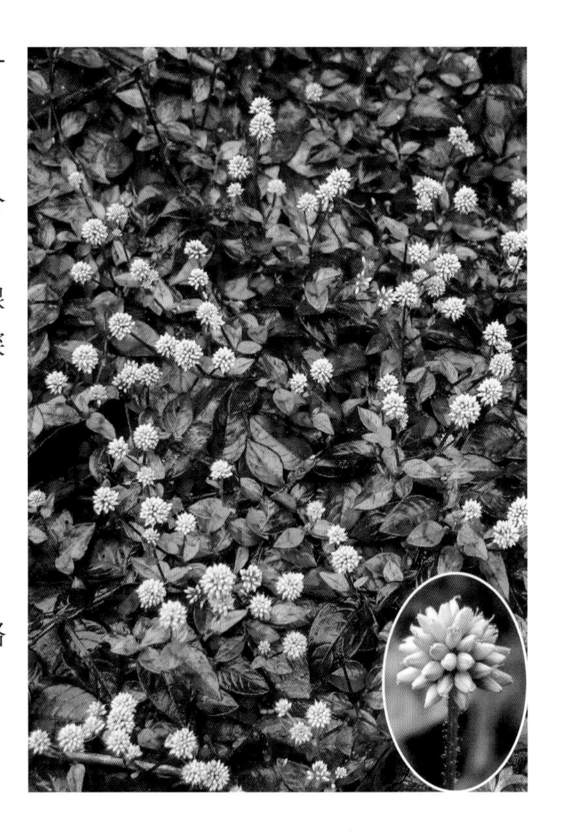

【基原】为蓼科头花蓼*Polygonum capitatum* Buch.-Ham. ex D. Don 的全草。

【别名】省订草、雷公须、火眼丹。

【形态特征】多年生草本。茎匍匐，丛生，多分枝，疏生腺毛或近无毛。一年生枝近直立，疏生腺毛。叶片卵形或椭圆形，全缘，边缘具腺毛，两面疏生腺毛，腹面有时具黑褐色新月形斑点。花序头状；花被5深裂，淡红色。瘦果长卵形，成熟时黑褐色，密生小点，微有光泽。花期6~9月，果期8~10月。

【分布】生于山坡、山谷湿地。产于广西、广东、云南、贵州、四川、湖南、湖北、江西、西藏等地。

【性能主治】全草味苦、辛，性凉。有清热利湿、活血止痛的作用。主治痢疾，肾盂肾炎，膀胱炎，尿路结石，风湿关节痛，跌打损伤，腮腺炎，疮疡，湿疹。

【采收加工】全年均可采收，鲜用或晒干。

## 水蓼

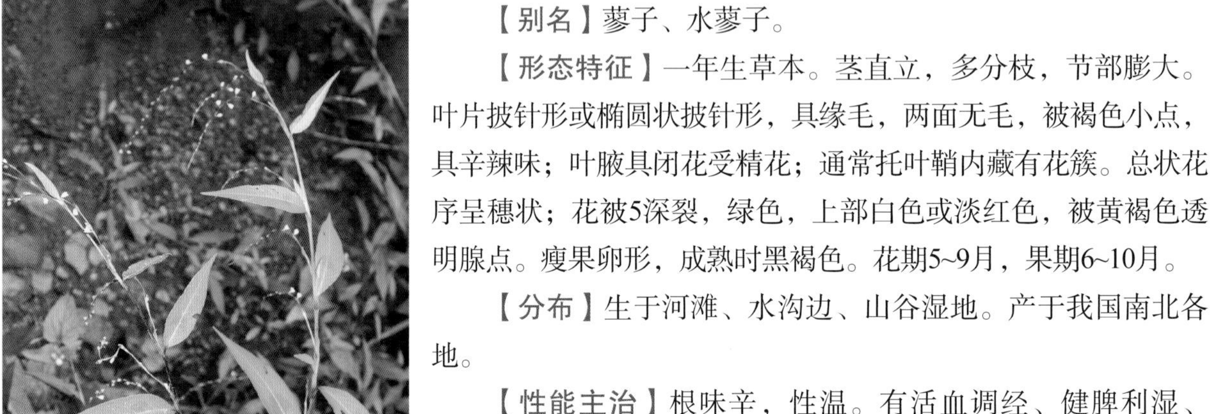

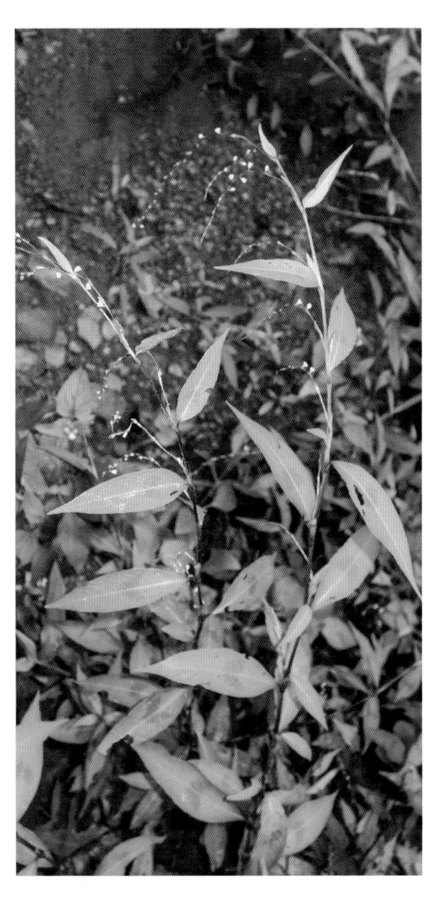

【基原】为蓼科水蓼*Polygonum hydropiper* L. 的根及果实。

【别名】蓼子、水蓼子。

【形态特征】一年生草本。茎直立，多分枝，节部膨大。叶片披针形或椭圆状披针形，具缘毛，两面无毛，被褐色小点，具辛辣味；叶腋具闭花受精花；通常托叶鞘内藏有花簇。总状花序呈穗状；花被5深裂，绿色，上部白色或淡红色，被黄褐色透明腺点。瘦果卵形，成熟时黑褐色。花期5~9月，果期6~10月。

【分布】生于河滩、水沟边、山谷湿地。产于我国南北各地。

【性能主治】根味辛，性温。有活血调经、健脾利湿、解毒消肿的作用。主治月经不调，小儿疳积，痢疾，肠炎，疟疾，跌打肿痛，蛇虫咬伤。果实味辛，性温。有化湿利水、破瘀散结、解毒的作用。主治吐泻腹痛，水肿，小便不利，症积痞胀，痈肿疮疡，瘰疬。

【采收加工】秋季开花时采挖根，洗净，鲜用或晒干。秋季果实成熟时采收，除去杂质，阴干。

【附注】《中华本草》记载水蓼以根和果实入药的药材名分别为水蓼根和蓼实。

## 杠板归

【基原】为蓼科杠板归*Polygonum perfoliatum* L. 的全草。

【别名】方胜板、刺犁头、蛇不过。

【形态特征】一年生草本。茎攀缘，多分枝，沿棱具稀疏的倒生皮刺。叶片三角形，薄纸质，腹面无毛，背面沿叶脉疏生皮刺。总状花序呈短穗状，不分枝，顶生或腋生；花被5深裂，白色或淡红色，果时增大，肉质，变成深蓝色。瘦果球形，成熟时黑色，有光泽，包于宿存花被内。花期6~8月，果期7~10月。

【分布】生于田边、路旁、山谷湿地。产于广西、广东、云南、贵州、四川、海南、江西、福建、台湾、湖南、湖北、安徽、浙江、江苏、山东、河南、河北、陕西、甘肃、黑龙江、吉林、辽宁等地。

【性能主治】全草味酸、苦，性平。有清热解毒、利湿消肿、散瘀止血的作用。主治疔疮痈肿，丹毒，腮腺炎，乳腺炎，聤耳，急性扁桃体炎，感冒发热，肺热咳嗽，百日咳，瘰疬，痔疮，泻痢，黄疸，臌胀，水肿，淋浊，带下，疟疾，风火赤眼，跌打肿痛，吐血，便血，蛇虫咬伤。

【采收加工】夏、秋季采收，鲜用或晾干。

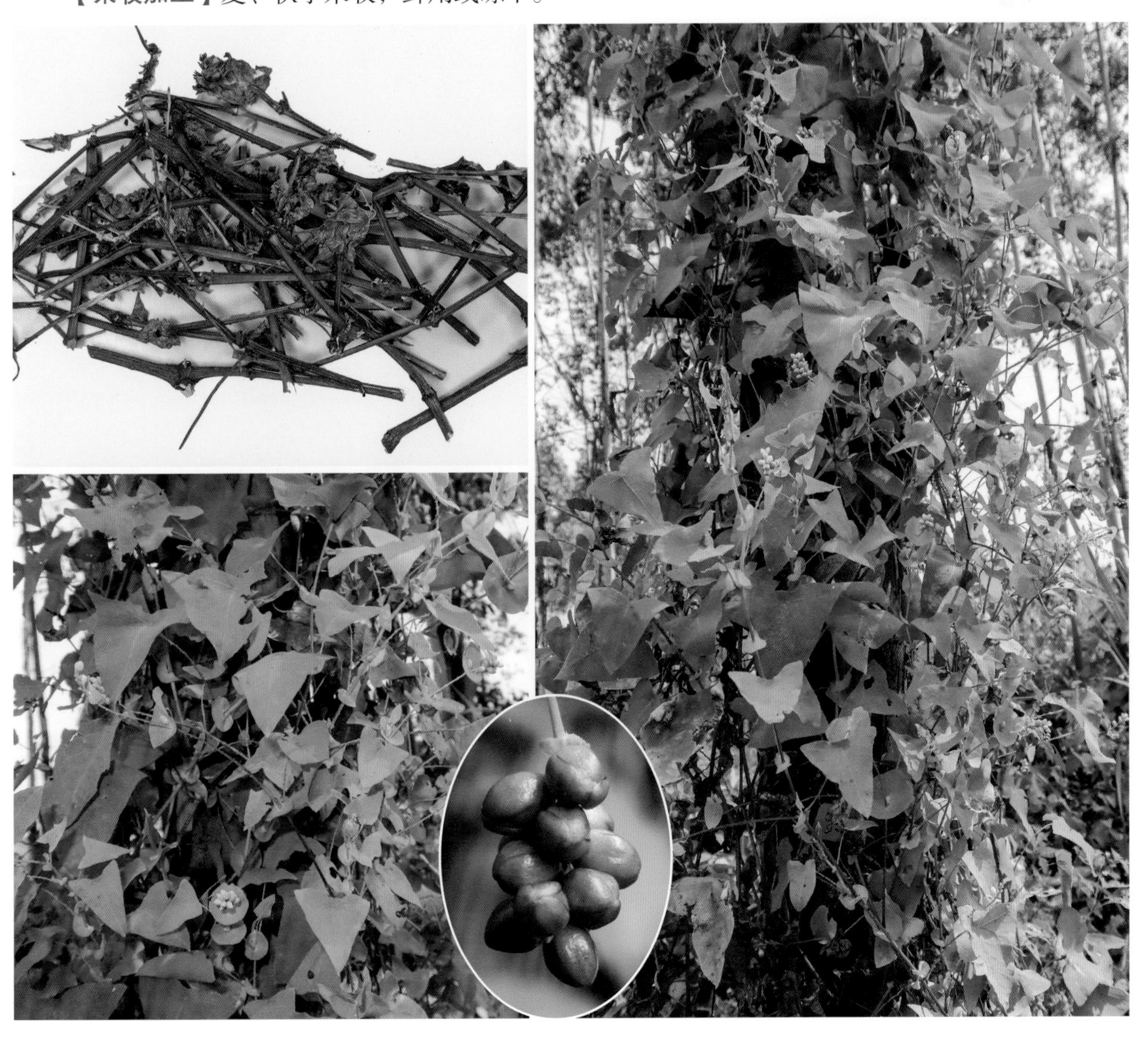

# 虎杖

【基原】为蓼科虎杖*Reynoutria japonica* Houtt. 的根状茎和根。

【别名】花斑竹、酸筒杆、酸汤梗。

【形态特征】多年生草本。根状茎粗壮，横走。茎直立，具小突起，无毛，散生红色或紫红斑点。叶片宽卵形或卵状椭圆形，近革质，两面无毛，沿叶脉具小突起。花单性，雌雄异株；花序圆锥状；花被5深裂，淡绿色；雄花花被片具绿色中脉，无翅。瘦果卵形，成熟时黑褐色。花期8~9月，果期9~10月。

【分布】生于山坡灌木丛、山谷、路旁、田边湿地。产于华东、华中、华南地区及四川、云南、贵州、陕西南部、甘肃南部等地。

【性能主治】根状茎和根味咸，性寒。有消痰、软坚散结、利水消肿的作用。主治瘿瘤，瘰疬，睾丸肿痛，痰饮水肿。

【采收加工】夏、秋季采收，晒干。

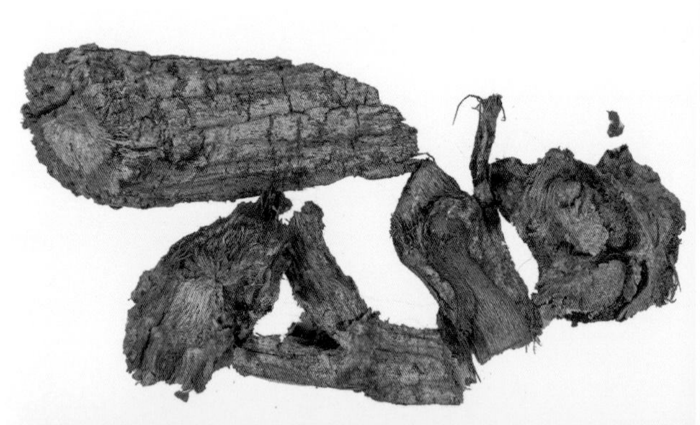
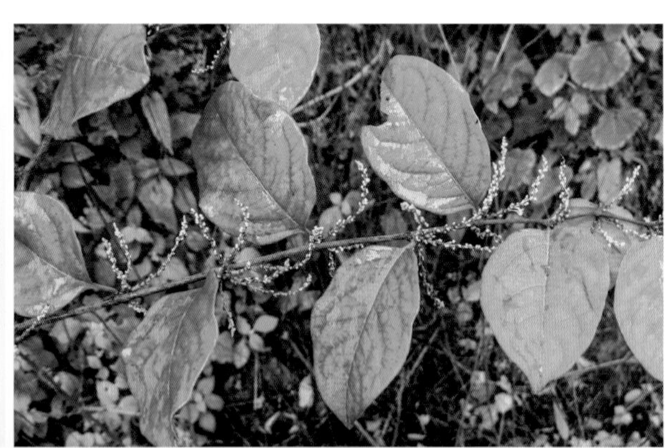
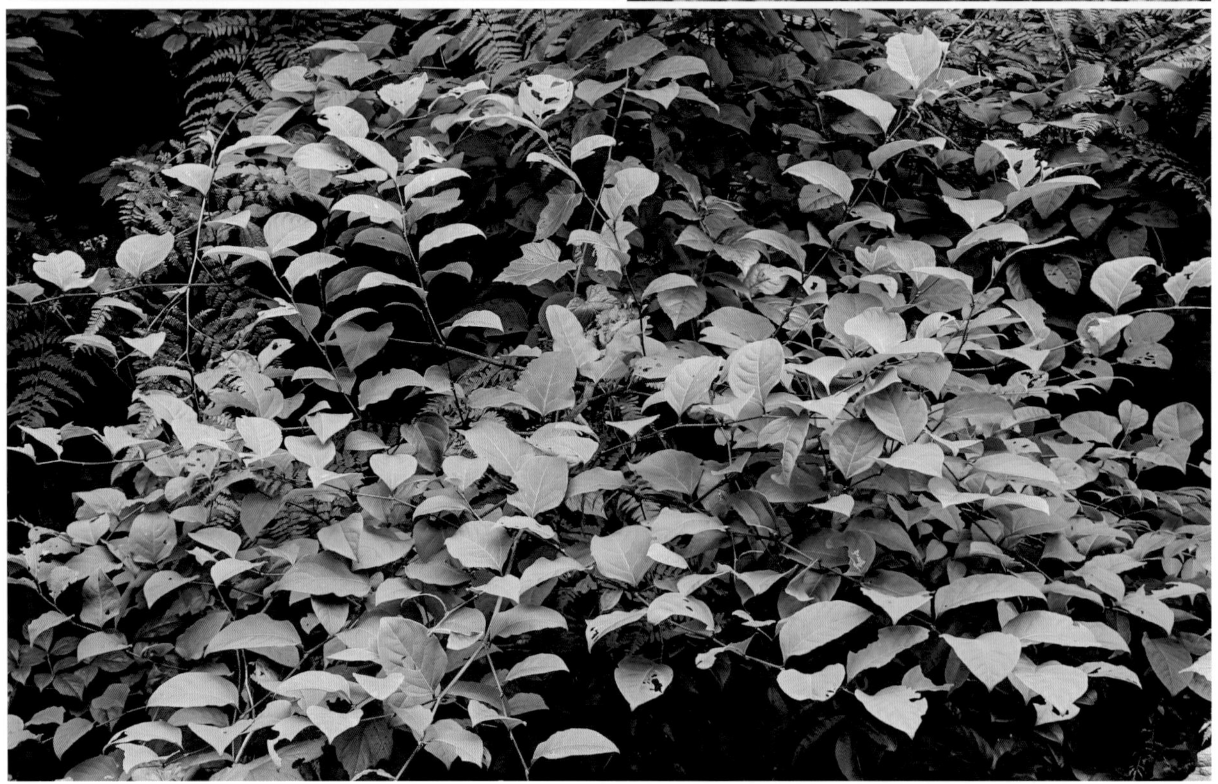

## 商陆

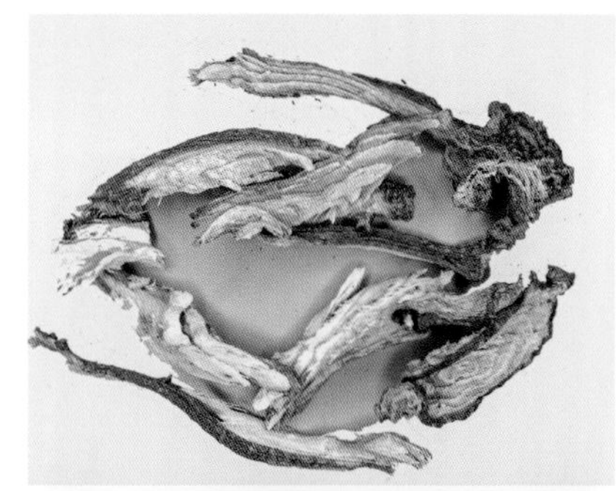

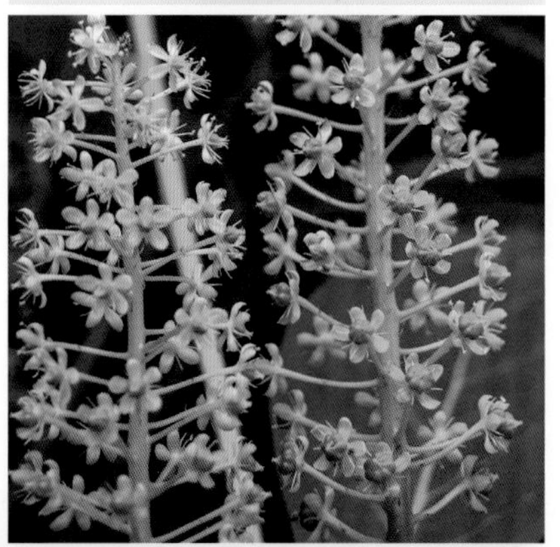

【基原】为商陆科商陆*Phytolacca acinosa* Roxb. 的根。

【别名】土冬瓜、抱母鸡、土母鸡。

【形态特征】多年生草本。根肥大，肉质，倒圆锥形，外皮淡黄色或灰褐色，内面黄白色。茎直立，肉质，绿色或红紫色。叶片薄纸质，椭圆形、长椭圆形或披针状椭圆形。总状花序顶生或与叶对生，密生多花；花白色后渐变为淡红色。浆果扁球形，成熟时深红紫色或黑色。花期5~8月，果期6~10月。

【分布】生于沟谷、山坡林下、林缘路旁。除东北、内蒙古、青海、新疆外，分布几乎遍及全国。

【性能主治】根味苦，性寒；有毒。有逐水消肿、通利二便、解毒散结的作用。主治水肿胀满，二便不通；外用治痈肿疮毒。

【采收加工】秋季至翌年春季采挖，除去须根和泥沙，切成块或片，晒干或阴干。

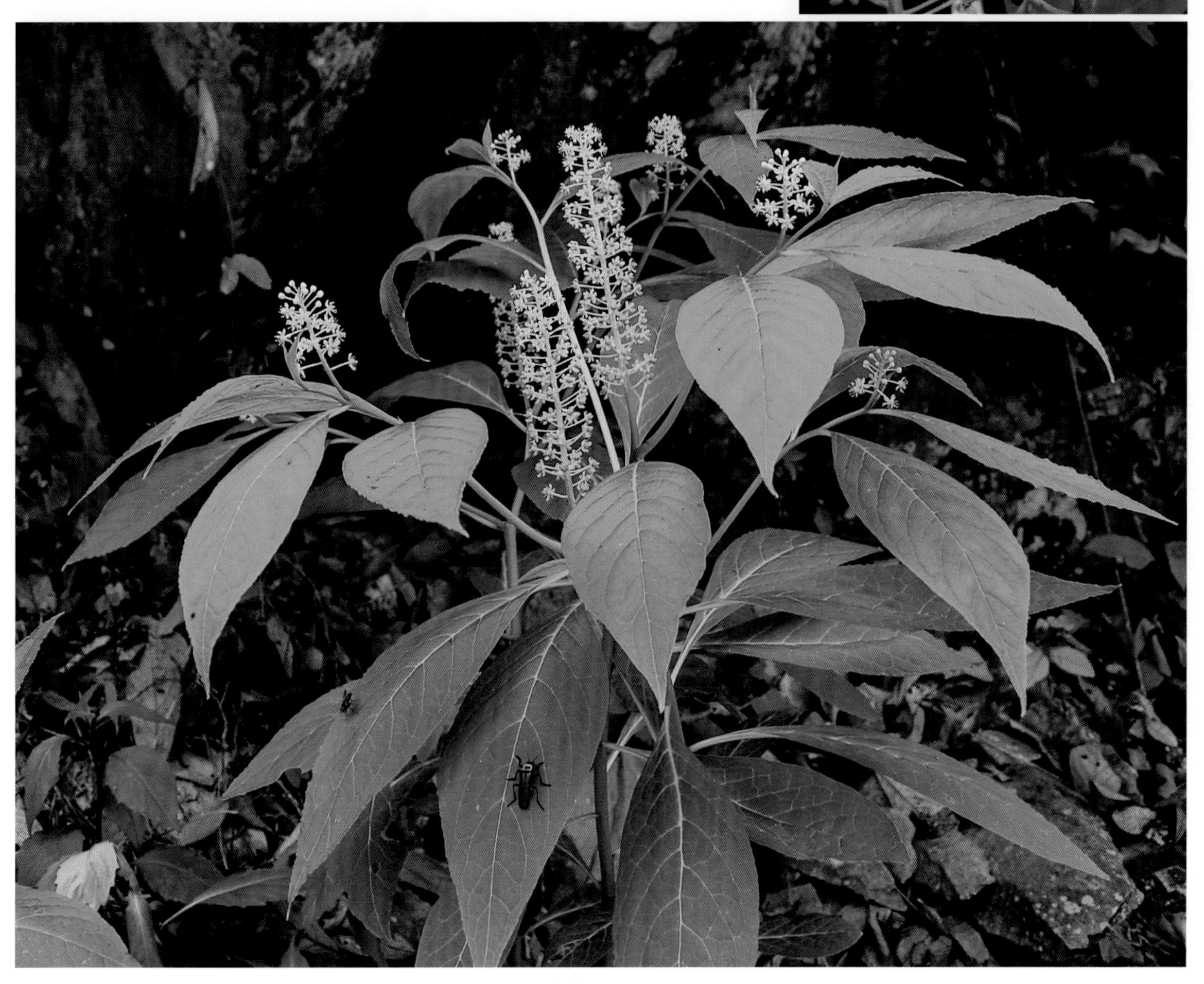

## 土荆芥

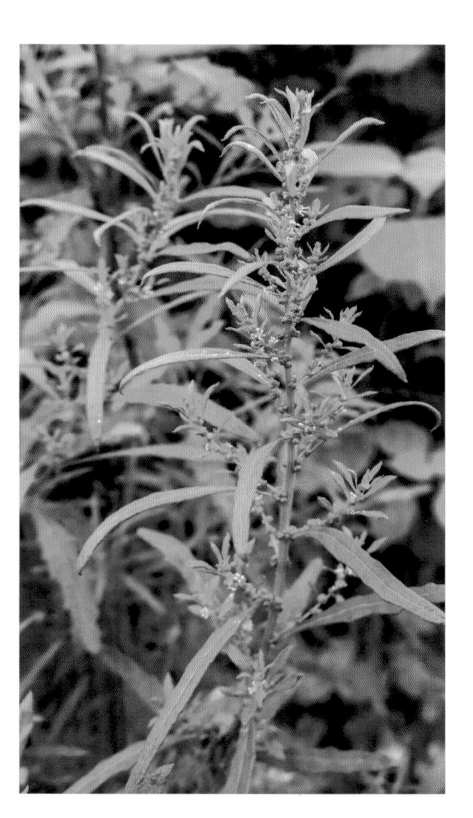

【基原】为藜科土荆芥*Dysphania ambrosioides* (L.) Mosyakin et Clemants 的带果穗全草。

【别名】鹅脚草、红泽兰、天仙草。

【形态特征】一年生或多年生草本。有强烈香味。茎直立，多分枝，有短柔毛并兼有具节的长柔毛。叶片矩圆状披针形至披针形，边缘具稀疏不整齐的大齿，腹面平滑无毛，背面散生油点并沿叶脉稍有毛。花通常3~5朵团集，生于上部叶腋，绿色。胞果扁球形，完全包于花被内。花果期长。

【分布】生于村旁、路边、河岸等处。产于广西、广东、四川、江西、福建、台湾、湖南、浙江、江苏等地。

【性能主治】带果穗全草味辛、苦，性微温；有大毒。有祛风除湿、杀虫止痒、活血消肿的作用。主治钩虫病，蛔虫病，蛲虫病，头虱，皮肤湿疹，疥癣，风湿痹痛，闭经，痛经，口舌生疮，咽喉肿痛，跌打损伤，蛇虫咬伤。

【采收加工】8~9月下旬采收，摊放在通风处，或捆束悬挂阴干，避免日晒和雨淋。

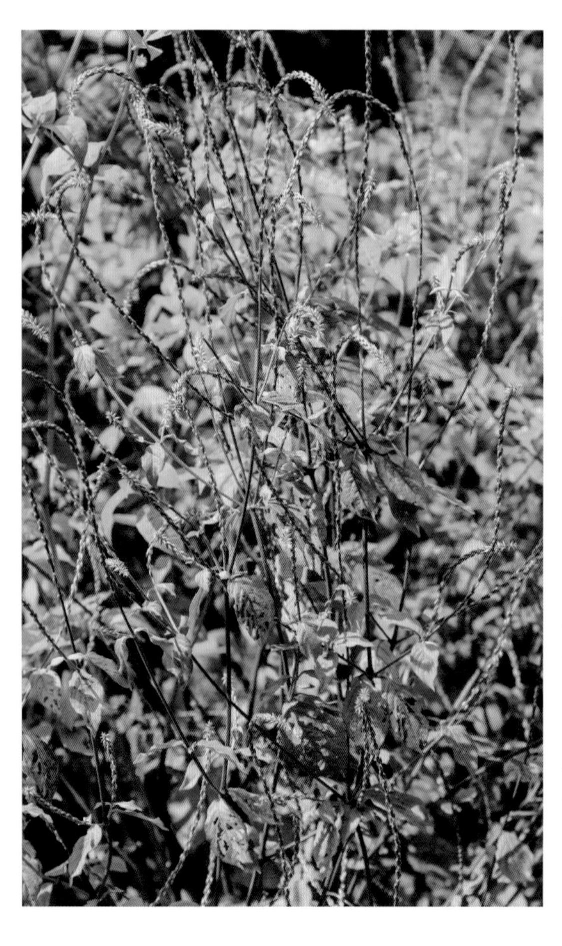

## 倒扣草

【基原】为苋科土牛膝 *Achyranthes aspera* L. 的全草。

【别名】杜牛膝、倒钩草、倒扣簕。

【形态特征】多年生草本，高20~120 cm。茎四棱形，有柔毛，节部稍膨大，分枝对生。叶片纸质，宽卵状倒卵形或椭圆状矩圆形，先端圆钝，具突尖，两面密生柔毛或近无毛。穗状花序顶生；花序梗具棱角，粗壮，坚硬，密生白色伏贴或开展柔毛。胞果卵形。种子卵形。花期6~8月，果期10月。

【分布】生于山坡疏林或村庄附近空旷地。产于广西、广东、云南、贵州、湖南、四川、台湾、福建、江西等地。

【性能主治】全草味甘、淡、微酸，性凉。有解表清热、利湿的作用。主治外感发热，咽喉肿痛，烦渴，风湿关节痛。

【采收加工】夏、秋季花果期采收，除去杂质，干燥。

# 节节花

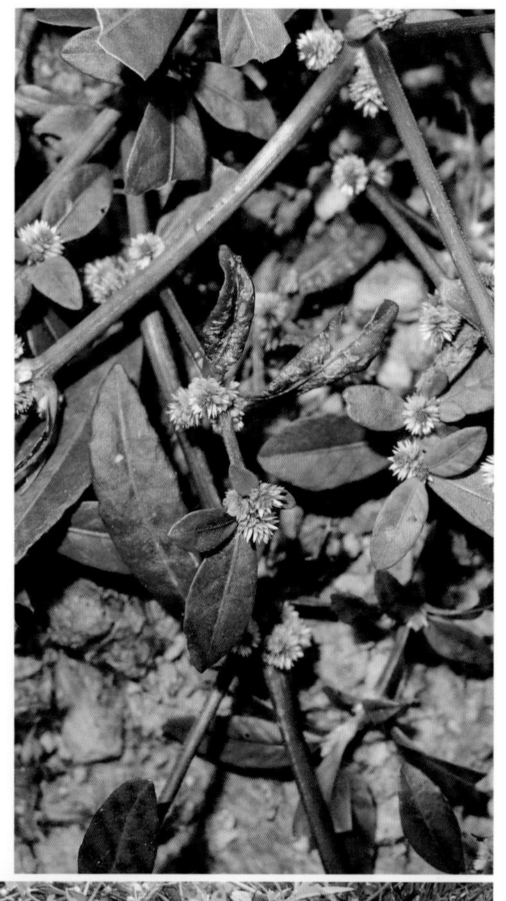

【基原】为苋科莲子草 *Alternanthera sessilis* (L.) R. Br. ex DC. 的全草。

【别名】耐惊菜、满天星。

【形态特征】多年生草本。茎上升或匍匐，绿色或稍带紫色，在节处有1行横生柔毛。叶片形状及大小有变化，条状披针形、矩圆形、倒卵形、卵状矩圆形，全缘或有不显明的齿，两面无毛或疏生柔毛。腋生头状花序1~4个，无花序梗，初为球形，后渐成圆柱形；花密生，白色。花期5~7月，果期7~9月。

【分布】生于村庄附近的草坡、水沟、田边或沼泽、海边潮湿处。产于广西、广东、云南、贵州、四川、江西、福建、台湾、湖南、湖北、安徽、江苏、浙江等地。

【性能主治】全草味微甘，性寒。有凉血散瘀、清热解毒、除湿通淋的作用。主治咳血，吐血，便血，湿热黄疸，痢疾，泄泻，牙龈肿痛，咽喉肿痛，肠痈，乳痈，腮腺炎，痈疽肿毒，湿疹，淋证，跌打损伤，毒蛇咬伤。

【采收加工】夏、秋季采收，洗净，晒干。

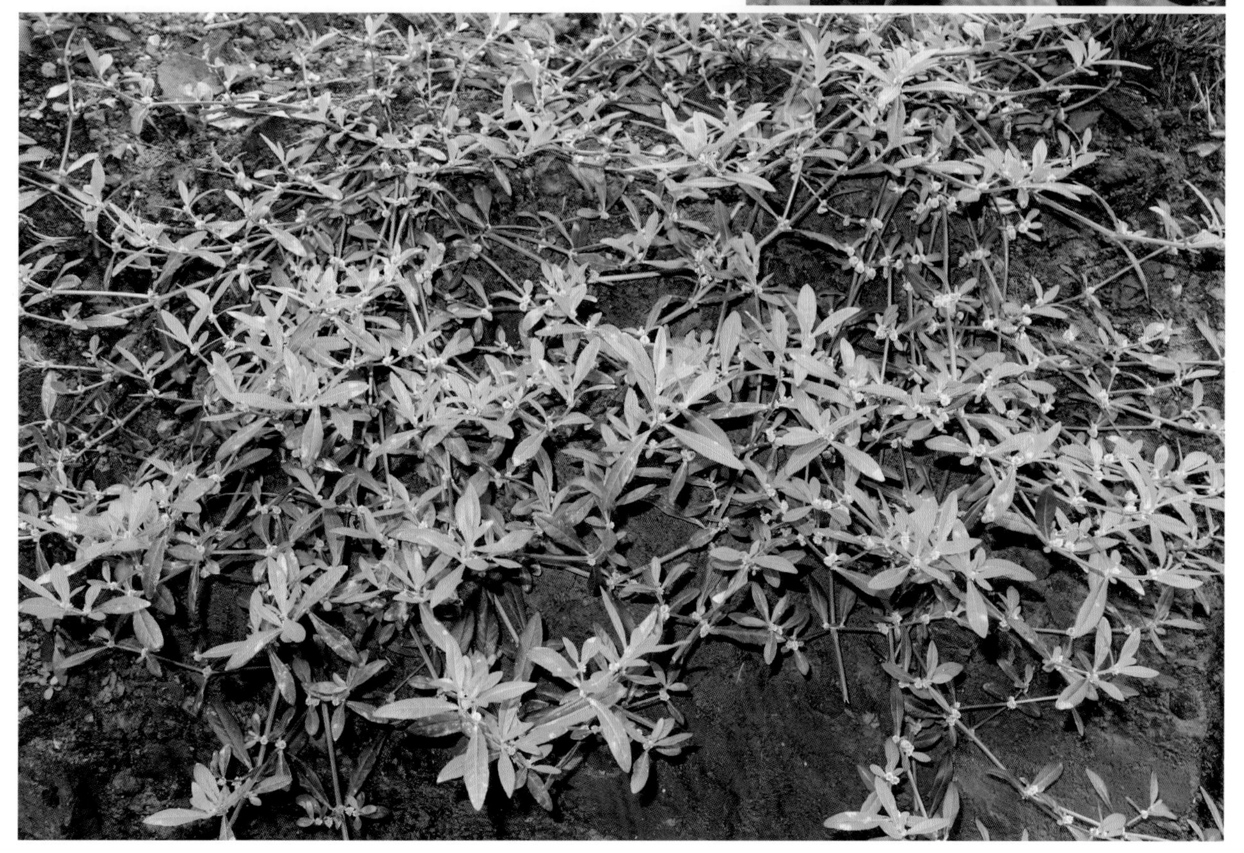

# 青葙子

【基原】为苋科青葙*Celosia argentea* L. 的成熟种子。

【别名】野鸡冠花、狗尾花、狗尾苋。

【形态特征】一年生草本。全株无毛。茎直立，有分枝，绿色或红色，具明显的条纹。叶片矩圆状披针形、披针形或披针状条形，少数卵状矩圆形，常绿色带红色。花多数，密生，在茎端或枝端形成单一、无分枝的塔状或圆柱状穗状花序。胞果小，包裹在宿存花被片内。花期5~8月，果期6~10月。

【分布】生于平原、田边、丘陵、山坡。分布几乎遍及全国。

【性能主治】种子味苦、辛，性寒。有清虚热、除骨蒸、解暑热、截疟、退黄的作用。主治温邪伤阴，夜热早凉，阴虚发热，骨蒸劳热，暑邪发热，疟疾寒热，湿热黄疸。

【采收加工】秋季果实成熟时采割植株或摘取果穗，晒干，收集种子，除去杂质。

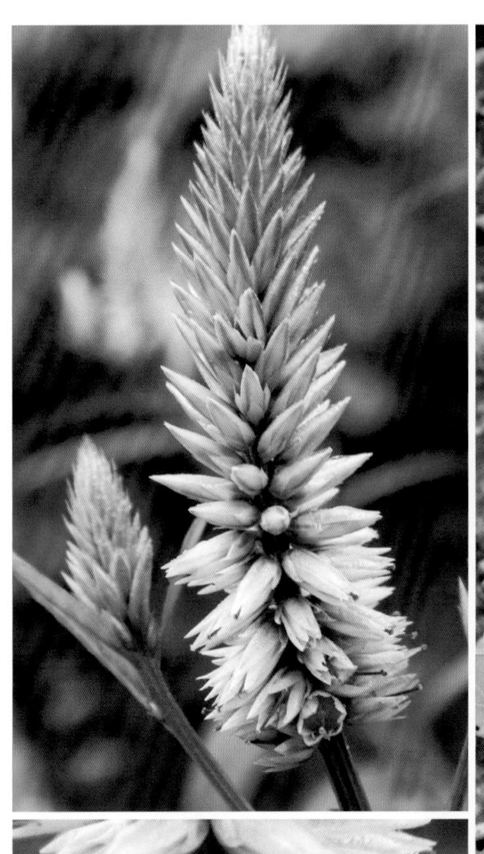

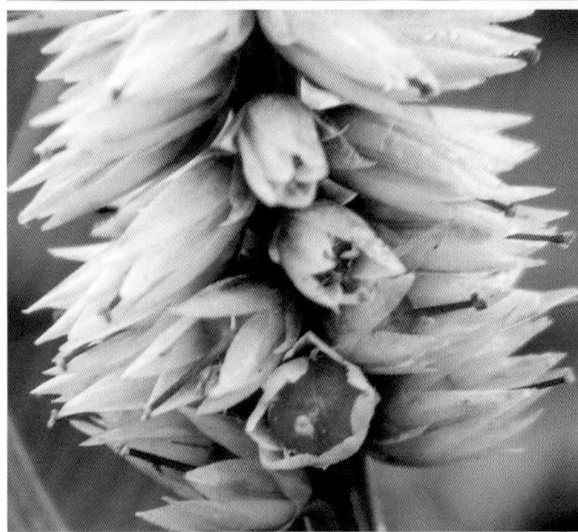

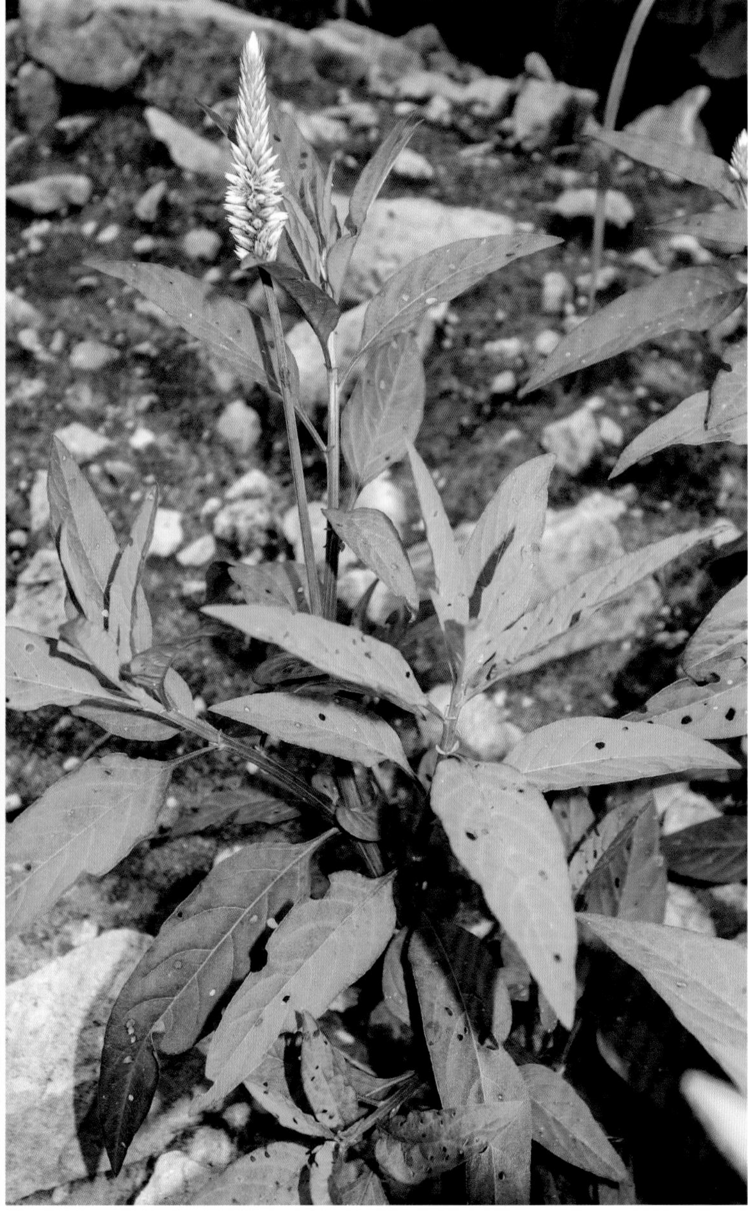

# 老鹳草

【基原】为牻牛儿苗科野老鹳草*Geranium carolinianum* L. 的地上部分。

【别名】鹳嘴、老鸦嘴、贯筋。

【形态特征】一年生草本。茎直立或仰卧，密被倒向短柔毛。基生叶早枯；茎生叶互生或最上部叶对生；托叶披针形或三角状披针形；叶片圆肾形，掌状5~7裂近基部，裂片楔状倒卵形或菱形。花序腋生或顶生；每花序梗具2朵花；花瓣淡紫红色，倒卵形。蒴果被短糙毛。花期4~7月，果期5~9月。

【分布】生于平原或低山荒坡杂草丛中。产于广西、云南、四川、江西、湖南、湖北、安徽、江苏、浙江、山东等地。

【性能主治】地上部分味辛、苦，性平。有祛风湿、通经络、止泻痢的作用。主治风湿痹痛，麻木拘挛，筋骨酸痛，泄泻痢疾。

【采收加工】夏、秋季果实近成熟时采割地上部分，捆成把，晒干。

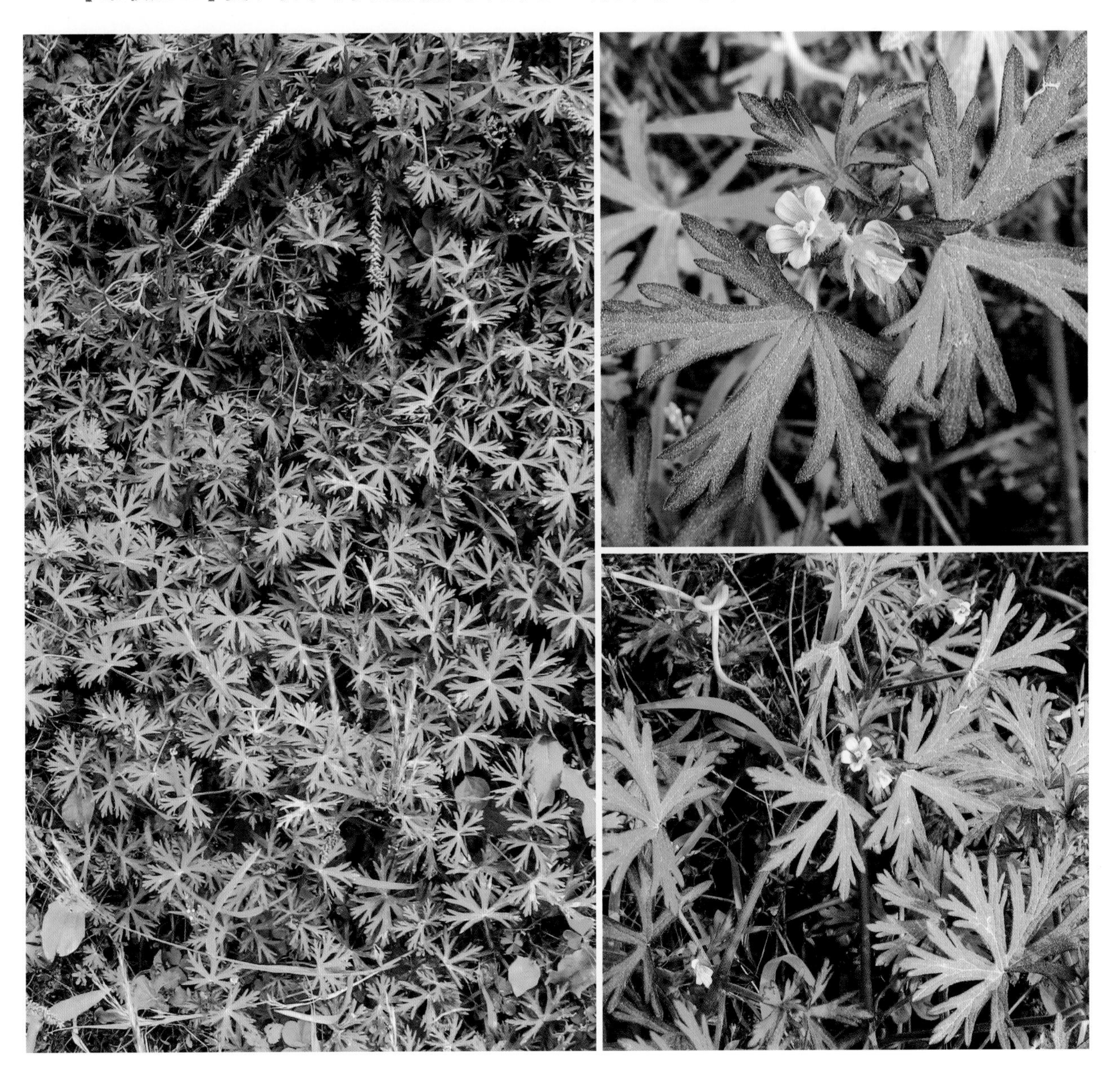

## 酢浆草

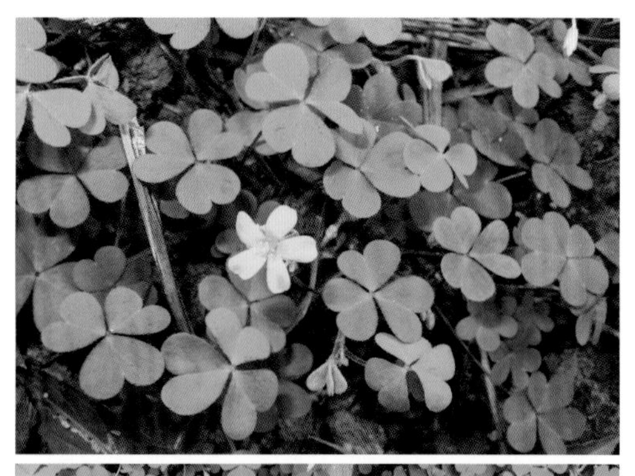

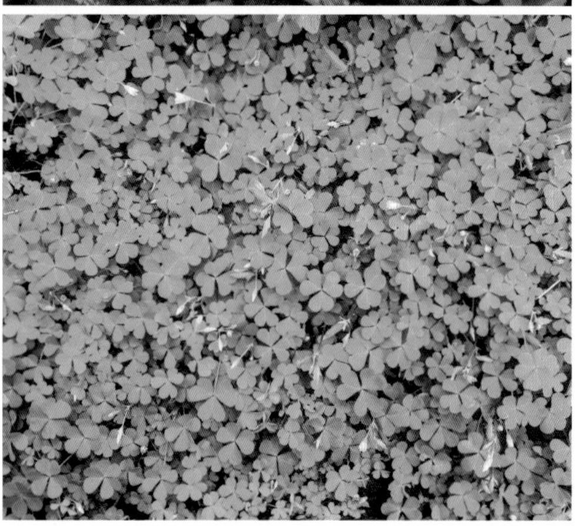

【基原】为酢浆草科酢浆草*Oxalis corniculata* L. 的全草。

【别名】酸箕、酸咪咪、酸草。

【形态特征】草本。全株被柔毛。根状茎稍肥厚。茎细弱，多分枝。叶基生或茎上互生；叶片基部与叶柄合生，两面被柔毛或腹面无毛，沿脉被毛较密，边缘具贴伏缘毛。花单生，或数朵集为伞形花序状生于叶腋；花序梗淡红色；花瓣5片，黄色。蒴果长圆柱形。种子长卵形，褐色或红棕色。花果期2~9月。

【分布】生于山坡草地、河谷沿岸、路边、田边、荒地或林下阴湿处等。产于全国各地。

【性能主治】全草味酸，性凉。有清热利湿、消肿解毒的作用。用于治疗感冒发热，肠炎，尿路感染，神经衰弱；外用治跌打损伤，毒蛇咬伤，烧烫伤，痈肿疮疖，湿疹。

【采收加工】全年均可采收，以夏、秋季有花果时采收药效较好，除去泥沙，晒干。

## 铜锤草

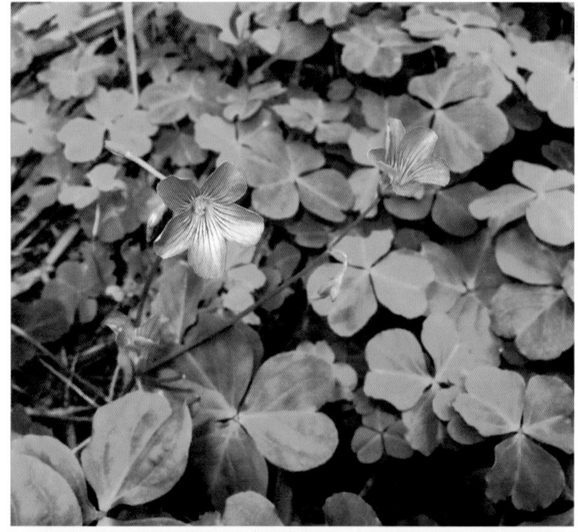

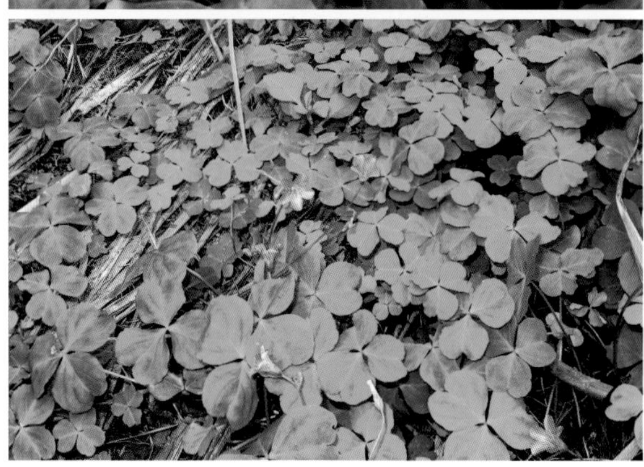

【基原】为酢浆草科红花酢浆草*Oxalis corymbosa* DC. 的全草。

【别名】大酸味草、大老鸦酸、地麦子。

【形态特征】多年生直立草本。地下部分有球状鳞茎，外层鳞片膜质，褐色，具长缘毛，内层鳞片呈三角形。叶基生；叶片被毛或近无毛，通常两面或有时仅边缘有干后呈棕黑色的小腺体，背面尤甚并被疏毛。花序梗基生；二歧聚伞花序，通常排列成伞形花序式；花瓣淡紫色至紫红色。花果期3~12月。

【分布】生于低海拔的山地、路旁、田野、菜地的潮湿处。产于广西、云南及华东、华中、华南等地。

【性能主治】全草味酸，性寒。有散瘀消肿、清热利湿、解毒的作用。主治跌打损伤，月经不调，咽喉肿痛，泄泻，痢疾，水肿，白带异常，淋浊，痔疮，痈肿，疮疖，烧烫伤。

【采收加工】3~6月采收，洗净，鲜用或晒干。

# 凤仙花

【基原】为凤仙花科凤仙花*Impatiens balsamina* L. 的花。

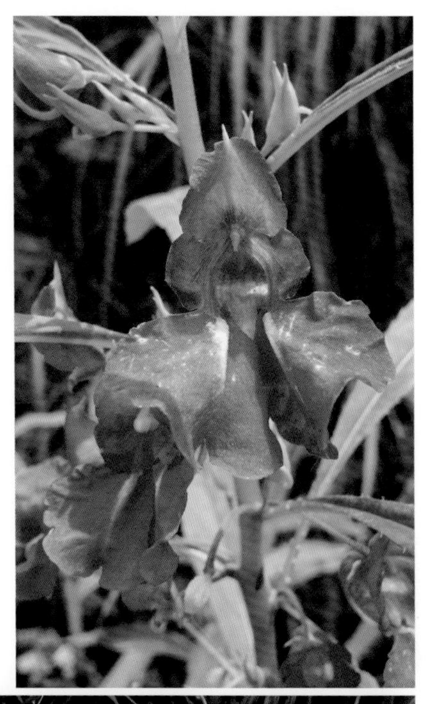

【别名】指甲花、金凤花、灯盏花。

【形态特征】一年生草本。茎粗壮，肉质，直立，具多数纤维状根，下部节常膨大。叶互生，最下部叶有时对生；叶片披针形、狭椭圆形或倒披针形。花单生或2~3朵簇生于叶腋，无花序梗；花白色、粉红色或紫色，单瓣或重瓣。蒴果宽纺锤形，两端尖，密被柔毛。种子多数，圆球形，黑褐色。花期7~10月。

【分布】生于山坡草地、路边、田边。产于全国大部分地区。

【性能主治】花味甘、苦，性微温。有祛风除湿、活血止痛、解毒杀虫的作用。主治风湿肢体痿废，腰胁疼痛，闭经腹痛，产后瘀血未尽，跌打损伤，骨折，痈疽疮毒，毒蛇咬伤，白带异常，鹅掌风，灰指甲。

【采收加工】夏、秋季开花时采收，鲜用或阴干、烘干。

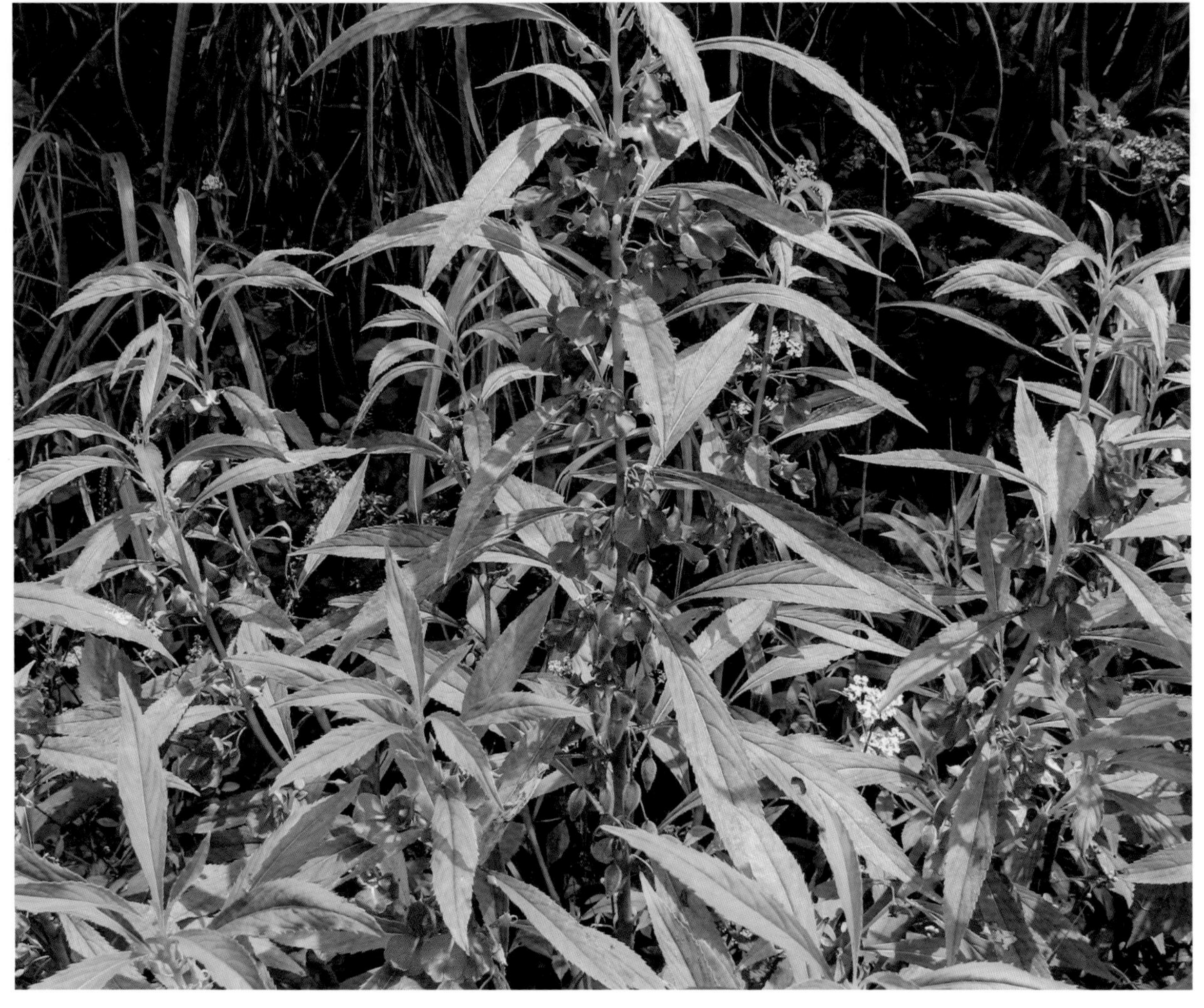

# 软皮树

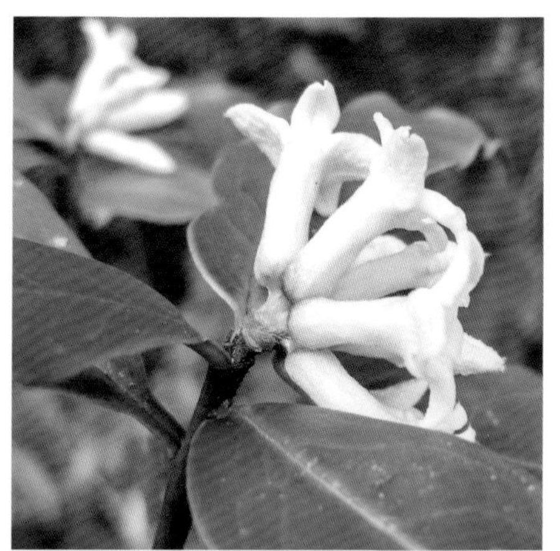

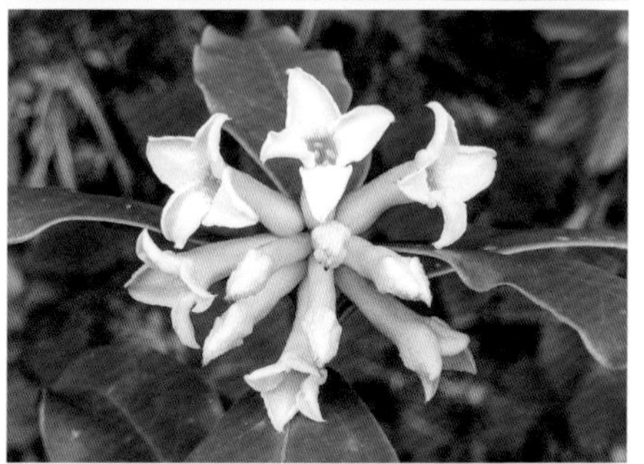

【基原】为瑞香科白瑞香*Daphne papyracea* Wall. ex Steud. 的根或茎皮。

【别名】野山麻、一身饱暖。

【形态特征】常绿灌木。小枝圆柱形，灰褐色至灰黑色。叶密集生于小枝顶端，叶片椭圆形、长圆形或披针形，两面无毛。花白色，多花簇生于小枝顶端形成头状花序；花序梗短，密被黄绿色丝状毛。果熟时红色，卵形或倒梨形。花期11月至翌年1月，果期4~5月。

【分布】生于密林下或灌木丛中、肥沃湿润的山地。产于广东、云南、湖南、湖北、贵州、四川等地。

【性能主治】根或茎皮味甘、淡、微辛，性微温；有小毒。有祛风除湿、调经止痛的作用。主治风湿麻木，筋骨疼痛，跌打损伤，癫痫，月经不调，痛经，经期手脚冷痛。

【采收加工】全年均可采收，切段，晒干。

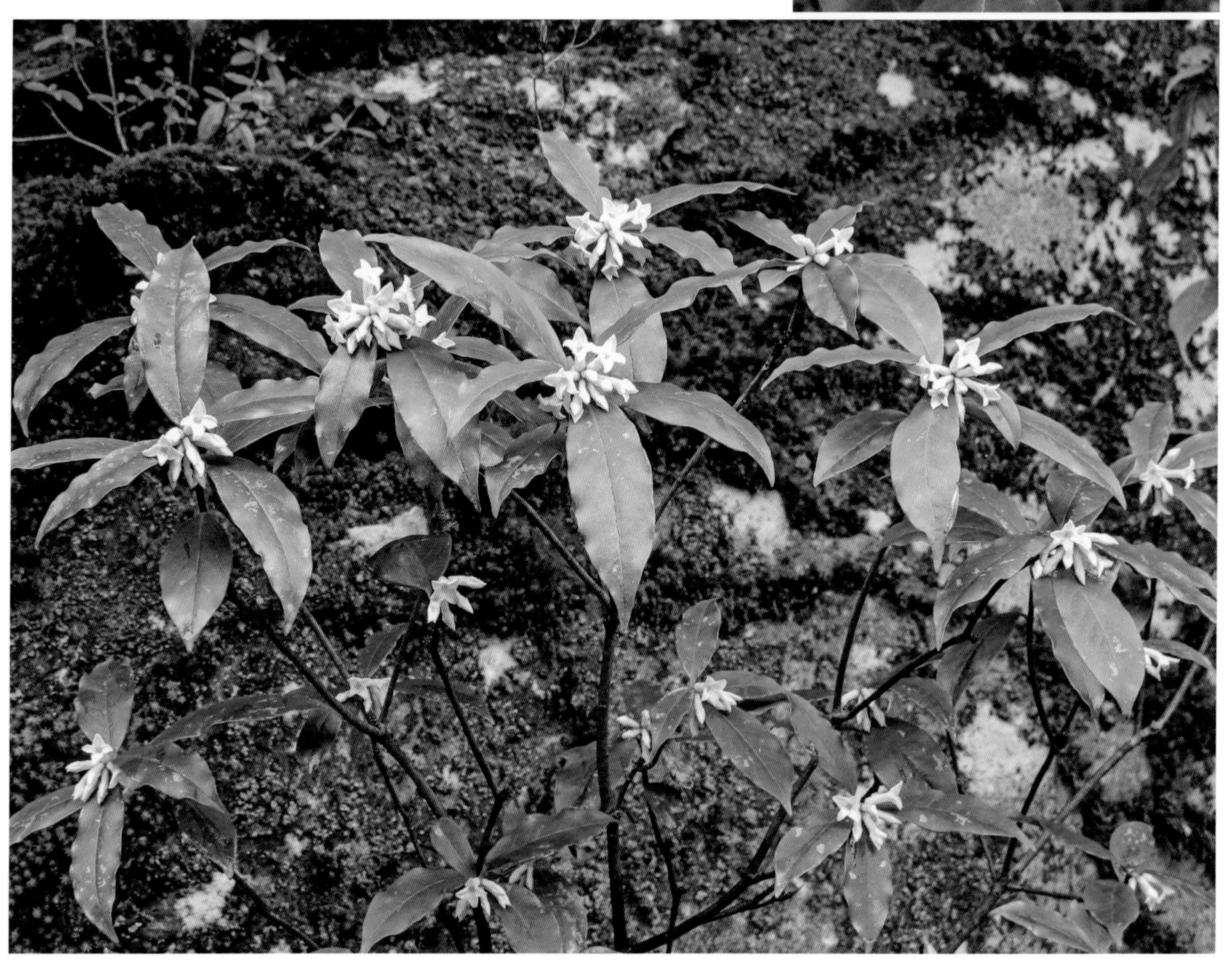

# 了哥王

【基原】为瑞香科了哥王*Wikstroemia indica* (L.) C. A. Mey. 的茎、叶。

【别名】九信菜、九信药、鸡仔麻。

【形态特征】灌木。小枝红褐色，无毛。叶对生；叶片纸质至近革质，倒卵形、椭圆状长圆形或披针形，干时棕红色，无毛，侧脉细密。花数朵组成顶生头状总状花序；花序梗长5~10 mm，无毛；花梗长1~2 mm；花近无毛，黄绿色裂片4枚，宽卵形至长圆形。果椭圆形，熟时红色至暗紫色。花果期夏、秋季。

【分布】生于开旷林下或石山上。产于广西、广东、四川、湖南、浙江、江西、福建、台湾。

【性能主治】茎、叶味苦、辛，性寒；有毒。有消热解毒、化痰散结、消肿止痛的作用。主治痈肿疮毒，瘰疬，风湿痛，跌打损伤，蛇虫咬伤。

【采收加工】全年均可采收，洗净，切段，鲜用或晒干。

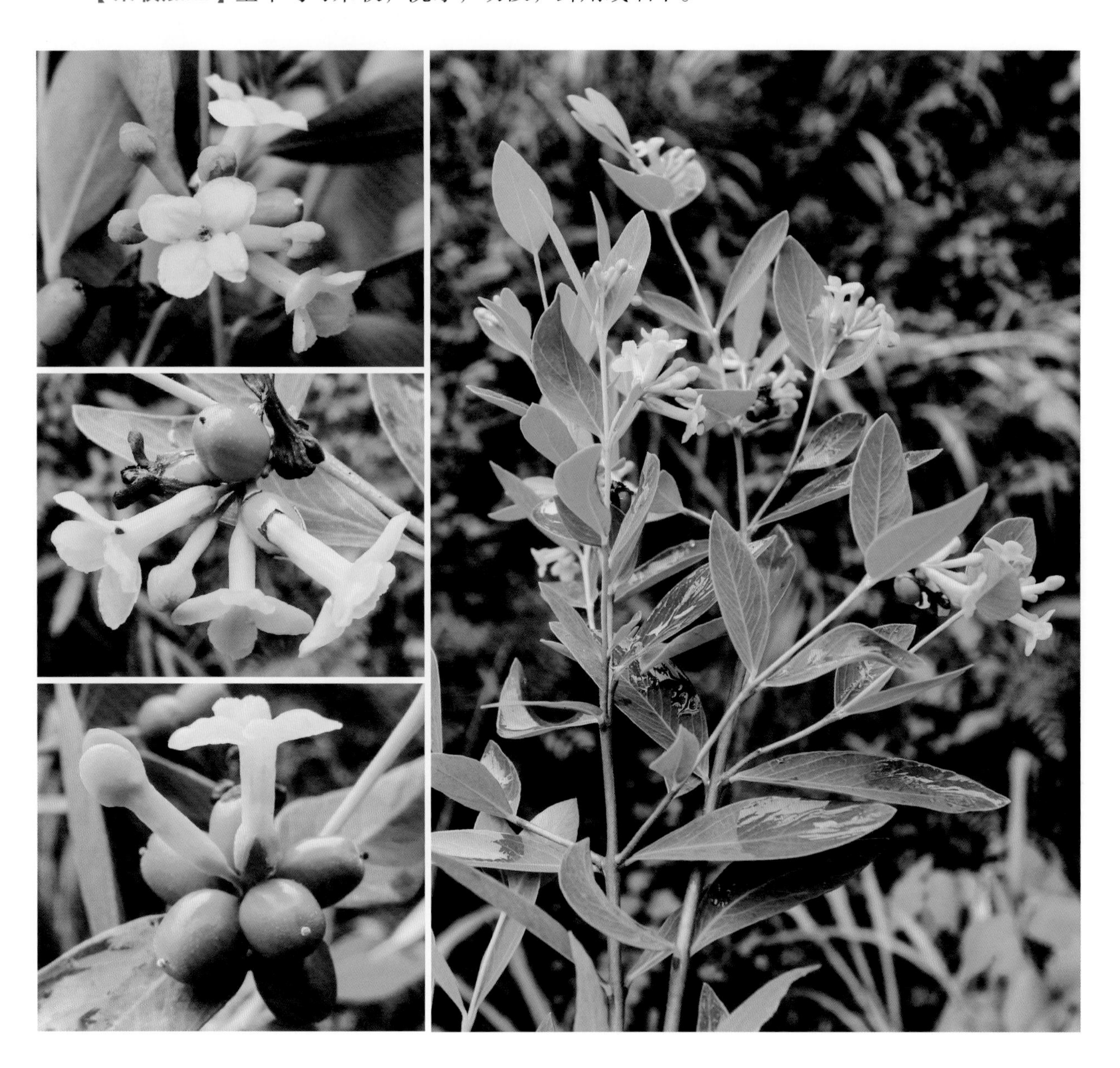

## 紫茉莉

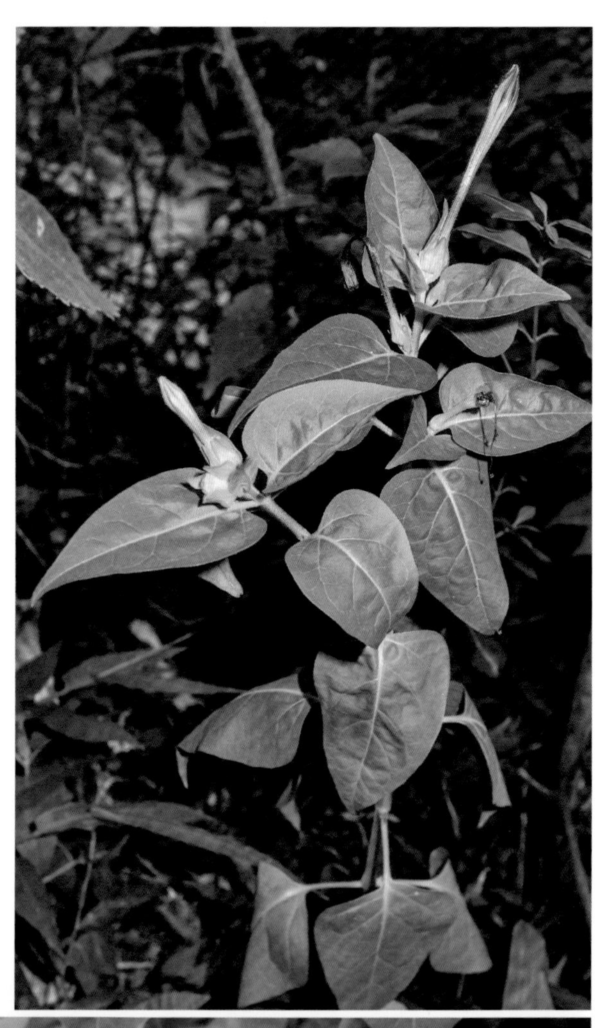

【基原】为紫茉莉科紫茉莉*Mirabilis jalapa* L. 的叶和果实。

【别名】胭脂花、胭粉豆、白粉果。

【形态特征】一年生草本。茎直立，多分枝，无毛或疏生细柔毛，节稍膨大。叶片卵形或卵状三角形，全缘，两面均无毛。花常数朵簇生枝端，紫红色、黄色、白色或杂色；花被筒高脚碟状；花午后开放，有香气，翌日午前凋萎。瘦果球形，熟时黑色，表面具皱纹。花期6~10月，果期8~11月。

【分布】我国南北各地常栽培，为观赏花卉，有时逸为野生。

【性能主治】叶味甘、淡，性微寒。有清热解毒、祛风渗湿、活血的作用。主治痈肿疮毒，疥癣，跌打损伤。果实味甘，性微寒。有清热化斑、利湿解毒的作用。主治生斑痣，脓疱疮。

【采收加工】生长茂盛花未开时采摘叶，洗净，鲜用。9~10月果实成熟时采收，除去杂质，晒干。

【附注】《中华本草》记载紫茉莉以叶和果实入药的药材名分别为紫茉莉叶和紫茉莉子。

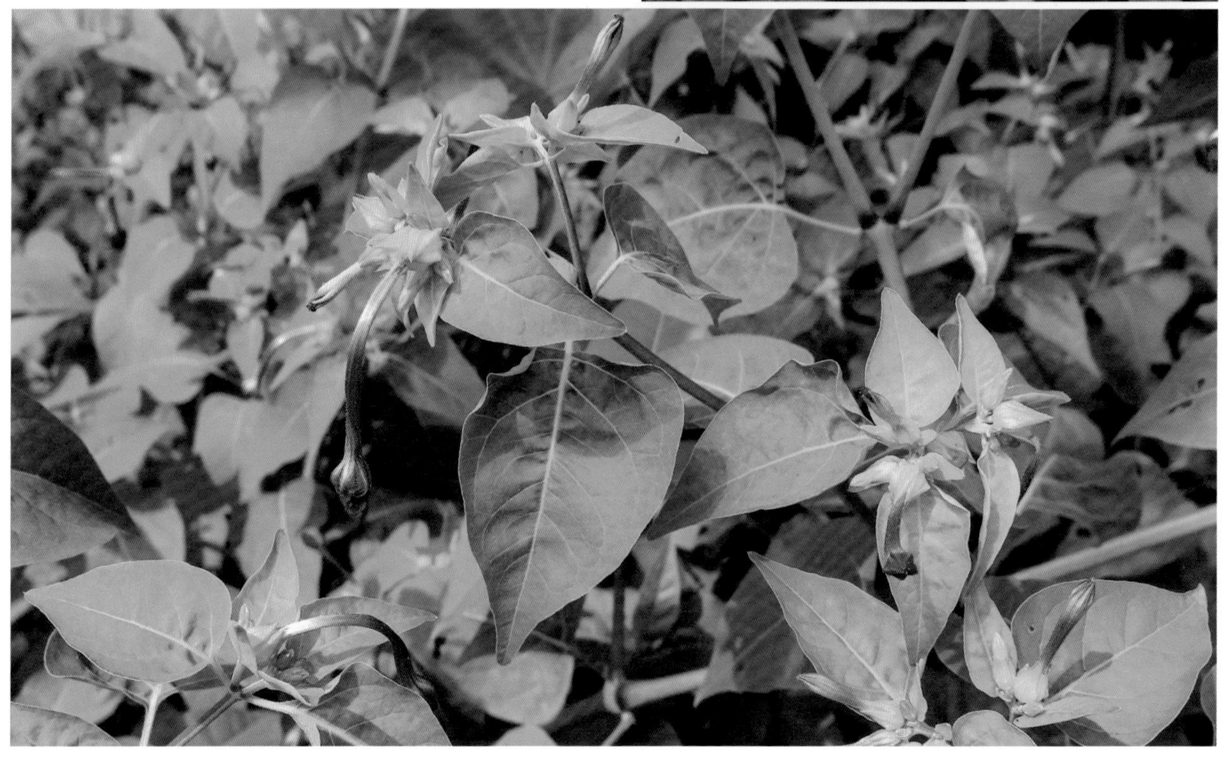

# 绞股蓝

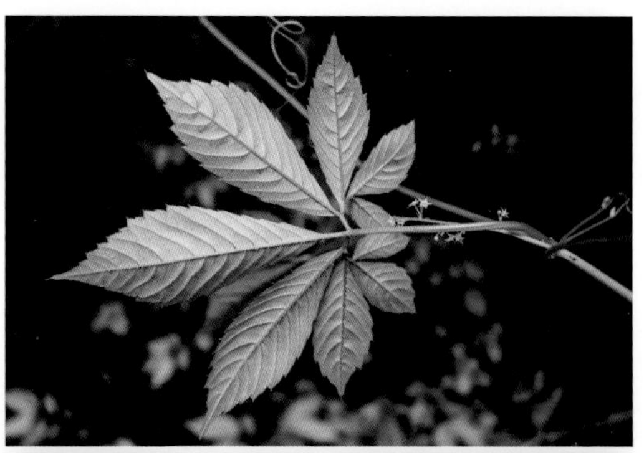

【基原】为葫芦科绞股蓝*Gynostemma pentaphyllum* (Thunb.) Makino 的全草。

【别名】盘王茶、五叶参。

【形态特征】常绿草质藤本。茎细弱，具纵棱及槽。叶膜质或纸质，有鸟足状5~7片小叶。卷须纤细，二歧，稀单一。花雌雄异株；圆锥花序；雄花绿白色；雌花序远较雄花序短小，花萼及花冠似雄花。果肉质不裂，球形，熟时黑色。种子卵状心形。花期3~11月，果期4~12月。

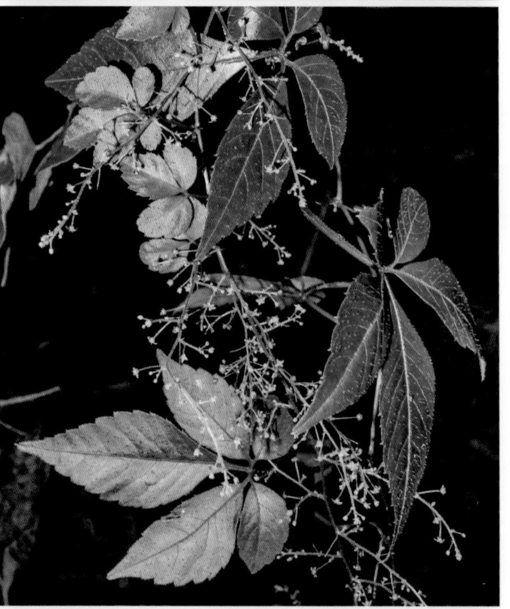

【分布】生于沟谷林下、山坡或灌木丛中。产于我国南部。

【性能主治】全草味苦、微甘，性寒。有清热解毒、止咳祛痰、益气养阴、延缓衰老的作用。主治胸膈痞闷，痰阻血瘀，心悸气短，眩晕头痛，健忘耳鸣，自汗乏力，高血脂症，单纯性肥胖，老年咳嗽。

【采收加工】夏、秋季采收，除去杂质，洗净，晒干。

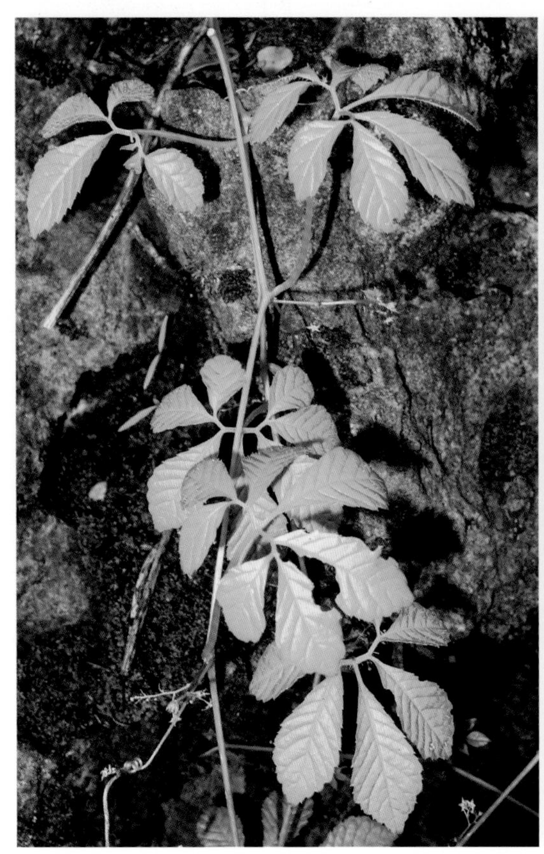

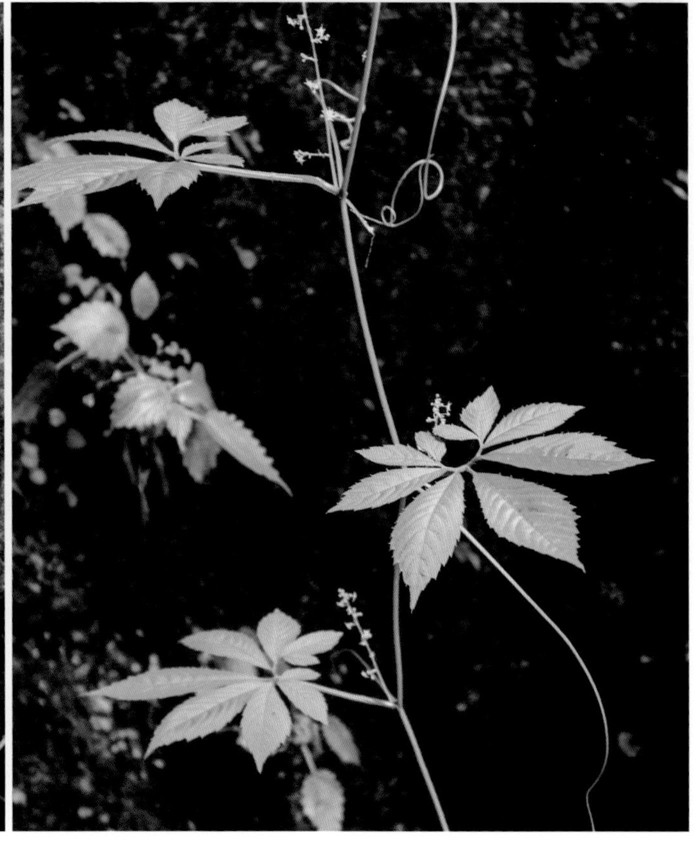

# 罗汉果

【基原】为葫芦科罗汉果*Siraitia grosvenorii* (Swingle) C. Jeffrey ex A. M. Lu et Z. Y. Zhang 的果实。

【别名】野栝楼、光果木鳖。

【形态特征】多年生攀缘草本。根多年生，肥大，纺锤形或近球形。全株被黄褐色柔毛和黑色疣状腺鳞。叶片膜质，卵状心形，近全缘。花雌雄异株；雄花序总状；花黄色，被黑色腺点。果阔椭圆形或近球形，被黄色柔毛，老后脱落变光滑。种子压扁状，有放射状沟纹。花期2~5月，果期7~9月。

【分布】生于山地林中，多为栽培。产于广西、贵州、湖南、广东、江西等地。

【性能主治】果实味甘，性凉。有清热润肺、利咽开音、滑肠通便的作用。主治肺火燥咳，咽痛失音，肠燥便秘。

【采收加工】秋季果实由嫩绿色变深绿色时采收，晾数天后，低温干燥。

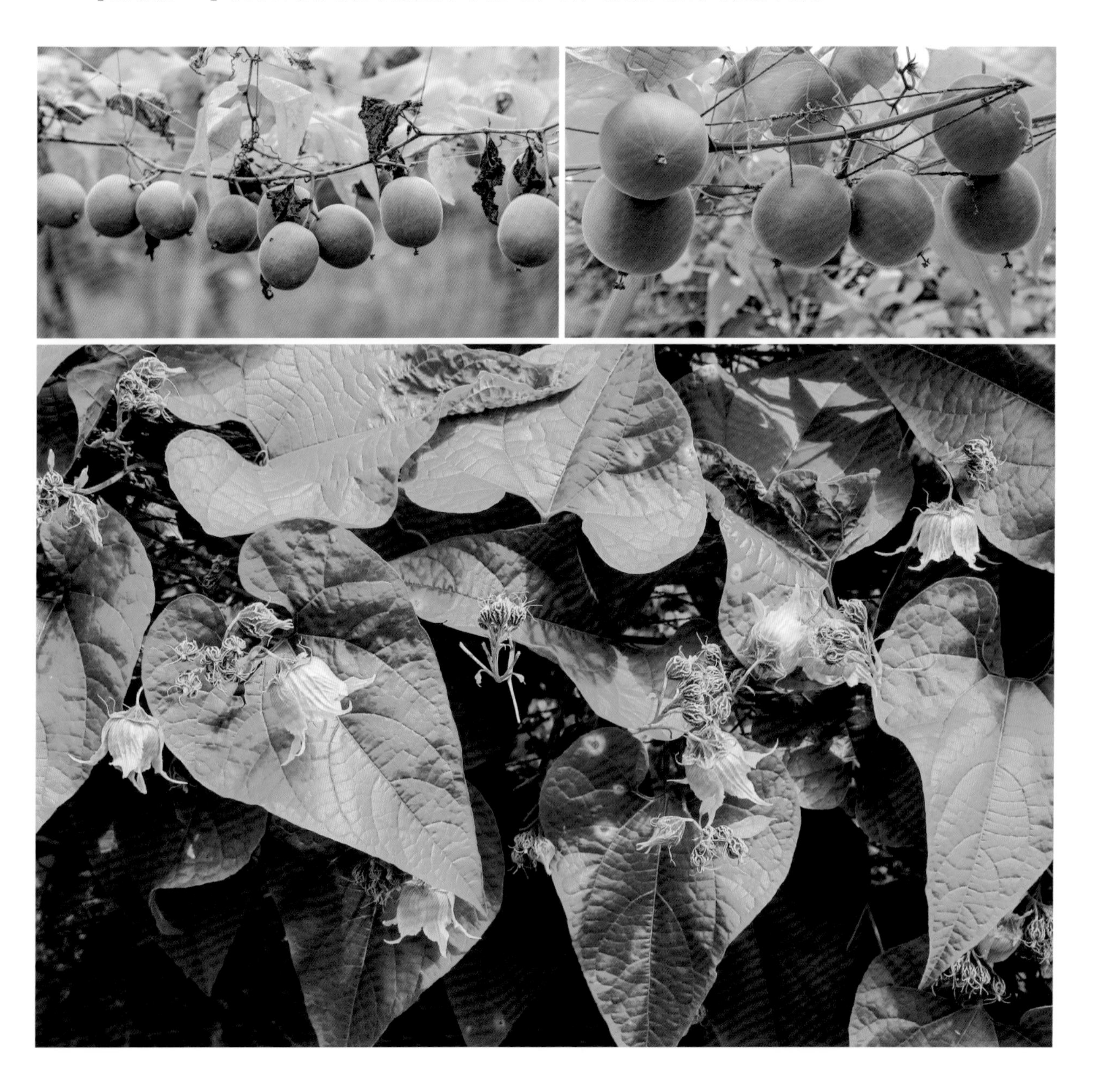

## 王瓜

【基原】为葫芦科王瓜*Trichosanthes cucumeroides* (Ser.) Maxim. 的种子、果实。

【别名】赤雹子、野黄瓜、鸭屎瓜。

【形态特征】攀缘藤本。块根纺锤形，肥大。茎细弱，具纵棱及槽。叶片纸质，阔卵形或圆形，常3~5浅裂至深裂，或有时不分裂，叶基深心形。花雌雄异株；花冠白色；花萼筒喇叭形，裂片具极长的丝状流苏。果卵圆形、卵状椭圆形或球形。种子横长圆形。花期5~8月，果期8~11月。

【分布】生于山谷林中、山坡林下或灌木丛中。产于华东、华中、华南和西南等地区。

【性能主治】种子味酸、苦，性平。有清热利湿、凉血止血的作用。主治肺痿吐血，痢疾，肠风下血。果实味苦，性寒。有清热、化瘀、通乳的作用。主治黄疸，噎嗝反胃，闭经，乳汁滞少，痈肿，慢性咽喉炎。

【采收加工】秋季果实成熟后采收，鲜用或干燥。秋季采摘成熟的果实，取出种子，洗净，晒干。

【附注】《中华本草》记载王瓜以种子、果实入药的药材名分别为王瓜子、王瓜。

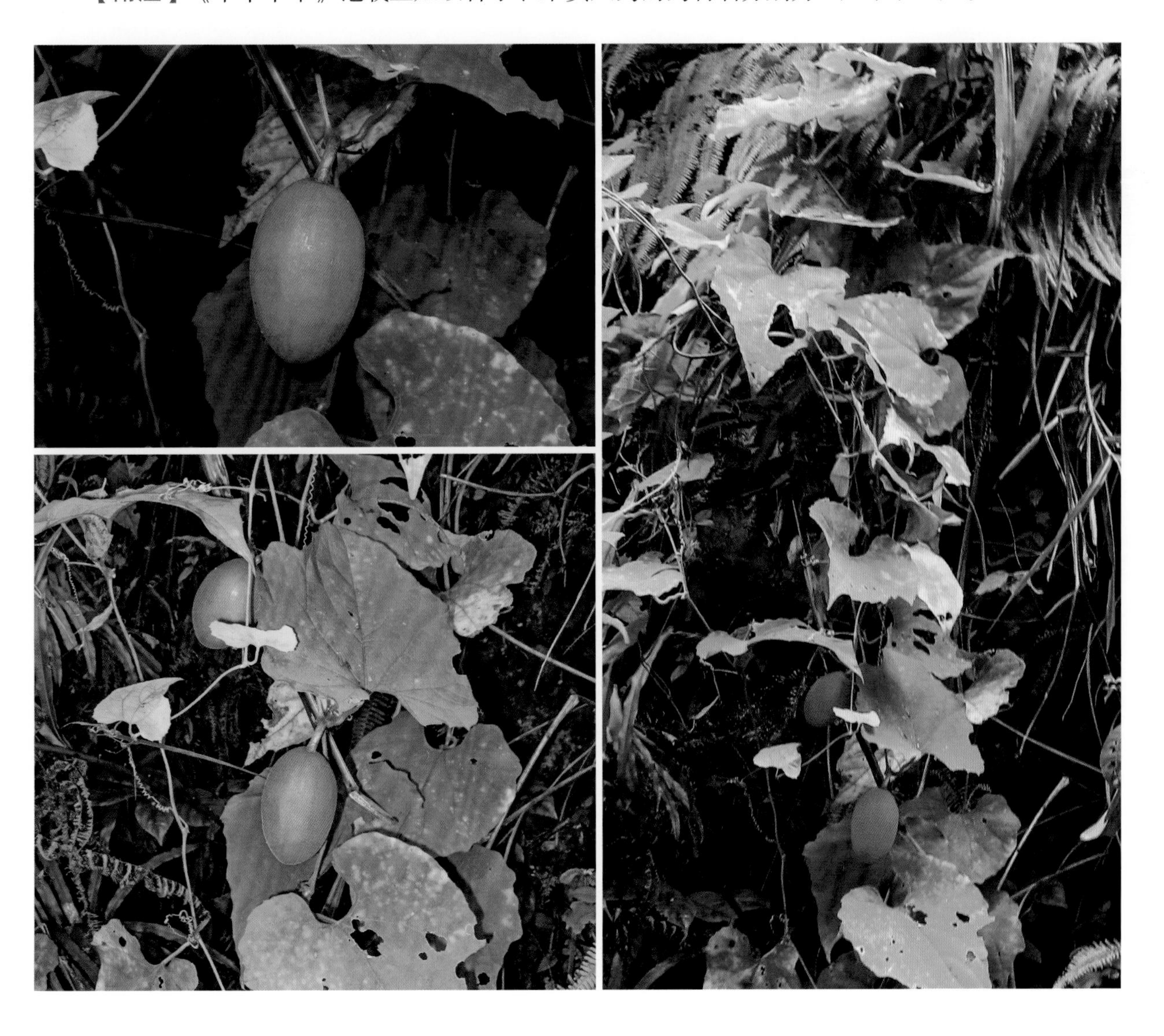

# 马㼎儿

【基原】为葫芦科马㼎儿*Zehneria japonica* (Thunb.) H.Y. Liu 的根或叶。

【别名】老鼠拉冬瓜、老鼠瓜、山冬瓜。

【形态特征】攀缘或平卧草本。叶片膜质，三角状卵形、卵状心形或戟形，不分裂或3~5浅裂。雌雄同株；雄花单生或稀2~3朵生于短的总状花序上；雌花在与雄花同一叶腋内单生或稀双生。果长圆形或狭卵形，熟时橘红色或红色。种子灰白色，卵形。花期4~7月，果期7~10月。

【分布】生于山坡、村边草丛、路旁灌木丛中。产于广西、广东、云南、江苏、福建等地。

【性能主治】根或叶味甘、苦，性凉。有清热解毒、消肿散结的作用。主治咽喉肿痛，结膜炎；外用治疮疡肿毒，睾丸炎，皮肤湿疹。

【采收加工】夏季采叶，秋季挖根，洗净，鲜用或晒干。

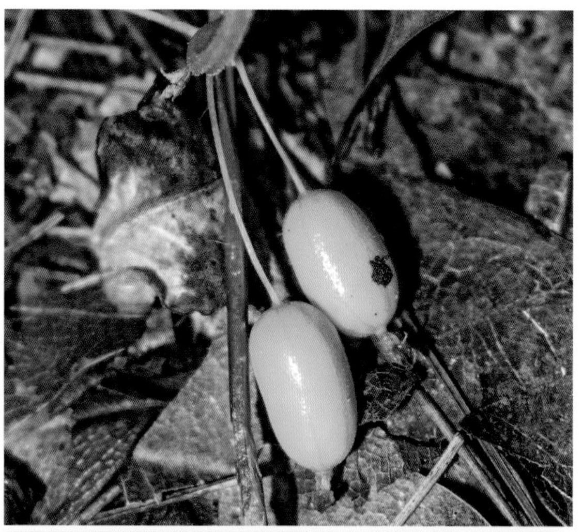

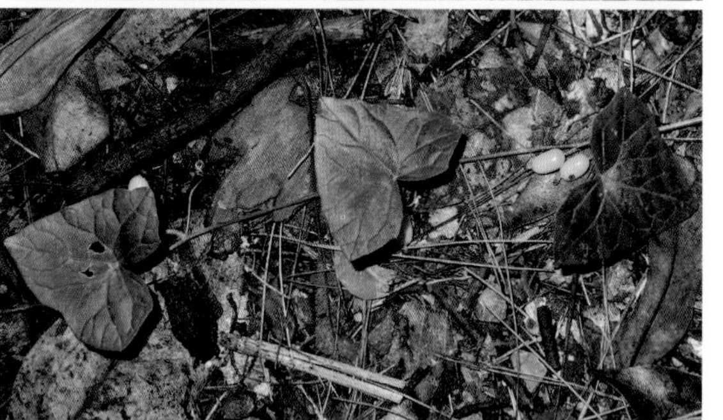

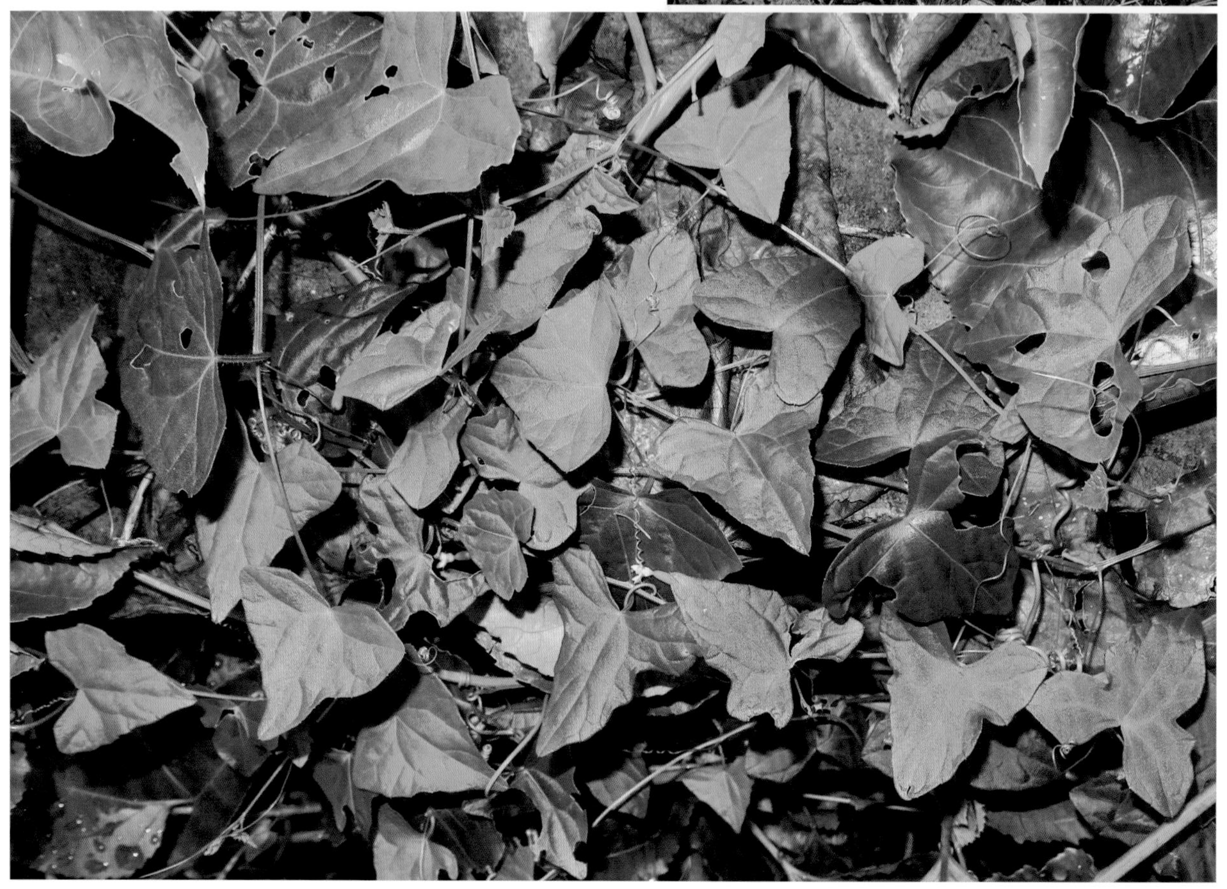

# 钮子瓜

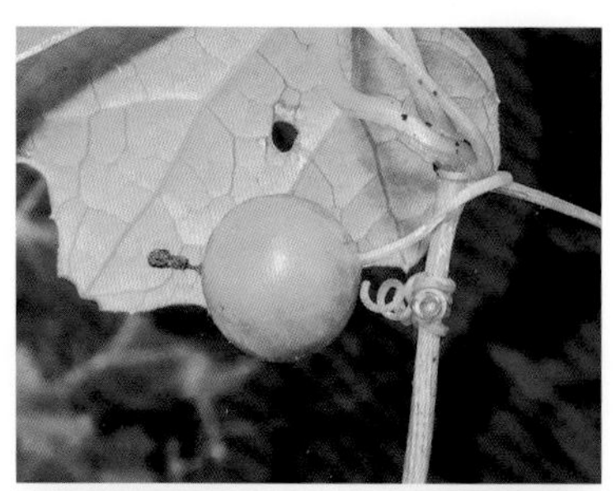

【基原】为葫芦科钮子瓜*Zehneria bodinieri* (H. Lév.) W. J. de Wilde et Duyfjes 的全草或根。

【别名】野苦瓜、三角枫。

【形态特征】草质藤本。叶片宽卵形或稀三角状卵形，长、宽均为3~10 cm。雌雄同株；雄花常3~9朵生于花序梗顶端呈近头状或伞房状花序，花白色；雌花单生，稀几朵生于花序梗顶端或极稀雌雄同序。浆果球状或卵状。种子卵状长圆形，扁压。花期4~8月，果期8~11月。

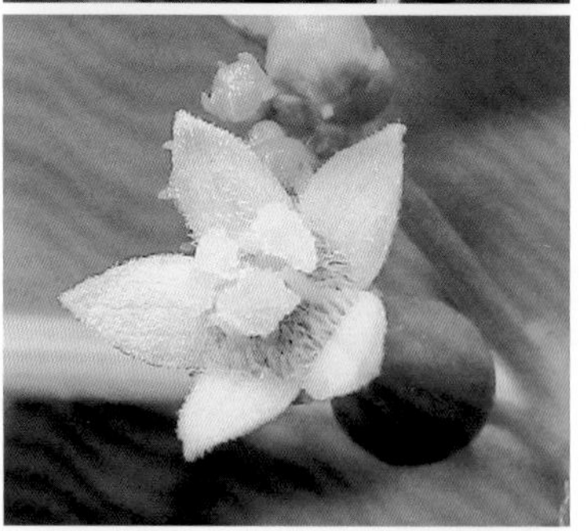

【分布】生于村边、林边或山坡潮湿处。产于广西、广东、云南、四川、贵州、福建等地。

【性能主治】全草或根味甘，性平。有清热解毒、通淋的作用。主治发热，惊厥，头痛，咽喉肿痛，疮疡肿毒，淋证。

【采收加工】夏、秋季采收，洗净，鲜用或晒干。

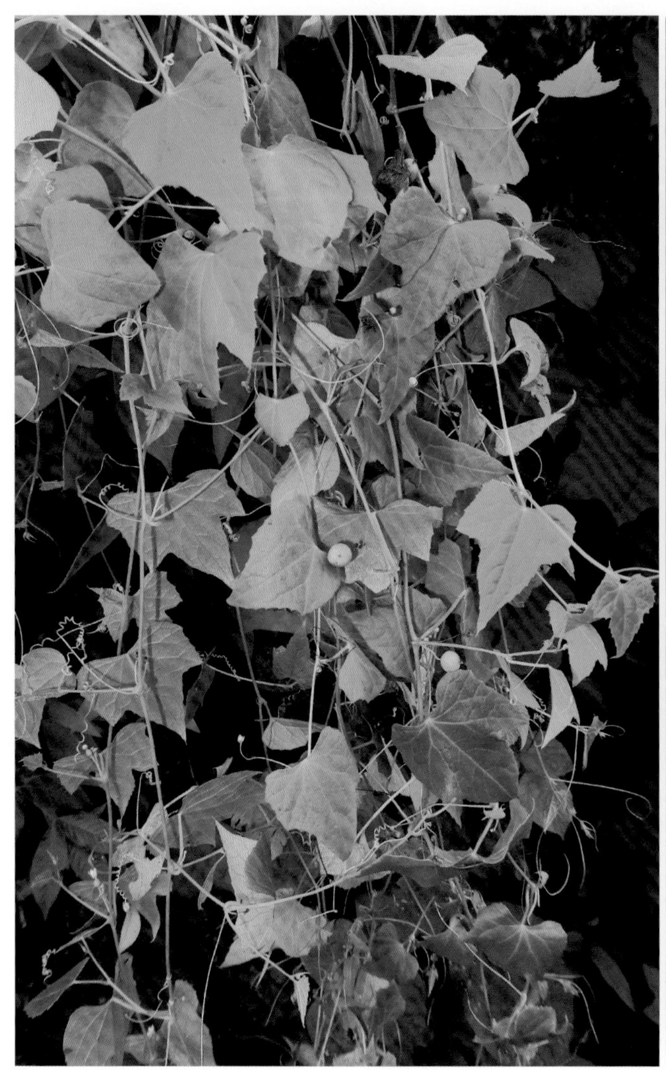

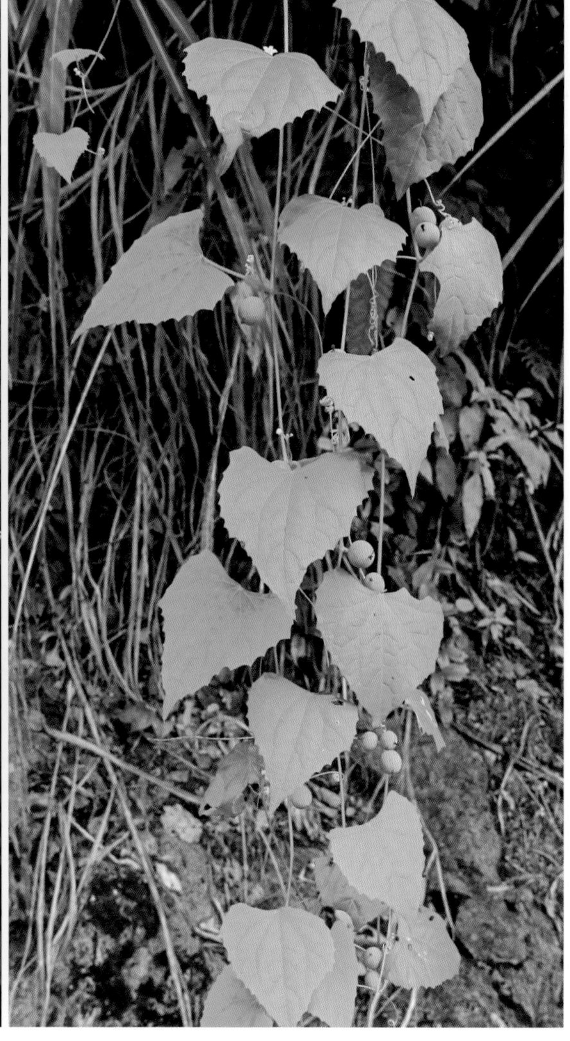

# 散血子

【基原】为秋海棠科紫背天葵*Begonia fimbristipula* Hance 的根状茎或全草。

【别名】红水葵、红天葵。

【形态特征】多年生小草本。根状茎球状。基生叶常1片，先端急尖或渐尖状急尖，基部略偏斜，腹面绿色，常有白色小斑点，背面紫色。花葶高6~18 cm；花粉红色，二回至三回二歧聚伞状花序；雄花花被片4枚，雌花花被片3枚。蒴果具大小不等的3翅。种子极多数。花期4~5月，果期6月。

【分布】生于山坡、沟谷湿润的石壁上。产于广西、广东、浙江、湖南、福建、海南、江西等地。

【性能主治】根状茎或全草味甘、淡，性凉。有清热凉血、散瘀消肿、止咳化痰的作用。主治肺热咳嗽，中暑发烧，咯血，淋巴结结核；外用治扭挫伤，烧烫伤，骨折。

【采收加工】夏、秋季采收，洗净，晒干。

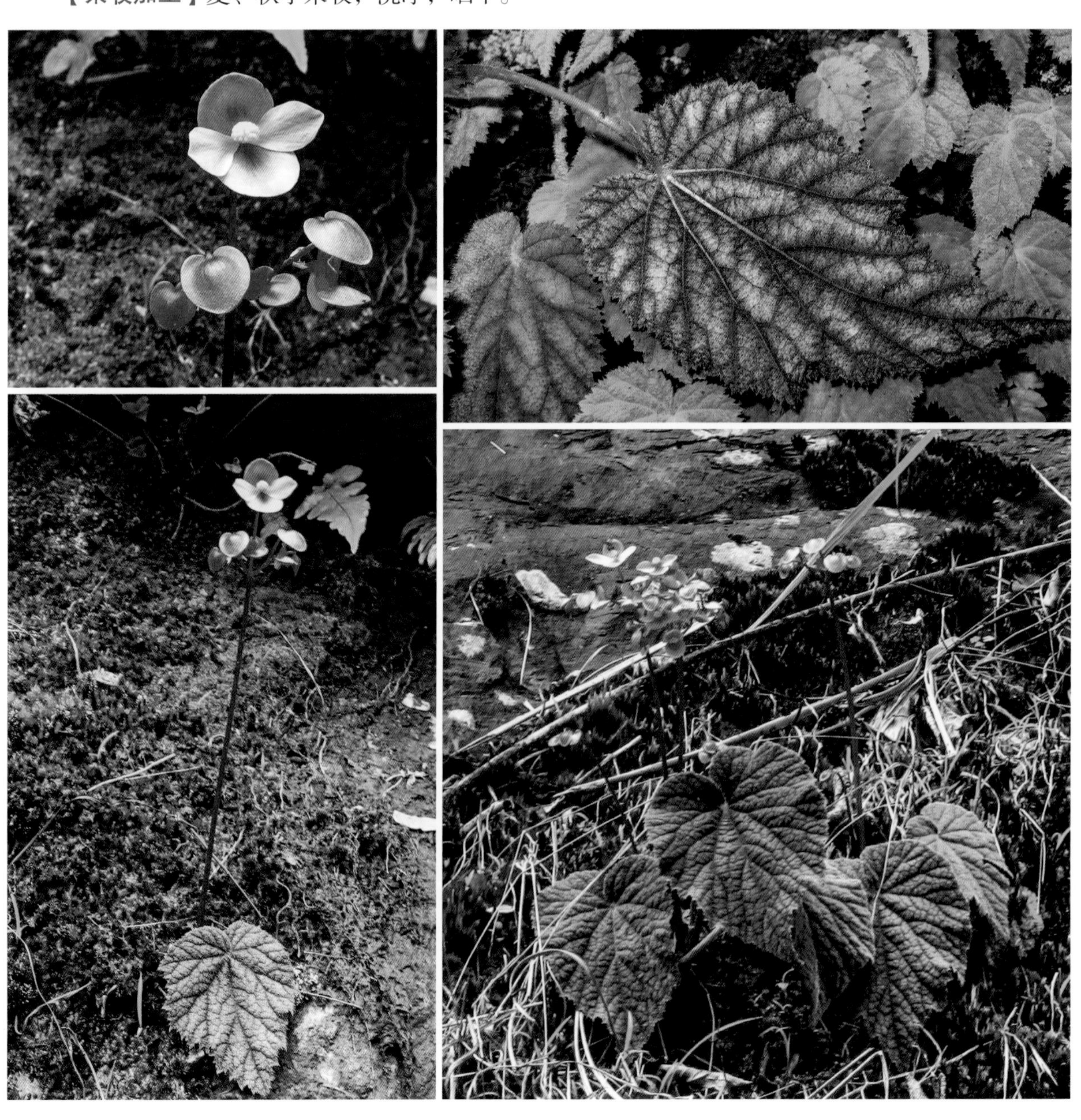

## 肉半边莲

【基原】为秋海棠科粗喙秋海棠*Begonia longifolia* Blume 的全草或根状茎。

【别名】大半边莲、大叶半边莲、红半边莲。

【形态特征】多年生草本。根状茎膨大，呈不规则块状。叶互生；叶片两侧极不相等，先端渐尖至尾状渐尖，基部极偏斜，呈微心形，外侧有1枚耳片。聚伞花序生于叶腋间，白色；雄花花被片4枚，雌花花被片4枚。蒴果近球形，顶端具粗厚长喙，无翅。种子极多数。花期4~5月，果期7月。

【分布】生于沟谷密林下的潮湿地或石头上。产于广西、广东、海南、云南、贵州、湖南、江西、台湾等地。

【性能主治】全草或根状茎味酸、涩，性凉。有清热解毒、消肿止痛的作用。主治咽喉炎，牙痛，淋巴结结核，毒蛇咬伤；外用治烧烫伤。

【采收加工】全年均可采收，洗净，切片，鲜用或晒干。

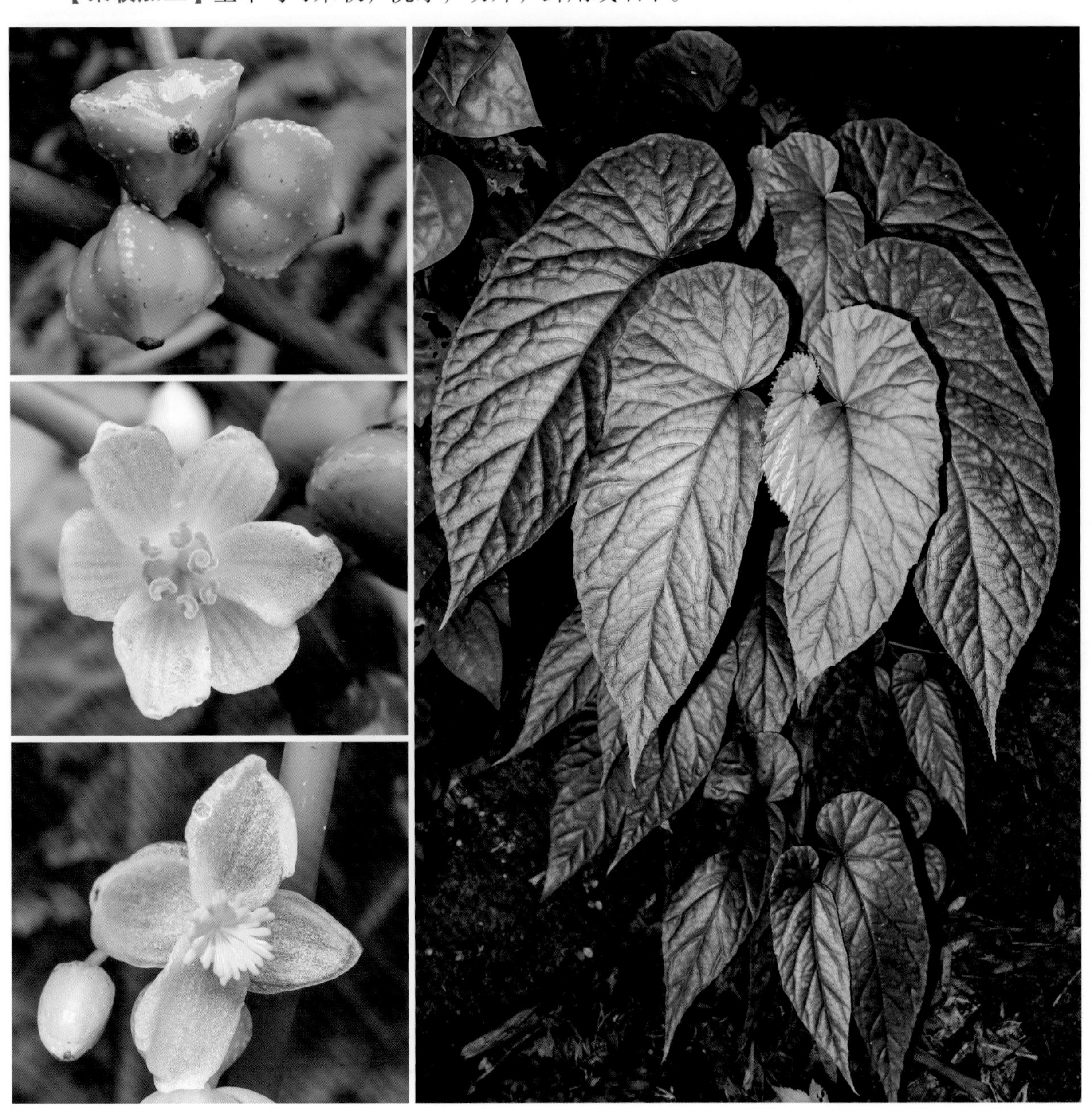

# 红孩儿

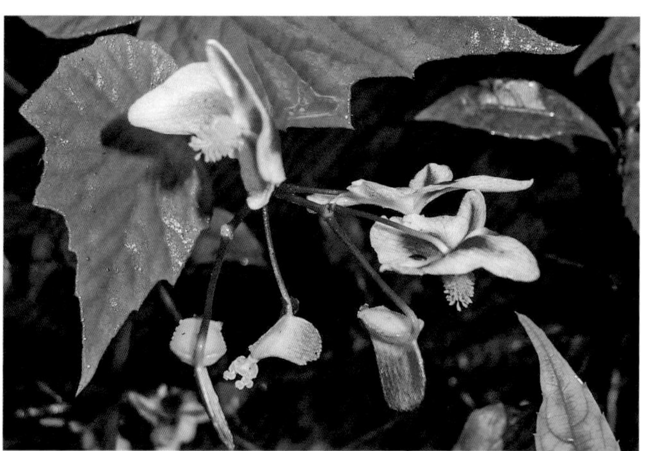

【基原】为秋海棠科裂叶秋海棠 *Begonia palmata* D. Don 的全草。

【别名】红天葵、鸡爪莲、半边莲。

【形态特征】多年生具茎草本，高可达50 cm。根状茎匍匐，节膨大，茎直立，有明显沟纹。叶片阔斜卵形，不规则浅裂，边缘被紫红色小齿和缘毛，背面淡绿色或淡紫色；叶柄被褐色长毛。聚伞花序，花粉红色或白色。蒴果具大小不等的3翅。花期6~8月和10~12月，果期7~11月。

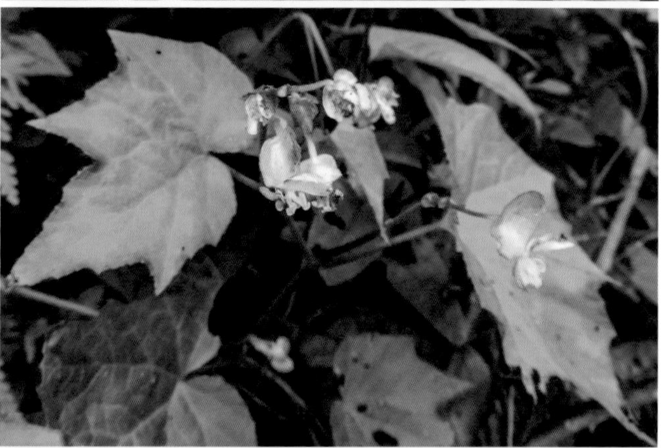

【分布】生于林下、溪谷边阴湿处。产于长江以南各地。

【性能主治】全草味甘、酸，性寒。有清热解毒、化瘀消肿的作用。主治肺热咳嗽，疔疮痈肿，痛经，闭经，风湿热痹，跌打肿痛，毒蛇咬伤。

【采收加工】夏、秋季挖取全草，洗净，晒干。

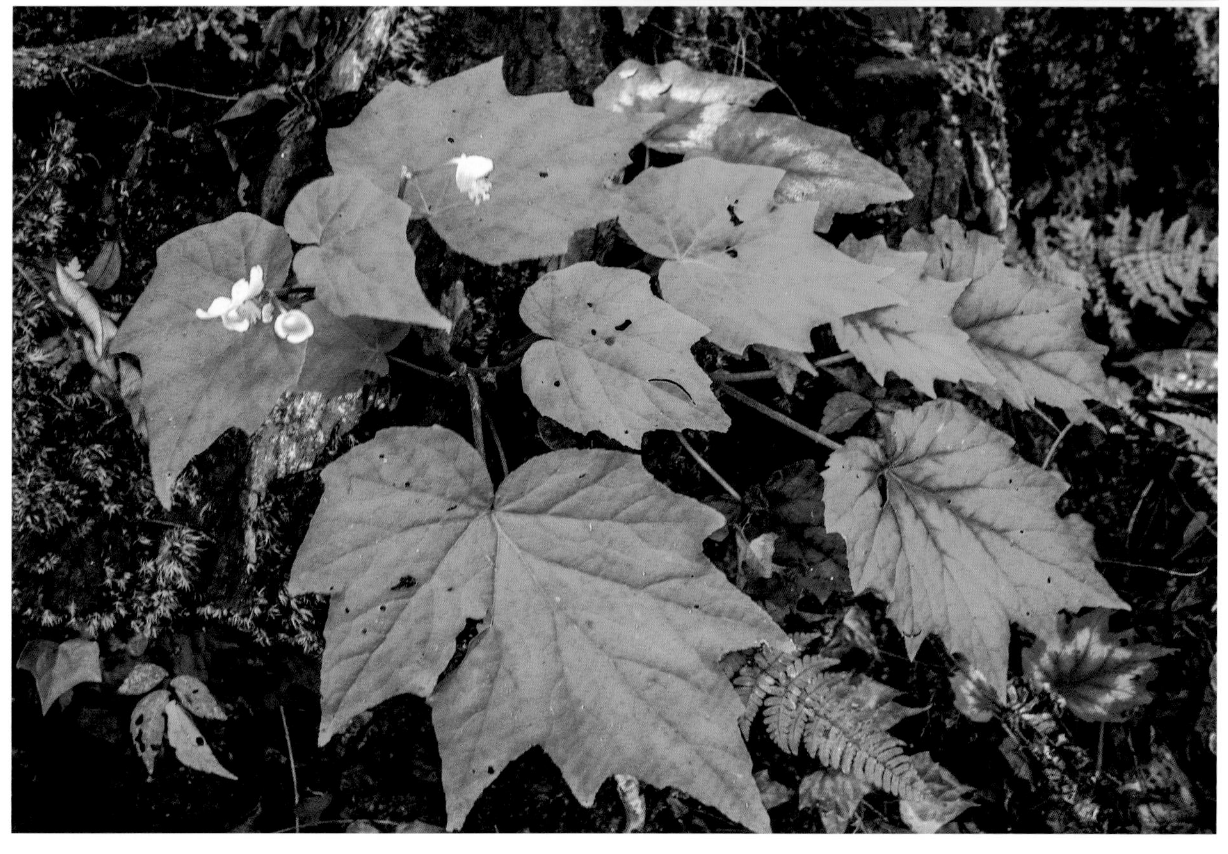

# 桃金娘

【基原】为桃金娘科桃金娘*Rhodomyrtus tomentosa* (Ait.) Hassk. 的根、叶、花和果实。

【别名】金丝桃、山稔子、山菍。

【形态特征】灌木，高1~2 m。叶对生；叶片革质，椭圆形或倒卵形，先端圆或钝，常微凹入，有时稍尖，基部阔楔形，离基三出脉，网脉明显。花有长梗，常单生；花瓣5片，紫红色，倒卵形；雄蕊红色；子房下位，3室。浆果卵状壶形，熟时紫黑色。种子每室2列。花期4~5月。

【分布】生于丘陵坡地、灌木丛中。产于广西、广东、海南、云南、贵州、湖南、福建、台湾等地。

【性能主治】根味辛、甘，性平。有理气止痛、利湿止泻、益肾养血的作用。主治脘腹疼痛，消化不良，呕吐泻痢，崩漏，劳伤出血，跌打伤痛，风湿痹痛，肾虚腰痛，膝软，白浊，烧烫伤。叶味甘，性平。有利湿止泻、生肌止血的作用。主治泄泻，痢疾，关节痛，胃痛，乳痈，疮肿，外伤出血，毒蛇咬伤。花味甘、涩，性平。有收敛止血的作用。主治咳血，咯血，鼻出血。果实味甘、涩，性平。有养血止血、涩肠固精的作用。主治血虚体弱，吐血，鼻出血，劳伤咳血，便血，带下，痢疾，烫伤，外伤出血。

【采收加工】根、叶全年均可采收，鲜用或晒干。花4~5月采收，鲜用或阴干。秋季果实成熟时采收，晒干。

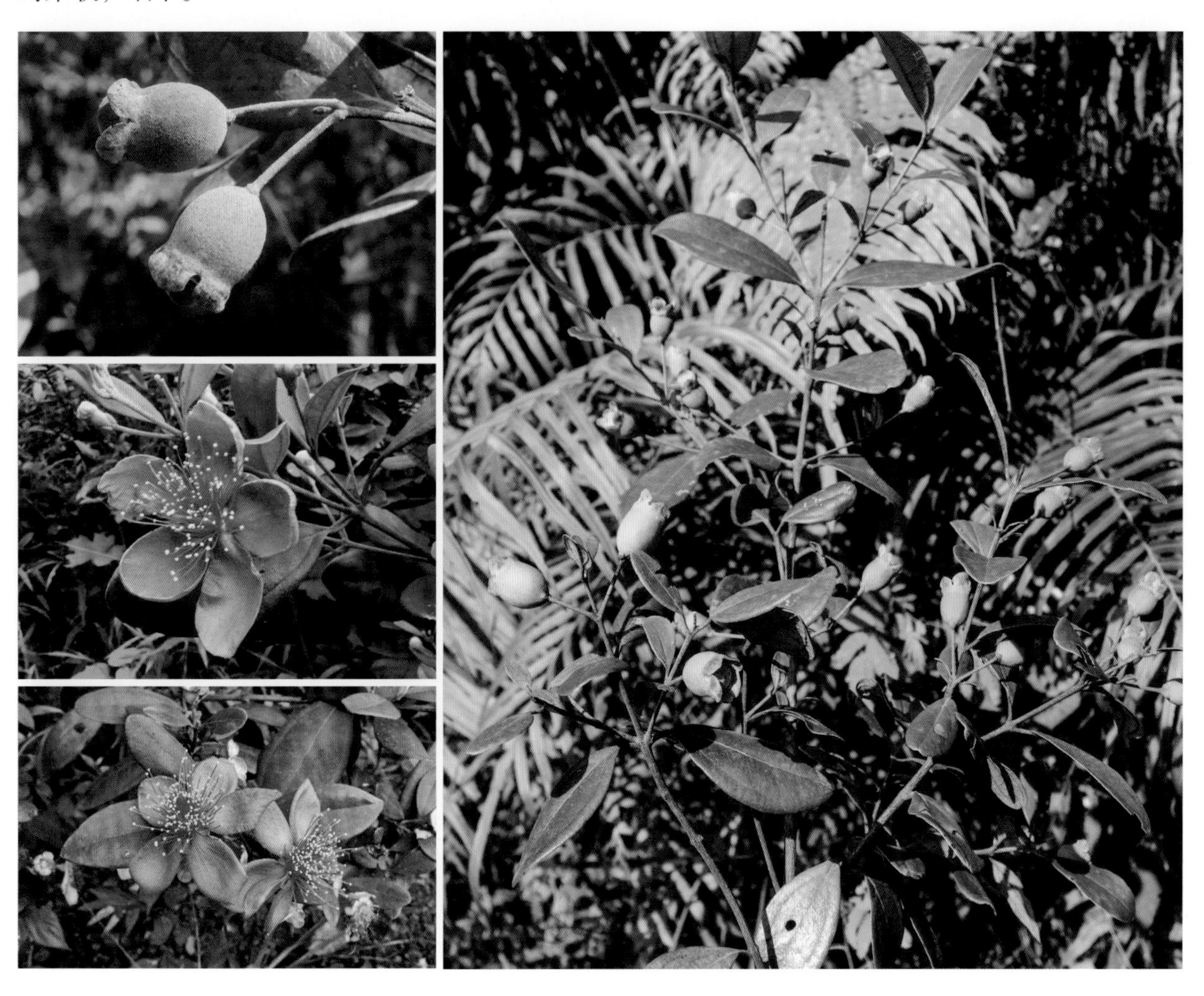

## 地菍

【基原】为野牡丹科地菍 *Melastoma dodecandrum* Lour. 的全草和果实。

【别名】铺地锦、地枇杷、山地菍。

【形态特征】小灌木，高10~30 cm。茎匍匐上升，逐节生根，分枝多，披散。叶片坚纸质，对生，卵形或椭圆形，基出脉3~5条。聚伞花序顶生；花淡紫红色，菱状倒卵形，上部略偏斜，先端有1束刺毛。果坛状球形，平截，近顶端略缢缩，肉质，熟时紫黑色。花期5~7月，果期7~9月。

【分布】生于丘陵山地，为酸性土壤常见的植物。产于广西、广东、贵州、湖南、江西、福建等地。

【性能主治】全草味甘、涩，性凉。有清热解毒、活血止血的作用。主治高热，咽肿，牙痛，黄疸，水肿，痛经，产后腹痛，瘰疬，疔疮，毒蛇咬伤。果实味甘，性温。有补肾养血、止血安胎的作用。主治肾虚精亏，腰膝酸软，血虚痿黄，气虚乏力，胎动不安，阴挺。

【采收加工】5~6月采收全草，除去杂质，洗净，晒干或烘干。秋季果实成熟时采收，晒干。

【附注】《中华本草》记载地菍以全草、果实入药的药材名分别为地菍、地菍果。

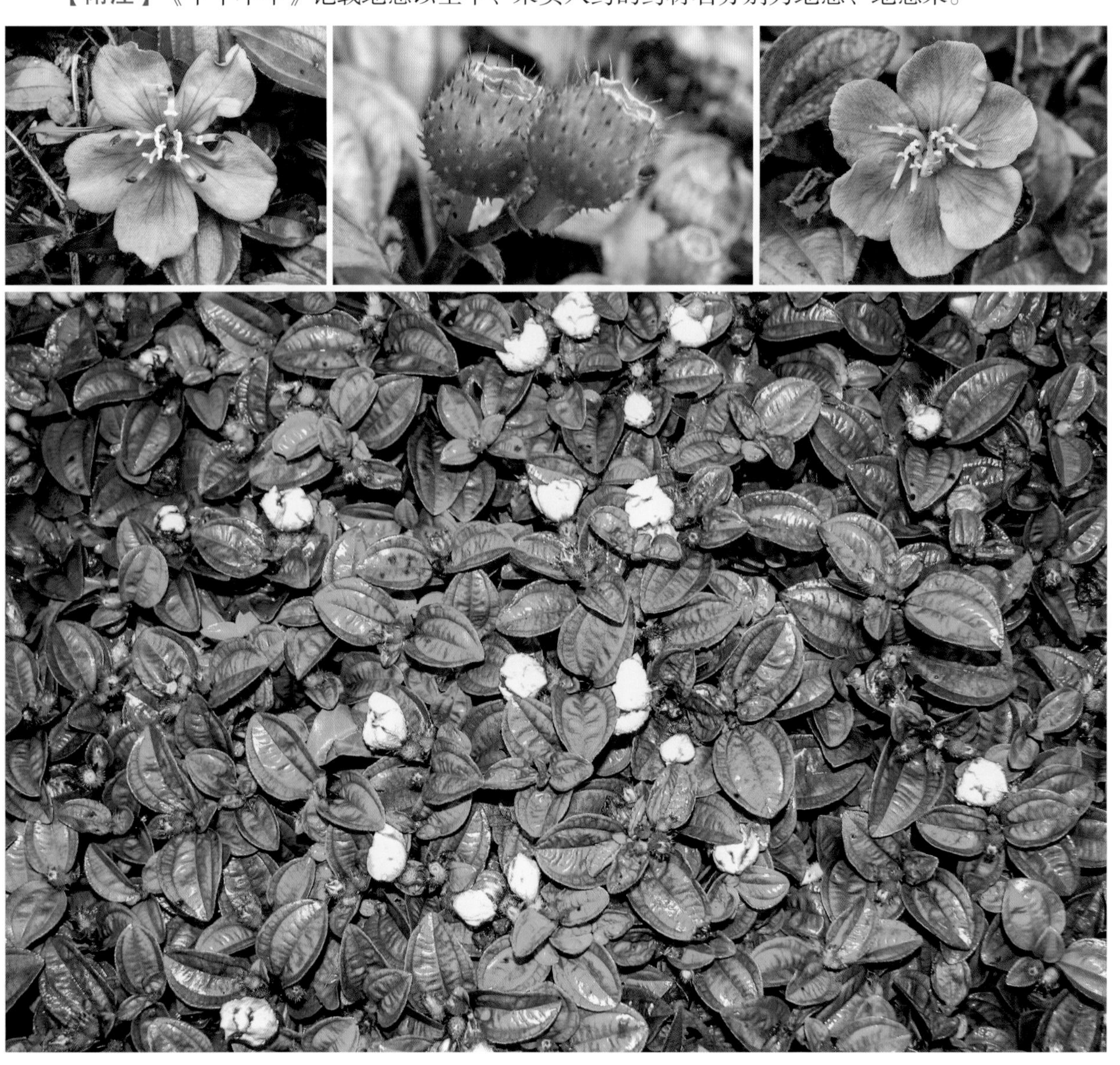

# 朝天罐

【基原】为野牡丹科朝天罐*Osbeckia opipara* C. Y. Wu et C. Chen 的根和枝叶。

【别名】抗劳草、公石榴。

【形态特征】灌木，高0.3~1.2 m。茎四棱形或稀六棱形，被糙伏毛。叶对生或有时3片轮生；叶片卵形至卵状披针形，两面除被糙伏毛外还密被微柔毛及透明腺点，基出脉5条。圆锥花序顶生；花深红色至紫色。蒴果长卵形，宿存萼长坛状，被刺毛。花果期7~9月。

【分布】生于山坡、山谷、水边、路旁、疏林中或灌木丛中。产于长江流域以南各省区。

【性能主治】根味甘，性平。有止血、解毒的作用。主治咯血，痢疾，咽喉痛。枝叶味苦、甘，性平。有清热利湿、止血调经的作用。主治湿热泻痢，淋痛，久咳，劳嗽，咯血，月经不调，白带异常。

【采收加工】根秋后采挖，洗净，切片，晒干。枝叶全年均可采收，切段，晒干。

【附注】《中华本草》记载朝天罐以根、枝叶入药的药材名分别为倒罐子根、罐子草。

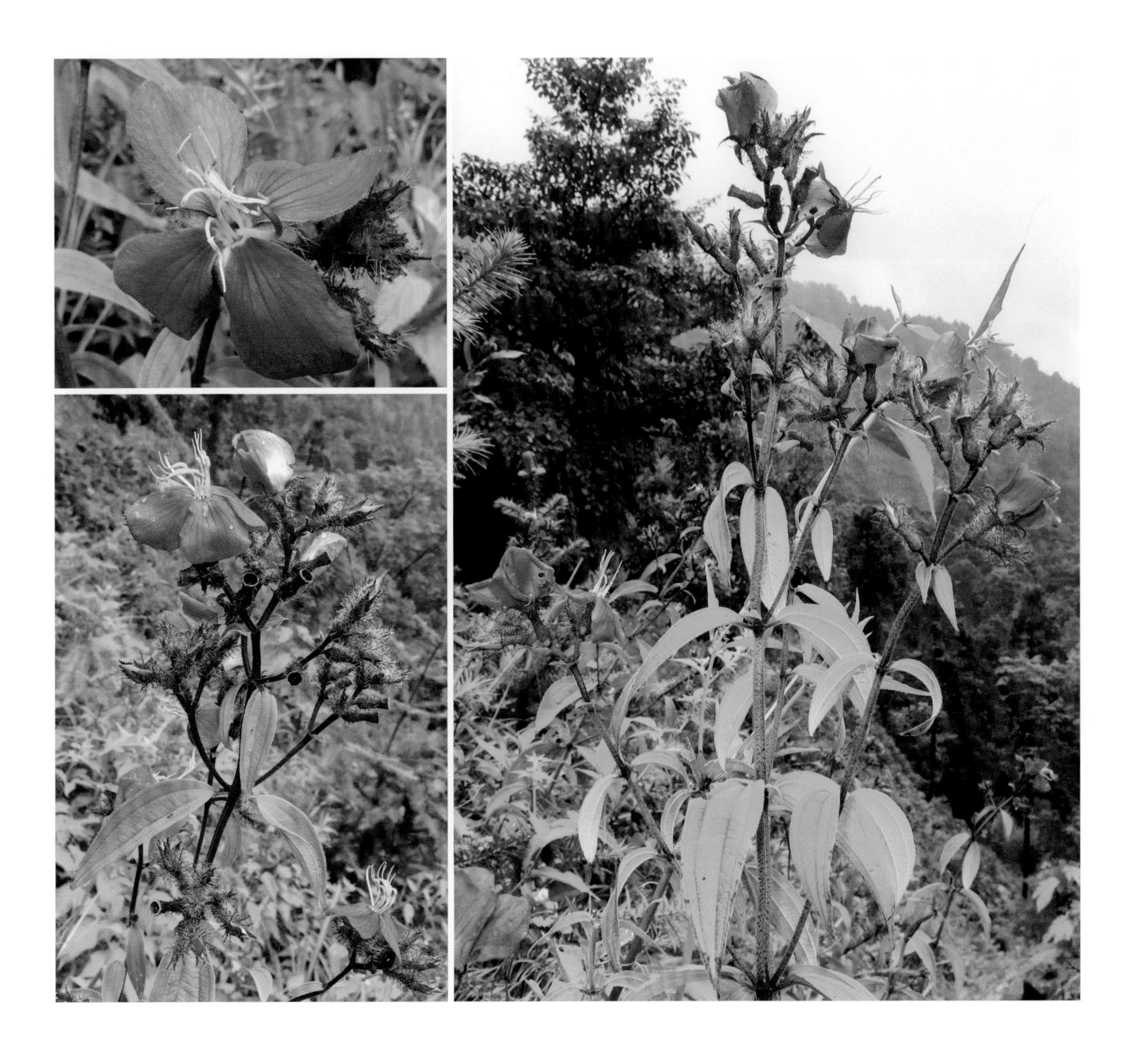

## 锦香草

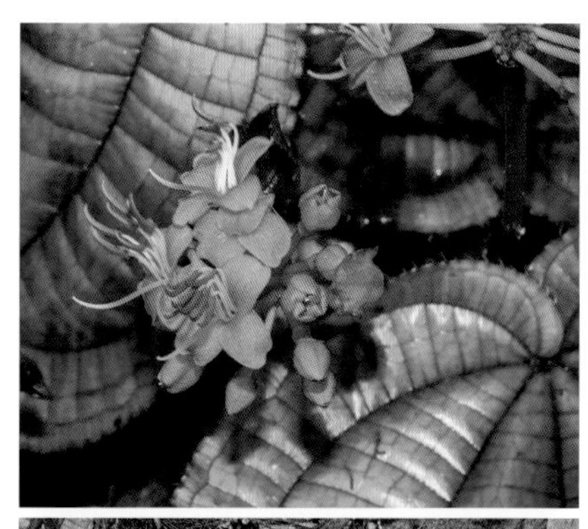

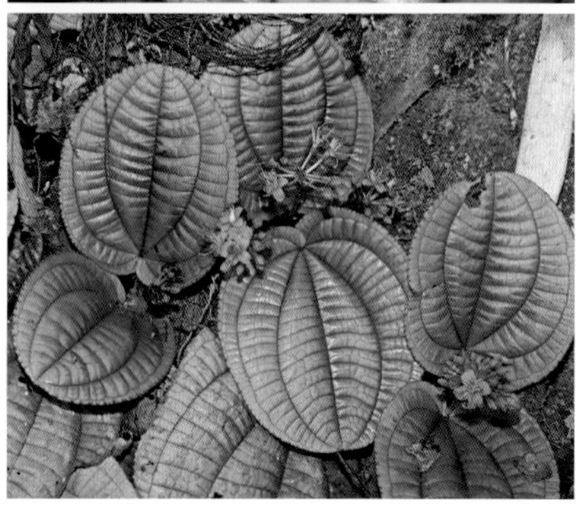

【基原】为野牡丹科锦香草*Phyllagathis cavaleriei* (Lévl. et Vant.) Guillaum. 的全草或根。

【别名】熊巴掌、老虎耳。

【形态特征】草本，高10~15 cm。茎直立或匍匐，逐节生根，近肉质，四棱形，密被长粗毛。叶片广卵形或圆形，两面绿色或有时背面紫红色，腹面具疏糙伏毛状长粗毛。伞形花序顶生；花粉红色至紫色。蒴果杯形，顶端冠4裂；宿存萼具8纵肋，被糠秕。花期6~8月，果期7~9月。

【分布】生于山谷、山坡疏、密林下阴湿处或水沟旁。产于广西、广东、贵州、云南、湖南。

【性能主治】全草味苦、辛，性寒。有清热凉血、利湿的作用。主治热毒血痢，湿热带下，月经不调，血热崩漏，肠热痔血，小儿阴囊肿大。

【采收加工】全草春、夏季采收，根全年均可采收，洗净，鲜用或切碎晒干。

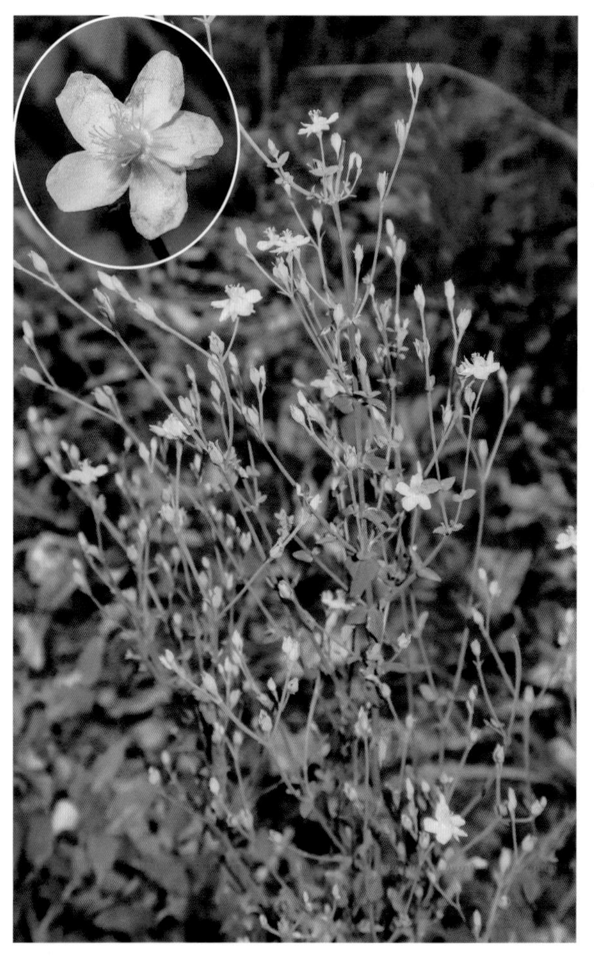

## 田基黄

【基原】为金丝桃科地耳草*Hypericum japonicum* Thunb. 的全草。

【别名】雀舌草、蛇查口、合掌草。

【形态特征】一年生小草本。茎常四棱形，直立或外倾或匍地而在基部生根，散布淡色腺点。叶小，无柄；叶片卵形或广卵形，具3条主脉，有透明腺点。聚伞花序顶生；花瓣白色、淡黄色至橙黄色，无腺点。蒴果长圆形。种子淡黄色，圆柱形。花期3~8月，果期6~10月。

【分布】生于田边、草地、沟边较湿润处。产于长江以南各省区。

【性能主治】全草味苦、辛，性平。有清热利湿、散瘀消肿的作用。主治肝炎，疮疖痈肿。

【采收加工】春、夏季花开时采收，除去杂质，晒干。

## 元宝草

【基原】为金丝桃科元宝草*Hypericum sampsonii* Hance 的全草。

【别名】对月草、大叶对口莲、穿心箭。

【形态特征】多年生草本。叶对生；叶片基部合生为一体，茎贯穿其中心，边缘密生黑色腺点，两面均散生黑色斑点和透明油点。花序顶生，多花，伞房状；花瓣淡黄色，椭圆状长圆形，边缘有无柄或近无柄的黑腺体。蒴果卵形，散布卵珠状黄褐色囊状腺体。花期6~7月，果期8~9月。

【分布】生于路旁、山坡、草地、灌木丛、田边、沟边等处。产于陕西至长江以南各省区。

【性能主治】全草味辛、苦，性寒。有凉血止血、清热解毒、活血调经、祛风通络的作用。主治吐血，咯血，血淋，月经不调，痛经，白带异常，跌打损伤，风湿痹痛，腰腿痛；外用治头癣，口疮，目翳。

【采收加工】夏、秋季采收，洗净，鲜用或晒干。

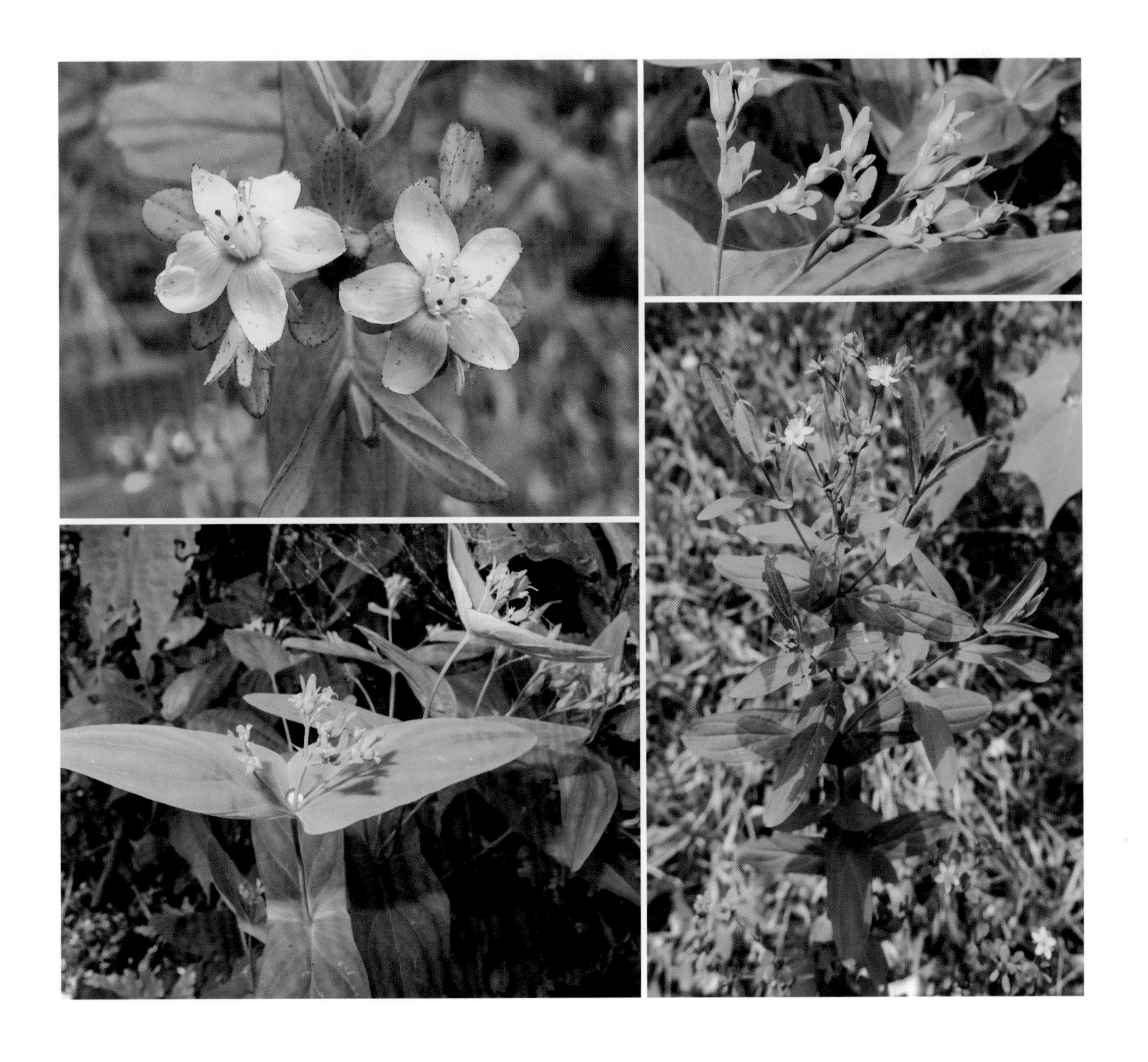

## 金纳香

【基原】为椴树科长勾刺蒴麻*Triumfetta pilosa* Roth 的根和叶。

【别名】狗屁藤、牛虱子、小桦叶。

【形态特征】木质草本或亚灌木。嫩枝被黄褐色长茸毛。叶片厚纸质，卵形或长卵形，腹面有稀疏星状茸毛，背面密被黄褐色厚星状茸毛，边缘有不整齐的齿。聚伞花序1个至数个腋生；花瓣黄色，与萼片等长；雄蕊10枚；子房被毛。蒴果具长刺；刺被毛，先端有勾。花期夏季。

【分布】生于路旁、田边及灌木丛阳处。产于广西、广东、贵州、四川等地。

【性能主治】根和叶味甘、微辛，性温。有活血行气、散瘀消肿的作用。主治月经不调，症瘕疼痛，跌打损伤。

【采收加工】秋、冬季挖根，洗净，切片，晒干。春季采叶，晒干。

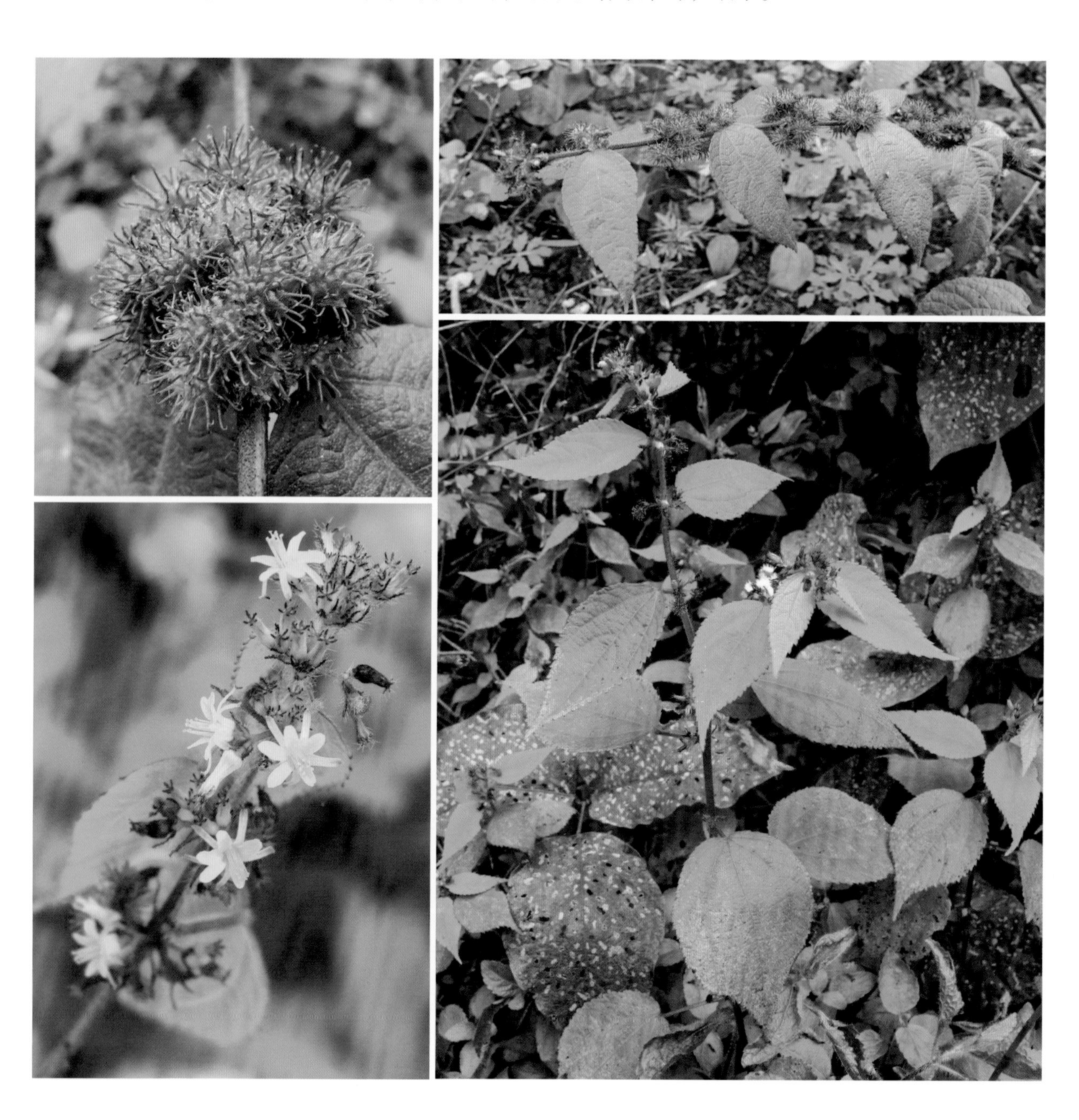

## 木芙蓉

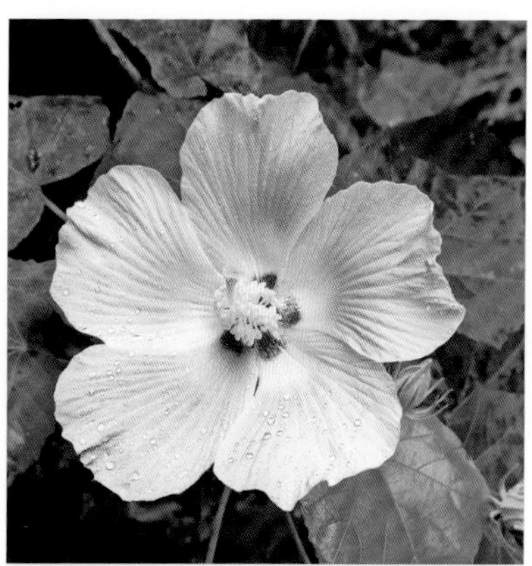

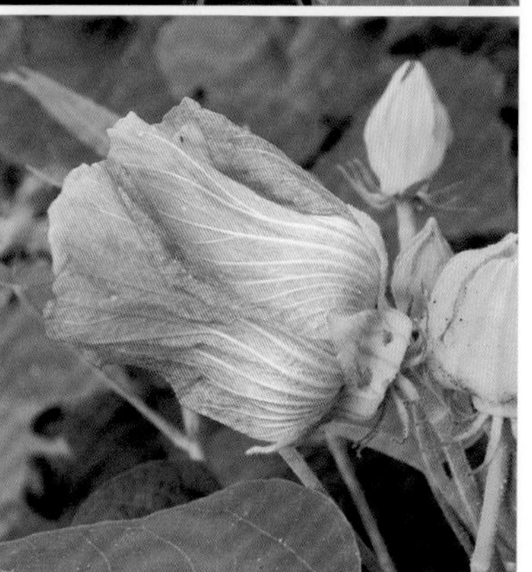

【基原】为锦葵科木芙蓉*Hibiscus mutabilis* L. 的根、叶和花。

【别名】芙蓉木、芙蓉。

【形态特征】落叶灌木或小乔木，高2~5 m。小枝、叶柄、花梗和花萼均密被星状毛与直毛相混的细绵毛。叶片宽卵形至圆卵形或心形，常5~7裂，裂片三角形；叶柄长5~20 cm。花单生于枝端叶腋，花初开时白色或淡红色，后变深红色。蒴果扁球形，直径约2.5 cm。花期8~10月。

【分布】生于山坡路旁、草地、庭园中，常栽培。产于广西、广东、湖南、贵州、云南、山东、陕西、江西、湖北、四川等地。

【性能主治】根、叶和花味微辛，性凉。有清热解毒、消肿排脓、凉血止血的作用。主治肺热咳嗽，月经过多，白带异常；外用治痈肿疮疖，乳腺炎，淋巴结炎，腮腺炎，烧烫伤，毒蛇咬伤，跌打损伤。

【采收加工】夏、秋季采收花蕾，晒干；同时采收叶，阴干，研粉贮存。秋、冬季采挖根，洗净，晒干。

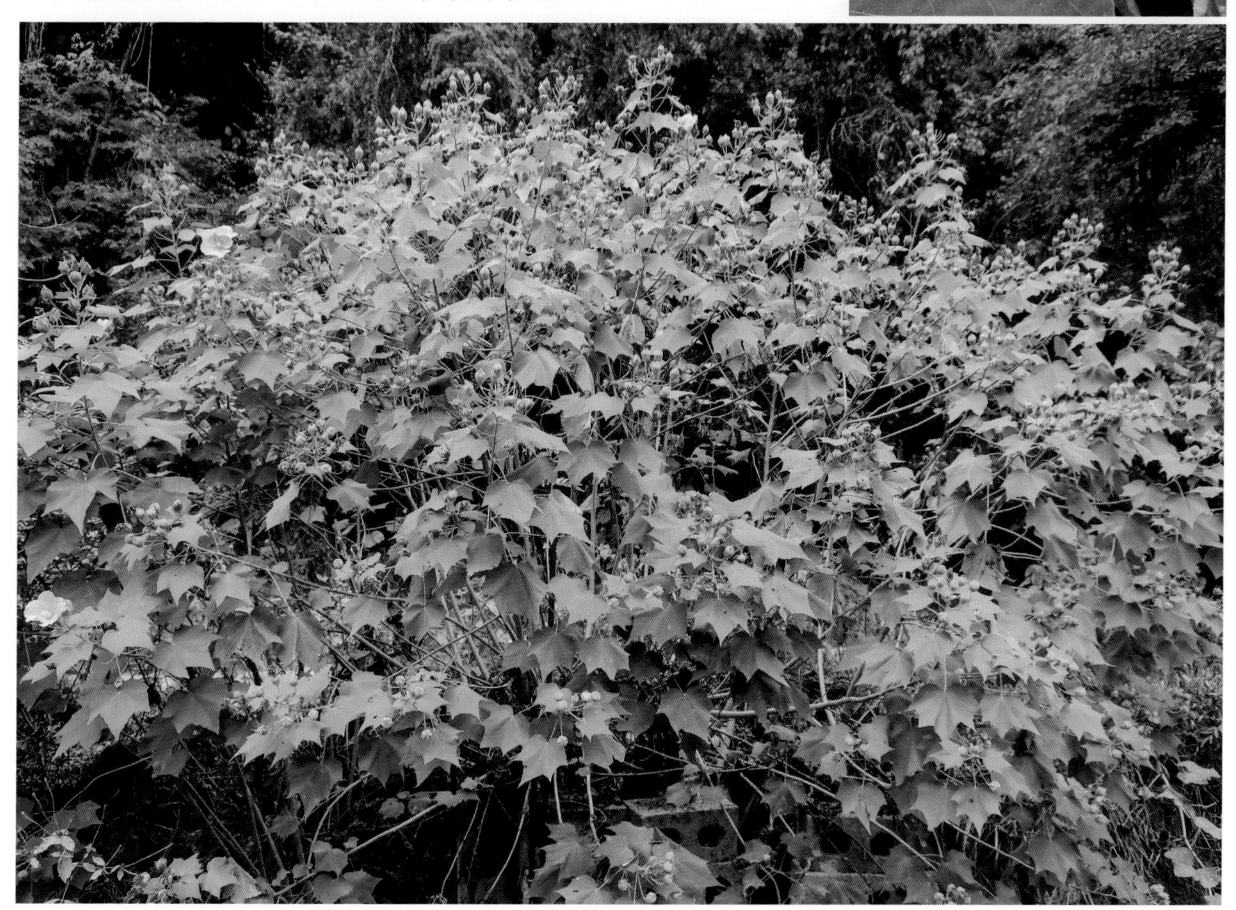

# 梵天花

【基原】为锦葵科梵天花*Urena procumbens* L. 的全草。

【别名】狗脚迹、野棉花、铁包金。

【形态特征】直立小灌木。小枝、叶柄、花梗均被星状柔毛。茎下部叶轮廓为掌状3~5深裂，裂口深达中部以下，圆形而狭。花单生于叶腋或簇生；花冠淡红色；雄蕊柱无毛，与花瓣等长。果球形，直径约6 mm，具刺和长硬毛，刺端有倒钩。种子平滑无毛。花期6~9月。

【分布】生于山坡灌木丛或路旁。产于广西、广东、湖南、福建、江西、浙江等地。

【性能主治】全草味甘、苦，性凉。有祛风利湿、消热解毒的作用。主治风湿痹痛，泄泻，感冒，咽喉肿痛，肺热咳嗽，风毒流注，跌打损伤，毒蛇咬伤。

【采收加工】夏、秋季采收，除去杂质，洗净，切碎，晒干。

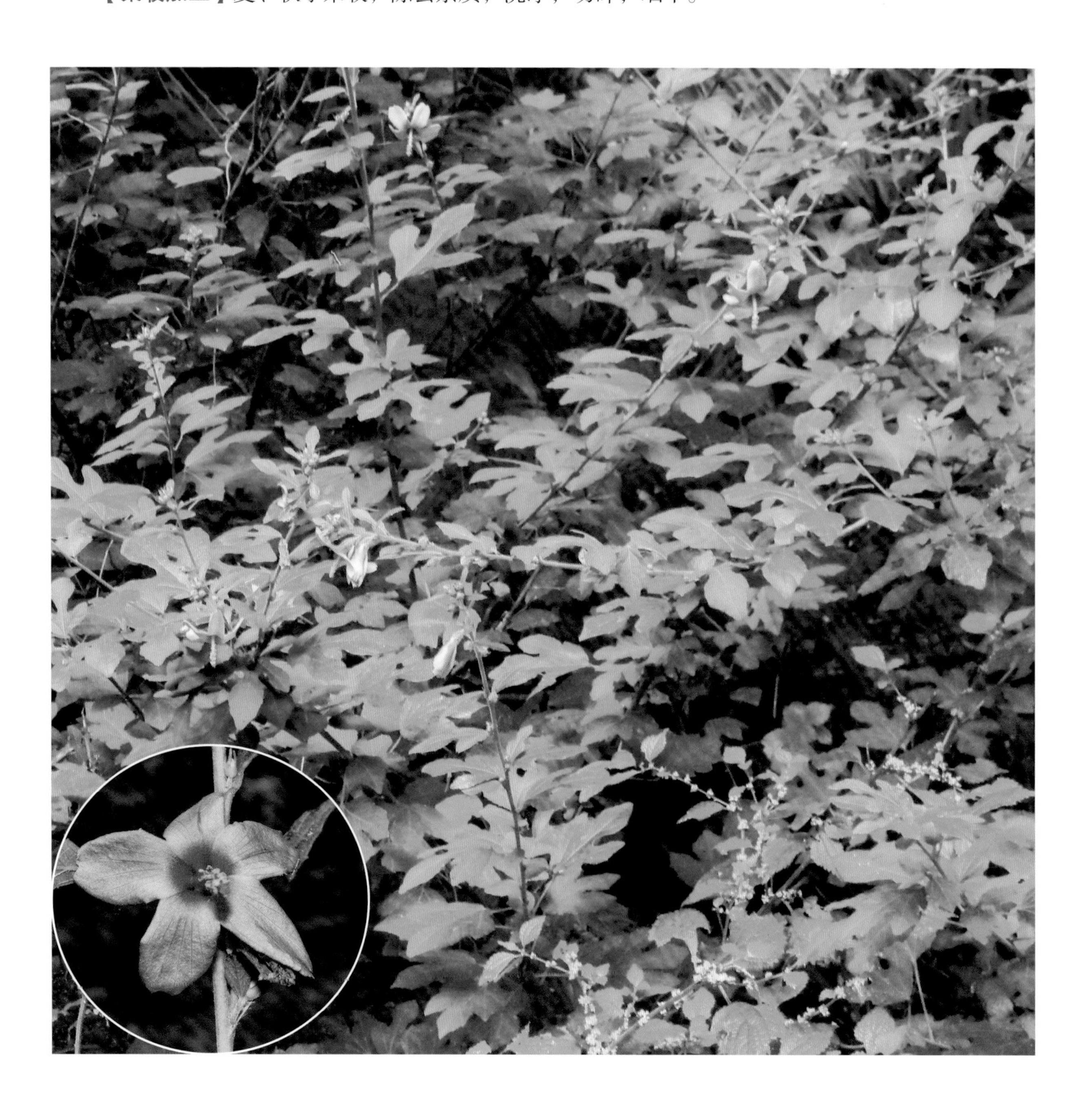

# 红背叶

【基原】为大戟科红背山麻杆*Alchornea trewioides* (Benth.) Müll. Arg. 的叶和根。

【别名】红背娘、新妇木。

【形态特征】灌木。小枝被灰色微柔毛，后变无毛。叶片薄纸质，阔卵形，背面暗红色；基出脉3条，基部有5个红色腺体和2个线状附属体。花雌雄异株；雌花序顶生，雄花序腋生且为总状花序。蒴果球形，被灰色柔毛。种子扁卵状，种皮浅褐色，具瘤体。花期3~6月，果期9~10月。

【分布】生于路旁灌木丛或林下，尤以石灰岩山坡脚最常见。产于广西、广东、海南、湖南南部、福建南部和西部。

【性能主治】叶和根味甘，性凉。有清热利湿、凉血解毒、杀虫止痒的作用。主治痢疾，热淋，石淋，血尿，崩漏，风疹，湿疹，龋齿痛，褥疮。

【采收加工】春、夏季采叶，洗净，鲜用或晒干。全年均可采挖根，洗净，晒干。

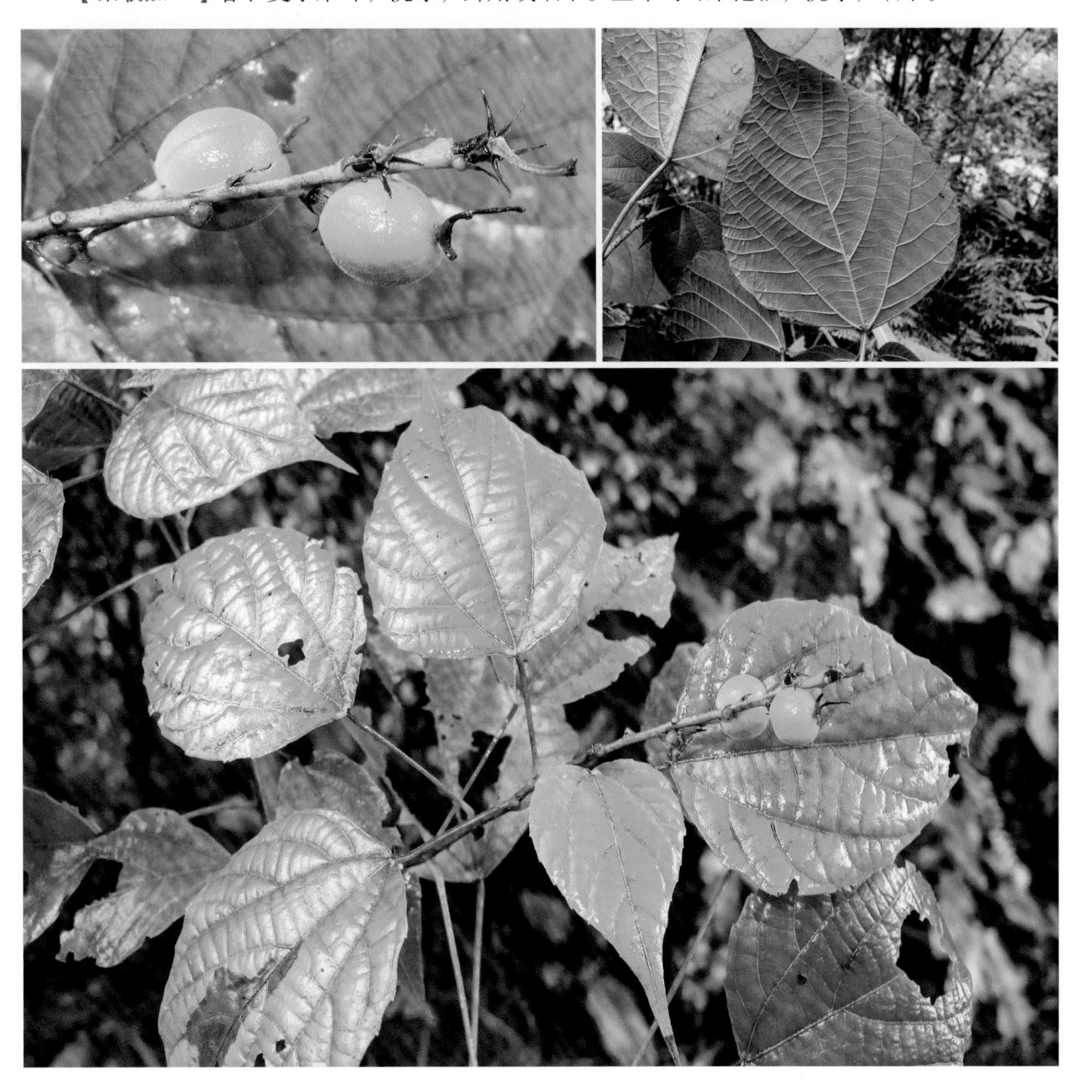

## 小叶双眼龙

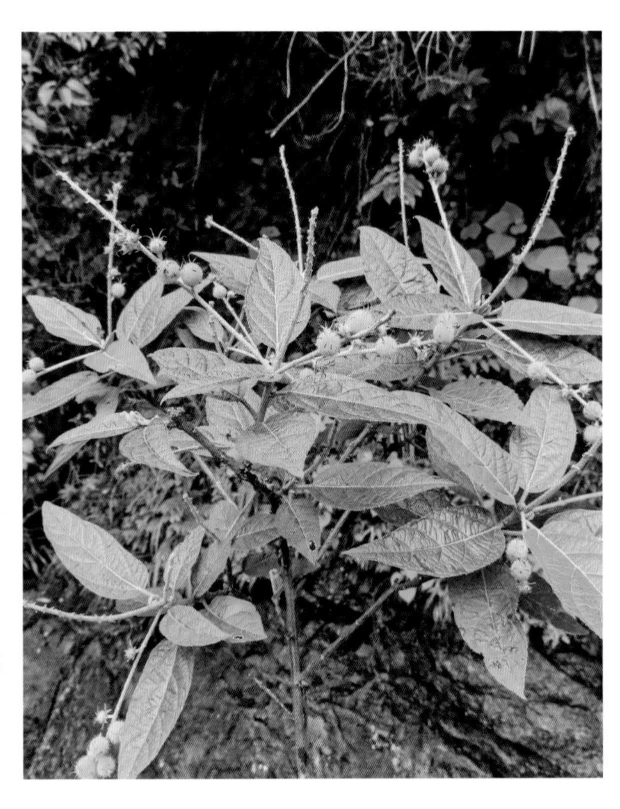

【基原】为大戟科毛果巴豆*Croton lachnocarpus* Benth. 的根和叶。

【别名】山猪刨、土巴豆、鸡骨香。

【形态特征】灌木，高1~3 m。幼枝、幼叶、花序和果均密被星状毛。叶片长圆形或椭圆状卵形，稀长圆状披针形，基部近圆形或微心形，边缘具不明显细钝齿，齿间常有具柄腺体，老叶背面密被星状毛；叶基部或叶柄先端有2个具柄腺体。总状花序顶生。蒴果扁球形，被毛。花期4~5月。

【分布】生于山地、灌木林下。产于我国南部各省区。

【性能主治】根、叶味辛、苦，性温；有毒。有散寒除湿、祛风活血的作用。主治寒湿痹痛，瘀血腹痛，产后风瘫，跌打肿痛，皮肤瘙痒。

【采收加工】全年均可采收，根洗净，切片，晒干；叶鲜用或晒干。

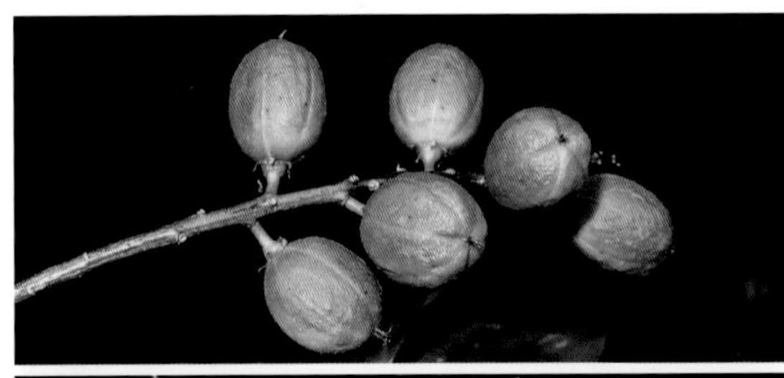

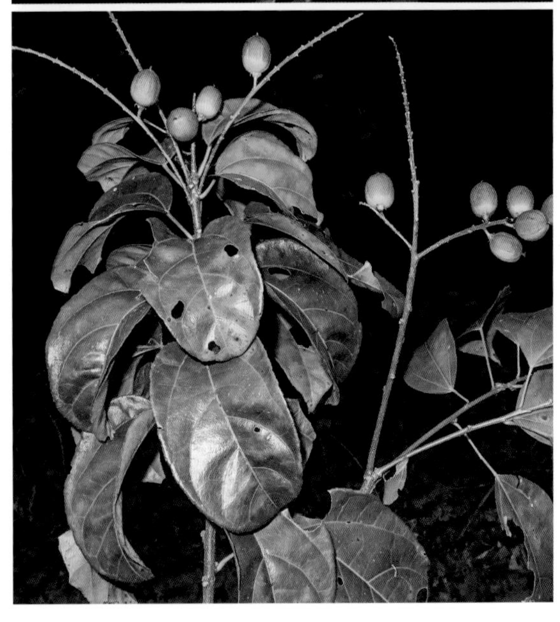

## 巴豆

【基原】为大戟科巴豆*Croton tiglium* L. 的成熟果实。

【别名】双眼龙、大叶双眼龙、江子。

【形态特征】灌木或小乔木，高3~6 m。叶片纸质，卵形，先端短尖，基部阔楔形至近圆形，边缘有细齿或近全缘，成长叶无毛或近无毛，基部两侧叶缘上各有1个盘状腺体。总状花序顶生。蒴果椭圆状，被疏生短星状毛或近无毛。种子椭圆状，长约1 cm，直径6~7 mm。花期4~6月。

【分布】生于山谷、旷野或山地疏林中，常栽培。产于广西、广东、云南、贵州、四川、福建、湖南、湖北等地。

【性能主治】果实味辛，性热；有大毒。主治恶疮疥癣，疣痣；外用治蚀疮。

【采收加工】秋季果实成熟时采收，堆置2~3天，摊开，干燥。

## 飞扬草

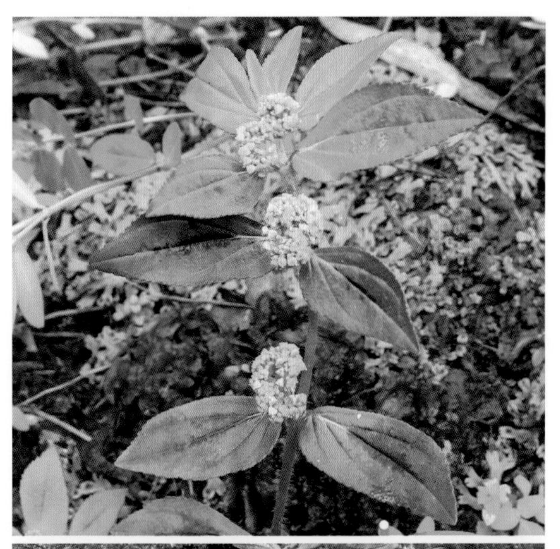

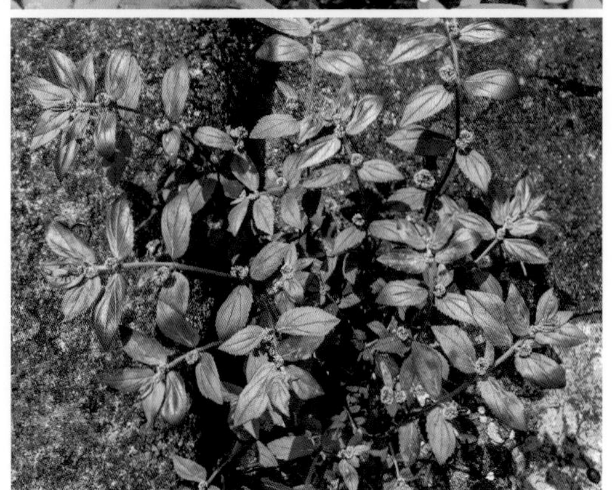

【基原】为大戟科飞扬草*Euphorbia hirta* L. 的全草。

【别名】大飞扬、奶母草、奶汁草。

【形态特征】一年生草本。茎单一，自中部向上分枝或不分枝，被褐色或黄褐色粗硬毛。叶对生；叶片先端极尖或钝，基部略偏斜，边缘于中部以上有细齿。花序多数，于叶腋处密集成头状，基部近无梗。蒴果三棱状，被短柔毛，成熟时分裂为3个分果爿。花果期6~12月。

【分布】生于山坡、山谷、草丛或灌木丛中，多见于沙质土。产于广西、湖南、广东、海南、江西、贵州、云南等地。

【性能主治】全草味辛、酸，性凉；有小毒。有清热解毒、止痒利湿、通乳的作用。主治肺痈，乳痈，疔疮肿毒，牙疳，痢疾，泄泻，热淋，血尿，湿疹，脚癣，皮肤瘙痒，产后少乳。

【采收加工】夏、秋季采收，洗净，晒干。

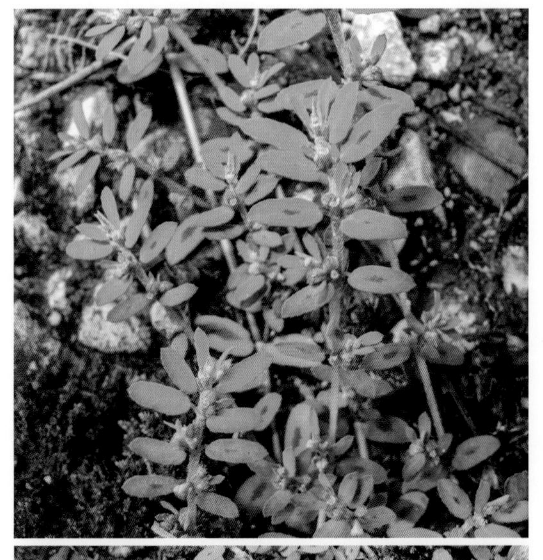

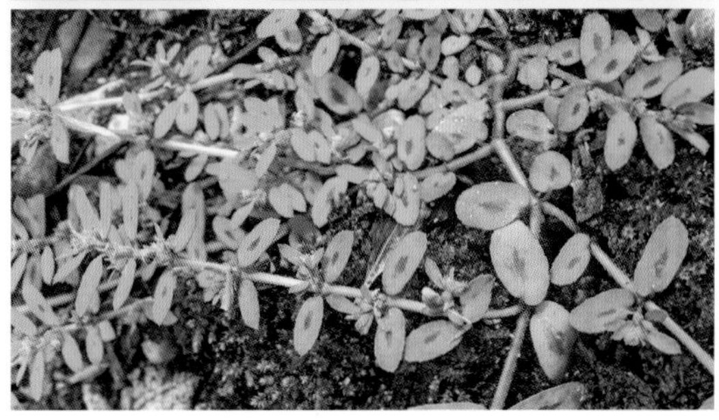

## 小飞扬草

【基原】为大戟科千根草*Euphorbia thymifolia* L. 的全草。

【别名】地锦、小飞扬、红地茜。

【形态特征】一年生小草本。茎匍匐。全株被稀疏柔毛。叶对生；叶片椭圆形或倒卵形，基部不对称。花小，花序单生或数个簇生于叶腋；总苞狭钟状至陀螺状；腺体4个，被白色附属物。蒴果卵状三棱形，被短柔毛。种子长卵状四棱形，暗红色，每个棱面具4~5条横沟。花果期6~11月。

【分布】生于路边、屋旁或草丛中。产于广西、广东、云南、湖南、江苏、江西、福建等地。

【性能主治】全草味微酸、涩，性微凉。有清热利湿、收敛止痒的作用。主治细菌性痢疾，痔疮出血；外用治湿疹，过敏性皮炎，皮肤瘙痒。

【采收加工】夏、秋季采收，晒干。

# 算盘子

【基原】为大戟科算盘子*Glochidion puberum* (L.) Hutch. 的根、叶和果实。

【别名】算盘珠、八瓣橘、馒头果。

【形态特征】直立灌木。小枝、叶背、花序和果均密被短柔毛。叶片长圆状披针形或长圆形，基部楔形，背面粉绿色。雌雄同株或异株，2~4朵簇生于叶腋；雌花生于小枝上部，雄花则生于下部；花小。蒴果扁球状，具8~10条纵沟，熟时带红色。花期4~8月，果期7~11月。

【分布】生于山坡、路边或草地向阳处的灌木丛中。产于广西、广东、四川、福建、湖南、湖北、江西、河南等地。

【性能主治】根味苦，性凉；有小毒。有清热利湿、行气活血、解毒消肿的作用。主治感冒发热，咽喉肿痛，咳嗽，牙痛，湿热泻痢，带下，风湿痹痛，腰痛，闭经，跌打损伤，蛇虫咬伤。叶味苦、涩，性凉；有小毒。有清热利湿、解毒消肿的作用。主治湿热泻痢，黄疸，带下，发热，咽喉种痛，痈疮疖肿，漆疮，虫蛇咬伤。果实味苦，性凉；有小毒。有清热除湿、解毒利咽、行气活血的作用。主治痢疾，泄泻，黄疸，疟疾，带下，咽喉肿痛，牙痛，疝痛，产后腹痛。

【采收加工】根全年均可采挖，洗净，鲜用或晒干。叶夏、秋季采收，鲜用或晒干。果实秋季采收，除杂质，晒干。

【附注】《中华本草》记载算盘子以根、叶、果实入药的药材名分别为算盘子根、算盘子叶、算盘子。

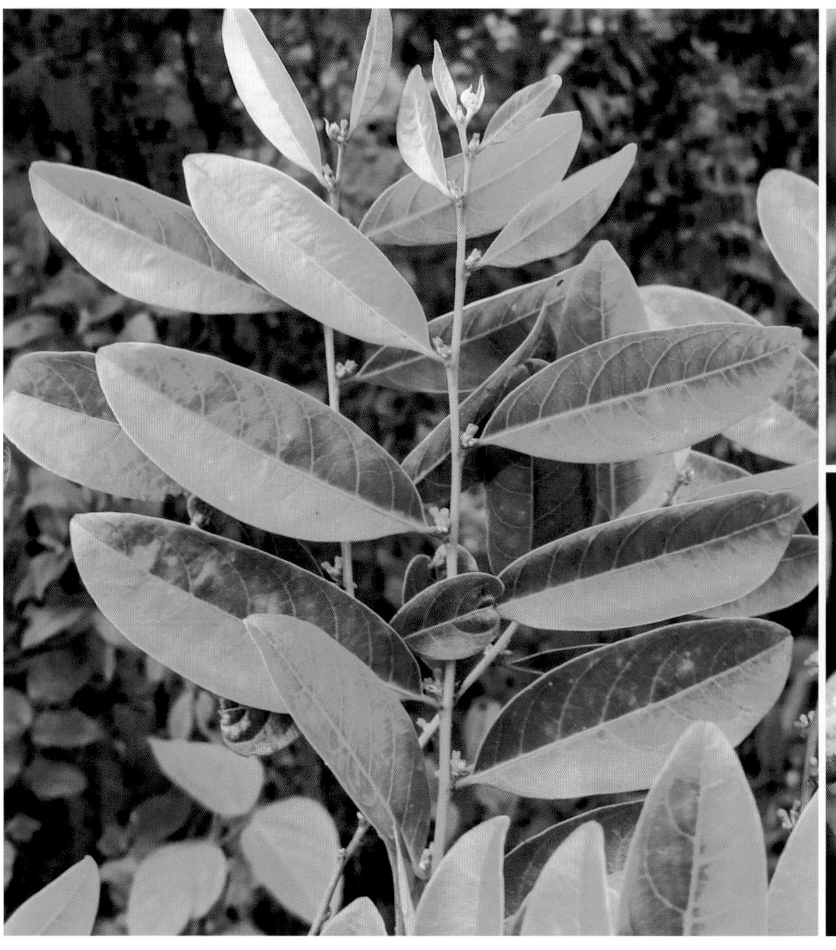
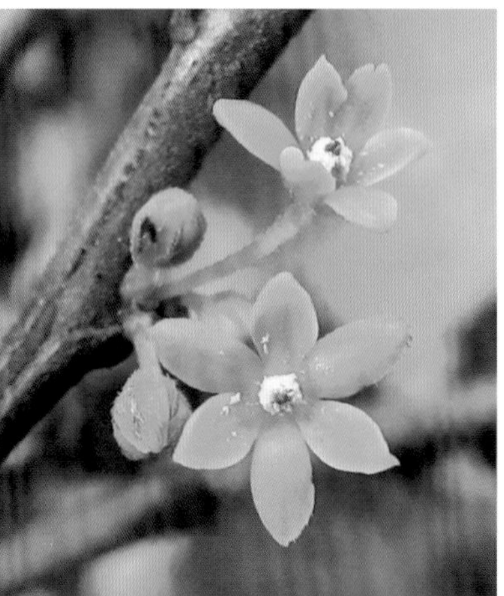
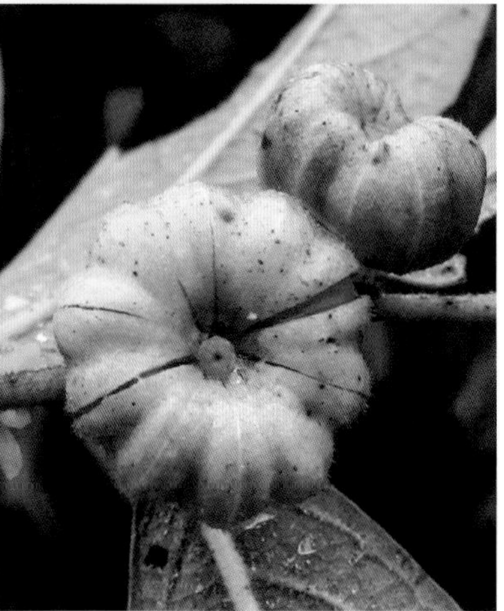

# 白背叶

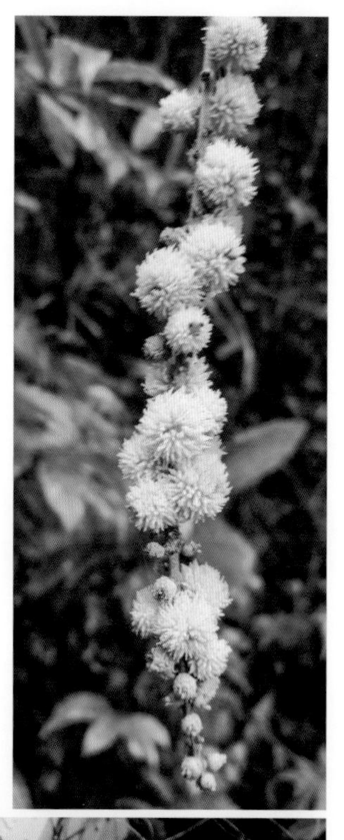

【基原】为大戟科白背叶*Mallotus apelta* (Lour.) Müll. Arg. 的根和叶。

【别名】白吊粟、野桐、叶下白。

【形态特征】灌木或小乔木，高1~4 m。小枝、叶柄和花序均密被淡黄色星状柔毛和散生橙黄色颗粒状腺体。叶互生；叶片卵形或阔卵形。花雌雄异株；雄花序为开展的圆锥花序或穗状，雌花序穗状。蒴果近球形，密生被灰白色星状毛的软刺。种子近球形，具皱纹。花期6~9月，果期8~11月。

【分布】生于山坡或山谷灌木丛中。产于广西、广东、海南、云南、湖南、江西、福建等地。

【性能主治】根和叶味微苦、涩，性平。根有柔肝活血、健脾化湿、收敛固脱的作用。主治慢性肝炎，肝脾肿大，子宫脱垂，脱肛，白带异常，妊娠水肿。叶有消炎止血的作用。外用治中耳炎，疖肿，跌打损伤，外伤出血。

【采收加工】根全年均可采挖，洗净，切片，晒干。叶夏、秋季采收，鲜用或晒干研粉。

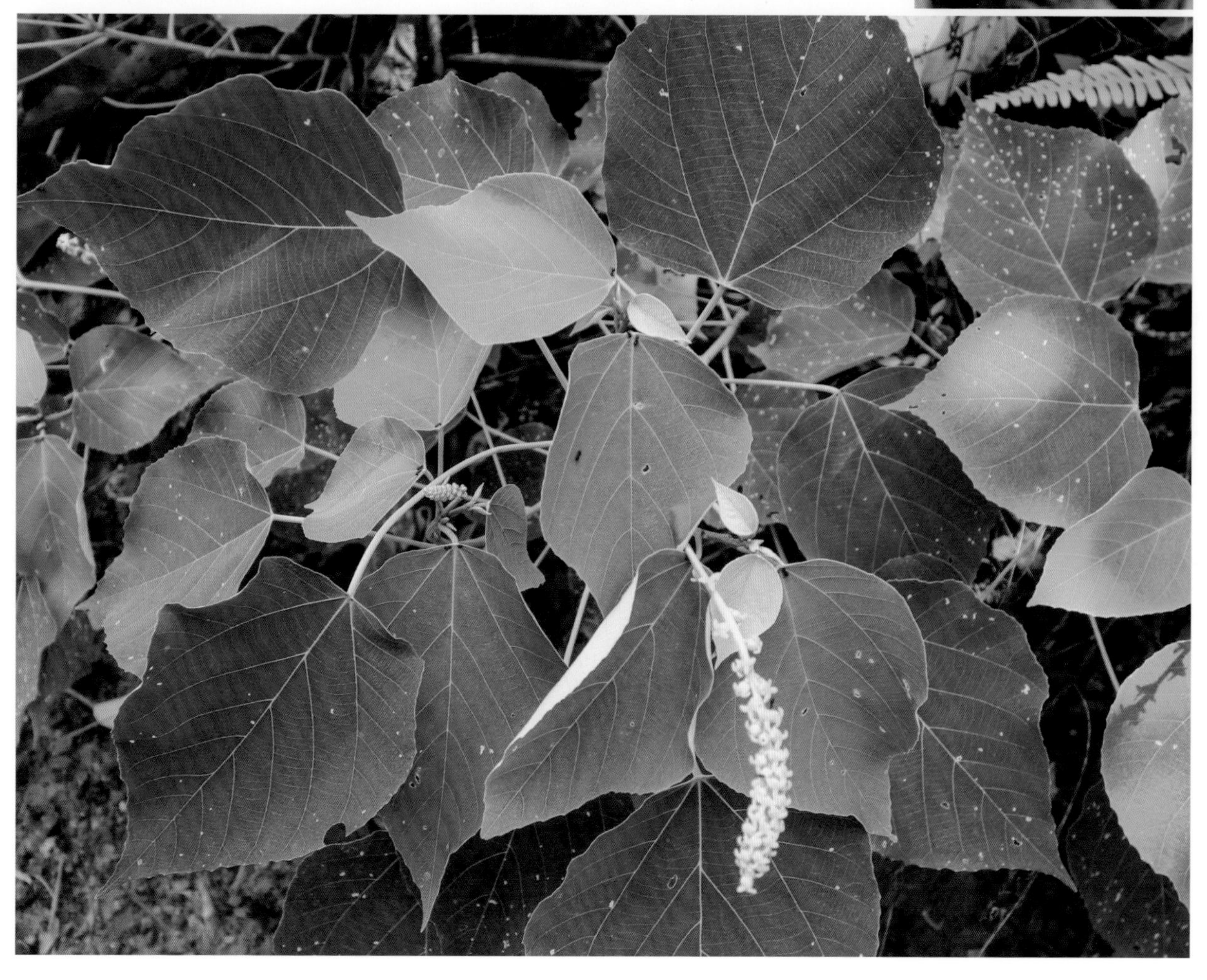

# 毛桐

【基原】为大戟科毛桐*Mallotus barbatus* (Wall.) Müll. Arg. 的根和叶。

【别名】粗糠根、毛叶子。

【形态特征】小乔木。嫩枝、叶柄和花序均被黄棕色星状毛。叶片卵状三角形或卵状菱形，先端渐尖，基部圆或平截，边缘具齿或波状。花雌雄异株，总状花序顶生。蒴果球形，密被淡黄色星状毛及紫红色软刺。种子卵形，熟时黑色，光滑。花期4~5月，果期9~10月。

【分布】生于林缘、灌木丛中。产于广西、广东、湖南、云南、贵州、四川等地。

【性能主治】根味微苦，性平。有清热、利湿的作用。主治肺热吐血，湿热泄泻，小便淋痛，带下。叶味苦，性寒。有清热解毒、燥湿止痒、凉血止血的作用。主治下肢溃疡，湿疹，背癣，漆疮，外伤出血。

【采收加工】根全年均可采挖，洗净，切片，晒干。叶夏、秋季采收，洗净，晒干。

【附注】《中华本草》记载毛桐以根、叶入药的药材名分别为大毛桐子根、红帽顶。

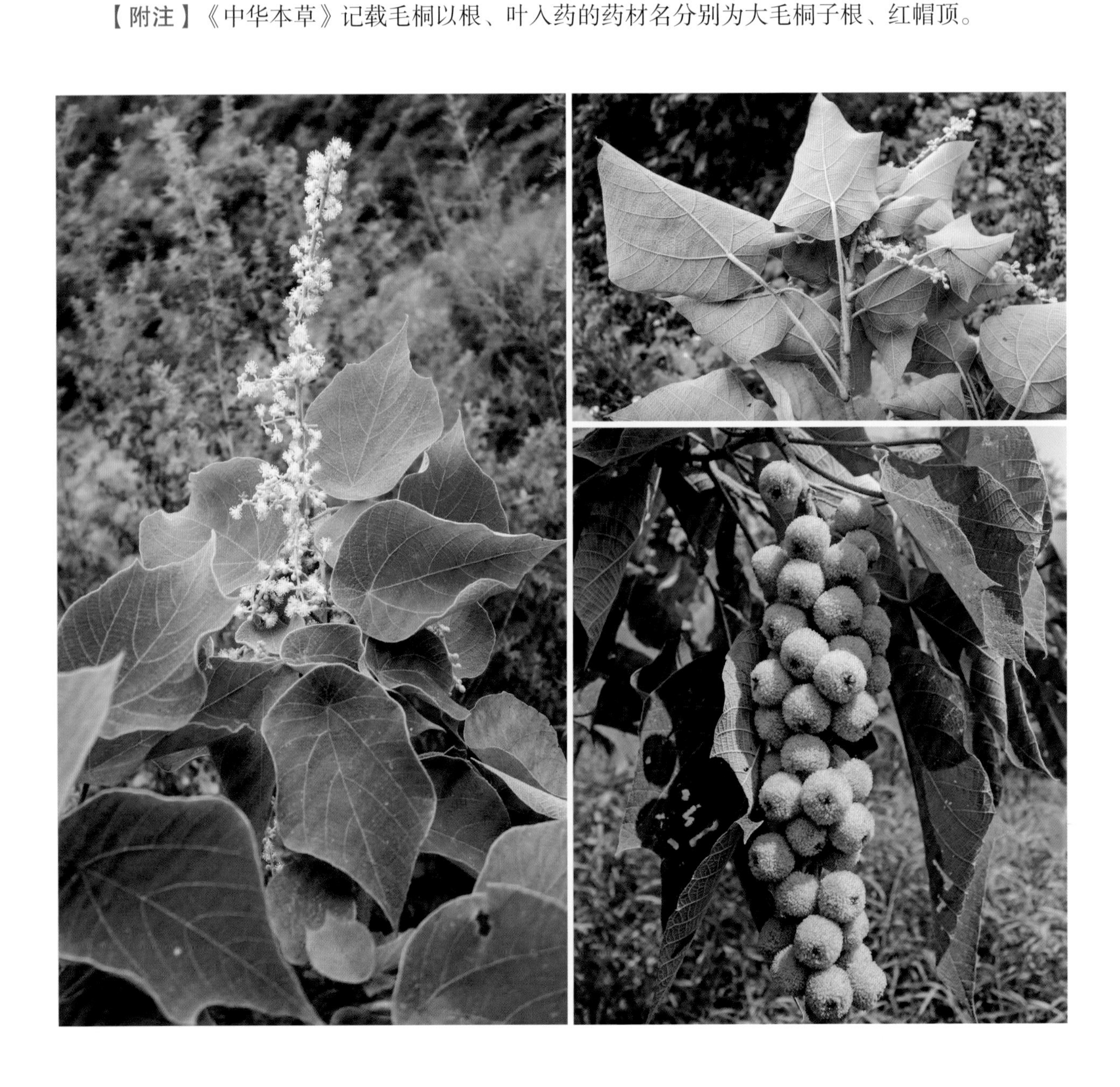

## 粗糠柴

【基原】为大戟科粗糠柴*Mallotus philippinensis* (Lam.) Müll. Arg. 的果实表面的粉状茸毛和根。

【别名】铁面将军、香桂树、香檀。

【形态特征】小乔木或灌木。小枝、嫩叶和花序均密被黄褐色星状柔毛。叶片卵形、长圆形或卵状披针形；叶脉具长柔毛，散生红色颗粒状腺体。花雌雄异株；总状花序顶生或腋生，单生或数个簇生。蒴果扁球形，密被红色颗粒状腺体和粉末状毛。花期4~5月，果期5~8月。

【分布】生于山地林中或林缘。产于广西、广东、海南、贵州、湖南、湖北、江西、安徽、江苏等地。

【性能主治】果实表面的粉状茸毛和根味微苦、微涩，性凉。果上腺体粉末有驱虫的作用。主治绦虫病、蛲虫病、线虫病。根有清热利湿的作用。主治急、慢性痢疾，咽喉肿痛。

【采收加工】根全年均可采收，晒干。果实表面的粉状茸毛秋季采收，晒干。

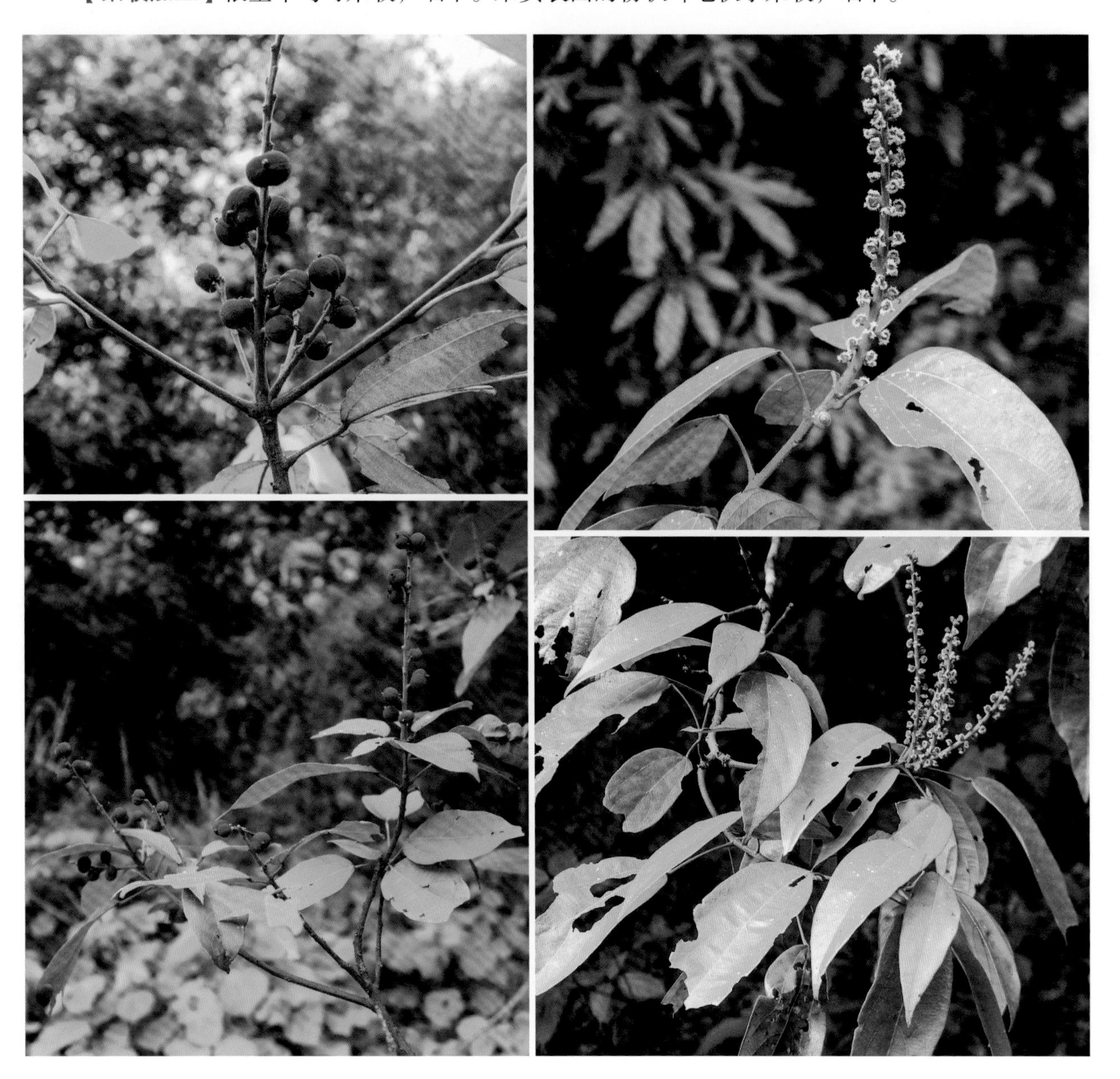

## 叶下珠

【基原】为大戟科叶下珠*Phyllanthus urinaria* L. 的全草。

【别名】夜关门、鱼蛋草。

【形态特征】一年生草本，高约30 cm。叶片纸质，因叶柄扭转而呈羽状排列，长圆形或倒卵形。雄花2~4朵簇生于叶腋；雌花单生于小枝中下部的叶腋内。蒴果无梗，近圆形，于叶下2列着生，熟时赤褐色，表面有小鳞状突起物，呈1列珠状，故名叶下珠。花期6~8月，果期9~10月。

【分布】生于山地疏林、灌木丛、荒地或山沟向阳处。产于广西、广东、贵州、海南、云南、四川、台湾、福建等地。

【性能主治】全草味微苦、甘，性凉。有清热利尿、消积、明目的作用。主治肾炎水肿，泌尿系感染，结石，肠炎，眼角膜炎，黄疸型肝炎；外用治毒蛇咬伤。

【采收加工】夏、秋季采收，除去杂质，晒干。

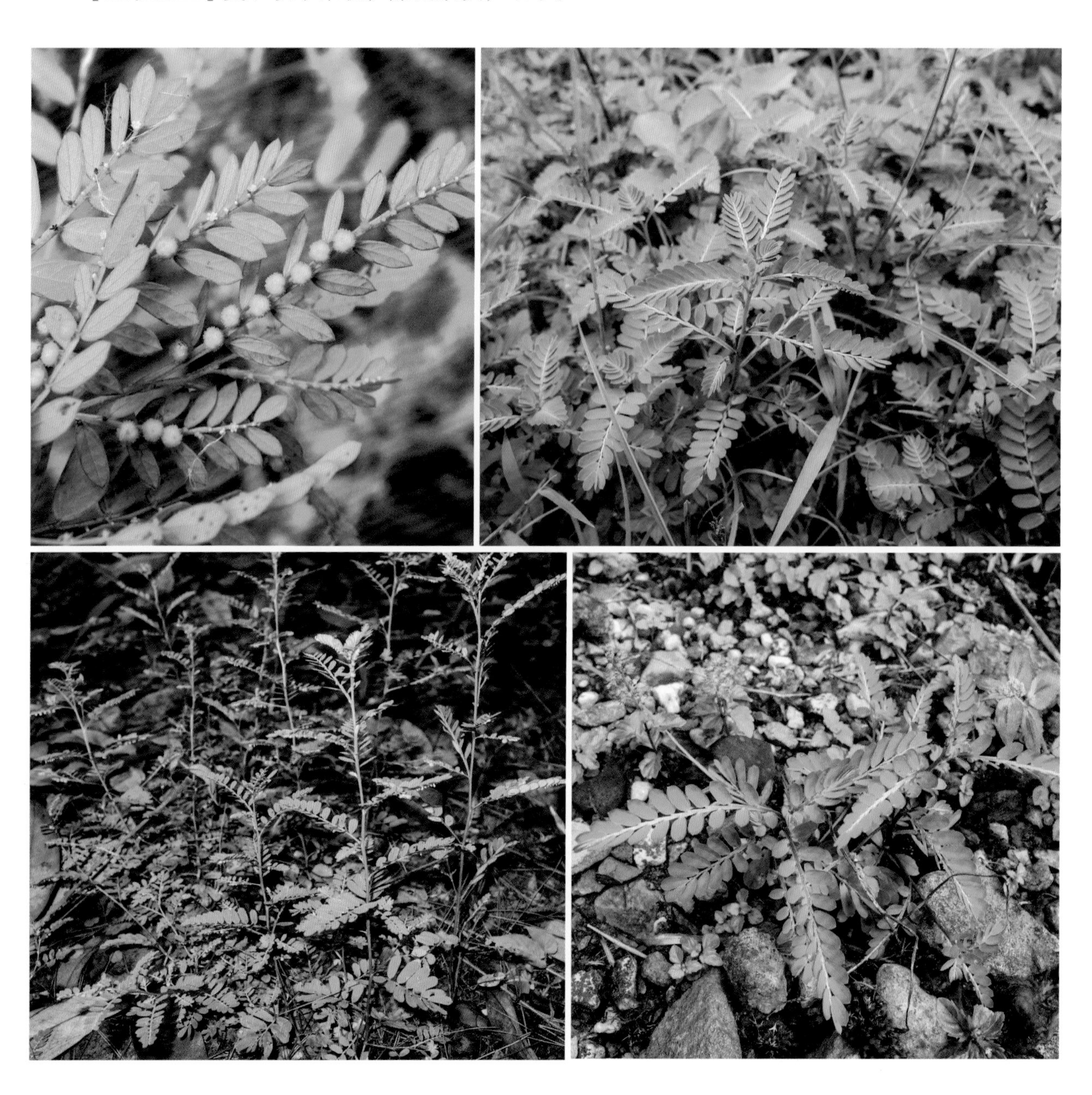

## 黄珠子草

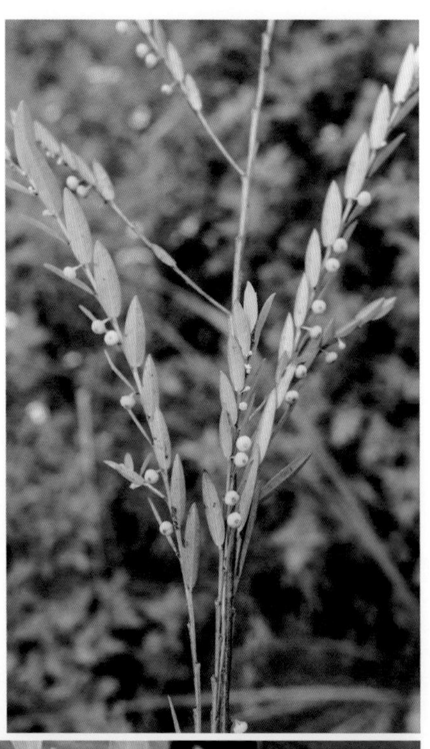

【基原】为大戟科黄珠子草*Phyllanthus virgatus* G. Forst.的全草。

【别名】珍珠草、野珠草。

【形态特征】一年生草本，高达60 cm。全株无毛。枝条通常自茎基部长出，上部扁平而具棱。叶片有小尖头，基部圆而稍偏斜；几无叶柄。通常2~4朵雄花和1朵雌花簇生于叶腋。蒴果扁球形，直径2~3 mm，熟时紫红色，有鳞片状突起。花期4~5月，果期6~11月。

【分布】生于沟边草丛或路旁灌木丛中。产于广西、广东、湖南、海南、福建、台湾、湖北等地。

【性能主治】全草味甘、苦，性平。有健脾消积、利尿通淋、清热解毒的作用。主治疳积，痢疾，淋病，乳痈，毒蛇咬伤。

【采收加工】夏、秋季采收，鲜用或晒干。

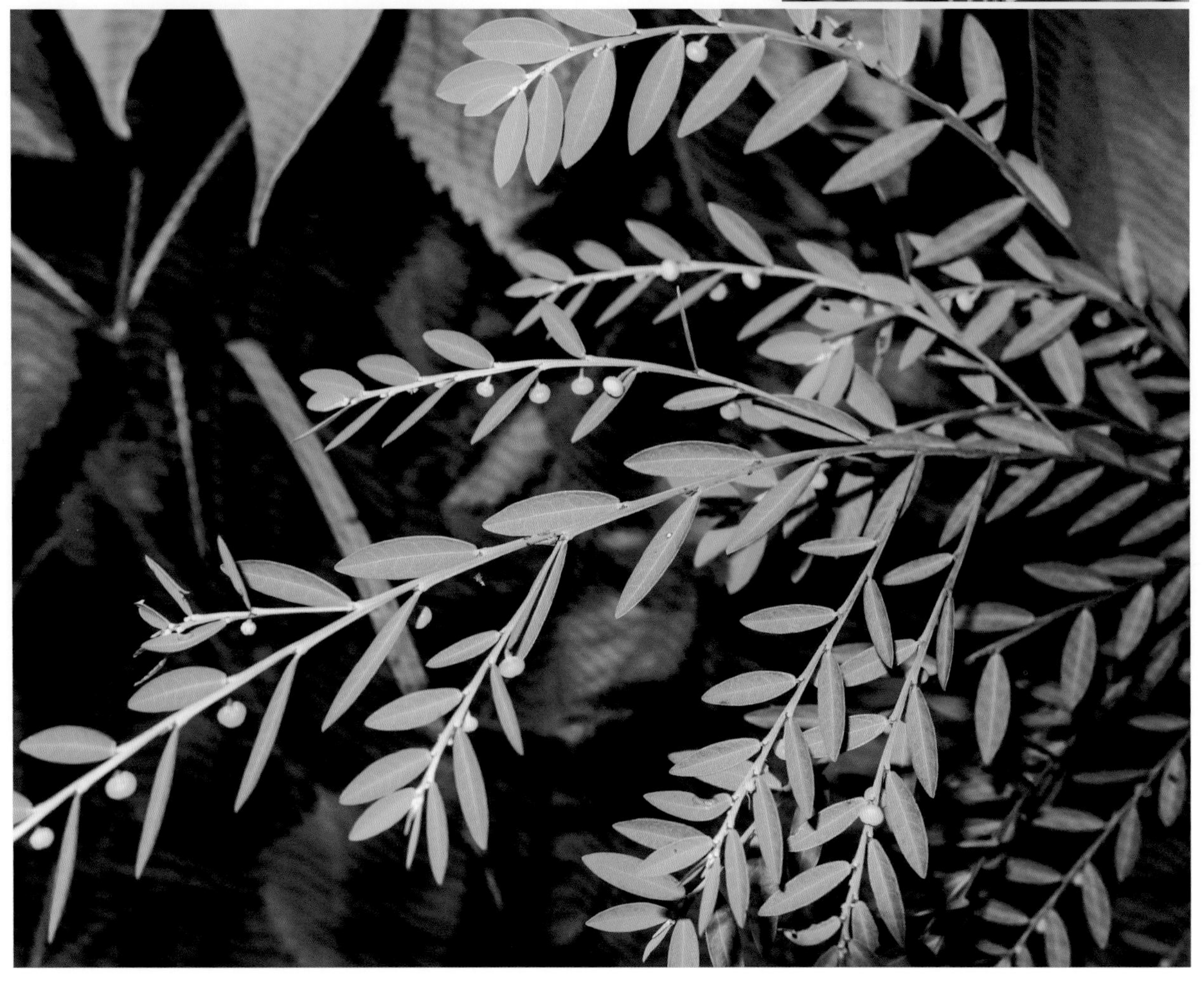

# 蓖麻子

【基原】为大戟科蓖麻*Ricinus communis* L. 的成熟种子。

【别名】红蓖麻、蓖麻仁。

【形态特征】灌木状草本，高达5 m。小枝、叶和花序通常被白霜。茎多液汁。叶片掌状7~11裂，边缘具齿；叶柄粗壮，中空，先端具2个盘状腺体，基部具盘状腺体。花序总状；雄花生于花序下部，雌花则生于花序上部。蒴果球形，果皮具软刺。种子椭圆形，光滑具斑纹。花期5~8月，果期7~10月。

【分布】生于村旁疏林或河流两岸冲积地，常有逸为野生，呈多年生灌木。产于华南和西南地区。

【性能主治】种子味甘、辛，性平；有毒。有消肿拔毒、泻下通滞的作用。主治大便燥结，痈疽肿毒，喉痹，瘰疬。

【采收加工】秋季采摘成熟果实，晒干，除去果壳，收集种子。

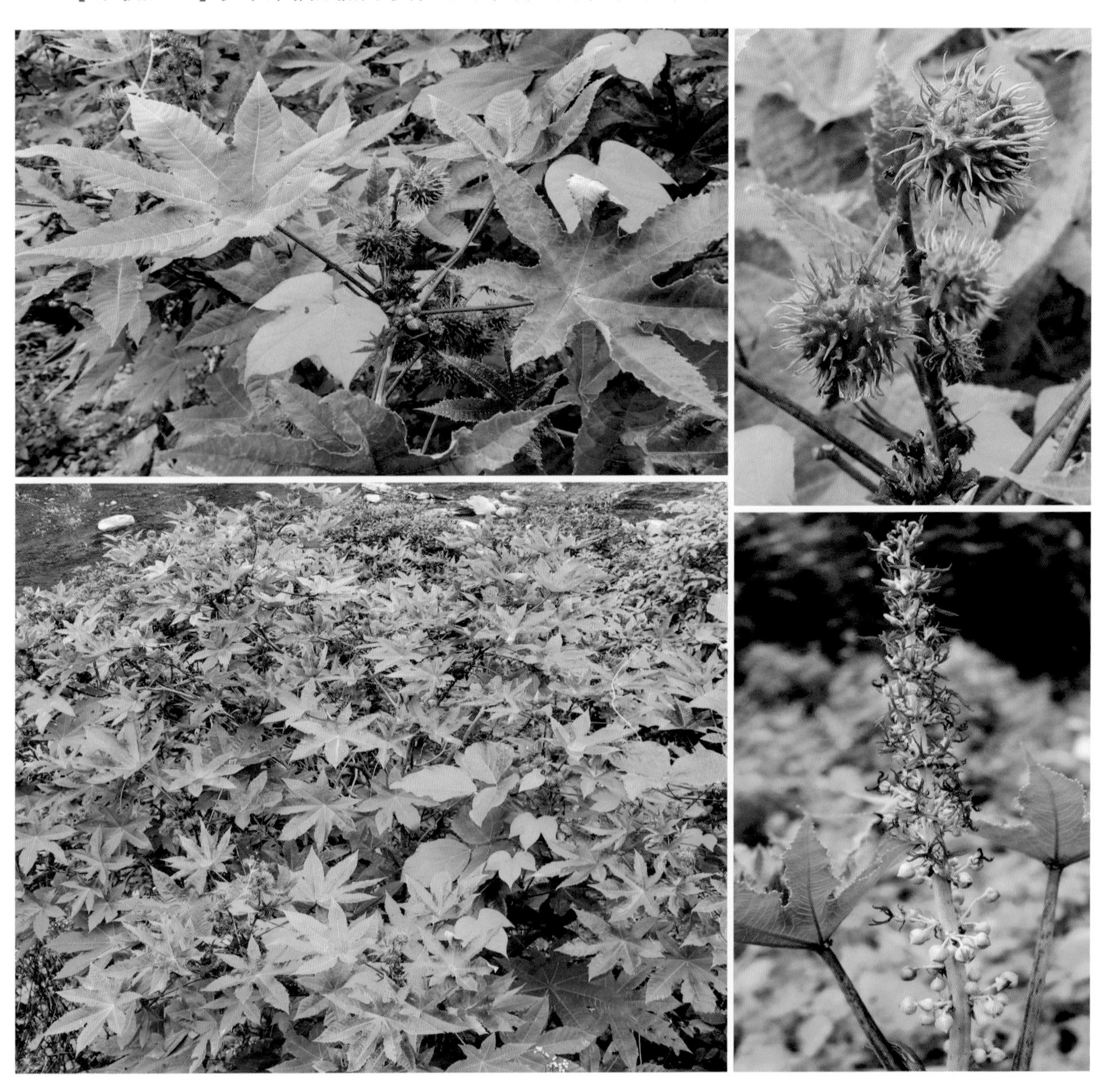

# 山乌桕

【基原】为大戟科山乌桕*Sapium discolor* (Champ. ex Benth.) Müll. Arg. 的根皮、树皮及叶。

【别名】红乌桕、红叶乌桕。

【形态特征】乔木或灌木。叶片椭圆形或长卵形，背面近缘常有数个圆形腺体；叶柄先端具2个毗连的腺体。花单性，雌雄同株，密集成顶生总状花序；雌花生于花序轴下部，雄花生于花序轴上部或有时整个花序全为雄花。蒴果球形，熟时黑色。种子近球形，外薄被蜡质的假种皮。花期4~6月。

【分布】生于山坡或山谷林中。产于广西、广东、贵州、云南、湖南、四川、江西、台湾等地。

【性能主治】根皮、树皮及叶味苦，性寒；有小毒。有泻下逐水、消肿散瘀的作用。根皮、树皮主治肾炎水肿，肝硬化腹水，二便不通。叶外用治跌打肿痛，毒蛇咬伤，带状疱疹，过敏性皮炎，湿疹。

【采收加工】根皮、树皮全年均可采收，晒干。叶夏、秋季采收，晒干。

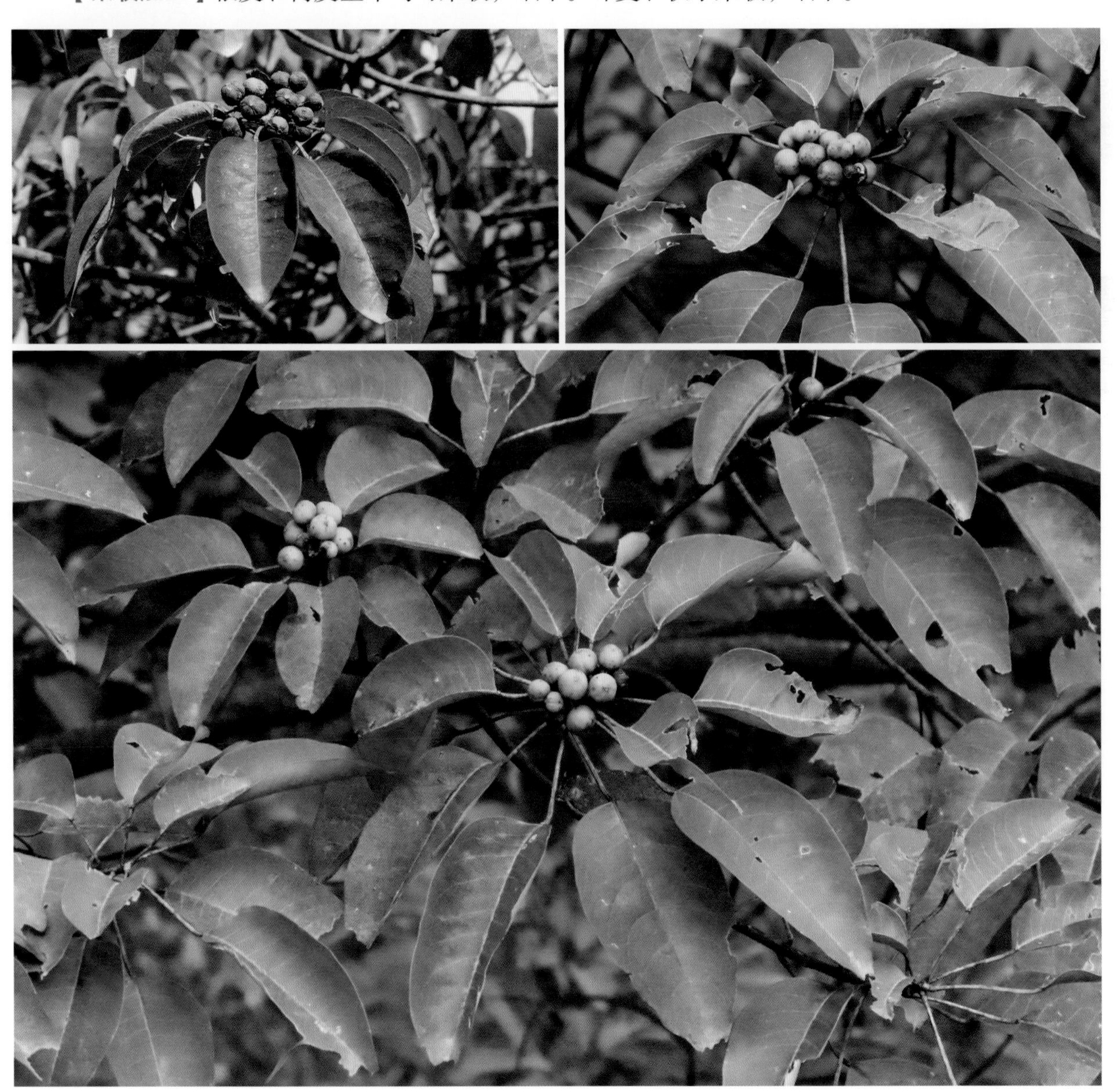

# 乌桕子

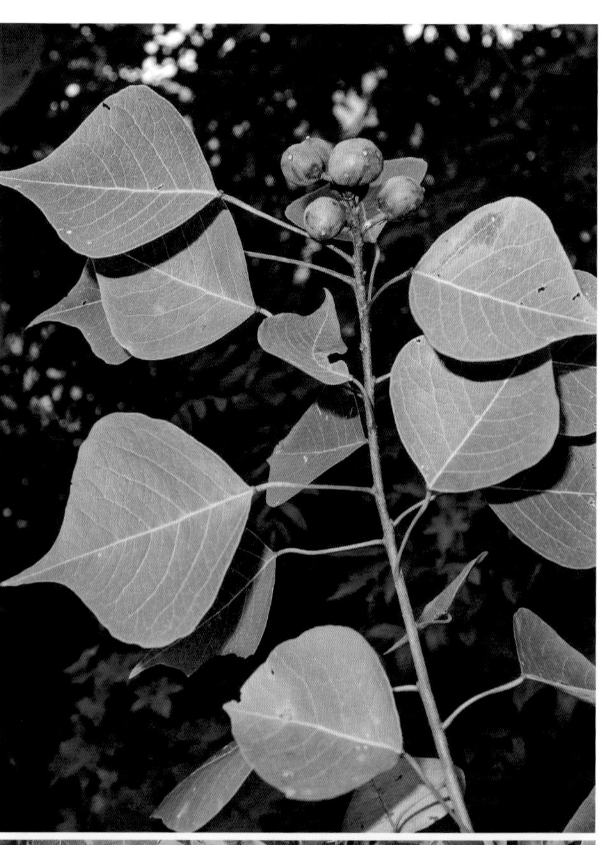

【基原】为大戟科乌桕*Sapium sebiferum* (L.) Roxb. 的种子。

【别名】腊子树、桕子树、木子树。

【形态特征】乔木，高可达15 m。叶互生；叶片纸质，菱形、菱状卵形或稀菱状倒卵形，先端骤然紧缩具长短不等的尖头；叶柄先端具2个腺体。花单性，雌雄同株，聚集成顶生总状花序。蒴果梨状球形，熟时黑色，具3粒种子；分果爿脱落后而中轴宿存。种子扁球形，黑色。花期4~8月。

【分布】生于村边、路旁、山坡。产于西南、华东、中南地区及甘肃。

【性能主治】种子味甘，性凉；有毒。有拔毒消肿、杀虫止痒的作用。主治湿疹，癣疮，皮肤皲裂，水肿，便秘。

【采收加工】秋季果实成熟时采摘，取种子，鲜用或晒干。

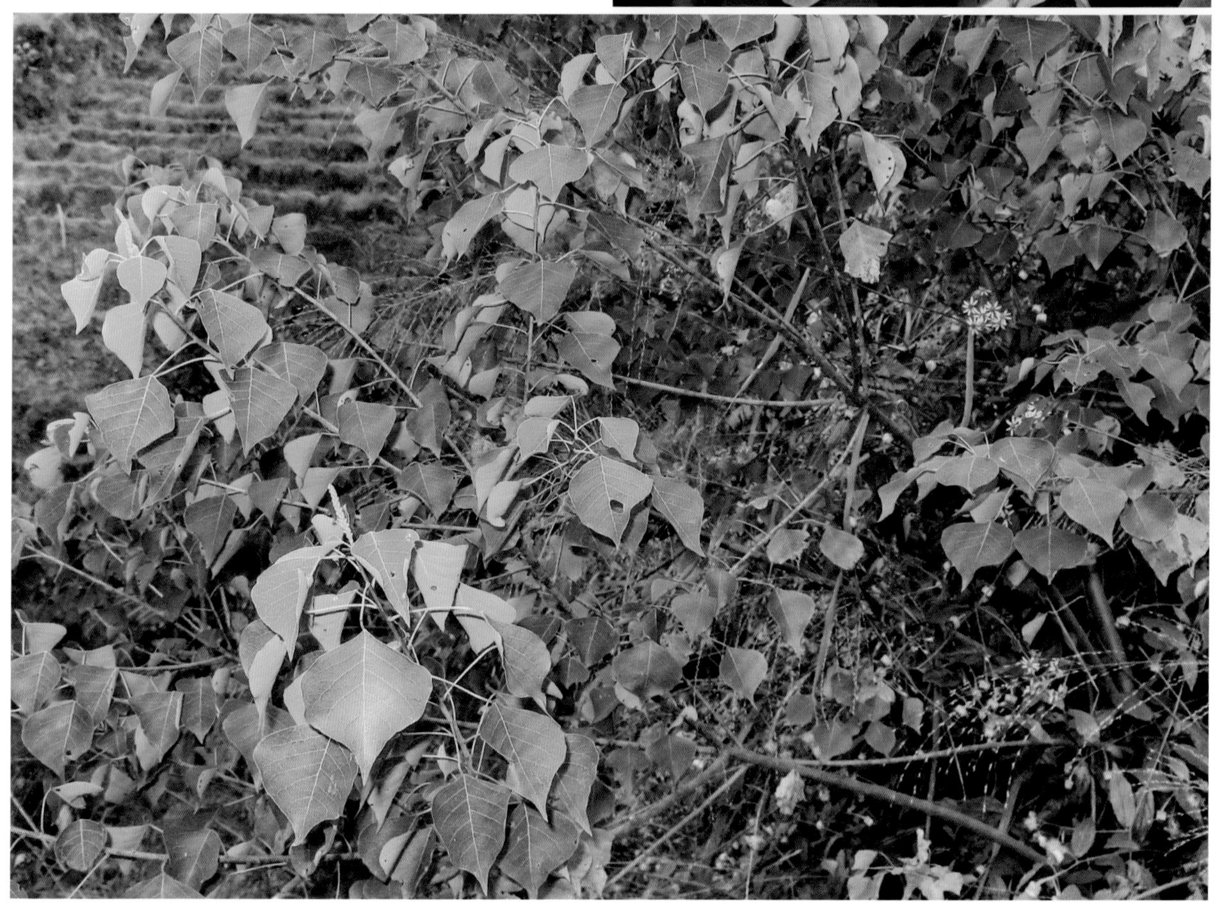

## 牛耳枫

【基原】为虎皮楠科牛耳枫 *Daphniphyllum calycinum* Benth. 的根、小枝、叶和果实。

【别名】假鸦胆子、羊屎子

【形态特征】灌木，高1.5~4 m。叶片阔椭圆形或倒卵形，干后两面绿色，腹面具光泽，背面多少被白粉，具细小乳突体；侧脉8~11对，在腹面清晰，在背面突起。总状花序腋生，长2~3 cm。果卵圆形，被白粉，具小疣状突起，顶端具宿存柱头，基部具宿存萼。花期4~6月，果期8~11月。

【分布】生于灌木丛、疏林中。产于广西、广东、福建、江西等地。

【性能主治】根味辛、苦，性凉；有小毒。有清热解毒、活血化瘀的作用。主治感冒发热，扁桃体炎，风湿关节痛，跌打损伤。小枝和叶味辛、甘，性凉；有小毒。有祛风止痛、解毒消肿的作用。主治风湿骨痛，疮疡肿毒，跌打骨折，毒蛇咬伤。果实味苦、涩，性平；有毒。有止痢的作用。主治久痢。

【采收加工】根全年均可采挖，鲜用或切片晒干。夏、秋季采收枝叶，鲜用或切段晒干。秋后果实成熟时采收，晒干。

【附注】《中华本草》记载牛耳枫以根、小枝和叶、果实入药的药材名分别为牛耳枫根、牛耳枫枝叶、牛耳枫子。

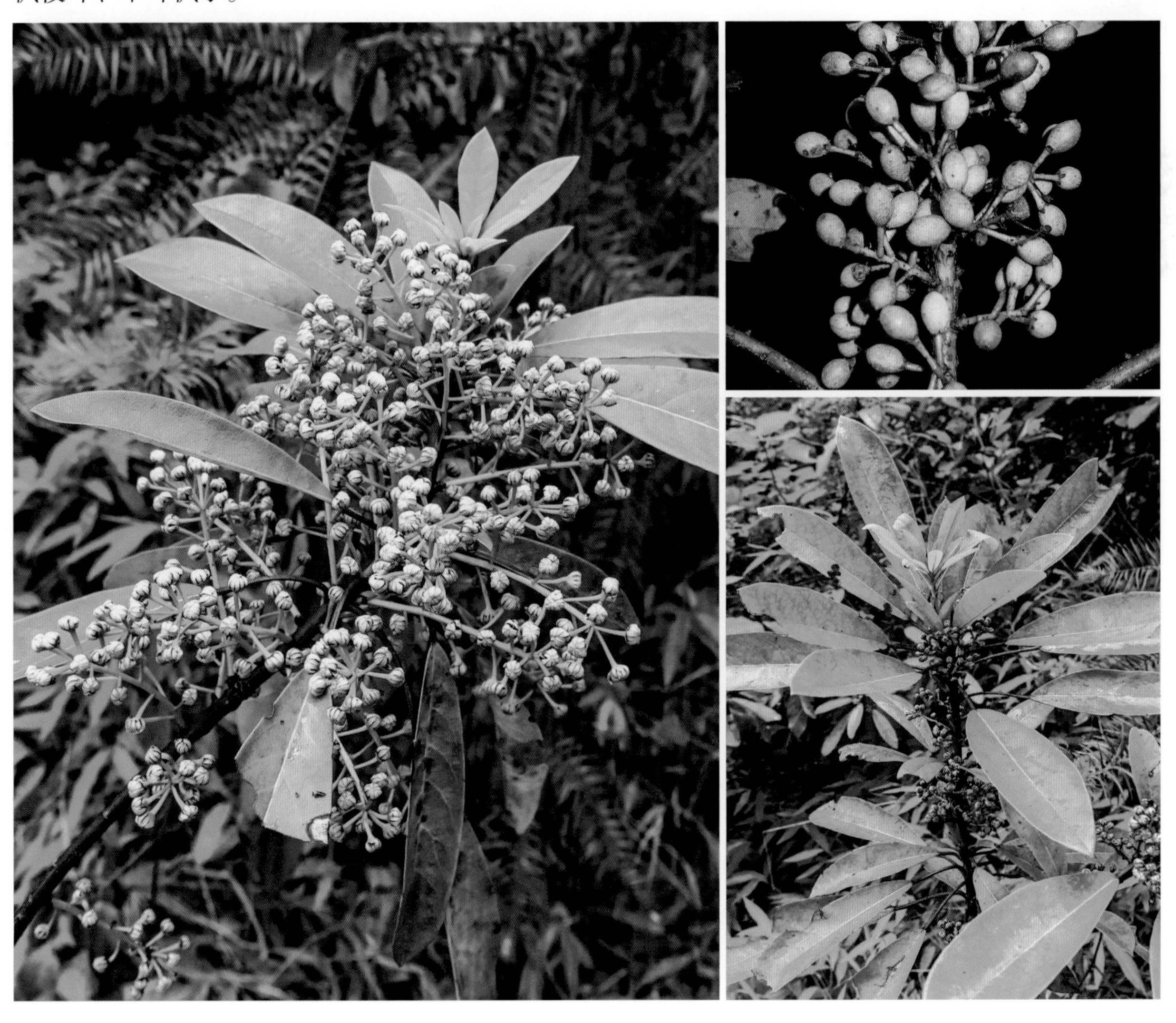

# 常山

【基原】为绣球花科常山*Dichroa febrifuga* Lour. 的根。

【别名】黄常山、鸡骨常山。

【形态特征】灌木，高1~2 m。小枝、叶柄和叶片均无毛或有微柔毛。叶片椭圆形、椭圆状长圆形或披针形，两端渐尖，边缘具齿。伞房状圆锥花序顶生，有时叶腋有侧生花序；花蓝色或白色。浆果熟时蓝色，干时黑色。种子长约1 mm，具网纹。花期2~4月，果期5~8月。

【分布】生于山谷、林缘、沟边、路旁。产于广西、广东、云南、贵州、四川、西藏、江西、福建、台湾、湖南、湖北、安徽、江苏、浙江、陕西、甘肃等地。

【性能主治】根味苦、辛，性寒；有毒。有涌吐痰涎、截疟的作用。主治痰饮停嗽，胸膈痞塞，疟疾。

【采收加工】秋季采挖，除去须根，洗净，晒干。

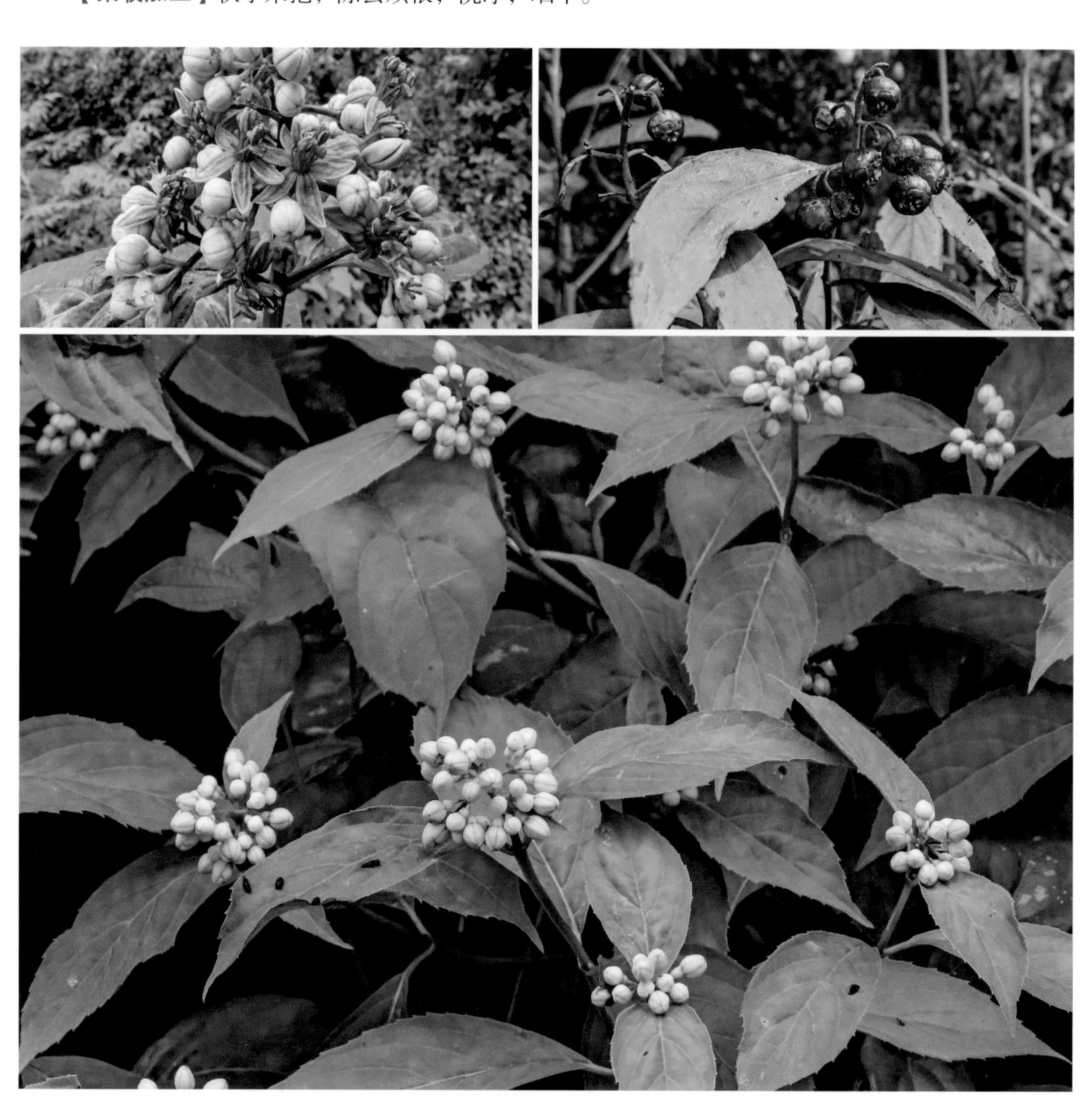

# 仙鹤草

【基原】为蔷薇科龙芽草*Agrimonia pilosa* Ledeb. 的地上部分。

【别名】脱力草、鹤草芽、龙牙草。

【形态特征】多年生直立草本。根常呈块状，周围长出若干侧根。根状茎短，基部常有1个至数个地下芽。奇数羽状复叶；小叶倒卵形，叶缘有锐齿或裂片，两面被毛且有腺点。花序穗状总状顶生；花瓣黄色，长圆形。瘦果倒圆锥形，表面有10条纵肋，顶端具钩刺。花果期5~12月。

【分布】生于村边、路旁及溪边。产于广西、广东、湖南、云南、浙江、江苏、湖北、河北等地。

【性能主治】地上部分味苦、涩，性平。有收敛止血、杀虫的作用。主治咯血，吐血，尿血，便血，劳伤脱力，痈肿，跌打损伤，创伤出血。

【采收加工】夏、秋季在枝叶茂盛未开花时采割，洗净，晒干。

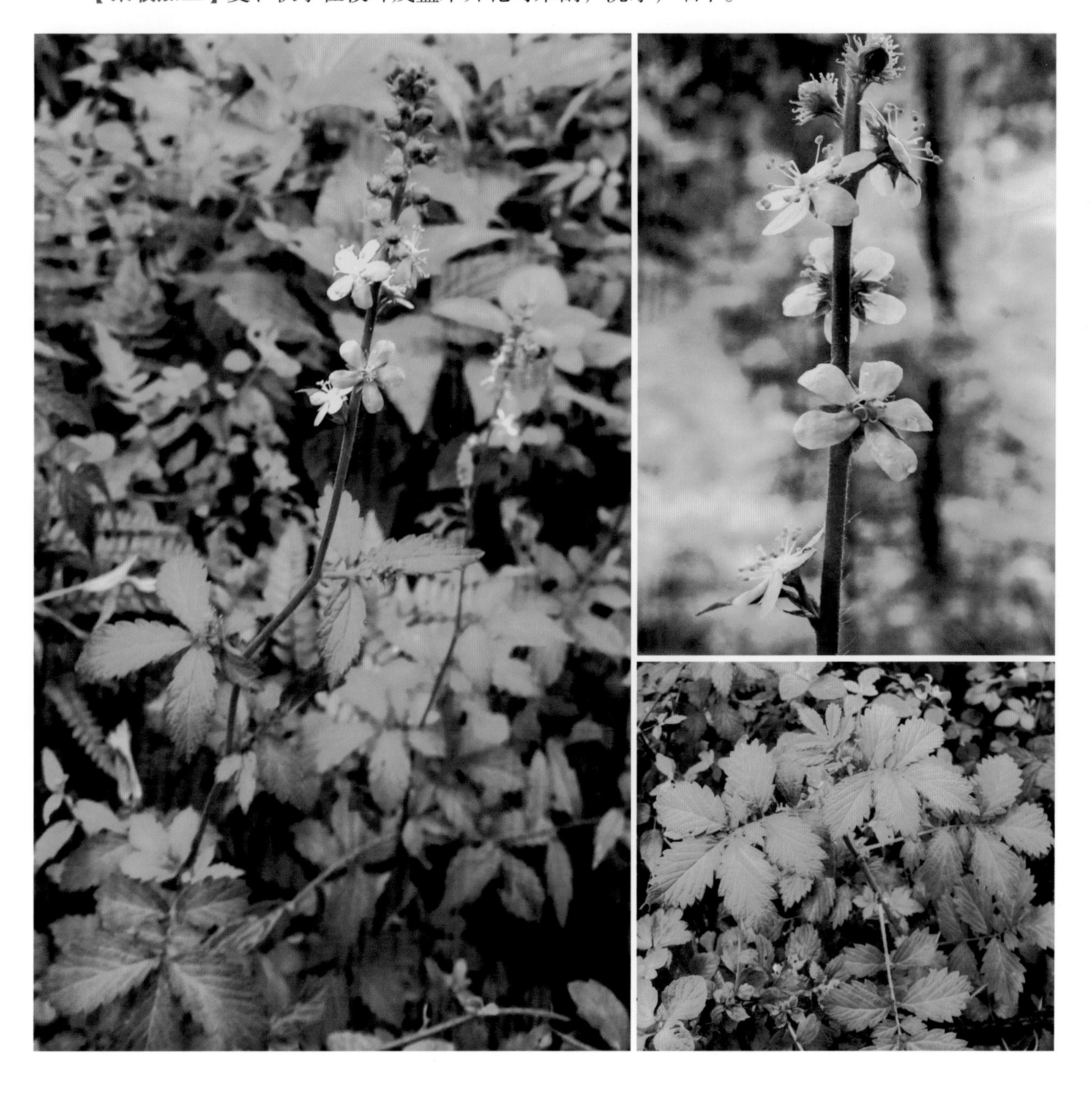

# 蛇莓

【基原】为蔷薇科蛇莓*Duchesnea indica* (Andrews) Focke 的全草和根。

【别名】落地杨梅、平地莓、地杨梅。

【形态特征】多年生草本。根茎短，粗壮；匍匐茎纤细，有柔毛。叶互生，三出复叶；小叶卵圆形，有齿。花单生于叶腋；花瓣倒卵形，黄色；花托在果期膨大，海绵质，鲜红色，有光泽。瘦果卵形，光滑或具不明显突起，鲜时有光泽。花期6~8月，果期8~10月。

【分布】生于山坡、道旁、潮湿处。产于广西、广东、云南、贵州、湖南、四川、江苏、浙江、河南、河北、辽宁等地。

【性能主治】全草味甘、苦，性寒。有清热解毒、散瘀消肿、凉血止血的作用。主治热病，惊痫，咳嗽，吐血，咽喉肿痛，痢疾，痈肿，疔疮，蛇虫咬伤，烧烫伤，感冒，黄疸，目赤，口疮，腮腺炎，崩漏，月经不调，跌打肿痛。根味苦、甘，性寒。有清热泻火、解毒消肿的作用。主治热病，小儿惊风，目赤红肿，腮腺炎，牙龈肿痛，咽喉肿痛，热毒疮疡。

【采收加工】6~11月采收全草。根夏、秋季采挖。

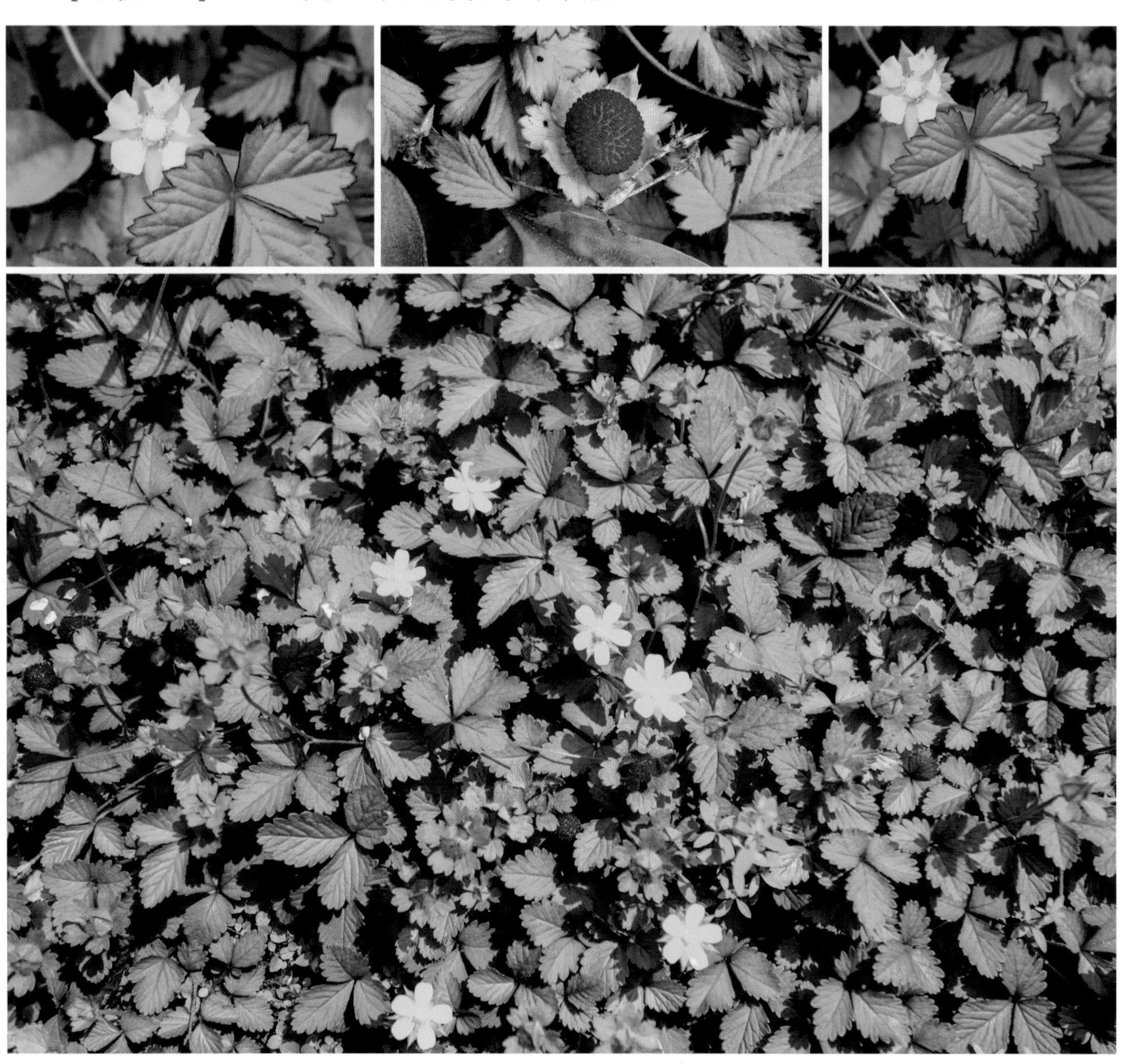

# 枇杷叶

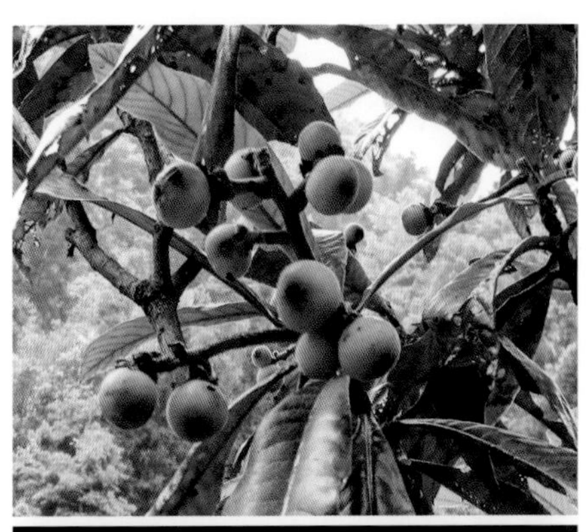

【基原】为蔷薇科枇杷*Eriobotrya japonica* (Thunb.) Lindl.的叶。

【别名】白花木。

【形态特征】常绿灌木至小乔木。枝和叶均密被锈色茸毛。叶片革质，长椭圆形或倒卵状披针形，边缘有疏齿，腹面光亮，多皱，背面密生灰棕色茸毛。圆锥花序顶生；花瓣白色，长圆形或卵形。果近圆形，熟时橙黄色。种子1~5粒，球形或扁球形。花期4~5月，果期5~10月。

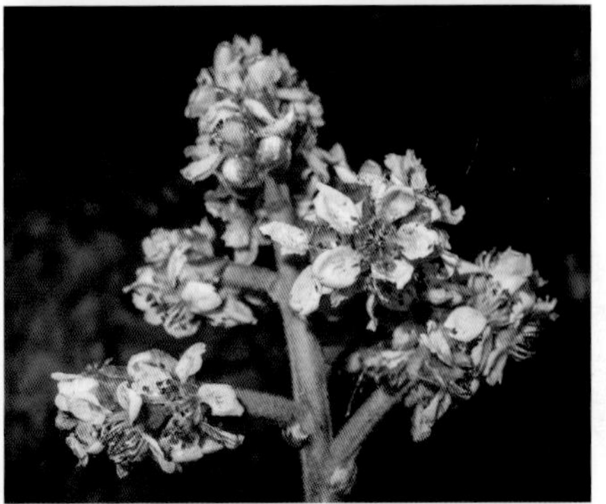

【分布】多栽种于村边、平地或坡地。产于广西、贵州、云南、福建、江苏、安徽、浙江、江西等地。

【性能主治】叶味苦，性微寒。有清肺止咳、降逆止呕的作用。主治肺热咳嗽，气逆喘急，胃热呕逆，烦热口渴。

【采收加工】全年均可采收，晒至七成干时扎成小把，再晒干。

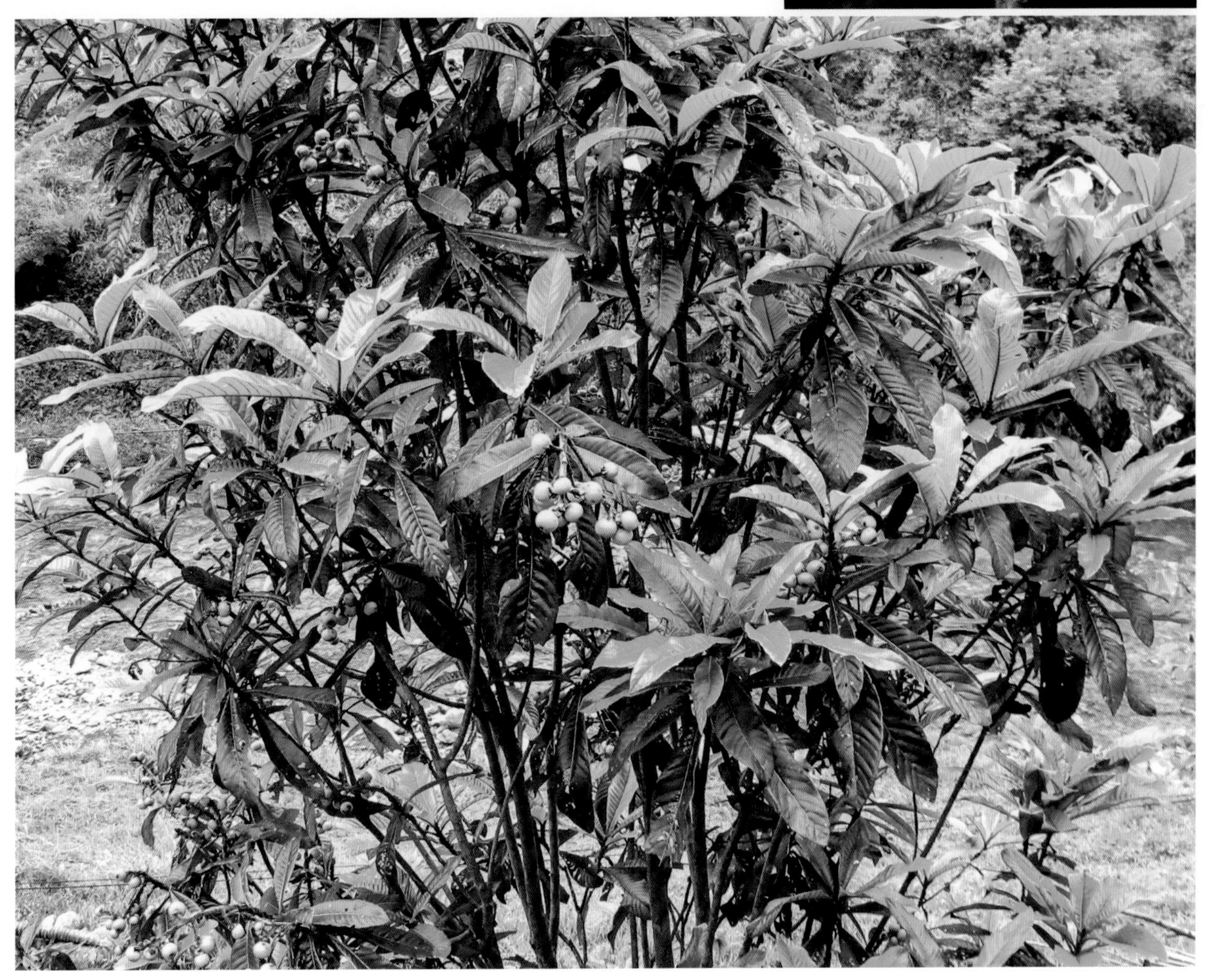

## 蓝布正

【基原】为蔷薇科柔毛路边青*Geum japonicum* Thunb. var. *chinense* F. Bolle 的全草。

【别名】野白、头晕草、柔毛水杨梅。

【形态特征】多年生草本。茎直立，高25~60 cm，被黄色短柔毛及粗硬毛。基生叶为大头羽状复叶，通常有小叶1~2对；下部茎生叶有小叶3片；上部茎生叶单叶，3浅裂。花序疏散；花黄色，顶生数朵。聚合果卵球形或椭球形；瘦果被长硬毛，顶端有小钩；果托被长硬毛。花果期5~10月。

【分布】生于山坡草地、路旁、灌木丛及疏林下。产于广西、广东、贵州、湖南、湖北、四川、福建、山东、安徽、浙江、陕西、甘肃等地。

【性能主治】全草味甘、微苦，性凉。有益气健脾、补血养阴、润肺化痰的作用。主治气血不足，虚痨咳嗽，脾虚带下。

【采收加工】夏、秋季采收，洗净，晒干。

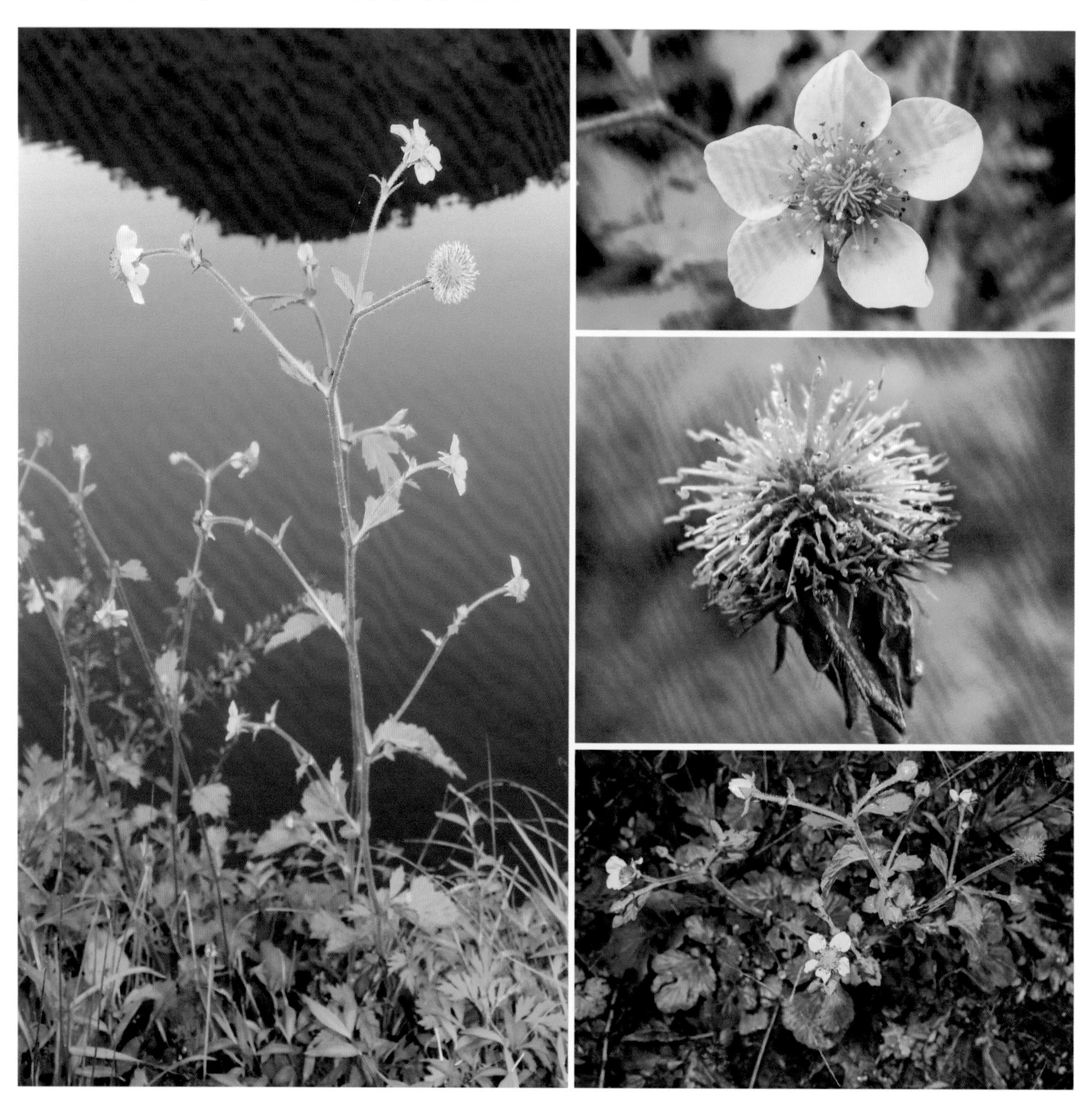

## 金樱子

【基原】为蔷薇科金樱子*Rosa laevigata* Michx. 的成熟果实。

【别名】刺糖果、倒挂金钩、黄茶瓶。

【形态特征】攀缘灌木。小枝粗壮，有疏钩刺，无毛，幼时被腺毛，老时逐渐脱落减少。三出复叶；小叶革质，椭圆状卵形，边缘有细齿。花单生于叶腋；花梗和萼筒均密被腺毛；花瓣白色，宽倒卵形，先端微凹。果梨形，熟时红褐色，外表密被刺毛。花期4~6月，果期7~11月。

【分布】生于山野、田边、灌木丛中的向阳处。产于广西、广东、湖南、四川、浙江、江西、安徽、福建等地。

【性能主治】果实味酸、甘、涩，性平。有固精缩尿、固崩止带、涩肠止泻的作用。主治遗精滑精，遗尿尿频，崩漏带下，久泻久痢。

【采收加工】10~11月果实成熟时采收，干燥，除去毛刺。

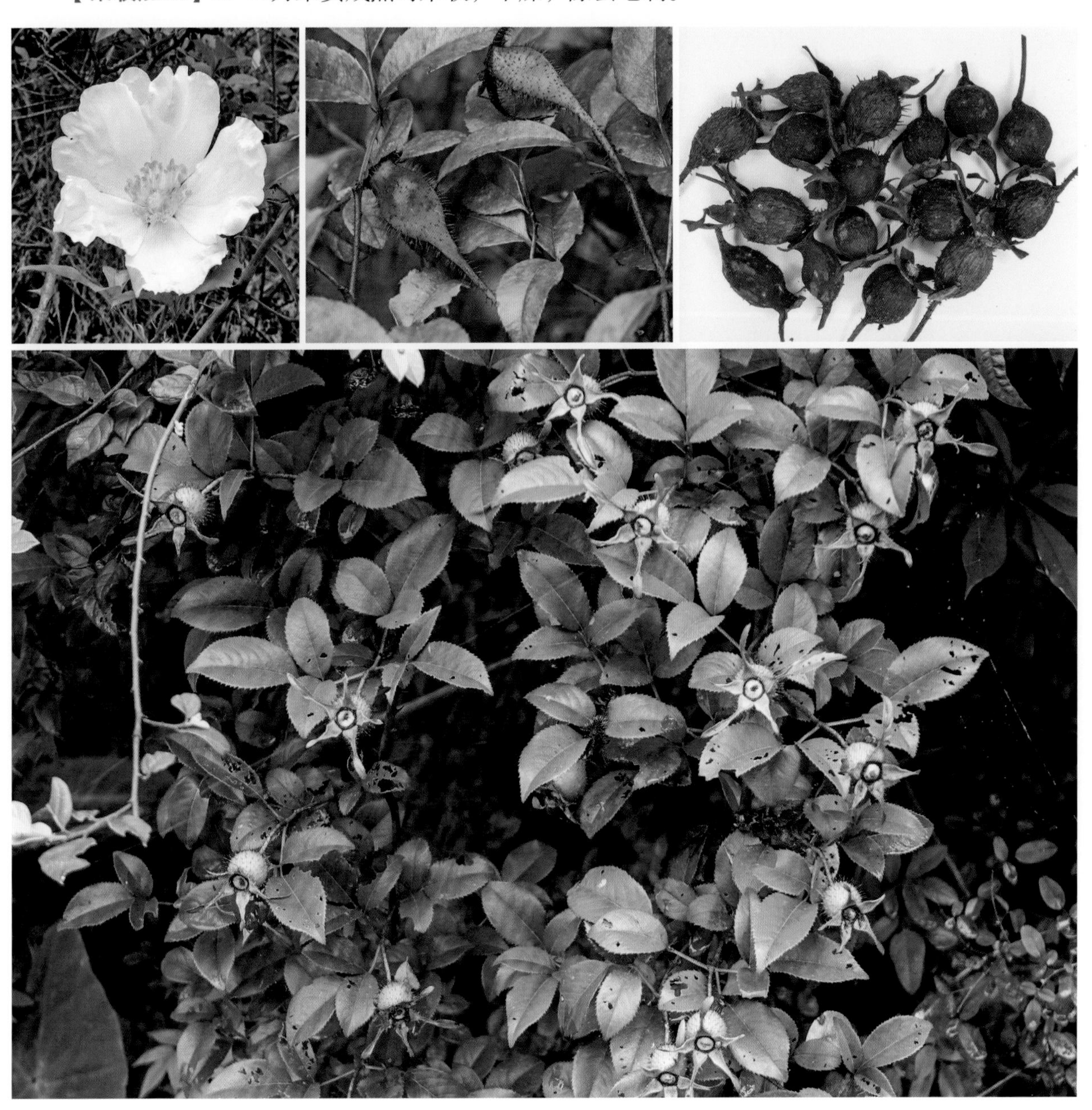

# 粗叶悬钩子

【基原】为蔷薇科粗叶悬钩子*Rubus alceifolius* Poir. 的根和叶。

【别名】候罕、牛暗桐、大叶蛇泡簕。

【形态特征】攀缘灌木。枝被黄灰色至锈色茸毛状长柔毛，有稀疏皮刺。单叶；叶片近圆形或宽卵形，先端圆钝，基部心形，边缘不规则3~7浅裂。花顶生狭圆锥花序或近总状，或腋生头状花束，稀为单生；花白色。果近球形，肉质，熟时红色；核有皱纹。花期7~9月，果期10~11月。

【分布】生于山坡、路旁、山谷林中。产于广西、广东、云南、贵州、湖南、福建、江苏等地。

【性能主治】根和叶味苦、涩，性平。有清热利湿、止血散瘀的作用。主治肝炎，痢疾，肠炎，乳腺炎，口腔炎，行军性血红蛋白尿，外伤出血，肝脾肿大，跌打损伤，风湿骨痛。

【采收加工】根和叶全年均可采收，洗净，晒干。

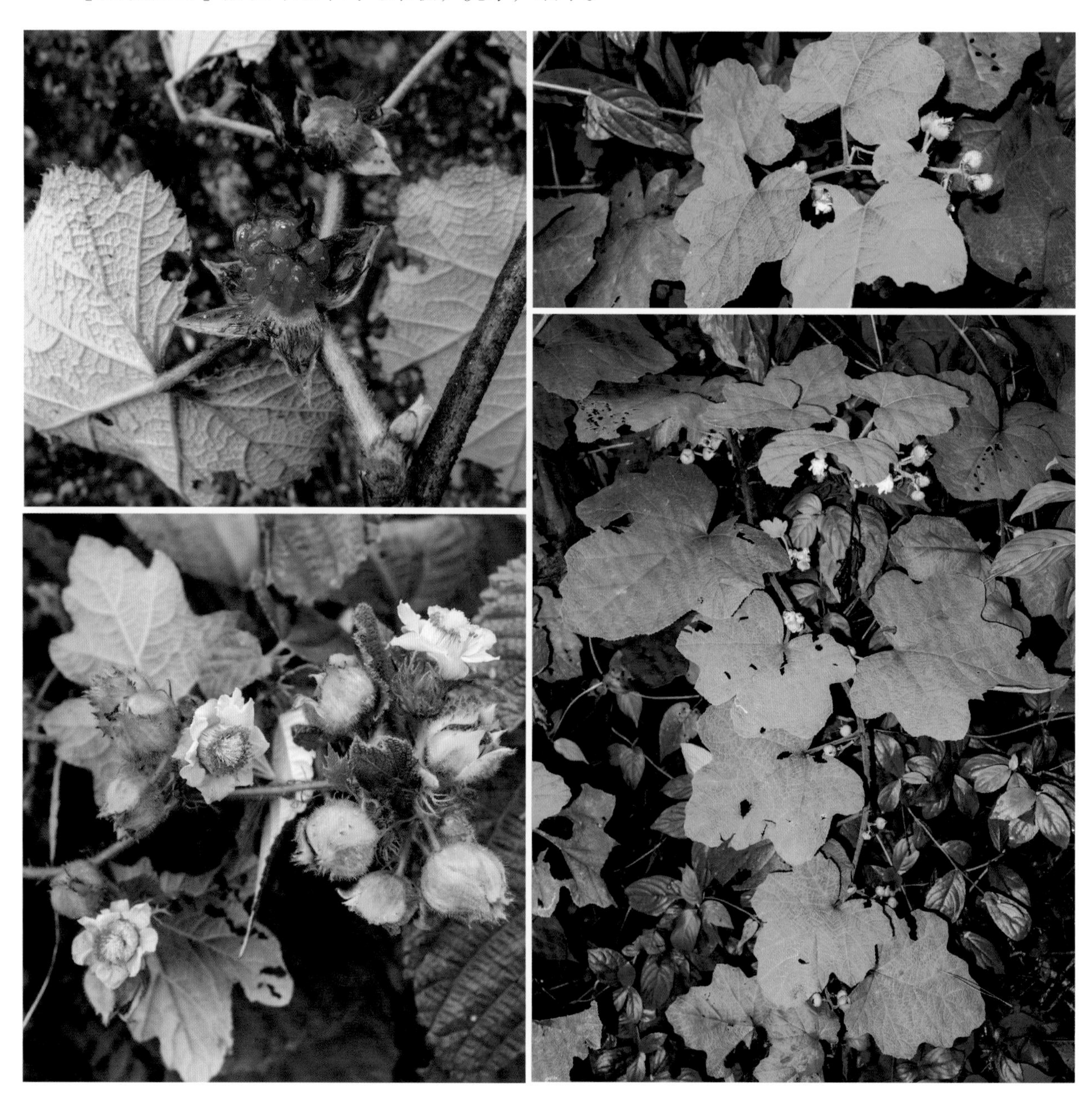

# 山莓

【基原】为蔷薇科山莓*Rubus corchorifolius* L. f. 的根和叶。

【别名】三角刺、五月泡、三月泡。

【形态特征】直立灌木，高1~3 m。枝具皮刺。单叶；叶片卵形或卵状披针形，基部微心形，沿中脉疏生小皮刺，边缘不分裂或3裂，通常不育枝上的叶3裂，有不规则锐齿或重齿。花单生或少数生于短枝上，白色。果近球形或卵圆形，熟时红色；核具皱纹。花期2~3月，果期4~6月。

【分布】生于阳坡草地、山谷、溪边、荒地。产于华东、中南、西南等地区。

【性能主治】根味苦、涩，性平。有活血、止血、祛风利湿的作用。主治吐血，便血，肠炎，痢疾，风湿关节痛，跌打损伤，月经不调，白带异常。叶味苦，性凉。有消肿解毒的作用。外用治痈疖肿毒。

【采收加工】秋季挖根，洗净，切片，晒干。春季至秋季可采叶，洗净，切碎，晒干。

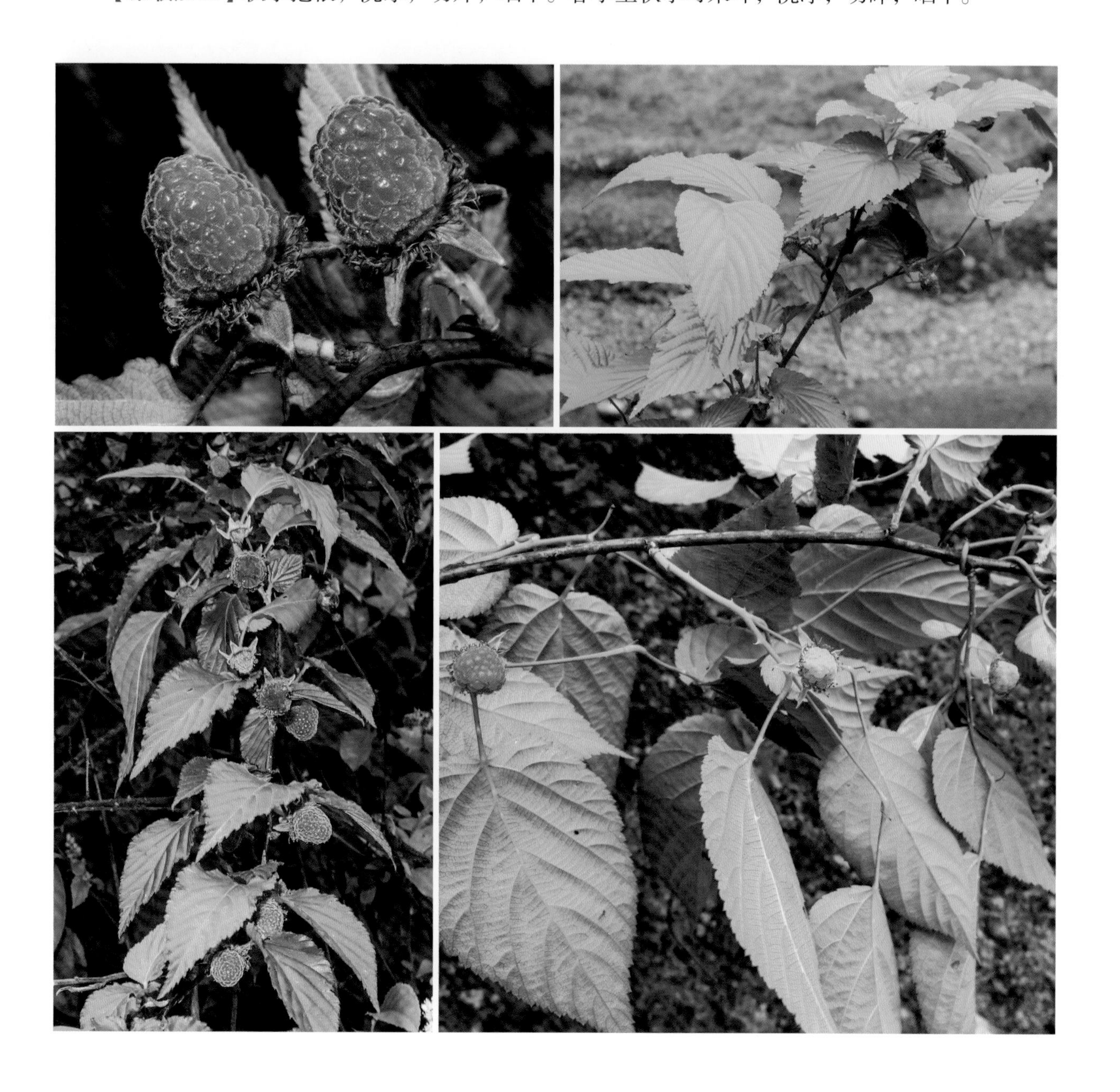

## 高粱泡叶

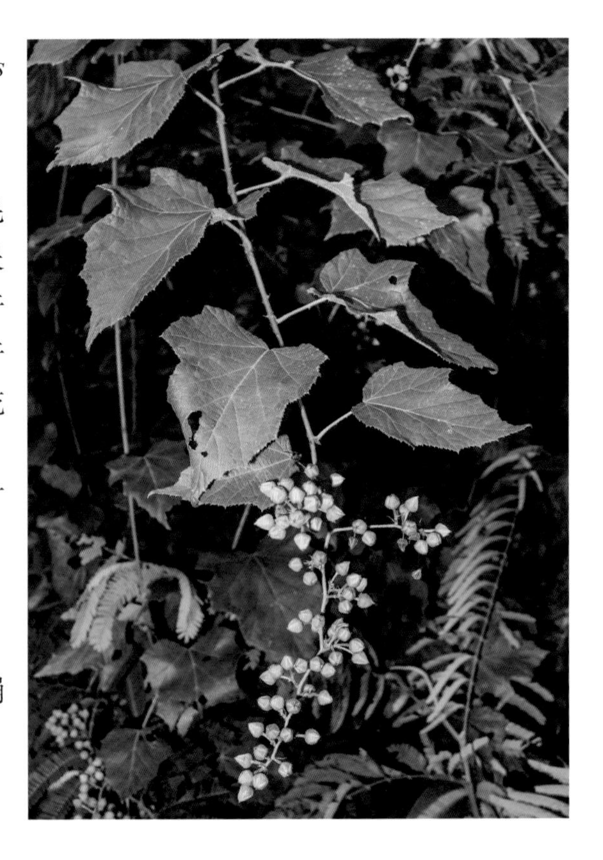

【基原】为蔷薇科高粱泡*Rubus lambertianus* Ser. 的叶。

【别名】十月莓、秧泡子。

【形态特征】半落叶藤状灌木。枝幼时有细柔毛或近无毛，有微弯小皮刺。单叶；叶片宽卵形，稀长圆状卵形，中脉常疏生小皮刺。圆锥花序顶生，生于枝上部叶腋内的花序常近总状，有时仅数朵花簇生于叶腋；花瓣倒卵形，白色。果近球形，熟时红色。花期7~8月，果期9~11月。

【分布】生于路旁、山坡、山谷或林缘。产于广西、广东、云南、江西、湖南、河南、安徽、江苏、台湾等地。

【性能主治】叶味甘、苦，性平。有清热凉血、解毒疗疮的作用。主治感冒发热，咳血，便血，崩漏，创伤出血，瘰疬溃烂，皮肤糜烂，黄水疮。

【采收加工】夏、秋季采收，晒干。

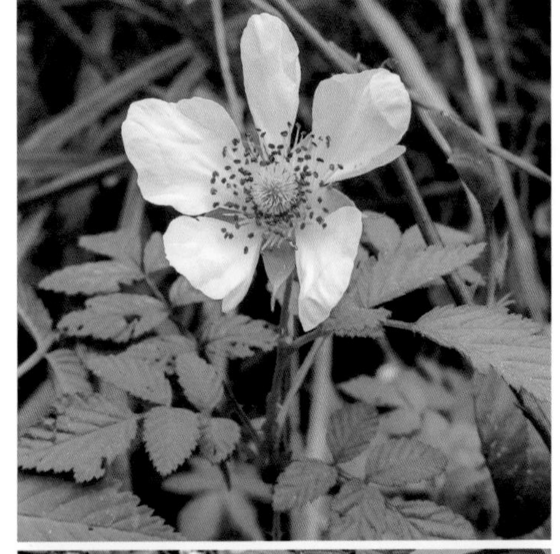

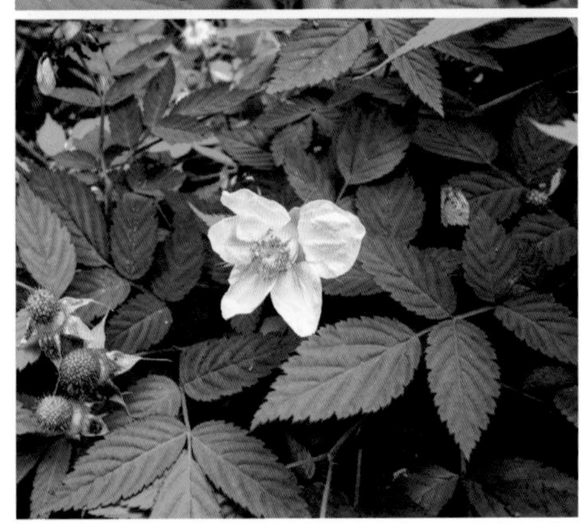

## 倒触伞

【基原】为蔷薇科空心泡*Rubus rosifolius* Sm. 的根和嫩枝叶。

【别名】托盘子、覆盆子、蔷薇莓。

【形态特征】直立或攀缘灌木，高2~3 m。小枝圆柱形，疏生皮刺。小叶5~7片；叶片卵状披针形或披针形，两面疏生柔毛，老时几无毛，有浅黄色发亮的腺点，背面沿中脉有稀疏小皮刺。花常1~2朵顶生或腋生，白色。果卵球形或长圆状卵圆形，熟时红色。花期3~5月，果期6~7月。

【分布】生于草地、山地林中阴处。产于广西、广东、湖南、贵州、安徽、浙江、江西、台湾、福建、四川。

【性能主治】根和嫩枝叶味微辛、苦、涩，性平。有清热、止咳、收敛止血、解毒、接骨的作用。主治肺热咳嗽，百日咳，牙痛，小儿惊风，月经不调，跌打损伤，筋骨痹痛，烧烫伤。

【采收加工】夏季采收嫩枝叶，鲜用或晒干。秋、冬季收挖根，洗净，晒干。

## 茅莓

【基原】为蔷薇科茅莓*Rubus parvifolius* L. 的地上部分和根。

【别名】三月泡、铺地蛇。

【形态特征】落叶小灌木。全株被短毛和倒生皮刺。三出复叶，先端小叶较大；小叶阔倒卵形或近圆形，边缘有不规则齿。伞房花序顶生或腋生，稀顶生花序成短总状，具花数朵至多朵，被柔毛和细刺；花瓣卵圆形或长圆形，粉红色至紫红色。聚合果球形，熟时红色。花期5~6月，果期7~8月。

【分布】生于路旁、山坡林下或荒野。产于广西、湖南、湖北、江苏、福建、江西、山西、山东、吉林、辽宁等地。

【性能主治】地上部分味苦、涩，性凉。有清热解毒、散瘀止血、杀虫疗疮的作用。主治感冒发热，咳嗽痰血，痢疾，跌打损伤，产后腹痛，疥疮，疖肿，外伤出血。根味甘、苦，性凉。有清热解毒、祛风利湿、活血凉血的作用。主治感冒发热，咽喉肿痛，风湿痹痛，肝炎，肠炎，痢疾，肾炎水肿，尿路感染，结石，跌打损伤，咳血，吐血，崩漏，疔疮肿毒，腮腺炎。

【采收加工】7~8月采收，割取全草，捆成小把，晒干。秋、冬季挖根，洗净，鲜用或切片晒干。

【附注】《中华本草》记载茅莓以地上部分、根入药的药材名分别为薅田藨、薅田藨根。

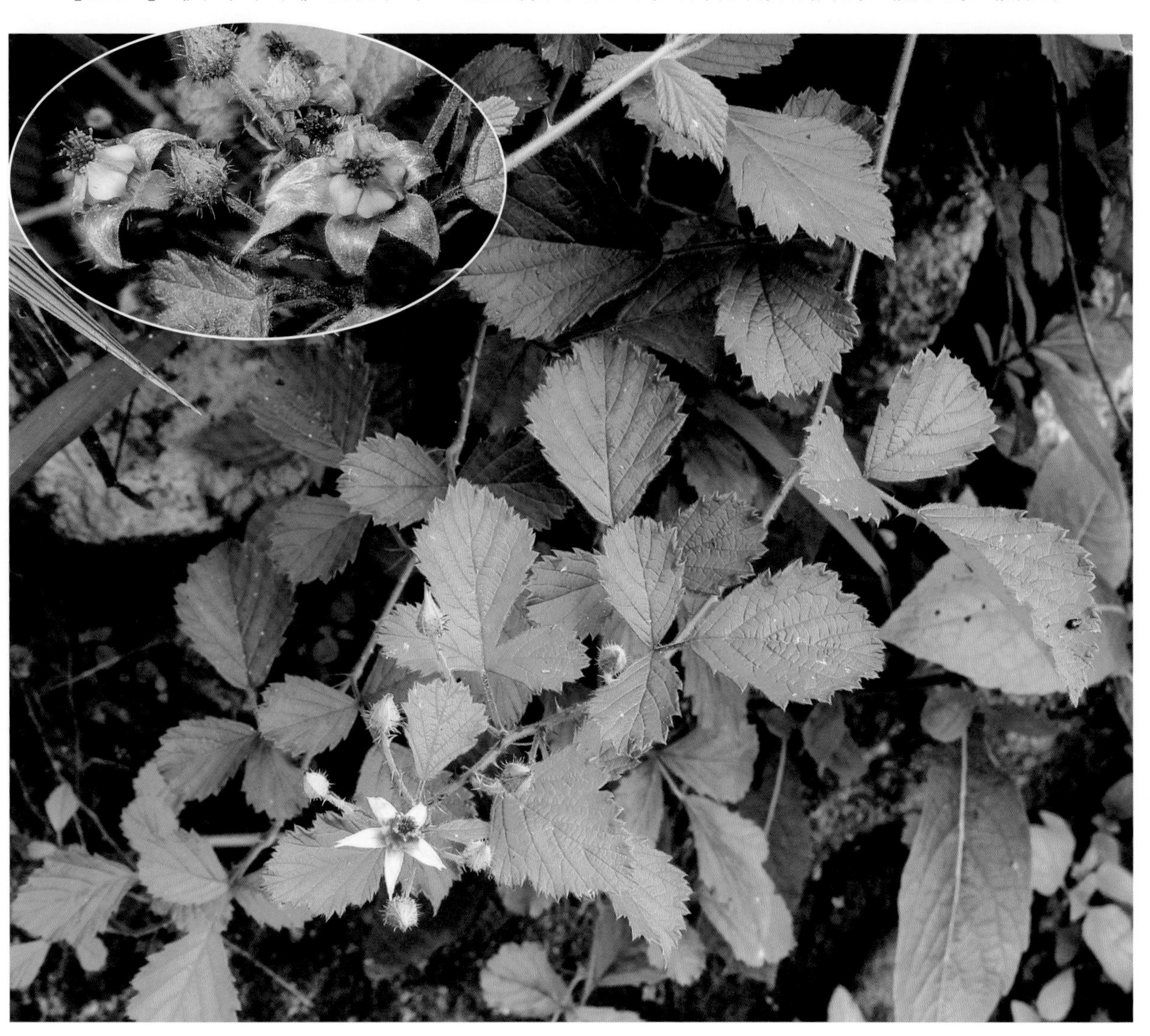

# 龙须藤

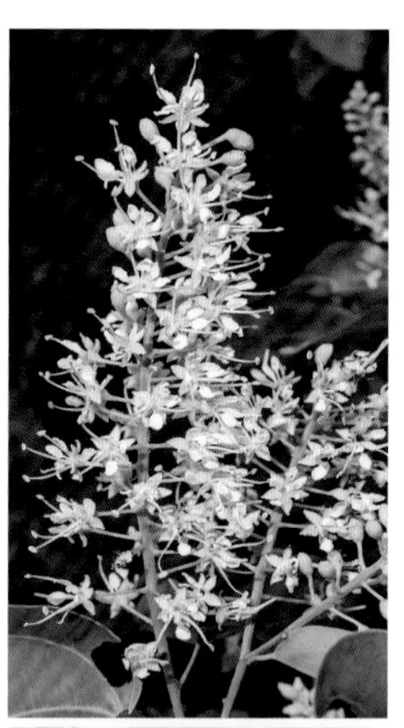

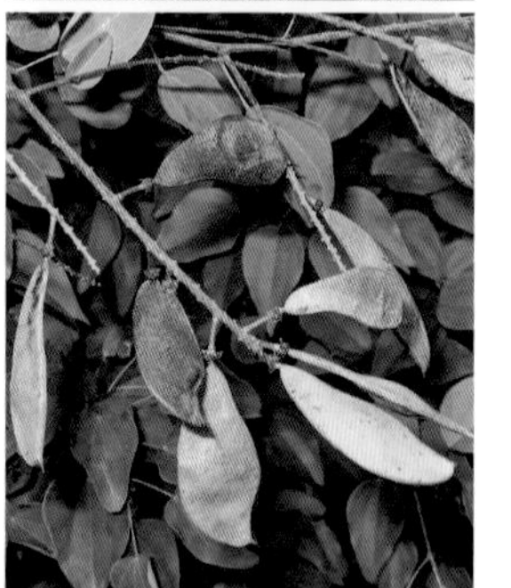

【基原】为云实科龙须藤*Bauhinia championii* (Benth.) Benth. 的根、茎、叶和种子。

【别名】燕子尾、过岗龙、过江龙。

【形态特征】攀缘灌木。藤茎圆柱形，稍扭曲，表面粗糙，切断面皮部棕红色，木部浅棕色，有4~9圈深棕红色环纹，形似舞动的龙而得名。单叶互生；叶片卵形或心形，先端2浅裂或不裂，裂片尖。总状花序；花瓣白色，具瓣柄，瓣片匙形。荚果扁平，果瓣革质。花期6~10月，果期7~12月。

【分布】生于石山灌木丛或山地林中。产于广西、广东、湖南、贵州、浙江、台湾、湖北、海南等地。

【性能主治】根和茎味苦，性平。有祛风除湿、行气活血的作用。主治风湿骨痛，跌打损伤，偏瘫，胃脘痛，痢疾。叶味甘、苦，性平。有利尿、化瘀、理气止痛的作用。主治小便不利，腰痛，跌打损伤。种子味苦、辛，性温。有行气止痛、活血化瘀的作用。主治胁肋胀痛，胃脘痛，跌打损伤。

【采收加工】根、茎、叶全年均可采收，鲜用或晒干。秋季果实成熟时采收，晒干，打出种子。

【附注】《中华本草》记载龙须藤以根或茎、叶、种子入药的药材名分别为九龙藤、九龙藤叶、过江龙子。

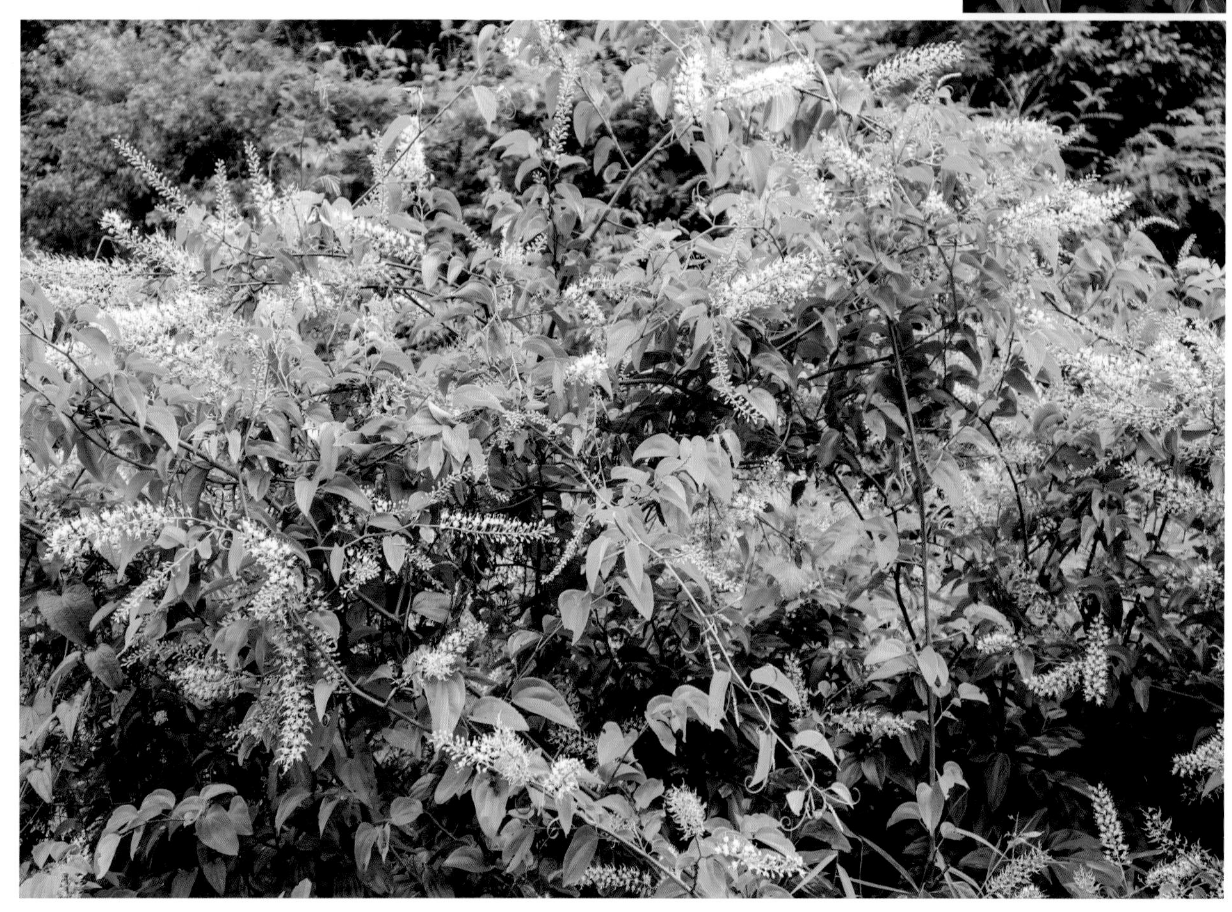

# 云实

【基原】为云实科云实*Caesalpinia decapetala* (Roth) Alston 的根、根皮和种子。

【别名】铁场豆、马豆、阎王刺根。

【形态特征】藤本。树皮暗红色。枝、叶轴和花序均被柔毛和钩刺。二回羽状复叶长20~30 cm；羽片3~10对，基部有刺1对；小叶8~12对，长圆形。总状花序顶生，具多花；花瓣黄色，膜质，圆形或倒卵形。荚果长圆状舌形，栗褐色，顶端具尖喙。花果期4~10月。

【分布】生于山坡灌木丛、平原、山谷及河边。产于广西、广东、云南、四川、湖北、江西、江苏、河南、河北等地。

【性能主治】根、根皮味苦、辛，性平。有祛风除湿、解毒消肿的作用。主治感冒发热，咳嗽，咽喉肿痛，牙痛，风湿痹痛，肝炎，痢疾，痈疽肿毒，皮肤瘙痒，毒蛇咬伤。种子味辛、苦，性温。有解毒除湿、止咳化痰、杀虫的作用。主治痢疾，疟疾，慢性气管炎，小儿疳积，虫积。

【采收加工】全年均可采挖根部，洗净，切片或剥取根皮。秋季果实成熟时采收，剥取种子，晒干。

【附注】《中华本草》记载云实以根或根皮、种子入药的药材名分别为云实根、云实。

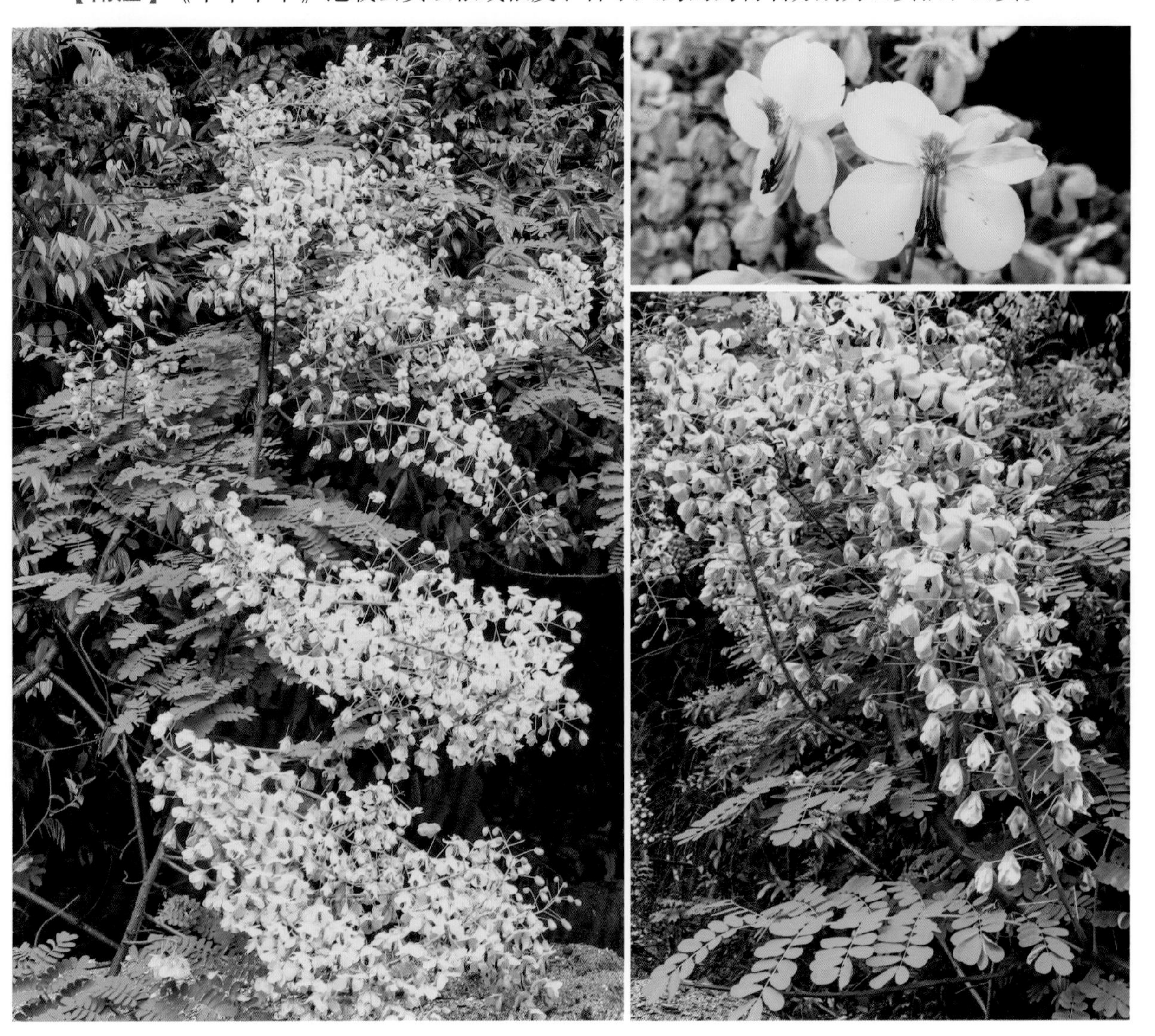

# 望江南

【基原】为云实科望江南*Senna occidentalis* (L.) Link 的茎叶和种子。

【别名】草决明、野扁豆、头晕菜。

【形态特征】直立、少分枝的亚灌木。枝带草质，有棱。根黑色。偶数羽状复叶，互生；叶柄近基部有大而带褐色、圆锥形的腺体1个；小叶3~5对，卵形或卵状披针形。花数朵组成伞房状总状花序，腋生和顶生；花瓣黄色。荚果带状镰形，褐色，压扁。花期4~8月，果期6~10月。

【分布】生于山地灌木丛中。产于广西、广东、福建、云南、浙江、山东等地。

【性能主治】茎叶味苦，性寒。有肃肺清肝、利尿通便、解毒消肿的作用。主治咳嗽气喘，头痛目赤，小便血淋，大便秘结，痈肿疮毒，蛇虫咬伤。种子味甘、苦，性凉；有毒。有清肝、健胃、通便、解毒的作用。主治目赤肿痛，头晕头胀，消化不良，胃痛，痢疾，便秘，痈肿疔毒。

【采收加工】夏季植株生长旺盛时采收茎叶，阴干；可随时采新鲜茎叶入药。10月果实成熟变黄时采收，割取全株，晒干后脱粒，取种子再晒干。

【附注】《中华本草》记载望江南以茎叶、种子入药的药材名分别为望江南、望江南子。

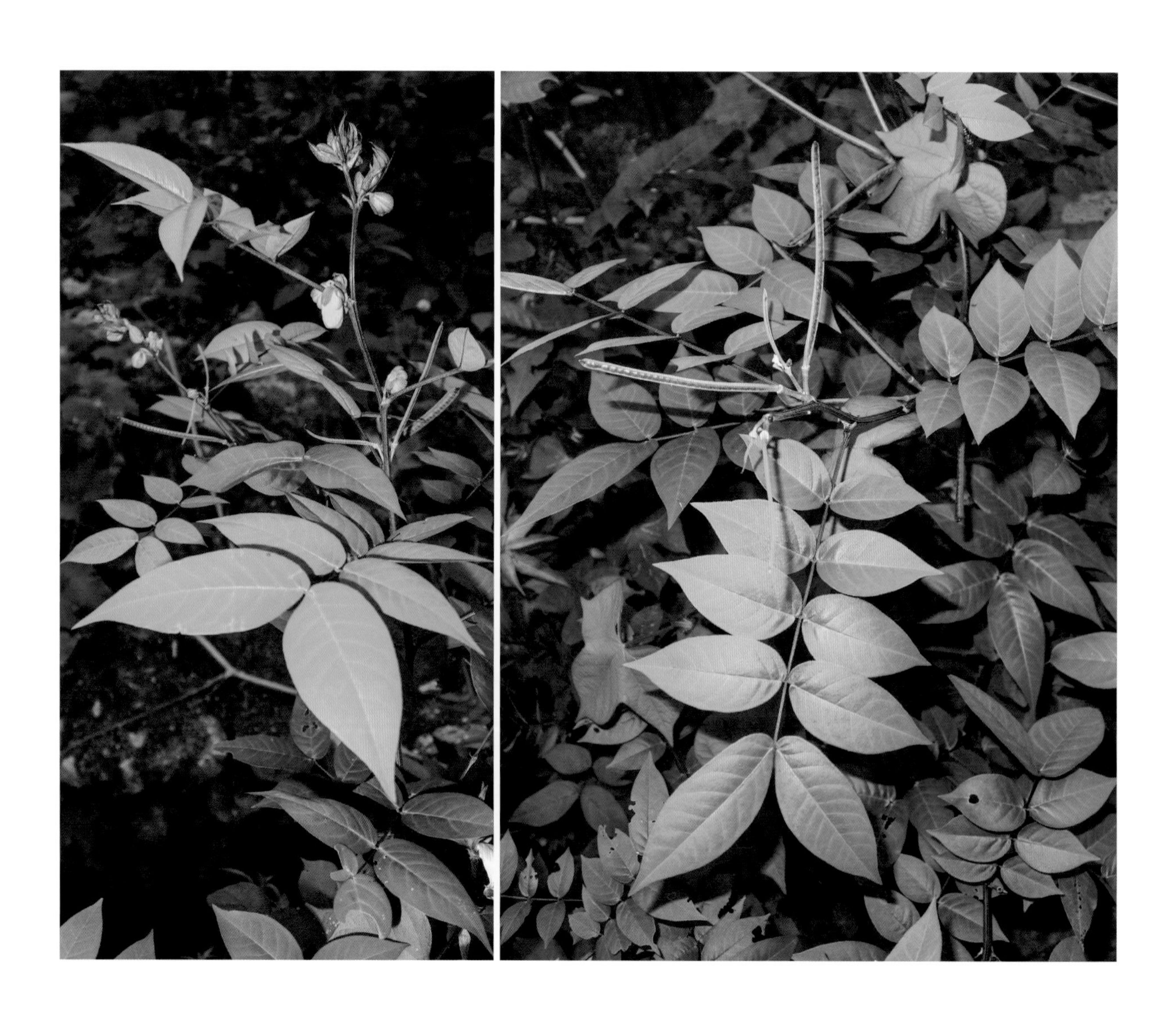

# 决明子

【基原】为云实科决明*Senna tora* (L.) Roxb. 的成熟种子。

【别名】草决明、假绿豆、枕头子。

【形态特征】一年生亚灌木状草本。叶柄上无腺体；叶轴上每对小叶间有棒状的腺体1个；小叶3对，膜质，倒卵形或倒卵状长椭圆形，先端圆钝而有小尖头。花腋生，通常2朵聚生；花瓣黄色，下方2片略长。荚果细，近四棱柱形，长达15 cm。种子菱形，光亮。花果期8~11月。

【分布】生于山坡、河边，常有栽培。产于广西、广东、湖南、四川、安徽等地。

【性能主治】种子味甘、苦、咸，性微寒。有清热明目、润肠通便的作用。主治目赤涩痛，羞明多泪，目暗不明，头痛眩晕，大便秘结。

【采收加工】秋季果实成熟时采收，晒干，除去杂质，留下种子。

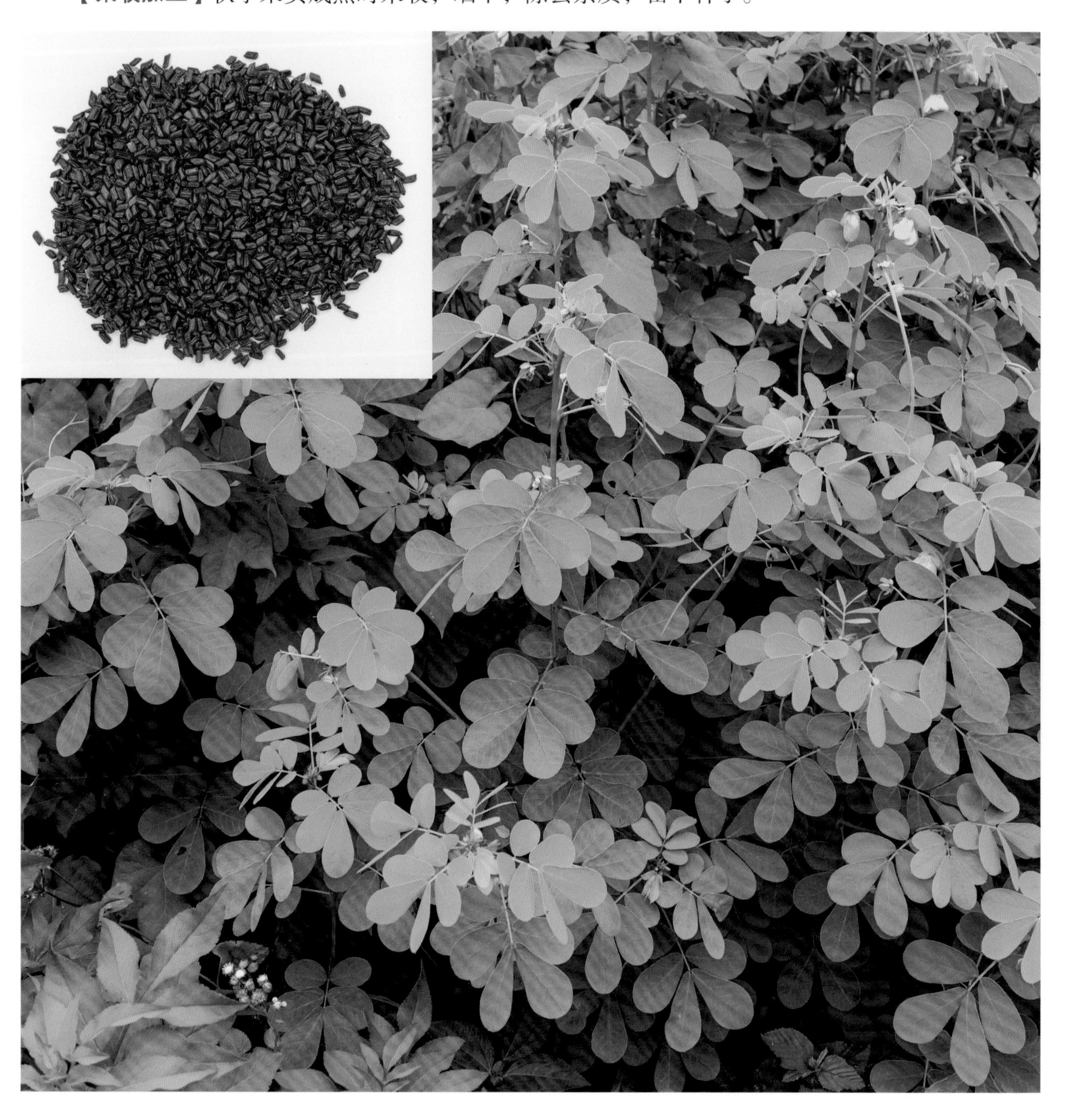

# 响铃豆

【基原】为蝶形花科响铃豆*Crotalaria albida* B. Heyne ex Roth 的根和全草。

【别名】黄花地丁、小响铃、马口铃。

【形态特征】多年生直立草本。茎基部常木质，分枝细弱。叶片倒卵形、长圆状椭圆形或倒披针形，先端钝或圆，基部楔形。总状花序顶生或腋生，有花20~30朵；花冠淡黄色，旗瓣椭圆形，先端具束状柔毛，基部胼胝体可见。荚果短圆柱形。种子6~12粒。花果期5~12月。

【分布】生于路旁、荒地、山坡林下。产于广西、广东、云南、湖南、贵州、四川等地。

【性能主治】根和全草味苦、辛，性凉。有清热解毒、止咳平喘的作用。主治尿道炎，膀胱炎，肝炎，胃肠炎，痢疾，支气管炎，肺炎，哮喘；外用治痈肿疮毒，乳腺炎。

【采收加工】夏、秋季采收，洗净，切碎，晒干。

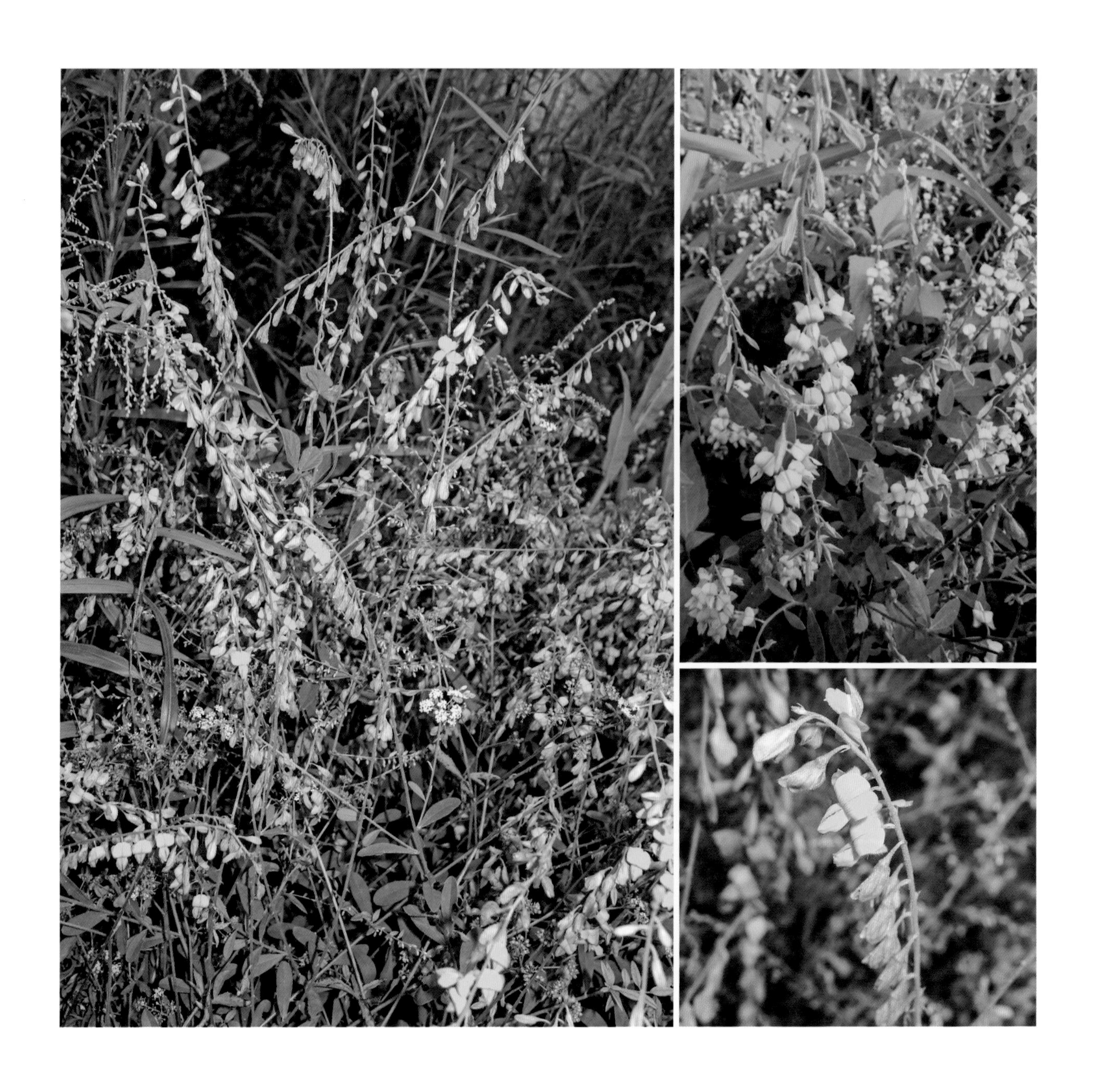

## 藤檀

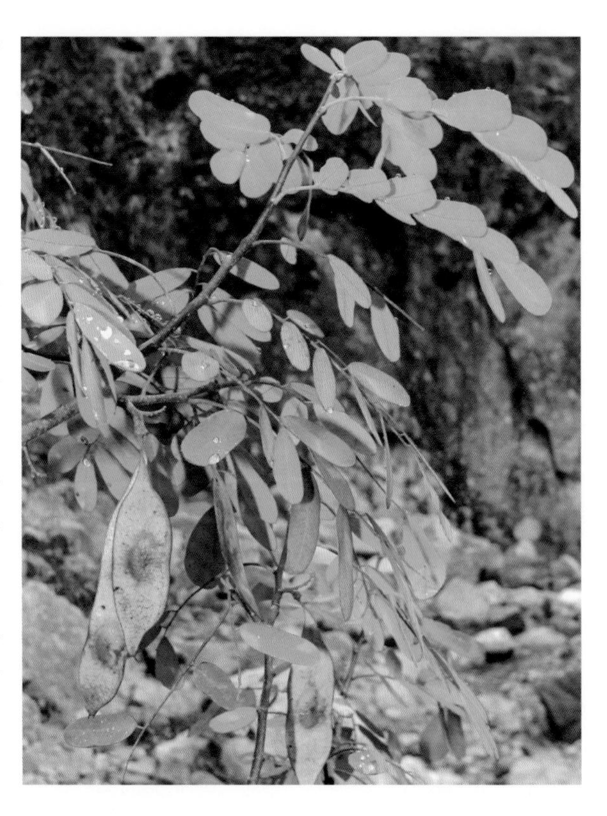

【基原】为蝶形花科藤黄檀*Dalbergia hancei* Benth. 的茎和根。

【别名】大香藤、降香。

【形态特征】藤本。枝纤细，小枝有时变钩状或旋扭。小叶3~6对，狭长圆或倒卵状长圆形。总状花序远较复叶短，数个总状花序常再集成腋生短圆锥花序；花绿白色，有芳香味。荚果扁平，长圆形或带状，基部收缩为一细果颈，通常有1粒种子。种子肾形，极扁平。花期4~5月。

【分布】生于山坡灌木丛中或山谷溪旁。产于广西、广东、海南、贵州、四川、安徽、浙江、江西等地。

【性能主治】茎和根味辛，性温。有理气止痛的作用。茎主治胸胁痛，胃痛，腹痛；根主治腰痛，关节痛。

【采收加工】全年均可采收，洗净，切碎，晒干。

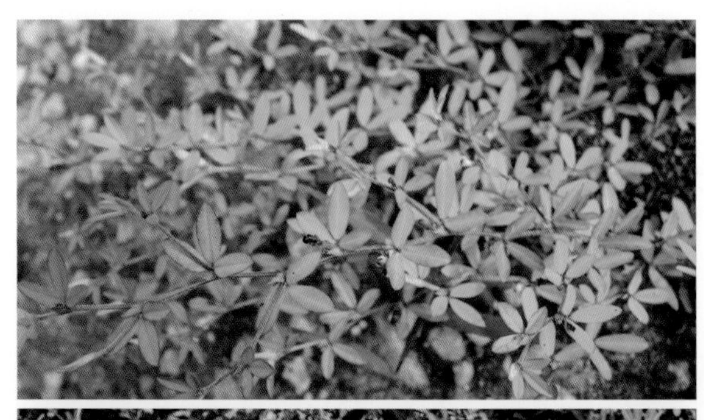

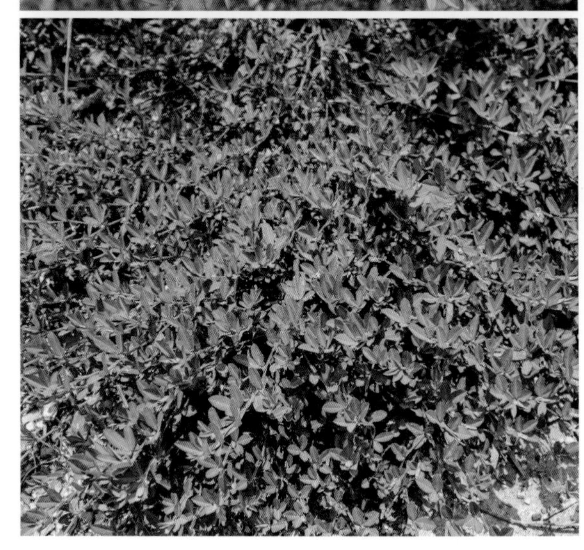

## 鸡眼草

【基原】为蝶形花科鸡眼草*Kummerowia striata* (Thunb.) Schindl. 的全草。

【别名】人字草、三叶人字草、夜关门。

【形态特征】一年生草本。茎披散或平卧，多分枝，茎和枝上被倒生的白色细毛。三出羽状复叶；小叶全缘，两面沿中脉及边缘有白色粗毛。花小，单生或2~3朵簇生于叶腋；花冠粉红色或紫色。荚果圆形或倒卵形，稍侧扁，先端短尖，被小柔毛。花期7~9月，果期8~10月。

【分布】生于路旁、田中、林中及山坡草地。产于我国西南、东北、华北、华东、中南等地区。

【性能主治】全草味甘、辛、微苦，性平。有清热解毒、健脾利湿、活血止血的作用。主治感冒发热，暑湿吐泻，黄疸，痈疖疮，痢疾，血淋，鼻出血，跌打损伤，赤白带下。

【采收加工】7~8月采收，鲜用或晒干。

# 葛根

【基原】为蝶形花科葛*Pueraria montana* (Lour.) Merr. var. *lobata* (Willd.) Maesen et S. M. Almeida ex Sanjappa et Predeep 的根。

【别名】葛藤、五层风。

【形态特征】粗壮藤本。全株被黄色长硬毛，块根肥厚。三出复叶；顶生小叶全缘或2~3浅裂，两面被淡黄色硬伏毛。总状花序；花紫色，旗瓣倒卵形，基部有2个耳及1个黄色硬痂状附属体，翼瓣镰状，龙骨瓣镰状长圆形。荚果狭长椭圆形，被黄色长硬毛。花期9~10月，果期11~12月。

【分布】生于山地疏林或密林中。产于我国南北各地，除新疆、青海、西藏外，几乎分布于全国。

【性能主治】根味甘、辛，性凉。有解肌退热、生津止渴、透疹、升阳止泻、通经活络、解酒毒的作用。主治外感发热头痛，项背强痛，口渴，消渴，麻疹不透，热痢，泄泻，眩晕头痛，中风偏瘫，胸痹心痛，酒毒伤中。

【采收加工】秋、冬季采挖，趁鲜切成厚片或小块，晒干。

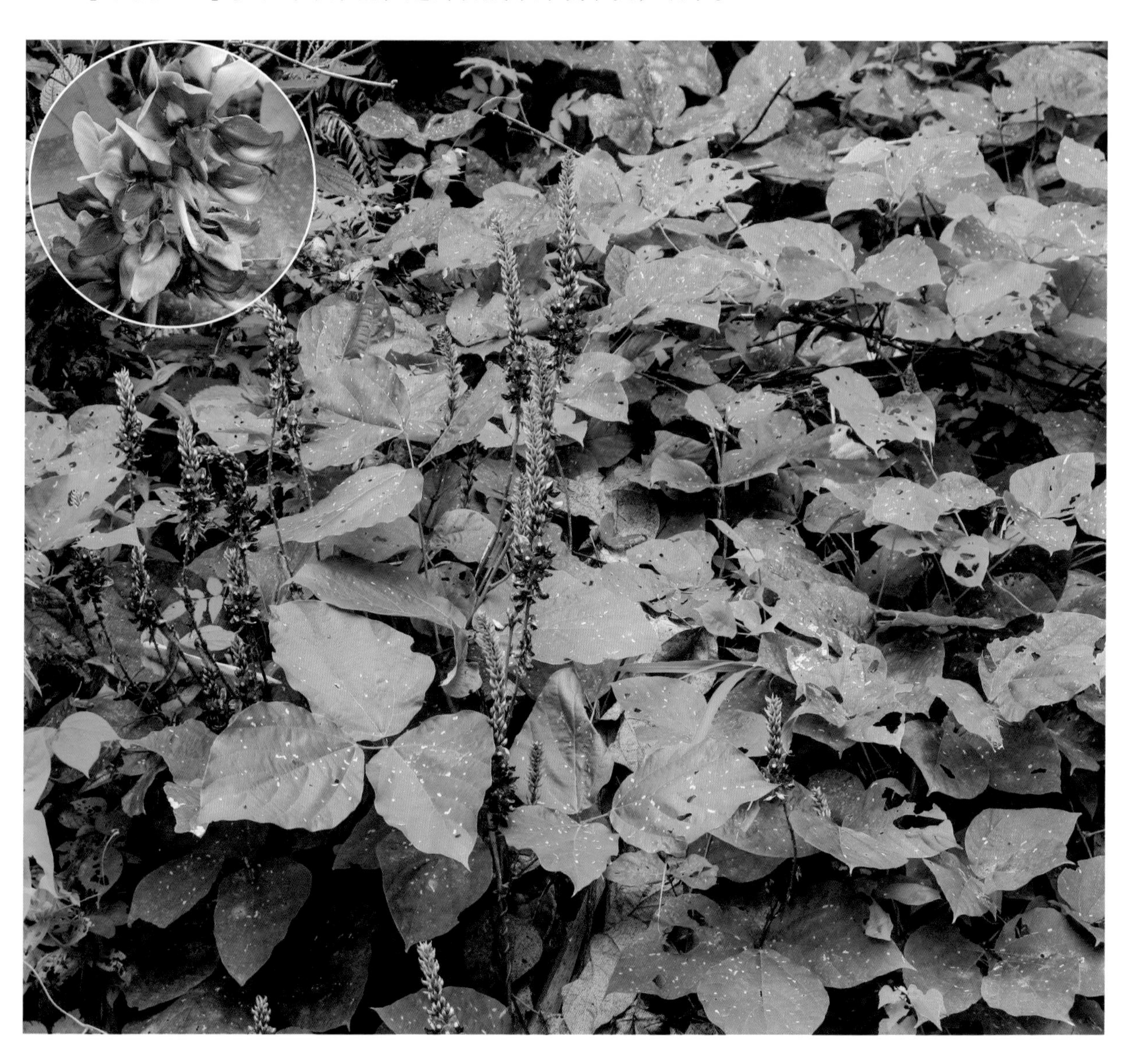

# 鹿藿

【基原】为蝶形花科鹿藿*Rhynchosia volubilis* Lour. 的根、茎叶。

【别名】鹿豆、荳豆、野绿豆。

【形态特征】缠绕草质藤本。全株各部多少被灰色至淡黄色柔毛。叶为羽状或有时近指状3小叶；顶生小叶菱形或倒卵状菱形。总状花序1~3个腋生；花冠黄色，旗瓣近圆形，有宽而内弯的耳，翼瓣倒卵状长圆形，基部一侧具长耳，龙骨瓣具喙。荚果长圆形。花期5~8月，果期9~12月。

【分布】生于山坡、路旁、草丛中。产于广西、广东、贵州、湖南、福建、浙江、江西、四川等地。

【性能主治】根味苦，性平。有活血止痛、解毒、消积的作用。主治痛经，瘰疬，疖肿，小儿疳积。茎叶味苦、酸，性平。有祛风除湿、活血、解毒的作用。主治风湿痹痛，头痛，牙痛，腰脊疼痛，瘀血腹痛，产褥热，瘰疬，痈肿疮毒，跌打损伤，烧烫伤。

【采收加工】秋季挖根，除去泥土，洗净，鲜用或晒干。5~6月采收茎叶，鲜用或晒干，贮于干燥处。

【附注】《中华本草》记载鹿藿以根、茎叶入药的药材名分别为鹿藿根、鹿藿。

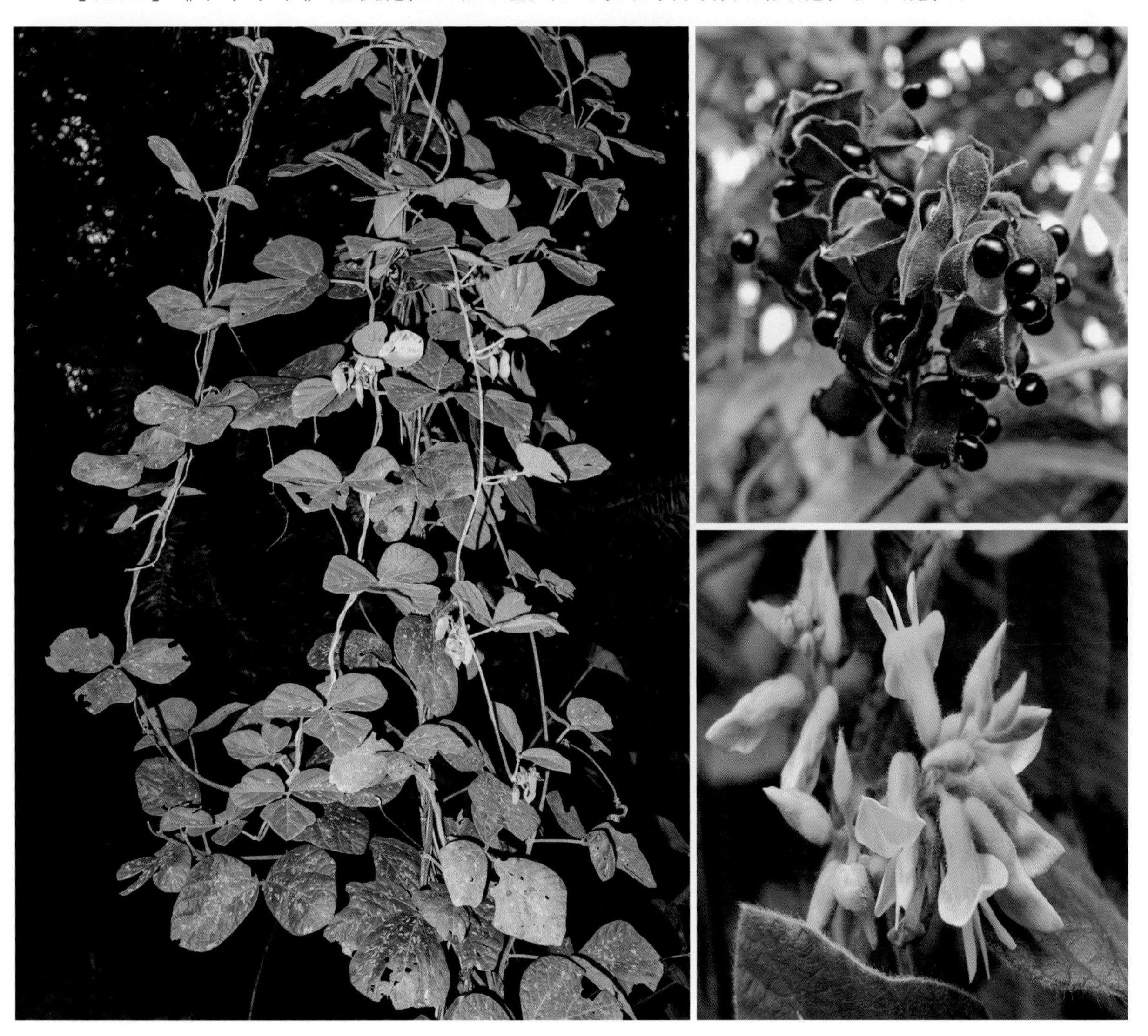

## 狐狸尾

【基原】为蝶形花科狸尾豆*Uraria lagopodioides* (L.) Desv. ex DC. 的全草。

【别名】兔尾草、狸尾草。

【形态特征】平卧或斜升草本。花枝直立或斜举，被短柔毛。复叶多为3小叶；托叶三角形，先端尾尖，被灰黄色长柔和缘毛；顶生小叶近圆形或椭圆形；侧生小叶较小。总状花序顶生，花排列紧密；花冠淡紫色。荚果有1~2个荚节，包藏于萼内，熟时黑褐色，略有光泽。花果期8~10月。

【分布】生于山野坡地、灌木丛中。产于广西、广东、云南、贵州、湖南、福建、江西等地。

【性能主治】全草味甘、淡，性平。有清热解毒、散结消肿、利水通淋的作用。主治感冒，小儿肺炎，腹痛腹泻，瘰疬，痈疮肿毒，砂淋尿血，毒蛇咬伤。

【采收加工】夏、秋季采收，洗净，鲜用或晒干。

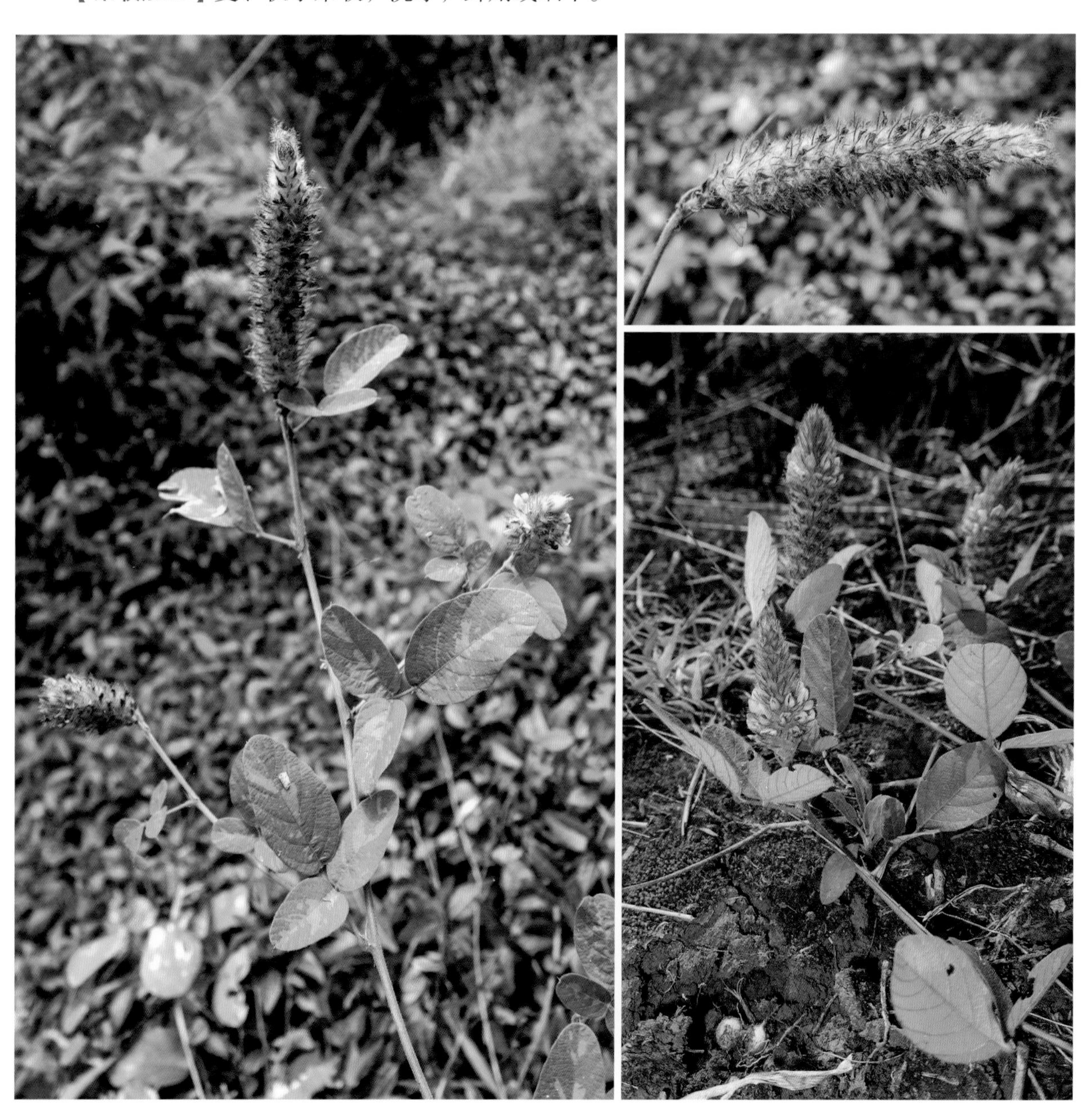

## 枫香树

【基原】为金缕梅科枫香树*Liquidambar formosana* Hance 的果序和树脂。

【别名】九孔子、白胶香。

【形态特征】落叶乔木。树脂有芳香味。单叶互生；叶片掌状3裂，叶色有明显的季相变化，通常初冬变黄，至翌年春季落叶前变红。雄性短穗状花序常多个排成总状；雄蕊多数，花丝不等长；雌性花序头状，花序梗长3~6 cm；花柱长6~10 mm，先端常卷曲。果序头状，木质。花期3~4月，果期9~10月。

【分布】生于山坡疏林、村边路旁。产于我国秦岭及淮河以南各省区，南起广西、广东，北至河南、山东，东至台湾，西至四川、云南、西藏。

【性能主治】果序味苦，性平。有祛风活络、利水通经的作用。主治关节痹痛，麻木拘挛，水肿胀满，乳少经闭。树脂味辛、微苦，性平。有活血止痛、解毒、生肌、凉血的作用。主治跌扑损伤，痈疽肿痛，吐血，鼻出血，外伤出血。

【采收加工】冬季果实成熟后采收果序，除去杂质，晒干。7~8月割裂树干，使树脂流出，10月至翌年4月采收，阴干。

【附注】《中国药典》（2020年版）记载枫香树以果序、树脂入药的药材名分别为路路通、枫香脂。

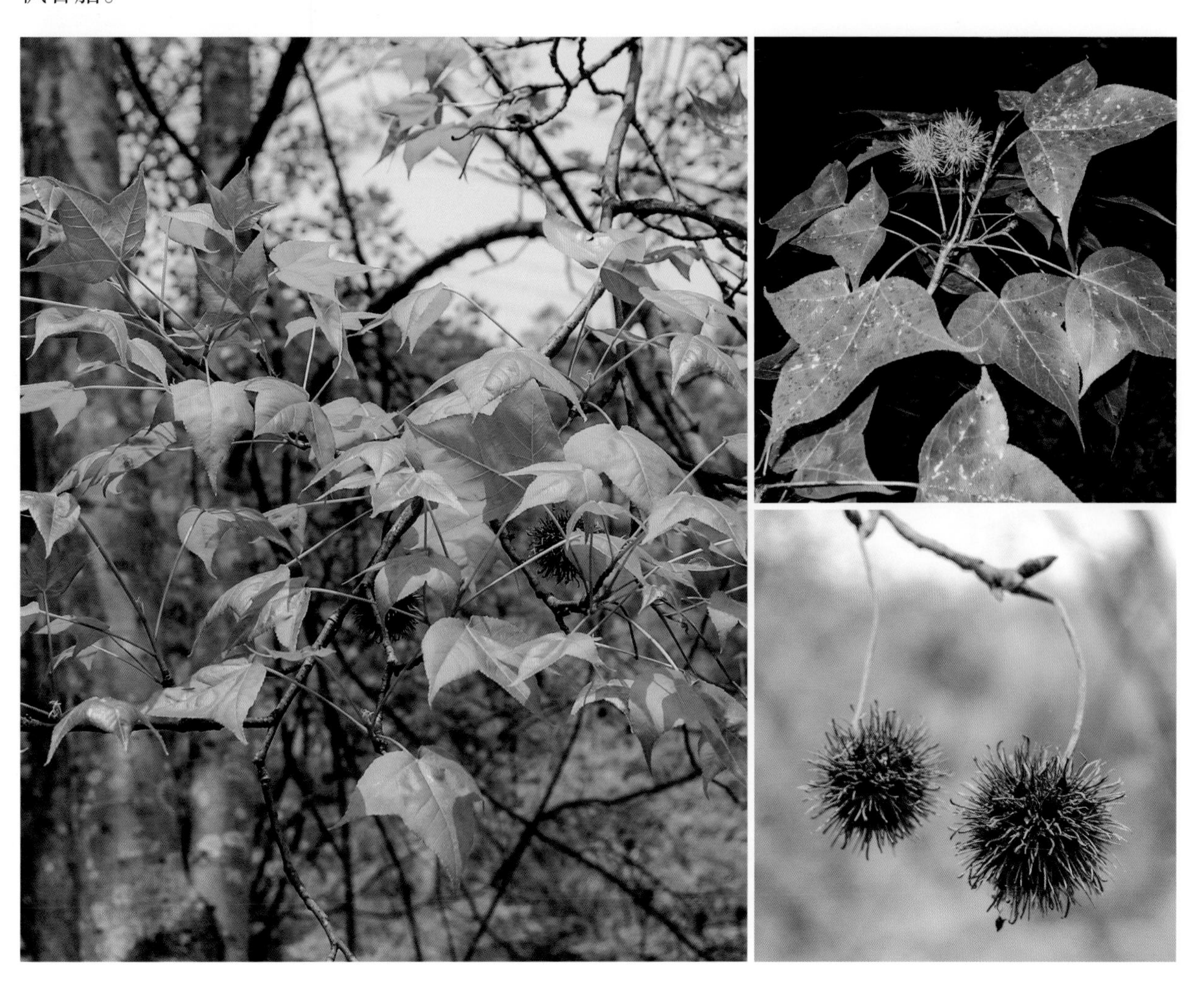

# 檵花

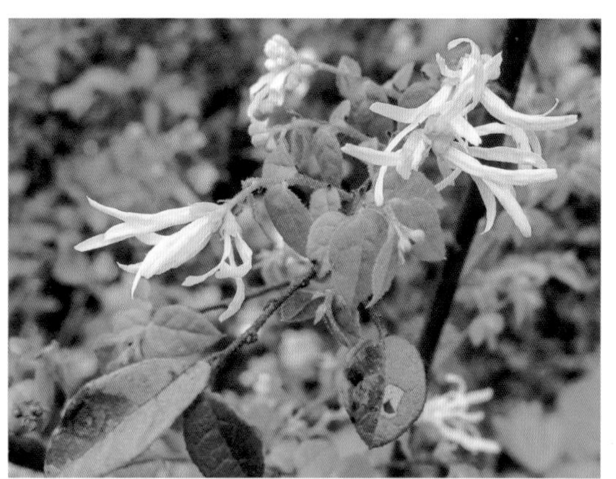

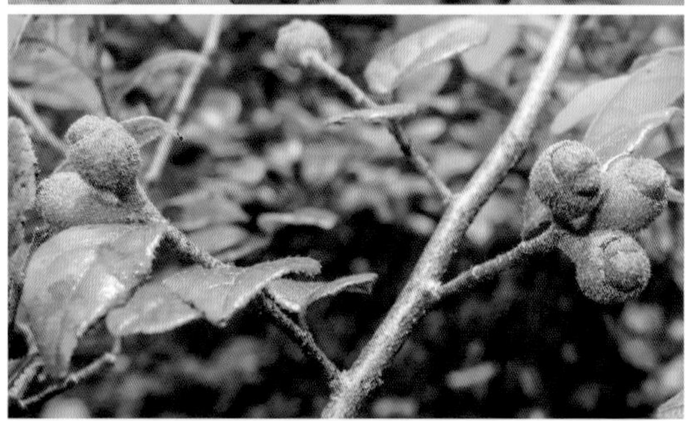

【基原】为金缕梅科檵木*Loropetalum chinense* (R. Br.) Oliv. 的花。

【别名】突肉根、白花树、螺砚木。

【形态特征】灌木或小乔木。叶片革质，卵形，长2~5 cm，宽1.5~2.5 cm，背面被星毛。花3~8朵簇生，白色，有短花梗，比新叶先开放，或与嫩叶同时开放；苞片线形；萼筒杯状，被星毛；花瓣4片，带状；雄蕊4枚；子房完全下位。蒴果卵圆形，先端圆。种子圆卵形，熟时黑色，发亮。花期3~4月。

【分布】生于丘陵及山地的向阳处。产于我国南部、西南、中部等地区。

【性能主治】花味甘、涩，性平。有清热、止血的作用。主治鼻出血，外伤出血。

【采收加工】夏季采收，鲜用或晒干。

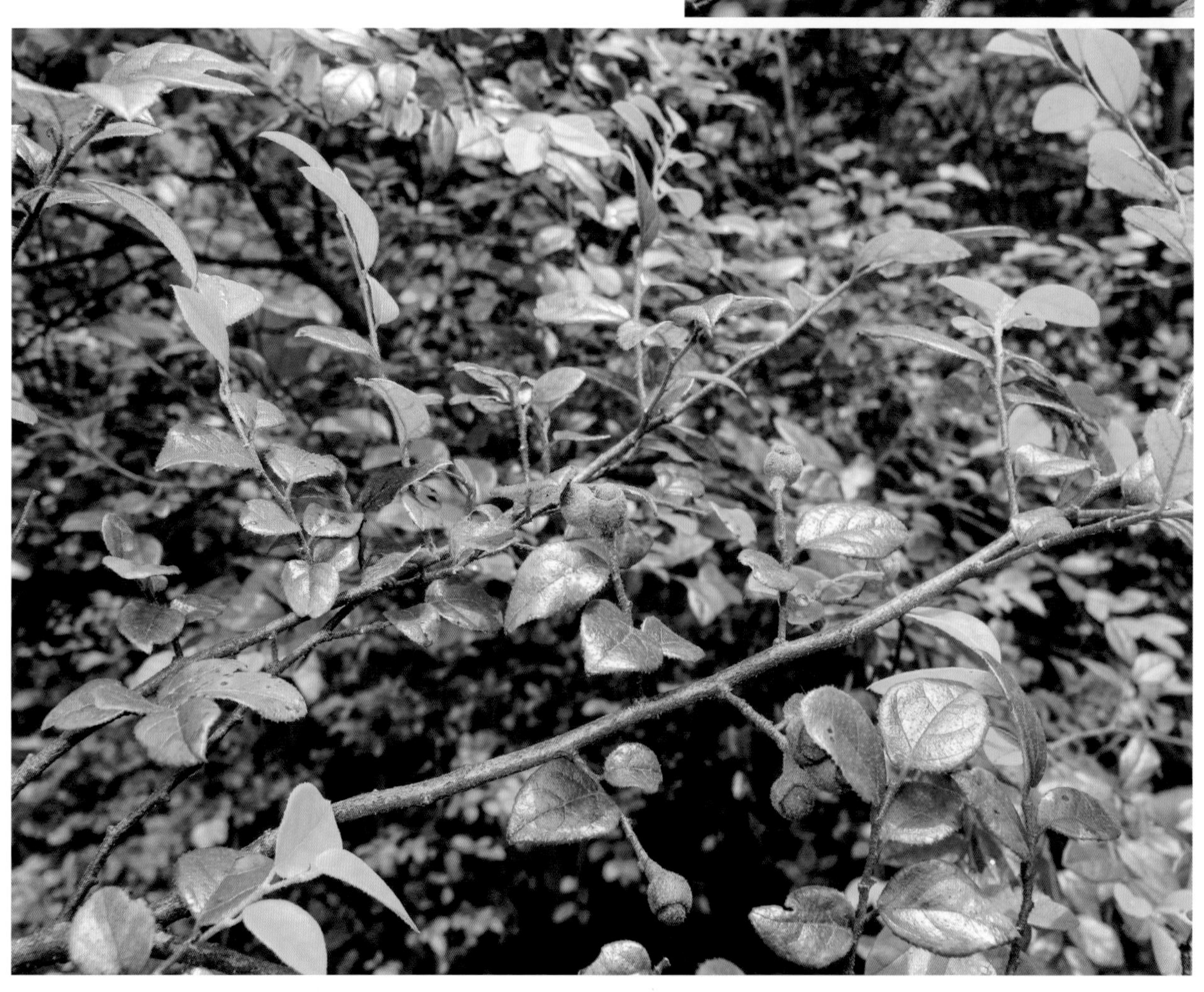

# 半枫荷

【基原】为金缕梅科半枫荷*Semiliquidambar cathayensis* H. T. Chang 的地上部分。

【别名】枫荷梨、半边荷、半荷风。

【形态特征】常绿或半落叶乔木。叶生于当年生枝顶，异型；不分裂的叶片卵状椭圆形，或掌状3裂，两侧裂片卵状三角形，有时为单侧叉状分裂；具掌状脉3条，边缘有齿。雌雄同株；雄花的短穗状花序常数个排成总状；雌花的头状花序单生。果序头状，具蒴果20多个，密集。花期3~4月，果期9~10月。

【分布】生于湿润肥沃的山坡杂木林中、溪边及路旁。产于广西北部、广东、海南、江西南部、贵州南部等地。

【性能主治】地上部分味涩，微苦，性温。有祛风湿、活血散瘀的作用。主治风湿性关节炎，腰腿痛，跌打肿痛。

【采收加工】全年均可采收，切片，晒干。

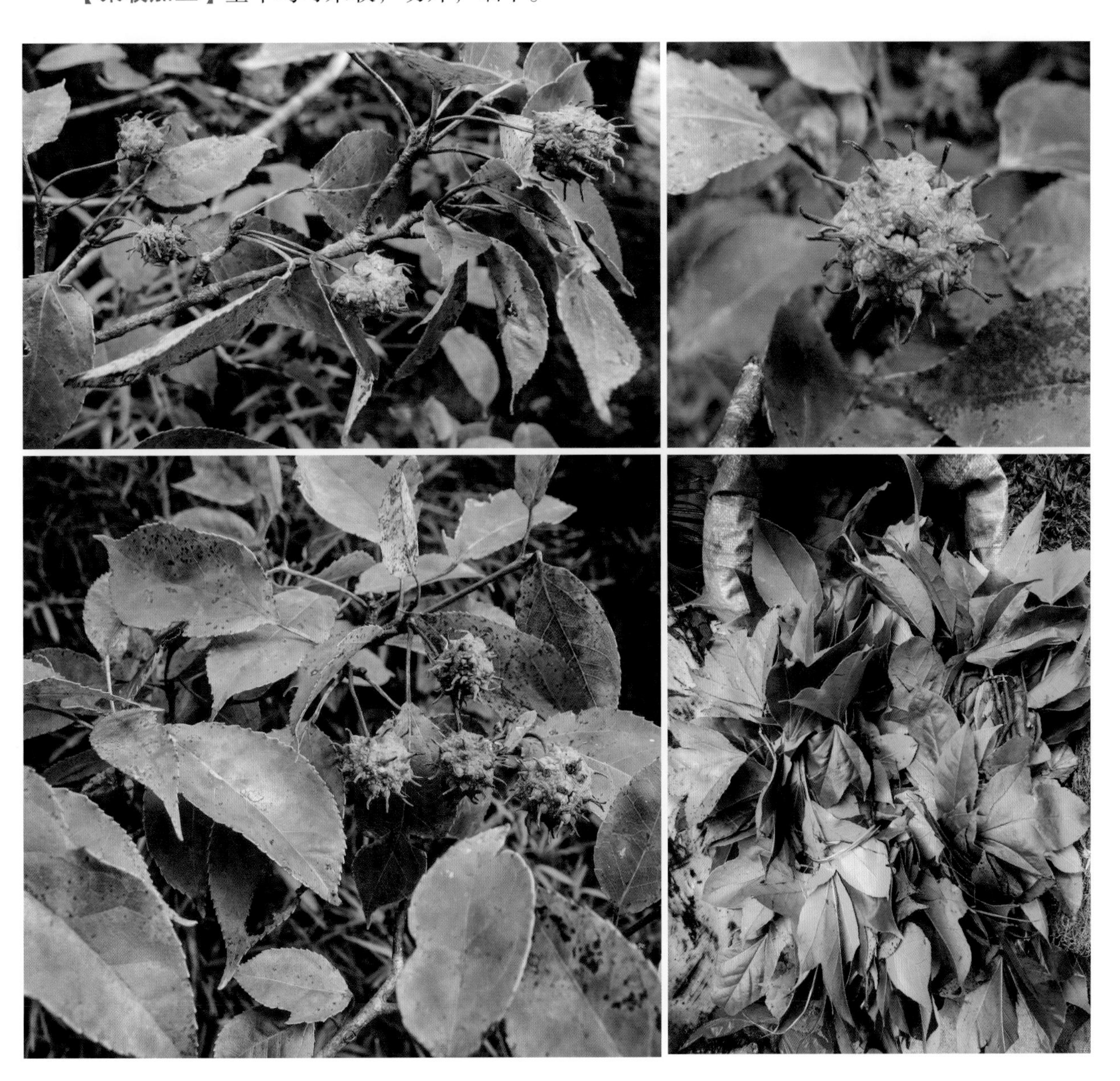

# 杜仲

【基原】为杜仲科杜仲*Eucommia ulmoides* Oliv. 的树皮、叶。

【别名】扯丝皮、丝棉皮、玉丝皮。

【形态特征】落叶乔木，高约20 m。树皮含橡胶，折断时有多数细丝相连。单叶互生；叶片卵形至长圆形，边缘有齿。花雌雄异株，雄花簇生，雌花单生；花生于当年枝的基部，先叶开放或与新叶同时从鳞芽抽出；苞片倒卵形。翅果扁平，长椭圆形，先端2裂。花期4~5月，果期9月。

【分布】生于山地或疏林里。产于广西、云南、贵州、四川、湖南、湖北、河南、陕西、甘肃等地。

【性能主治】树皮味甘，性温。有强筋骨、补肝肾、安胎的作用。主治肾虚腰痛，筋骨无力，胎动不安，高血压。叶味微辛，性温。有补肝肾、强筋骨的作用。主治肝肾不足，筋骨痿软。

【采收加工】4~6月剥取树皮，刮去粗皮，堆放至内皮呈紫褐色，晒干。夏、秋季枝叶茂盛时采叶，晒干或低温烘干。

【附注】《中国药典》（2020年版）记载杜仲以干燥树皮、叶入药的药材名分别为杜仲、杜仲叶。

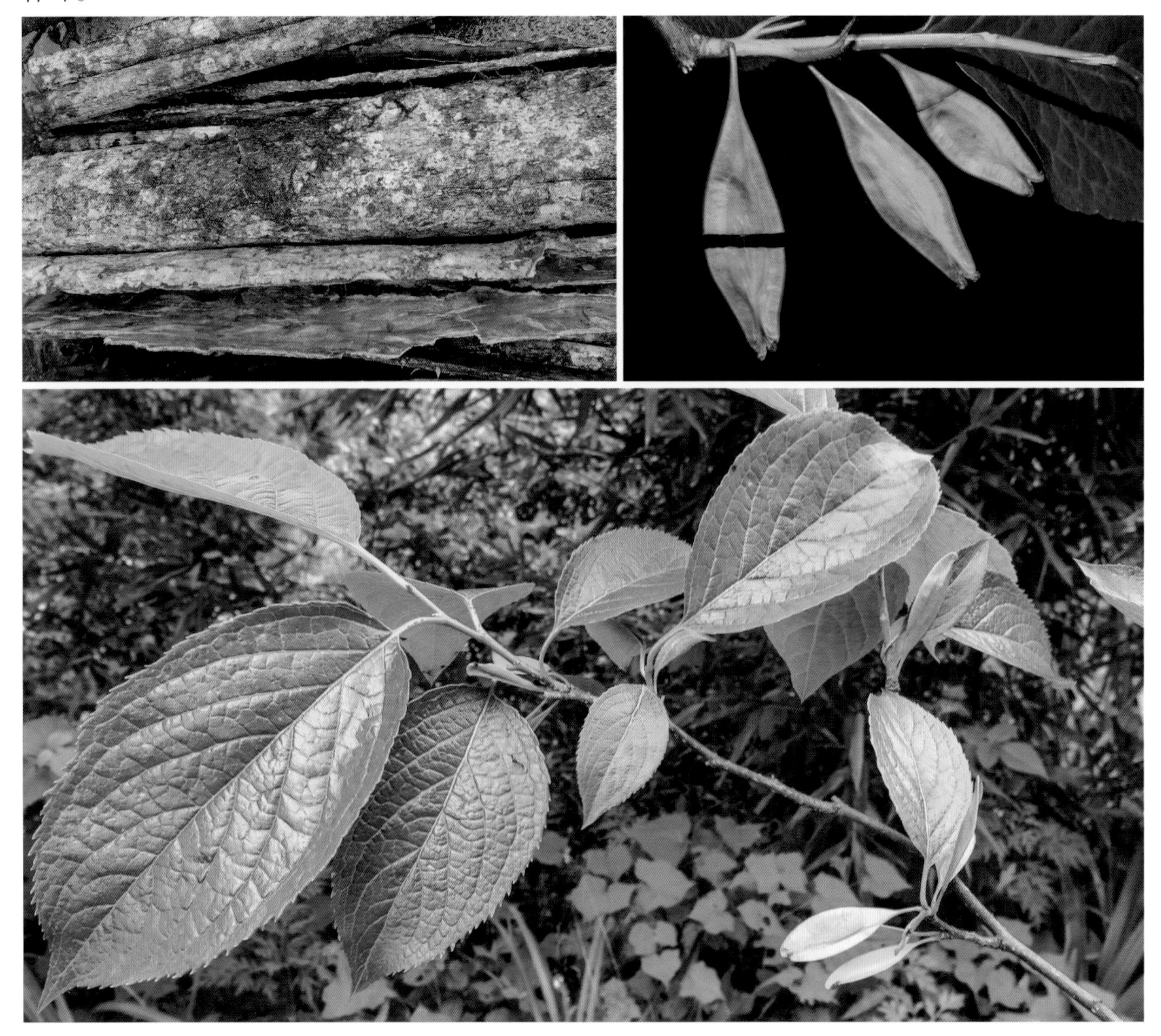

# 楮实子

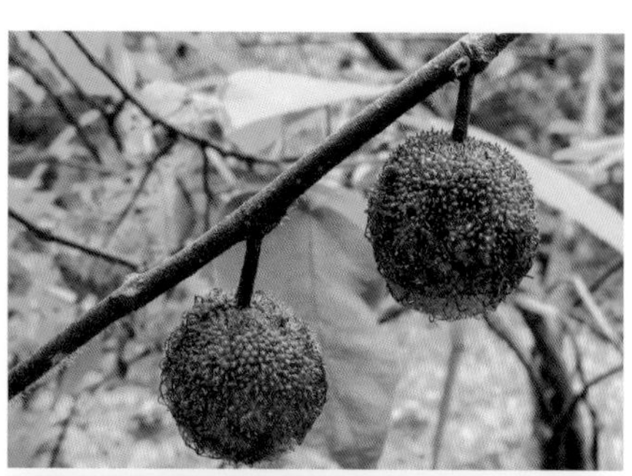

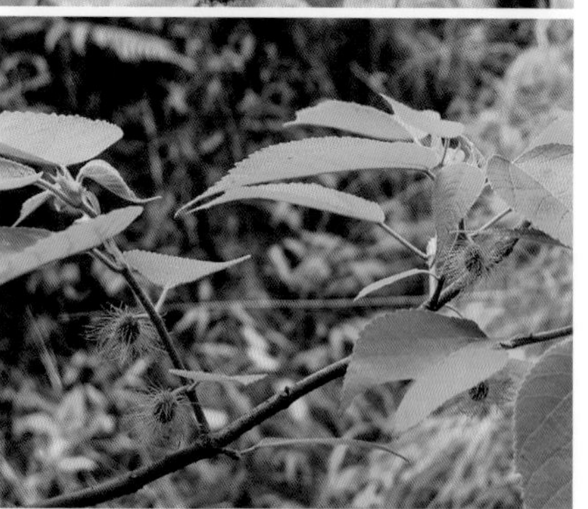

【基原】为桑科构树*Broussonetia papyrifera* (L.) L' Her. ex Vent. 的成熟果实。

【别名】谷木、褚、楮树。

【形态特征】乔木。枝粗而直；小枝密生柔毛。叶广卵形至长椭圆状卵形，边缘具粗齿，不裂或3~5裂；幼树叶常有明显分裂，腹面粗糙且疏生糙毛，背面密被茸毛。花雌雄异株，雄花序为柔荑花序，雌花序球形头状。聚花果熟时橙红色，肉质。花期4~5月，果期6~7月。

【分布】生于石灰岩山地，栽于村旁、田园。产于全国各地。

【性能主治】成熟果实味甘，性寒。有明目、补肾、强筋骨、利尿的作用。主治腰膝酸软，肾虚目昏，阳痿。

【采收加工】秋季果实成熟时采收，洗净，晒干，除去灰白色膜状宿存萼和杂质。

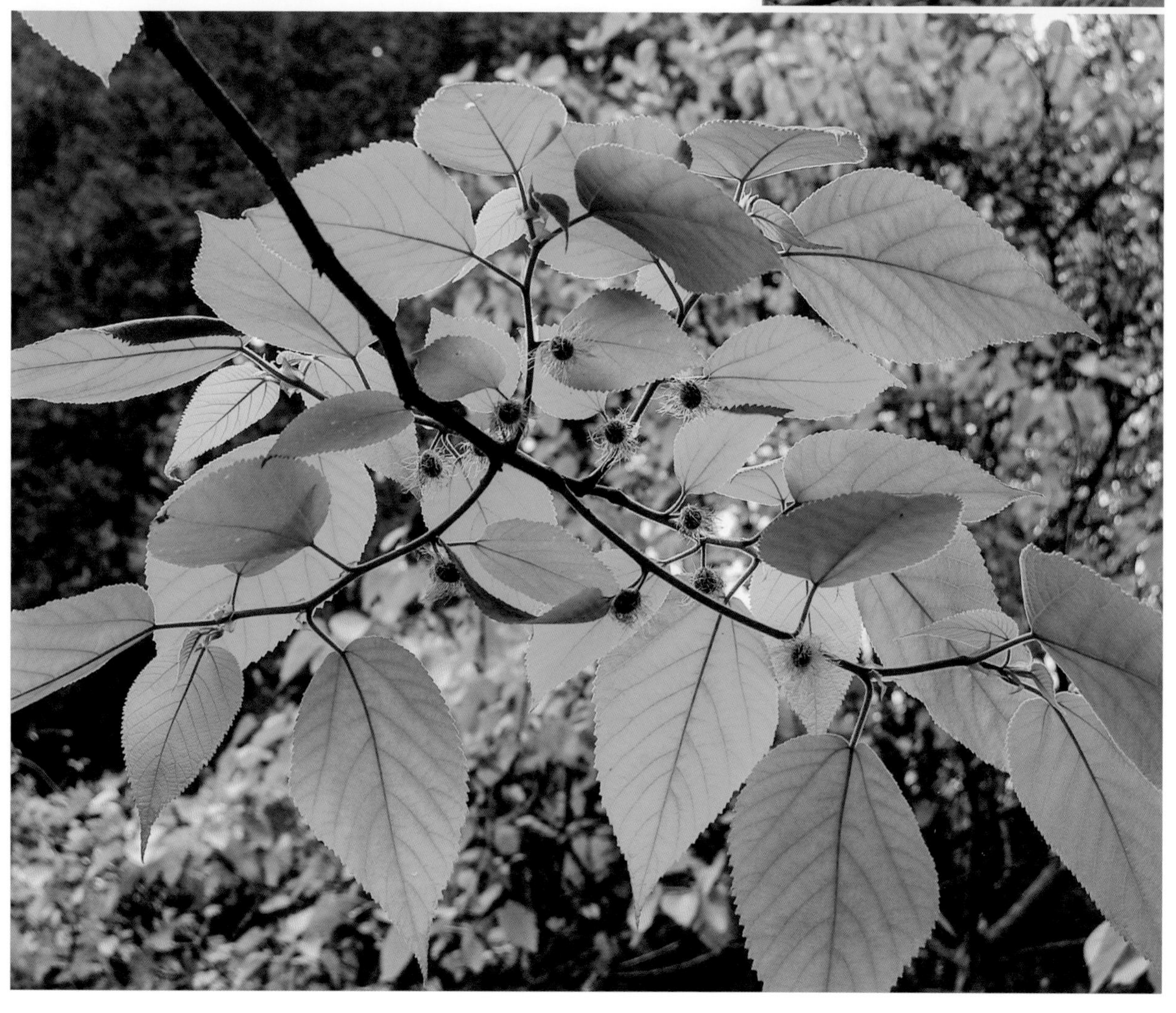

# 奶汁树

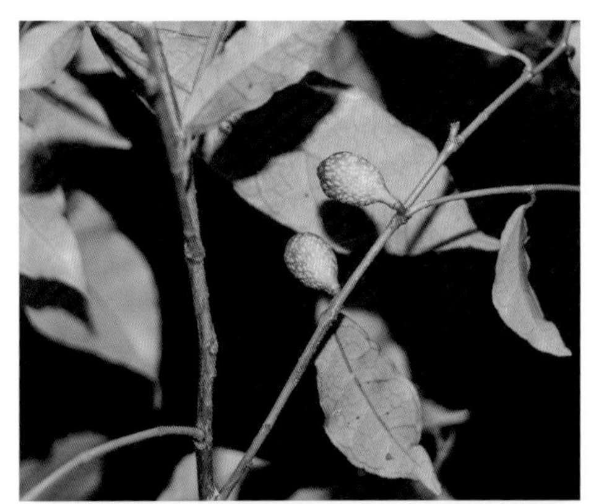

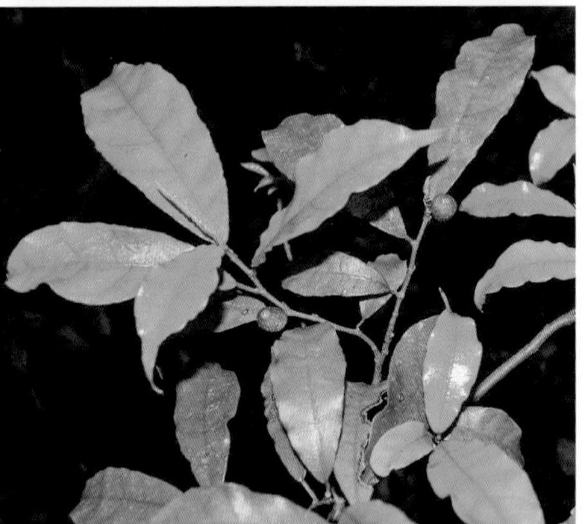

【基原】为桑科台湾榕*Ficus formosana* Maxim. 的根和叶。

【别名】水牛奶、下乳草、山沉香。

【形态特征】灌木，高1.5~3 m。枝纤细，节短。叶片膜质，倒披针形，长4~11 cm，宽1.5~3.5 cm，中部以下渐窄，全缘或在中部以上有疏钝齿裂。榕果单生于叶腋，卵状球形，直径6~9 mm，熟时绿带红色，光滑，顶部脐状突起，基部收缩为纤细短柄。花期4~7月。

【分布】生于山地疏林、路旁及溪边湿润处。产于广西、广东、海南、贵州、湖南、福建、台湾、浙江等地。

【性能主治】根和叶味甘、微涩，性平。有活血补血、催乳、祛风利湿、清热解毒的作用。主治月经不调，产后或病后虚弱，乳汁不下，风湿痹痛，跌打损伤，毒蛇咬伤，尿路感染。

【采收加工】全年均可采收，鲜用或晒干。

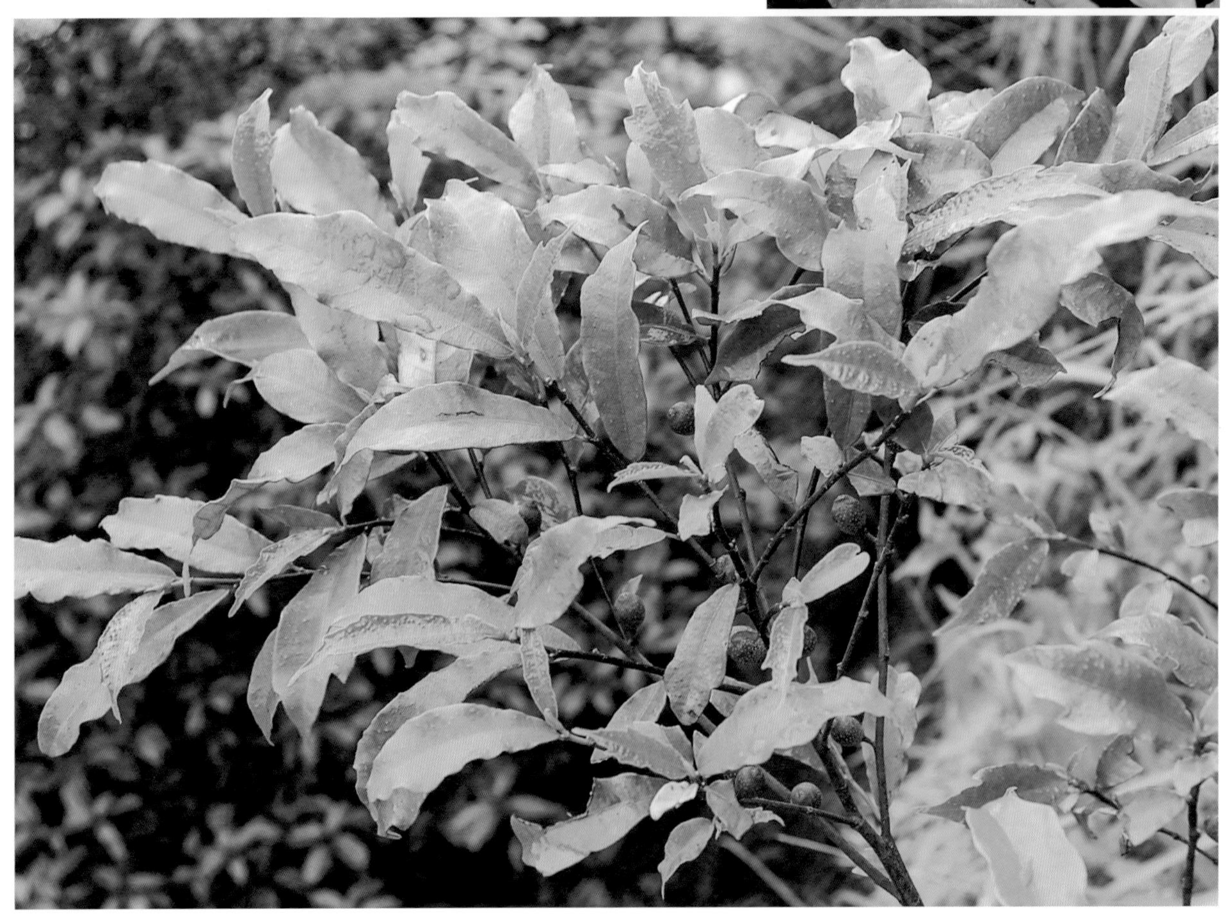

## 五指毛桃

【基原】为桑科粗叶榕*Ficus hirta* Vahl 的根。

【别名】五指牛奶。

【形态特征】灌木或小乔木。全株有乳汁。嫩枝中空。枝、叶和花序托（榕果）均被金黄色长硬毛。叶片长椭圆状披针形或广卵形，边缘有细齿；托叶卵状披针形，膜质，红色，被柔毛。隐头状花序成对腋生或生于已落叶的枝上。瘦果椭圆形，表面光滑。花果期3~11月。

【分布】生于村寨附近旷地、山坡林边或附生于其他树干上。产于广西、广东、海南、云南、贵州、湖南、福建、江西等地。

【性能主治】根味甘，性平。有健脾补肺、行气利湿、舒筋活络的作用。主治脾虚浮肿，食少无力，肺痨咳嗽，带下，产后无乳，风湿痹痛，肝硬化腹水，肝炎，跌打损伤。

【采收加工】全年均可采收，洗净，切片，晒干。

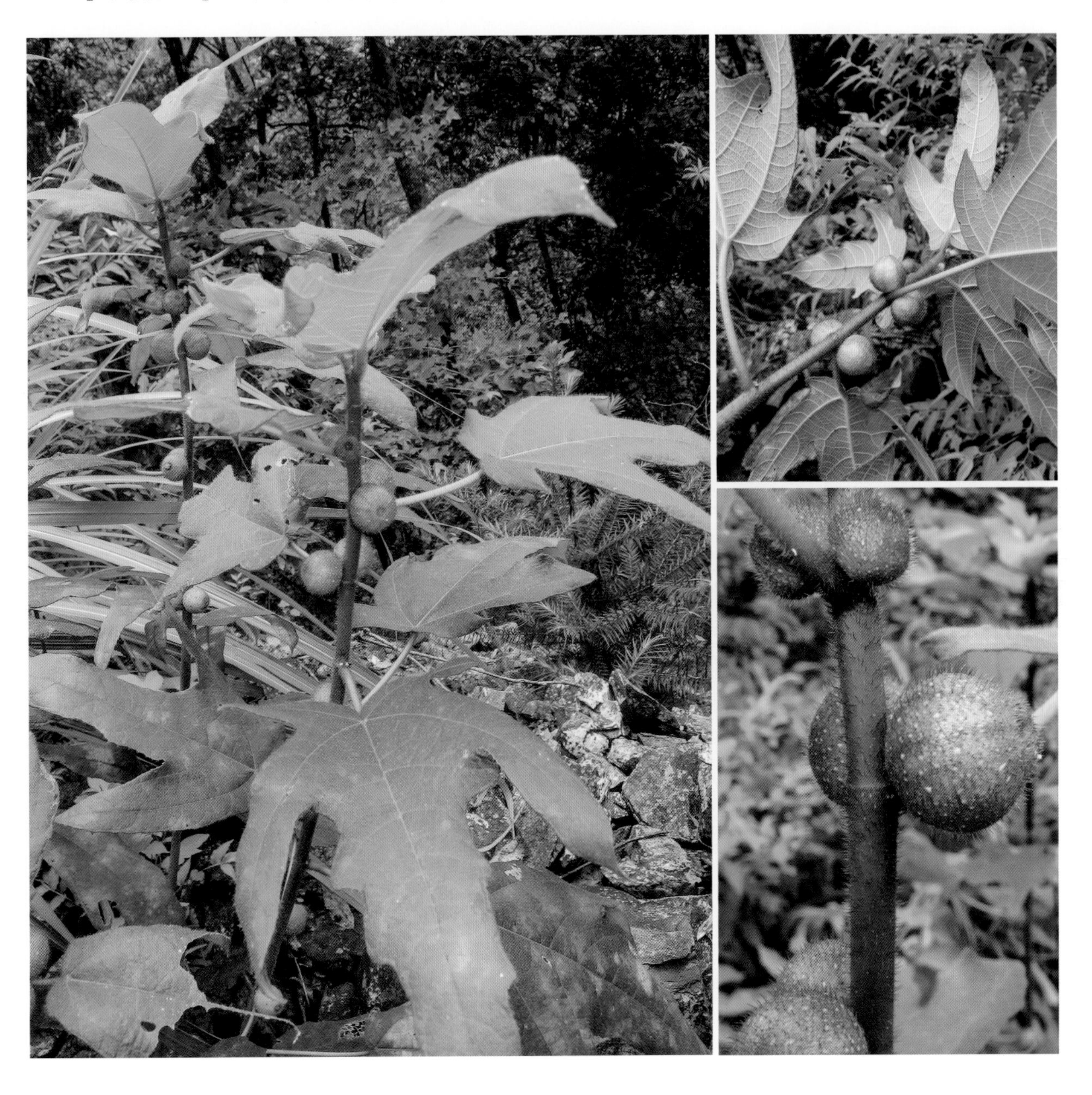

# 木馒头

【基原】为桑科薜荔*Ficus pumila* L. 的果实。

【别名】凉粉果、王不留行、爬山虎。

【形态特征】常绿攀缘灌木。叶二型；不结果枝上的叶小而薄，卵状心形；结果枝上的叶较大，革质，卵状椭圆形。榕果单生于叶腋；瘿花果梨形；雌花果近球形，长4~8 cm，直径3~5 cm，顶部截平，略具短钝头或为脐状突起，内生众多细小的黄棕色圆球状瘦果。花期5~6月，果期9~10月。

【分布】攀附于树上或石灰岩山坡上。产于广西、广东、云南东南部、贵州、四川、湖南、福建、台湾、江西、安徽、江苏、浙江、陕西。

【性能主治】果实味甘，性平。有补肾固精、活血、催乳的作用。主治遗精，阳痿，乳汁不通，闭经。

【采收加工】秋季采收将熟果实，剪去果梗，投入沸水中浸泡，鲜用或晒干。

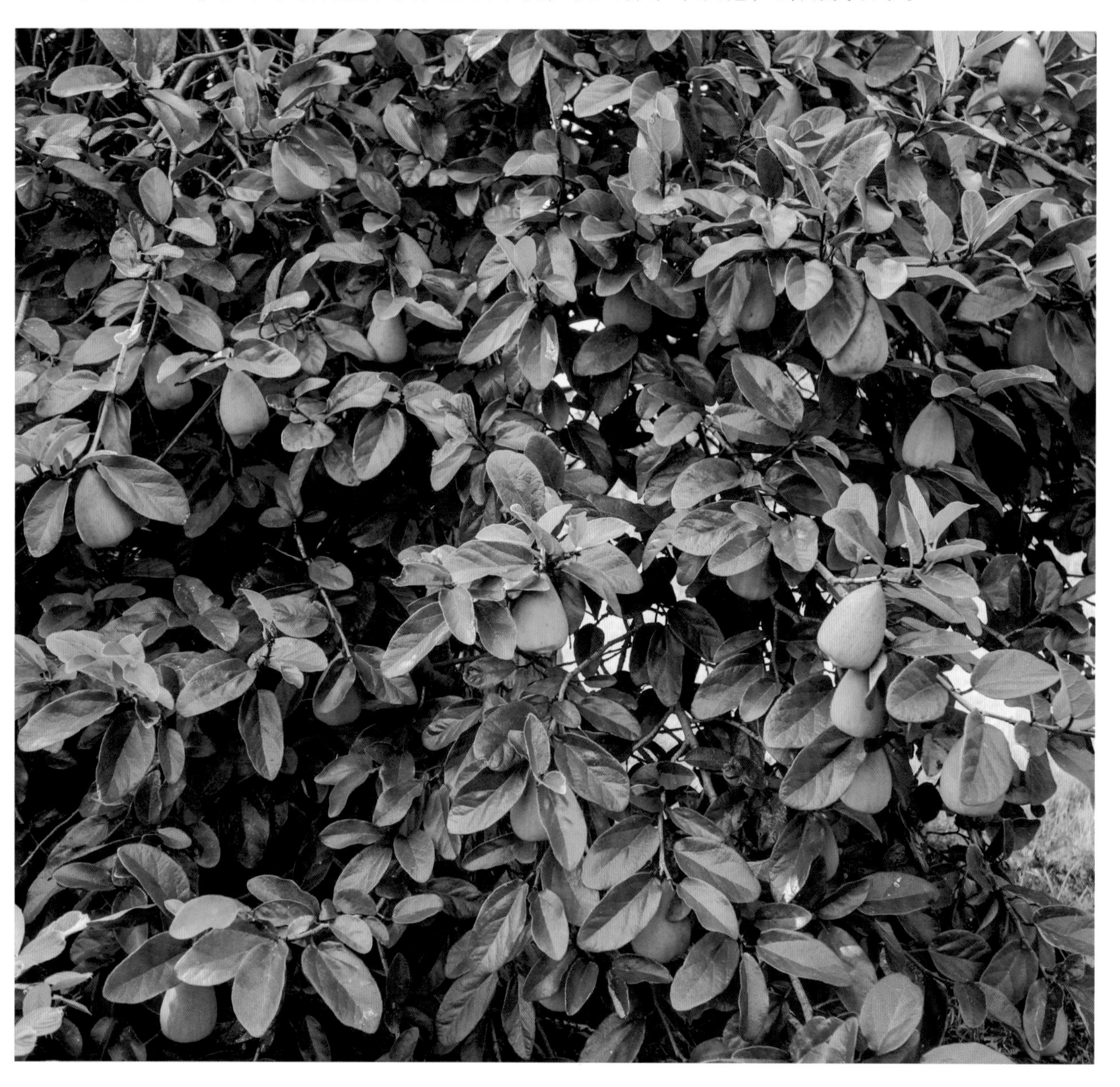

# 变叶榕

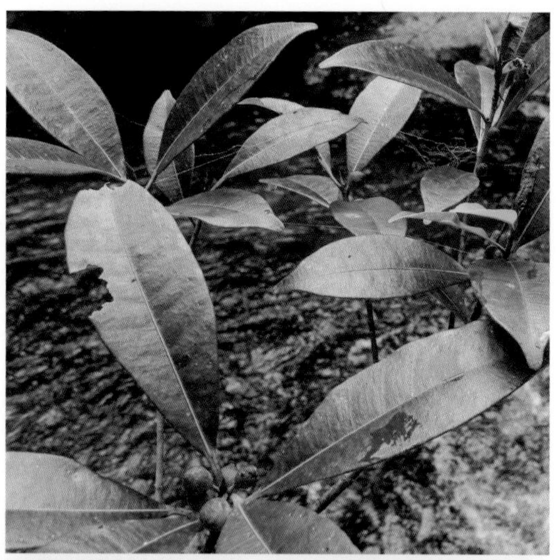

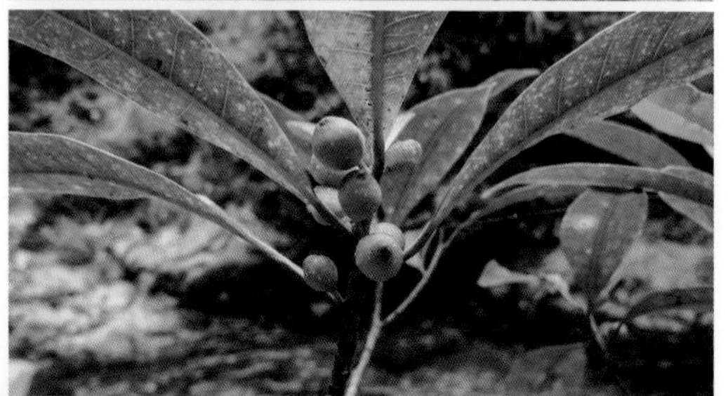

【基原】为桑科变叶榕*Ficus variolosa* Lindl. ex Benth. 的根。

【别名】山牛奶、假岑榕。

【形态特征】灌木或小乔木。小枝节间短。叶片薄革质，狭椭圆形至椭圆状披针形，先端钝或钝尖，基部楔形，全缘，侧脉与中脉略成直角展出。瘿花子房球形，花柱短，侧生；雌花生于另一榕果内壁。榕果成对或单生于叶腋，球形，表面有瘤体；瘦果表面有瘤体。花期12月至翌年6月。

【分布】生于山地、溪边林下潮湿处。产于广西、广东、贵州、云南、湖南、江西、福建等地。

【性能主治】根味微苦、辛，性微温。有祛风除湿、活血止痛的作用。主治风湿痹痛，胃痛，疖肿，跌打损伤。

【采收加工】全年均可采收，鲜用或晒干。

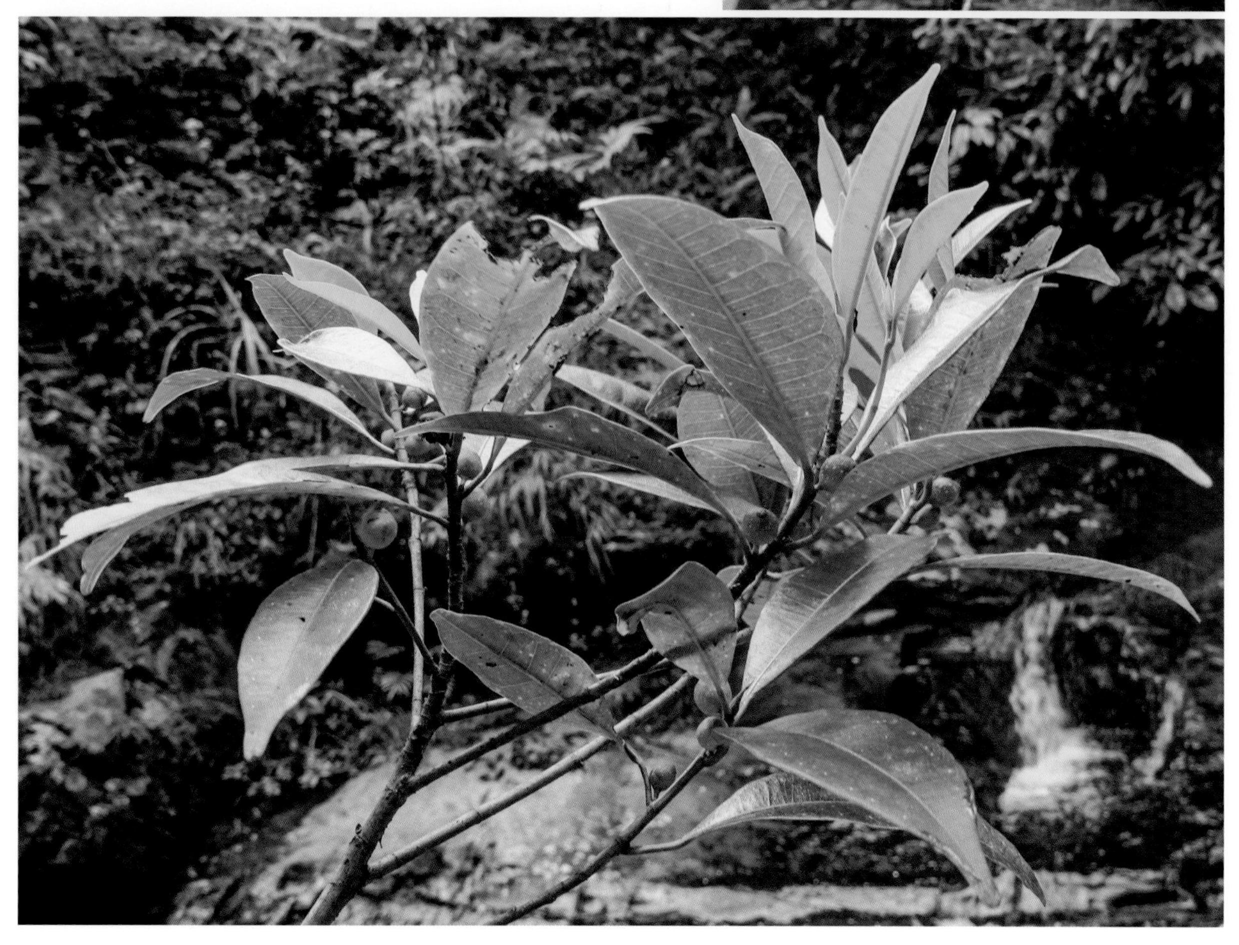

# 穿破石

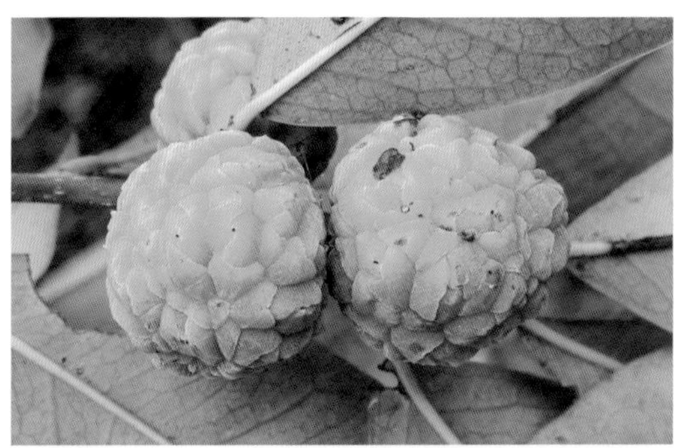

【基原】为桑科构棘*Maclura cochinchinensis* (Lour.) Corner 的根。

【别名】葨芝、川破石、刺楮。

【形态特征】直立或攀缘状灌木。根皮橙黄色。枝具棘刺。叶片革质，椭圆状披针形或长圆形，全缘。花雌雄异株；均为具苞片的球形头状花序，苞片内具2个黄色腺体；雄花被片4枚，不相等，雄蕊4枚；雌花序微被毛，花被片顶部厚。聚合果肉质，熟时橙红色。花期4~5月，果期9~10月。

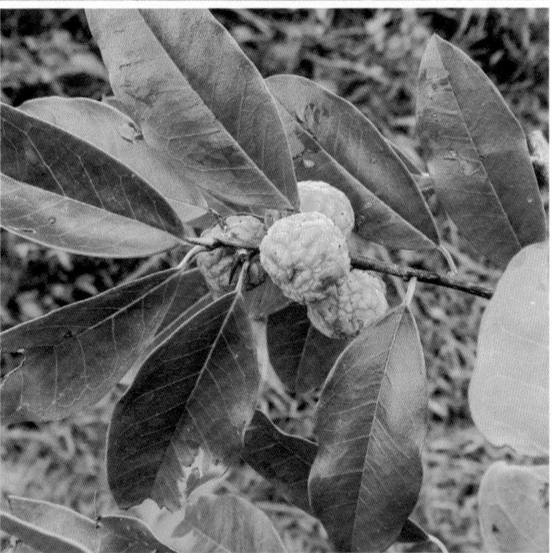

【分布】生于山坡、山谷、溪边。产于广西、广东、湖南、安徽、浙江、福建等地。

【性能主治】根味淡、微苦，性凉。有祛风通络、清热除湿、解毒消肿的作用。主治风湿痹痛，跌打损伤，黄疸，腮腺炎，肺结核，淋浊，闭经，劳伤咳血，疔疮痈肿。

【采收加工】全年均可采挖，除去须根，洗净，趁鲜切片，鲜用或晒干。

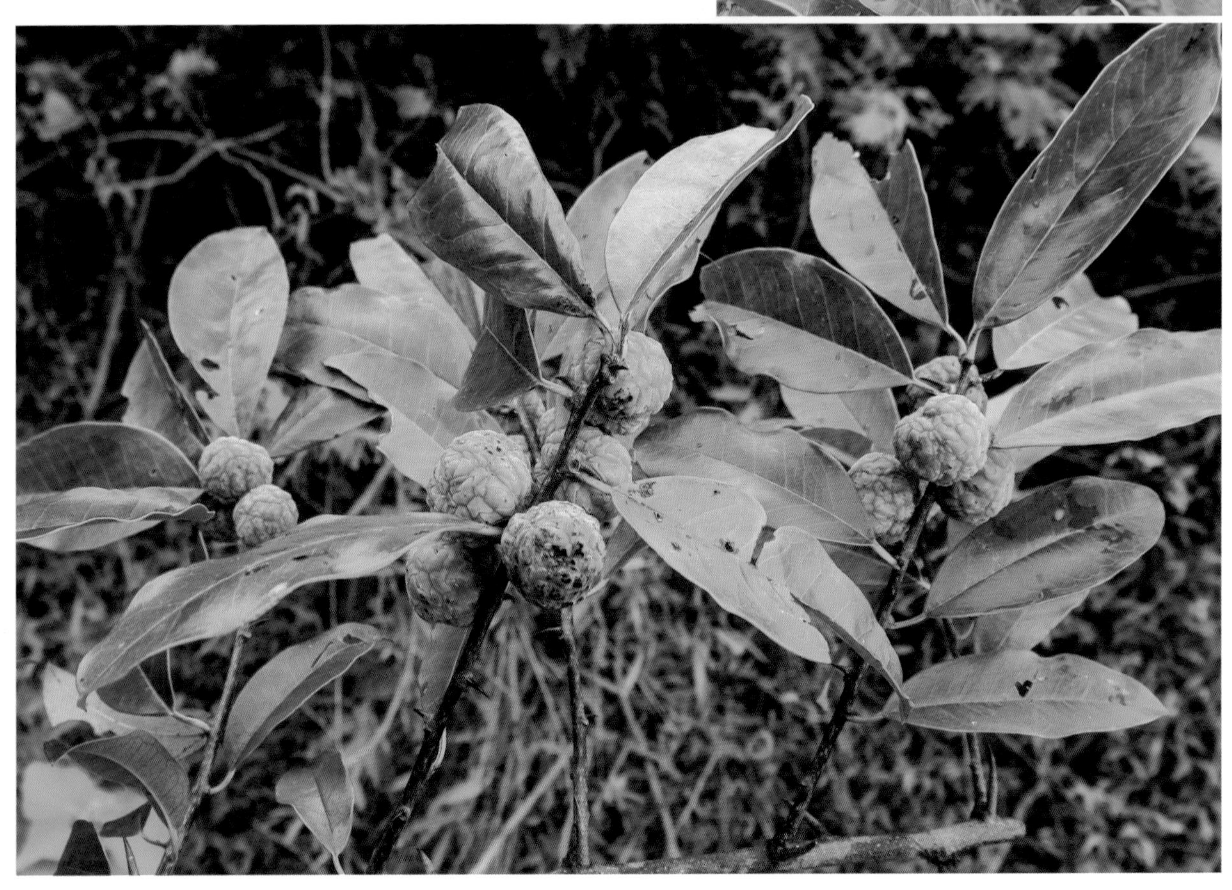

## 糯米藤

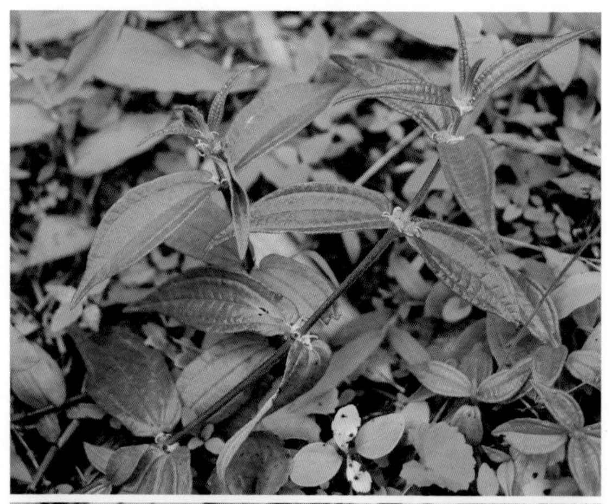

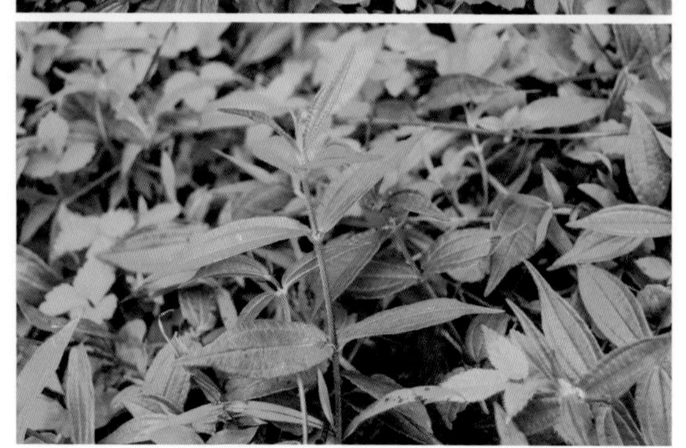

【基原】为荨麻科糯米团*Gonostegia hirta* (Blume ex Hassk.) Miq. 的全草。

【别名】猪粥菜、拉粘草。

【形态特征】多年蔓生草本。茎蔓生、铺地或渐升，上部带四棱形。叶对生；叶片狭卵形至披针形，全缘。花雌雄异株；团伞花序腋生，直径2~9 mm；雄花花蕾呈陀螺状；雌花花被菱状狭卵形，果期呈卵形，有10条纵肋。瘦果卵球形，宿存花被无翅。花期5~9月，果期8~9月。

【分布】生于山坡灌木丛、沟边草地。产于广西、广东、云南、河南、陕西等地。

【性能主治】全草味甘、苦，性凉。有清热解毒、止血、健脾的作用。主治疔疮，痈肿，瘰疬，痢疾，带下，小儿疳积，吐血，外伤出血。

【采收加工】全年均可采收，鲜用或晒干。

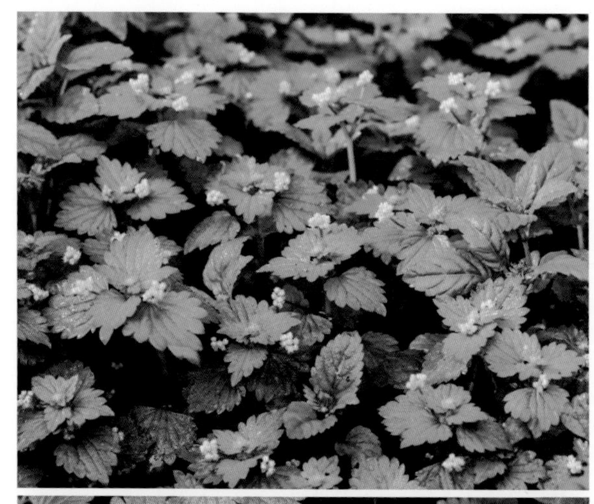

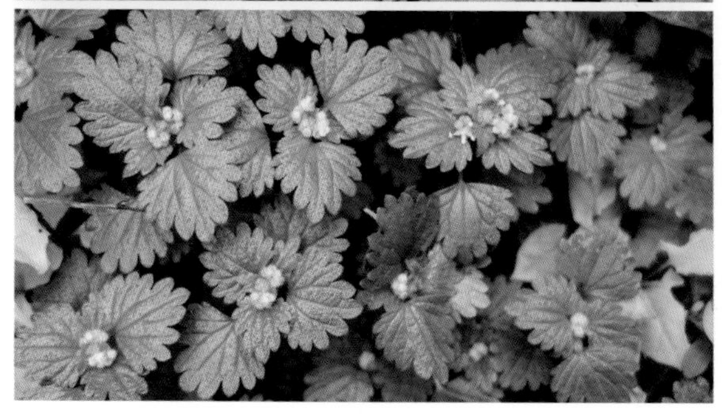

## 雪药

【基原】为荨麻科毛花点草*Nanocnide lobata* Wedd. 的全草。

【别名】遍地红、狗断肠、透骨消。

【形态特征】一年生或多年生草本。茎柔软，铺散丛生，被下弯微硬毛。叶片宽卵形至三角状卵形；茎下部叶较小，扇形。雄花序常生于枝上部叶腋，稀散生于雌花序下部；雌花序为聚伞花序，生于枝顶叶腋或茎下部叶腋。瘦果卵形，有疣点状突起。花期4~6月，果期6~8月。

【分布】生于山谷溪边、路旁阴湿草丛中。产于广西、贵州、浙江、江苏、安徽等地。

【性能主治】全草味苦、辛，性凉。有通经活血的作用。主治肺病咳嗽，跌打损伤。

【采收加工】春、夏季采收，鲜用或晒干。

# 紫麻

【基原】为荨麻科紫麻*Oreocnide frutescens* (Thunb.) Miq. 的全株。

【别名】小麻叶、火麻条。

【形态特征】灌木，稀小乔木，高1~3 m。叶常生于枝上部；叶片卵形、狭卵形，稀倒卵形，长3~15 cm，宽1.5~6 cm。花序簇生于上年生枝和老枝上，几无梗。瘦果卵球状，两侧稍扁；肉质花托浅盘状，包围果的基部，熟时则常增大呈壳斗状，包围果的大部分。花期3~5月，果期6~10月。

【分布】生于山谷、溪边、林缘半阴湿处。产于华南、西南及湖南、浙江、江西、福建、台湾、湖北、陕西等地。

【性能主治】全草味甘，性凉。有行气、活血的作用。主治跌打损伤，牙痛，小儿麻疹发热。

【采收加工】夏、秋季采收，洗净，鲜用或晒干。

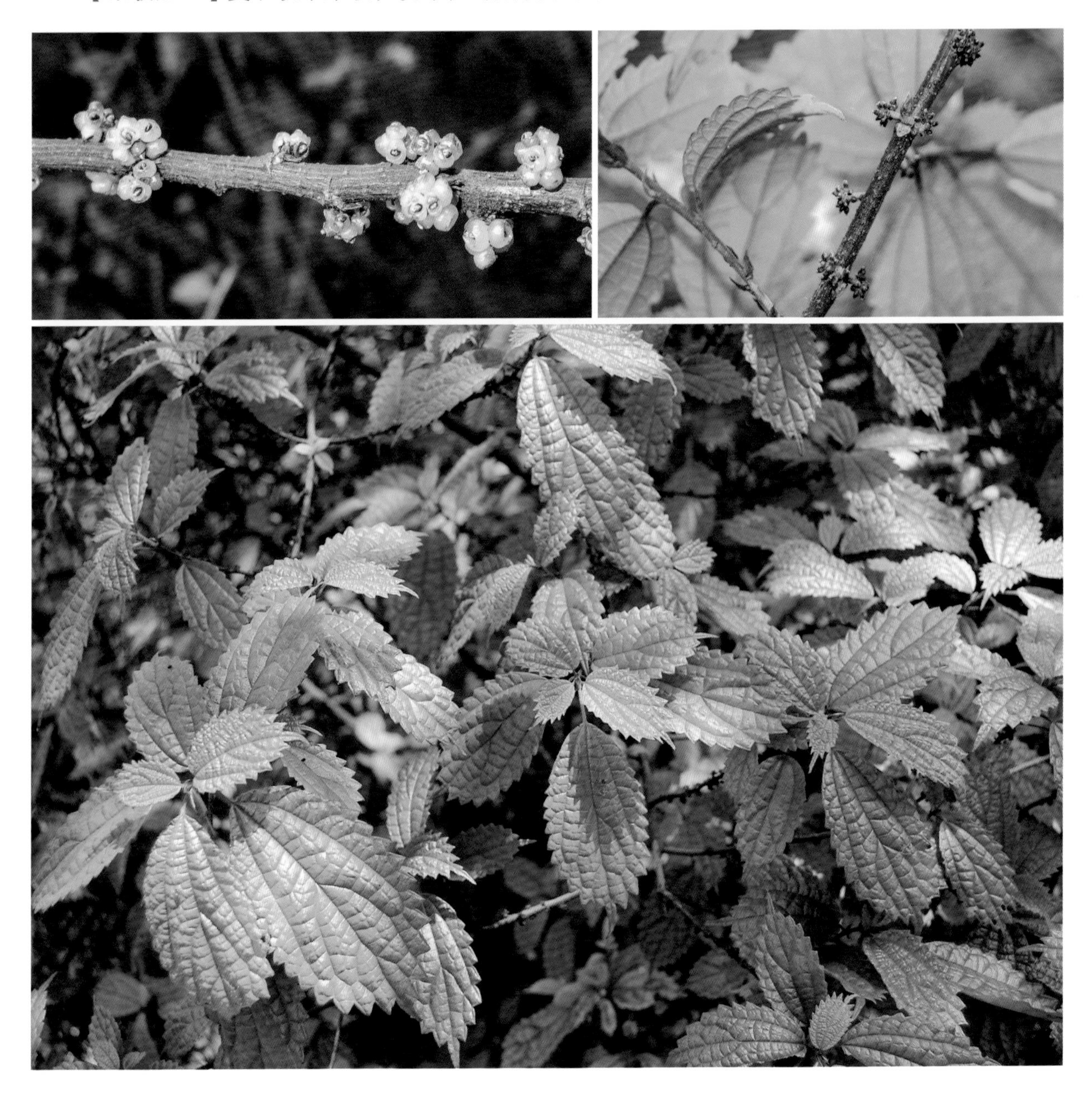

# 毛冬青

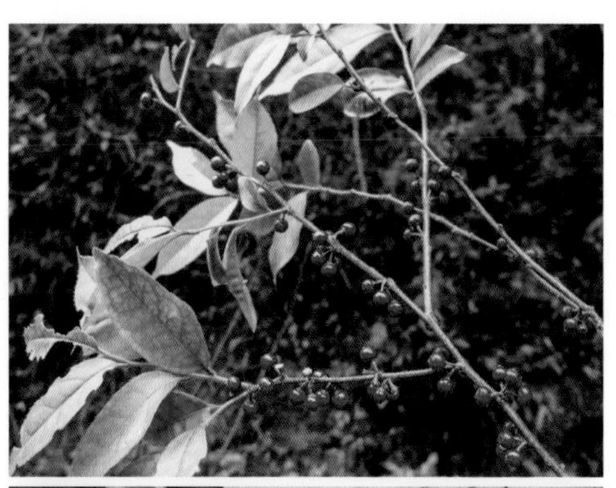

【基原】为冬青科毛冬青*Ilex pubescens* Hook. et Arn.的根。

【别名】大百解、百解兜。

【形态特征】常绿灌木或小乔木。小枝近四棱形。幼枝、叶片、叶柄和花序均密被长硬毛。叶片纸质或膜质，椭圆形或长卵形，边缘具疏而尖的细齿或近全缘。花序簇生于1~2年生枝的叶腋内；花粉红色。果小而簇生，熟后红色；果核6~7粒，分果核背部有条纹而无沟槽。花期4~5月，果期8~11月。

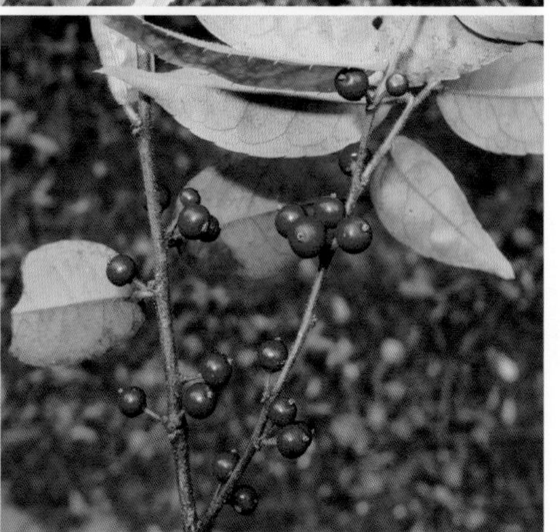

【分布】生于山坡林中或林缘、灌木丛中和草丛中。产于广西、广东、贵州、湖南、浙江、安徽、福建、台湾、江西、海南。

【性能主治】根味苦、涩，性寒。有清热解毒、活血通脉、消肿止痛的作用。主治风热感冒，肺热喘咳，咽痛，烧烫伤，扁桃体炎，咽喉炎。

【采收加工】全年均可采收，切片，晒干。

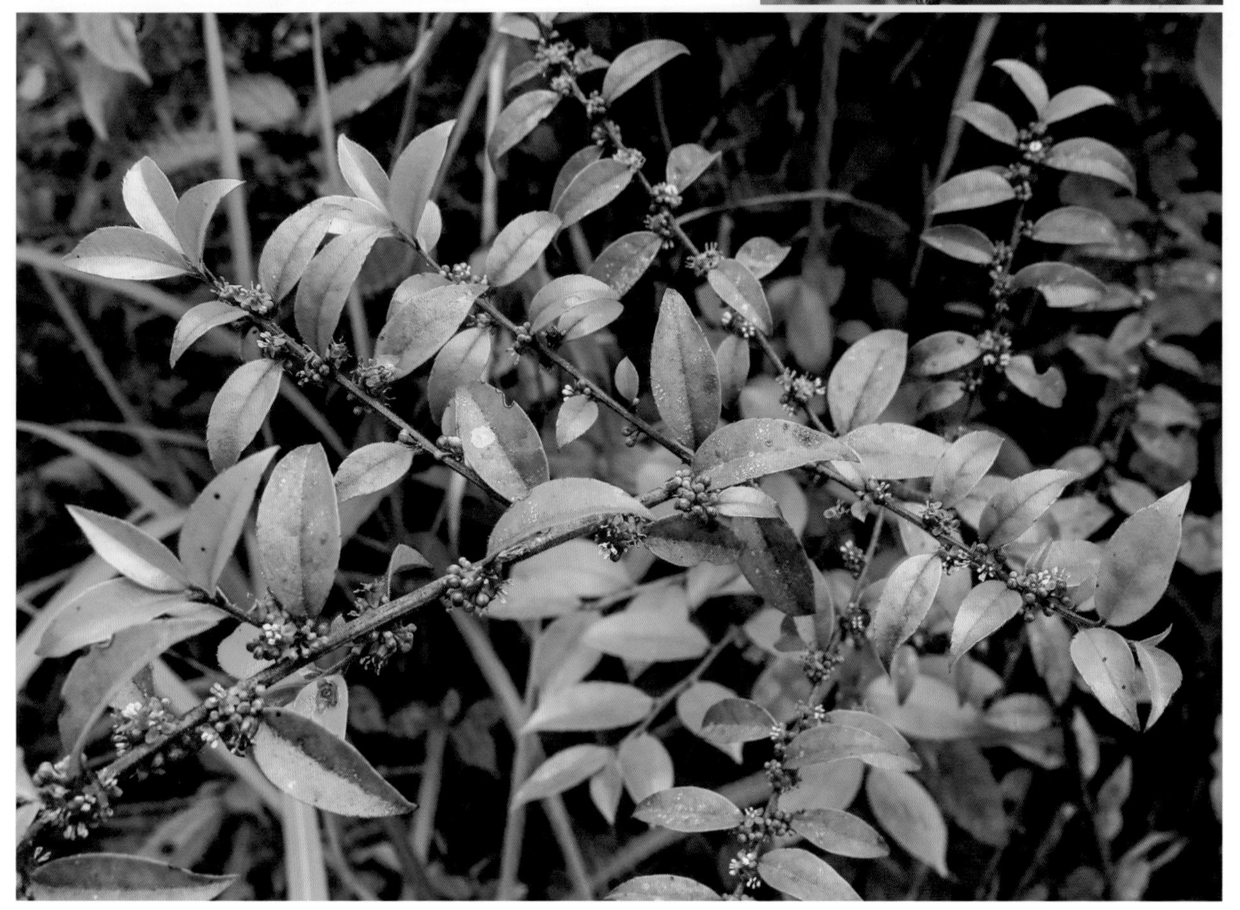

## 救必应

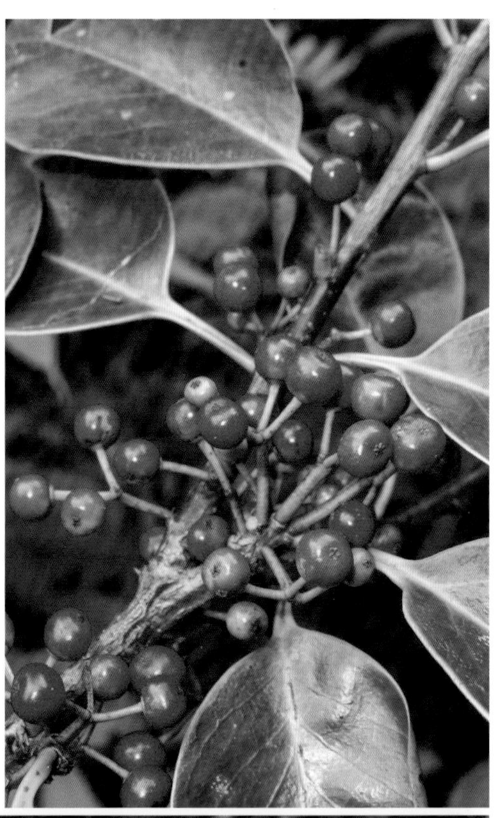

【基原】为冬青科铁冬青*Ilex rotunda* Thunb. 的树皮。

【别名】过山风、白银木、熊胆木。

【形态特征】常绿灌木或乔木，高5~15 m。树皮淡灰色，嫩枝红褐色。枝、叶均无毛。小枝圆柱形，较老枝具纵裂缝；叶痕倒卵形或三角形，稍隆起。单叶互生；叶片薄革质，卵形至椭圆形。聚伞花序单生于当年枝上，花绿白色。核果球形，红色。花期4月，果期8~12月。

【分布】生于山坡林中或林缘、溪边。产于广西、广东、云南、湖南、福建、台湾、安徽、江苏、浙江、江西。

【性能主治】树皮味苦，性寒。有清热解毒、利湿止痛的作用。主治感冒，扁桃体炎，咽喉肿痛，急性胃肠炎，风湿骨痛；外用治痈疖疮疡，跌打损伤。

【采收加工】全年均可采收，刮去外层粗皮，切碎，鲜用或晒干。

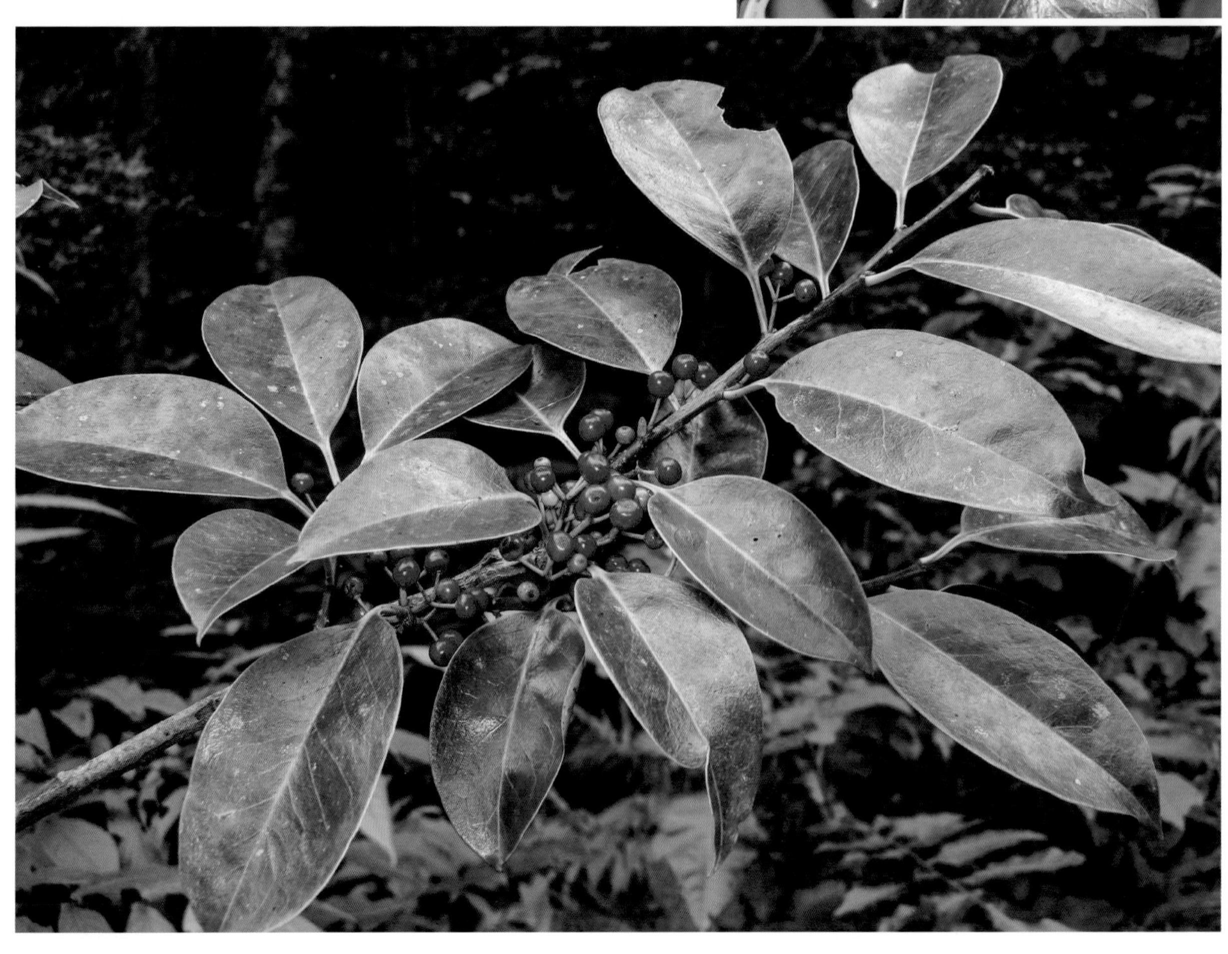

## 雷公藤

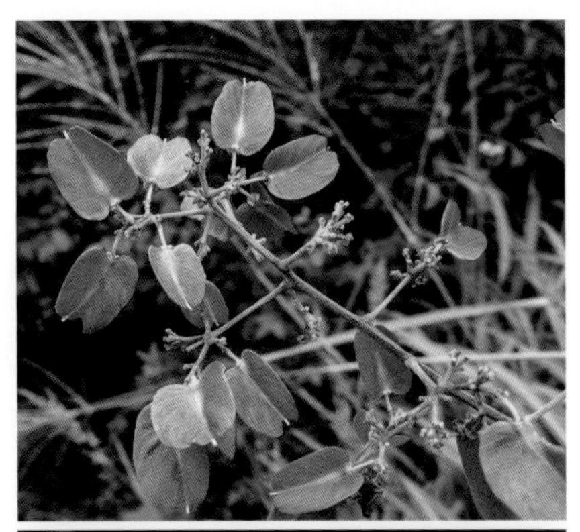

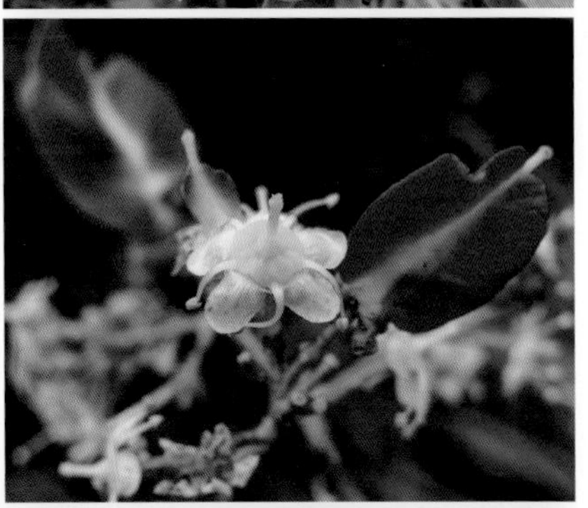

【基原】为卫矛科雷公藤*Tripterygium wilfordii* Hook. f. 的木质部。

【别名】黄藤、黄腊藤、菜虫药。

【形态特征】藤本灌木。小枝棕红色。叶片椭圆形、倒卵状椭圆形、长方椭圆形或卵形，先端急尖或短渐尖，基部阔楔形或圆形，边缘有细齿。圆锥聚伞花序较窄小，通常有3~5个分枝；花序、分枝及小花梗均被锈色毛；花白色。翅果长圆状，中央果体较大。花期7~8月，果期9~10月。

【分布】生于山坡、山谷林内阴湿处。产于广西、广东、湖南、江西、安徽、福建等地。

【性能主治】木质部味苦，性辛；有大毒。有祛风除湿、活血通络、杀虫解毒的作用。主治类风湿性关节炎，风湿性关节炎，肾病综合征，红斑狼疮，白塞病，银屑病，麻风，顽癣。

【采收加工】夏、秋季挖取根部，洗净，晒干或去皮晒干。

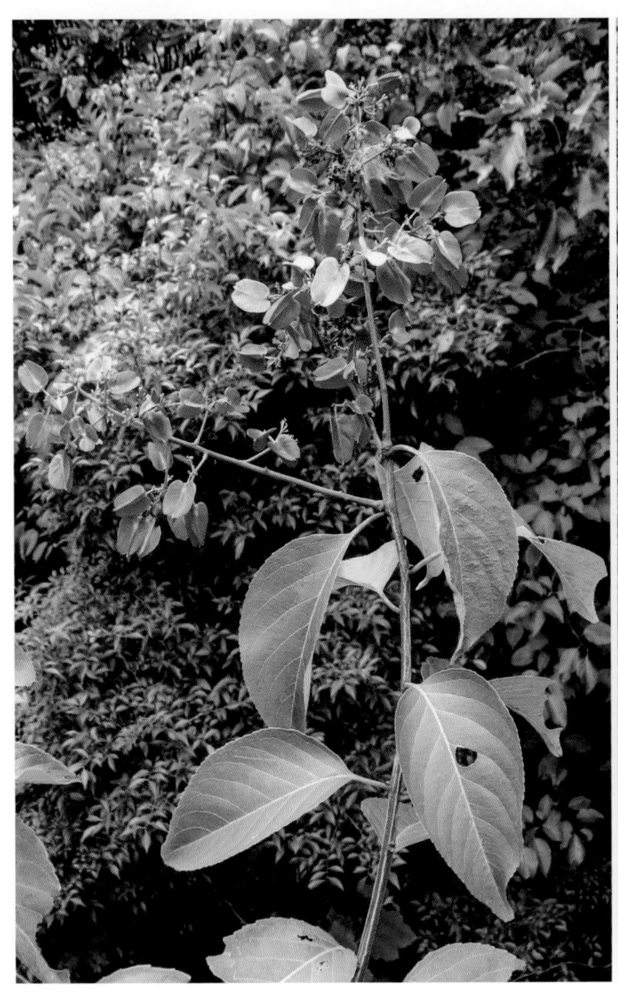

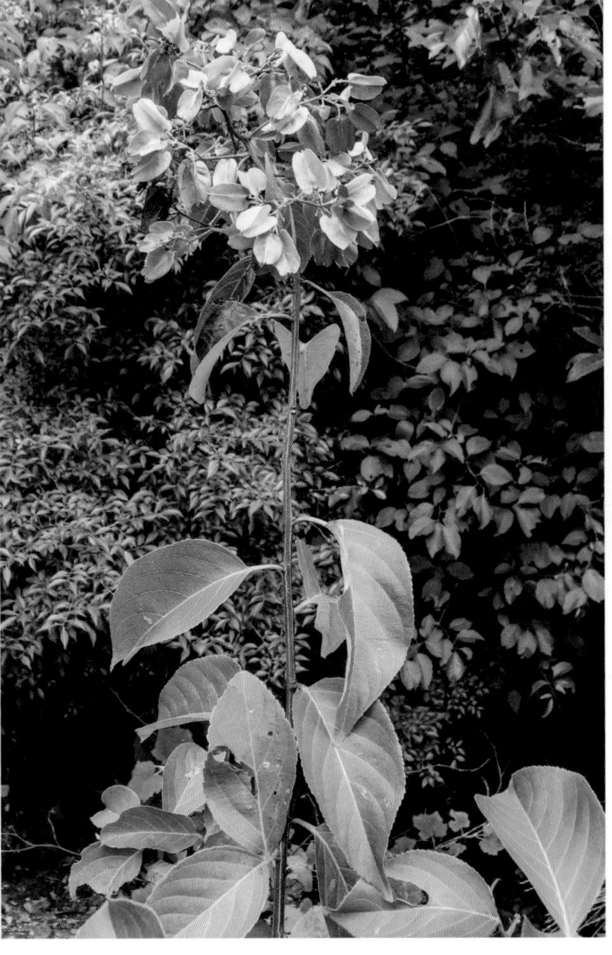

# 甜果藤

【基原】为茶茱萸科定心藤*Mappianthus iodoides* Hand. -Mazz. 的根和藤茎。

【别名】铜钻、黄九牛、黄马胎。

【形态特征】木质藤本。茎具灰白色皮孔，断面淡黄色，木质部导管非常明显；幼茎具棱，被黄褐色糙伏毛。叶片长椭圆形，稀披针形，网脉明显，呈蜂窝状。花雌雄异株；聚伞花序短而少花，花冠黄色。核果熟时橙黄色至橙红色，具宿存萼片。花期4~7月，果期7~11月。

【分布】生于疏林、灌木丛及沟谷中。产于广西、广东、云南、贵州、湖南、福建等地。

【性能主治】根和藤茎味微苦、涩，性平。有活血调经、祛风除湿的作用。主治月经不调，痛经，闭经，跌打损伤，外伤出血，风湿痹痛，腰膝酸痛。

【采收加工】冬季采收，挖取根部或割下藤茎，切片，晒干。

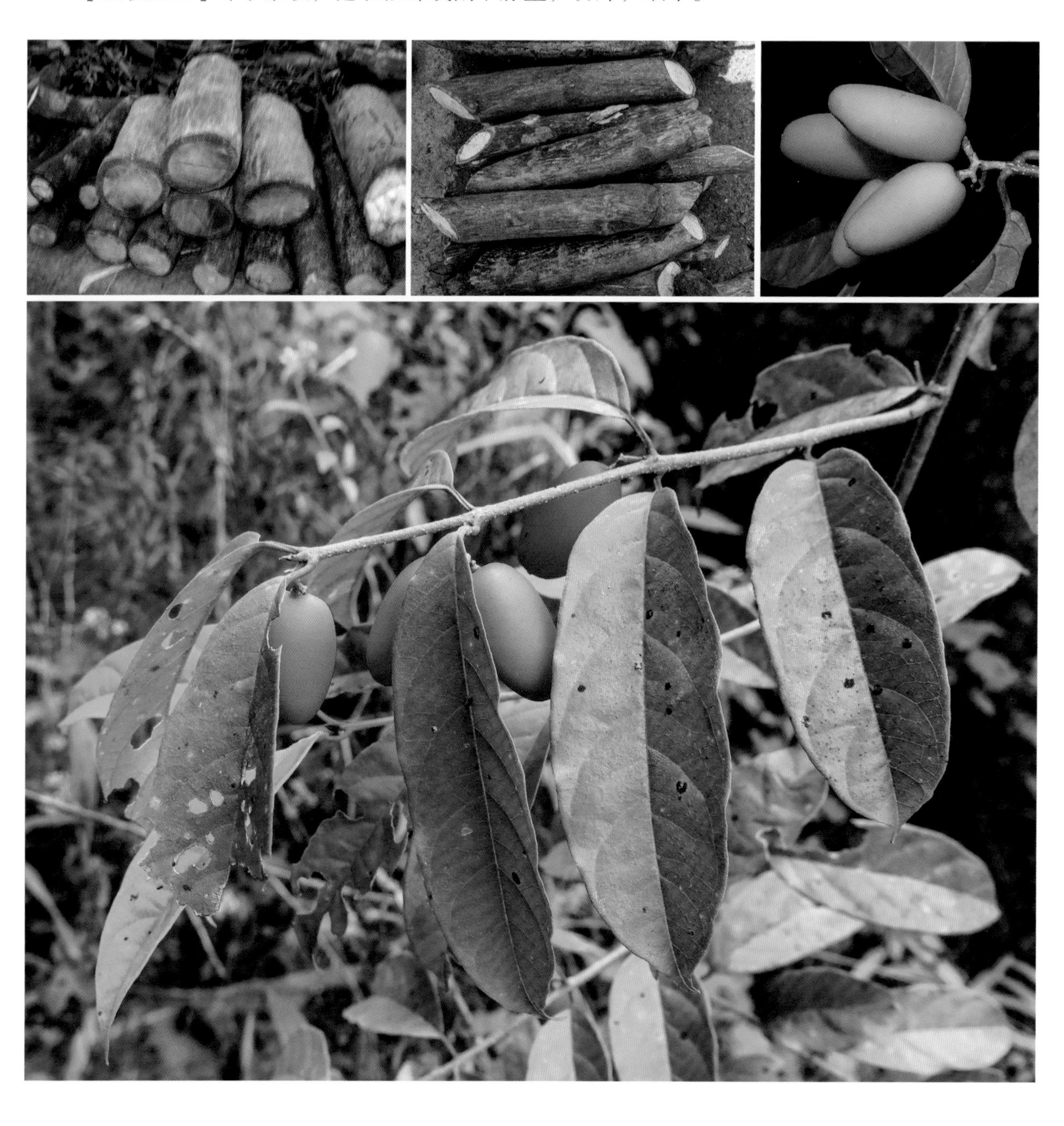

## 五瓣寄生

【基原】为桑寄生科离瓣寄生*Helixanthera parasitica* Loureiro 的带叶茎枝。

【别名】油桐寄生、榕树寄生、桂花寄生。

【形态特征】灌木，高1~1.5 m。小枝披散状，枝和叶均无毛。叶片卵形至卵状披针形，长5~12 cm，干后暗黑色。总状花序1~2个腋生或生于小枝已落叶腋部；花瓣5片，红色或淡黄色，被乳头状毛；花冠花蕾时下半部膨胀，具5条拱起的棱。果长圆形，被乳头状毛。花期1~7月，果期5~8月。

【分布】生于山地林中，寄生于锥属、樟属、榕属等多种植物上。产于广西、广东、云南、贵州、福建等地。

【性能主治】带叶茎枝味苦、甘，性平。有祛风湿、止咳、止痢的作用。主治风湿痹痛，咳嗽，痢疾。

【采收加工】全年均可采收，扎成束，晾干。

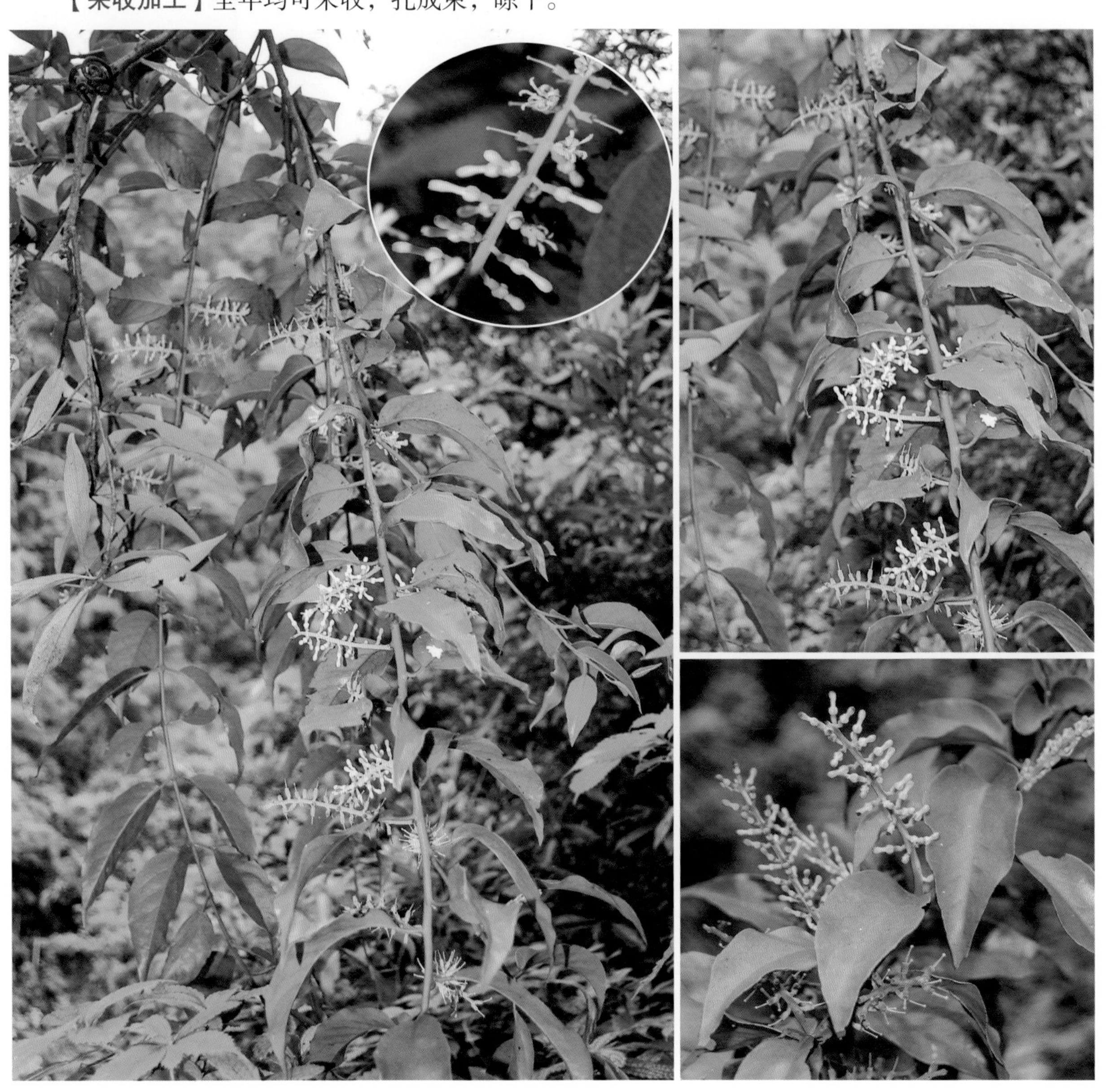

# 杉寄生

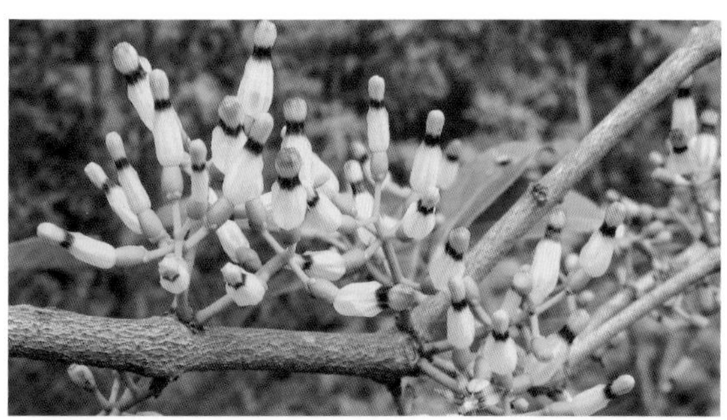

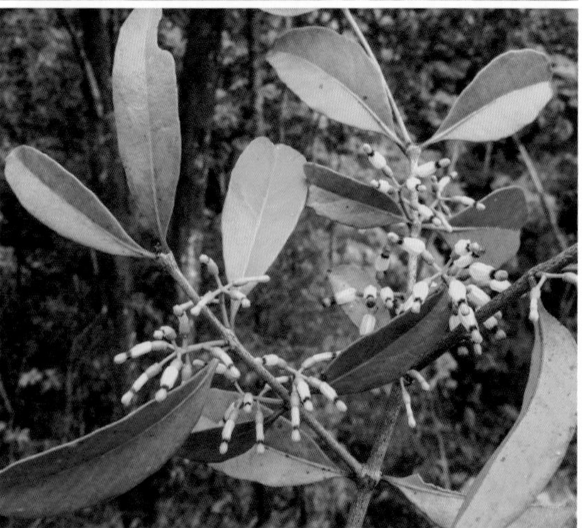

【基原】为桑寄生科鞘花*Macrosolen cochinchinensis* (Lour.) Tiegh. 的茎枝、叶。

【别名】龙眼寄生、樟木寄生。

【形态特征】灌木，高0.5~1.3 m。全株无毛。小枝灰色，具皮孔。叶片革质，阔椭圆形至披针形，先端急尖或渐尖；羽状叶脉，中脉在背面隆起。总状花序，具4~8朵花；花冠橙色，花冠筒膨胀，具6棱。果近球形，橙色，果皮平滑。花期2~6月，果期5~8月。

【分布】生于疏林、灌木丛及沟谷中。产于广西、广东、云南、贵州、四川、福建、西藏。

【性能主治】茎枝味苦，性平。有祛风湿、补肝肾、活血止痛、止咳的作用。主治风湿痹痛，腰膝酸痛，头晕目眩，脱发，痔疮肿痛，咳嗽，咳血，跌打损伤。叶有祛风解表、利水消肿的作用。主治感冒发热，水肿。

【采收加工】全年均可采收，鲜用或晒干。

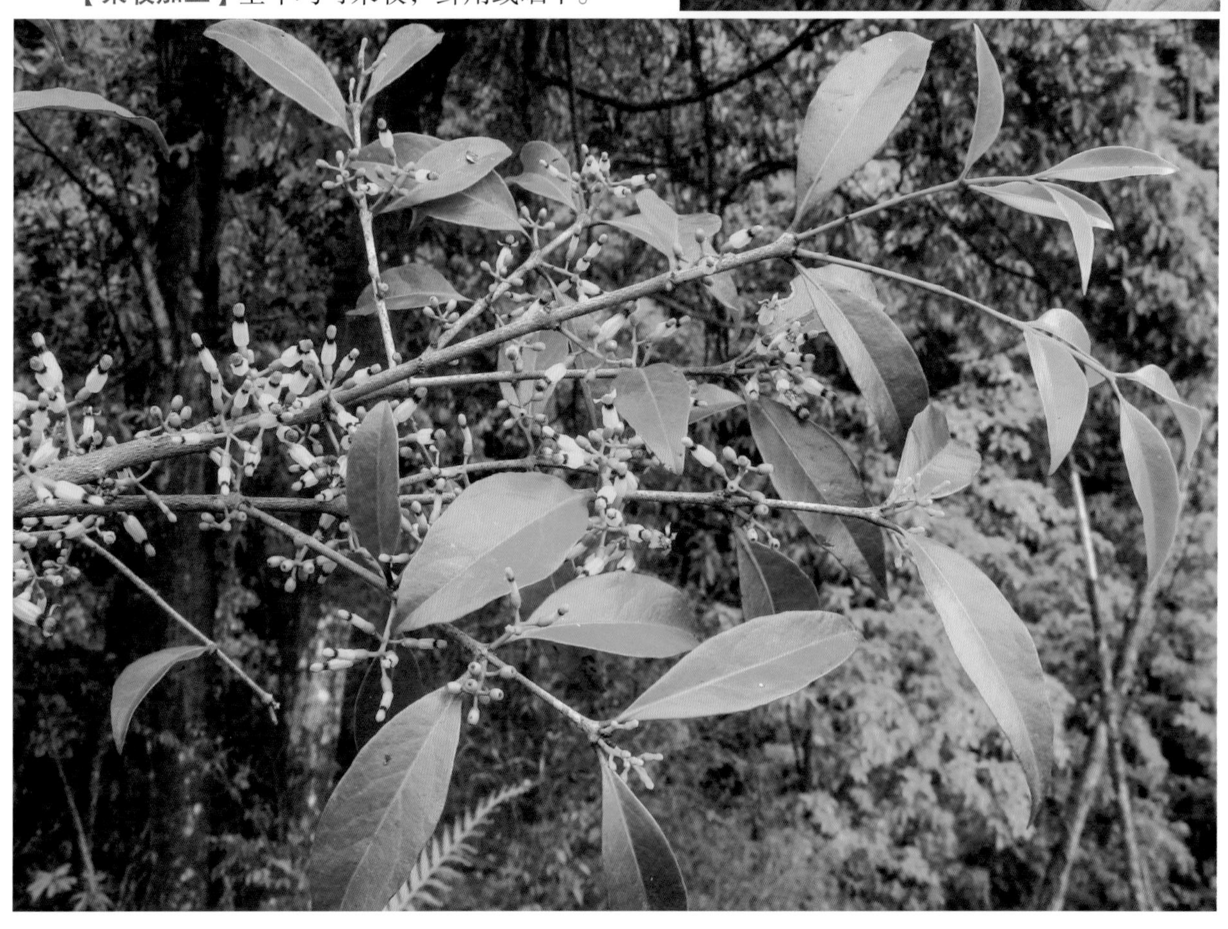

# 大苞寄生

【基原】为桑寄生科大苞寄生*Tolypanthus maclurei* (Merr.) Danser 的带叶茎枝。

【别名】油茶寄生、榔榆寄生、大萼桑寄生。

【形态特征】灌木，高0.5~1 m。嫩枝被黄褐色星状毛；枝条披散状。叶片长圆形或长卵形，互生或近对生或3~4片簇生于短枝上。聚伞花序密簇腋生，具花3~5朵；苞片大，长卵形，离生，淡红色；花红色或橙色；花冠筒上半部膨胀，具5条纵棱，纵棱之间具横皱纹。果椭圆形。花期4~7月，果期8~10月。

【分布】生于山地林中，寄生于油茶、柿树、紫薇或杜鹃属、杜英属、冬青属等植物上。产于广西、广东、贵州、湖南、江西、福建。

【性能主治】带叶茎枝味苦、甘，性微温。有补肝肾、强筋骨、祛风除湿的作用。主治头目眩晕，腰膝酸痛，风湿麻木。

【采收加工】夏、秋季采收，扎成束，晾干。

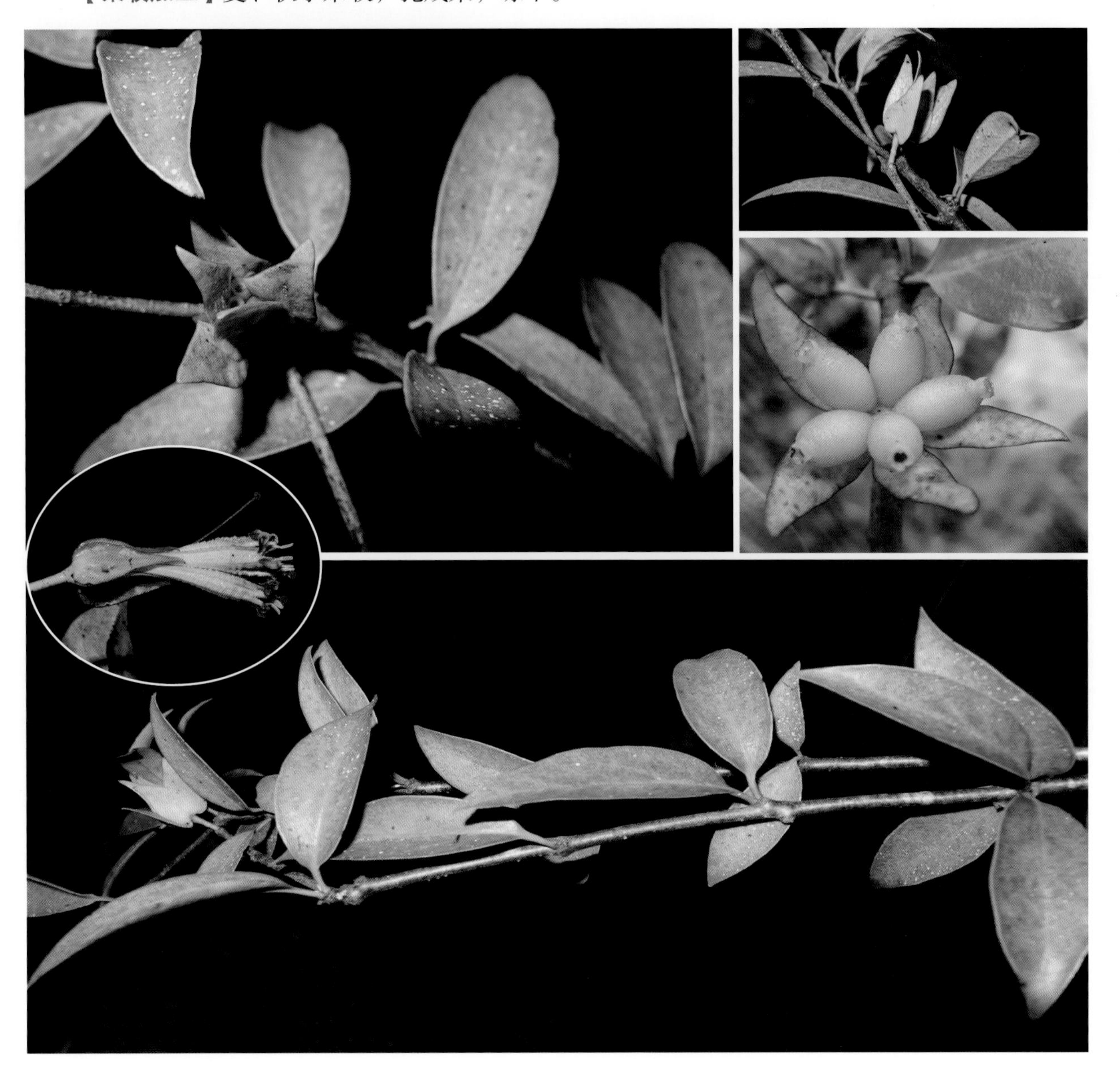

## 枳椇子

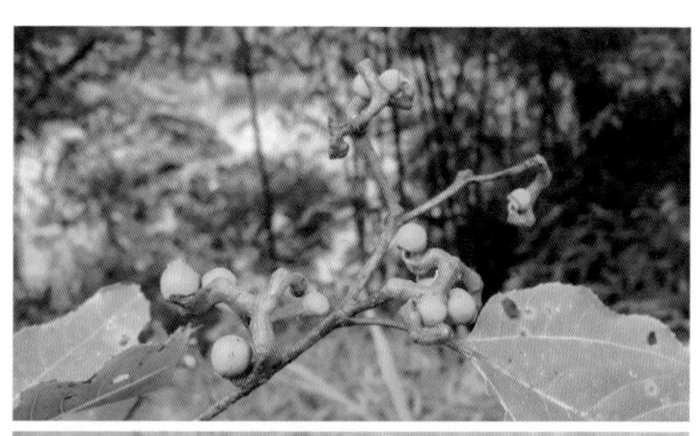

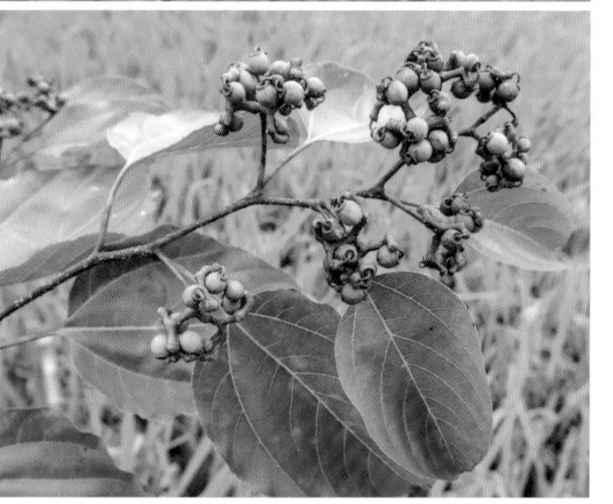

【基原】为鼠李科枳椇*Hovenia acerba* Lindl. 的种子。

【别名】万字果、拐枣。

【形态特征】高大乔木。小枝褐色或黑紫色，有明显的白色皮孔。叶片宽卵形至心形，先端长或短渐尖，基部截形或心形，常具细齿。圆锥花序顶生或腋生，花两性。浆果状核果近球形，熟时黄褐色或棕褐色，果序轴明显膨大。花期5~7月，果期8~10月。

【分布】生于山坡林缘或疏林中。产于广西、广东、湖南、云南、贵州、浙江、安徽、陕西、河南等地。

【性能主治】种子味甘，性平。有止渴除烦、解酒毒、通便利尿的作用。主治醉酒，烦热，口渴，二便不利，呕吐。

【采收加工】10~11月果实成熟时连肉质花序轴一并摘下，晒干，取出种子。

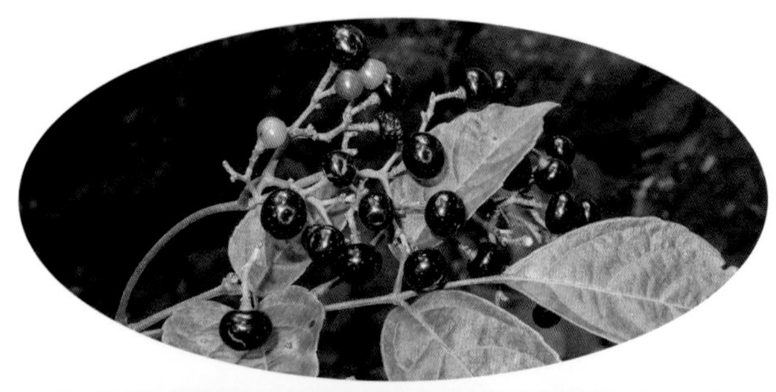

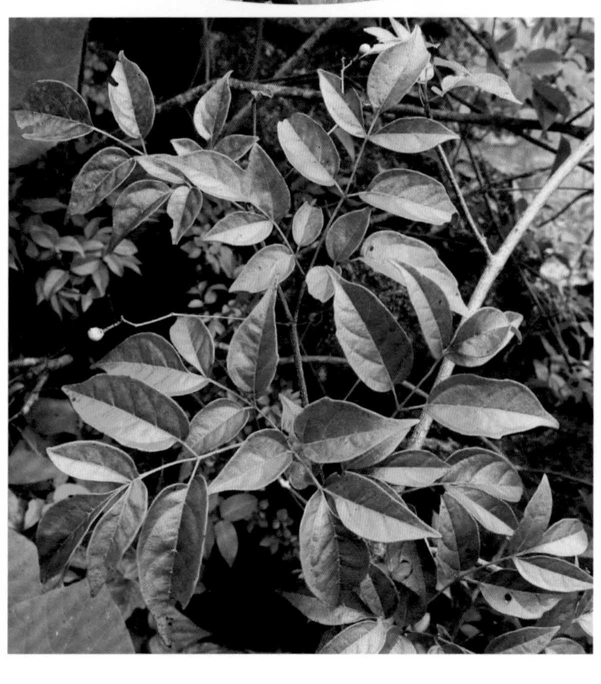

## 广东蛇葡萄

【基原】为葡萄科广东蛇葡萄*Ampelopsis cantoniensis* (Hook. et Arn.) K. Koch 的茎叶和根。

【别名】田浦茶、藤茶、甜茶藤、田婆茶。

【形态特征】木质藤本。卷须二叉分枝，相隔两节间与叶对生。叶为二回羽状复叶或小枝上部着生一回羽状复叶；侧生小叶通常卵形、卵状椭圆形或长椭圆形。花序为伞房状多歧聚伞花序，顶生或与叶对生。果实近球形，有种子2~4粒。花期4~7月，果期8~11月。

【分布】生于山谷、山坡灌木丛中。产于广西、广东、贵州、云南、湖南、湖北、安徽、浙江、海南等地。

【性能主治】茎叶和根味甘、淡，性凉。有清热解毒、利湿消肿的作用。主治感冒发热，咽喉肿痛，黄疸型肝炎，目赤肿痛，痈肿疮疖。

【采收加工】夏、秋季采收，洗净，鲜用或晒干。

## 甜茶

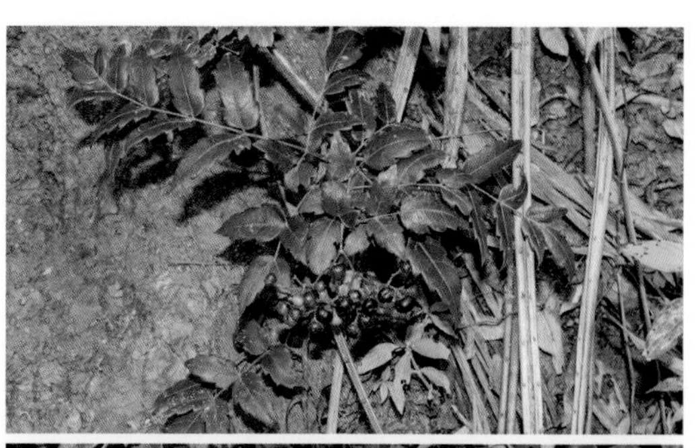

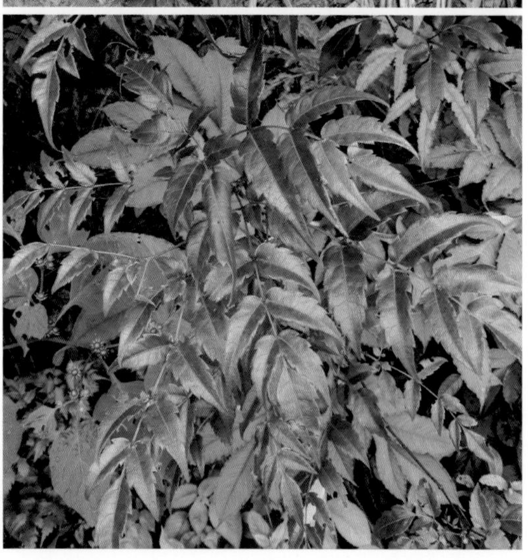

【基原】为葡萄科显齿蛇葡萄*Ampelopsis grossedentata* (Hand.-Mazz.) W. T. Wang 的茎叶和根。

【别名】藤茶、端午茶、乌蔹。

【形态特征】木质藤本。小枝有显著纵棱纹；小枝、叶和花序均无毛。叶为一回至二回羽状复叶，二回羽状复叶者基部一对为3小叶；小叶长圆状卵形或披针形，边缘有明显的齿或小齿。伞房状多歧聚伞花序与叶对生。花两性。果近球形，直径0.6~1 cm。花期5~8月，果期8~12月。

【分布】生于沟谷林中或山坡灌木丛。产于广西、广东、云南、贵州、湖南、湖北、江西等地。

【性能主治】茎叶和根味甘、淡，性凉。有清热解毒、利湿消肿的作用。主治感冒发热，咽喉肿痛，黄疸型肝炎，目赤肿痛，痈肿疮疖。

【采收加工】夏、秋季采收，洗净，鲜用或晒干。

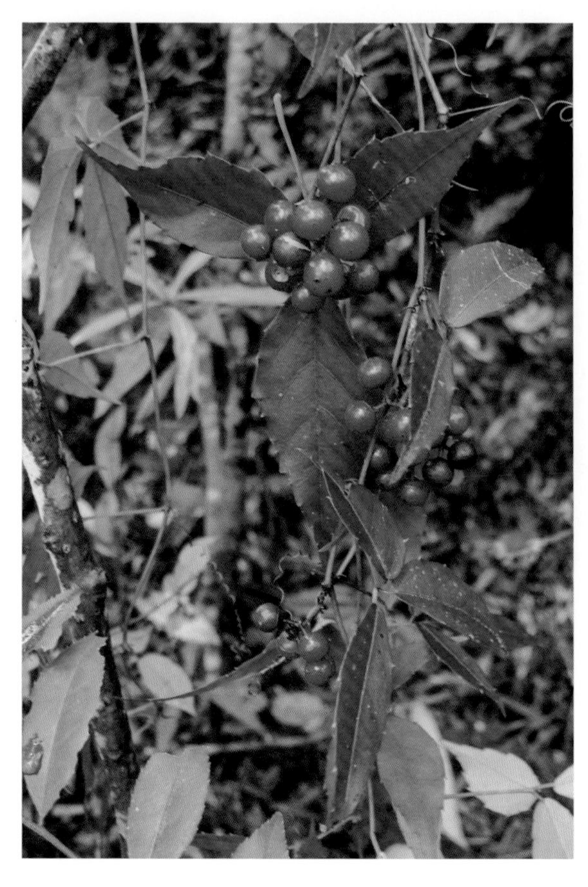

## 三叶青

【基原】为葡萄科三叶崖爬藤*Tetrastigma hemsleyanum* Diels et Gilg 的块根或全草。

【别名】石老鼠、石猴子、蛇附子。

【形态特征】草质藤本。茎枝有纵棱纹。根粗壮，呈纺锤形或团块状，常数条相连。卷须不分枝，相隔两节间与叶对生。叶为掌状3小叶，纸质，中央小叶菱状卵形或椭圆形，边缘有小齿。花雌雄异株，花序腋生。果近球形，直径约0.6 cm。花期4~6月，果期8~11月。

【分布】生于山谷疏林中或石壁上阴处。产于广西、广东、湖南、湖北、四川、贵州、云南、江苏、浙江、江西等地。

【性能主治】块根或全草味微苦，性平。有清热解毒、祛风化痰、活血止痛的作用。主治白喉，小儿高热惊厥，肝炎。

【采收加工】全年均可采收，鲜用或晒干。

## 扁担藤

【基原】为葡萄科扁担藤*Tetrastigma planicaule* (Hook.) Gagnep. 的藤茎、根或叶。

【别名】扁藤、铁带藤、扁骨风。

【形态特征】木质大藤本。全株无毛。茎宽而扁；分枝圆柱形，有纵棱纹。卷须粗壮不分枝，相隔两节间与叶对生。掌状复叶互生；小叶5片，具柄，长椭圆形。聚伞花序腋生，花序比叶柄长1~1.5倍；花瓣4片，绿白色；雄蕊4枚；柱头4裂。浆果近球形，肉质，黄色。花期4~6月，果期8~12月。

【分布】生于中山地区森林中，常攀附于乔木上。产于广西、广东、海南、云南、贵州、福建等地。

【性能主治】藤茎、根味酸、涩，性平。有祛风化湿、舒筋活络的作用。主治风湿痹痛，腰肌劳损，中风偏瘫，跌打损伤。叶有生肌敛疮的作用。主治下肢溃疡，外伤。

【采收加工】秋、冬季采挖藤茎、根，洗净，切片，鲜用或晒干。夏、秋季采摘叶，多鲜用。

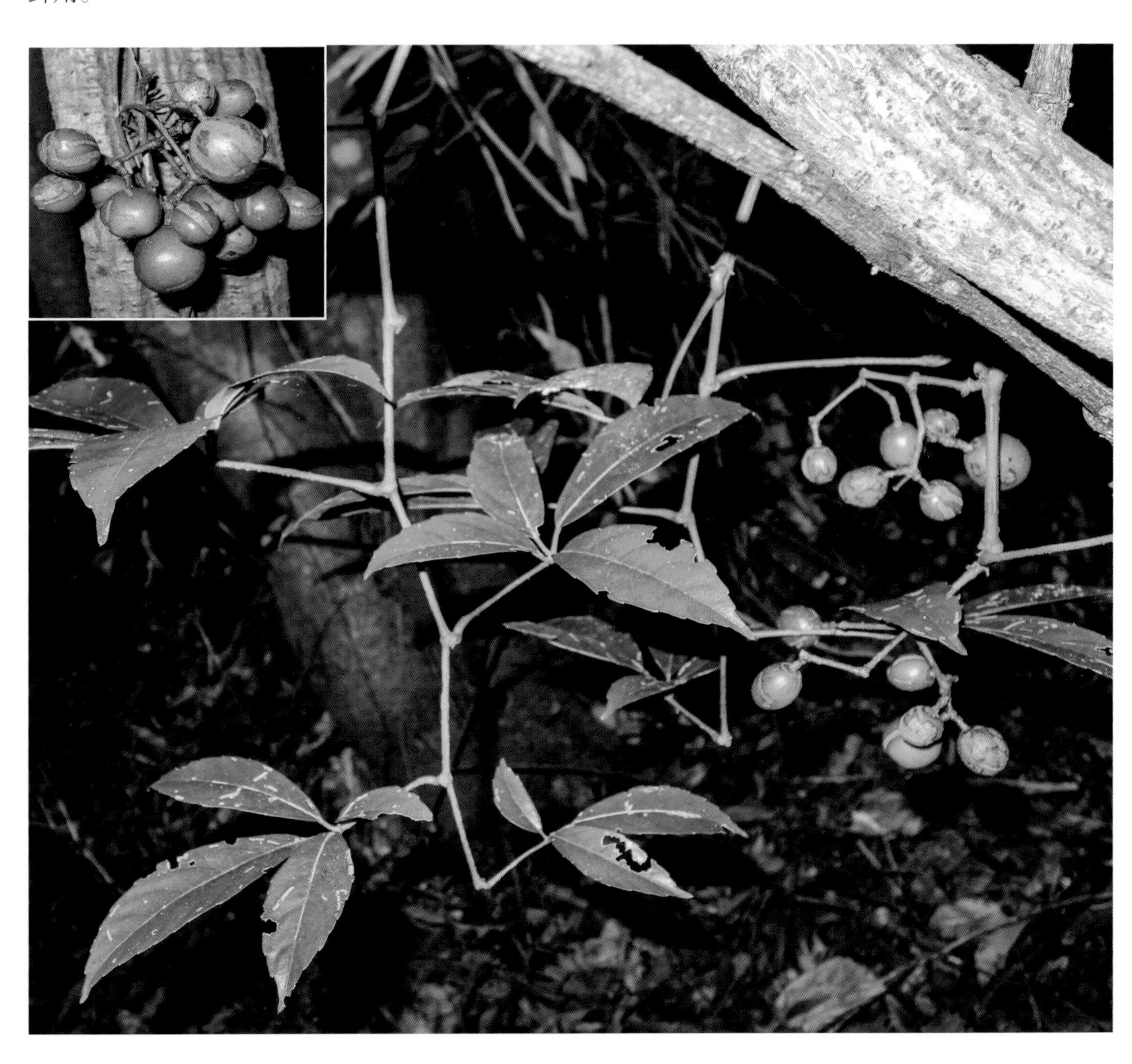

## 岩椒草

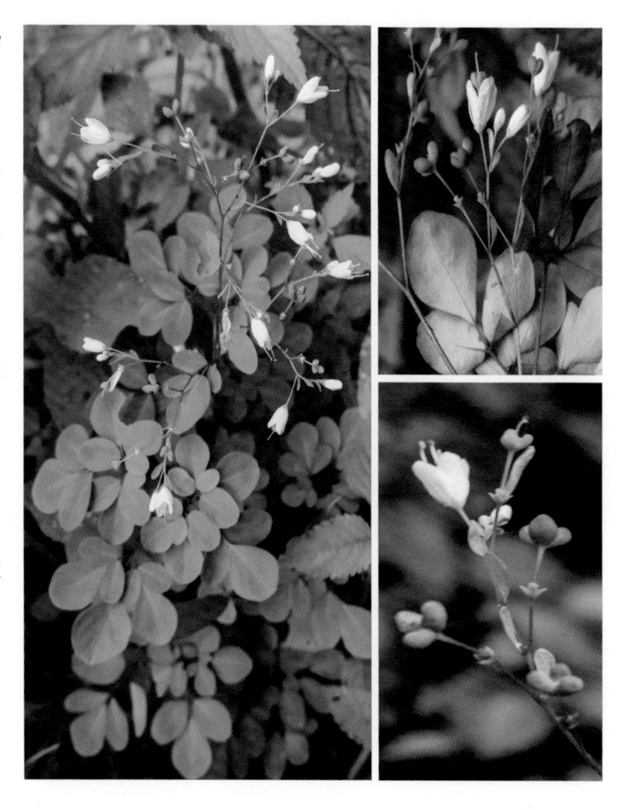

【基原】为芸香科臭节草*Boenninghausenia albiflora* (Hook.) Reichb. ex Meisn. 的全草。

【别名】白虎草、石椒草、臭草。

【形态特征】多年生草本。嫩枝的髓部大而空心，分枝甚多，有浓烈气味。叶片薄纸质，小裂片倒卵形、菱形或椭圆形，老叶常为褐红色。花序多花，花枝纤细，基部具小叶；花瓣白色，有时顶部桃红色，有透明油点。每分果瓣有3~5粒褐黑色种子。花果期7~11月。

【分布】生于山地草丛或林下。产于广西、广东、江西、湖南、江苏、浙江等地。

【性能主治】全草味辛、苦，性凉。有解表截疟、活血散瘀的作用。主治疟疾，感冒发热，支气管炎，跌打损伤。

【采收加工】夏季采收，除去泥沙，晒干。

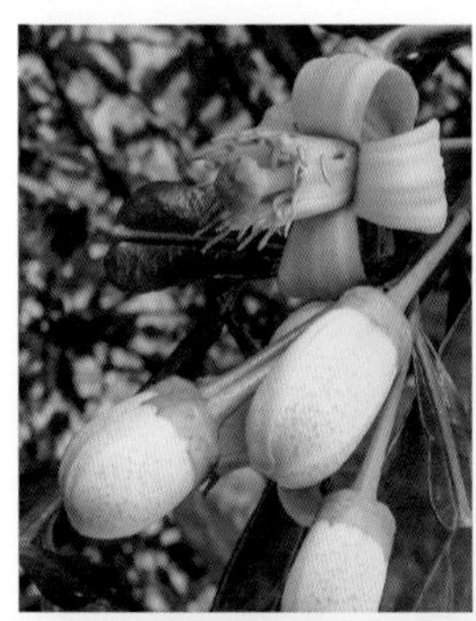

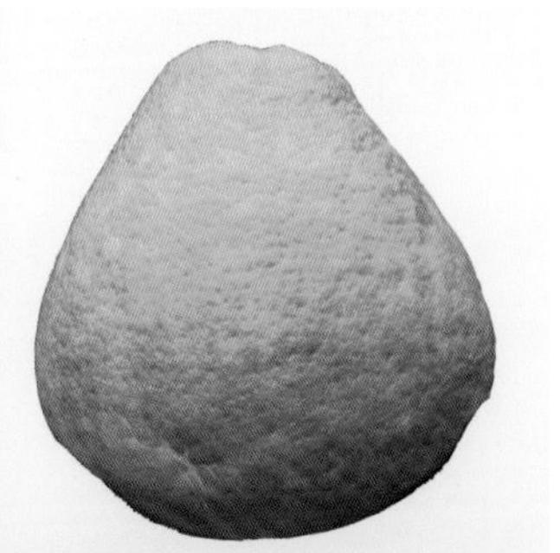

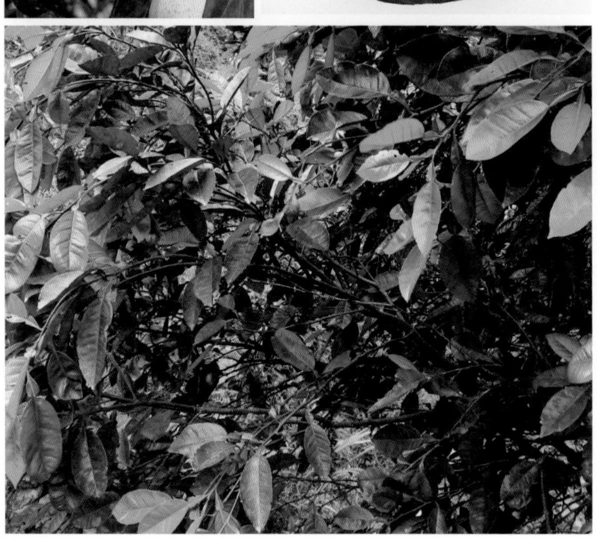

## 柚

【基原】为芸香科柚*Citrus maxima* (Burm.) Merr. 的果皮。

【别名】柚子。

【形态特征】乔木。嫩枝、叶背、花梗、花萼和子房均被柔毛。叶片宽卵形或椭圆形，连翼叶长9~16 cm，先端钝或圆，基部圆形。总状花序，稀单花腋生，花白色。果圆球形、扁圆形、梨形或阔圆锥状，淡黄色或黄绿色；果皮海绵质；果心实但松软。花期4~5月，果期9~12月。

【分布】生于山坡、路旁，全为栽培。产于广西、广东、贵州、四川、云南。

【性能主治】果皮味辛、苦、甘，性温。有消食、化痰的作用。主治饮食积滞，脘腹冷痛。

【采收加工】秋末冬初采集果皮，剖成5~7瓣，晒干或阴干备用。

# 黄柏

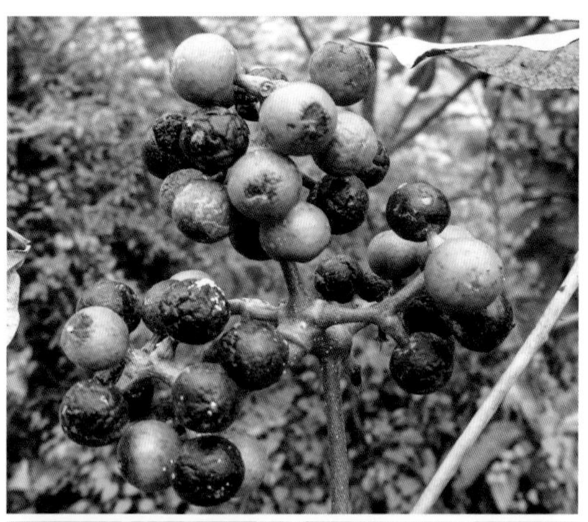

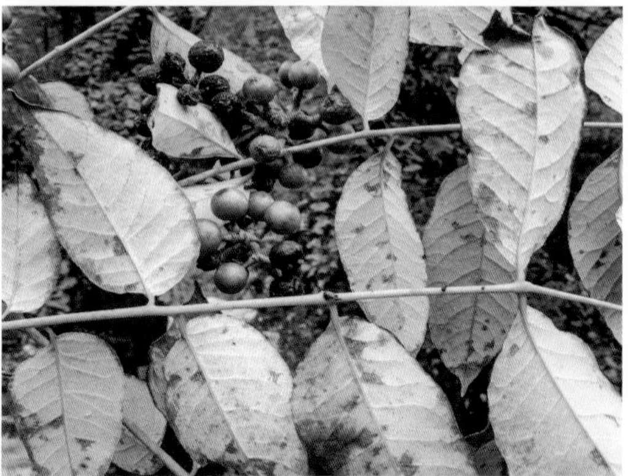

【基原】为芸香科秃叶黄檗*Phellodendron chinense* C. K. Schneid. var. *glabriusculum* C. K. Schneid 的树皮。

【别名】黄檗、元柏、檗木。

【形态特征】乔木，高约15 m。成年树有厚而纵裂的木栓层，内皮黄色，嚼烂时有黏胶质，可将唾液染成黄色。奇数羽状复叶；小叶7~15片，卵形至披针形，叶面仅中脉有短毛；叶轴、叶柄和小叶柄均无毛或被疏毛。花序顶生；花疏散，紫绿色。果近圆球形，熟时蓝黑色。花期5~6月，果期9~11月。

【分布】生于杂木林中，常栽培于山地缓坡地或屋旁。产于广西、广东、贵州、湖南、湖北、江苏、浙江、陕西、甘肃等地。

【性能主治】树皮味苦，性寒。有清热燥湿、泻火解毒的作用。主治湿热泻痢，黄疸，带下，热淋，脚气，盗汗，遗精，疮疡肿毒，湿疹瘙痒。

【采收加工】全年均可采收，剥取树皮后除去粗皮，晒干。

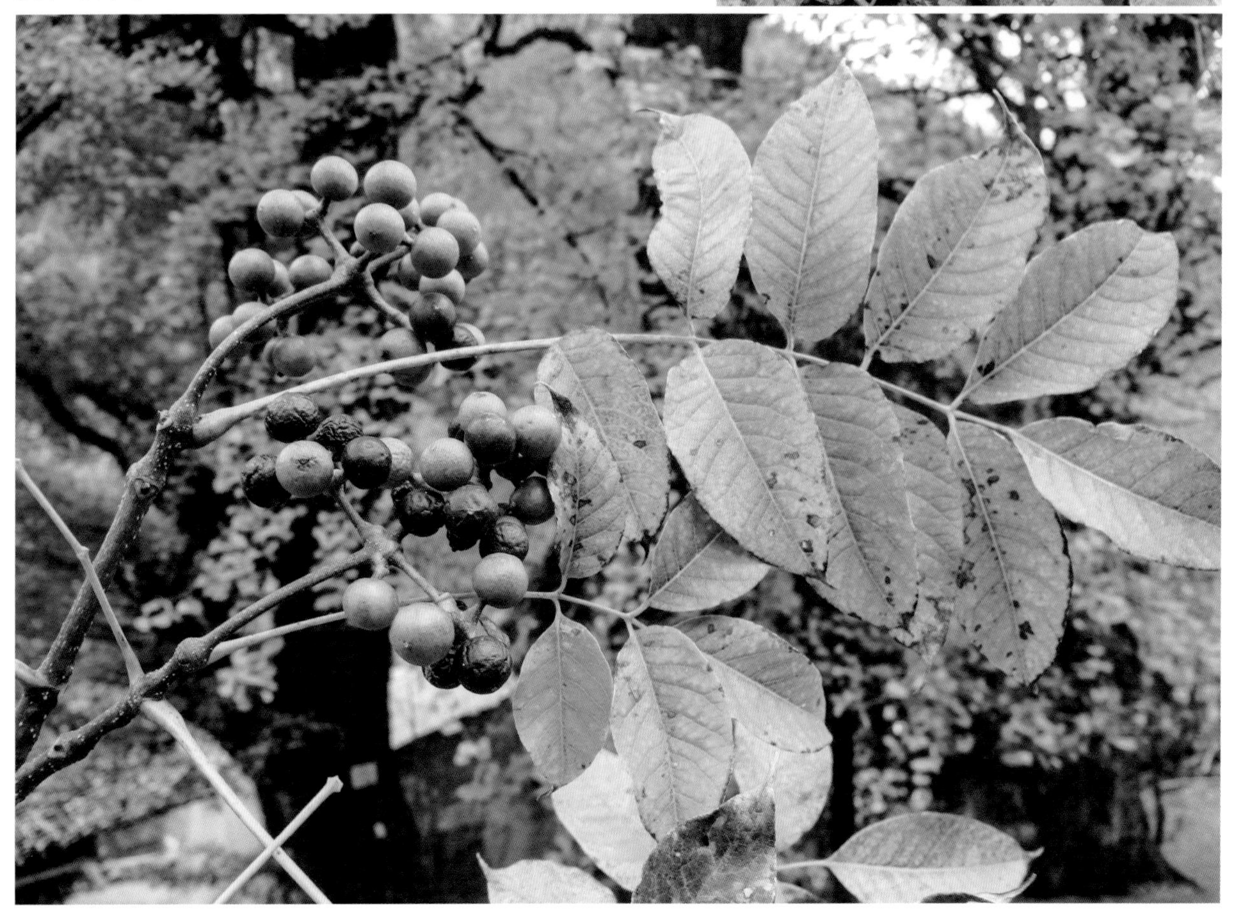

## 吴茱萸

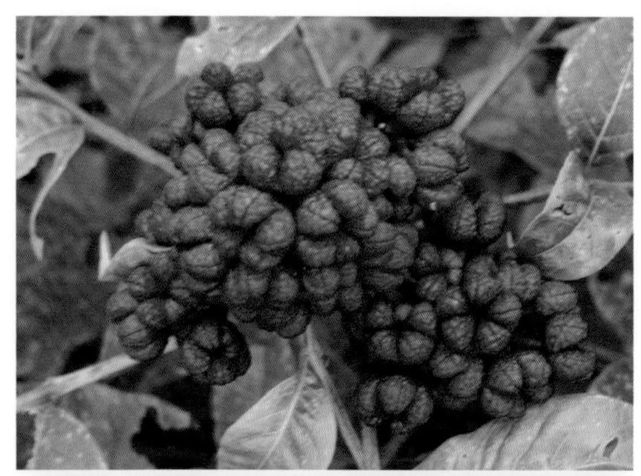

【基原】为芸香科吴茱萸*Tetradium ruticarpum* (A. Juss.) Hartley 的果实。

【别名】茶辣、吴萸、密果吴萸。

【形态特征】常绿灌木，高2~5 m。嫩枝暗紫红色，与嫩芽同被灰黄色或红锈色茸毛。茎皮、叶、嫩果均有强烈气味，苦而麻辣。奇数羽状复叶；小叶5~11片，椭圆形至阔卵形，具油点。花雌雄异株，圆锥花序顶生。果扁球形，密集成团，熟时暗紫红色，开裂为5个果瓣。花期4~5月，果期8~11月。

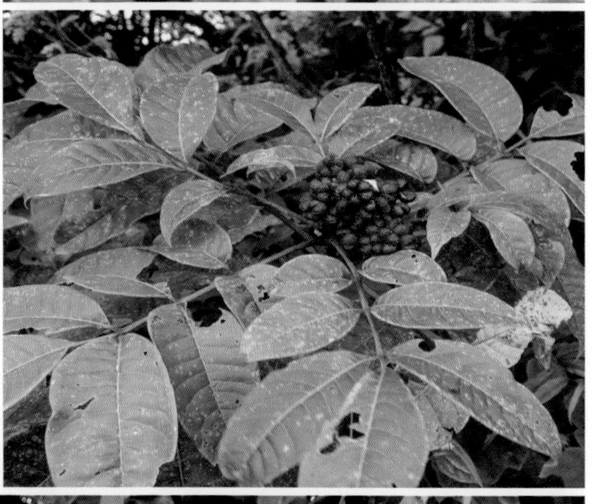

【分布】生于山地疏林下或灌木丛中。产于广西、广东、贵州、四川、湖南、湖北、浙江、台湾、陕西等地。

【性能主治】果实味辛、苦，性热；有小毒。有散寒止痛、降逆止呕、助阳止泻的作用。主治厥阴头痛，脚气，经行腹痛，脘腹胀痛，呕吐吞酸，高血压；外用治口疮。

【采收加工】8~11月果实尚未开裂时剪下果枝，除去杂质，晒干或低温干燥。

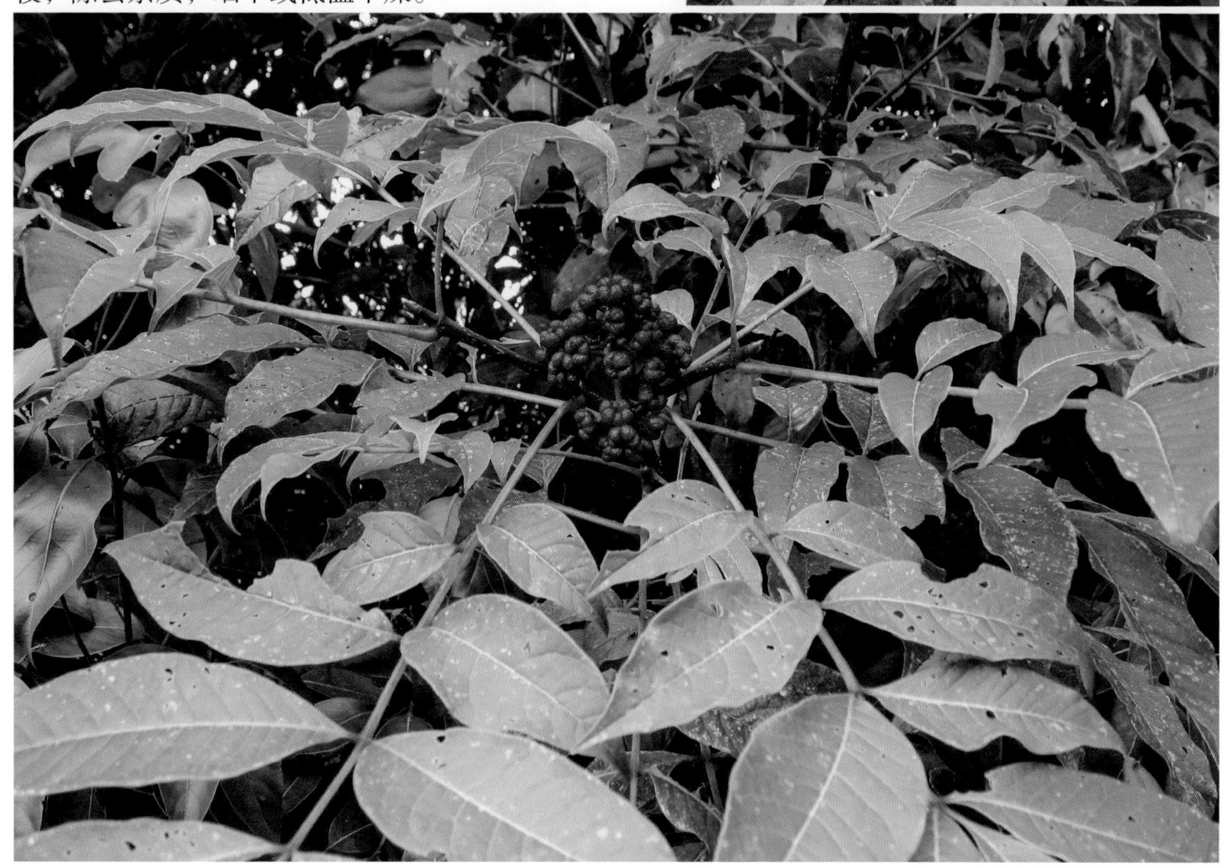

# 竹叶椒

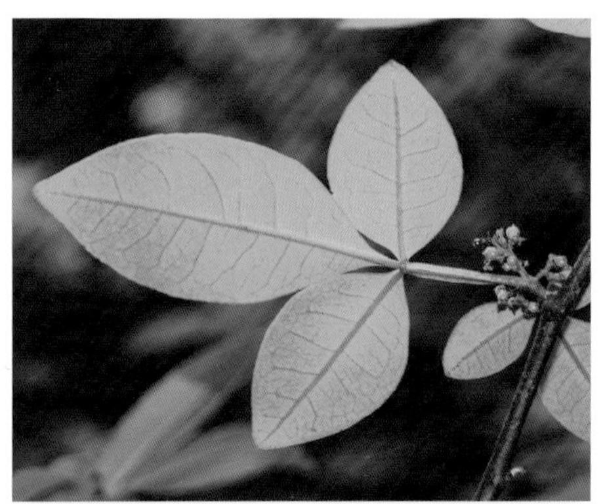

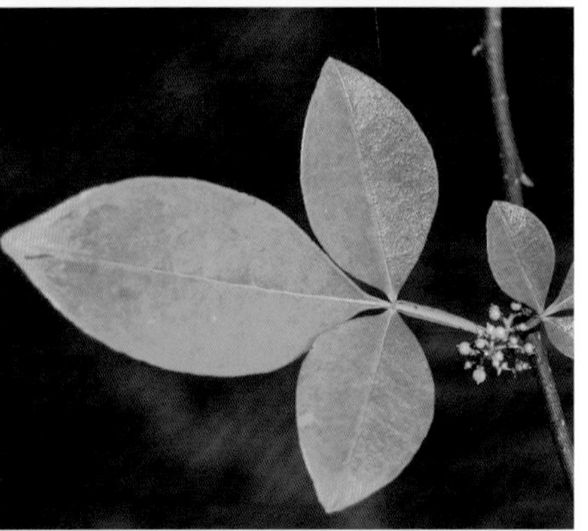

【基原】为芸香科竹叶花椒*Zanthoxylum armatum* DC. 的根、树皮、叶、果实和种子。

【别名】土花椒、花椒。

【形态特征】落叶灌木，高2~5 m。全株有花椒气味。茎枝多锐刺，刺基部宽而扁，红褐色。奇数羽状复叶互生；小叶3~9片，背面中脉上常有小刺，叶缘常有细齿；叶轴具翅。花序近腋生或同时生于侧枝顶部。蓇葖果熟时鲜红色，有油点。花期4~5月，果期8~10月。

【分布】生于低山丘陵林下、石灰岩山地。产于我国东南和西南地区。

【性能主治】根、树皮、叶、果实和种子味辛、微苦，性温；有小毒。有温中理气、活血止痛、祛风除湿的作用。根、果主治感冒头痛，胃腹冷痛，蛔虫病腹痛，风湿关节痛，毒蛇咬伤。叶外用治跌打肿痛，皮肤瘙痒。

【采收加工】根、树皮全年均可采收，秋季采果和种子，夏季采叶，鲜用或晒干。

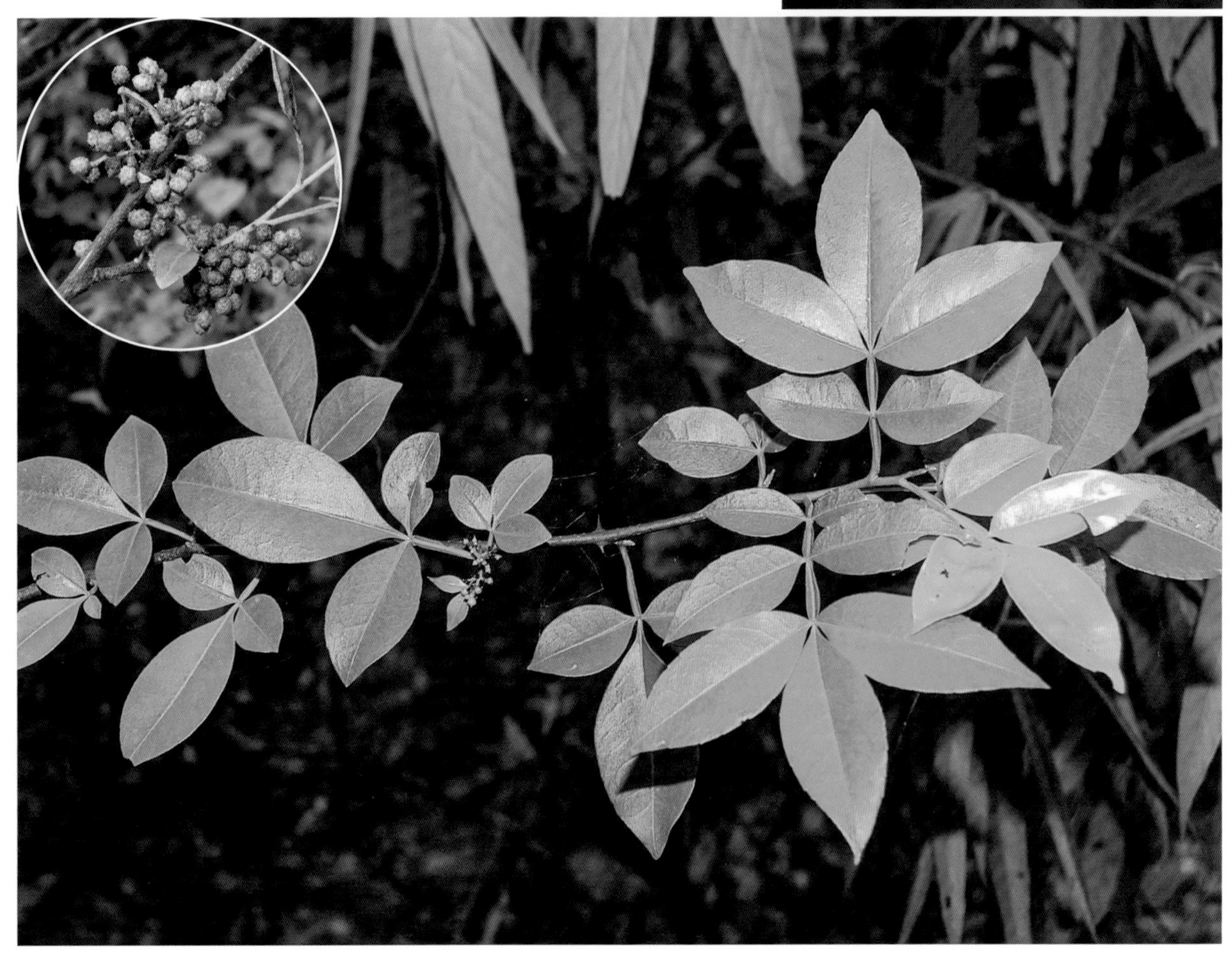

## 大叶花椒

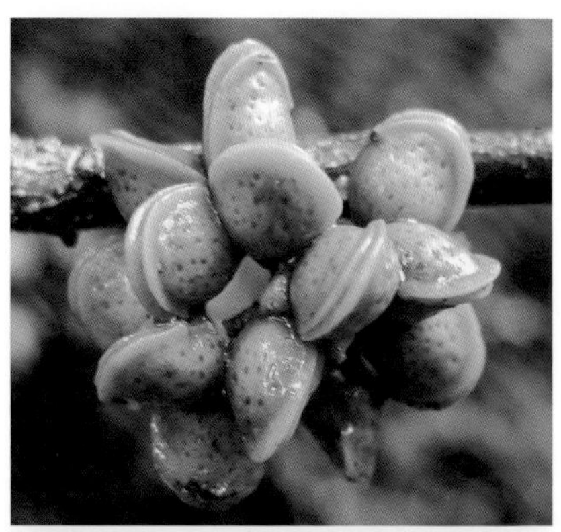

【基原】为芸香科蚬壳花椒*Zanthoxylum dissitum* Hemsl. 的茎叶、果实或种子。

【别名】单面针、钻山虎、见血飞。

【形态特征】木质藤本。茎着生劲直皮刺；叶轴及小叶中脉上的刺通常具弯钩。羽状复叶；小叶5~9片，椭圆形或披针形，全缘，油点不显。花序腋生，萼片和花瓣均4片。果序上的果通常密集成团，单个果瓣形似蚌壳，红褐色，干后淡棕色或禾秆黄色。花期4~5月，果期9~11月。

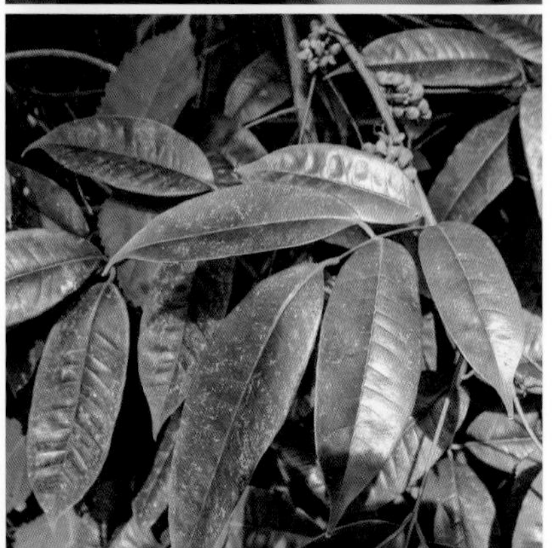

【分布】生于山坡林中或石灰岩山地。产于广西、贵州、四川等地。

【性能主治】茎叶味辛、苦，性凉。有消食助运、行气止痛的作用。主治脾运不健，厌食腹胀，疝气痛。果实或种子味辛，性温；有小毒。有散寒止痛、调经的作用。主治疝气痛，月经过多。

【采收加工】8~9月果实成熟时采摘果实或种子，晒干。茎全年均可采收，切片晒干。叶鲜用或晒干。

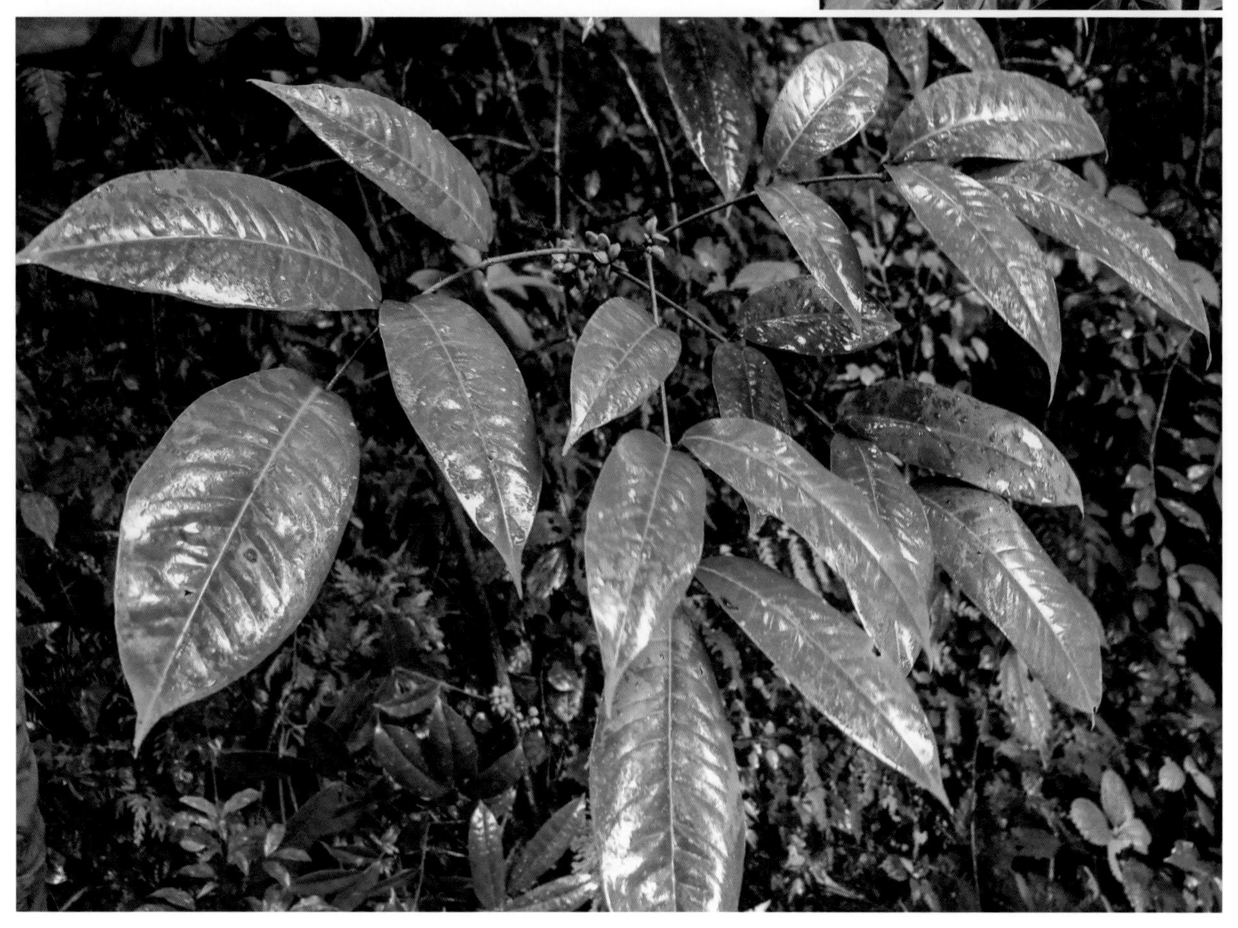

# 苦楝

【基原】为楝科楝*Melia azedarach* L. 的果实、叶、树皮及根皮。

【形态特征】落叶乔木，高达10多米。树皮灰褐色，纵裂。分枝广展，小枝有叶痕。叶为二回至三回奇数羽状复叶，长20~40 cm；小叶对生，卵形、椭圆形至披针形，顶生一片通常略大。圆锥花序约与叶等长；花淡紫色。核果球形至椭圆形，长1~2 cm，宽8~15 mm。花期4~5月，果期10~12月。

【分布】生于路旁、疏林中，栽于村边、屋旁。产于广西、云南、贵州、河南、陕西、山东、甘肃、四川、湖北等地。

【性能主治】果实、叶、树皮和根皮味苦，性寒；果实有小毒，叶、树皮和根皮有毒。果实有行气止痛、杀虫的作用。主治脘腹胁痛，虫积腹痛，头癣，冻疮。叶有清热燥湿、行气止痛、杀虫止痒的作用。主治湿疹瘙痒，疮癣疥癞，蛇虫咬伤，跌打肿痛。树皮和根皮有驱虫、疗癣的作用。主治蛔虫病，蛲虫病，虫积腹痛；外用治疥癣瘙痒。

【采收加工】秋、冬季果实成熟呈黄色时采收，或收集落下的果实，晒干。叶全年均可采收，鲜用或晒干。树皮和根皮在春、秋季剥取，晒干。

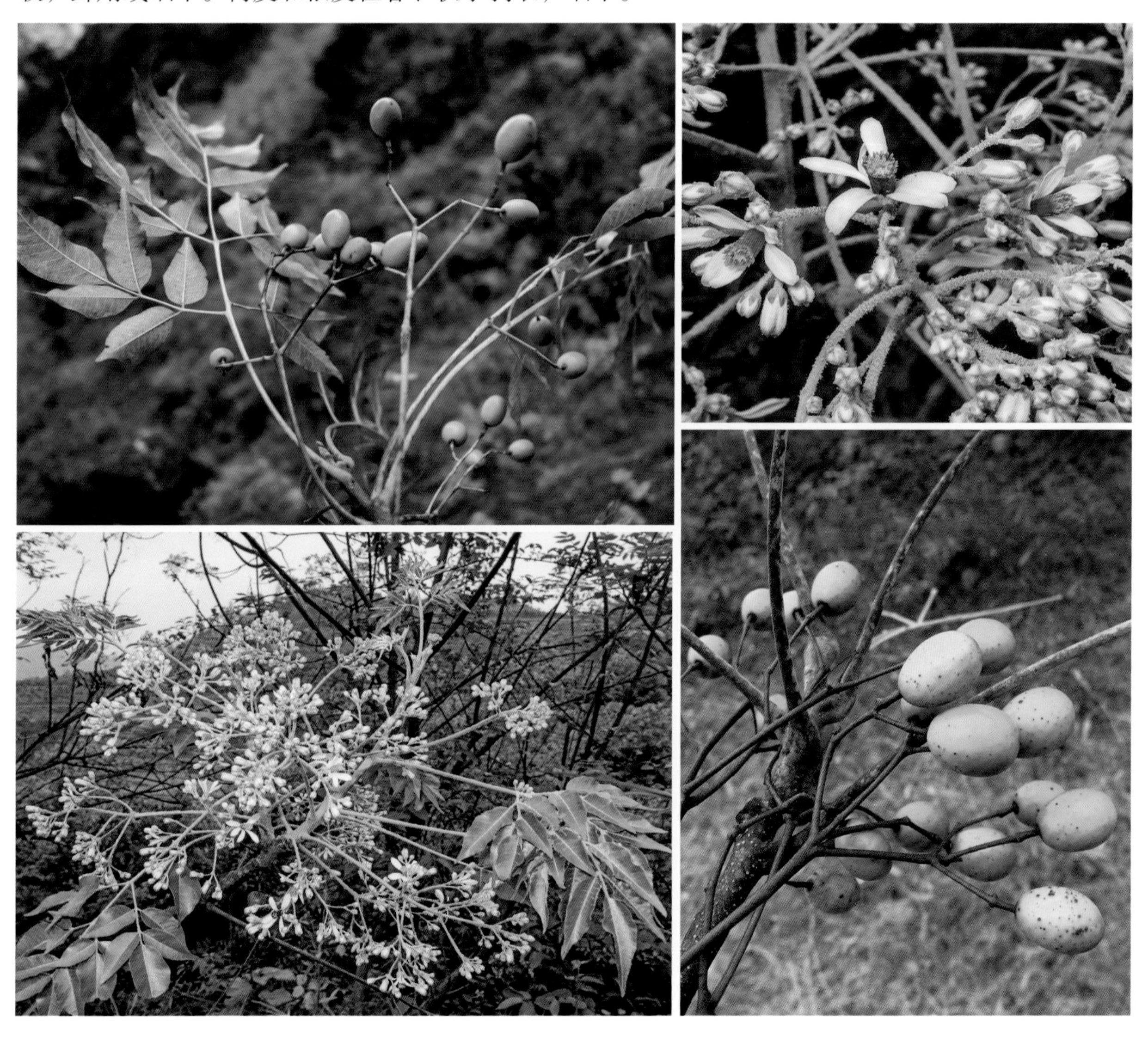

# 野鸦椿

【基原】为省沽油科野鸦椿*Euscaphis japonica* (Thunb.) Dippel 的根、花、果实。

【别名】酒药花、鸡肾果。

【形态特征】落叶小乔木或灌木。小枝和芽红紫色，枝叶揉碎后发出恶臭气味。叶对生，奇数羽状复叶；小叶5~9片，长卵形或椭圆形，边缘具疏短齿，齿尖有腺体。圆锥花序顶生；花多，较密集，黄白色。蓇葖果长1~2 cm，每朵花发育为1~3个蓇葖果；果皮紫红色。花期5~6月，果期8~9月。

【分布】生于山坡、山谷林下或灌木丛中。产于广西、广东、四川、山西、湖北、安徽等地。

【性能主治】根味微苦，性平。有清热解表、利湿的作用。主治感冒头痛，痢疾，肠炎。花味甘，性平。有祛风止痛的作用。主治头痛，眩晕。果实味辛，性温。有祛风散寒、行气止痛的作用。主治月经不调，疝痛，胃痛。

【采收加工】春、夏季采花，秋季采根、果实，分别晒干。

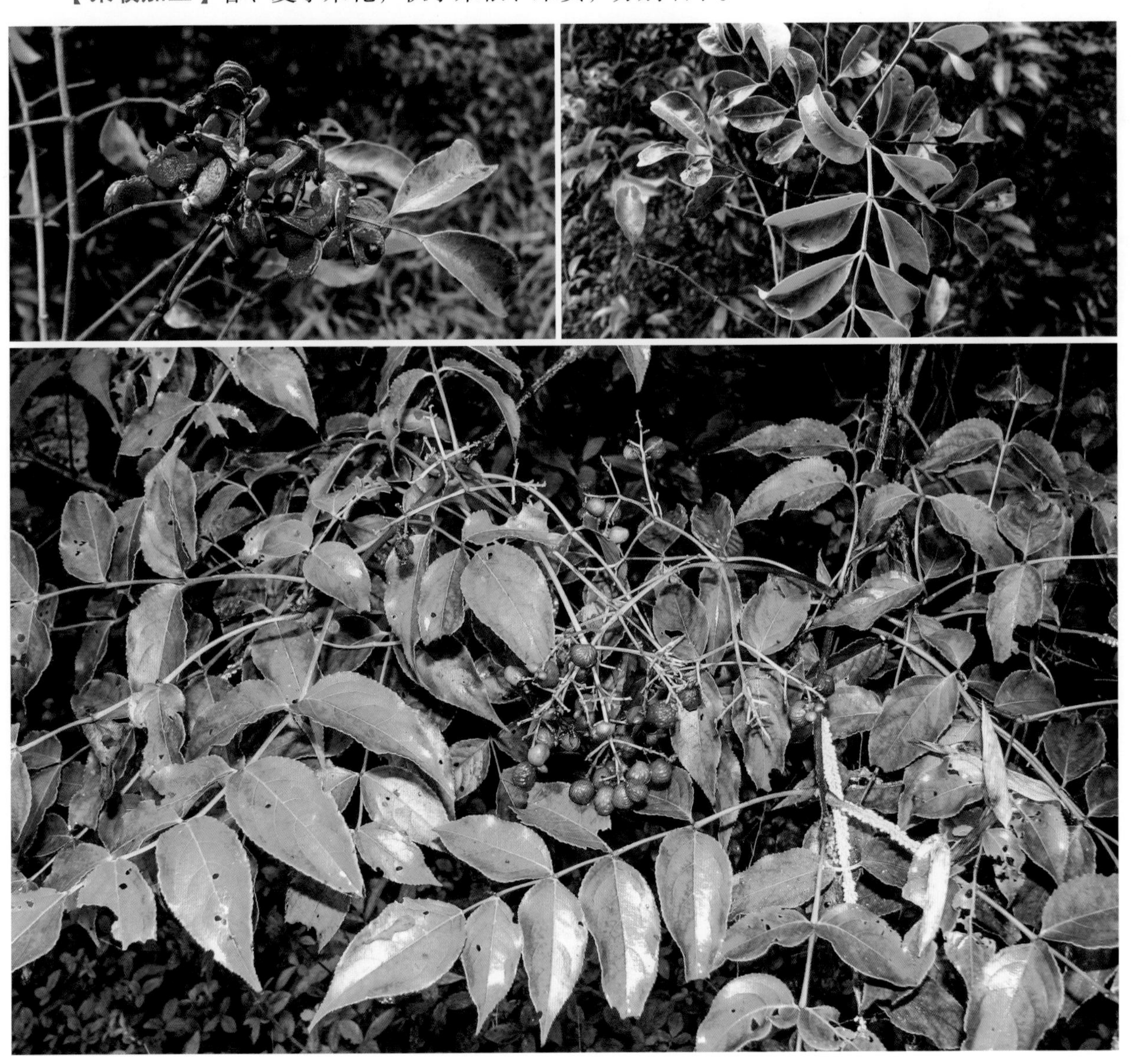

# 山香圆叶

【基原】为省沽油科锐尖山香圆*Turpinia arguta* (Lindl.) Seem. 的叶。

【别名】五寸铁树、尖树、黄柿木。

【形态特征】落叶灌木，高1~3 m。单叶对生；叶片椭圆形或长椭圆形，长7~22 cm，宽2~6 cm，先端渐尖，具尖尾，边缘具疏齿，齿尖具硬腺体。顶生圆锥花序比叶短，花梗中部具2枚苞片；花白色。果近球形，幼时绿色，熟时红色，干后黑色。花期3~4月，果期9~10月。

【分布】生于山坡、谷地林中。产于广西、广东、海南、湖南、贵州、四川、江西、福建等地。

【性能主治】叶味苦，性寒。有清热解毒、消肿止痛的作用。主治跌打扭伤，脾脏肿大，疮疖肿毒。

【采收加工】夏、秋季采收，晒干。

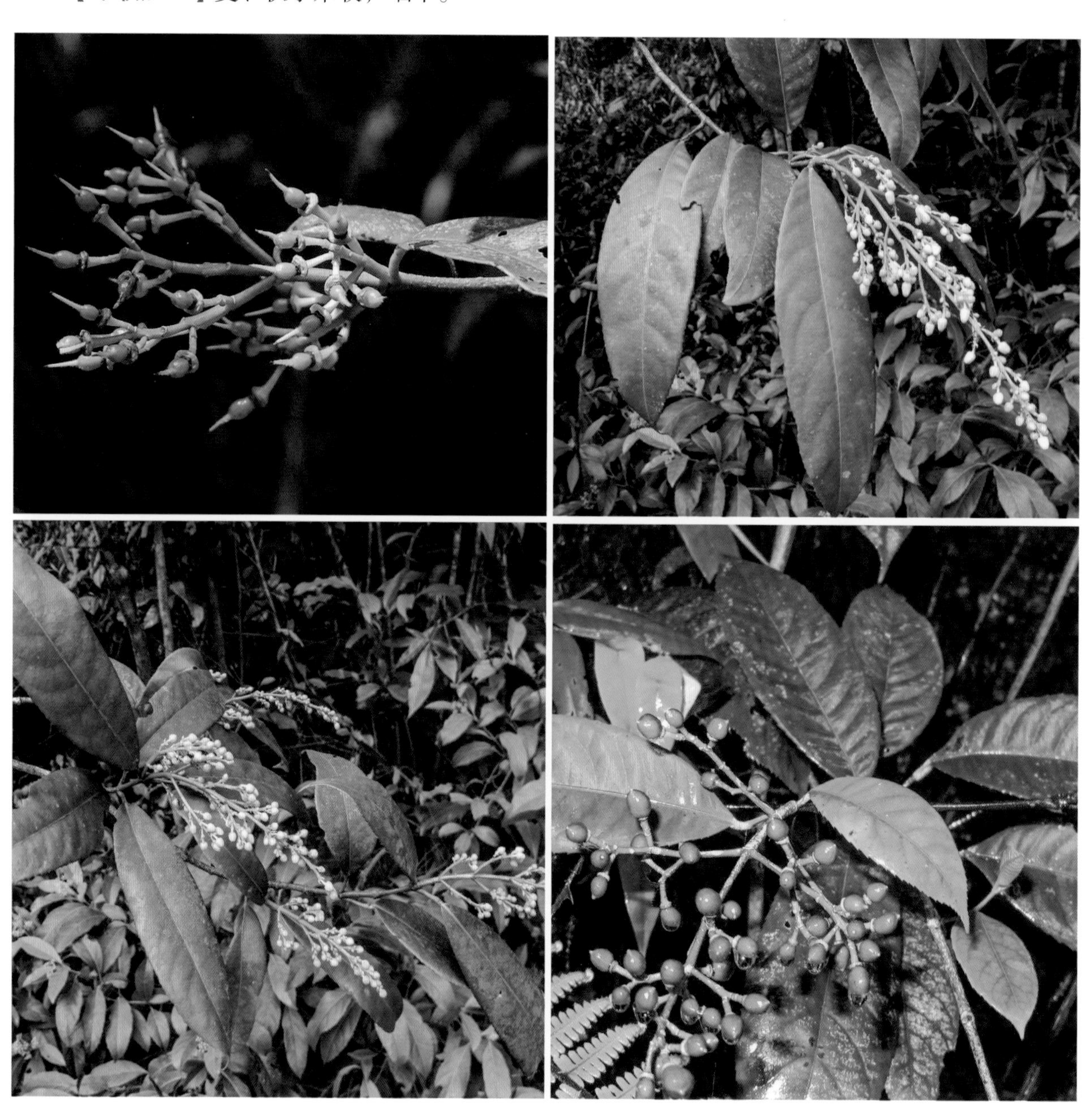

# 五眼果

【基原】为漆树科南酸枣*Choerospondias axillaris* (Roxb.) B. L. Burtt et A. W. Hill 的果实。

【别名】山枣、广枣、酸枣。

【形态特征】高大落叶乔木。树皮灰褐色，片状剥落。奇数羽状复叶互生；小叶对生，卵形、卵状披针形或卵状长圆形，基部多少偏斜；叶柄纤细，基部略膨大。花单性或杂性异株，雄花和假两性花组成圆锥花序，雌花单生于上部叶腋。核果黄色，椭圆状球形。花期4月，果期8~10月。

【分布】生于山坡、沟谷林中。产于广西、广东、云南、贵州、湖南、湖北、江西、福建等地。

【性能主治】果实味甘、酸，性平。有行气活血、养心安神的作用。主治气滞血瘀，胸痹作痛，心悸气短，心神不安。

【采收加工】秋季果实成熟时采收，除去杂质，干燥。

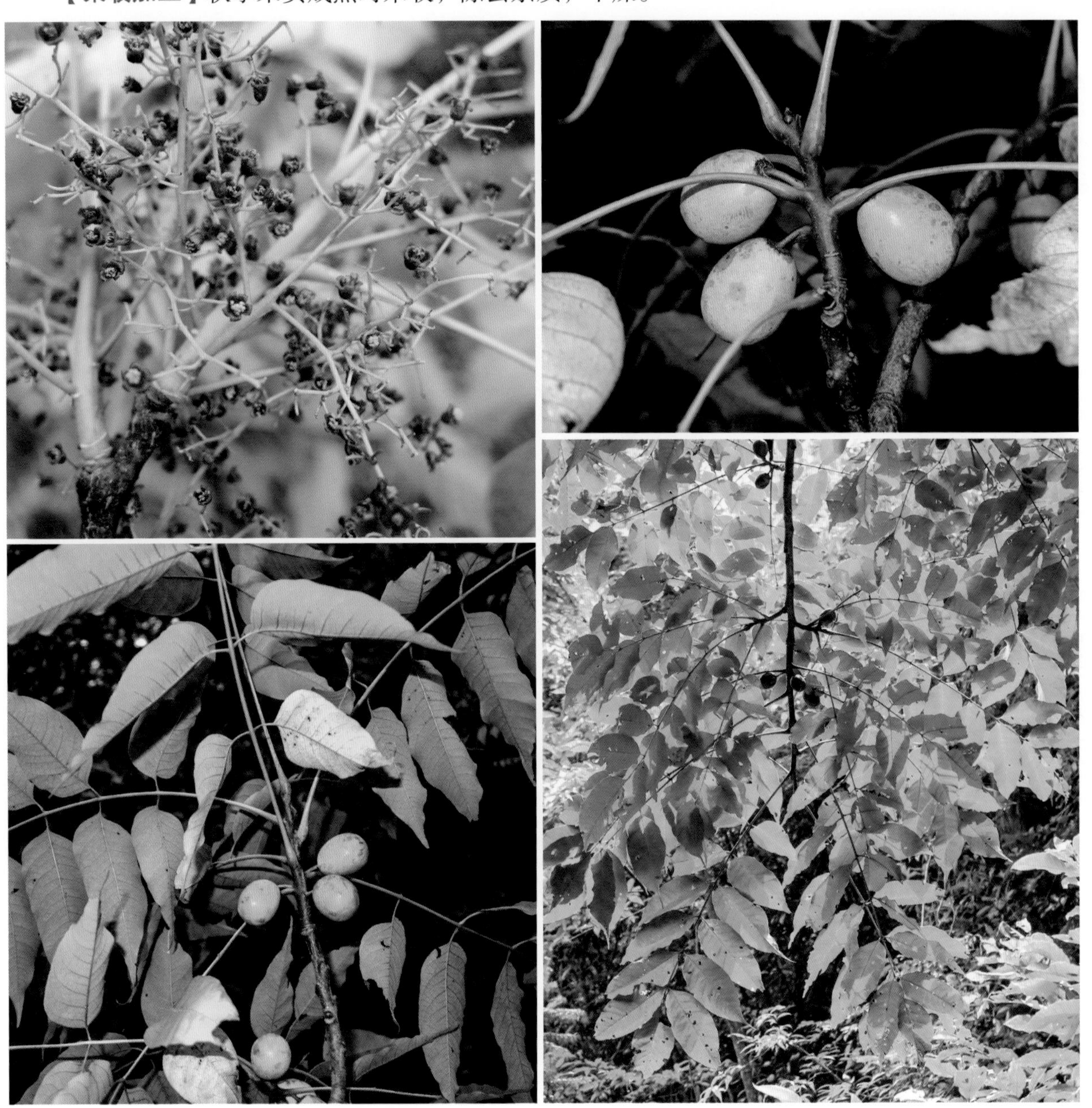

# 青钱柳叶

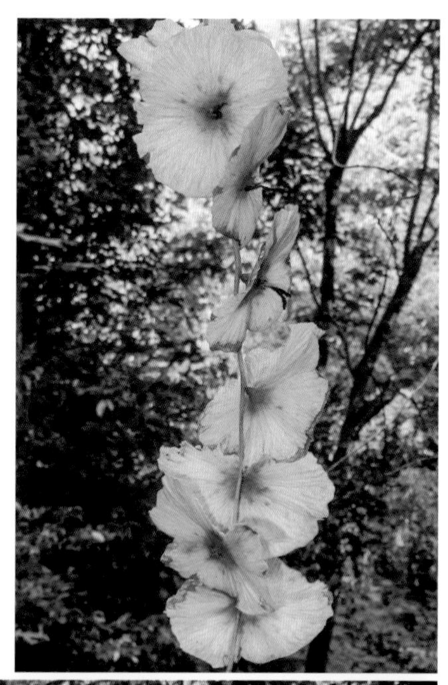

【基原】为胡桃科青钱柳*Cyclocarya paliurus* (Batalin) Iljinsk. 的叶。

【别名】青钱李、山化树。

【形态特征】乔木。枝条黑褐色，具灰黄色皮孔。芽密被锈褐色盾状着生的腺体。奇数羽状复叶；小叶长椭圆状卵形至阔披针形，基部歪斜。花雌雄同株；雌、雄花序均为柔荑花序，花序轴密被短柔毛及盾状着生的腺体。果扁球形，中部围有革质圆盘状翅。花期4~5月，果期7~9月。

【分布】生于山谷河边或林中阴湿处。产于广西、广东、湖南、湖北、江苏、安徽、江西等地。

【性能主治】叶味辛、微苦，性平。有祛风止痒的作用。主治皮肤癣疾。

【采收加工】春、夏季采收，洗净，鲜用或干燥。

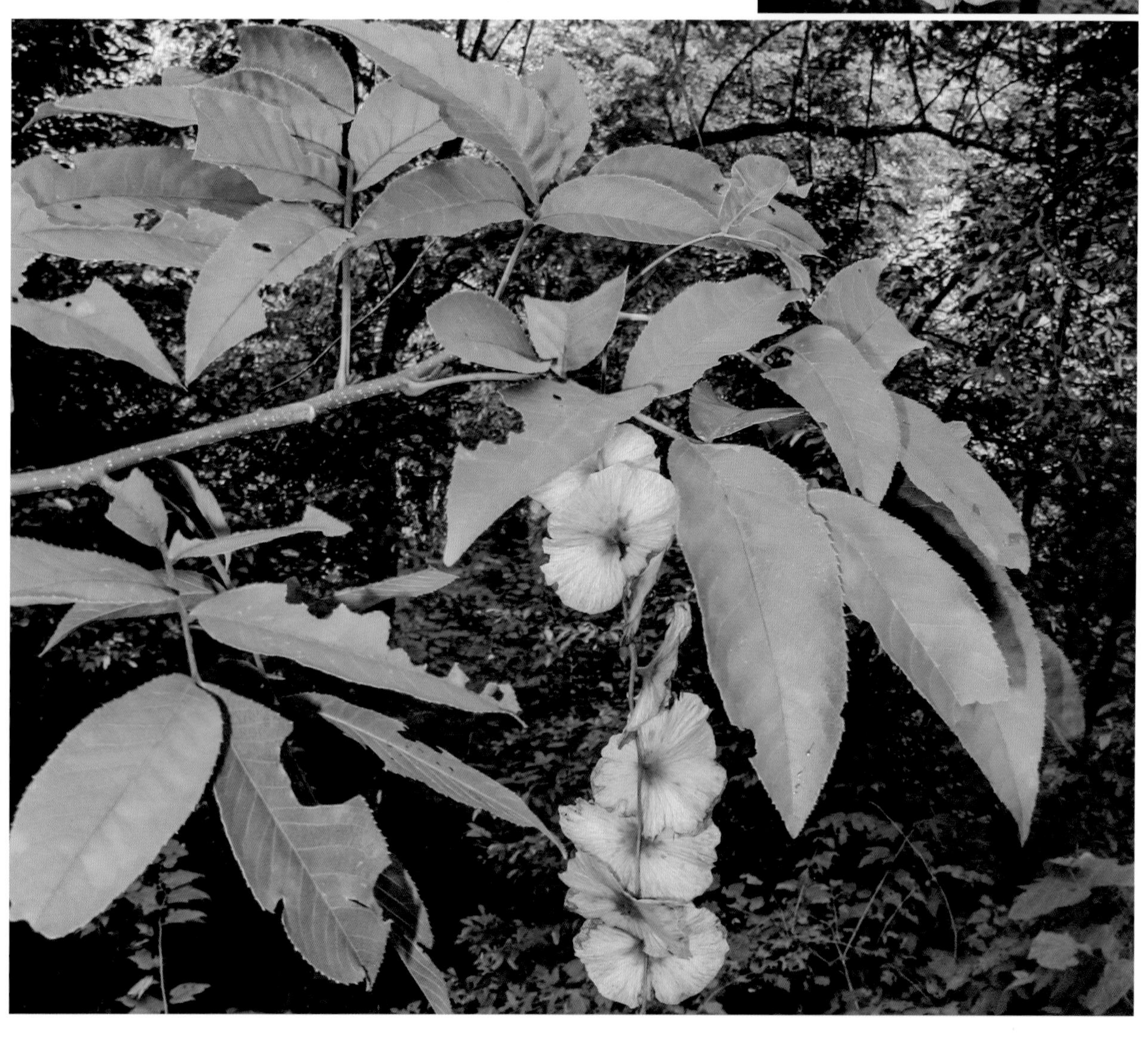

# 黄杞

【基原】为胡桃科黄杞*Engelhardia roxburghiana* Wallich 的树皮、叶。

【别名】土厚朴、黄古木。

【形态特征】常绿乔木，高10~15 m。全体无毛。偶数羽状复叶；小叶通常3~5对，革质，长椭圆状披针形，基部不对称，歪斜状楔形。花雌雄通常同株，稀有异株；花序顶生，稀同时侧生。果序长15~25 cm。坚果球形，密生黄褐色腺体，有3裂叶状的膜质果翅。花期4~5月，果期8~9月。

【分布】生于杂木林中。产于广西、广东、云南、湖南、贵州、四川、台湾等地。

【性能主治】叶味微苦，性凉。有清热止痛的作用。主治胸腹胀闷，湿热泄泻，感冒发热。树皮味微苦、辛，性平。有行气、化湿、导滞的作用。主治脘腹胀闷，气腹痛。

【采收加工】春季至秋季采收，洗净，鲜用或晒干。

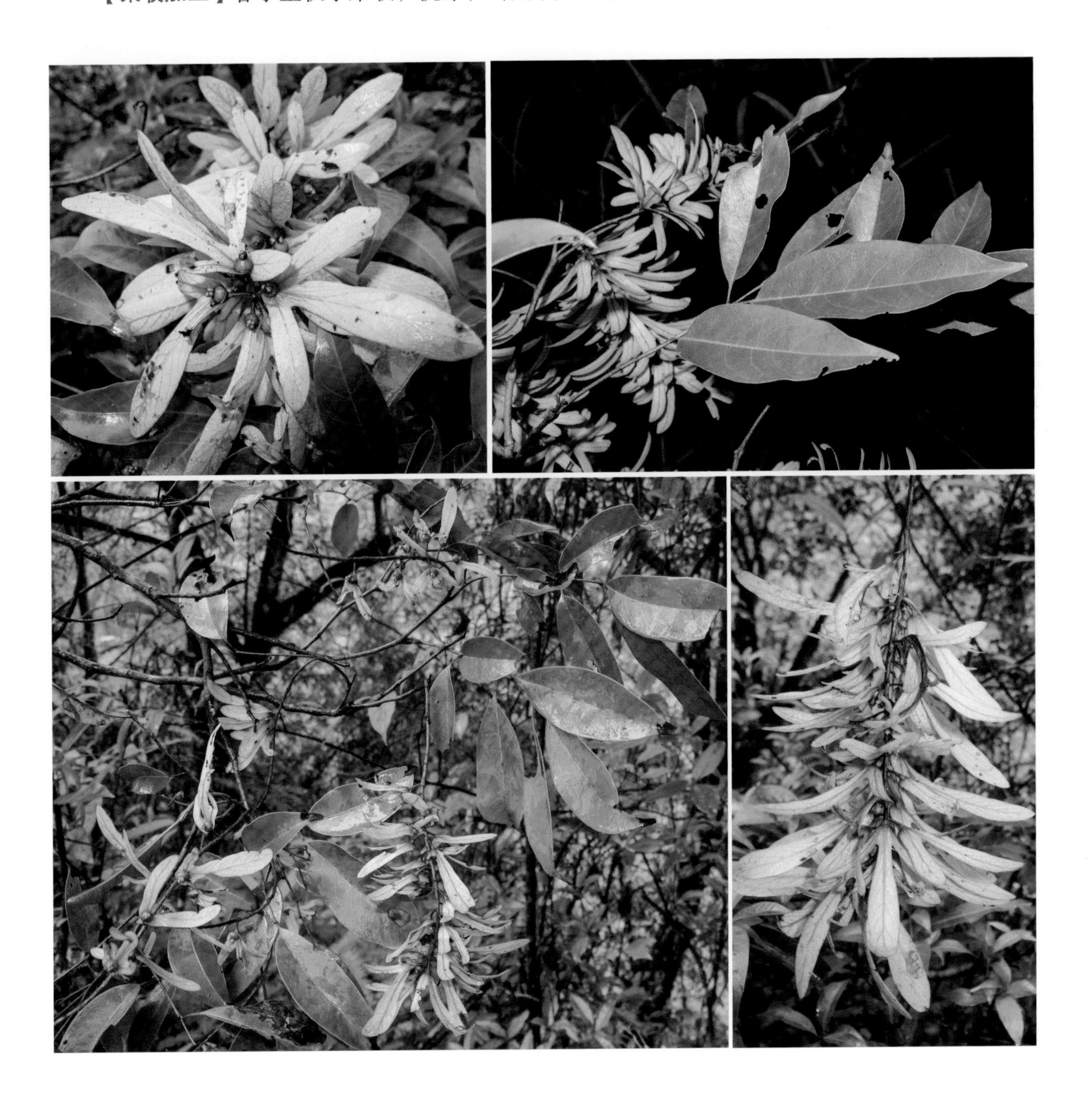

# 灯台树

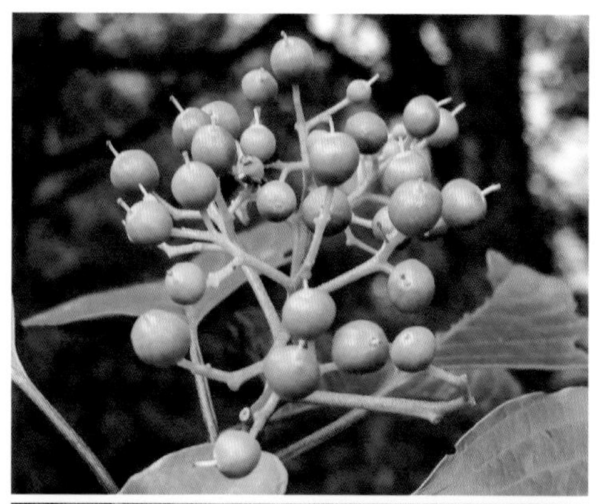

【基原】为山茱萸科灯台树*Cornus controversa* Hemsl.的根皮、树皮和叶。

【别名】六角树、梾木、乌牙树。

【形态特征】落叶乔木。树皮光滑，暗灰色或带黄灰色。叶互生；叶片阔卵形、阔椭圆状卵形或披针状椭圆形，先端突尖，基部圆形或急尖，全缘，背面灰绿色，密被淡白色短柔毛；叶柄紫红色。伞房状聚伞花序顶生；花小，白色。核果球形，熟时紫红色至蓝黑色。花期5~6月，果期7~8月。

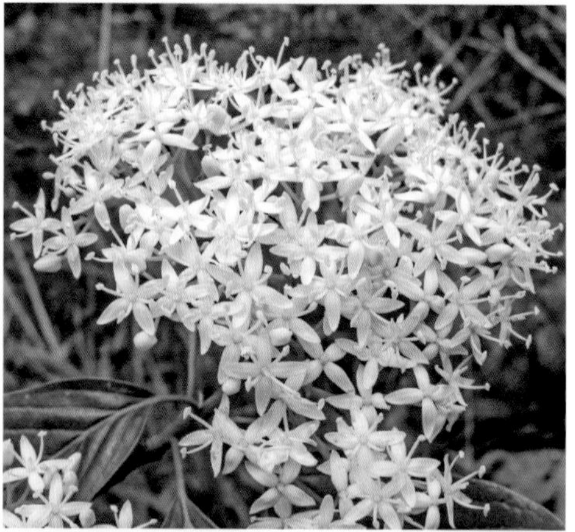

【分布】生于阔叶林下。产于广西、广东、安徽、河南、山东、辽宁等地。

【性能主治】根皮、树皮和叶味微苦，性凉。有清热、消肿止痛的作用。主治头痛，眩晕，咽喉肿痛，关节酸痛，跌打肿痛。

【采收加工】秋、冬季树皮或根皮，晒干。叶全年均可采收，鲜用或晒干。

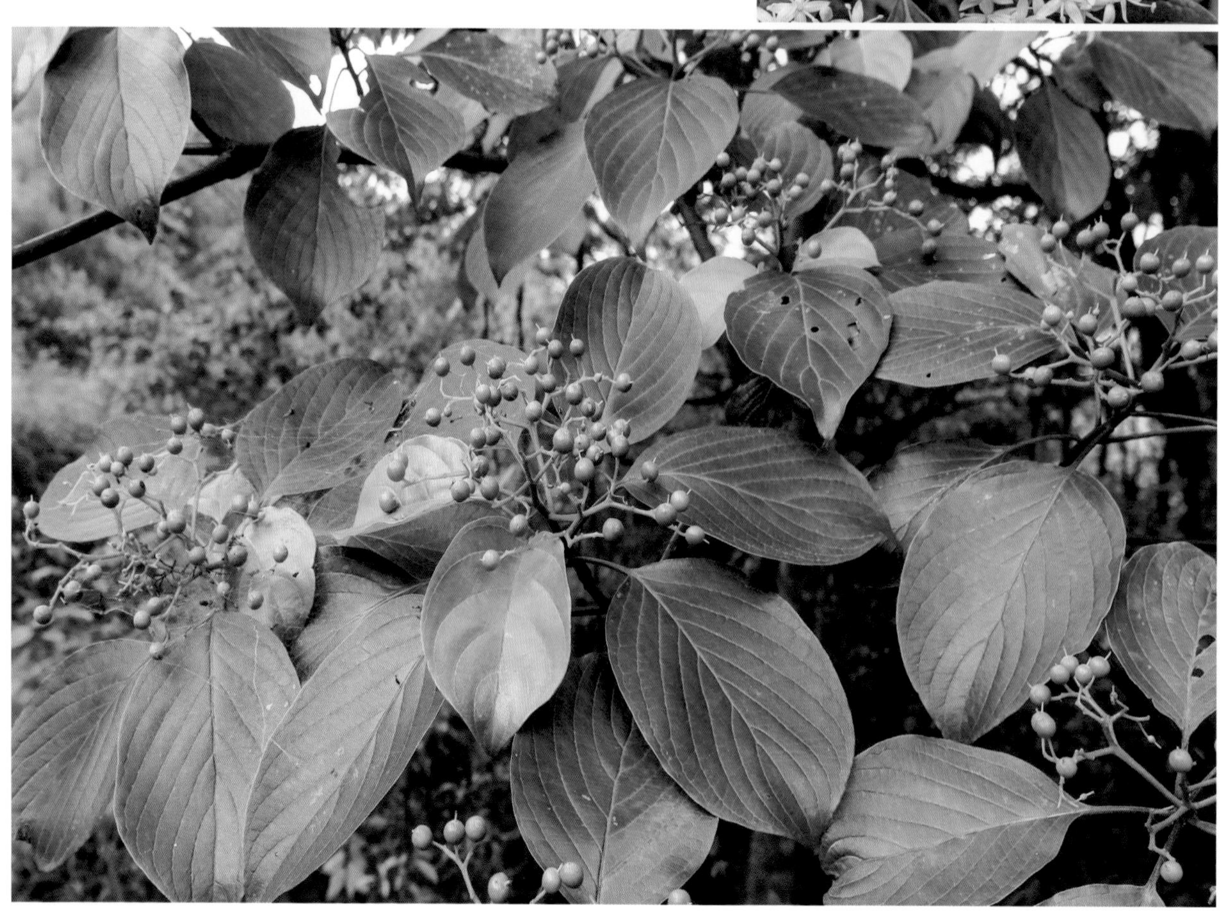

## 香港四照花

【基原】为山茱萸科香港四照花*Cornus hongkongensis* Hemsl. 的叶、花。

【别名】山荔枝。

【形态特征】常绿乔木或灌木。老枝有多数皮孔。叶片椭圆形至长椭圆形，稀倒卵状椭圆形。头状花序球形，由50~70朵花聚集而成；总苞片4枚，白色；花萼管状；花小，淡黄色，有香味。果球形，直径约2.5 cm，熟时黄色或红色。花期5~6月，果期11~12月。

【分布】生于山谷林下。产于广西、广东、云南、贵州、四川、浙江、江西等地。

【性能主治】叶、花味苦、涩，性凉。有收敛止血的作用。主治外伤出血。

【采收加工】全年均可采叶。夏季采花，除去枝梗，鲜用或晒干。

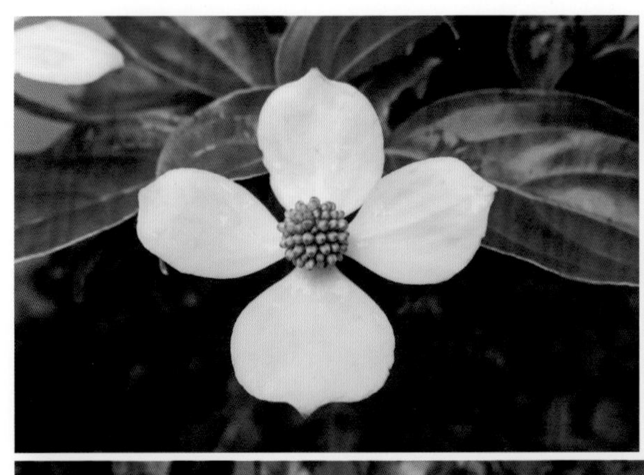
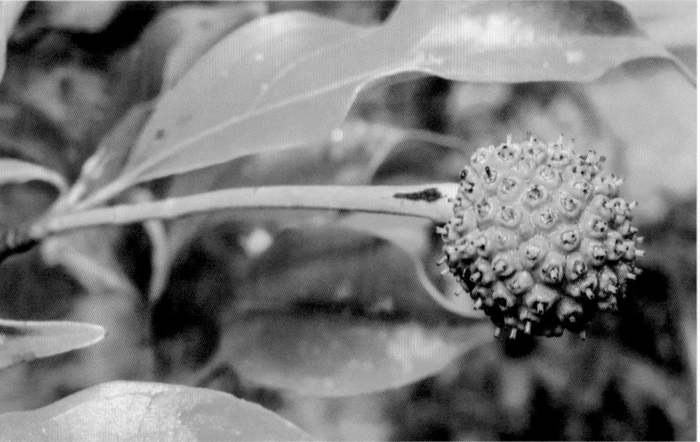
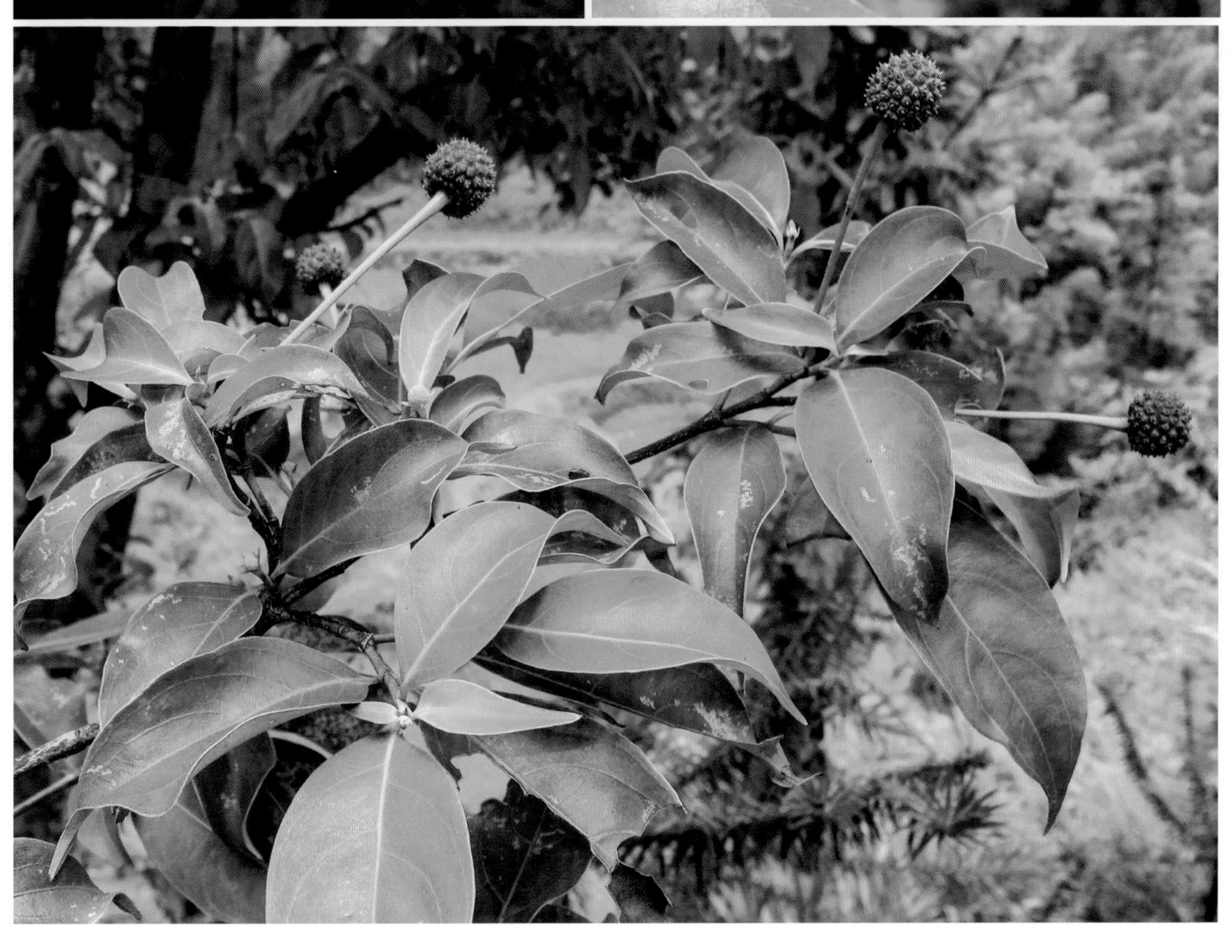

# 八角枫

【基原】为八角枫科八角枫 *Alangium chinense* (Lour.) Harms 的根、叶和花。

【别名】八角王、华瓜木。

【形态特征】落叶小乔木或灌木。小枝呈之字形。单叶互生；叶片卵圆形，全缘或微浅裂，基部两侧常不对称，入秋后叶变为橙黄色。聚伞花序腋生；花初开时白色，后变为黄色；花瓣狭带形，具香气；雄蕊和花瓣同数而近等长；子房2室。核果卵圆形，熟时黑色。花期5~7月和9~10月，果期7~11月。

【分布】生于山野路旁、灌木丛中或林下。产于广西、广东、云南、四川、江西、福建、湖南、湖北、浙江、江苏、河南等地。

【性能主治】根、叶和花味辛，性微温；有毒。有祛风除湿、舒筋活络、散瘀止痛的作用。主治风湿关节痛，精神分裂症，跌打损伤。

【采收加工】根全年均可采挖，除去泥沙，斩去侧根和须状根，晒干。夏、秋季采收叶及花，鲜用或晒干。

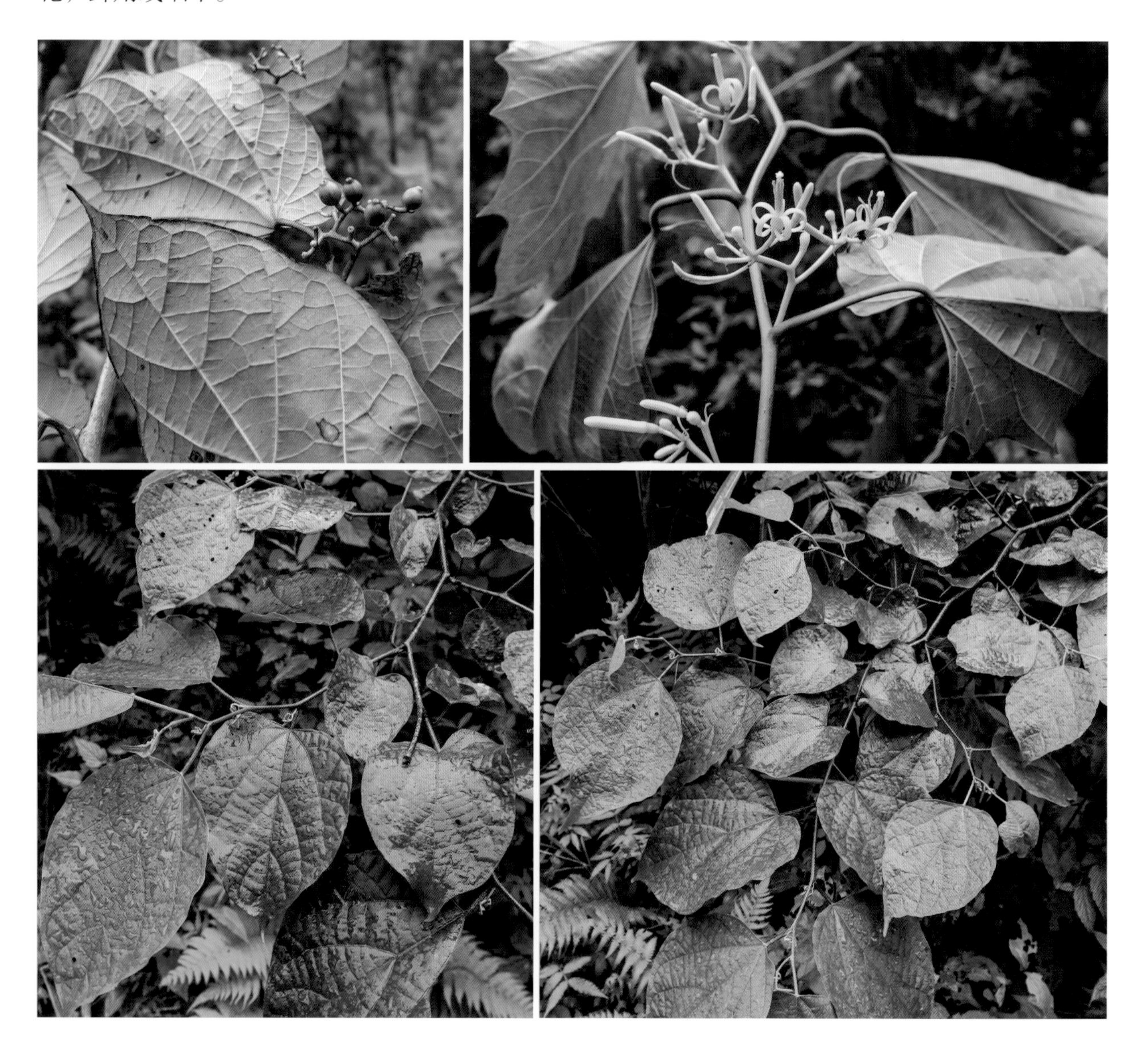

## 五代同堂

【基原】为八角枫科小花八角枫 *Alangium faberi* Oliv. 的根。

【别名】三角枫、半枫荷。

【形态特征】落叶灌木。叶二型；叶片薄纸质至膜质，不裂或掌状3裂；不裂叶长圆形或披针形，腹面幼时有稀疏的小硬毛，背面有粗伏毛，老叶几无毛。聚伞花序短而纤细，有淡黄色粗伏毛，有花5~10（20）朵。核果近卵形，熟时淡紫色，顶端有宿存萼齿。花期6月，果期9月。

【分布】生于山谷疏林下。产于广西、广东、湖南、贵州、湖北等地。

【性能主治】根味辛、微苦，性温。有理气活血、祛风除湿的作用。主治小儿疳积，风湿骨痛。

【采收加工】全年均可采收，洗净，切片，晒干。

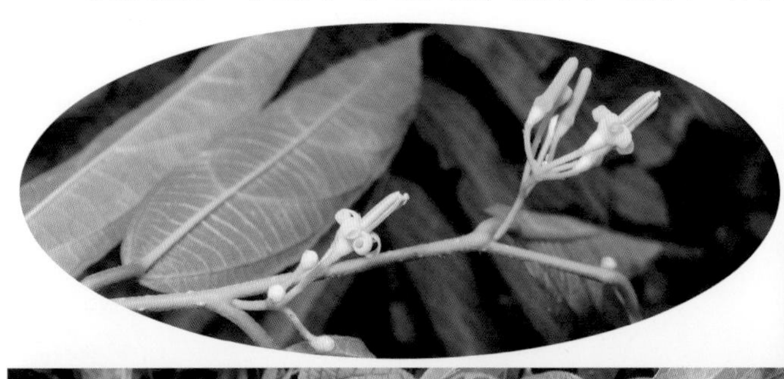

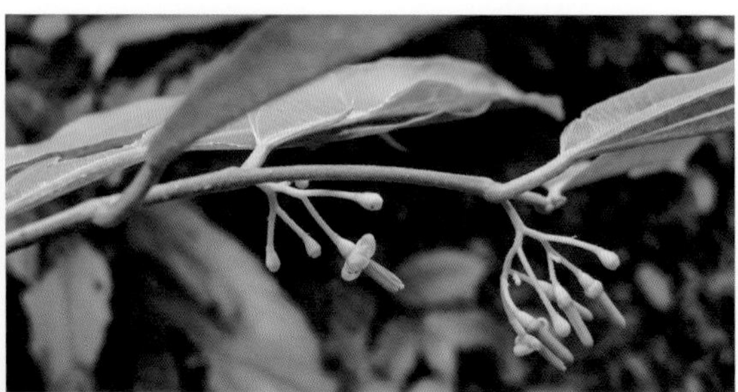

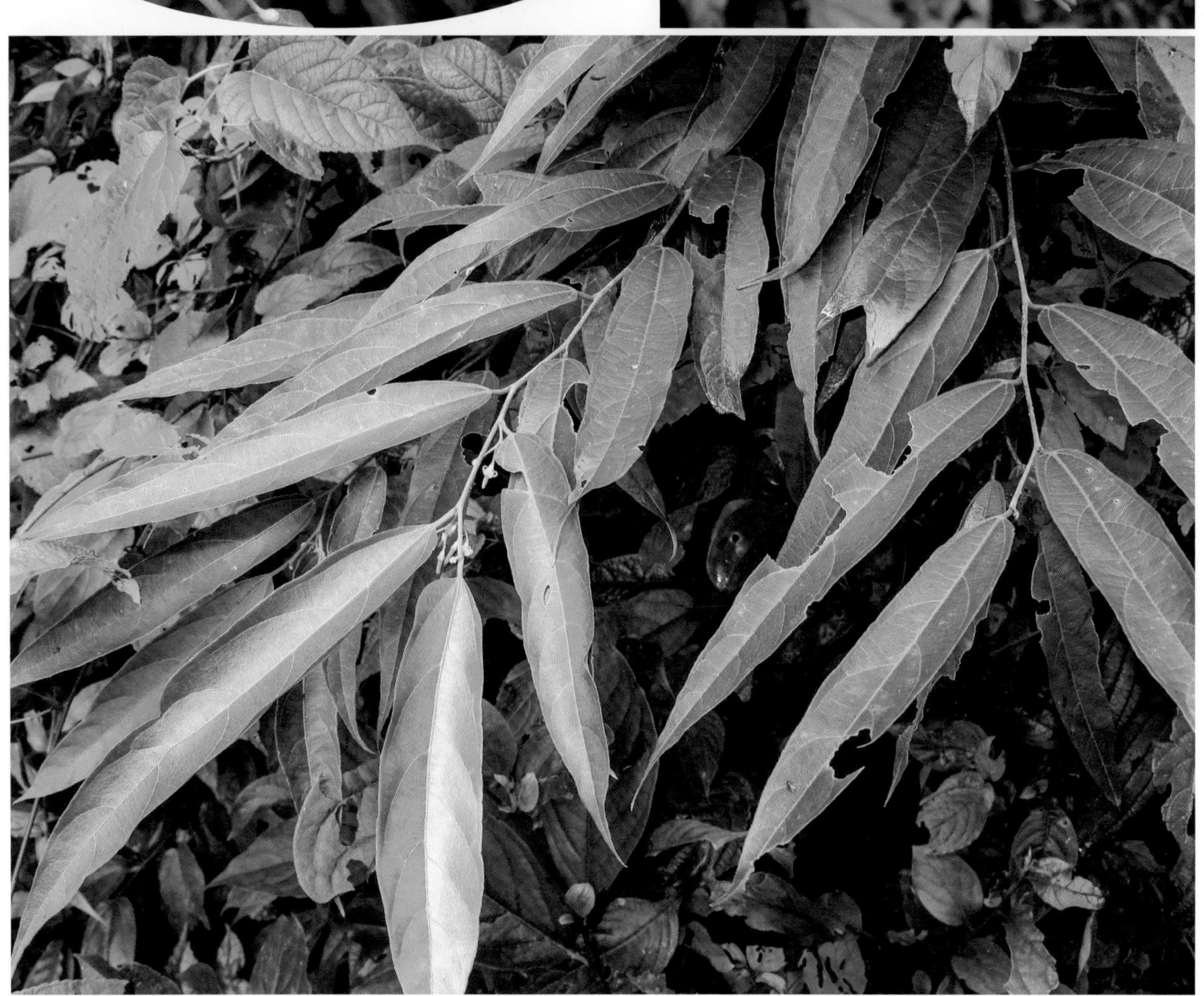

# 喜树

【基原】为珙桐科喜树*Camptotheca acuminata* Decne. 的果实和根。

【别名】旱莲木、千丈树。

【形态特征】落叶乔木。树皮灰色或浅灰色，纵裂成浅沟状。叶片矩圆状卵形或矩圆状椭圆形，先端短锐尖，基部近圆形或阔楔形。头状花序近球形，常由2~9个头状花序组成圆锥花序，顶生或腋生；上部为雌花序，下部为雄花序。翅果矩圆形，着生成近球形的头状果序。花期5~7月，果期9月。

【分布】生于林边、溪边。产于广西、广东、贵州、四川、湖南、江苏、浙江等地。

【性能主治】果实和根味苦、辛，性寒；有毒。有清热解毒、散结消肿的作用。主治白血病，银屑病，疮肿。

【采收加工】果实秋末至初冬采收，晒干。根全年均可采挖。

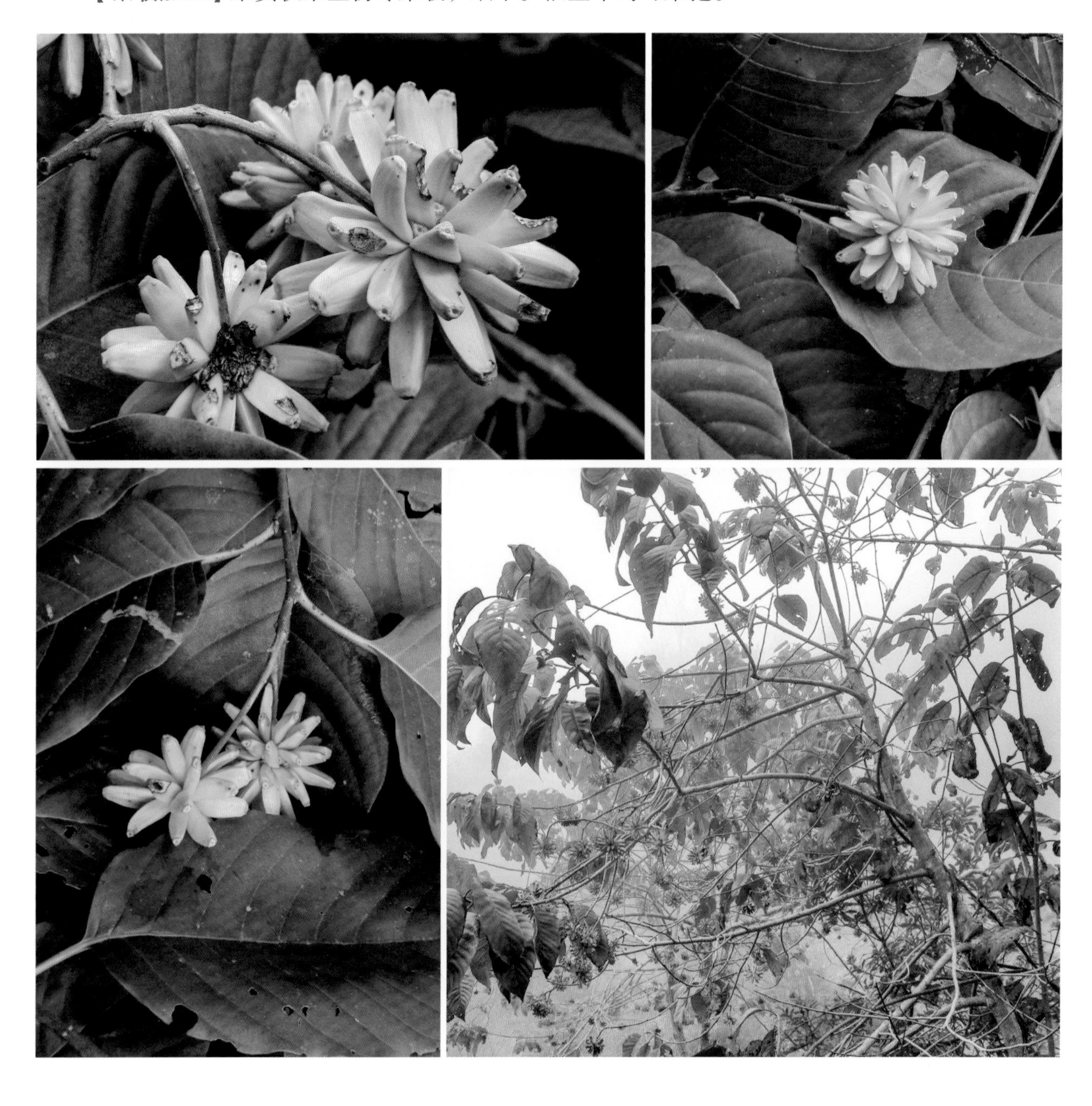

## 九眼独活

【基原】为五加科食用土当归*Aralia cordata* Thunb. 的根和根状茎。

【别名】土当归、水白芷、水独活。

【形态特征】多年生草本，高可达3 m。根圆柱状，肉质，肥厚。二回至三回羽状复叶，羽片有3~5小叶；小叶纸质，阔卵形，基部心形。伞形圆锥花序长可达50 cm，分枝少，着生数个总状排列的伞形花序，被灰褐色柔毛；花白色。果球形，熟时紫黑色，有5棱。花期7~9月，果期9~10月。

【分布】生于林下阴湿处或山坡草丛中。产于广西、福建、台湾、湖北、江西、安徽、江苏。

【性能主治】根和根状茎味辛、苦，性温。有祛风除湿、舒筋活络、活血止痛的作用。主治风湿疼痛，腰膝酸痛，腰肌劳损，鹤膝风，手足扭伤肿痛，骨折，头风，头痛，牙痛。

【采收加工】春、秋季采挖，切片，晒干。

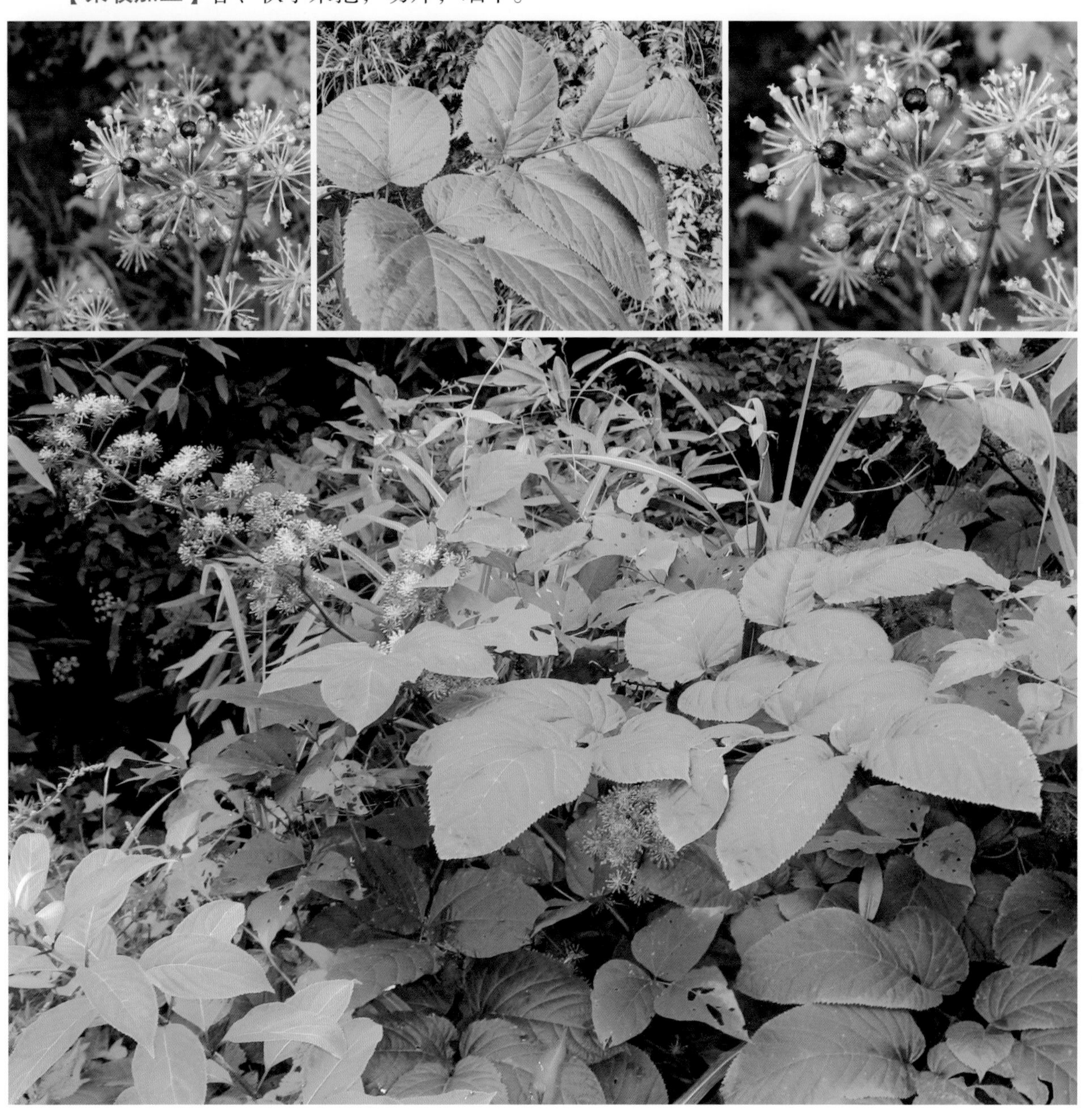

# 枫荷桂

【基原】为五加科树参*Dendropanax dentiger* (Harms) Merr. 的根、茎枝。

【别名】枫荷梨、半枫荷。

【形态特征】常绿乔木或灌木。叶片厚纸质或革质，半透明腺点密集，叶形多变，往往在同一枝上全缘叶与分裂叶共存；不裂叶椭圆形或卵状披针形；分裂叶倒三角形，2~3裂，三出脉。伞形花序单生或2~3个组成复伞形花序。果近球形，熟时红色，具5棱。花期8~10月，果期10~12月。

【分布】生于山谷溪边较阴湿的密林下或山坡路旁。产于广西、广东、四川、云南、贵州、江西等地。

【性能主治】根茎枝味甘、辛，性温。有祛风除湿、活血消肿的作用。主治风湿痹痛，偏瘫，头痛，月经不调，跌打损伤。

【采收加工】秋、冬季采收，根切片，剪切茎枝，鲜用或晒干。

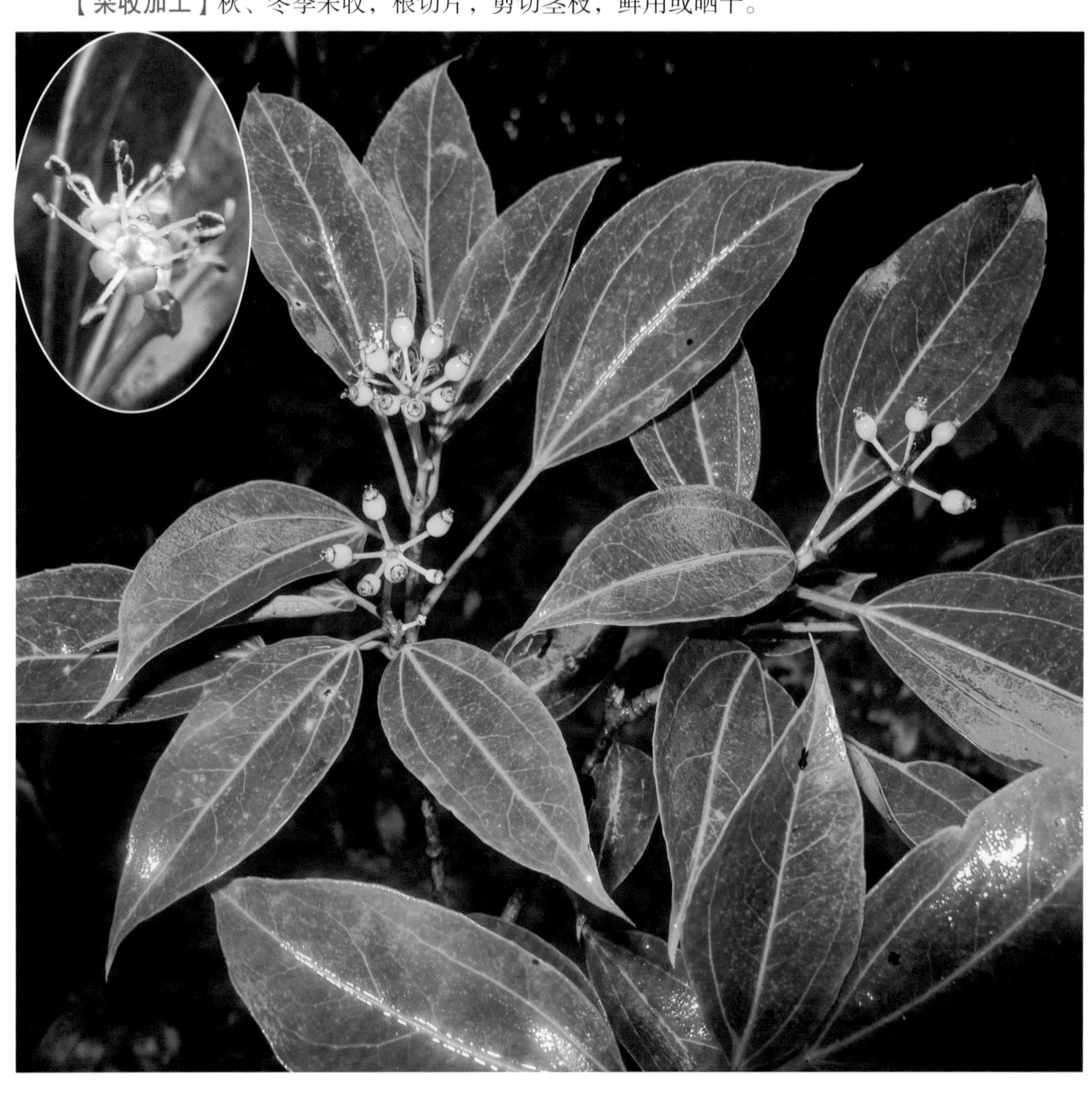

# 枫荷梨

【基原】为五加科变叶树参*Dendropanax proteus* (Champ. ex Benth.) Benth. 的根、茎或树皮。

【别名】三层楼、珍珠盖凉伞。

【形态特征】直立灌木。叶形变异大；不分裂叶片椭圆形、卵状椭圆形、椭圆状披针形、长圆状披针形至线状披针形或狭披针形；分裂叶片倒三角形，掌状2~3深裂。伞形花序单生或2~3个聚生，花多数；萼片边缘有4~5枚小齿；花瓣4~5片。果球形，平滑，直径5~6 mm。花期8~9月，果期9~10月。

【分布】生于山谷阴湿林下、山坡阳处。产于广西、广东、江西、福建等地。

【性能主治】根、茎或树皮味甘、辛，性温。有祛风除湿、活血消肿的作用。主治风湿痹痛，偏瘫，头痛，月经不调，跌打损伤，疮肿。

【采收加工】秋、冬季采挖根部，切取茎枝或剥取树皮，洗净，切片，鲜用或晒干。

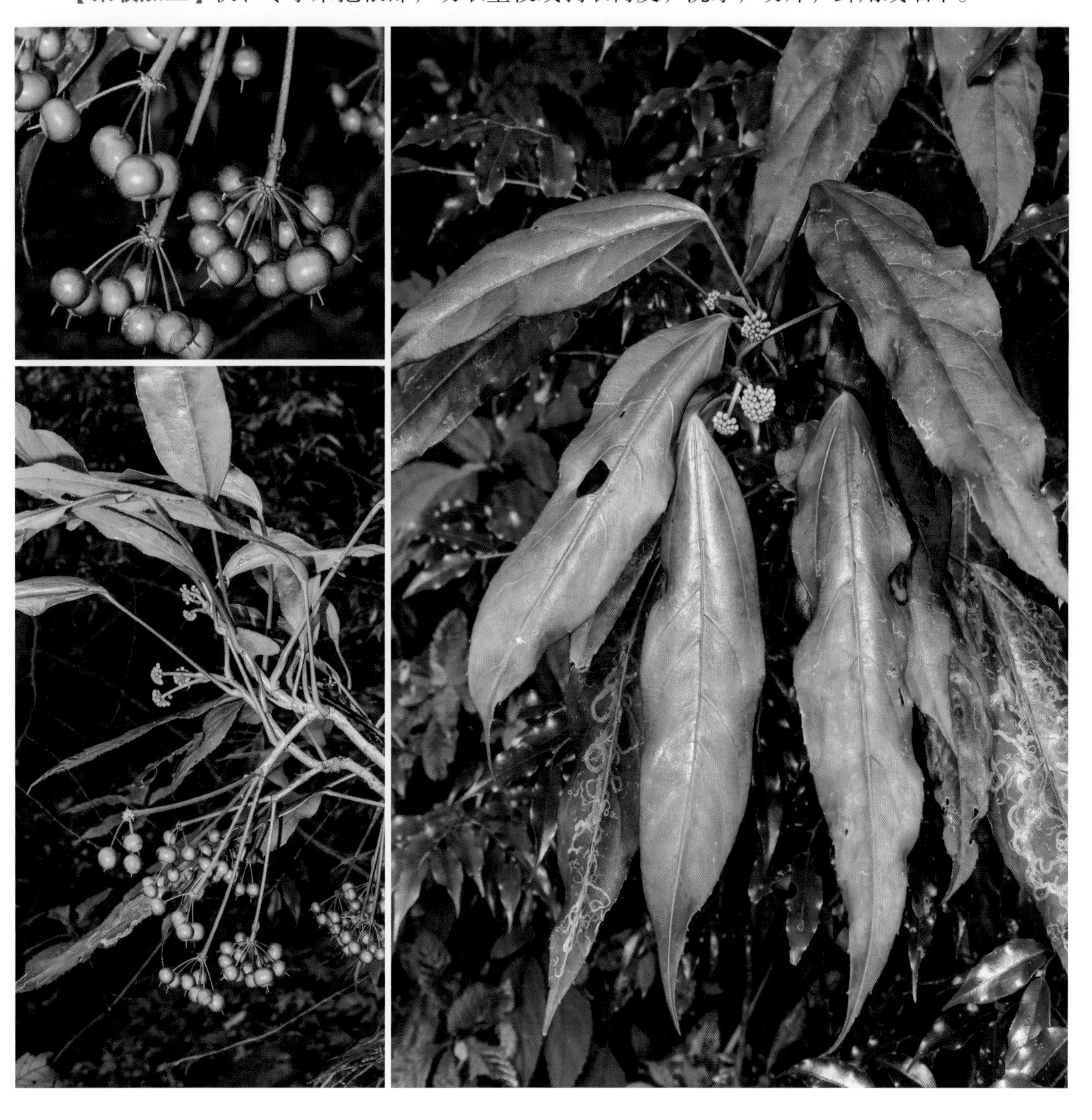

## 白勒

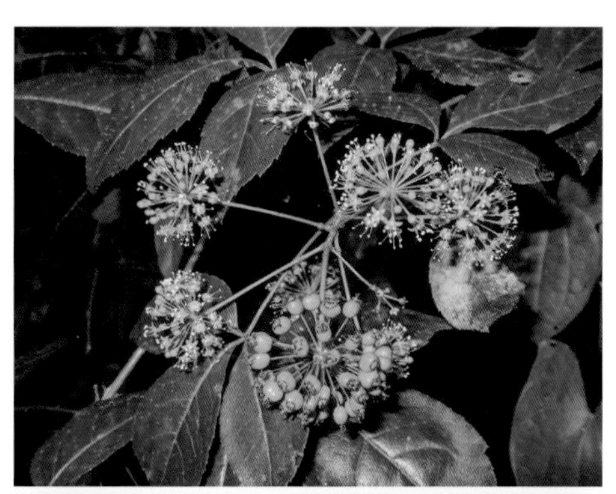

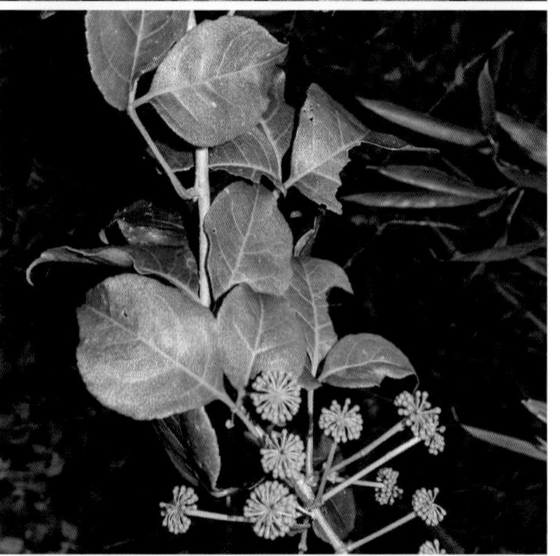

【基原】为五加科白簕*Eleutherococcus trifoliatus* (L.) S. Y. Hu 的根及茎。

【别名】五加皮、三叶五加。

【形态特征】有刺直立或蔓生灌木。全株具五加皮的清香气味。指状复叶，有3片小叶，稀4~5片；叶缘常有疏圆钝齿或细齿。伞形花序3个至多个组成复伞形花序或圆锥花序，稀单一；花序梗长2~7 cm；花黄绿色。果扁球形，熟时黑色。花期8~11月，果期10~12月。

【分布】生于山坡路旁、石山或土山疏林中。产于我国南部和中部。

【性能主治】根及茎味微辛、苦，性凉。有清热解毒、祛风利湿、舒筋活血的作用。主治感冒发热，白带过多，月经不调，百日咳，尿路结石，跌打损伤，疖肿疮疡。

【采收加工】全年均可采挖，除去泥沙和杂质，晒干。

## 常春藤子

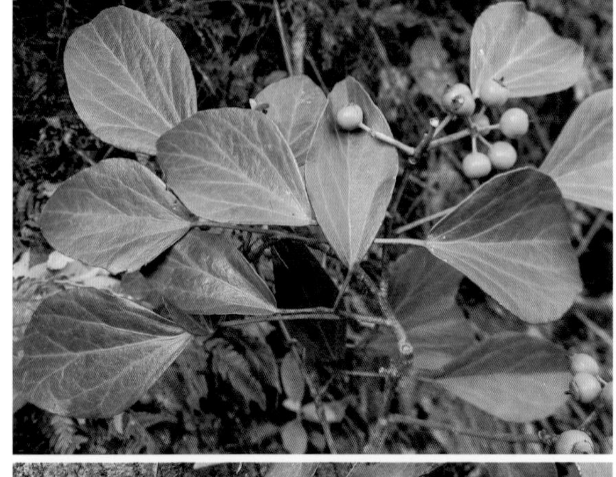

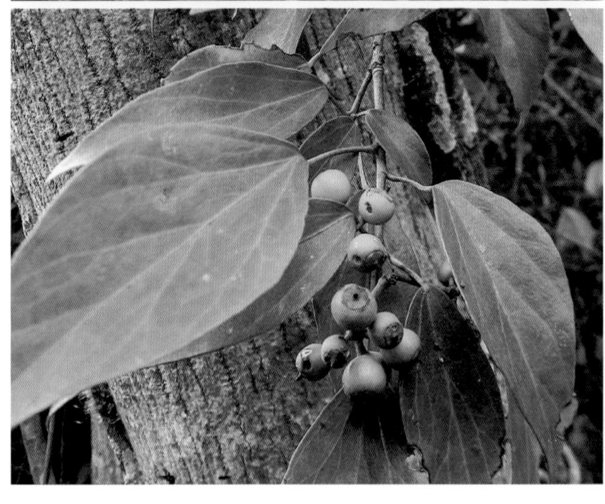

【基原】为五加科常春藤*Hedera sinensis* (Tobler) Hand.-Mazz. 的果实。

【别名】三角藤、天仲、三角枫。

【形态特征】常绿攀缘木质藤本，有气生根。一年生枝疏生锈色鳞片。幼嫩部分和花序具锈色鳞片。叶互生；营养枝上的叶三角状卵形，通常3浅裂；花枝上的叶椭圆状卵形，常歪斜，全缘。伞形花序顶生；花小，黄白色或绿白色。果圆球形，熟时黄色或红色。花期9~11月，果期翌年3~5月。

【分布】攀缘于林缘树木、林下路旁、岩石和房屋墙壁上，庭园中常栽培。产于广西、广东、江西、福建、江苏、浙江、西藏、甘肃、陕西、河南、山东等地。

【性能主治】果味甘、苦，性温。有补肝肾、强腰膝、行气止痛的作用。主治体虚羸弱，腰膝酸软，血痹，脘腹冷痛。

【采收加工】秋季果实成熟时采收，晒干。

# 积雪草

【基原】为伞形科积雪草*Centella asiatica* (L.) Urb. 的全草。

【别名】崩大碗、雷公根、灯盏菜。

【形态特征】多年生匍匐草本。节上生根。叶片圆形、肾形或马蹄形，边缘有钝齿，基部阔心形；叶柄长1.5~27 cm，无毛或上部有柔毛；基部叶鞘透明。伞形花序聚生于叶腋，每个伞形花序有花3~4朵；花瓣紫红色或乳白色。圆球形，两侧扁压，表面有毛或平滑。花果期4~10月。

【分布】生于阴湿的路边、草地或水沟边。产于广西、广东、湖南、四川、江苏、浙江、江西、福建等地。

【性能主治】全草味辛、苦，性寒。有清热利湿、解毒消肿的作用。主治湿热黄疸，砂淋血淋，中暑腹泻，跌打损伤。

【采收加工】夏、秋季采收，除去泥沙，晒干。

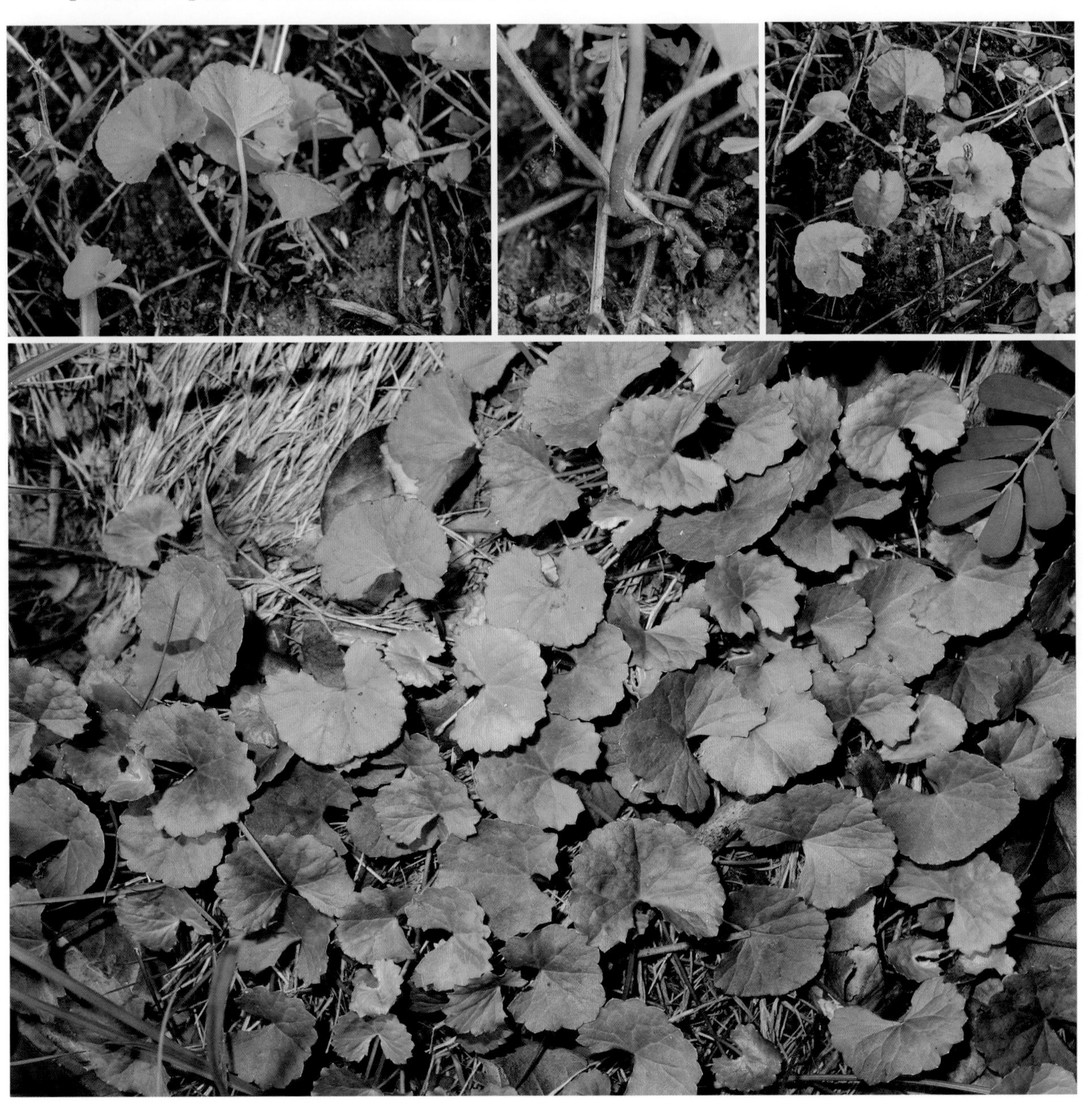

# 红马蹄草

【基原】为伞形科红马蹄草*Hydrocotyle nepalensis* Hook. 的全草。

【别名】水钱草、大雷公根。

【形态特征】多年生草本。茎匍匐，有斜上分枝，节上生根。叶圆形或肾形，长2~5 cm，宽3.5~9 cm，5~7浅裂。伞形花序数个簇生于茎顶叶腋；小伞形花序有花20~60朵，密集成球形；花白色或乳白色，有时有紫红色斑点。果基部心形，两侧扁压，熟时褐色或紫黑色。花果期5~11月。

【分布】生于山野沟边、路旁的阴湿地和溪边草丛中。产于广西、广东、云南、贵州、湖南、陕西、安徽、浙江、江西、湖北、四川等地。

【性能主治】全草味辛、微苦，性凉。有清肺止咳、止血活血的作用。主治感冒，咳嗽，吐血，跌打损伤；外用治痔疮，外伤出血。

【采收加工】全年均可采收，晒干。

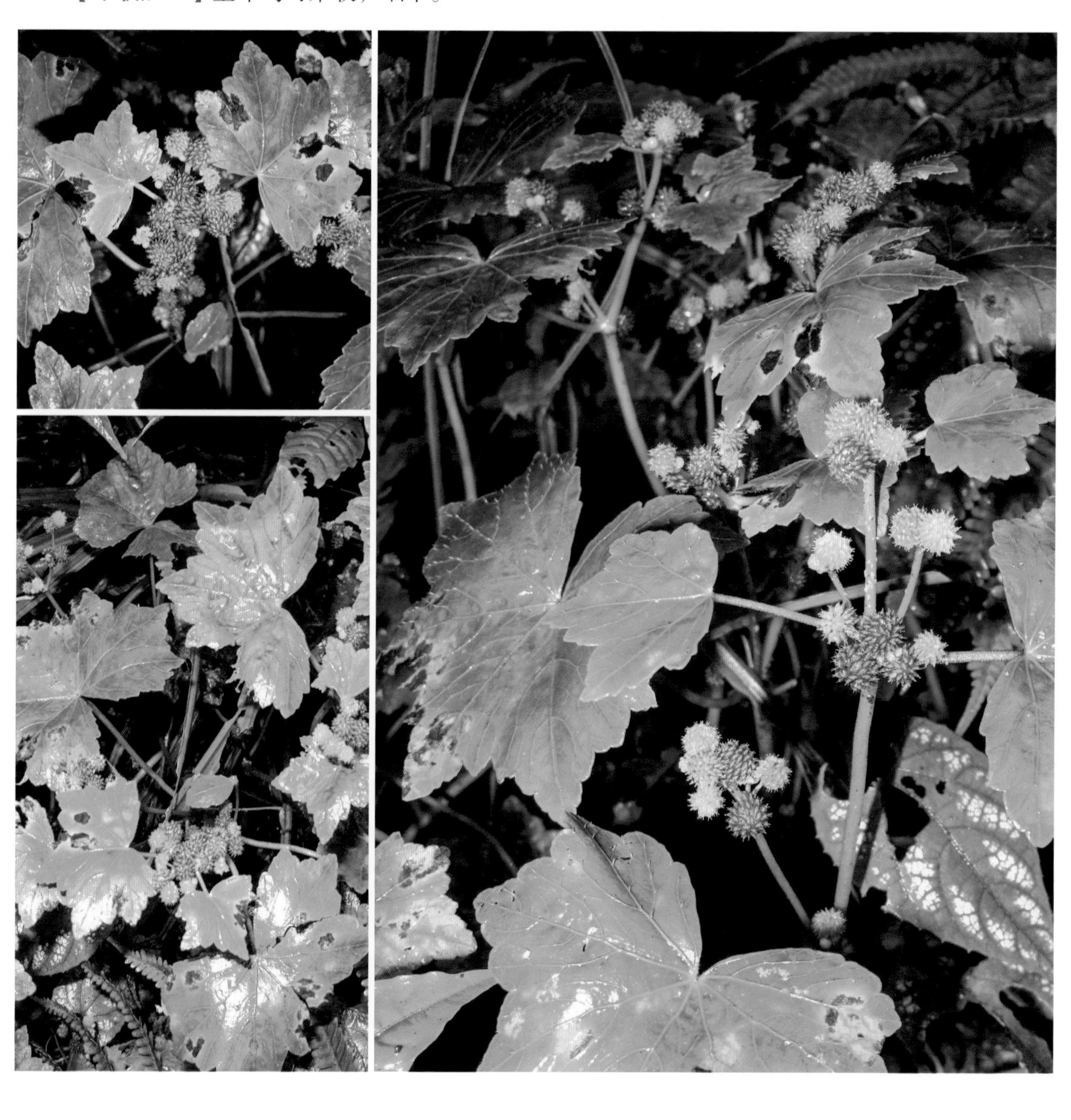

# 满天星

【基原】为伞形科天胡荽*Hydrocotyle sibthorpioides* Lam. 的全草。

【别名】铜钱草、花边灯盏。

【形态特征】匍匐草本。平铺地上成片，节上生根。叶片圆形或肾圆形，直径0.8~2.5 cm，基部心形，不分裂或5~7浅裂，边缘有钝齿。伞形花序与叶对生，单生于节上；小伞形花序有花5~18朵，花绿白色。果熟时有紫色斑点，略呈心形，两侧扁压。花果期4~9月。

【分布】生于沟边、潮湿的草地，常成片生长。产于广西、广东、湖南、四川、福建、江苏、浙江等地。

【性能主治】全草味辛、微苦，性凉。有清热利湿、解毒消肿的作用。主治痢疾，水肿，淋证，痈肿疮毒，带状疱疹，跌打损伤。

【采收加工】夏、秋季采收，洗净，晒干。

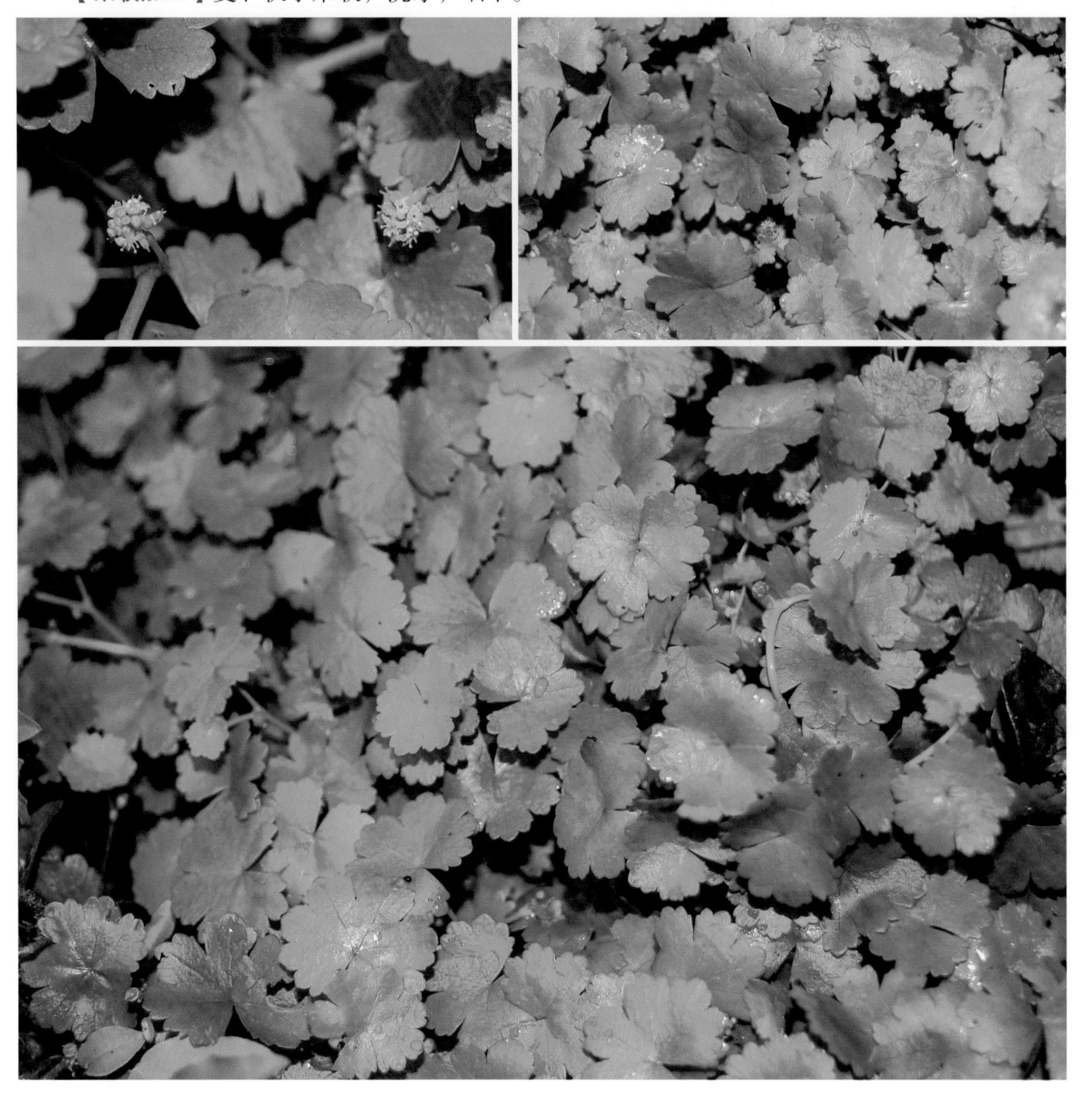

# 白珠树

【基原】为杜鹃花科滇白珠*Gaultheria leucocarpa* Blume var. *yunnanensis* (Franch.) T. Z. Hsu et R. C. Fang 的全株。

【别名】下山虎、满山香、鸡骨香。

【形态特征】常绿灌木，全株无毛。小枝常呈之字形折曲。单叶互生；叶片革质，卵状长圆形或卵形，先端尾状渐尖，基部心形或圆钝，边缘具细齿，网脉在两面明显，揉烂后有浓郁的香气。总状花序生于叶腋和枝顶；花冠绿白色，钟状。蒴果浆果状，球形。花期5~6月，果期7~11月。

【分布】生于向阳山地或山谷灌木丛中。产于广西、广东、海南、台湾、湖南等地。

【性能主治】全株味辛，性温。有祛风除湿、舒筋活络、活血止痛的作用。主治风湿性关节炎，跌打损伤，胃寒疼痛，风寒感冒。

【采收加工】全年均可采收，洗净，切段，鲜用或晒干。

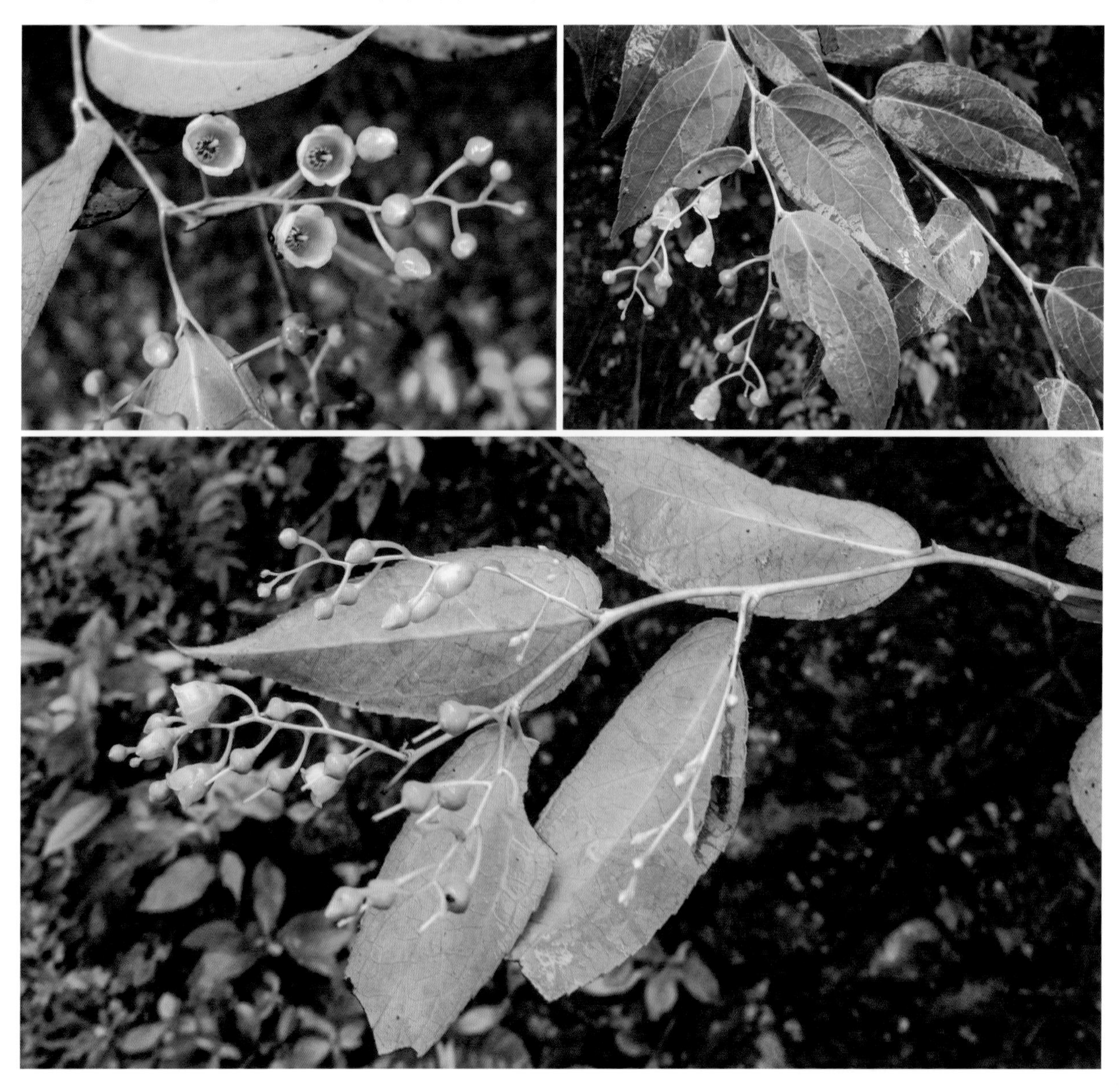

## 九管血

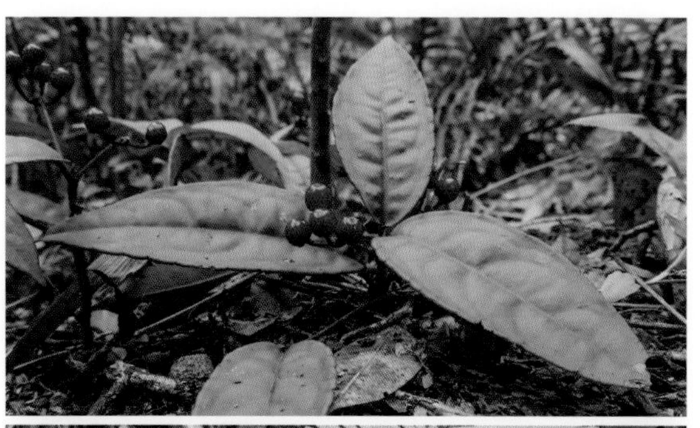

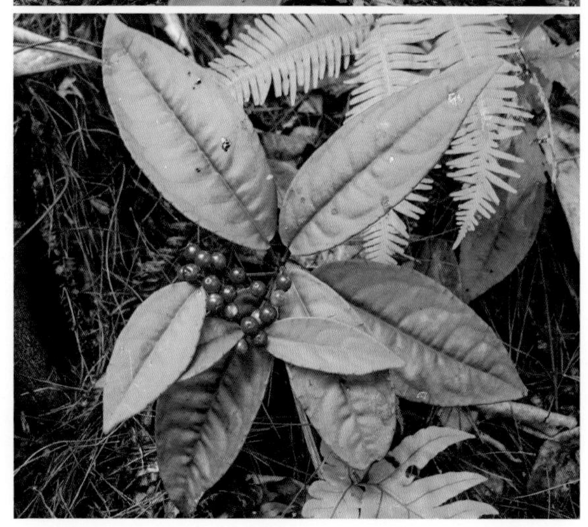

【基原】为紫金牛科九管血*Ardisia brevicaulis* Diels 的根或全株。

【别名】短茎紫金牛、血党、散血丹。

【形态特征】矮小灌木，具匍匐生根的根茎。直立茎高10~15 cm，除侧生特殊花枝外无分枝。叶片坚纸质，狭卵形至近长圆形，全缘，边缘具不明显的腺点。伞形花序着生于侧生特殊花枝顶端；花冠粉红色，具腺点。果球形，熟时鲜红色，具腺点。花期6~7月，果期10~12月。

【分布】生于山地林下。产于台湾、湖北、广东及西南地区。

【性能主治】根、全株味苦、辛，性平。有祛风湿、活血调经、消肿止痛的作用。主治风湿痹痛，痛经，闭经，跌打损伤，咽喉肿痛，无名肿痛。

【采收加工】全年均可采收，洗净，鲜用或晒干。

## 铺地罗伞

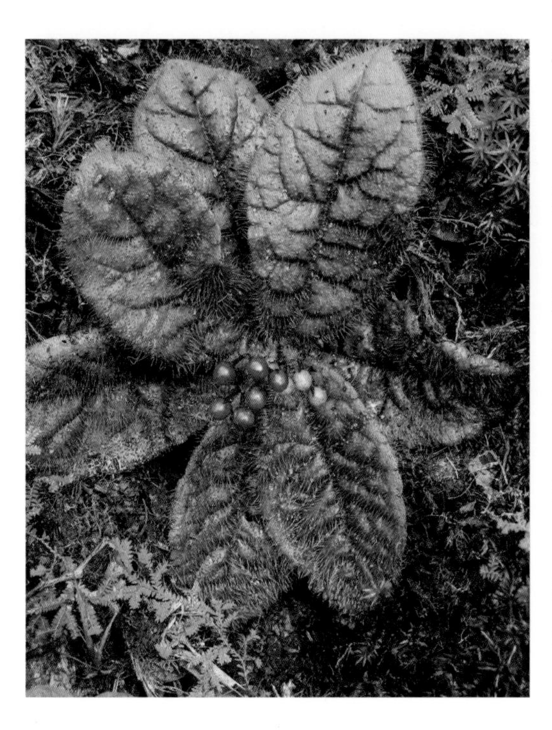

【基原】为紫金牛科莲座紫金牛*Ardisia primulifolia* Gardner et Champ. 的全株。

【别名】毛虫药、老虎舌。

【形态特征】矮小灌木或近草本。茎短或几无，常被锈色长柔毛。叶互生或基生呈莲座状；叶片椭圆形或长圆状倒卵形，基部圆形，具边缘腺点，两面被锈色长柔毛。聚伞花序或亚伞形花序，花序单一，从莲座叶腋中抽出1~2个；花冠粉红色。果球形，熟时鲜红色，具腺点。花期6~7月，果期11~12月。

【分布】生于山坡林下阴湿处。产于广西、广东、云南、江西等地。

【性能主治】全株味微苦、辛，性凉。有祛风通络、散瘀止血、解毒消痈的作用。主治风湿关节痛，咳血，肠风下血，闭经，跌打损伤，乳痈，疔疮。

【采收加工】夏、秋季采收，洗净，鲜用或晒干。

# 朱砂根

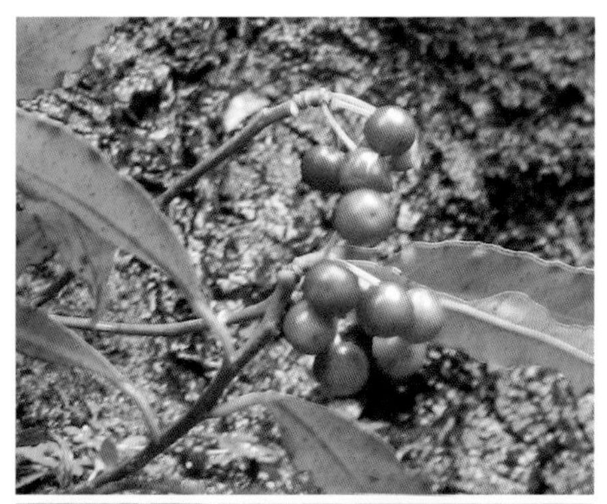

【基原】为紫金牛科朱砂根*Ardisia crenata* Sims 的根。

【别名】大罗伞、郎伞树。

【形态特征】常绿灌木，高1~2 m。除花枝外不分枝。叶片革质，椭圆形至倒披针形，边缘皱波状，具腺点。伞形花序着生于侧生花枝顶端，花枝近顶端常具2~3片叶；花白色，盛开时反卷；雌蕊与花瓣近等长或略长。果球形，熟时鲜红色，具腺点。花期5~6月，果期10~12月。

【分布】生于山地林下或灌木丛中。产于广西、广东、四川、湖南、湖北、福建等地。

【性能主治】根味辛、苦，性平。有行血祛风、解毒消肿的作用。主治咽喉肿痛，扁桃体炎，跌打损伤，腰腿痛；外用治外伤肿痛，骨折，毒蛇咬伤。

【采收加工】秋季采挖，切碎，晒干。

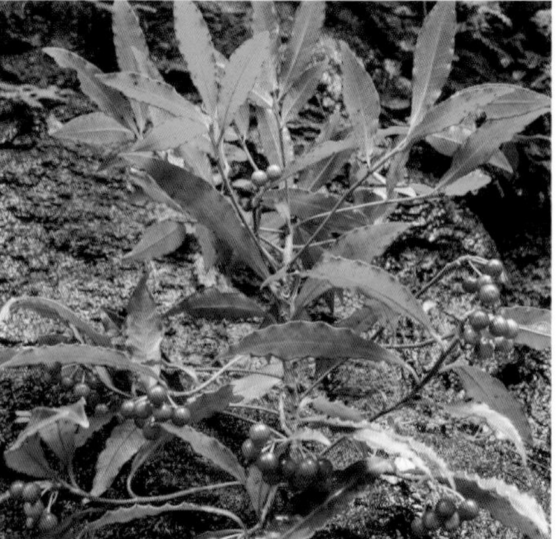

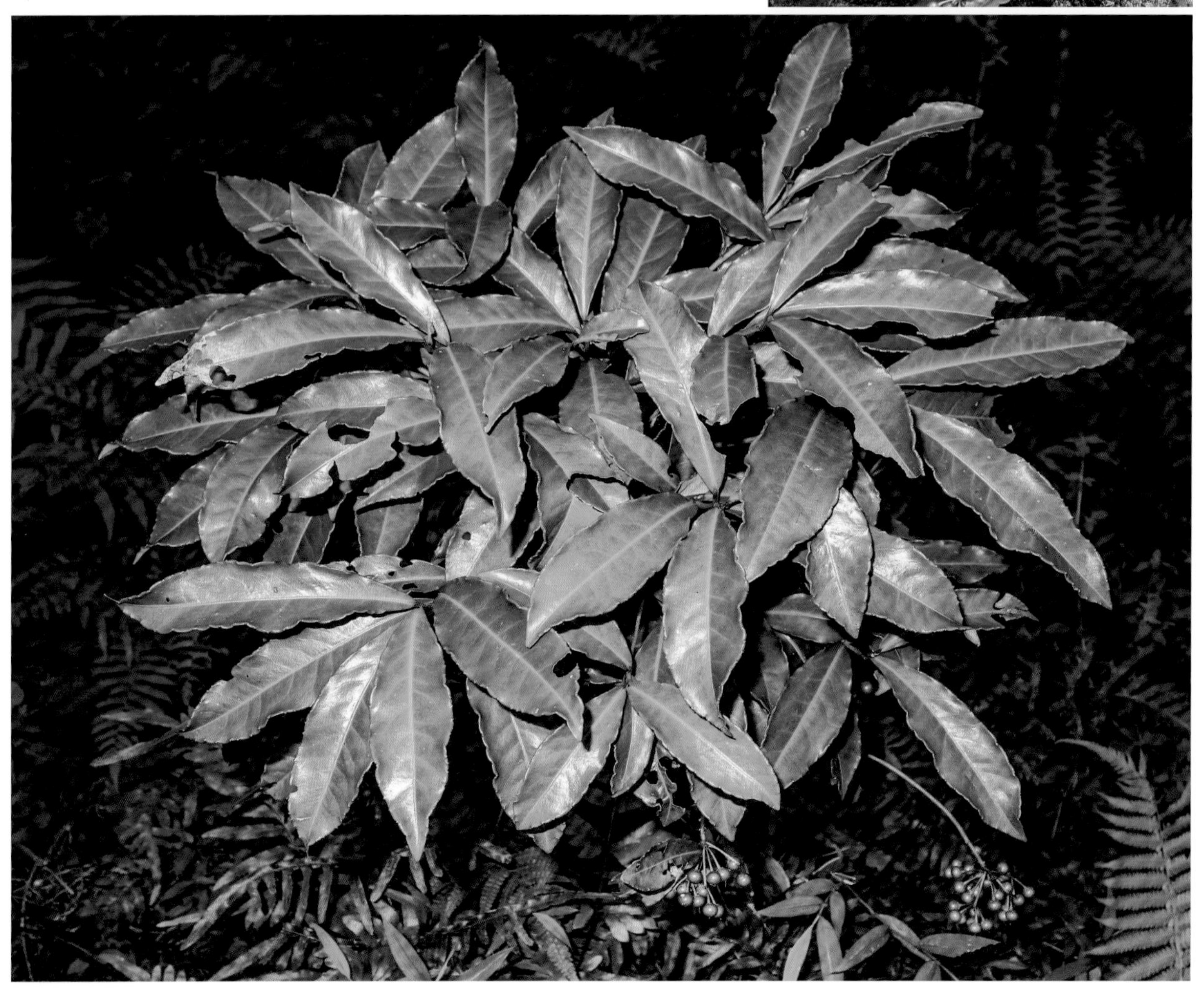

## 当归藤

【基原】为紫金牛科当归藤*Embelia parviflora* Wall. 的根及老茎。

【别名】走马胎、土当归、土丹桂。

【形态特征】攀缘灌木或藤本。小枝通常2列，密被锈色长柔毛，略具腺点或星状毛。叶片小，呈2列排列于枝条上，广卵形或卵形，基部截形或心形。亚伞形花序或聚伞花序，腋生；花被片5枚；开花时花序垂于叶下，满树白色或粉红色。果球形，熟时暗红色。花期12月至翌年5月，果期5~7月。

【分布】生于山谷林下、林缘或灌木丛中。产于广西、广东、云南、贵州、福建、浙江等地。

【性能主治】根及老茎味苦、涩，性温。有补血活血、强壮腰膝的作用。主治月经不调，闭经，产后虚弱，腰腿酸痛，跌打骨折。

【采收加工】全年均可采收，洗净，晒干。

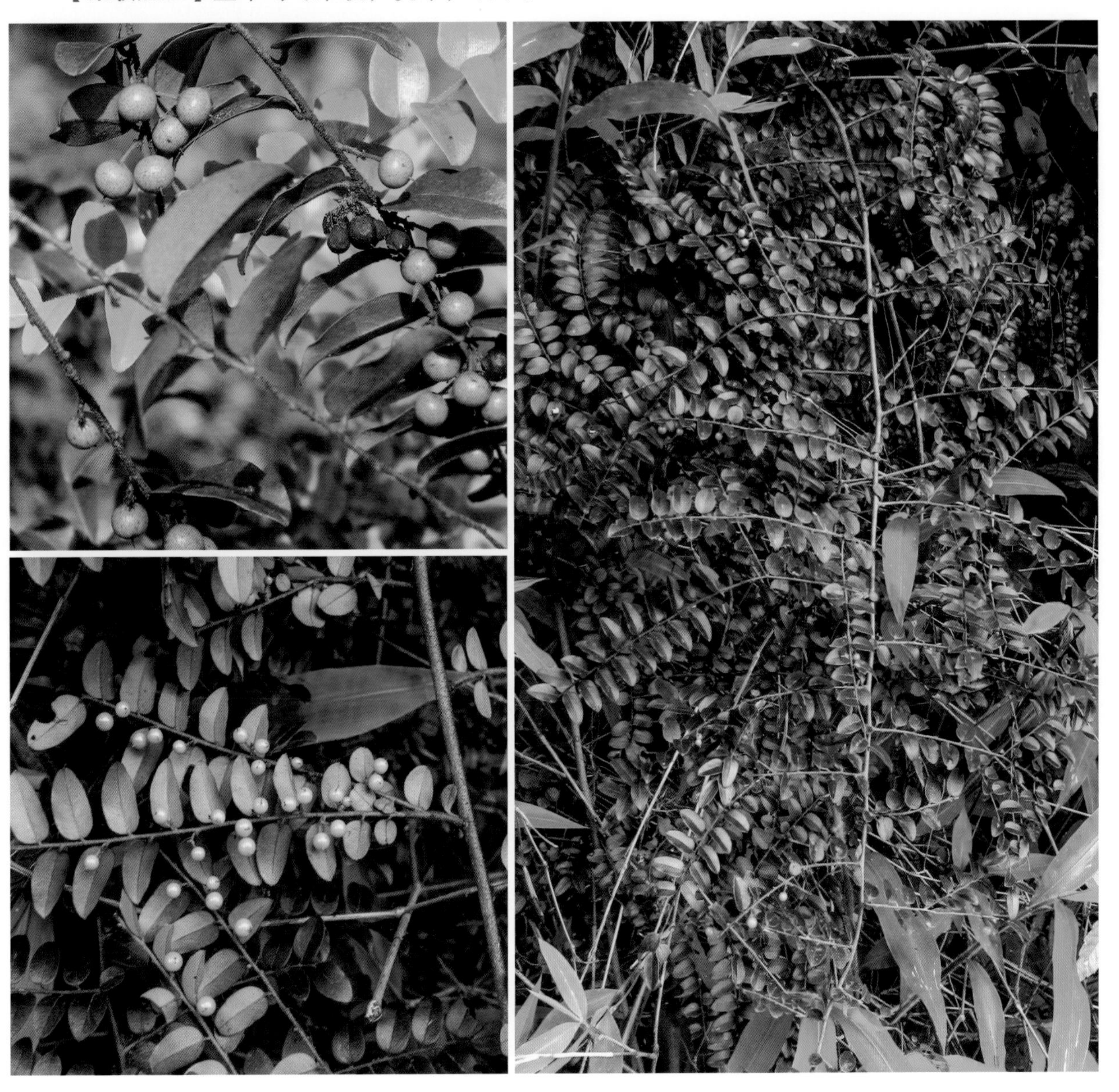

# 杜茎山

【基原】为紫金牛科杜茎山*Maesa japonica* (Thunb.) Moritzi et Zoll. 的根、茎叶。

【别名】胡椒树、接骨钻、野胡椒。

【形态特征】灌木，有时外倾或攀缘。小枝无毛，具细条纹。叶片椭圆形、披针状椭圆形、倒卵形或披针形，长5~15 cm，宽2~5 cm，两面无毛。总状或圆锥花序；花冠白色，长钟形。果球形，直径4~6 mm，肉质，具脉状腺纹；宿萼包裹顶端，花柱宿存。花期1~3月，果期5月或10月。

【分布】生于山坡或石灰山林下向阳处。产于广西、广东、云南等地。

【性能主治】根、茎叶味苦，性寒。有祛风邪、解疫毒、消肿胀的作用。主治热性传染病，身疼，烦躁，口渴，水肿，跌打肿痛，外伤出血。

【采收加工】全年均可采收，洗净，切段，鲜用或晒干。

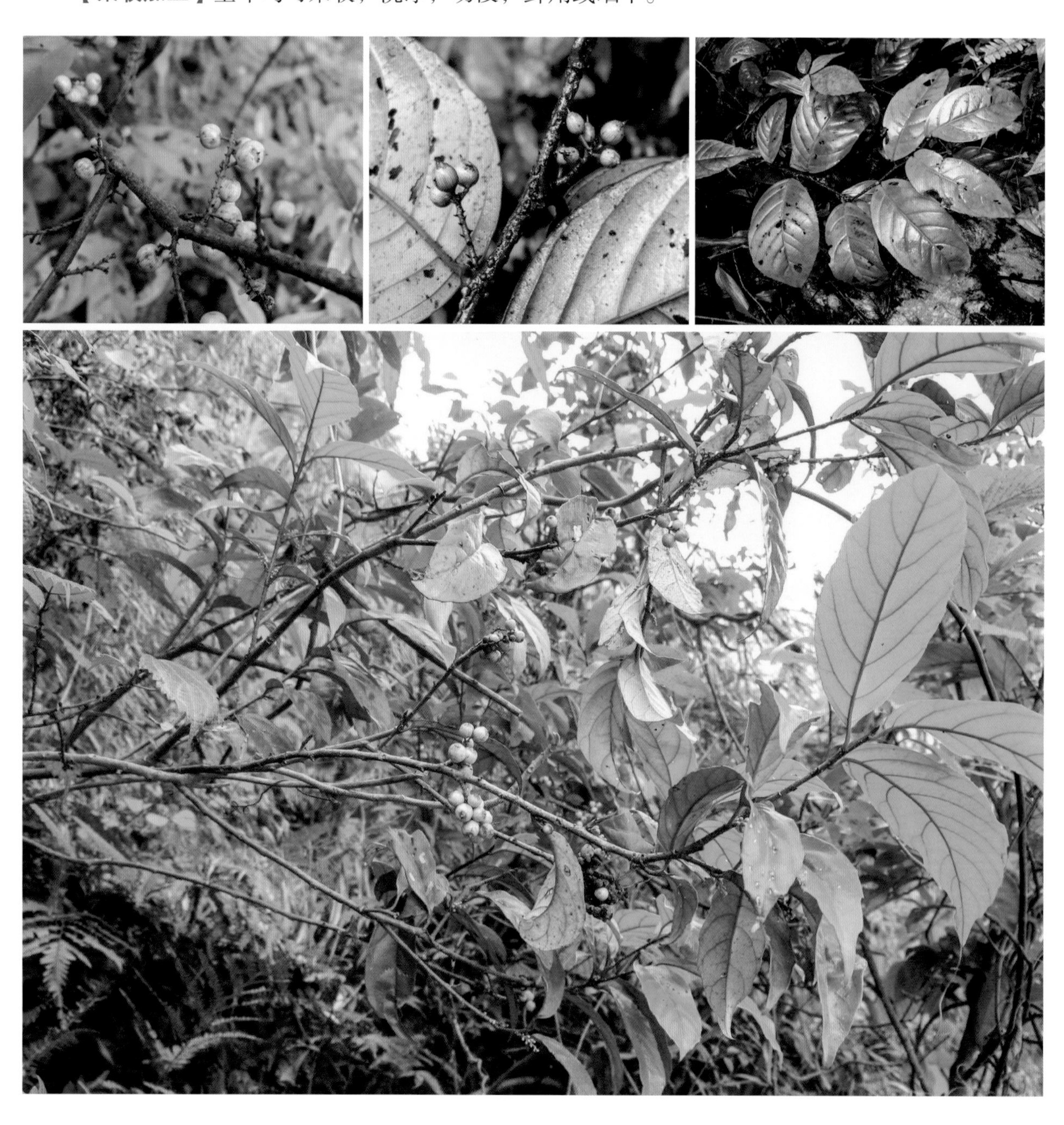

## 白鱼尾

【基原】为马钱科白背枫*Buddleja asiatica* Lour.的全株。

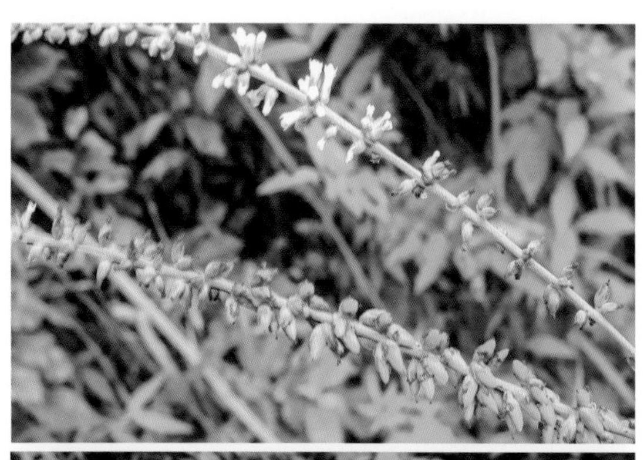

【别名】驳骨丹、白背叶、水黄花。

【形态特征】小乔木或灌木，高1~8 m。小枝、叶背面、叶柄及花序均密被灰色或淡黄色星状短茸毛。叶片披针形或长披针形，先端渐尖或长渐尖。多个聚伞花序组成总状花序，单生或3个至数个聚生于枝顶及上部叶腋组成圆锥花序；花白色。蒴果椭圆状，长3~5 mm。花期1~10月，果期3~12月。

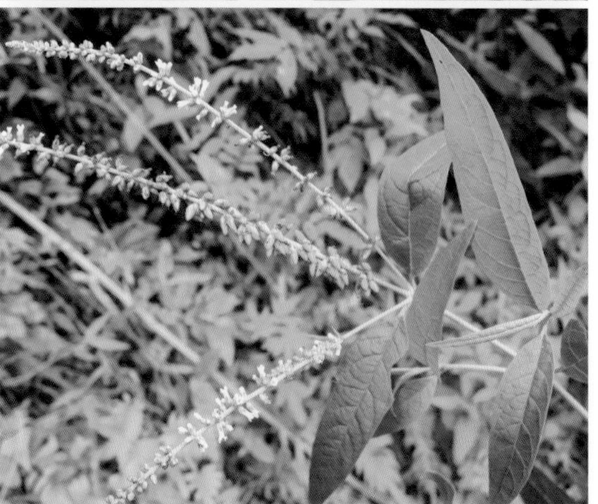

【分布】生于山坡灌木丛中或林缘向阳处。产于广西、广东、贵州、云南、湖南、湖北、江西、福建、台湾等地。

【性能主治】全株味辛、苦，性温；有小毒。有祛风利湿、行气活血的作用。主治胃寒作痛，产后头痛，风湿关节痛，跌打损伤，骨折；外用治皮肤湿痒，无名肿毒。

【采收加工】全年均可采收，鲜用或晒干。

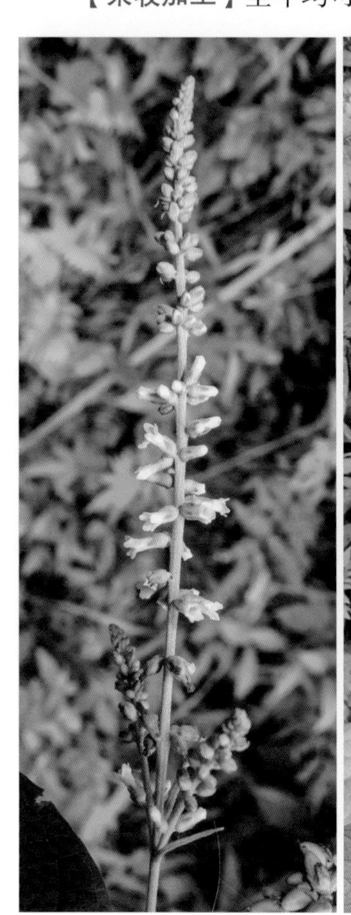

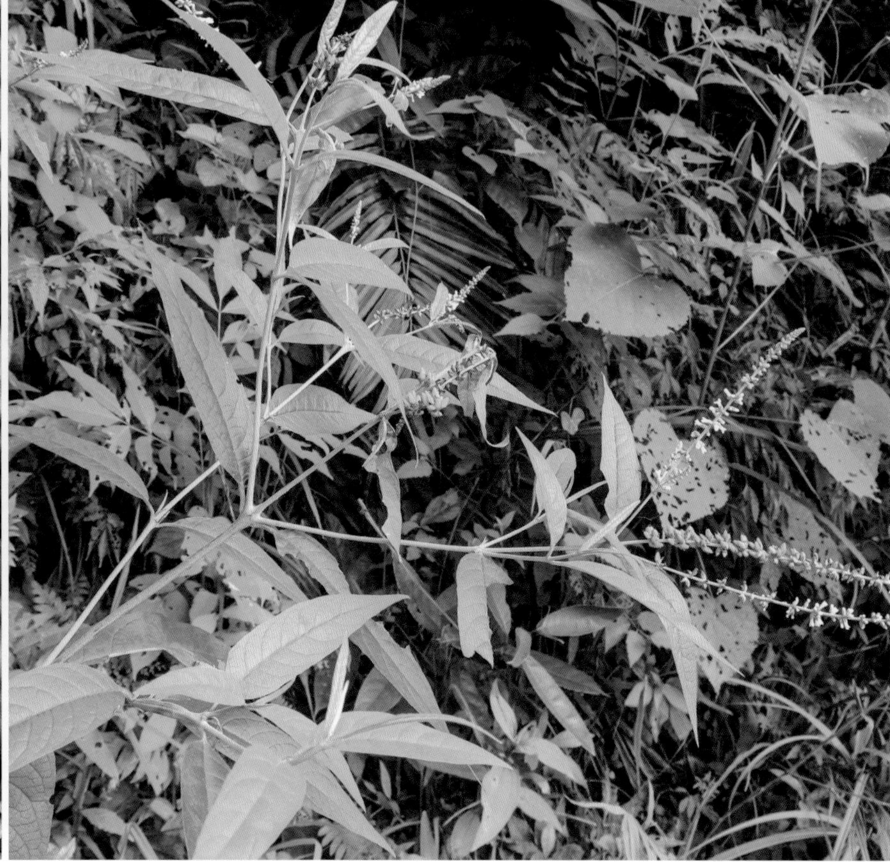

## 醉鱼草

【基原】为马钱科醉鱼草*Buddleja lindleyana* Fortune 的茎叶。

【别名】防痛树、毒鱼草。

【形态特征】直立灌木，高1~2 m。嫩枝被棕黄色星状毛及鳞片。叶片卵形至椭圆状披针形，先端渐尖至尾状，全缘，干时腹面暗绿色，无毛，背面密被棕黄色星状毛。总状聚伞花序顶生，疏被星状毛及金黄色腺点；花冠紫色，花冠筒弯曲。蒴果长圆形，外被鳞片。花期4~10月，果期8月至翌年4月。

【分布】生于山地向阳山坡、林缘灌木丛中。产于广西、广东、湖南、贵州、云南、四川、江西、浙江、江苏。

【性能主治】茎叶味辛，性温。有祛风湿、壮筋骨、活血祛瘀的作用。主治风湿筋骨疼痛，跌打损伤，产后血瘀，痈疽溃疡。

【采收加工】全年均可采收，洗净，晒干。

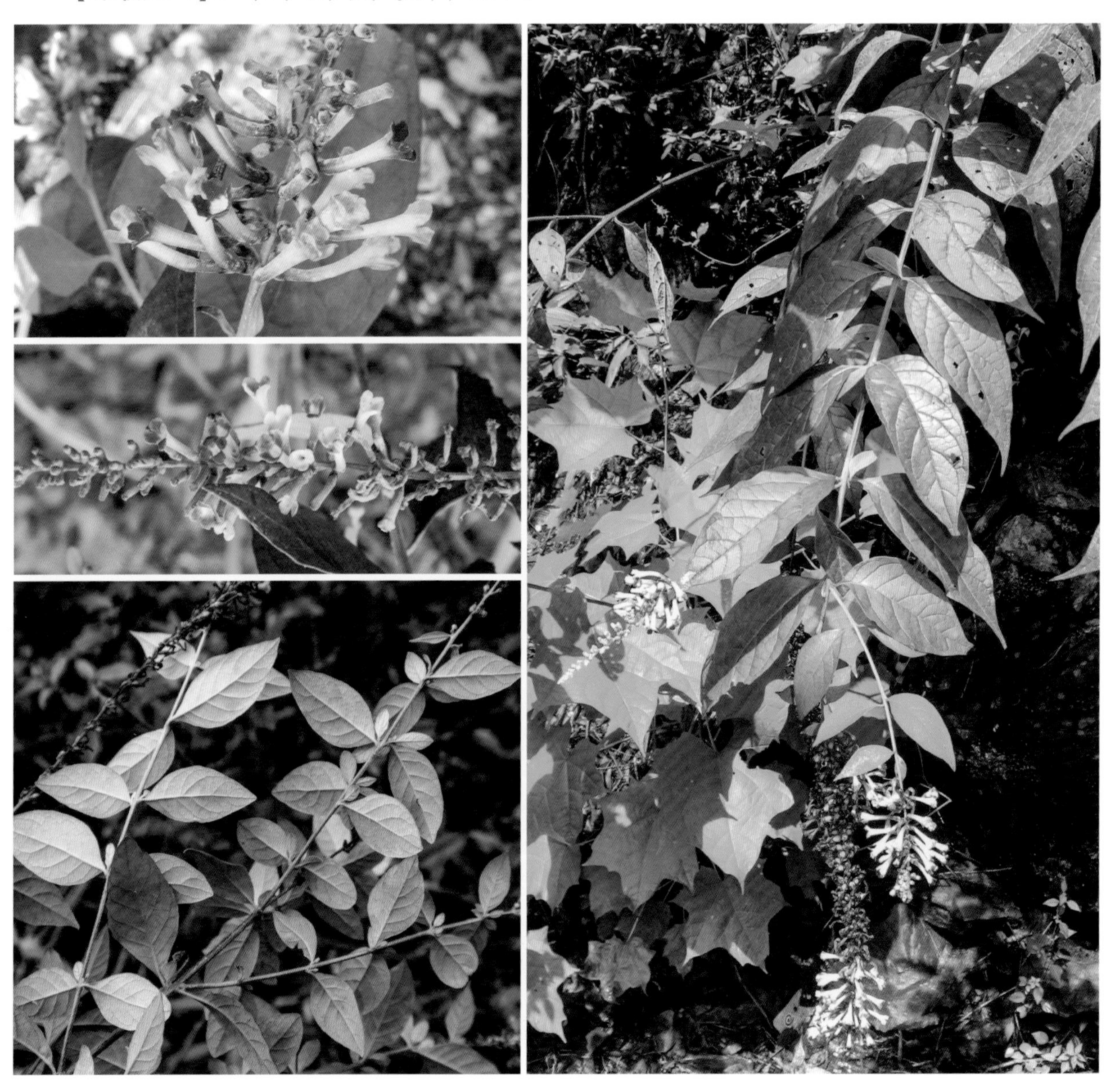

## 断肠草

【基原】为马钱科钩吻*Gelsemium elegans* (Gardn. et Champ.) Benth. 的根和茎。

【别名】大茶药、烂肠草、胡蔓藤。

【形态特征】常绿木质藤本。小枝圆柱形，幼时具纵棱。单叶对生；叶片膜质，卵形至卵状披针形。聚伞花序，花密集；花冠黄色，漏斗状，内有淡红色斑点。蒴果卵状椭圆形，未开裂时具2条明显纵槽，熟时黑色。种子扁压状椭圆形或肾形。花期5~11月，果期7月至翌年2月。

【分布】生于山坡疏林下或灌木丛中。产于广西、广东、海南、贵州、云南、江西、福建、湖南等地。

【性能主治】根和茎味苦、辛，性温；有大毒。有祛风、攻毒、止痛的作用。主治疥癞，湿疹，瘰疬，痈肿，疔疮，跌打损伤，风湿痹痛，神经痛，陈旧性骨折。

【采收加工】全年均可采收，除去泥沙、杂质，干燥。

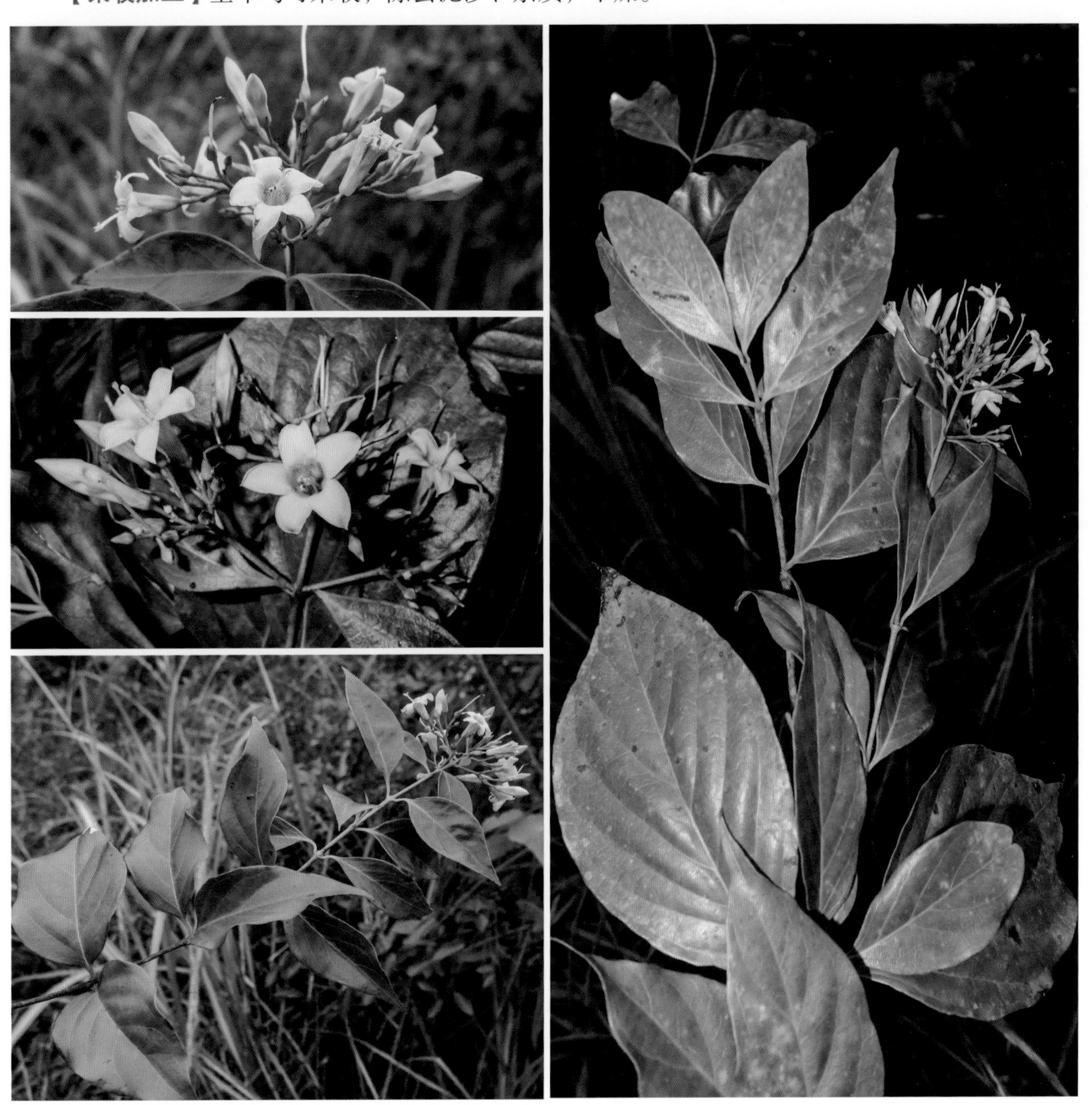

# 扭肚藤

【基原】为木犀科扭肚藤*Jasminum elongatum* (Bergius) Willd. 的枝叶。

【别名】断骨草、白花茶、白金银花。

【形态特征】攀缘灌木。小枝圆柱形，疏被短柔毛至密被黄褐色茸毛。单叶对生；叶片纸质，卵状披针形至卵形，先端短尖，背面有毛。聚伞花序，通常着生于侧枝顶端，多花；花冠白色，花冠筒细长，高脚碟状。果长圆形，熟时黑色。花期6~10月，果期8月至翌年3月。

【分布】生于丘陵或山地林中。产于广西、广东、云南、海南等地。

【性能主治】枝叶味微苦，性凉。有清热利湿、解毒、消滞的作用。主治急性胃肠炎，消化不良，急性结膜炎，急性扁桃体炎，痢疾。

【采收加工】夏、秋季采收，鲜用或晒干。

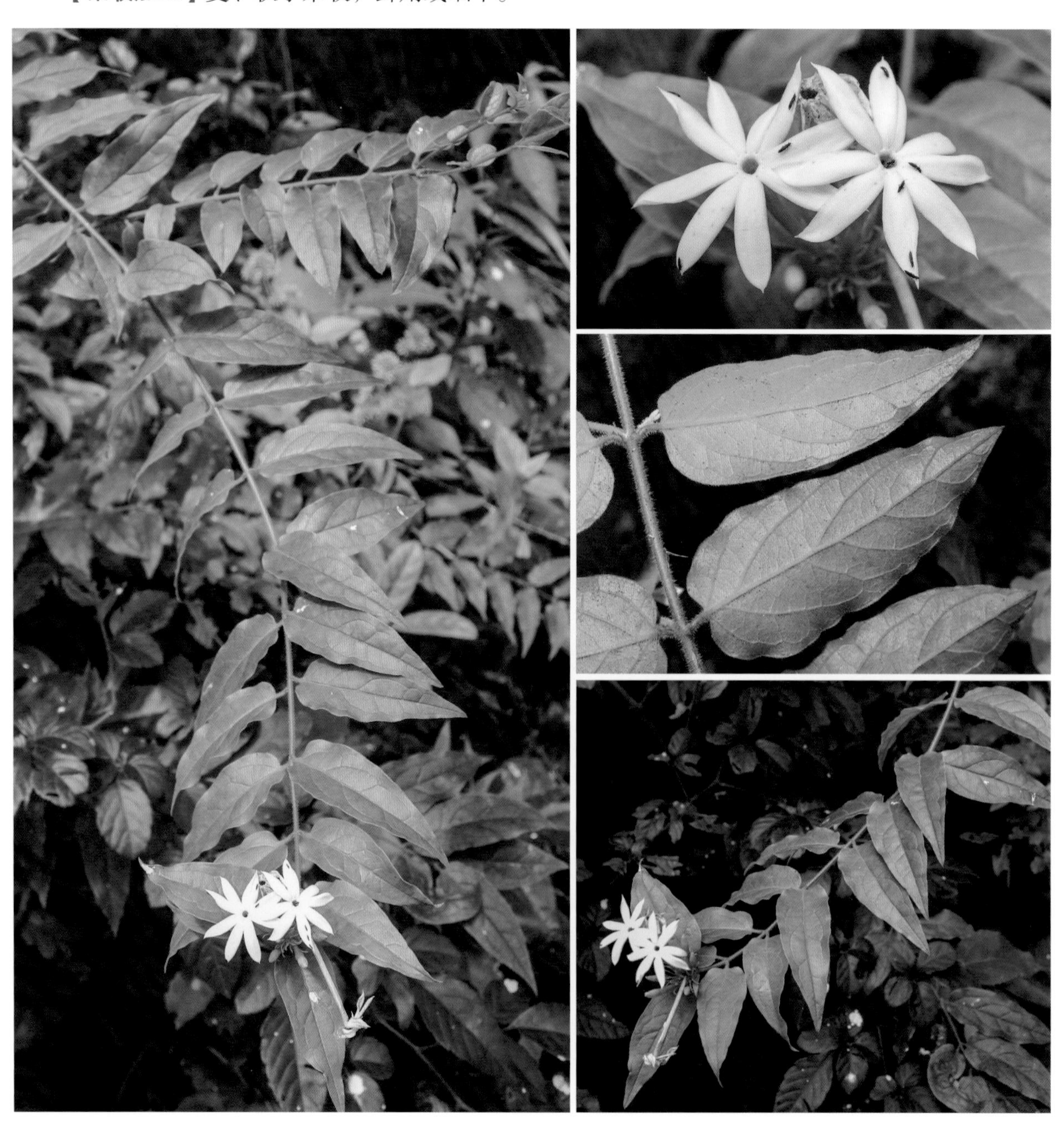

## 破骨风

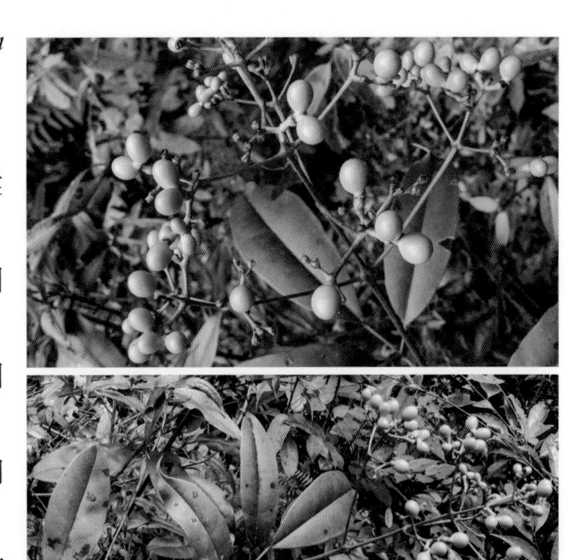

【基原】为木犀科清香藤*Jasminum lanceolaria* Roxb. 的全株。

【别名】散骨藤。

【形态特征】攀缘灌木。全株无毛或微被短柔毛。小枝圆柱形，稀具棱，节处稍压扁。叶对生，三出复叶；小叶近等大，具小叶柄，革质，卵圆形、椭圆形至披针形。聚伞花序顶生，兼有腋生；花萼三角形或不明显；花冠白色。果球形或椭圆形，熟时黑色。花期4~10月，果期6月至翌年3月。

【分布】生于疏林或灌木丛中。产于广西、湖南、台湾、甘肃等地。

【性能主治】全株味苦、辛，性平。有活血破瘀、理气止痛的作用。主治风湿痹痛，跌打骨折，外伤出血。

【采收加工】全年均可采收，除去杂质，晒干。

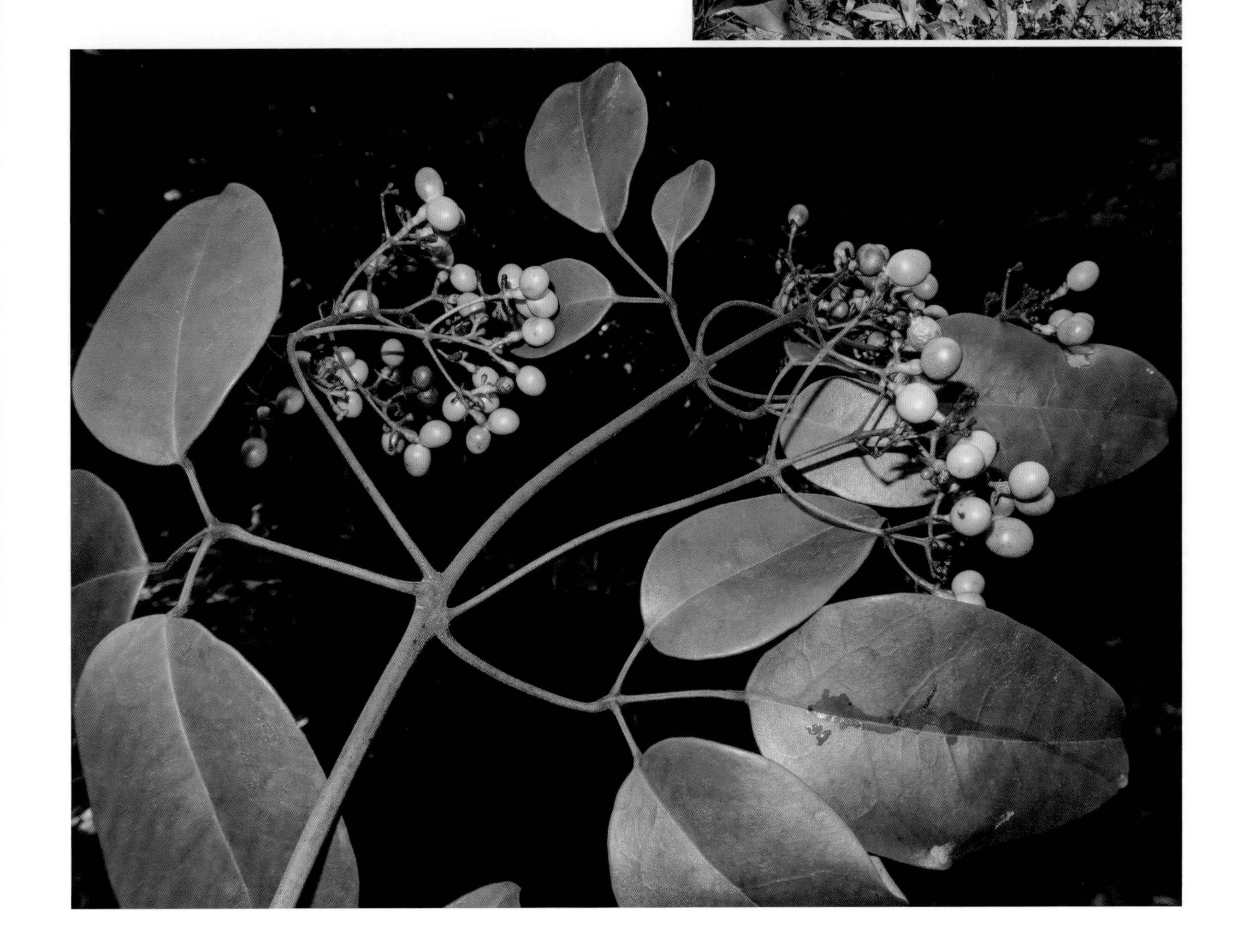

## 女贞子

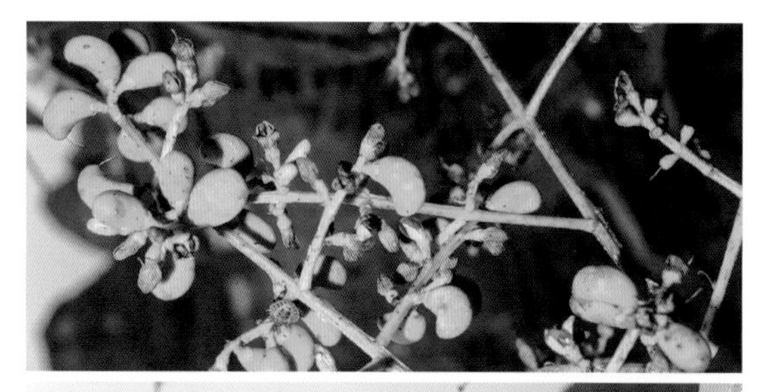

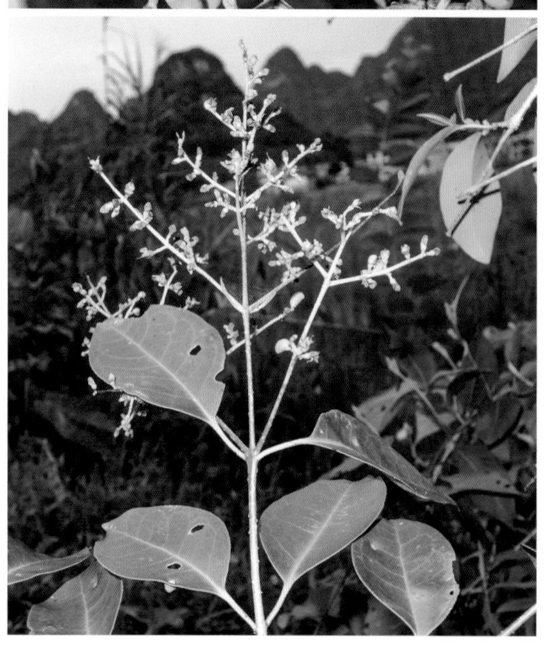

【基原】为木犀科女贞*Ligustrum lucidum* W. T. Aiton 的果实。

【别名】白蜡树、冬青子。

【形态特征】常绿大灌木或乔木。小枝灰褐色，无毛，具圆形小皮孔。叶片革质，阔椭圆形，光亮无毛，中脉在腹面凹入，在背面突起。圆锥花序，花疏散；花序轴果时具棱；花序基部苞片常与叶同型；花冠白色，裂片反折。果肾形，熟时蓝黑色并被白粉。花期5~7月，果期7~12月。

【分布】生于山谷、路旁或村边的疏林中或向阳处。产于广西、四川、福建、浙江、江苏等地。

【性能主治】果实味甘、苦，性凉。有滋补肝肾、明目乌发的作用。主治眩晕耳鸣，腰膝酸软，须发早白，目暗不明。

【采收加工】冬季果实成熟时采收，除去枝叶，稍蒸或置沸水中略烫，干燥。

## 小蜡树

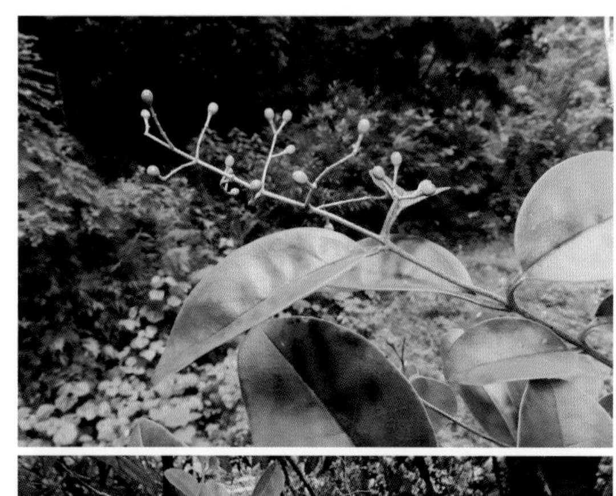

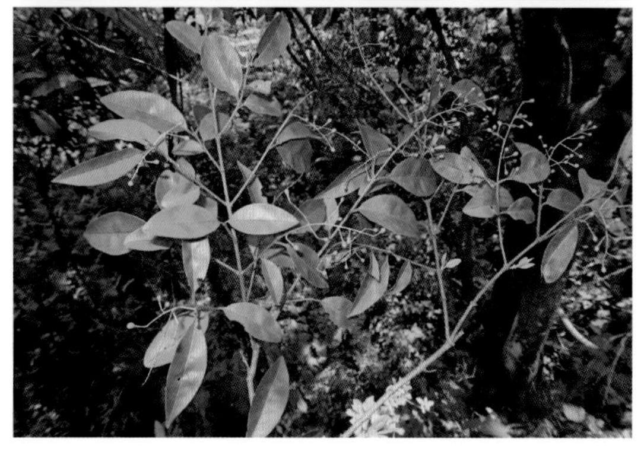

【基原】为木犀科小蜡*Ligustrum sinense* Lour. 的树皮及枝叶。

【别名】冬青、鱼腊树。

【形态特征】落叶灌木或小乔木。小枝被淡黄色柔毛，老时近无毛。叶片纸质或薄革质，卵形至披针形，先端渐尖至微凹，基部宽楔形或近圆形。圆锥花序顶生或腋生，塔形；花序轴基部有叶；花白色，花丝与花冠裂片近等长或长于裂片。果近球形。花期5~6月，果期9~12月。

【分布】生于山谷、山坡林中。产于广西、广东、湖南、贵州、四川、江西、湖北等地。

【性能主治】树皮及枝叶味苦，性凉。有清热利湿、解毒消肿的作用。主治感冒发热，肺热咳嗽，咽喉肿痛，口舌生疮，湿疹，皮炎，跌打损伤，烫伤。

【采收加工】夏、秋季采收树皮和枝叶，鲜用或晒干。

# 络石藤

【基原】为夹竹桃科络石*Trachelospermum jasminoides* (Lindl.) Lem. 的带叶藤茎。

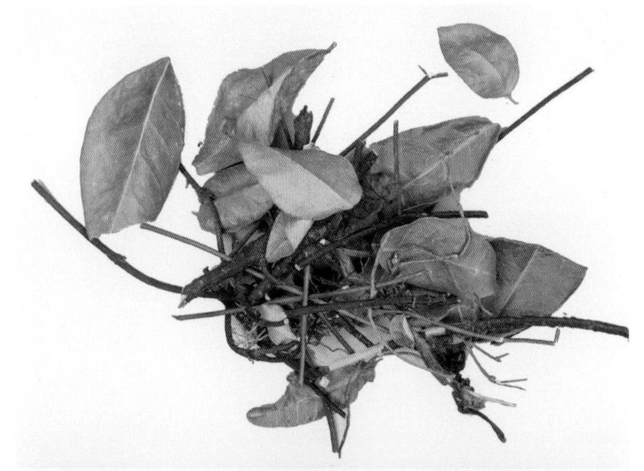

【别名】软筋藤、羊角藤。

【形态特征】常绿木质藤本，具乳汁。叶片革质，椭圆形至卵状椭圆形。聚伞形花序；花白色，繁密，芳香；花蕾顶端钝；花萼裂片向外反折；花冠筒圆筒形，中部膨大；雄蕊着生在花冠筒中部，隐藏在花喉内。蓇葖果双生，叉开。种子顶端具白色绢质种毛。花期3~7月，果期7~12月。

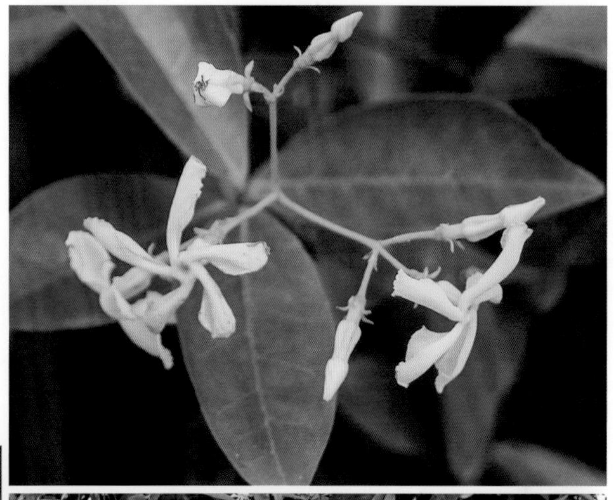

【分布】生于林缘或山坡灌木丛中，常攀缘附生于树上、墙壁或石上，亦有栽于庭院观赏。产于广西、广东、江苏、安徽、湖北、山东、四川、浙江等地。

【性能主治】带叶藤茎味苦，性微寒。有凉血消肿、祛风通络的作用。主治风湿热痹，筋脉拘挛，腰膝酸痛，痈肿，跌扑损伤。

【采收加工】冬季至翌年春季采割，晒干。

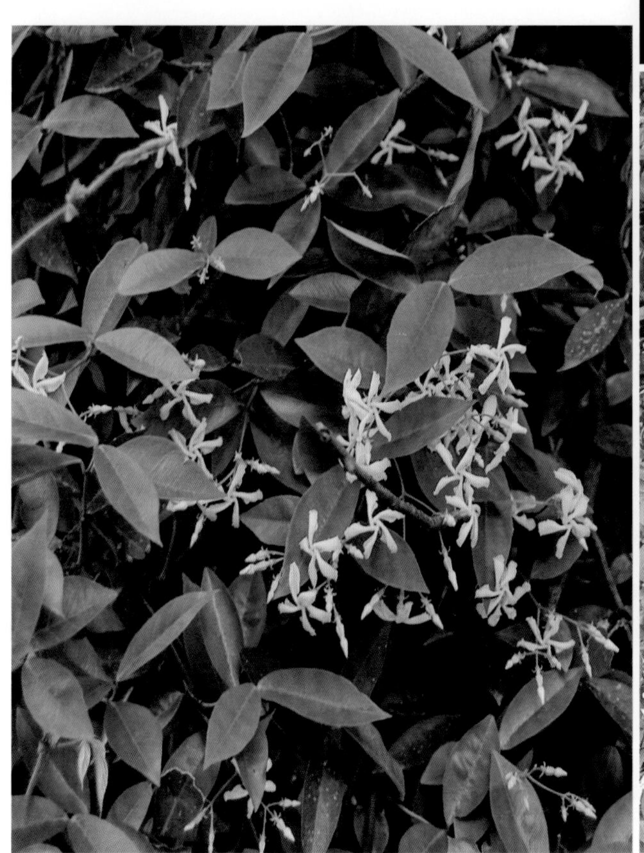

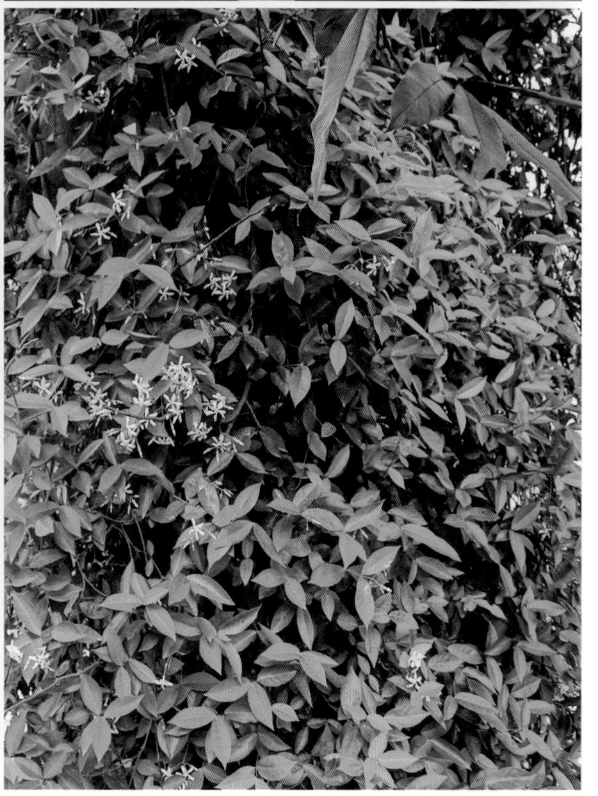

# 杜仲藤

【基原】为夹竹桃科毛杜仲藤*Urceola huaitingii* (Chun et Tsiang) D. J. Middleton 的老茎及根。

【别名】藤杜仲、红杜仲、土杜仲。

【形态特征】粗壮木质攀缘藤本。枝有不明显的皮孔，具乳汁。全株密被锈色柔毛或茸毛。叶腋间及腋内多腺体。叶生于枝的顶端，对生；叶片椭圆形或卵状椭圆形。聚伞花序总状，近顶生；花小，密集，黄色。蓇葖果双生或有1个不发育，卵状披针形，基部膨大，向上渐细尖。花期3~6月，果期7~12月。

【分布】生于山地林中或灌木丛中。产于广西、广东、湖南、贵州等地。

【性能主治】老茎及根味苦、涩、微辛，性平。有祛风活络、壮腰膝、强筋骨、消肿的作用。主治风湿痹痛，腰膝酸软，跌打损伤。

【采收加工】全年均可采收，鲜用或晒干。

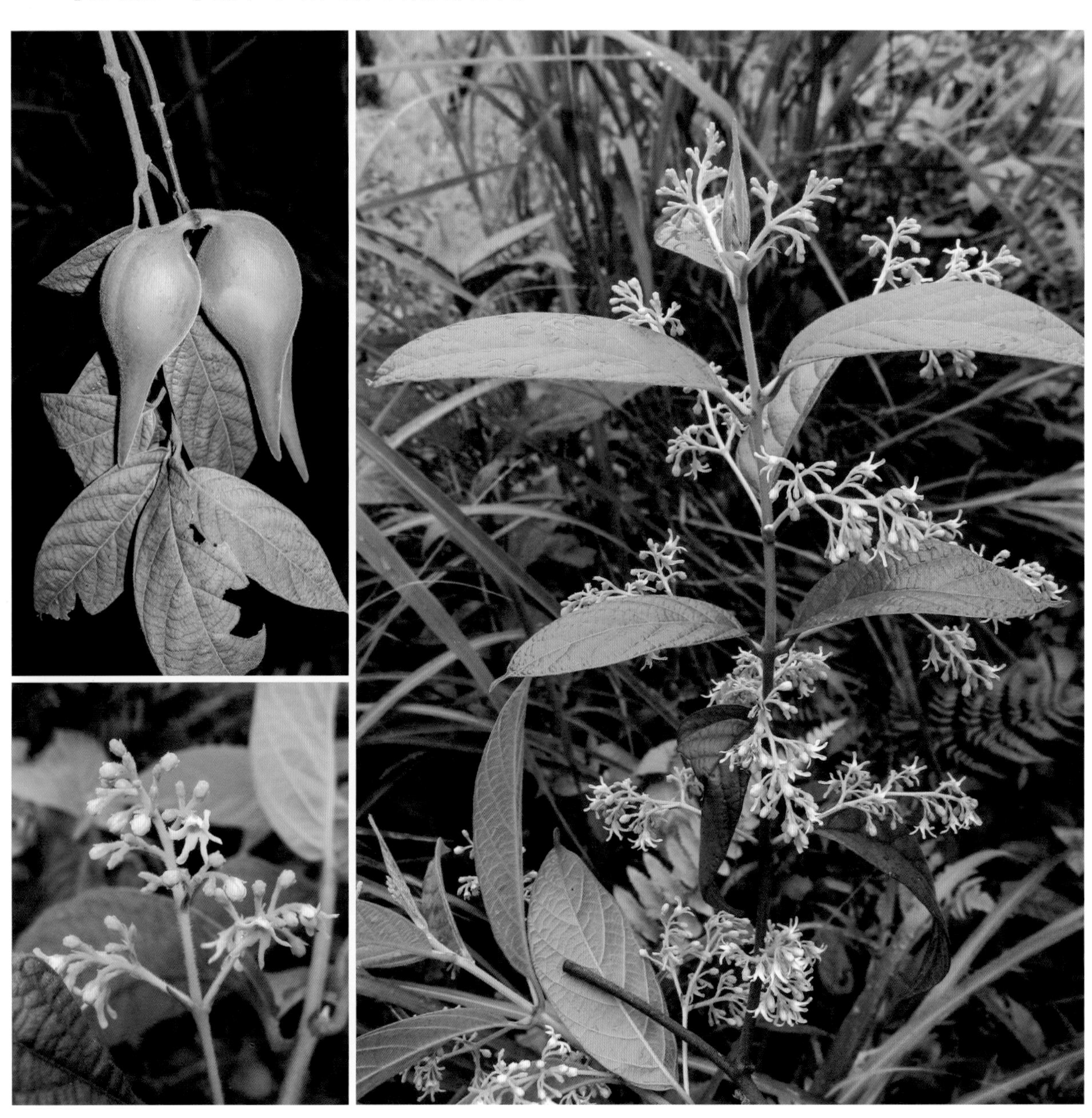

## 刺瓜

【基原】为萝藦科刺瓜*Cynanchum corymbosum* Wight 的全草。

【别名】老鼠瓜、小刺瓜、野苦瓜。

【形态特征】多年生草质藤本。叶片卵形或卵状长圆形，先端短尖，基部心形，叶背苍白色。花序腋外生，着花约20朵；花绿白色，近辐状；副花冠大，杯状或高钟状。蓇葖果纺锤状，具弯刺，向端部渐尖，中部膨胀。种子卵形，种毛白色，绢质。花期5~10月，果期8月至翌年1月。

【分布】生于山野河边、灌木丛中及林下潮湿处。产于广西、广东、云南、四川、福建等地。

【性能主治】全草味甘、淡，性平。有益气、催乳、解毒的作用。主治乳汁不足，神经衰弱，慢性肾炎。

【采收加工】全年均可采收，晒干。

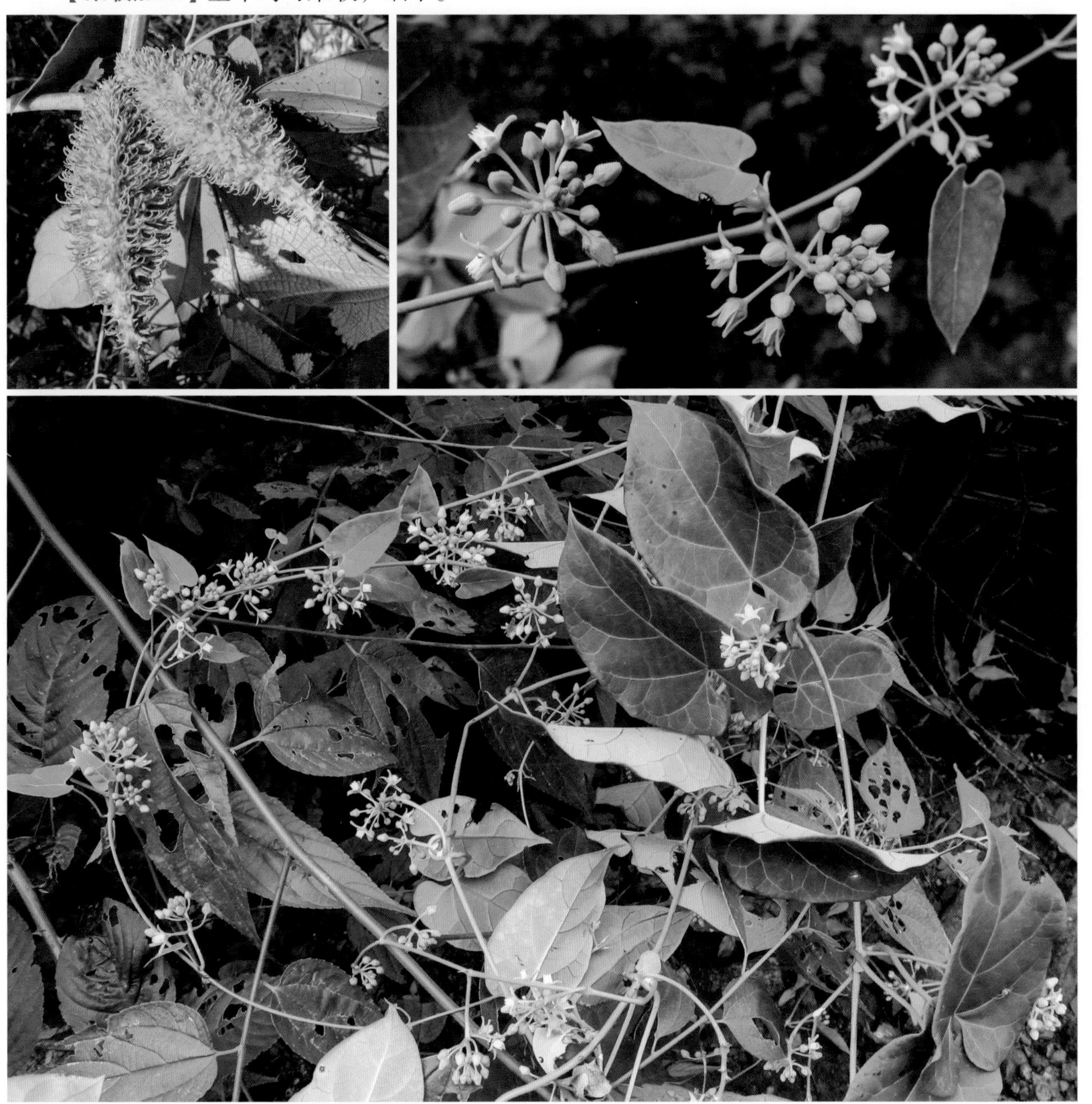

## 流苏子根

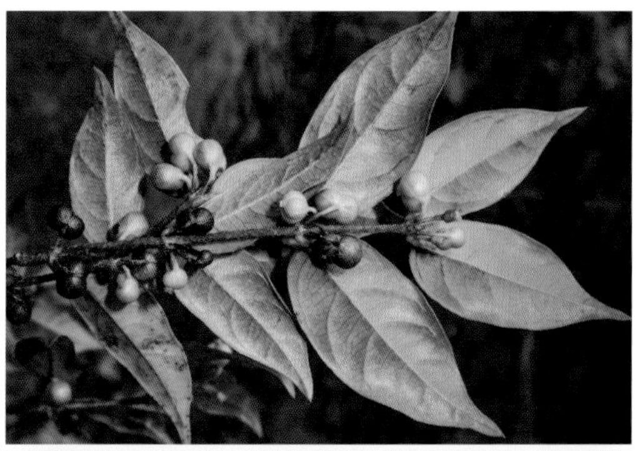

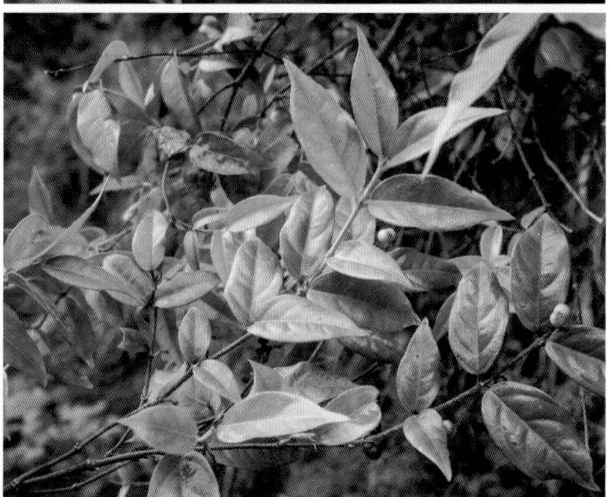

【基原】为茜草科流苏子*Coptosapelta diffusa* (Champ. ex Benth.) Steenis 的根。

【别名】癞蚂藤、小青藤、包色龙。

【形态特征】藤本或攀缘灌木，长达5 m。叶片卵形、卵状长圆形至披针形，干后黄绿色。花单生于叶腋，常对生，白色或黄色。蒴果稍扁球形，中部有1条浅沟，直径5~8 mm，淡黄色；萼裂片宿存。种子多数，近圆形，直径1.5~2 mm，边缘流苏状。花期5~7月，果期5~12月。

【分布】生于山坡疏林中或灌木丛中。产于广西、广东、湖南、湖北、贵州、四川、浙江、江西、福建、台湾等地。

【性能主治】根味辛、苦，性凉。有祛风除湿、止痒的作用。主治皮炎，荨麻疹，湿疹瘙痒，疮疥，风湿痹痛。

【采收加工】秋季采挖，除去杂质，洗净，晒干。

## 岩石羊

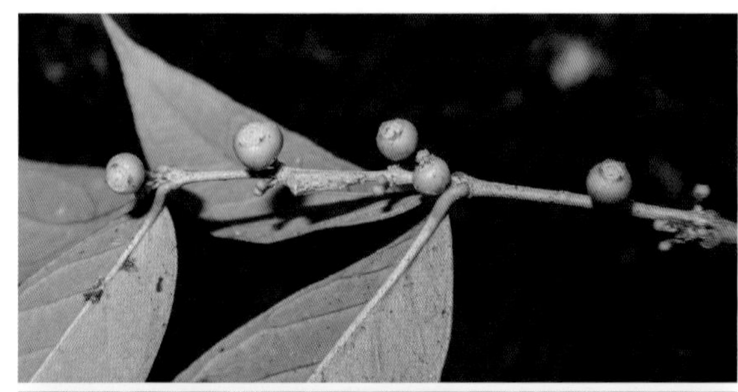

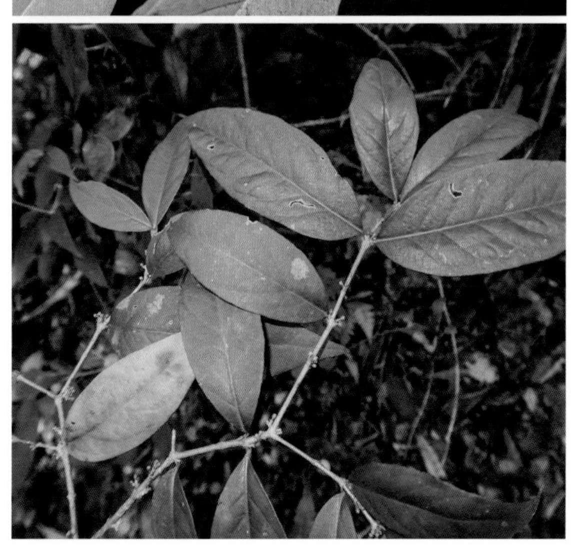

【基原】为茜草科短刺虎刺*Damnacanthus giganteus* (Makino) Nakai 的根。

【别名】长叶数珠根、树莲藕、半球莲。

【形态特征】具短刺灌木，高0.5~2 m。根链珠状，肉质，淡黄色。幼枝常具4棱；刺极短，长1~2 mm，常仅见于顶节托叶腋，其余节无刺。叶片革质，披针形或长圆状披针形，全缘，具反卷线。花成对腋生于短花序梗上，白色。核果红色，近球形。花期3~5月，果熟期11月至翌年1月。

【分布】生于山地林下和灌木丛中。产于广西、广东、贵州、湖南、江西、浙江、福建等地。

【性能主治】根味苦、甘，性平。有养血、止血、除湿、舒筋的作用。主治体弱血虚，小儿疳积，肝脾肿大，月经不调，肠风下血，黄疸，风湿痹痛，跌打损伤。

【采收加工】秋后采收，洗净，切片，晒干。

## 栀子

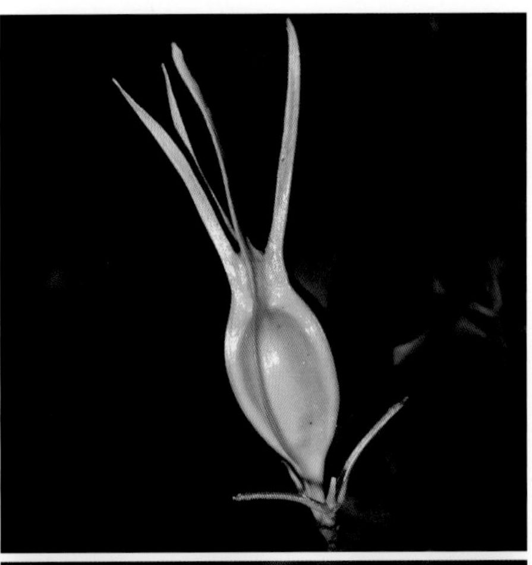

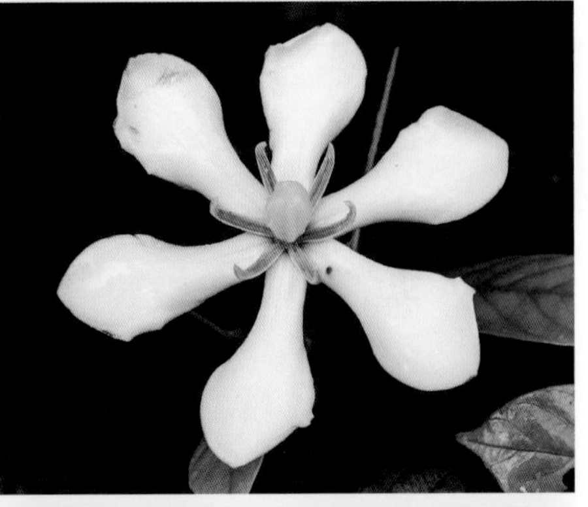

【基原】为茜草科栀子*Gardenia jasminoides* J. Ellis 的成熟果实。

【别名】黄栀子、山栀子、水横枝。

【形态特征】常绿灌木，高0.3~3 m。嫩枝常被短毛，枝圆柱形。叶对生，叶形多样，常无毛。花芳香，常单朵生于枝顶，白色或乳黄色，高脚碟状。果卵形、近球形、椭圆形或长圆形，熟时黄色或橙红色，有翅状纵棱5~9条，顶部具宿存萼片。花期3~7月，果期5月至翌年2月。

【分布】生于旷野、山谷、山坡的灌木丛或疏林中。产于广西、广东、云南、贵州、湖南、江西、福建等地。

【性能主治】成熟果实味苦，性寒。有泻火除烦、清热利湿、凉血解毒、消肿止痛的作用。主治热病心烦，湿热黄疸，淋证涩痛，血热吐血，目赤肿痛，火毒疮疡；外用治扭挫伤痛。

【采收加工】9~11月果实成熟时采收，除去果梗及杂质，蒸至上汽或置沸水中略烫，取出，干燥。

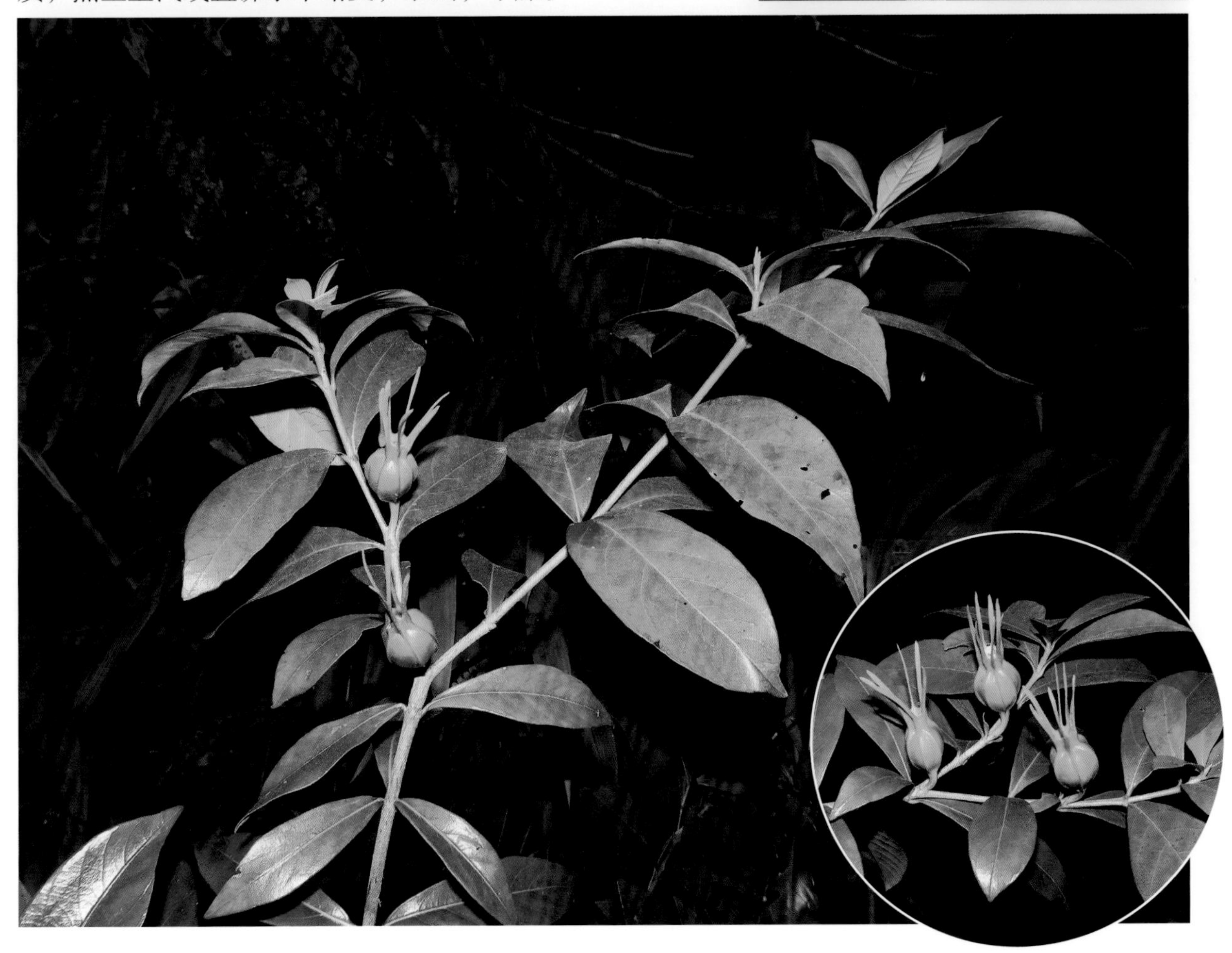

## 牛白藤

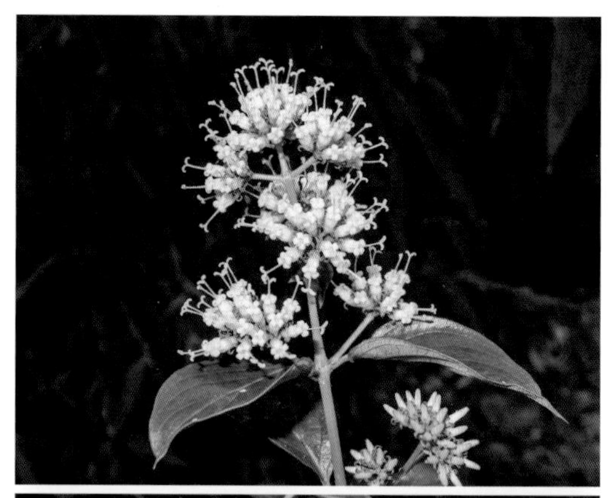

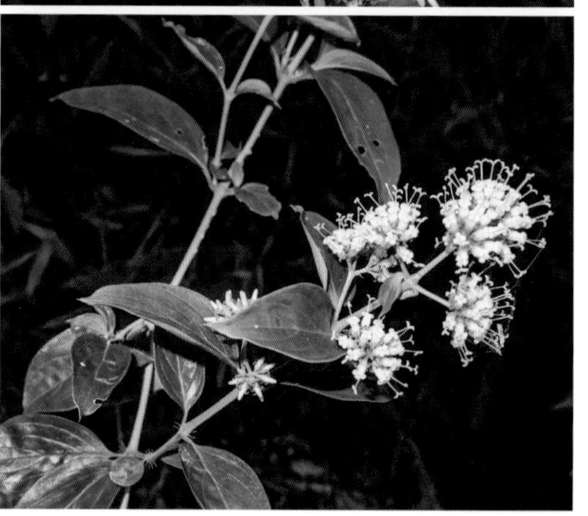

【基原】为茜草科牛白藤*Hedyotis hedyotidea* (DC.) Merr. 的根、藤及叶。

【别名】糯饭藤、藤耳草、白藤草。

【形态特征】藤状灌木。触之有粗糙感。嫩枝方柱形，被粉末状柔毛，老时圆柱形。叶对生；叶片膜质，长卵形或卵形，腹面粗糙，背面被柔毛。花序腋生和顶生，由10~20朵花集聚成伞形花序；花冠白色，管形，先端4浅裂，裂片披针形。蒴果近球形，直径2~3 mm。花期4~7月。

【分布】生于山谷灌木丛或丘陵坡地。产于广西、广东、云南、贵州、福建等地。

【性能主治】根、藤味甘、淡，性凉。有消肿止血、祛风活络的作用。主治风湿关节痛，痔疮出血，跌打损伤。叶味甘、淡，性凉。有清热祛风的作用。主治肺热咳嗽，感冒，肠炎；外用治湿疹，皮肤瘙痒，带状疱疹。

【采收加工】全年均可采收，洗净，切片，晒干或鲜用。

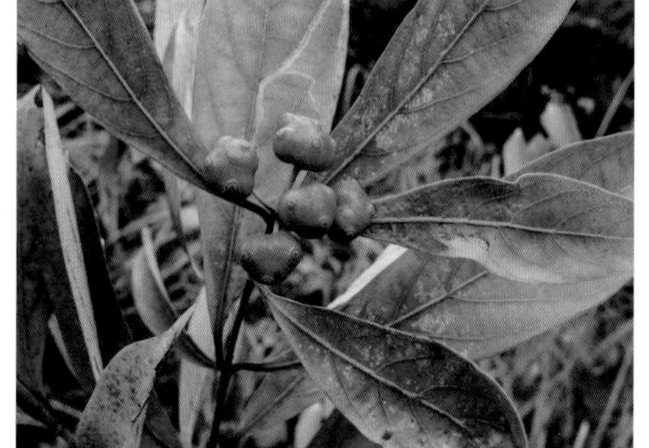

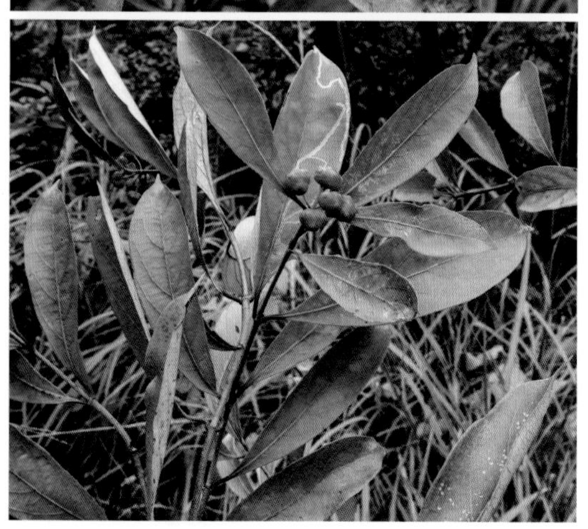

## 羊角藤

【基原】为茜草科羊角藤*Morinda umbellata* L. subsp. *obovata* Y. Z. Ruan 的根及全株。

【别名】龙骨风、马骨风、乌藤。

【形态特征】藤本，攀缘或缠绕，有时呈披散灌木状。老枝具细棱，蓝黑色，多少木质化。叶片倒卵形、倒卵状披针形或倒卵状长圆形。花序3~11个呈伞状排列于枝顶；头状花序具花6~12朵；花白色。聚花核果由3~7朵花发育而成，近球形或扁球形，熟时红色；核果具分核2~4粒。花期6~7月，果期10~11月。

【分布】攀缘于林下、溪旁、路旁的灌木上。产于广西、广东、海南、湖南、浙江、江西、福建、台湾等地。

【性能主治】根及全株味甘，性凉。有止痛止血、祛风除湿的作用。主治胃痛，风湿关节痛；叶外用治创伤出血。

【采收加工】全年均可采收，鲜用或晒干。

## 玉叶金花

【基原】为茜草科玉叶金花*Mussaenda pubescens* W. T. Aiton的藤、根。

【别名】白纸、白叶子、凉口茶。

【形态特征】攀缘灌木。嫩枝被贴伏短柔毛。叶对生或轮生；叶片薄纸质，卵状长圆形或卵状披针形，腹面近无毛或疏被毛，背面密被短柔毛。聚伞花序顶生，密花；花萼裂片5枚，其中1枚极发达呈白色花瓣状；花冠黄色，管状。浆果近球形，顶部有环状疤痕，干时黑色。花期6~7月。

【分布】生于灌木丛、溪谷、山坡或村旁。产于广西、广东、海南、湖南、福建、浙江、台湾等地。

【性能主治】藤、根味甘、淡，性凉。有清热解毒、凉血解暑的作用。主治中毒，感冒，扁桃体炎，支气管炎，咽喉炎，肾炎水肿，肠炎，子宫出血，毒蛇咬伤。

【采收加工】全年均可采收，鲜用或晒干。

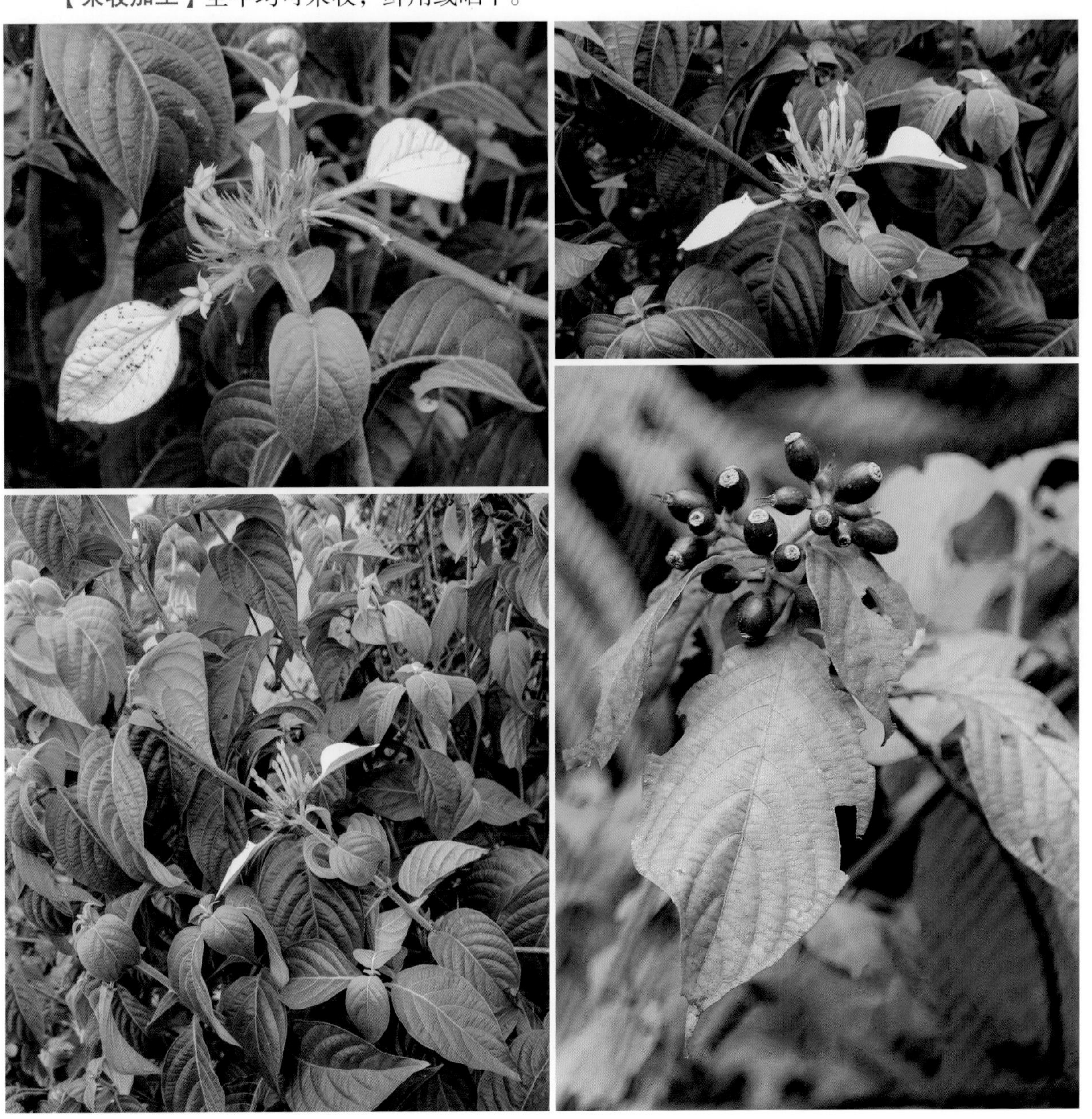

# 鸡矢藤

【基原】为茜草科鸡矢藤*Paederia scandens* (Lour.) Merr. 的根或全草。

【别名】雀儿藤、狗屁藤、臭屁藤。

【形态特征】多年生缠绕藤本。枝叶揉碎有强烈的鸡屎臭味。叶对生；叶片纸质，卵形至披针形。聚伞花序腋生或顶生，扩展；花冠筒钟状，外面白色，内面紫红色，有茸毛。果球形，熟时近黄色，有光泽，藤枯后仍不落。花期6~10月，果期11~12月。

【分布】生于山坡、林缘灌木丛中或缠绕于树上。产于广西、广东、云南、贵州、湖南、湖北、福建、江西、四川、安徽等地。

【性能主治】根或全草味甘、微苦，性平。有祛风利湿、消食化积、止咳、止痛的作用。主治风湿筋骨痛，黄疸型肝炎，肠炎，消化不良，肺结核咯血，支气管炎，外用治跌打损伤，皮炎，湿疹，疮疡肿毒，外伤性疼痛。

【采收加工】夏季采全草，秋、冬季采根，洗净，晒干。

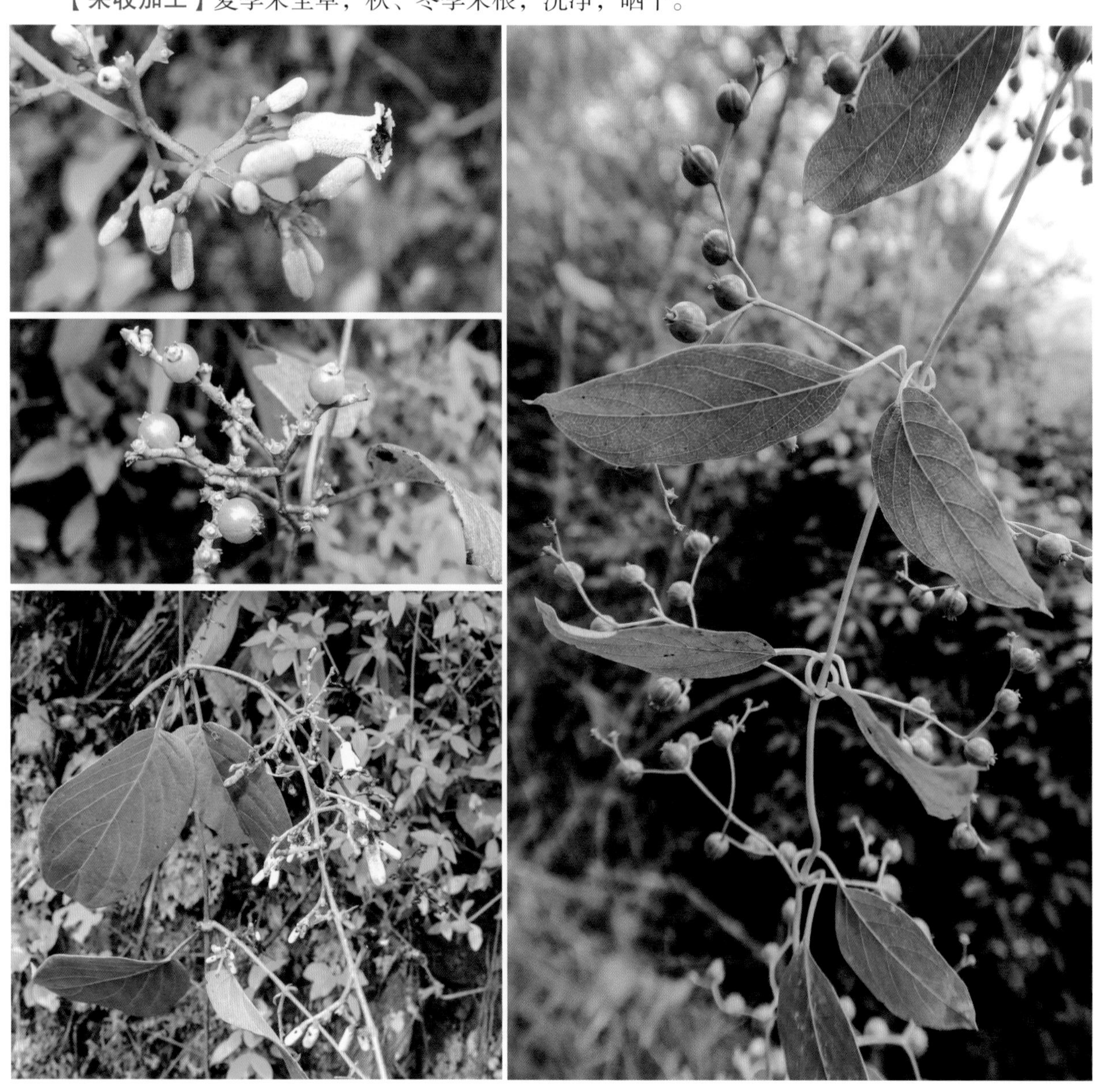

## 钩藤

【基原】为茜草科钩藤*Uncaria rhynchophylla* (Miq.) Miq. ex Havil. 的带钩茎枝。

【别名】倒挂金钩、双钩藤、鹰爪风。

【形态特征】木质藤本。嫩枝较纤细，方柱形或略有4棱，无毛。叶腋有成对的钩刺。单叶对生；叶片纸质，椭圆形或椭圆状长圆形，全缘。头状花序单生、腋生或顶生，花小；花冠黄白色，管状漏斗形。小蒴果被短柔毛，宿存萼裂片近三角形。花期5~7月，果期10~11月。

【分布】生于山谷、溪边、林中或灌木丛中。产于广西、广东、云南、贵州、湖南、湖北、江西、福建。

【性能主治】带钩茎枝味甘，性凉。有清热平肝、息风定惊的作用。主治肝风内动，惊痫抽搐，高热惊厥，感冒夹惊，小儿惊啼，妊娠子痫，头痛眩晕。

【采收加工】秋、冬季采收，去叶，切断，晒干。

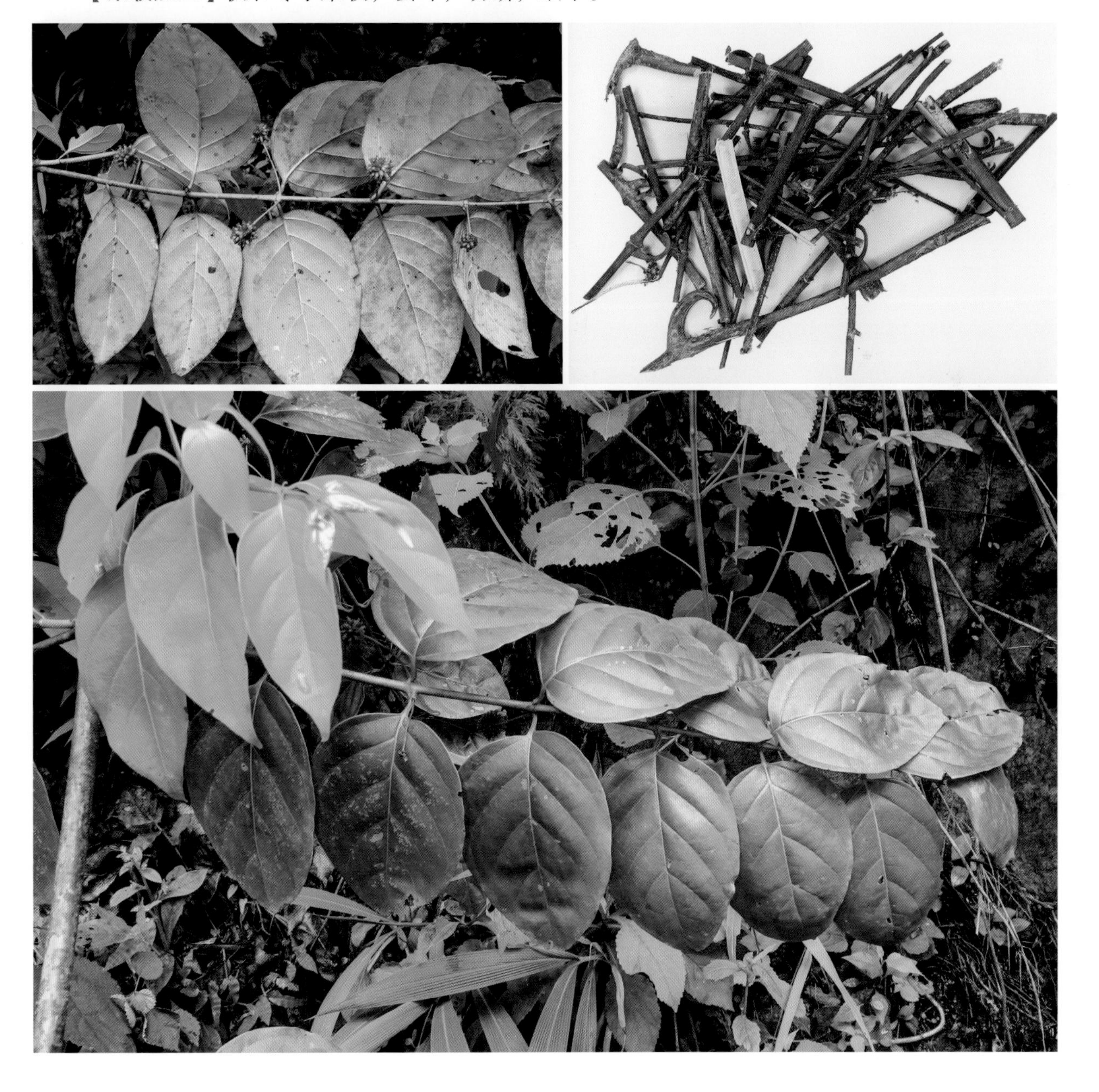

# 山银花

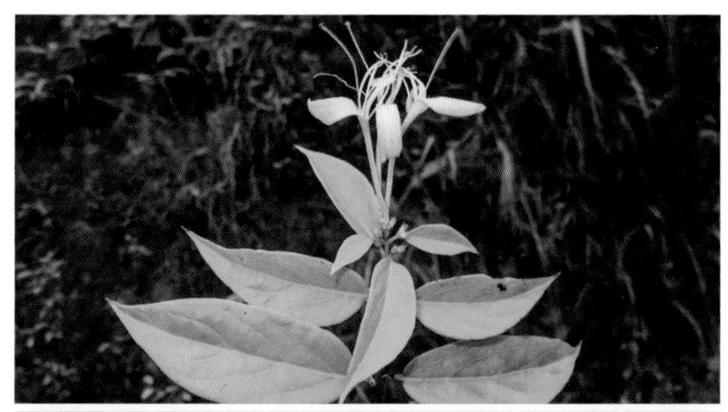

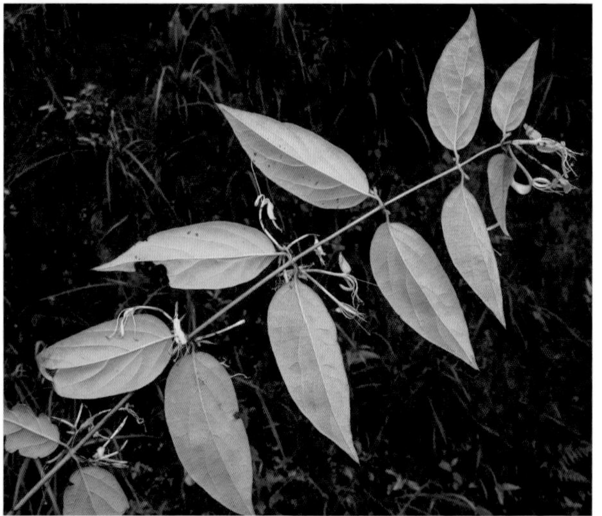

【基原】为忍冬科菰腺忍冬*Lonicera hypoglauca* Miq. 的花蕾或初开的花。

【别名】大银花。

【形态特征】缠绕藤本。小枝、叶柄、叶及总花梗均密被淡黄褐色短柔毛。叶片卵形至卵状长圆形，背面具橘红色蘑菇状腺。双花单生至多朵集生于侧生短枝上，或于小枝顶聚合成总状；苞片线状披针形；花白色，后变黄色。果近球形，黑色，具白粉。花期4~5月，果期10~11月。

【分布】生于灌木丛或疏林中。产于广西、广东、四川、贵州、云南、安徽、江西、福建等地。

【性能主治】花蕾或初开的花味甘，性寒。有清热解毒、疏散风热的作用。主治风热感冒，温病发热，喉痹，丹毒，热毒血痢，痈肿疔疮。

【采收加工】夏季初花开放前采收，干燥。

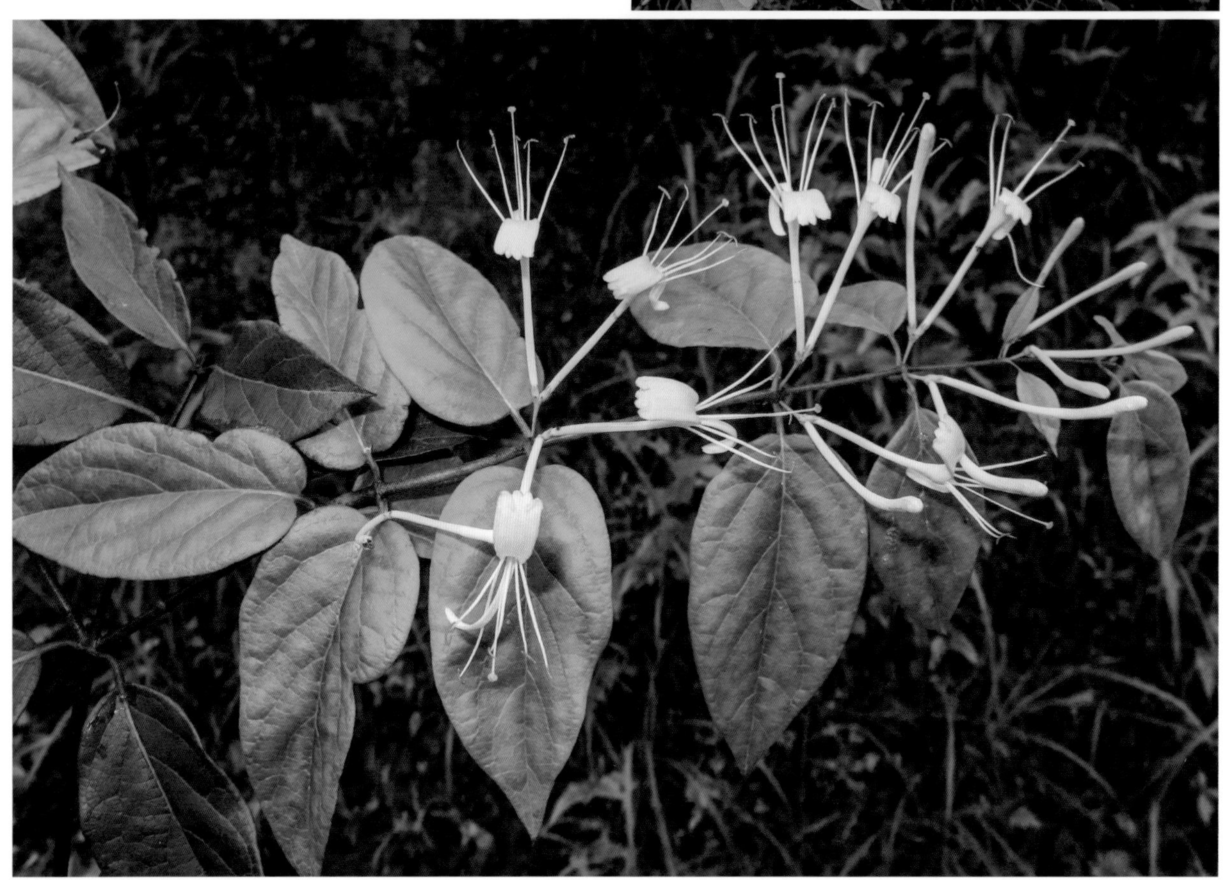

## 灰毡毛忍冬

【基原】为忍冬科灰毡毛忍冬*Lonicera macranthoides* Hand.-Mazz. 的花蕾或初开的花。

【别名】大金银花、山银花、大山花。

【形态特征】藤本。幼枝或顶梢及花序梗有薄绒状短糙伏毛，后变栗褐色有光泽而近无毛。叶片革质，卵形至宽披针形，长6~14 cm，背面被灰白色或带灰黄色毡毛，网脉突起而呈明显蜂窝状。花有香味，双花常密集于小枝梢成圆锥花序；花冠白色，后变黄色。花期6~7月，果期10~11月。

【分布】生于疏林灌木丛中，也有栽培。产于广西、广东、湖南、安徽、浙江、湖北、四川等地。

【性能主治】花蕾或初开的花味甘，性寒。有清热解毒、疏散风热的作用。主治风热感冒，温病发热，喉痹，丹毒，热毒血痢，痈肿疔疮。

【采收加工】夏季花开放前采收，干燥。

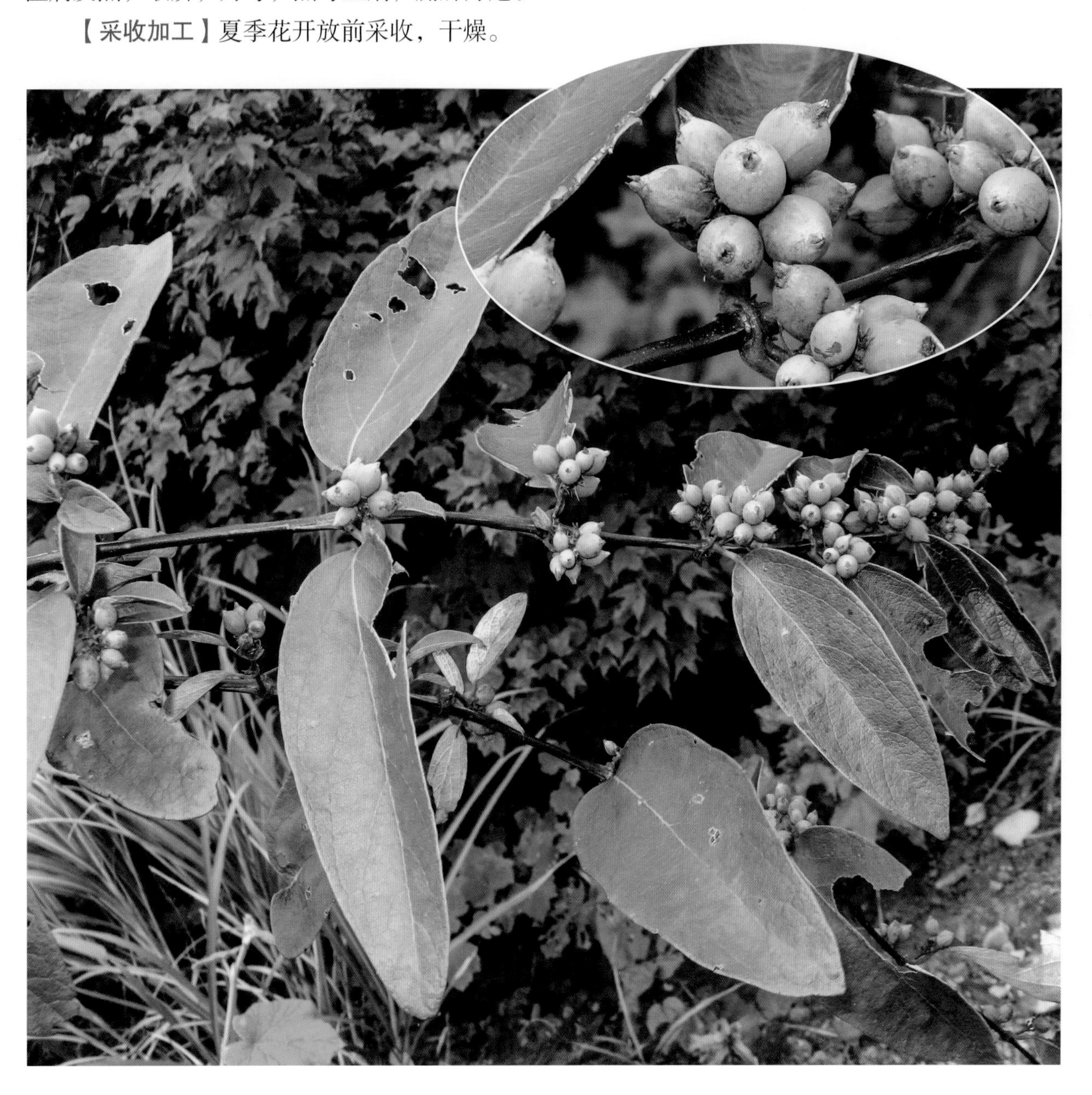

# 陆英

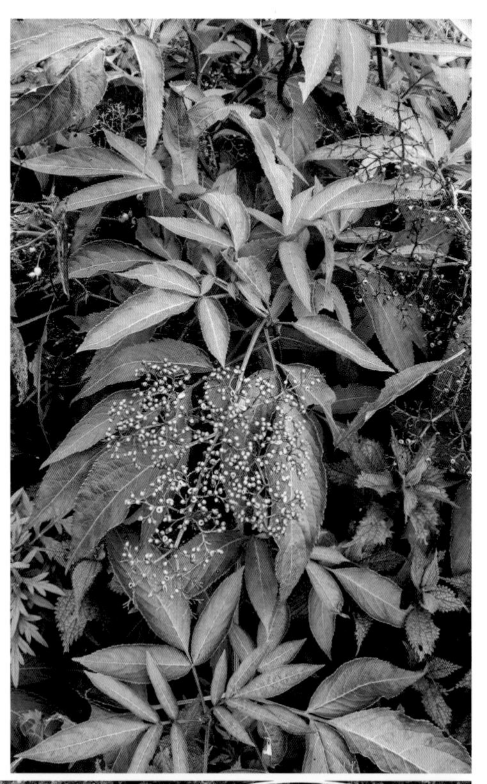

【基原】为忍冬科接骨草*Sambucus chinensis* Lindl. 的茎叶。

【别名】走马风。

【形态特征】高大草本或半灌木。枝具条棱，髓部白色。奇数羽状复叶对生；小叶2~3对，狭卵形。聚伞花序复伞状，顶生，大而疏散；花序梗基部托以叶状总苞片，3~5出分枝，纤细；花小，白色，杂有黄色杯状的不孕花。果实近圆形，熟时红色。花期4~7月，果期9~11月。

【分布】生于山坡、林下、沟边和草丛。产于广西、广东、贵州、云南、四川、湖南、湖北、陕西、江苏、安徽、浙江、江西、河南等地。

【性能主治】茎叶味甘、微苦，性平。有祛风、利湿、舒筋、活血的作用。主治风湿痹痛，腰腿痛，水肿，黄疸，风疹瘙痒，丹毒，疮肿，跌打损伤。

【采收加工】夏、秋季采收，切段，鲜用或晒干。

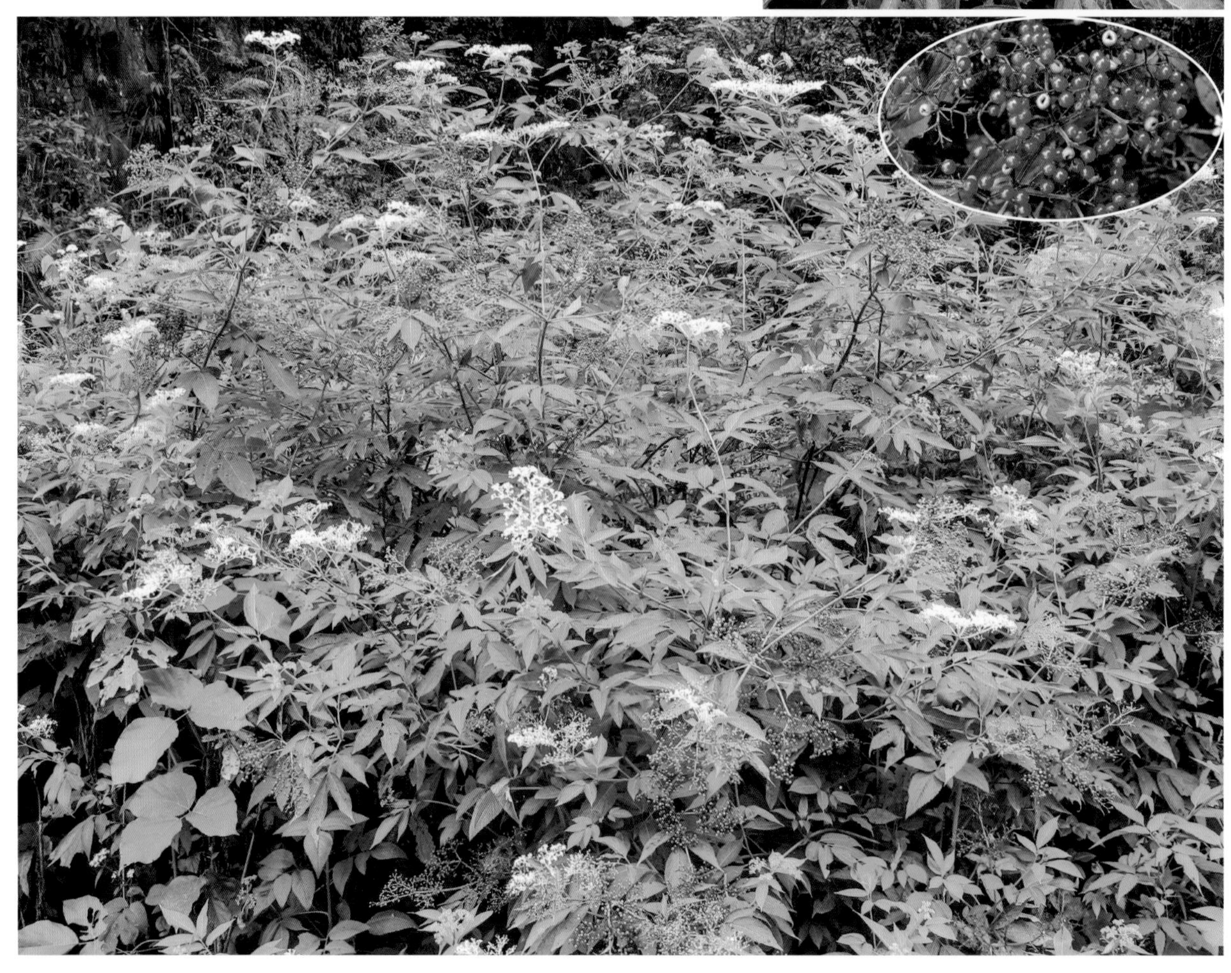

## 揉白叶

【基原】为忍冬科水红木*Viburnum cylindricum* Buch.-Ham. ex D. Don 的根、叶及花。

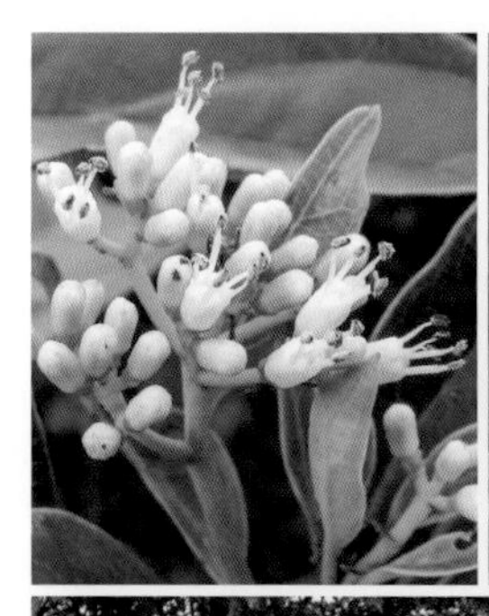
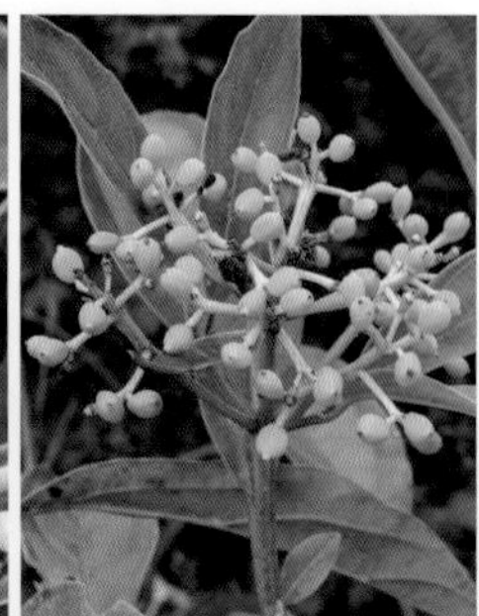
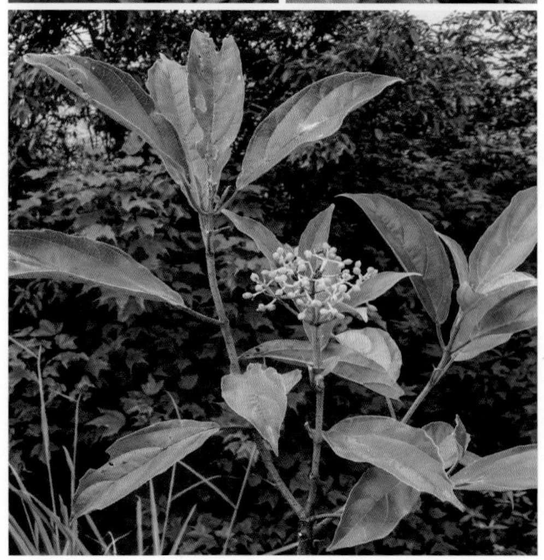

【别名】灰包木、大路通。

【形态特征】常绿灌木或小乔木。枝带红色或灰褐色，散生小皮孔。叶片革质，椭圆形至矩圆形或卵状矩圆形，先端渐尖或急渐尖，基部渐狭至圆形。聚伞花序伞形；花冠白色或有红晕，钟状。果实先红色后变蓝黑色，卵圆形；核卵圆形，扁。花期6~10月，果期10~12月。

【分布】生于向阳山坡疏林或灌木丛中。产于广西、广东、云南、贵州、四川、湖南、湖北、甘肃等地。

【性能主治】根、叶及花味苦，性凉。叶有清热解毒的作用。主治痢疾，急性胃肠炎，口腔炎，尿路感染；外用治烧烫伤，疮疡肿毒，皮肤瘙痒。根有祛风活络的作用。主治跌打损伤，风湿筋骨疼痛。花有润肺止咳的作用。主治肺燥咳嗽。

【采收加工】全年均可采根、叶，晒干。夏、秋季采花。

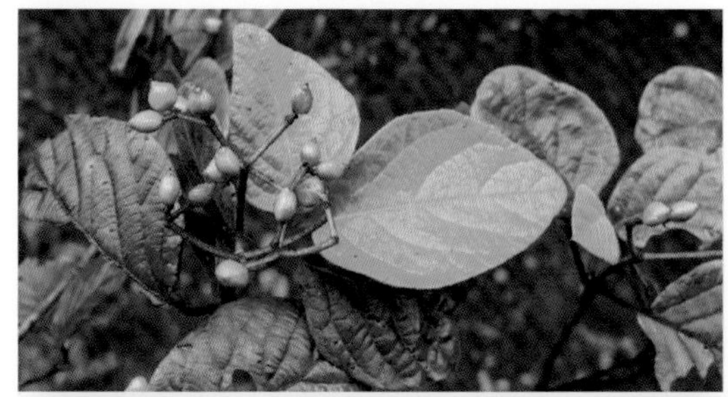
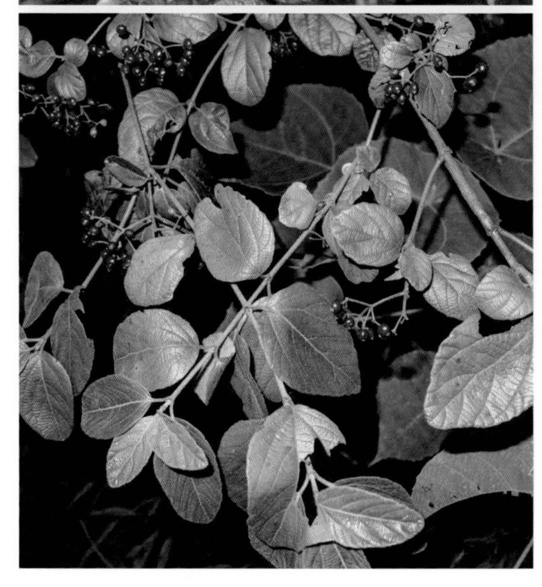

## 南方荚蒾

【基原】为忍冬科南方荚蒾*Viburnum fordiae* Hance 的根、茎及叶。

【别名】火柴树、心伴木、满山红。

【形态特征】灌木或小乔木，高可达5 m。植株几乎均被暗黄色或黄褐色茸毛。叶片厚纸质，宽卵形或菱状卵形，边缘常有小尖齿，叶脉在腹面略凹陷，在背面凸起。复伞形聚伞花序；花冠白色，辐状，裂片卵形。果熟时红色，卵圆形。花期4~5月，果期10~11月。

【分布】生于山谷旁疏林、山坡灌木丛中。产于广西、广东、云南、湖南、安徽、福建等地。

【性能主治】根、茎及叶味苦，性凉。有祛风清热、散瘀活血的作用。主治感冒，发热，月经不调，肥大性脊椎炎，风湿痹痛，跌打骨折，湿疹。

【采收加工】全年均可采根，洗净，切段，晒干。夏、秋季采茎叶，鲜用或晒干。

# 早禾树

【基原】为忍冬科珊瑚树*Viburnum odoratissimum* Ker-Gawl. 的叶、树皮及根。

【别名】猪肚木、利桐木、沙糖木。

【形态特征】常绿灌木或小乔木。枝灰色或灰褐色，有突起的小瘤状皮孔。叶片椭圆形至矩圆形或矩圆状倒卵形至倒卵形，有时近圆形，长7~20 cm。圆锥花序顶生或生于侧生短枝上；花白色，后变黄白色，有时微红色。果实先红色后变黑色，卵圆形或卵状椭圆形。花期4~5月，果期7~9月。

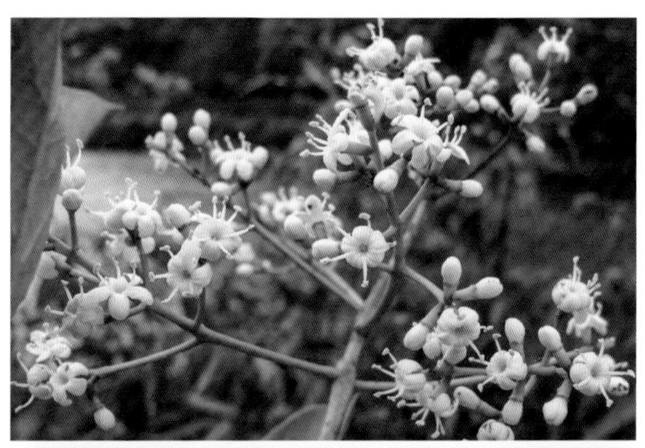

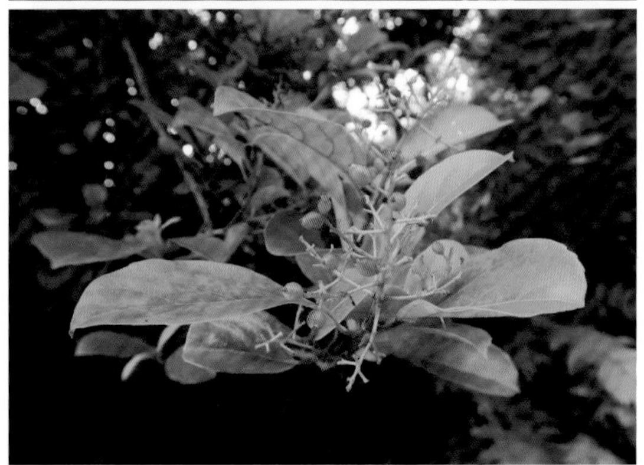

【分布】生于山谷密林、平地灌木丛中。产于广西、广东、湖南、海南、福建。

【性能主治】叶、树皮及根味辛，性温。有祛风除湿、通经活络的作用。主治感冒，风湿痹痛，跌打肿痛，骨折。

【采收加工】春、夏季采叶和树皮，全年均可采根。

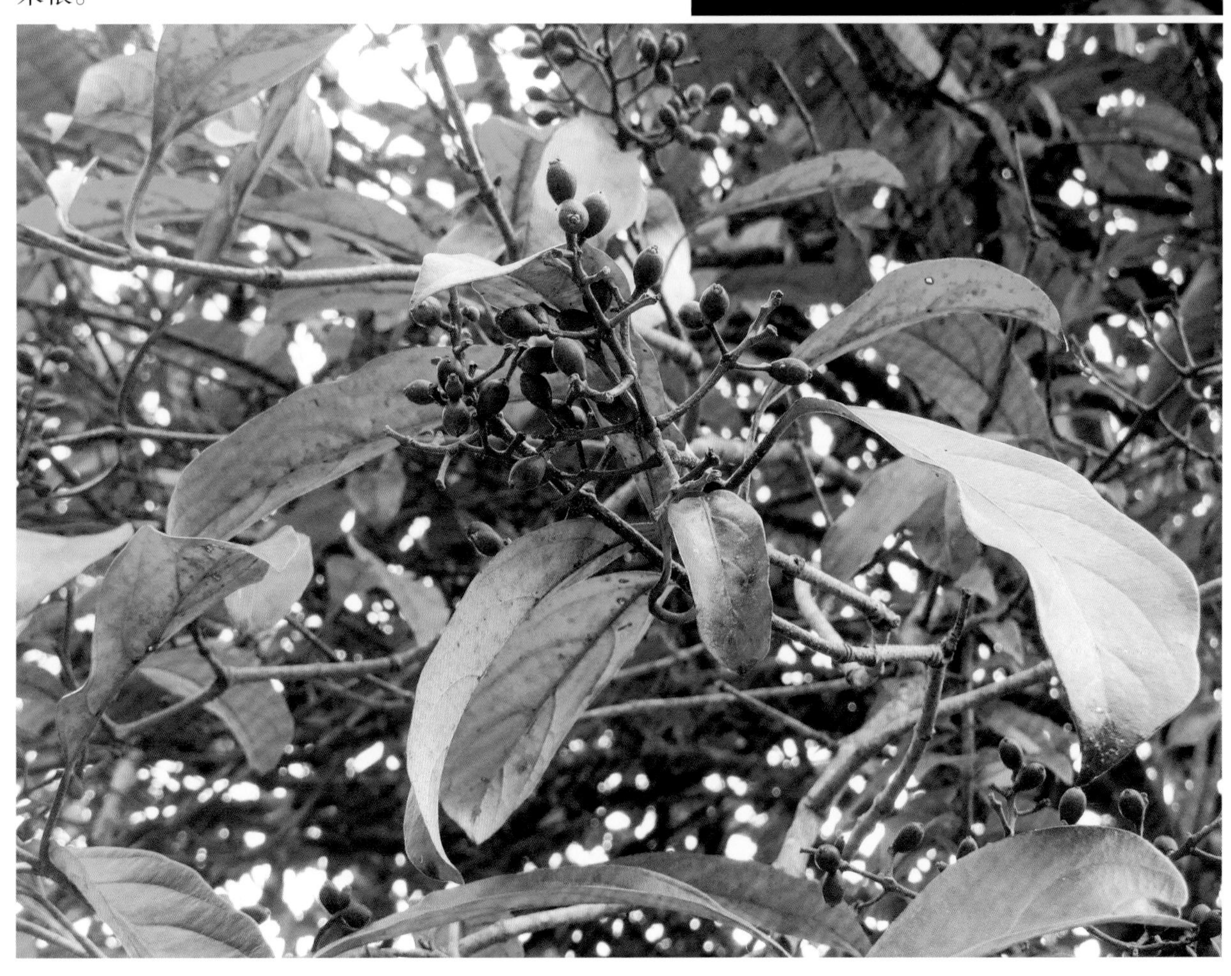

## 续断

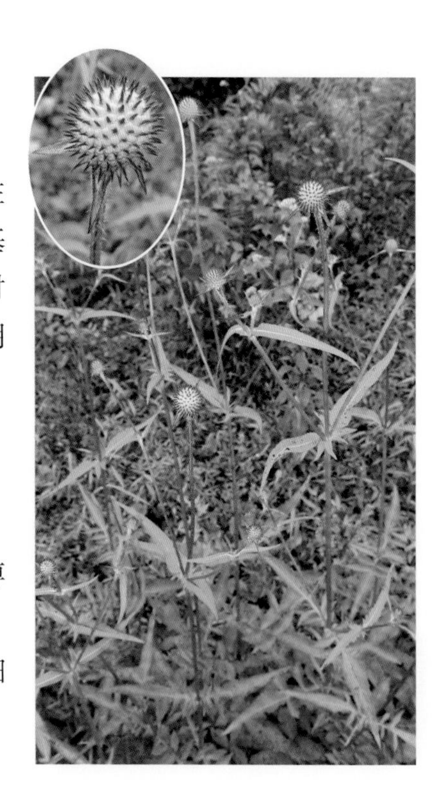

【基原】为川续断科川续断*Dipsacus asper* Wall. 的根。

【别名】峨眉续断、山萝卜、和尚头。

【形态特征】多年生草本，高达2 m。主根1条至数条，圆柱形，黄褐色，稍肉质。茎中空，具6~8条棱，棱上疏生硬刺。基生叶稀疏丛生，叶片琴状羽裂，先端裂片大，卵形；茎生叶对生，中央裂片特长。头状花序圆形；花冠淡黄色或白色。花期7~9月，果期9~11月。

【分布】生于沟边、草丛、林缘和田野路旁。产于广西、云南、贵州、四川、西藏、江西、湖南、湖北等地。

【性能主治】根味苦、辛，性微温。有补肝肾、强筋骨、续折伤、止崩漏的作用。主治腰膝酸软，跌扑损伤，风湿痹痛，崩漏。

【采收加工】8~10月采挖，洗净泥沙，除去根头、尾梢及细根，阴干或烘干。

## 胜红蓟

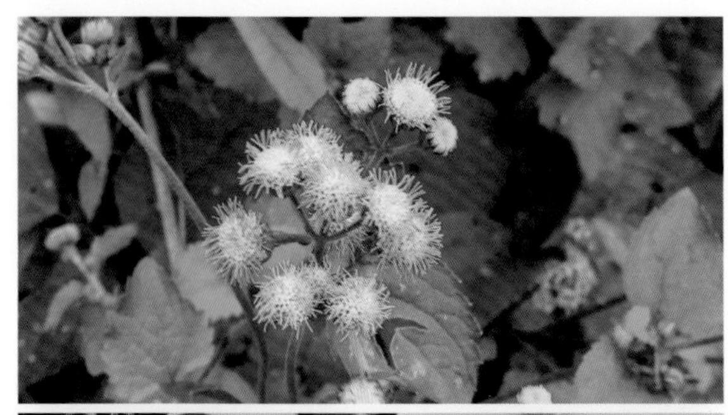

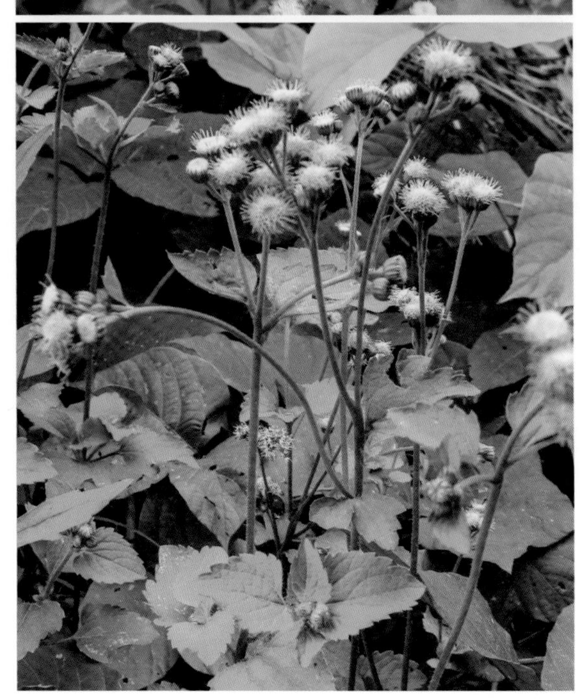

【基原】为菊科藿香蓟*Ageratum conyzoides* L. 的全草。

【别名】臭草、白花草、毛射香。

【形态特征】一年生草本。茎枝被柔毛，淡红色或上部绿色。叶对生，有时上部互生，常有腋生的不育叶芽；叶片卵形至长圆形，基出三出脉或不明显五出脉，两面被白色稀疏的短柔毛。头状花序4~18个在茎顶排成通常紧密的伞房状花序；花淡紫色。瘦果黑褐色。花果期全年。

【分布】生于山坡林下、草地、田边或荒地上。产于广西、广东、云南、贵州、四川、江西、福建等地。

【性能主治】全草味辛、微苦，性凉。有祛风清热、止痛止血的作用。主治上呼吸道感染，扁桃体炎，咽喉炎，急性胃肠炎，腹痛，胃痛，崩漏；外用治湿疹，痈疮肿毒，下肢溃疡，中耳炎，外伤出血。

【采收加工】夏、秋季采收，洗净，鲜用或晒干。

## 金边兔耳

【基原】为菊科杏香兔儿风*Ainsliaea fragrans* Champ. ex Benth. 的全草。

【别名】兔耳草、兔耳箭。

【形态特征】多年生草本。根状茎短或伸长，具簇生细长须根。茎单一，直立。叶背、叶柄和花葶密被褐色长柔毛。叶聚生于茎基部，莲座状或呈假轮生，卵形或卵状长圆形，背面淡绿色或有时多少带紫红色。花白色，开放时具杏仁香气，于花葶之顶排成间断的总状花序。瘦果棒状圆柱形。花期11~12月。

【分布】生于山坡灌木丛中、路旁、沟边草丛中。产于广西、广东、湖南、福建、浙江、安徽、江苏、江西、四川。

【性能主治】全草味甘，微苦，性凉。有清热补虚，凉血止血，利湿解毒的作用。主治虚劳骨蒸，肺痨咳血，妇女崩漏，湿热黄疸，水肿，痈疽肿毒，瘰疬结核，跌打损伤。

【采收加工】春、夏季采收，除去杂质，洗净，鲜用或切段晒干。

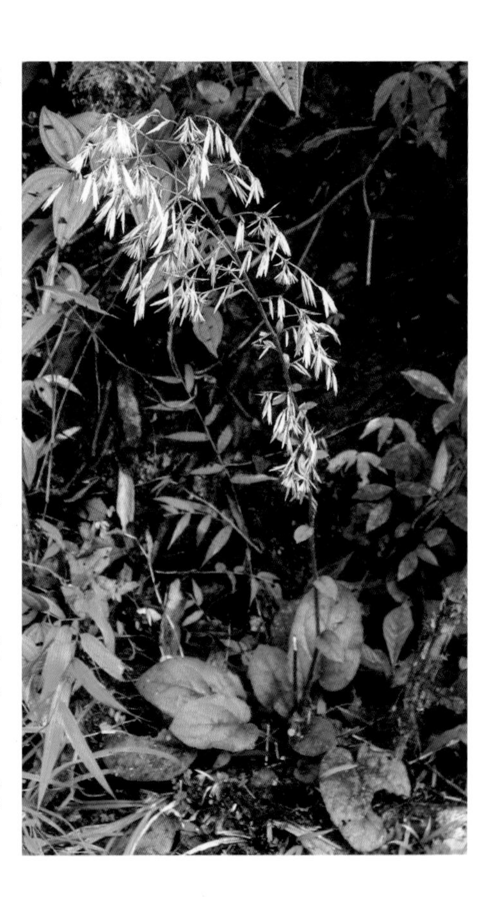

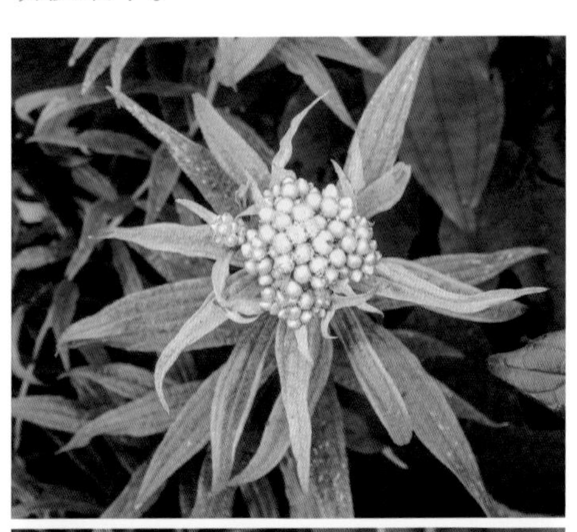

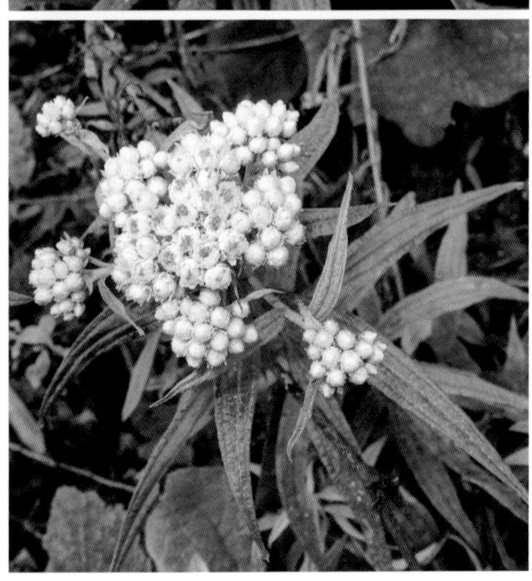

## 山萩

【基原】为菊科珠光香青*Anaphalis margaritacea* (L.) Benth. et Hook. f. 的全草或根。

【别名】避风草、火草、大叶白头翁。

【形态特征】多年生草本。根状茎横走或斜升，木质，具褐色鳞片的短匍枝。下部叶在花期常枯萎；中部叶线形或线状披针形，基部稍狭，半抱茎，腹面被蛛丝状毛，后常脱毛，背面被灰白色或浅褐色厚棉毛。头状花序，在茎和枝端排列成复伞房状；总苞宽钟状或半球状。瘦果长椭圆形。花果期8~11月。

【分布】生于低山草地、山沟及路旁。产于广西、云南、四川、湖南、湖北等地。

【性能主治】全草或根味微苦、甘，性平。有清热解毒、祛风通络、驱虫的作用。主治感冒，牙痛，痢疾，风湿关节痛，蛔虫病；外用治刀伤，跌打损伤，颈淋巴结结核。

【采收加工】春、夏季植株生长旺盛花苞初放时采收，除去杂质，洗净，晒干。

## 鸭脚艾

【基原】为菊科白苞蒿*Artemisia lactiflora* Wall ex DC. 的全草。

【别名】刘奇奴、鸭脚菜、甜菜子。

【形态特征】多年生草本。茎常单生，直立，高50~150 cm，上部多分枝。叶纸质，阔卵形，羽状分裂；裂片3~5片，卵状椭圆形或长椭圆状披针形。头状花序长圆形，无柄，排成穗状花序，在分枝上排成复穗状花序，而在茎上端组成开展或略开展的圆锥花序。花果期8~11月。

【分布】生于林下、林缘、路旁及灌木丛下湿润处。产于西南、西部、中南、华东各地。

【性能主治】全草味甘、微苦，性平。有活血理气、解毒利湿、消肿、调经的作用。主治月经不调，闭经，白带，慢性肝炎，肝硬化，肾炎水肿，荨麻疹，腹胀，疝气；外用治跌打损伤，外伤出血，烧烫伤，疮疡，湿疹。

【采收加工】夏、秋季采收，鲜用或晒干。

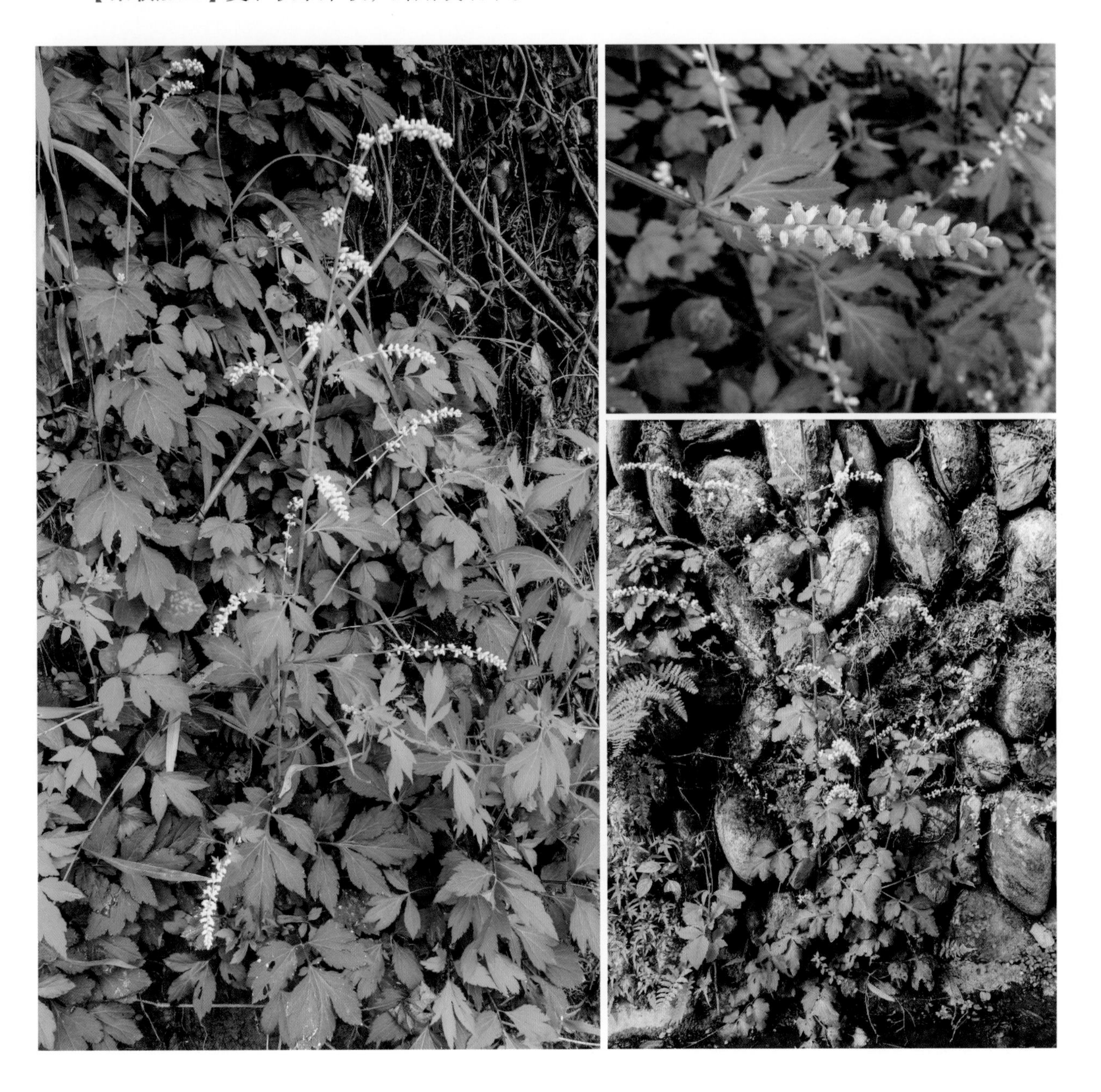

# 三叶鬼针草

【基原】为菊科鬼针草*Bidens pilosa* L. 的全草。

【别名】一包针。

【形态特征】一年生直立草本。茎下部叶3裂或不分裂，常在开花前枯萎；中部叶具小叶3片，两侧小叶椭圆形或卵状椭圆形，边缘有齿；上部叶小，3裂或不分裂，条状披针形。头状花序无舌状花。瘦果熟时黑色，条形。

【分布】生于村旁、路边及荒地中。产于西南、华南、华中、华东地区。

【性能主治】全草味苦，性平。有清热解毒、止泻的作用。主治肠炎腹泻，阑尾炎，感冒咽痛，肝炎，蛇虫咬伤。

【采收加工】夏、秋季采收，鲜用或晒干。

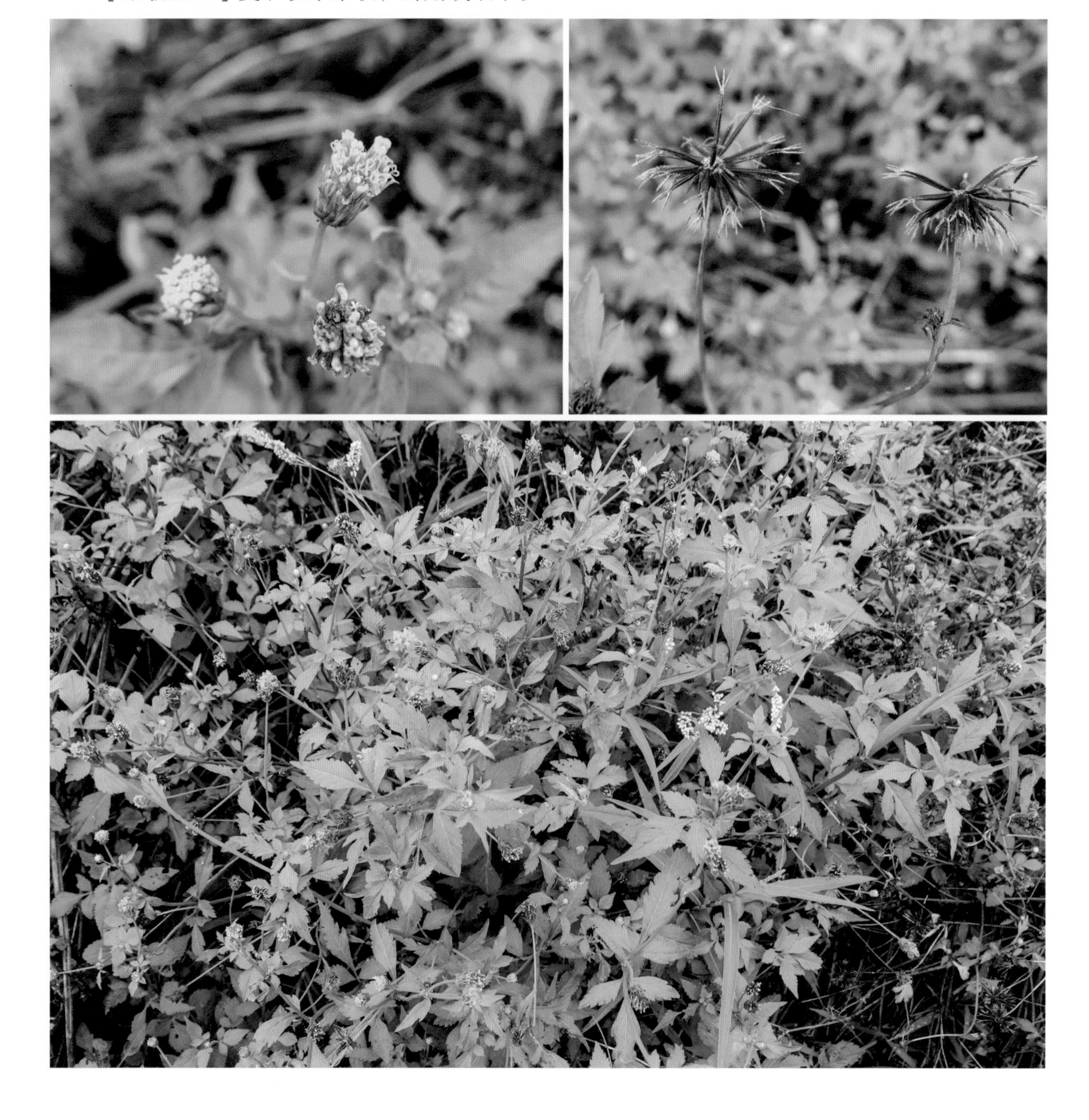

## 东风草

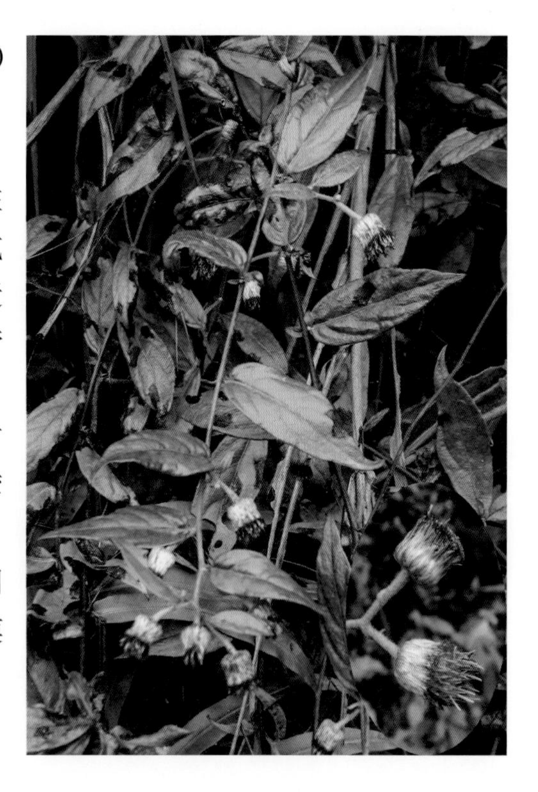

【基原】为菊科东风草*Blumea megacephala* (Randeria) C. C. Chang et Y. Q. Tseng 的全草。

【别名】黄花地胆草、九里明。

【形态特征】攀缘状草质藤本或基部木质。茎圆柱形，多分枝，有明显的沟纹。叶片卵形、卵状长圆形或长椭圆形。头状花序通常1~7个在腋生枝顶排成总状或近伞房状，再组成具叶圆锥花序；花黄色；雌花多数，细管状。瘦果圆柱形，有10条棱；冠毛白色。花期8~12月。

【分布】生于林缘、灌木丛、山坡向阳处。产于广西、广东、云南、贵州、四川、湖南、江西、福建、台湾等地。

【性能主治】全草味微辛、苦，性凉。有清热明目、祛风止痒、解毒消肿的作用。主治目赤肿痛，翳膜遮睛，风疹，疥疮，皮肤瘙痒，痈肿疮疖，跌打红肿。

【采收加工】夏、秋季采收，鲜用或晒干。

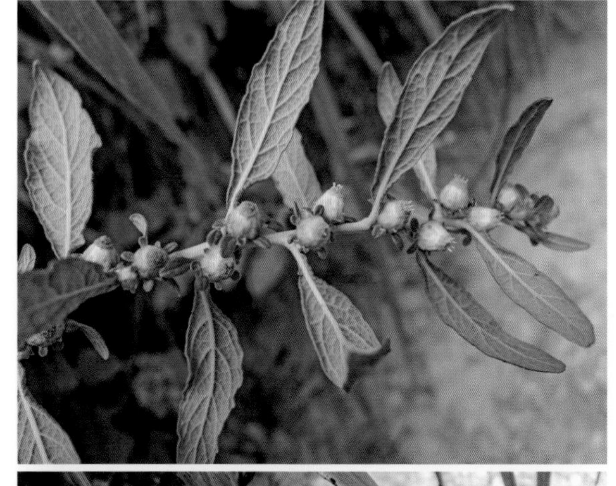

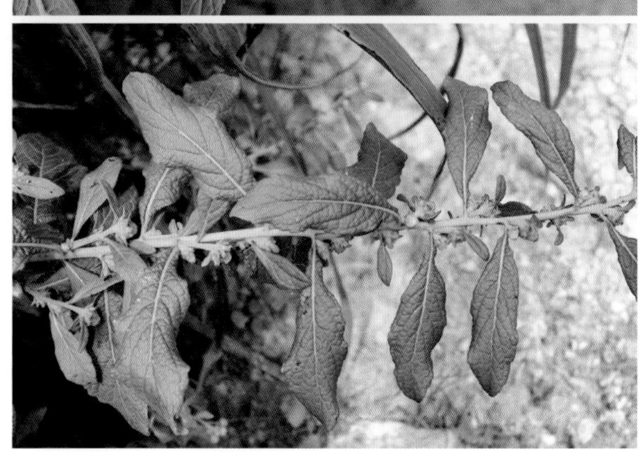

## 鹤虱

【基原】为菊科天名精*Carpesium abrotanoides* L. 的成熟果实。

【别名】天蔓青、地菘。

【形态特征】多年生粗壮草本。茎直立，上部多分枝，下部木质，密生短柔毛，有明显的纵条纹。基生叶于开花前凋萎；茎下部叶广椭圆形或长椭圆形，边缘齿端有腺体状胼胝体。头状花序，生于茎端或沿茎、枝生于叶腋。瘦果顶端有短喙；无冠毛。花期8~10月，果期10~12月。

【分布】生于村边、路旁荒地、林缘。产于华东、华南、华中、西南各地。

【性能主治】果实味苦、辛，性平；有小毒。有杀虫消积的作用。主治蛔虫病，蛲虫病，绦虫病，虫积腹痛，小儿疳积。

【采收加工】秋季果实成熟时采收，除去杂质，晒干。

## 鹅不食草

【基原】为菊科石胡荽*Centipeda minima* (L.) A. Br. et Aschers. 的全草。

【别名】球子草、地胡椒。

【形态特征】一年生草本。茎匍匐或披散，基部多分枝，微被蛛丝状毛或无毛。叶互生；叶片楔状倒披针形，先端钝，基部楔形，边缘有少数齿，无毛或背面微被蛛丝状毛。头状花序单生于叶腋内，扁球形；盘花两性；边缘花雌性，多层，淡紫红色。瘦果椭圆形。花果期4~11月。

【分布】生于路旁荒野、田埂及阴湿草地上。产于华南、西南、华中、东北、华北地区。

【性能主治】全草味辛，性温。有发散风寒、通鼻窍、止咳的作用。主治风寒头痛，咳嗽痰多，鼻塞不通，鼻渊。

【采收加工】夏、秋季花开时采收，洗去泥沙，晒干。

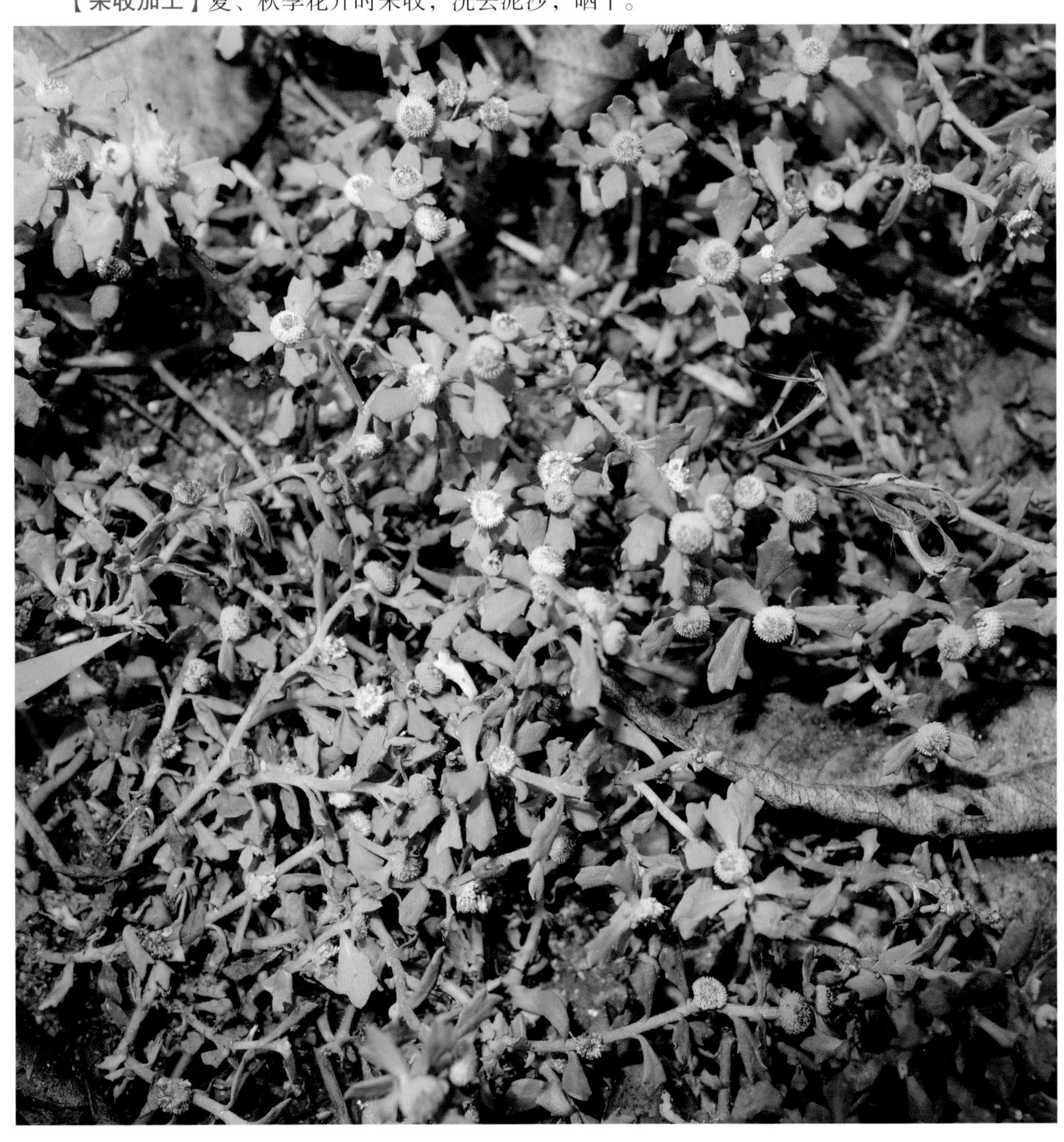

## 野菊

【基原】为菊科野菊*Chrysanthemum indicum* L. 的头状花序。

【别名】野黄菊、苦薏。

【形态特征】多年生草本。有长或短的匍匐茎。茎直立或铺散，分枝或仅在茎顶有伞房花序分枝。基生叶和下部叶花期脱落；中部茎叶卵形、长卵形或椭圆状卵形。头状花序常在枝顶排成伞房状圆锥花序；苞片边缘白色或褐色宽膜质；舌状花黄色。瘦果。花期6~11月。

【分布】生于田边、路旁、灌木丛及山坡草地。产于东北、华北、华中、华南及西南各地。

【性能主治】头状花序味辛、苦，性微寒。有清热解毒、泻火平肝的作用。主治目赤肿痛，头痛眩晕，疔疮痈肿。

【采收加工】秋、冬季花初开放时采摘，晒干或蒸后晒干。

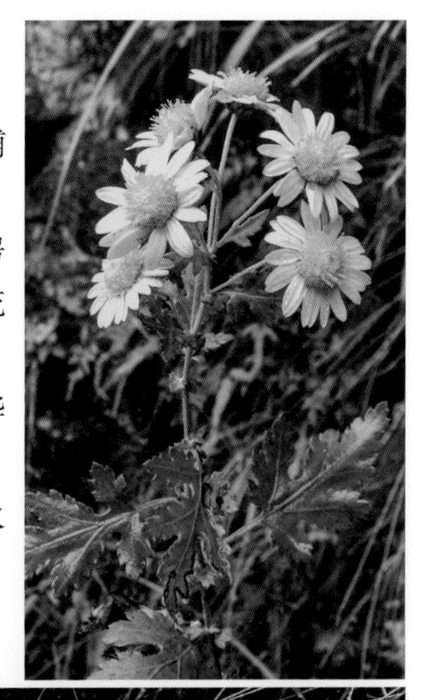

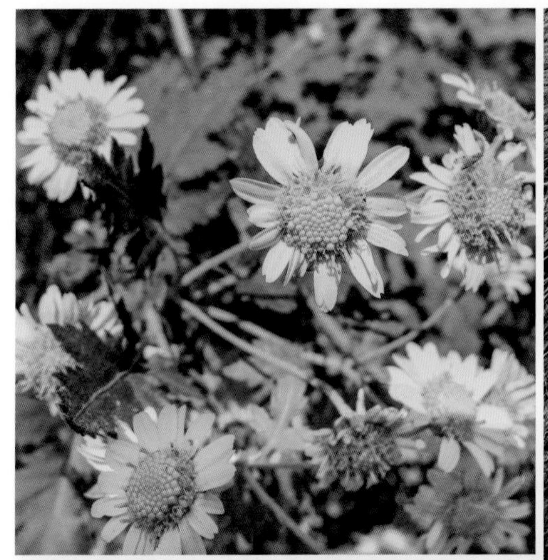

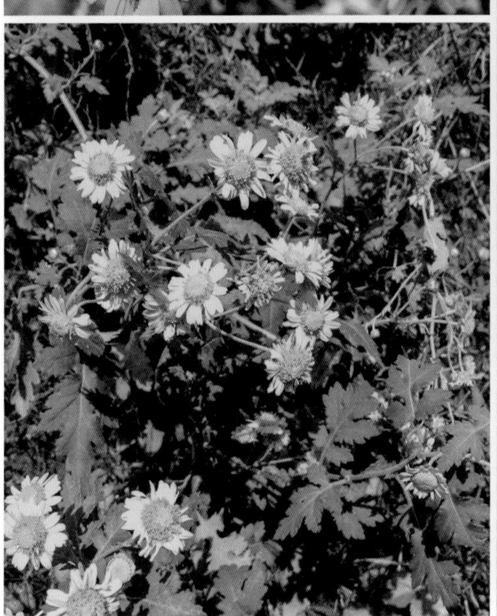

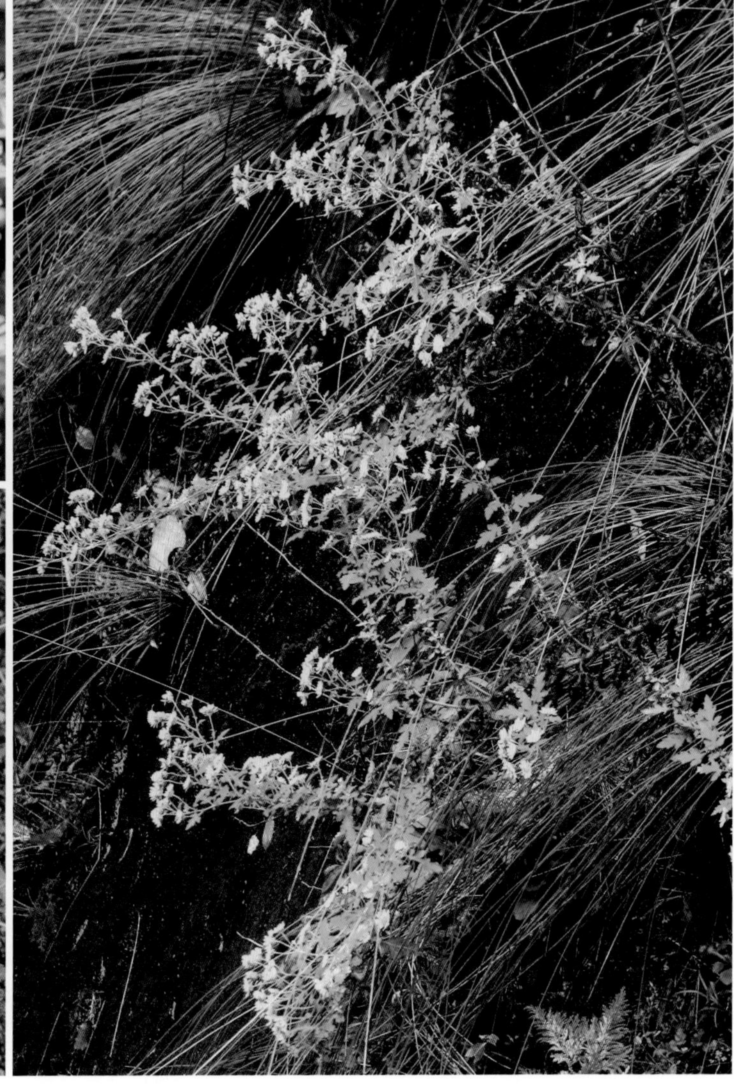

# 大蓟

【基原】为菊科大蓟*Cirsium japonicum* (Thunb.) Fisch. ex DC. 的地上部分或根。

【别名】山萝卜、刺蓟。

【形态特征】多年生草本。块根纺锤状或萝卜状。全部茎枝有条棱，被稠密或稀疏的多细胞长节毛。叶互生；基生叶羽状深裂，边缘齿端具针刺；茎生叶向上渐变小。头状花序单生；苞片外面有微糙毛并沿中肋有黏腺；小花红色或紫色。瘦果长椭圆形；冠毛暗灰色。花果期4~11月。

【分布】生于山坡林中、林缘、灌木丛中、草地、荒地、田间、路旁或溪旁。产于广西、广东、云南、贵州、四川、江西、福建、台湾、湖南等地。

【性能主治】地上部分或根味甘、微苦，性凉。有凉血止血、祛瘀消肿的作用。主治吐血，尿血，便血，崩漏下血，外伤出血。

【采收加工】夏、秋季花开时采割地上部分，秋末挖根，去除杂质，晒干。

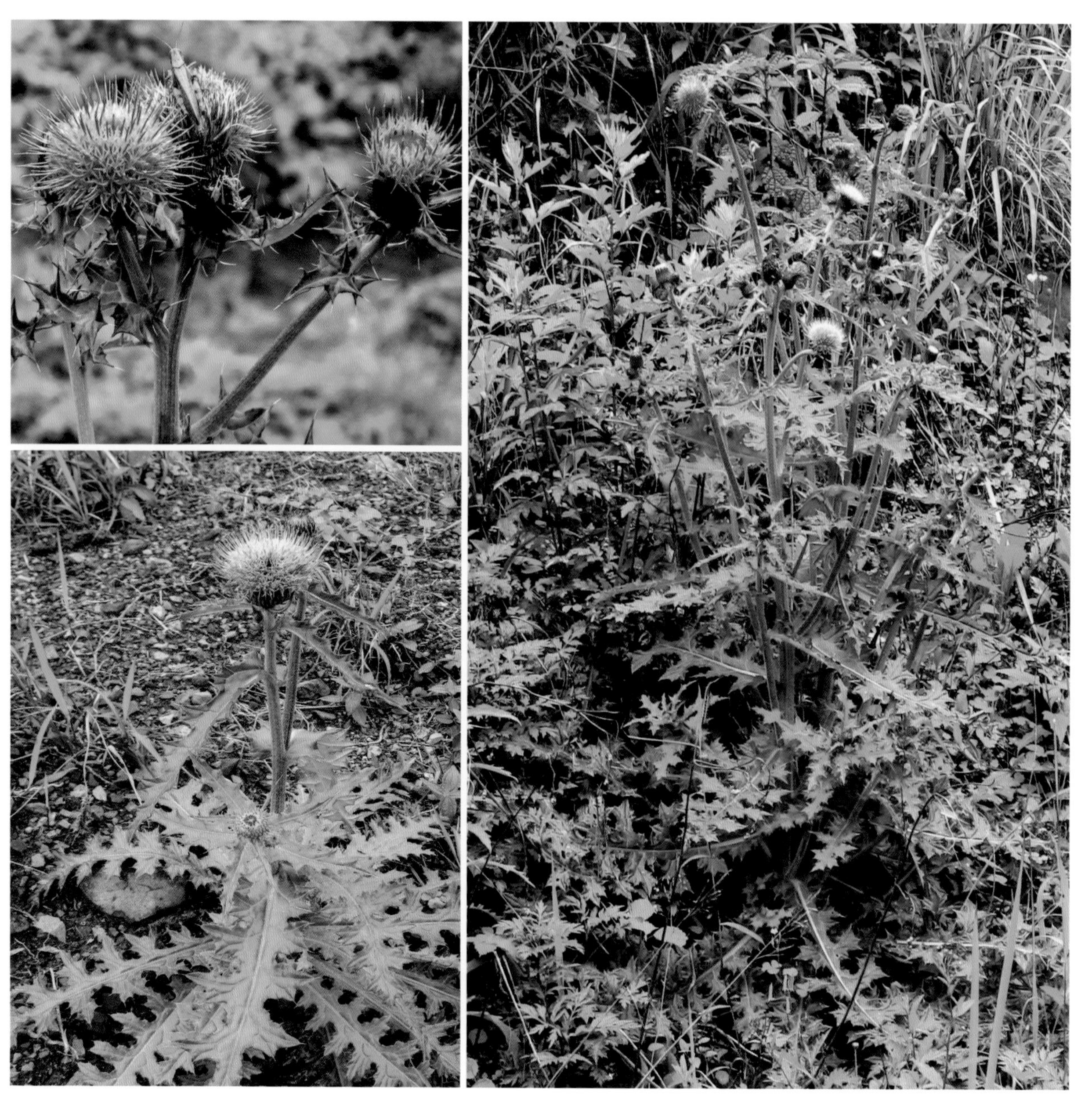

## 革命菜

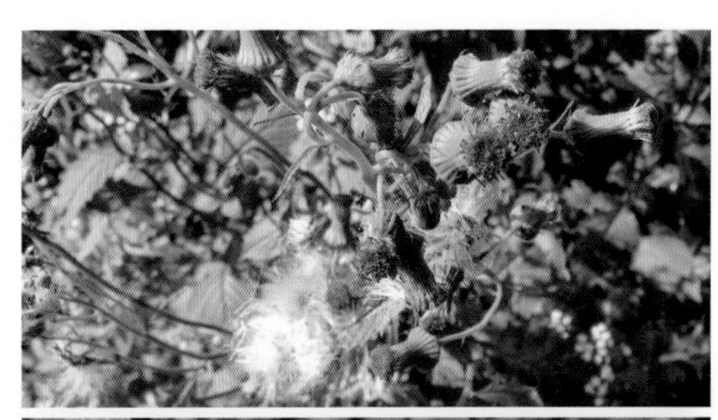

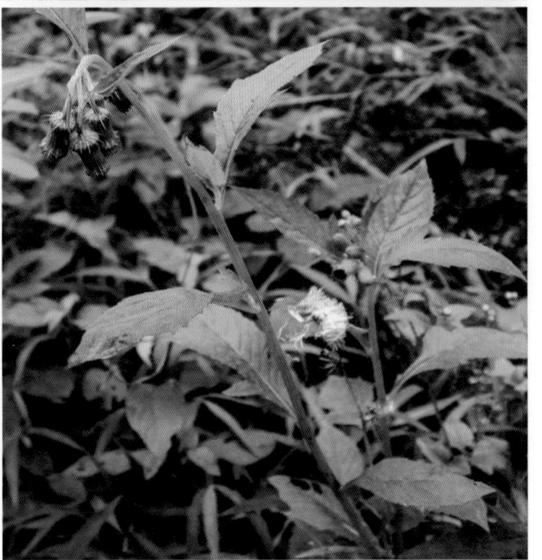

【基原】为菊科野茼蒿*Crassocephalum crepidioides* (Benth.) S. Moore 的全草。

【别名】满天飞、安南草、金黄花草。

【形态特征】直立草本。茎有纵条棱。叶片椭圆形或长圆状椭圆形，边缘有不规则齿或重齿，或有时基部羽状裂。头状花序数个在茎端排成伞房状；总苞钟状，有数片不等长的线形小苞片；小花管状，花冠红褐色或橙红色。瘦果狭圆柱形，赤红色；冠毛白色，易脱落。花期7~12月。

【分布】生于山坡、路旁杂草丛、灌木丛。产于广西、广东、贵州、云南、湖南、四川、西藏、湖北、江西。

【性能主治】全草味辛、微苦，性平。有清热解毒、调和脾胃的作用。主治感冒，口腔炎，消化不良，肠炎，痢疾，乳腺炎。

【采收加工】夏季采收，鲜用或晒干。

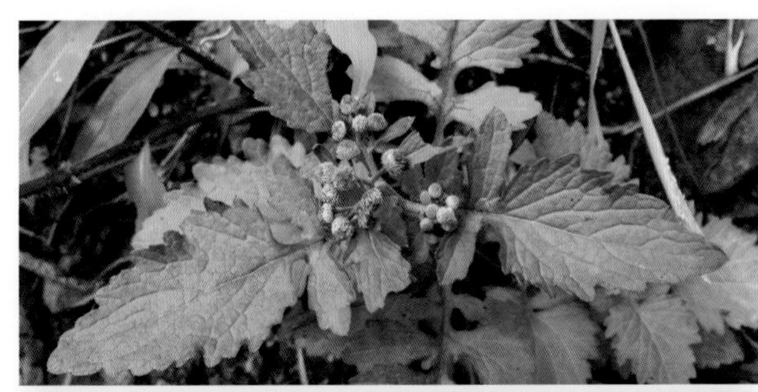

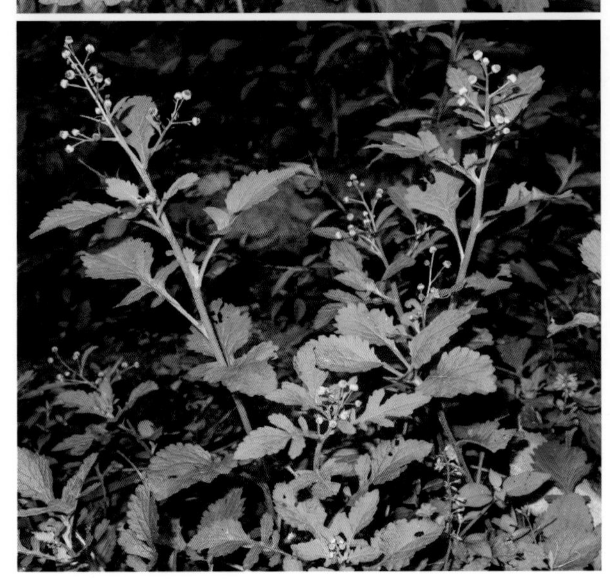

## 蚯疽草

【基原】为菊科鱼眼草*Dichrocephala auriculata* (Thunb.) Druce 的全草。

【别名】夜明草、白头菜。

【形态特征】一年生草本。茎通常粗壮，不分枝或分枝自基部铺散；茎枝被白色长或短茸毛。叶片卵形，椭圆形或披针形。头状花序小，球形，多数头状花序在枝端或茎顶排列成伞房花序或伞房状圆锥花序；外围雌花多层，紫色；中央两性花黄绿色。瘦果压扁状。花果期全年。

【分布】生于山坡、山谷、荒地或水沟边。产于广西、广东、贵州、湖南、云南、四川、湖北、浙江等地。

【性能主治】全草味辛、苦，性平。有活血调经、消肿解毒的作用。主治月经不调，扭伤肿痛，毒蛇咬伤。

【采收加工】夏、秋季采收，鲜用或晒干。

## 墨旱莲

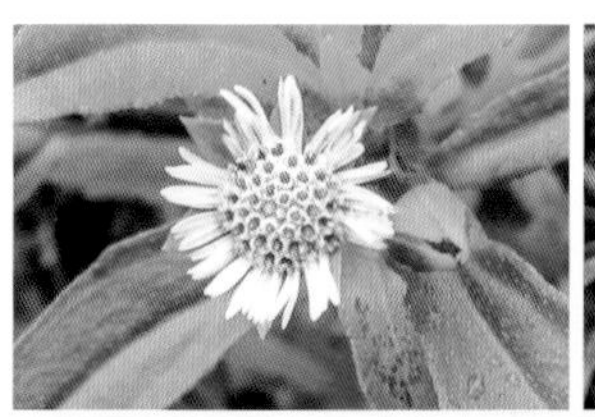
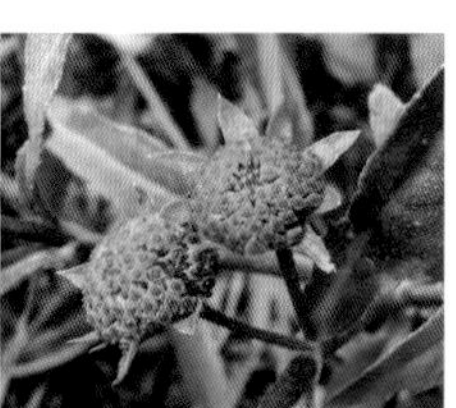
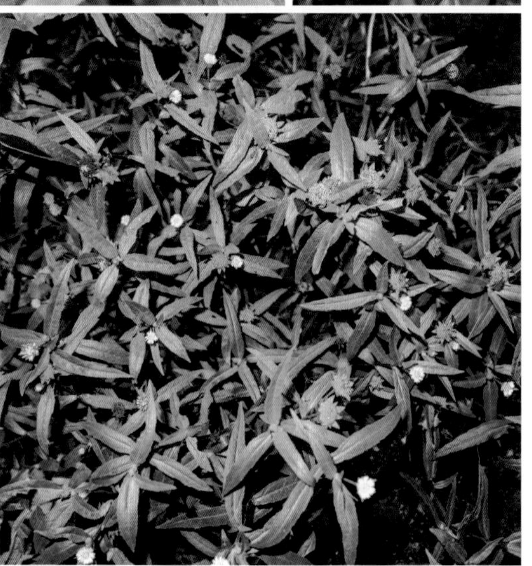

【基原】为菊科鳢肠*Eclipta prostrata* (L.) L. 的地上部分。

【别名】墨菜、水旱莲。

【形态特征】一年生草本。茎直立，斜升或平卧，通常自基部分枝，被贴生糙毛。叶片长圆状披针形或披针形，无柄或有极短的柄。头状花序具细长梗；花白色，中央为管状花，外层2列为舌状花，花序形如莲蓬。瘦果暗褐色，雌花的瘦果三棱形，两性花的瘦果扁四棱形。花期6~9月。

【分布】生于河边、田边及路旁。产于全国各地。

【性能主治】地上部分味甘、酸，性寒。有滋补肝肾、凉血止血的作用。主治眩晕耳鸣，腰膝酸软，阴虚血热、崩漏下血，外伤出血。

【采收加工】花开时采割，晒干。

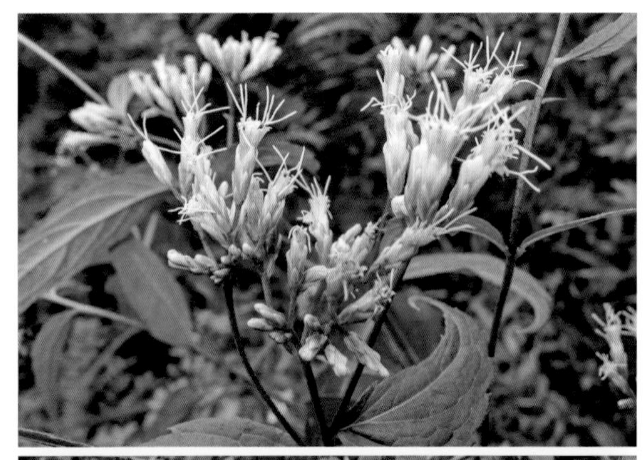
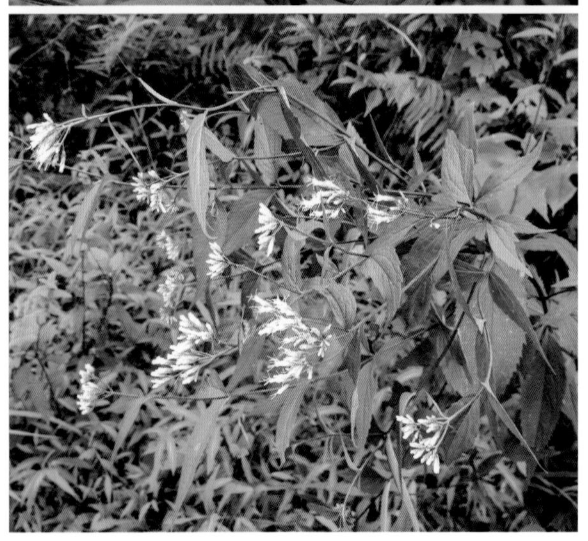

## 华泽兰

【基原】为菊科多须公*Eupatorium chinense* L. 的全草。

【别名】六月雪、广东土牛膝、大泽兰。

【形态特征】多年生草本或小亚灌木状。茎枝被污白色柔毛，茎枝下部花期脱毛或被疏毛。中部茎生叶卵形或宽卵形，稀卵状披针形、长卵形或披针状卵形，羽状脉3~7对。头状花序在茎顶及枝端排成复伞房花序；花白色、粉色或红色。瘦果淡黑褐色，椭圆状，散布黄色腺点。花果期6~11月。

【分布】生于山谷、林下或山坡草地上。产于广西、湖南、广东、浙江、湖北、云南等地。

【性能主治】全草味苦、辛，性平；有毒。有清热解毒、疏肝活血的作用。主治风热感冒，胸胁痛，脘痛腹胀，跌打损伤，痈肿疮毒，蛇咬伤。

【采收加工】夏、秋季采收，洗净，鲜用或晒干。

## 苦地胆根

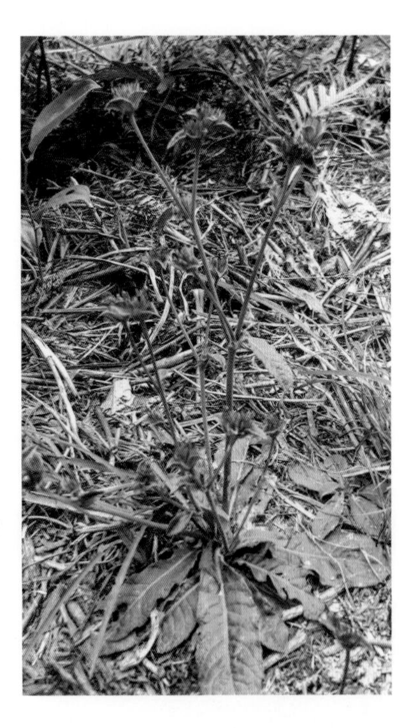

【基原】为菊科地胆草*Elephantopus scaber* L. 的根。

【别名】地胆头、草鞋根。

【形态特征】直立草本。根状茎平卧或斜升，具多数纤维状根。茎直立，密被白色贴生长硬毛。基部叶莲座状，匙形或倒披针状匙形，茎叶少数而小。头状花序束生于枝顶，基部被3片叶状苞片所包围；花淡紫色或粉红色。瘦果长圆状线形，冠毛污白色，基部宽扁。花期7~11月。

【分布】生于开阔山坡、路旁或山谷林缘。产于广西、广东、云南、贵州、江西、福建、台湾、湖南、浙江等地。

【性能主治】根味苦，性寒。有清热解毒、除湿的作用。主治中暑发热，头痛，牙痛，肾炎水肿，肠炎，乳腺炎，月经不调，白带异常。

【采收加工】全年均可采收，鲜用或晒干。

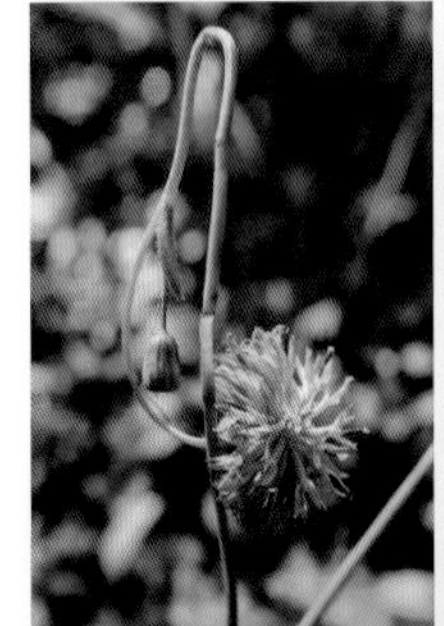

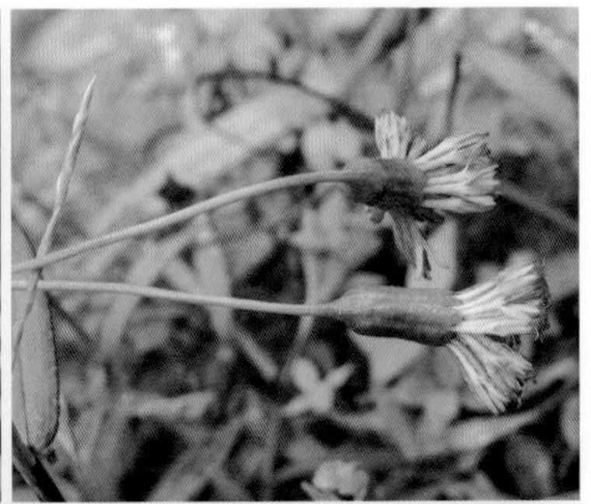

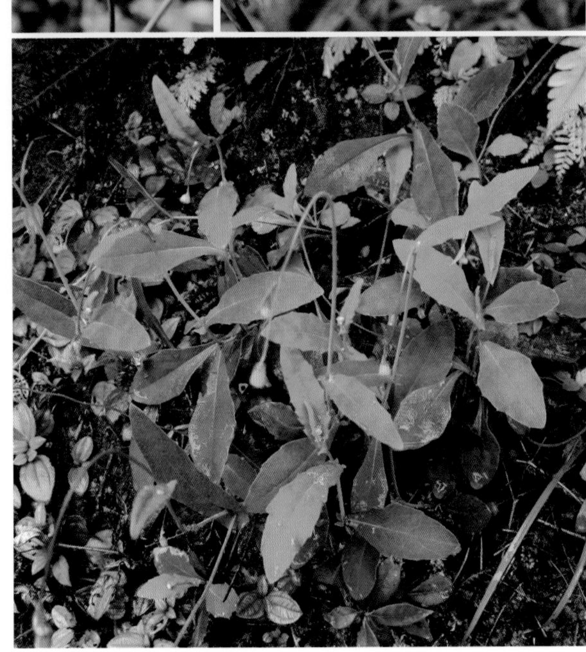

## 一点红

【基原】为菊科小一点红*Emilia prenanthoidea* DC. 的全草。

【别名】天青地红、细红背叶。

【形态特征】一年生草本。茎直立或斜升。基部叶倒卵形或倒卵状长圆形，基部渐狭成长柄；中部茎叶长圆形或线状长圆形，无柄，抱茎；上部叶线状披针形。头状花序在茎枝端排列成疏伞房状；花红色或紫红色；花柱顶端增粗。瘦果圆柱形；冠毛丰富，白色，细软。花果期5~10月。

【分布】生于路旁、山坡或疏林潮湿处。产于广西、贵州、云南、浙江等地。

【性能主治】全草味苦，性凉。有清热解毒、散瘀消肿的作用。主治上呼吸道感染，咽喉肿痛，口腔溃疡，肺炎，急性肠炎，细菌性痢疾，泌尿系统感染，睾丸炎，乳腺炎，疖肿疮疡，皮肤湿疹，跌打扭伤。

【采收加工】夏、秋季采收，鲜用或晒干。

# 佩兰

【基原】为菊科佩兰*Eupatorium fortunei* Turcz. 的地上部分。

【别名】兰草、泽兰、省头草。

【形态特征】多年生草本。根状茎横走，淡红褐色。中部茎叶较大，3全裂或3深裂，两面光滑，无毛无腺点，边缘有粗齿或不规则的细齿；中部以下茎叶渐小，基部叶花期枯萎。头状花序排列呈聚伞花序状；花白色或带微红色。瘦果黑褐色，冠毛白色。花果期7~11月。

【分布】生于溪边、路旁、灌木丛中，常见栽培。产于广西、广东、湖南、云南、贵州、四川、江苏、浙江、江西、湖北等地。

【性能主治】地上部分味辛，性平。有芳香化湿、醒脾开胃、发表解暑的作用。主治湿浊中阻，脘痞呕恶，口中甜腻，多涎，暑湿表证，湿温初起，发热倦怠，胸闷不舒。

【采收加工】夏、秋季分2次采割，除去杂质，晒干。

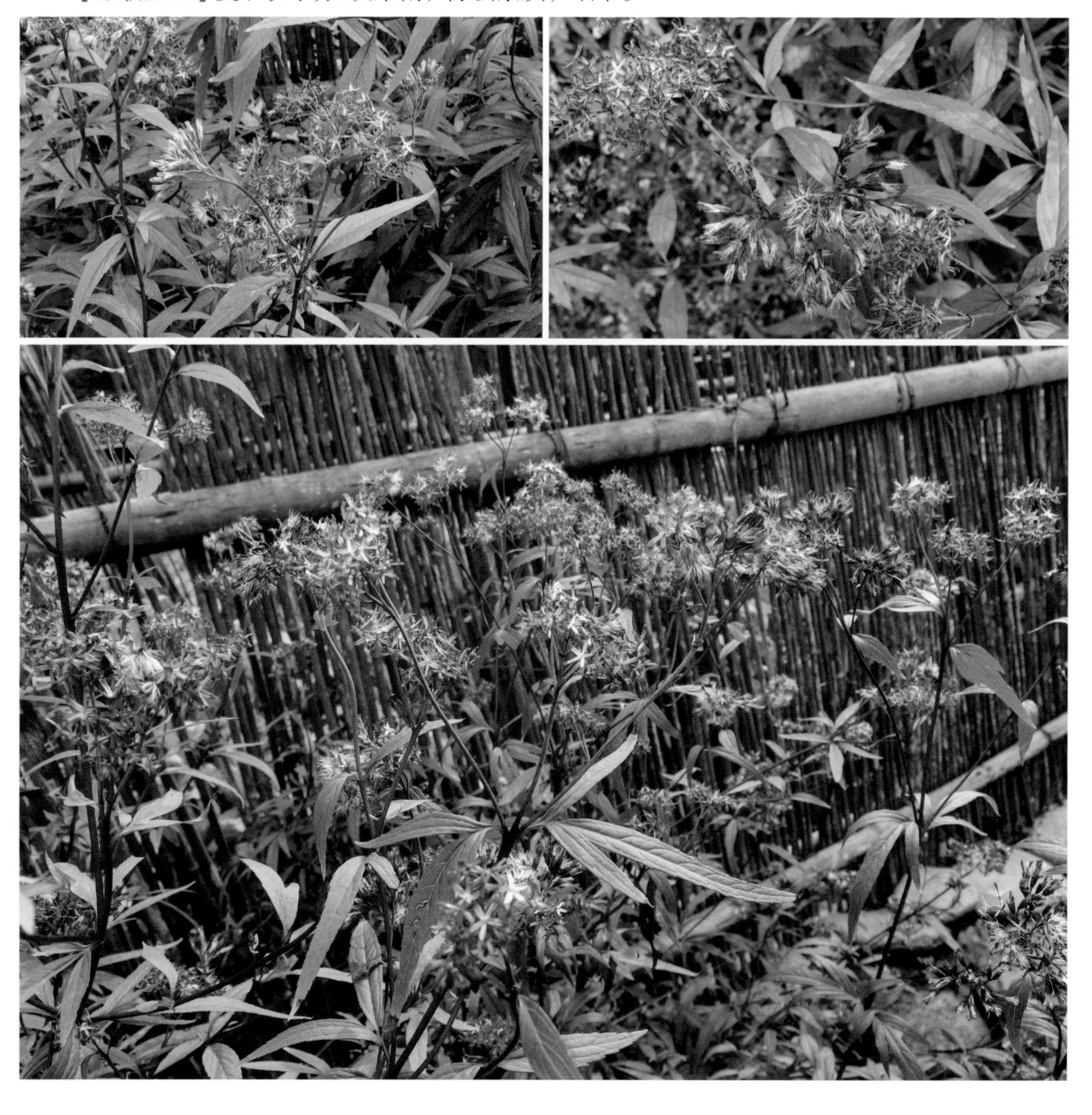

## 鼠曲草

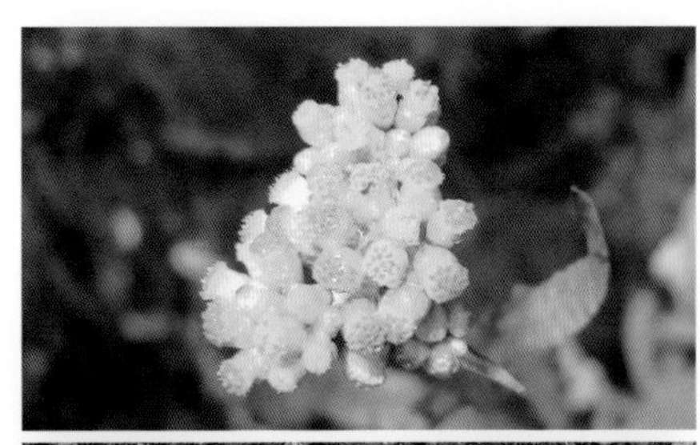

【基原】为菊科鼠麴草*Gnaphalium affine* D. Don 的全草。

【别名】鼠耳、无心草、佛耳草。

【形态特征】一年生草本。茎直立或基部发出的枝下部斜升，上部不分枝，有沟纹，被白色厚棉毛。叶无柄；叶片匙状倒披针形或倒卵状匙形。头状花序在枝顶密集成伞房花序；花黄色至淡黄色。瘦果倒卵形或倒卵状圆柱形，有乳头状突起；冠毛粗糙，污白色，易脱落。花期1~4月，果期8~11月。

【分布】生于稻田、湿润草地上。产于华中、华东、华南、华北、西北及西南各地。

【性能主治】全草味甘、微酸，性平。有化痰止咳、祛风除湿、解毒的作用。主治咳喘痰多，风湿痹痛，泄泻，水肿，蚕豆病，赤白带下，痈肿疔疮，阴囊湿痒，荨麻疹，高血压。

【采收加工】春季开花时采收，去尽杂质，晒干，贮藏在干燥处。鲜品随采随用。

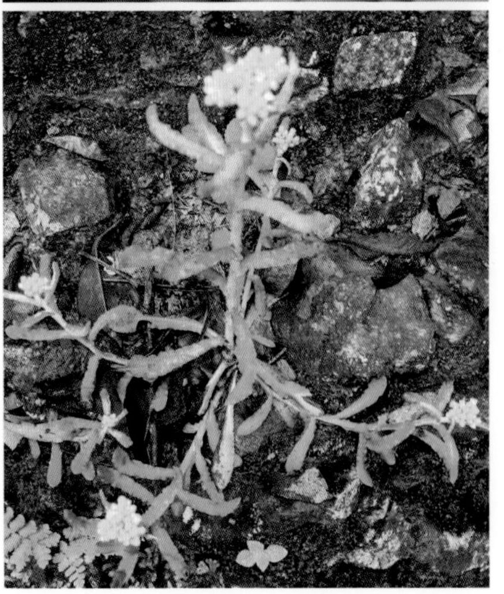

## 羊耳菊

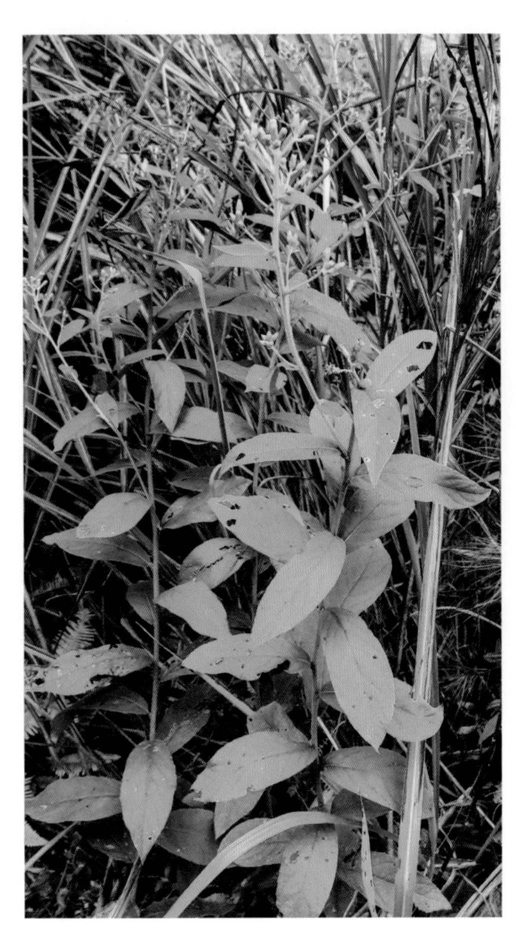

【基原】为菊科羊耳菊*Inula cappa* (Buch.-Ham. ex D. Don) DC. 的地上部分。

【别名】山白芷、土白芷、小茅香。

【形态特征】亚灌木。被污白色或浅褐色密茸毛。叶片长圆形或长圆状披针形；上部叶渐小近无柄，边缘有小尖头状细齿或浅齿，网脉明显。头状花序倒卵圆形，多数密集于茎和枝端成聚伞圆锥花序，被绢状密茸毛；花黄色。瘦果长圆柱形，被白色长绢毛。花期6~10月，果期8~12月。

【分布】生于低山和亚高山的湿润或干燥丘陵地、荒地、灌木丛或草地，在酸性土、沙土和黏土上均常见。产于广西、广东、四川、云南、贵州、江西、福建、浙江等地。

【性能主治】地上部分味辛、微苦，性温。有祛风、利湿、行气化滞的作用。主治风湿关节痛，胸膈痞闷，疟疾，痢疾，泄泻，产后感冒，肝炎，痔疮，疥癣。

【采收加工】夏、秋季采割，除去杂质，干燥。

## 路边草

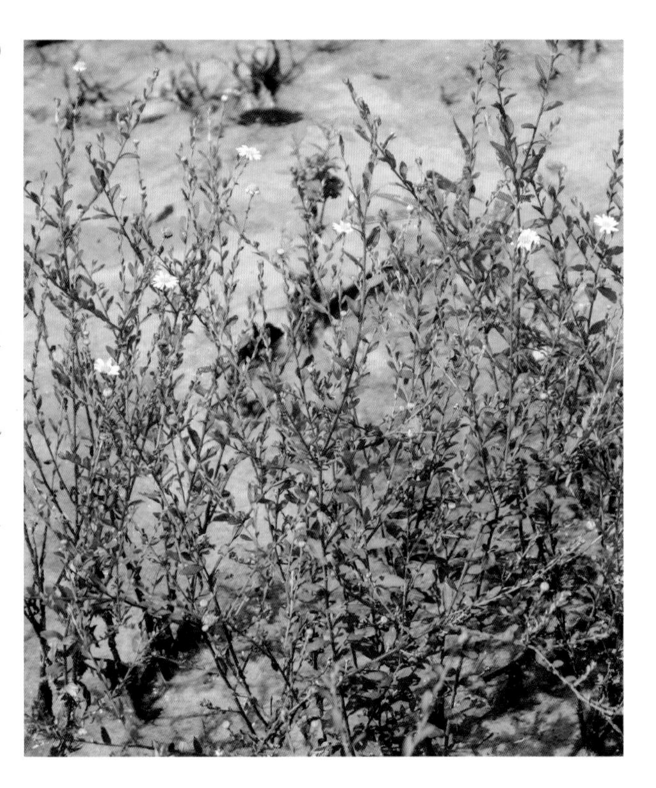

【基原】为菊科马兰*Kalimeris indica* (L.) Sch. Bip. 的全草。

【别名】星星蒿、花叶鱼鳅串、鸡儿肠。

【形态特征】多年生直立草本。根状茎有匍匐枝，有时具直根。基部叶在花期枯萎；茎部叶倒披针形或倒卵状矩圆形。头状花序单生于枝端并排列成疏伞房状。总苞半球形；舌状花1层，15~20朵，舌片浅紫色，被短密毛。瘦果倒卵状矩圆形，极扁。花期5~9月，果期8~10月。

【分布】生于草丛、溪岸、路旁林缘。产于我国南部各省区。

【性能主治】全草味苦、微辛，性平。有健脾利湿、解毒止血的作用。主治小儿疳积，腹泻，痢疾，蛇咬伤，外伤出血。

【采收加工】夏、秋季采收，鲜用或阴干。

## 野苦荬菜

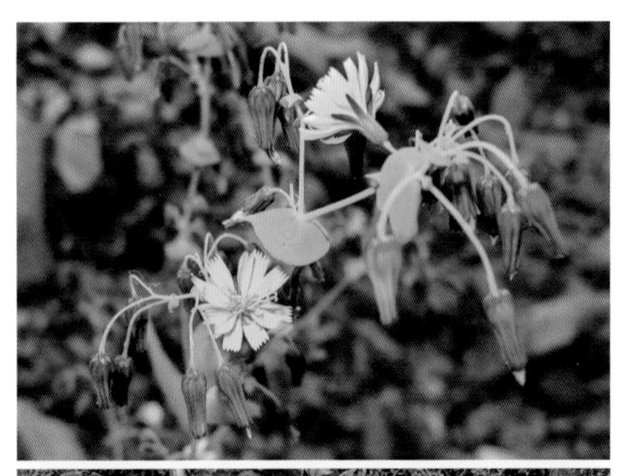

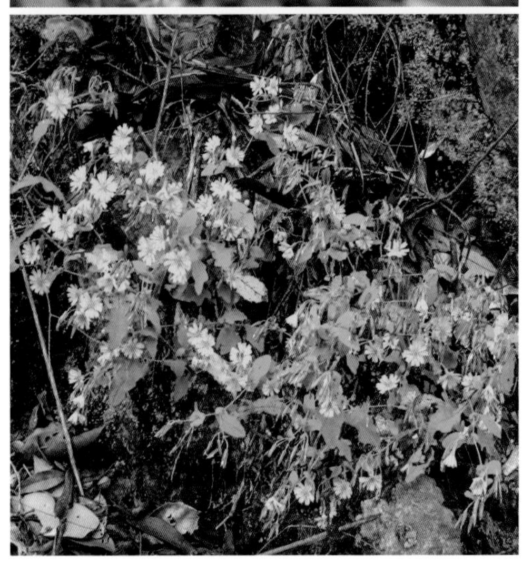

【基原】为菊科黄瓜菜*Paraixeris denticulata* (Houtt.) Nakai 的全草或根。

【别名】牛舌菜、稀须菜、盘儿草。

【形态特征】一年生或二年生直立草本。基生叶及下部茎叶花期枯萎脱落；中下部茎叶卵形、琴状卵形、椭圆形、长椭圆形或披针形，基部耳状抱茎；上部茎叶与中下部茎叶同形，渐小。头状花序多数，在茎枝顶端排成圆锥状花序；舌状花黄色。瘦果长椭圆形。花果期5~11月。

【分布】生于山坡林缘、林下、田边、岩石上或岩石缝隙中。产于广西、广东、贵州、四川、甘肃、江苏、安徽、浙江、江西、河南、湖北、黑龙江、吉林、河北等地。

【性能主治】全草或根味苦、微酸、涩，性凉。有清热解毒、散瘀止痛、止血、止带的作用。主治子宫颈糜烂，白带过多，子宫出血，下肢淋巴管炎，跌打损伤，无名肿毒，乳痈疖肿，烧烫伤，阴道滴虫病。

【采收加工】春、夏季开花前采收，洗净，鲜用或晒干。

# 千里光

【基原】为菊科千里光*Senecio scandens* Buch.-Ham. ex D. Don 的全草。

【别名】千里及、千里急、黄花演。

【形态特征】多年生攀缘草本。茎多分枝，被柔毛或无毛，老时变木质，皮淡色。叶具柄；叶片卵状披针形至长三角形，通常具浅齿或深齿，有时具细裂或羽状浅裂。头状花序有舌状花多数，在茎枝端排列成顶生复聚伞状圆锥花序；花黄色。瘦果圆柱形，被柔毛。花期10月至翌年3月。

【分布】生于森林、灌木丛中，攀缘于灌木、岩石上或溪边。产于广西、广东、云南、贵州、四川、湖南、湖北、江西、福建、台湾、安徽、浙江、陕西、西藏等地。

【性能主治】全草味苦、辛，性凉。有清热解毒、明目退翳、杀虫止痒的作用。主治流感，上呼吸道感染，肺炎，急性扁桃体炎，肋腺炎，急性肠炎，菌痢，黄疸型肝炎，急性尿路感染，目赤肿痛，翳障，痈肿疖毒，丹毒，湿疹，干湿癣疮，滴虫性阴道炎，烧烫伤。

【采收加工】9~10月收割全草，鲜用或晒干。

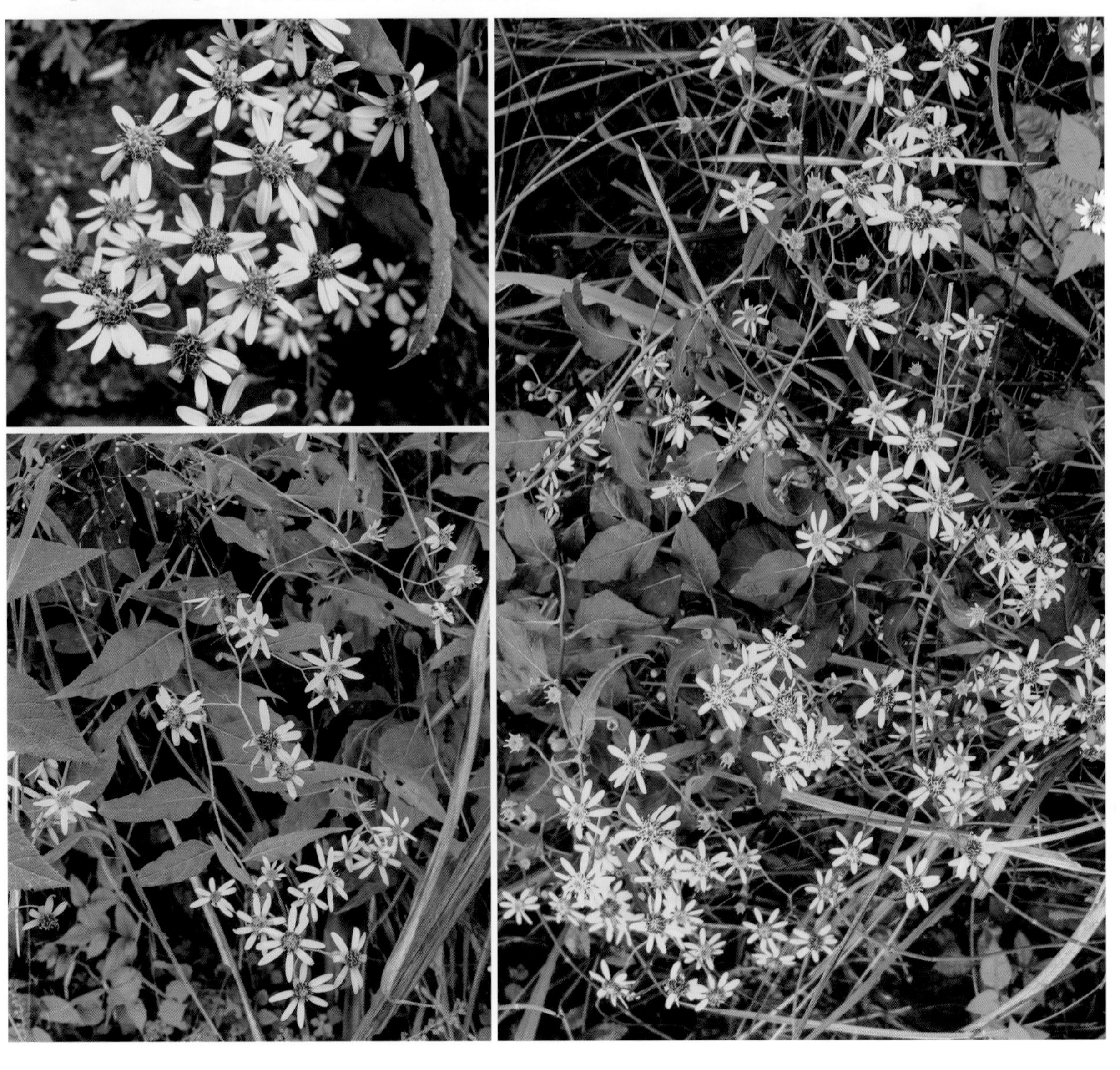

# 肥猪苗

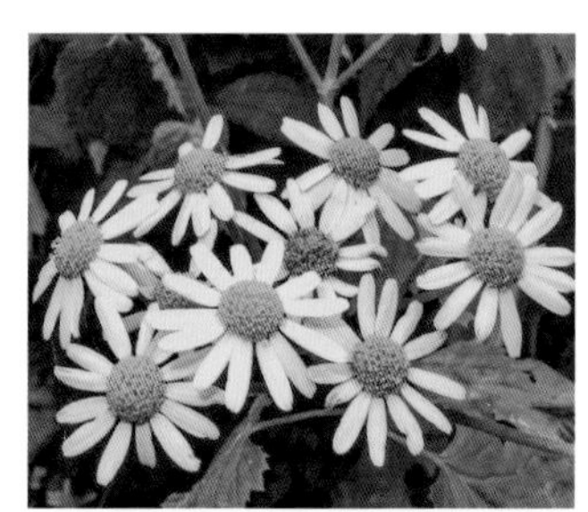

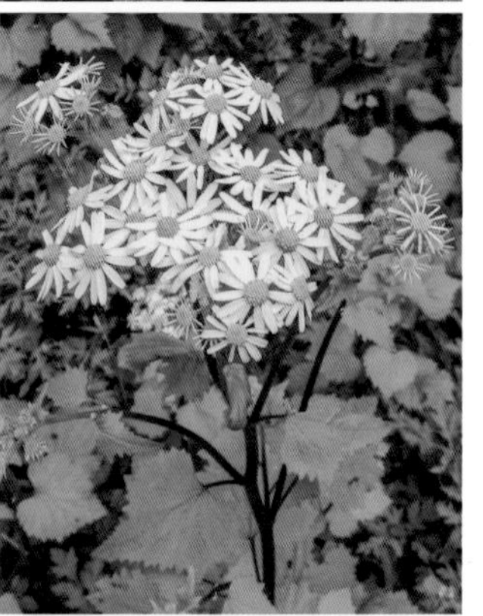

【基原】为菊科蒲儿根*Sinosenecio oldhamianus* (Maxim.) B. Nord. 的全草。

【别名】黄菊莲、猫耳朵、野麻叶。

【形态特征】多年生或二年生草本。根状茎木质，具多数纤维状根。茎单生，被白色蛛丝状毛及疏长柔毛，或多少脱毛至近无毛。基部叶在花期凋落；下部茎叶卵状圆形或近圆形；最上部叶卵形或卵状披针形。头状花序多数排列成顶生复伞房状花序；花黄色。瘦果圆柱形。花期全年。

【分布】生于林缘、溪边、潮湿岩石边及草坡、田边。产于广西、广东、云南、贵州、四川、江西、福建、湖南、湖北、安徽、浙江、山西、河南、陕西、甘肃、西藏等地。

【性能主治】全草味辛、苦，性凉；有小毒。有清热解毒、利湿、活血的作用。主治痈疮肿毒，泌尿系统感染，湿疹，跌打损伤。

【采收加工】夏季采收，洗净，鲜用或晒干。

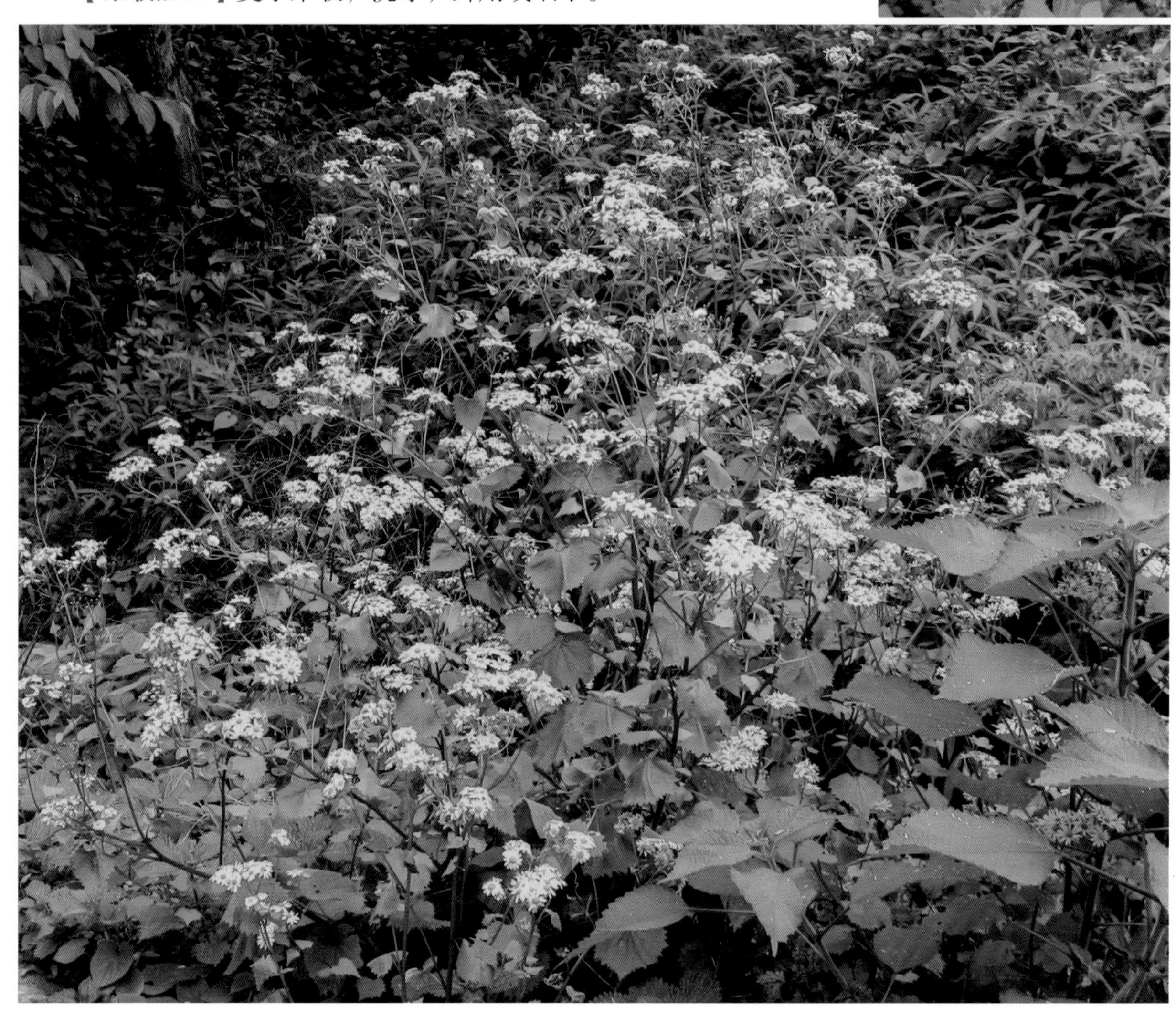

# 一枝黄花

【基原】为菊科一枝黄花*Solidago decurrens* Lour. 的全草或根。

【别名】野黄菊、洒金花、黄花仔。

【形态特征】多年生草本。茎细弱，单生或少数簇生。叶片椭圆形、卵形或宽披针形，有具翅叶柄，仅中部以上边缘有细齿或全缘，叶两面、沿脉及叶缘有短柔毛或背面无毛。头状花序较小，多数在茎上部排列成长6~25 cm的总状花序或伞房圆锥花序；花黄色。花果期4~11月。

【分布】生于灌木丛、林缘、林下或山坡草地上。产于广西、广东、云南、贵州、四川、湖南、湖北、江西、安徽、浙江、江苏、陕西、台湾等地。

【性能主治】全草或根味辛、苦，性平。有疏风泄热、解毒消肿的作用。主治风热感冒，头痛，咽喉肿痛，肺热咳嗽，黄疸，泄泻，热淋，痈肿疮疖，毒蛇咬伤。

【采收加工】9~10月开花盛期割取地上部分，或挖取根部，洗净，鲜用或晒干。

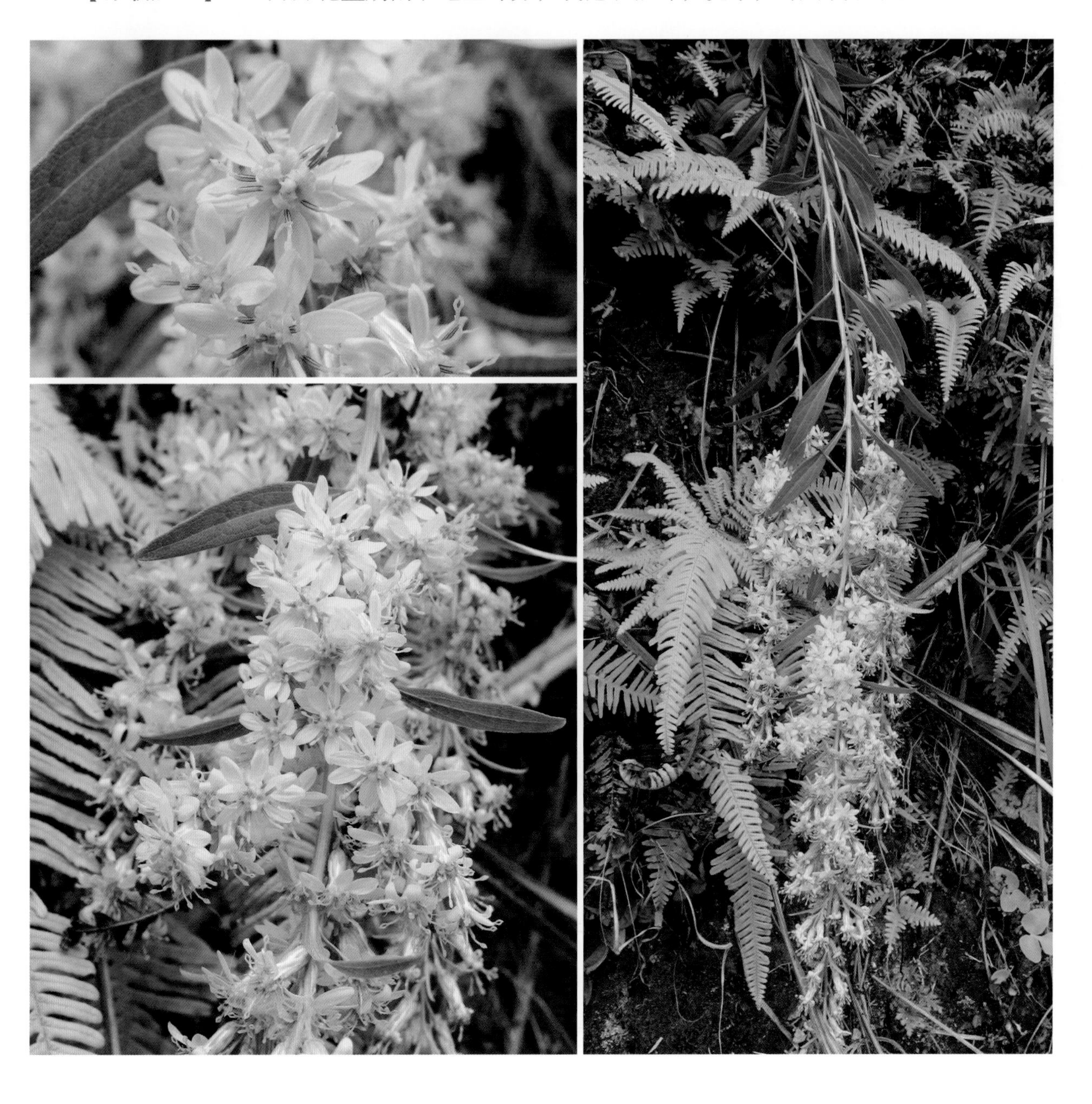

## 白叶火草

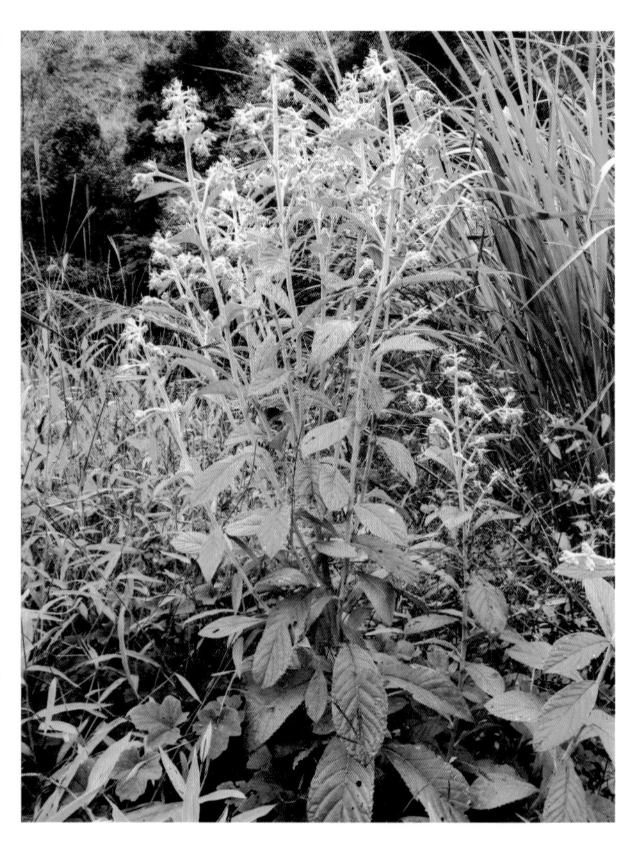

【基原】为菊科锯叶合耳菊*Synotis nagensium* (C. B. Clarke) C. Jeffrey et Y. L. Chen 的全草。

【别名】白背艾、火门艾、大叶艾。

【形态特征】多年生灌木状草本或亚灌木。茎被密白色茸毛或黄褐色茸毛，下部在花期无叶。叶片倒卵状椭圆形、倒披针状椭圆形或椭圆形，腹面被蛛丝状茸毛及短柔毛，背面被茸毛及沿脉被短硬毛。头状花序排成圆锥聚伞花序；花黄色；总苞倒锥状钟形。瘦果圆柱形。花期8月至翌年3月。

【分布】生于灌木丛中、草地。产于广西、广东、云南、贵州、四川、湖南、湖北、甘肃、西藏等地。

【性能主治】全草味淡，性平。有散风热、定喘咳、利水湿的作用。主治感冒发热，咳喘，小便淋涩，肾炎水肿。

【采收加工】夏、秋季采收，洗净，晒干。

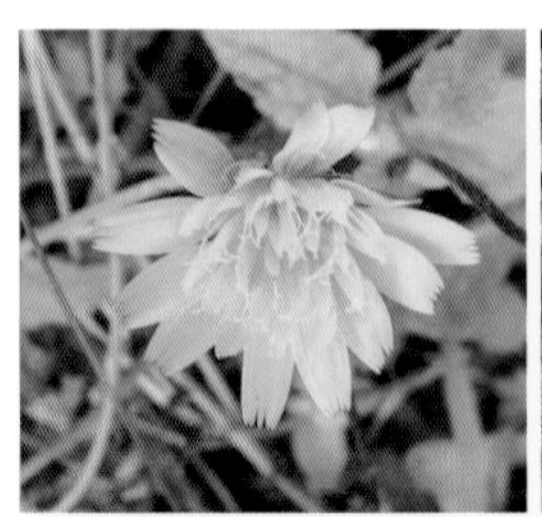

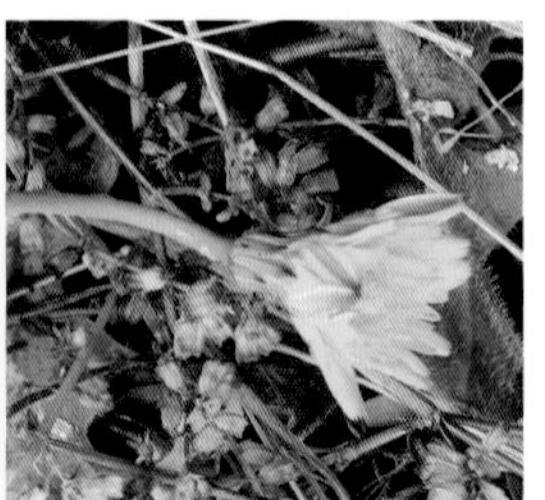

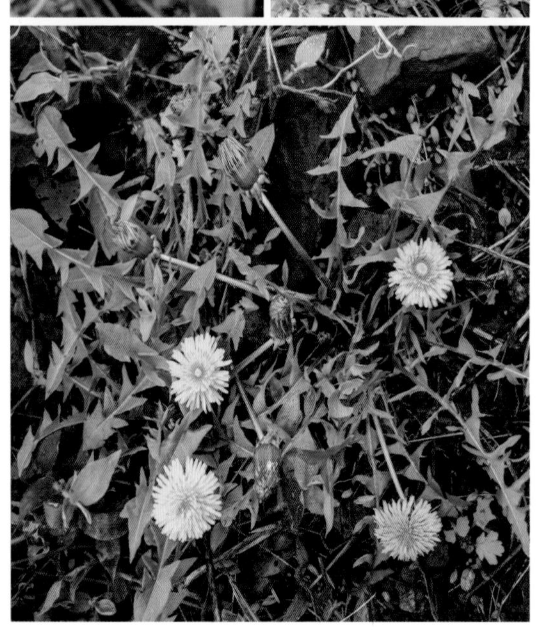

## 蒲公英

【基原】为菊科蒲公英*Taraxacum mongolicum* Hand. -Mazz. 的全草。

【别名】黄花地丁、婆婆丁、蒲公草。

【形态特征】多年生草本。叶片倒卵状披针形、倒披针形或长圆状披针形，边缘有时具波状齿或羽状深裂。花葶1个至数个，上部紫红色，密被蛛丝状白色长柔毛；总苞钟状，舌状花黄色，边缘花舌片背面具紫红色条纹，花药和柱头暗绿色。瘦果倒卵状披针形。花期4~9月，果期5~10月。

【分布】生于山坡草地、路旁、田野。产于我国大部分地区。

【性能主治】全草味苦、甘，性寒。有清热解毒、消肿散结、利尿通淋的作用。主治疔疮肿毒，乳痈，瘰疬，目赤，咽痛，热淋涩痛。

【采收加工】春季至秋季花初开时采挖，除去杂质，洗净，晒干。

# 狗仔花

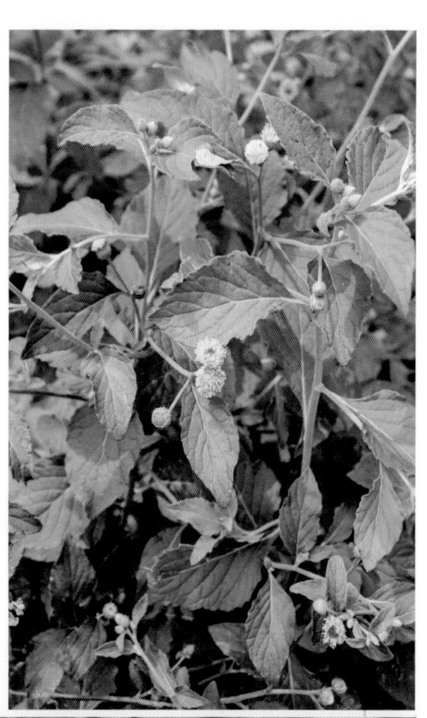

**【基原】**为菊科咸虾花*Vernonia patula* (Dryand.) Merr. 的全草。

**【别名】**狗仔菜、鲫鱼草。

**【形态特征】**一年生粗壮草本。茎直立，具明显条纹，被灰色短柔毛，具腺点。基部叶和下部叶在花期常凋落；中部叶具柄，卵形或卵状椭圆形，背面被灰色绢状柔毛，具腺点。头状花序通常2~3个生于枝顶端，或排列成分枝宽圆锥状或伞房状；花淡红紫色。花期7月至翌年5月。

**【分布】**生于荒地、旷野、田边、路旁。产于广西、广东、海南、云南、贵州、福建、台湾等地。

**【性能主治】**全草味苦、辛，性平。有发表散寒、凉血解毒、清热止泻的作用。主治感冒发热，疟疾，热泻，痧气，湿疹，荨麻疹，久热不退，高血压，乳腺炎。

**【采收加工】**夏、秋季采收，除去杂质，切段，晒干。

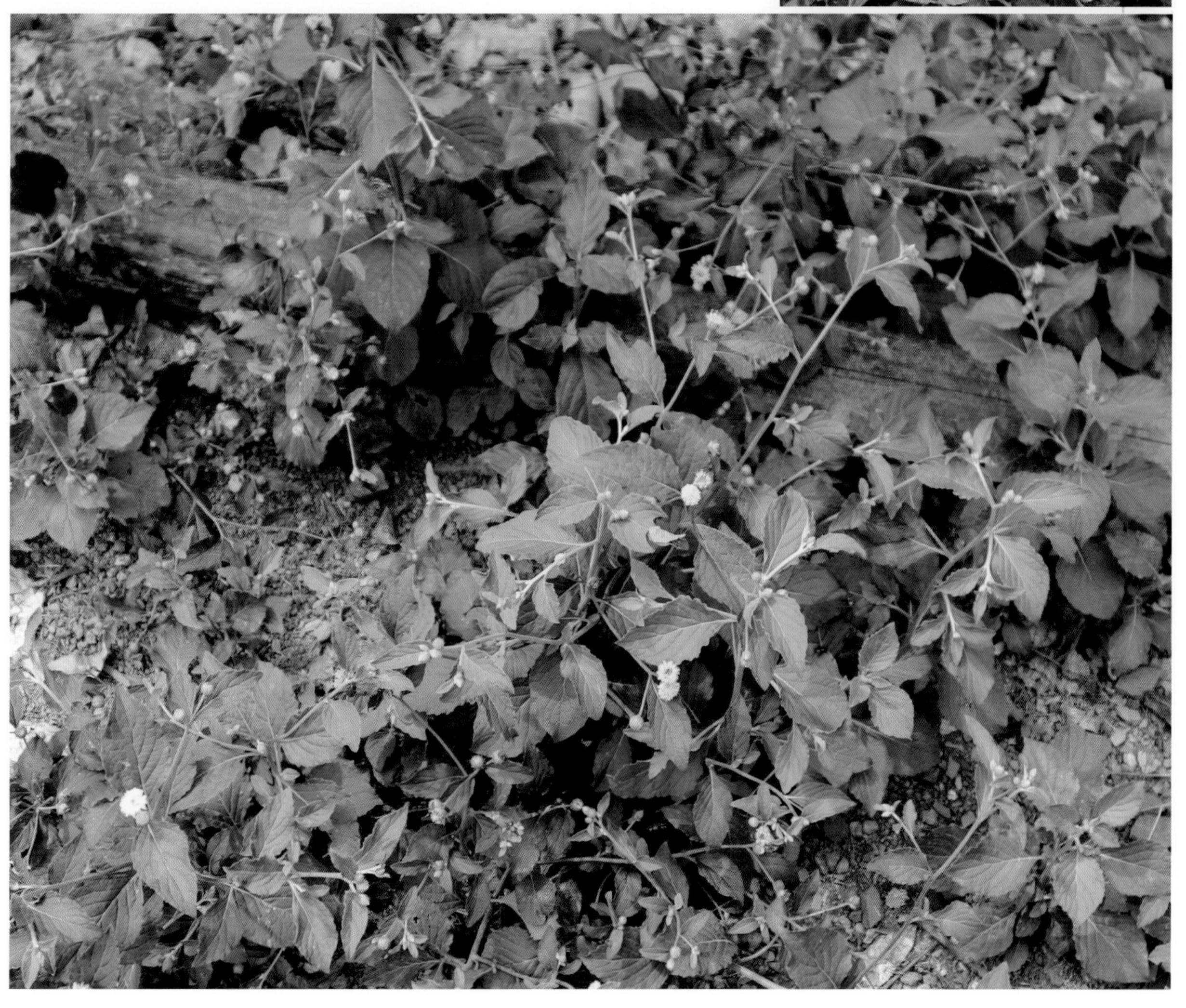

# 北美苍耳

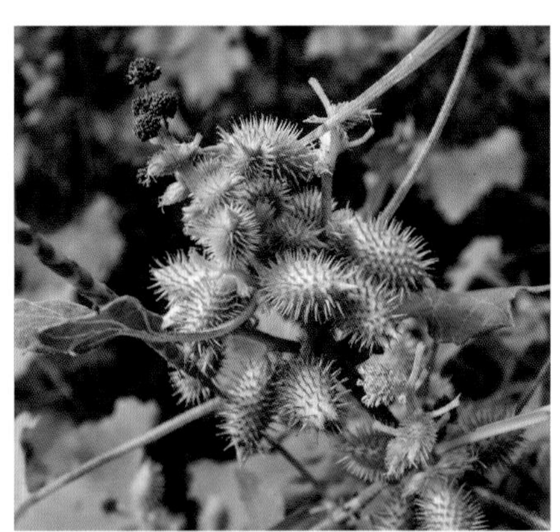

【基原】为菊科北美苍耳*Xanthium chinense* Mill. 的成熟带总苞的果实。

【别名】老苍子、苍子、毛苍子、苍耳子。

【形态特征】一年生草本。叶片三角状卵形或心形，近全缘或有3~5不明显浅裂，两面被贴生的糙毛。雄头状花序球形，花冠钟形；雌头状花序椭圆形。成熟瘦果的总苞变坚硬，果刺长12~20 mm。苞刺长约2 mm，略密，顶端两喙近相等。花期7~9月，果期8~11月。

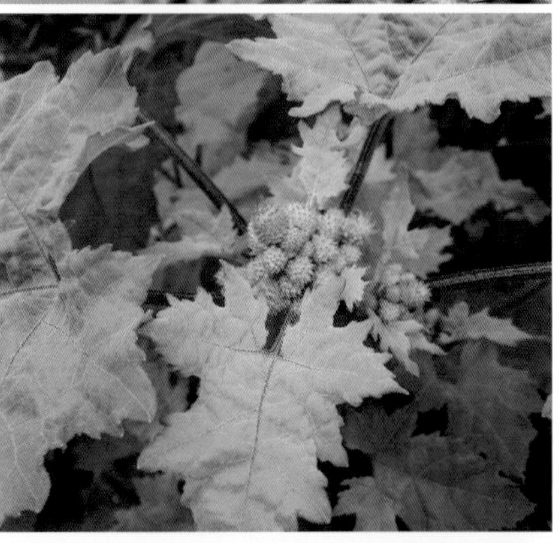

【分布】生于丘陵及山地草丛中。广泛分布于西南、华南、华东、华北、西北及东北各省区。

【性能主治】带总苞的果实味辛、苦，性温；有毒。有散风寒，通鼻窍，祛风湿的作用。主治风寒头痛，鼻塞流涕，鼻鼽，鼻渊，风疹瘙痒，湿痹拘挛。

【采收加工】秋季果实成熟时采收，除去梗、叶等，晒干。

【备注】北美苍耳原产于墨西哥，现广泛分布于各地，药用功效与苍耳*X. sibiricum*相似。

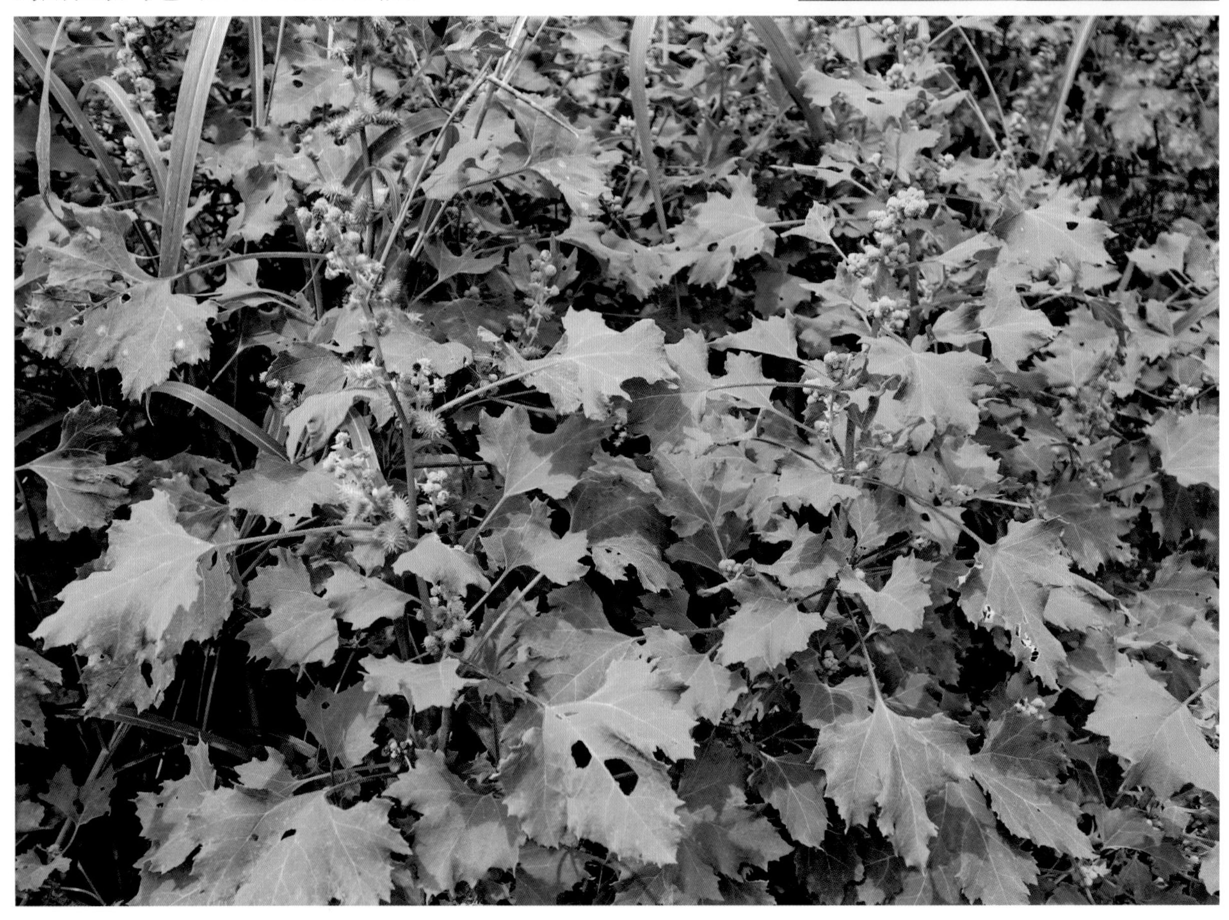

## 落地荷花

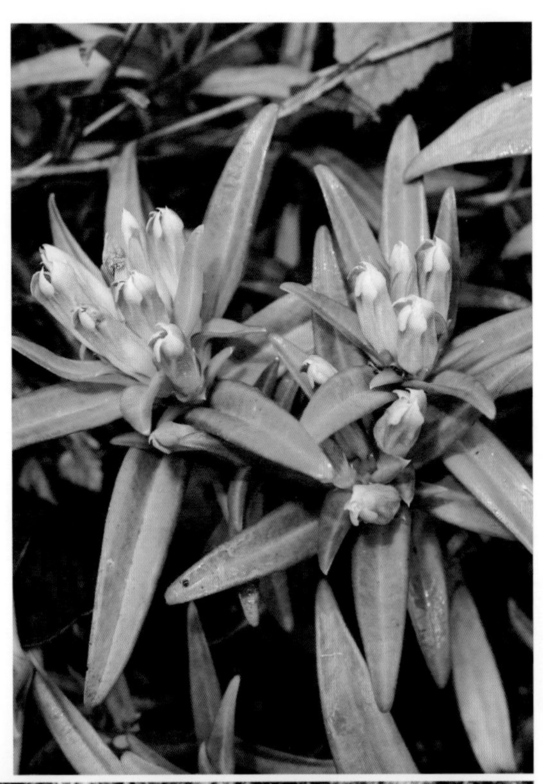

【基原】为龙胆科五岭龙胆*Gentiana davidii* Franch. 的带花全草。

【别名】九头青、鲤鱼胆、青叶胆。

【形态特征】多年生草本。须根略肉质。主茎粗壮，具多数较长分枝。花枝多数，丛生。叶片线状披针形或椭圆形状披针形，边缘微外卷，有乳突。花多数，簇生枝顶呈头状；花冠蓝色，狭漏斗形。蒴果狭椭圆形或卵状椭圆形。种子淡黄色，表面具蜂窝状网隙。花果期6~11月。

【分布】生于山坡草丛、路旁、林下。产于广西、广东、湖南、江西、安徽、福建等地。

【性能主治】带花全草味苦，性寒。有清热解毒、利湿的作用。主治小儿惊风，目赤，咽痛，化脓性骨髓炎，痈疮肿毒，毒蛇咬伤。

【采收加工】夏、秋季采收，鲜用或晒干。

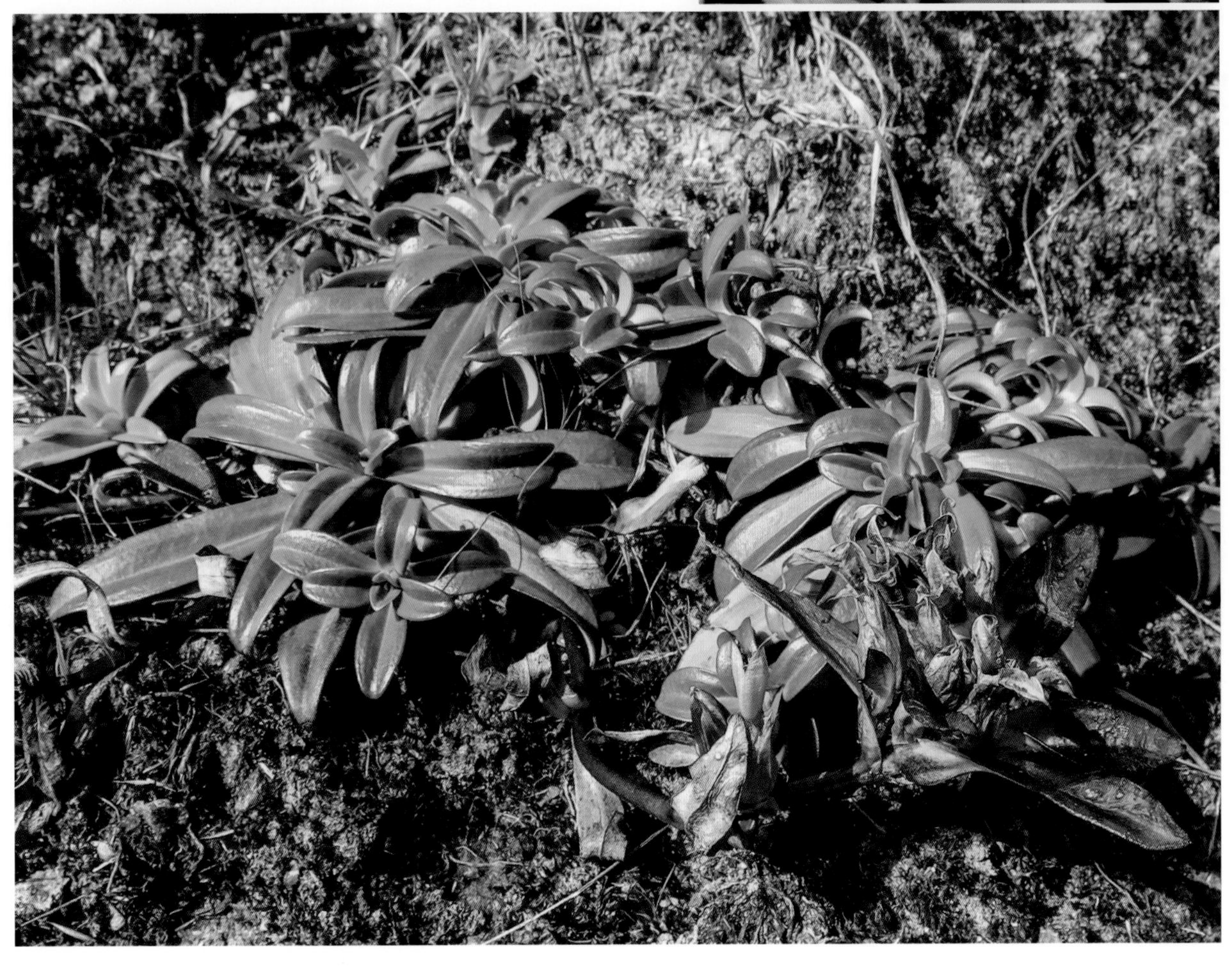

# 匙叶草

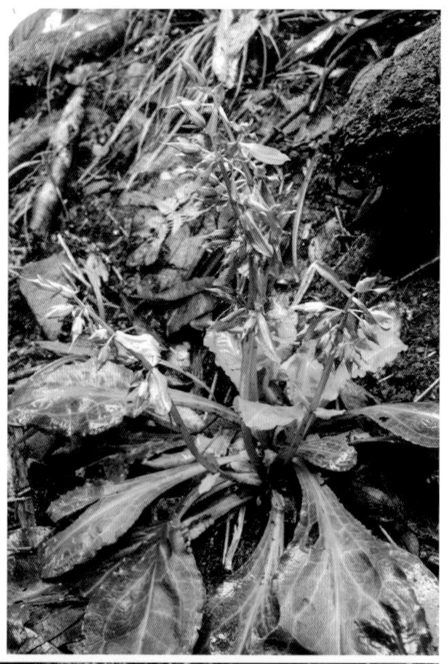

【基原】为龙胆科匙叶草*Latouchea fokiensis* Franch. 的全草。

【别名】红客妈叶、红虾蟆叶。

【形态特征】多年生草本。全株无毛。茎直立，不分枝。叶大多基生，倒卵状匙形，先端圆形，基部渐狭成柄；茎生叶2~3对，小于基生叶，无柄，半抱茎。轮生聚伞花序，每轮有花5~8朵，每朵花下有2枚小苞片；花冠淡绿色，钟形。蒴果卵状圆锥形。种子深褐色。花果期3~11月。

【分布】生于山坡路边、林下。产于广西、广东、福建、云南、四川等地。

【性能主治】全草味苦、辛，性寒。有活血化瘀、清热止咳的作用。主治腹内血瘀痞块，劳伤咳嗽。

【采收加工】夏、秋季采收，洗净，晒干。

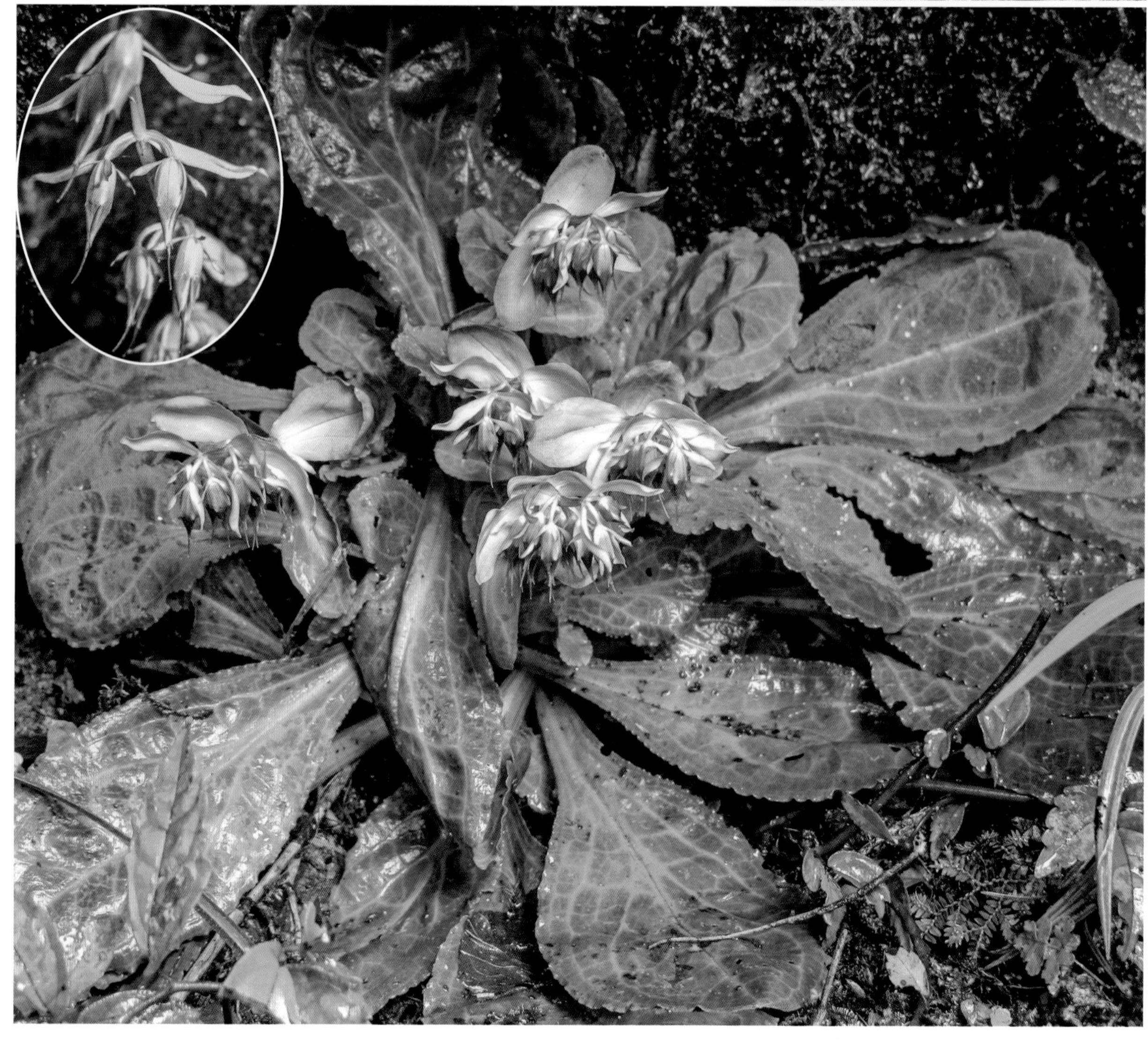

## 獐牙菜

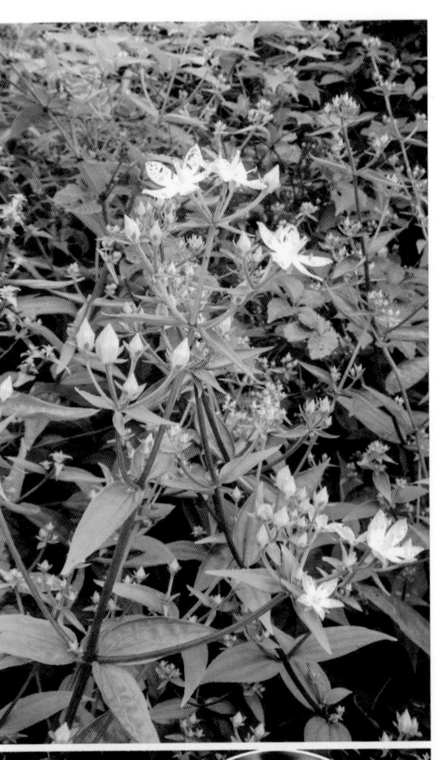

【基原】为龙胆科獐牙菜*Swertia bimaculata* (Sieb. et Zucc.) Hook. f. et Thoms. ex C. B. Clarke 的全草。

【别名】黑节苦草、走胆草、紫花青叶胆。

【形态特征】一年生草本。根细，棕黄色。茎直立，中部以上分枝。基生叶花期枯萎；茎生叶椭圆形至卵状披针形；最上部叶苞叶状。大型圆锥状复聚伞花序疏松，开展，多花；花冠黄色，上部具多数紫色小斑点。蒴果狭卵形。种子褐色，圆形，表面具瘤状突起。花果期6~11月。

【分布】生于山坡草地、林下、灌木丛中。产于广西、广东、湖南、贵州、四川、云南、陕西、甘肃等地。

【性能主治】全草味苦、辛，性寒。有清热解毒、利湿、疏肝利胆的作用。主治急慢性肝炎，胆囊炎，感冒发热，咽喉肿痛，牙龈肿痛，尿路感染，肠胃炎，小儿口疮。

【采收加工】夏、秋季采全草，切碎，晾干。

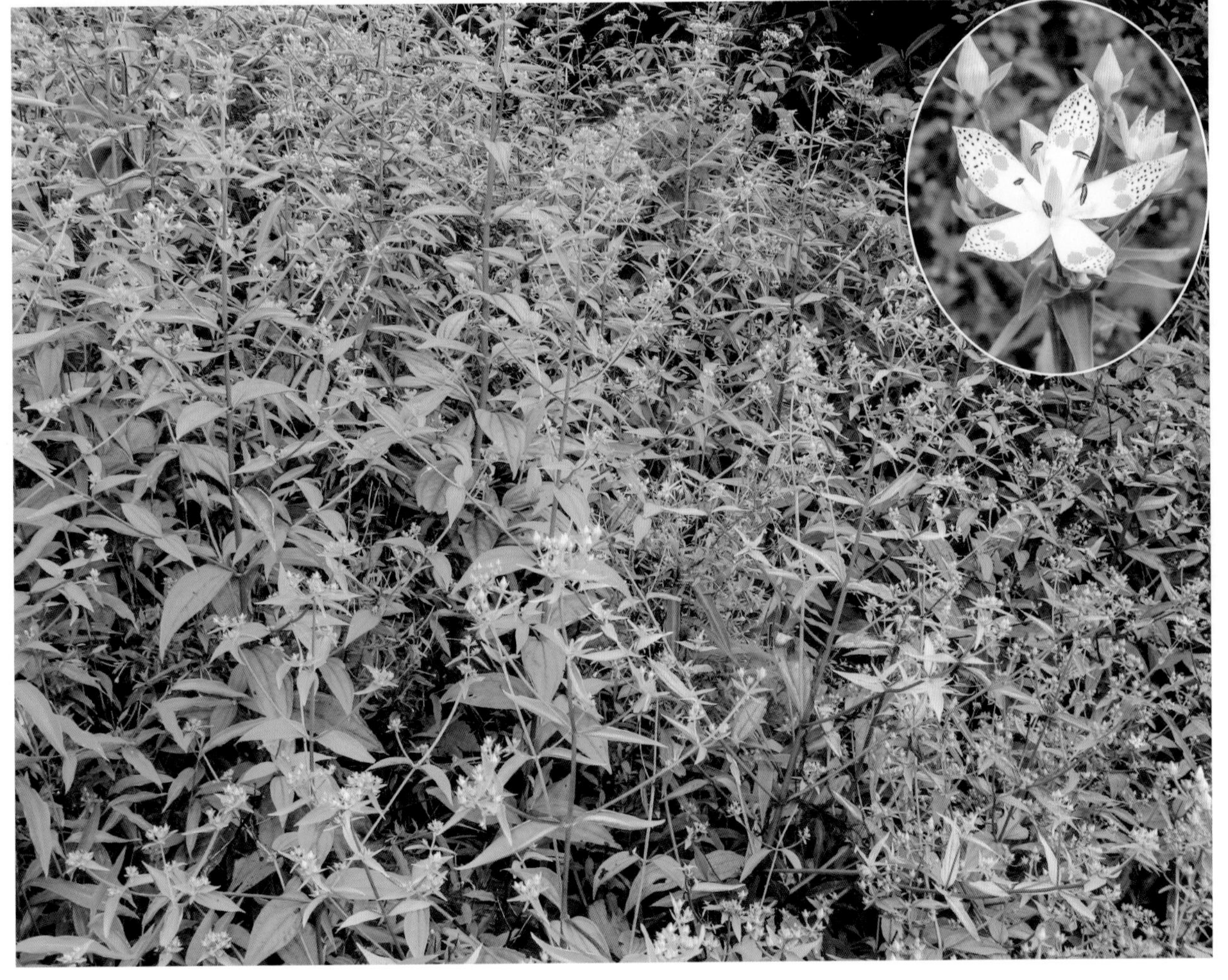

# 风寒草

【基原】为报春花科临时救*Lysimachia congestiflora* Hemsl. 的全草。

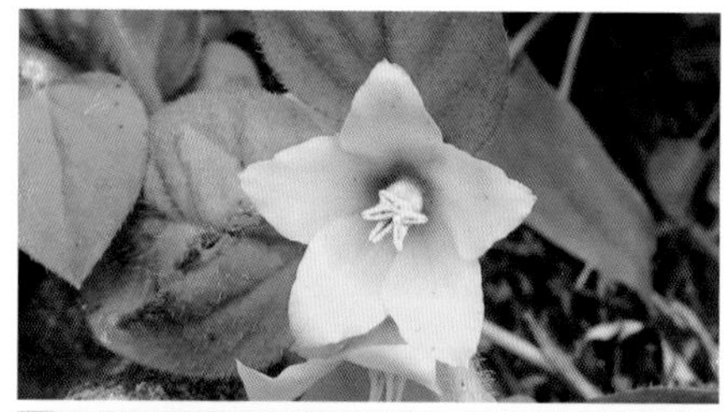

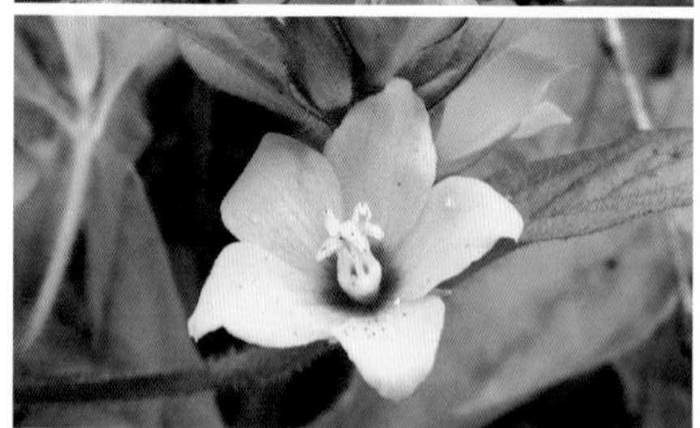

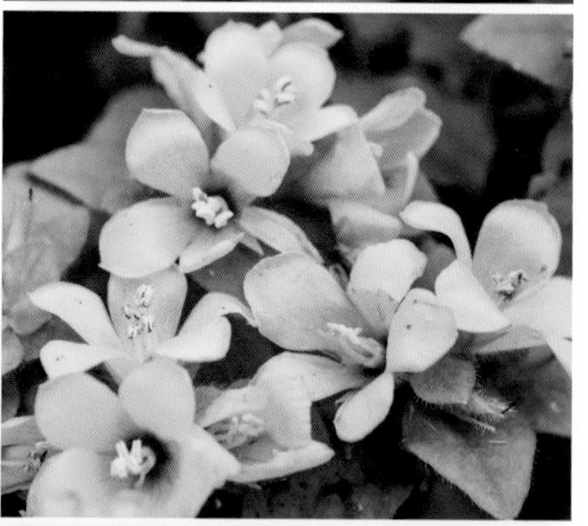

【别名】过路黄、小过路黄。

【形态特征】茎下部匍匐，节上生根，上部及分枝上升，密被多细胞卷曲柔毛。叶对生；叶片有时沿中肋和侧脉染紫红色，边缘具褐色或紫红色腺点。花2~4朵集生于茎端和枝端成近头状的总状花序，在花序下方的1对叶腋有时具单生花；花冠黄色，内面基部紫红色。花期5~6月，果期7~10月。

【分布】生于水沟边、田埂上、山坡林缘和草地等湿润处。产于长江以南各地及陕西、甘肃南部和台湾等地。

【性能主治】全草味辛、微苦，性微温。有祛风散寒、止咳化痰、消积解毒的作用。主治风寒头痛，咳嗽痰多，咽喉肿痛，黄疸，胆道结石，尿路结石，小儿腹积，痈疽疔疮，毒蛇咬伤。

【采收加工】在栽种当年10~11月可采收1次，以后第二年、第三年的5~6月和10~11月均可采收，齐地面割下，除净杂草，晒干或烘干。

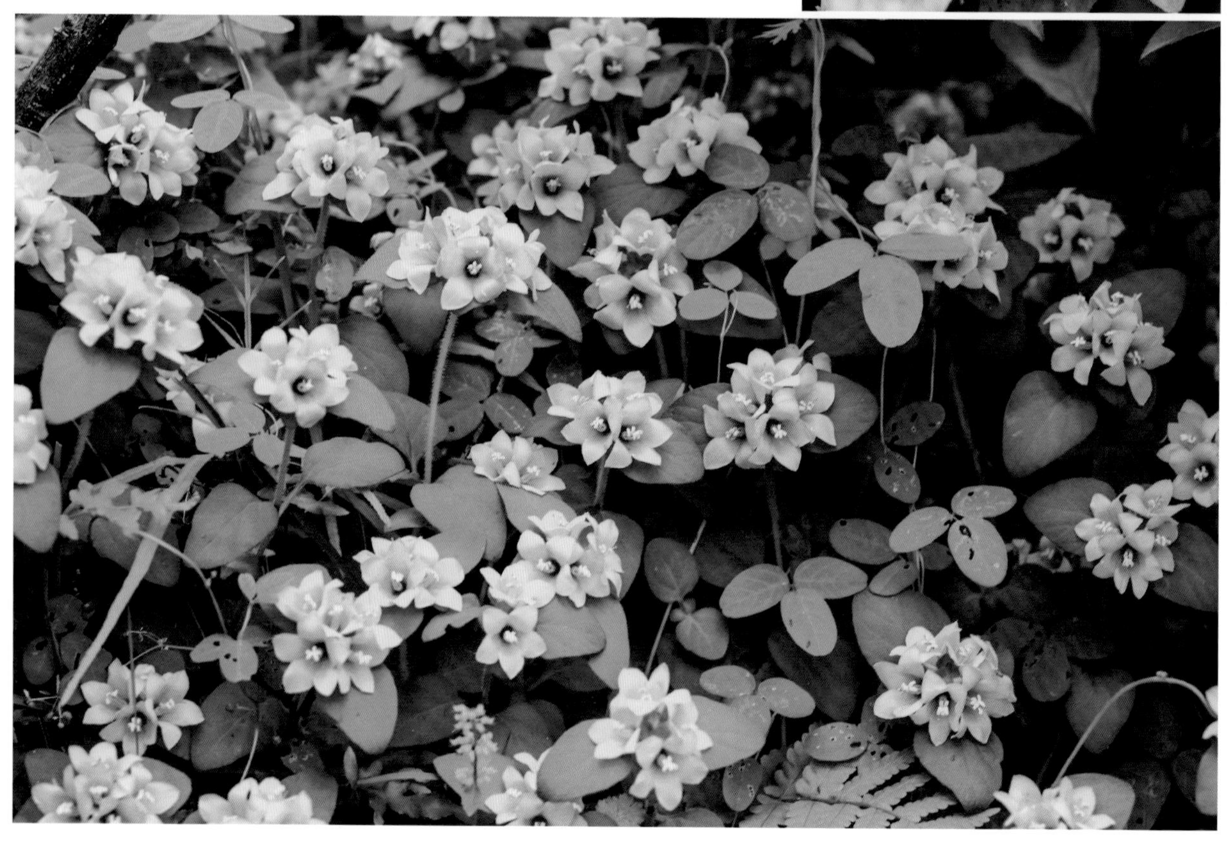

# 灵香草

【基原】为报春花科灵香草*Lysimachia foenum-graecum* Hance 的地上部分。

【别名】香草、零陵香、广零陵香。

【形态特征】多年生草本。植株干后有浓郁香气，越年老茎越匍匐，发出多数纤细的须根。叶互生；叶片卵形至椭圆形，草质，干时两面密布极不明显的下陷小点和稀疏的褐色无柄腺体。花单出腋生；花冠黄色。蒴果灰白色，不开裂或顶端不规则浅裂。花期5月，果期8~9月。

【分布】生于山谷溪边和林下。产于广西、广东、云南、湖南等地。

【性能主治】全草味辛、甘，性温。有祛风寒、辟秽浊的作用。主治鼻塞，伤风，感冒头疼，下痢，遗精，牙痛，胸腹胀满。

【采收加工】全年均可采收，除净泥沙，烘干或阴干。

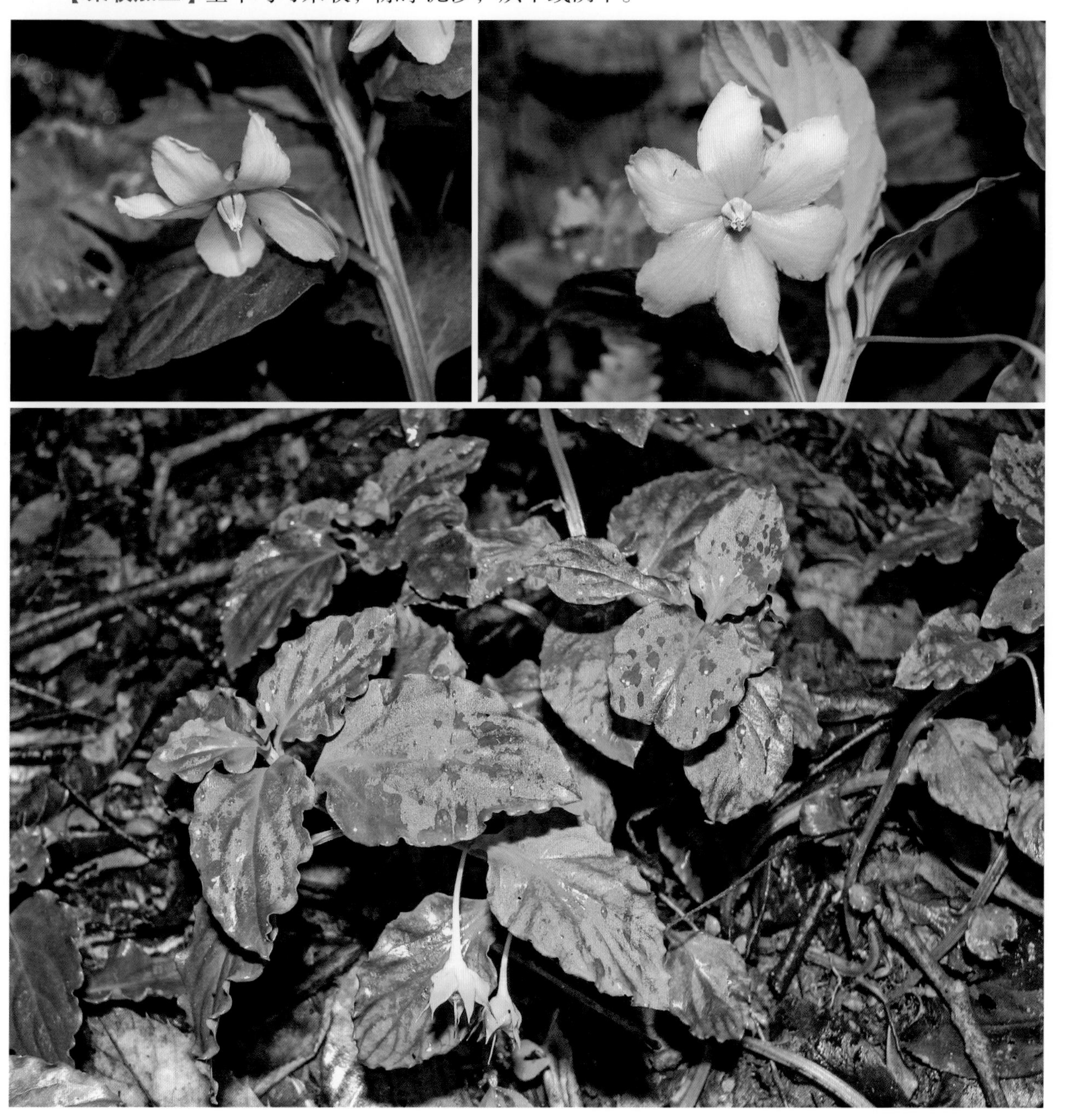

# 大田基黄

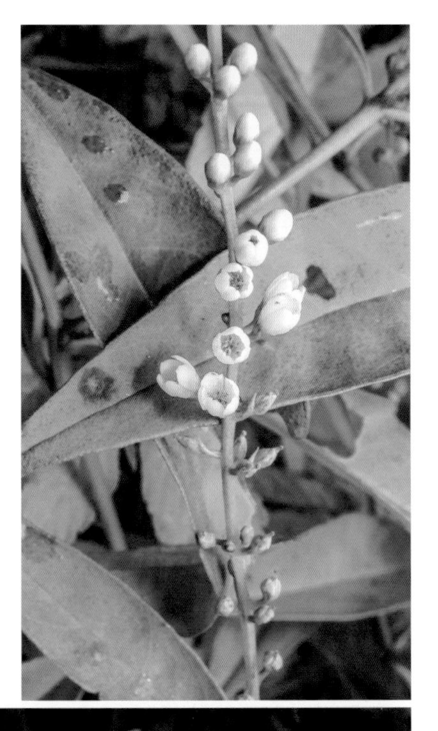

【基原】为报春花科星宿菜*Lysimachia fortunei* Maxim. 的全草或根。

【别名】红头绳、假辣蓼。

【形态特征】多年生草本。全株无毛。根状茎横走，紫红色。茎直立，具黑色腺点，基部紫红色，嫩梢和花序轴具褐色腺体。叶互生，近于无柄，两面均有黑色腺点，干后成粒状突起。总状花序顶生，细瘦；花冠白色，有黑色腺点。蒴果球形。花期6~8月，果期8~11月。

【分布】生于沟边、田边等湿润处。产于中南、华南、华东各省区。

【性能主治】全草味苦、辛，性凉。有清热利湿、凉血活血、解毒消肿的作用。主治黄疸，泻痢，目赤，吐血，血淋，白带异常，崩漏，痛经，闭经，咽喉肿痛，痈肿疮毒，跌打损伤，蛇虫咬伤。

【采收加工】4~8月采收，鲜用或晒干。

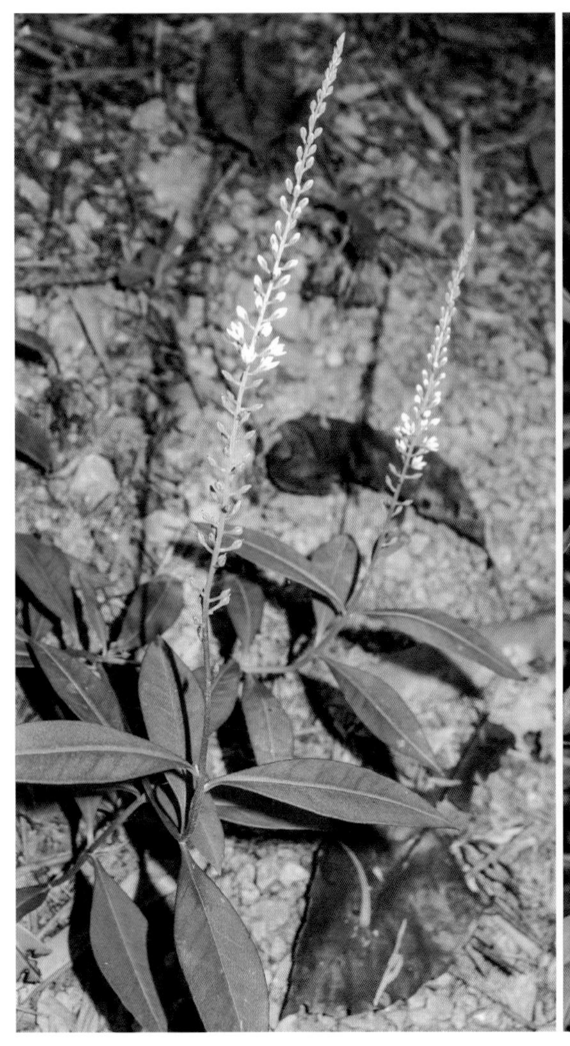

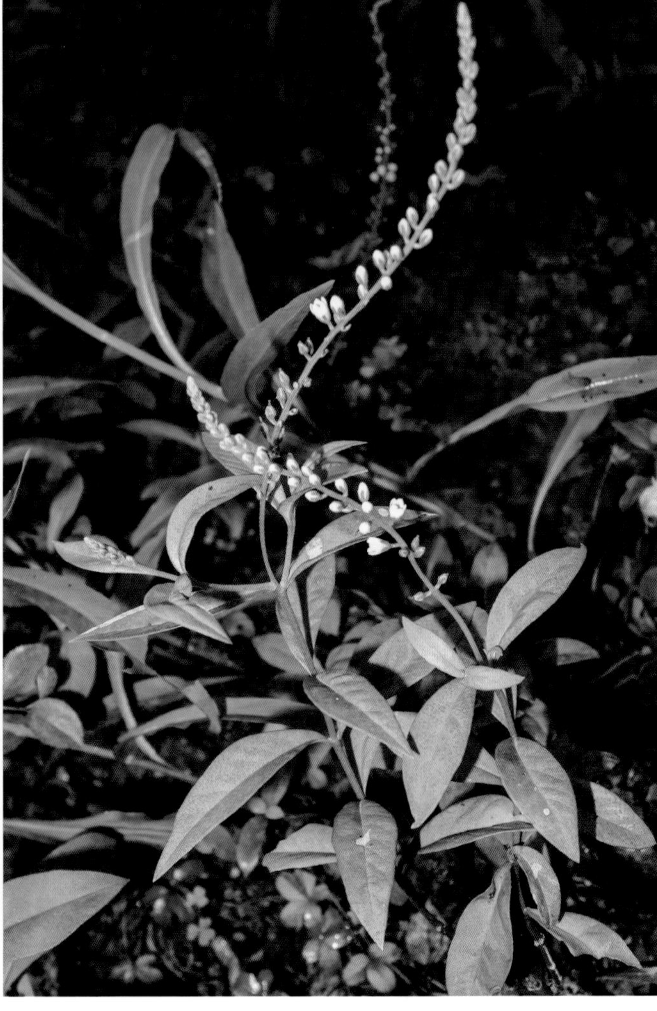

## 追风伞

【基原】为报春花科狭叶落地梅*Lysimachia paridiformis* Franch. var. *stenophylla* Franch. 的全草或根。

【别名】破凉伞、惊风伞、一把伞。

【形态特征】根状茎粗短或成块状；根簇生，密被黄褐色茸毛。茎通常2条至数条簇生，直立。叶6~18片轮生于茎端；叶片披针形至线状披针形，两面散生黑色腺条；无柄。花集生于茎端成伞形花序，有时亦有少数花生于近茎端的1对鳞片状叶腋；花冠黄色。蒴果近球形。花期5~6月，果期7~9月。

【分布】生于林下和阴湿沟边。产于广西、四川、贵州、湖北、湖南等地。

【性能主治】全草、根味辛，性温。有祛风通络、活血止痛的作用。主治风湿痹痛，小儿惊风，半身不遂，跌打损伤，骨折。

【采收加工】全年均可采收，洗净，鲜用或晒干。

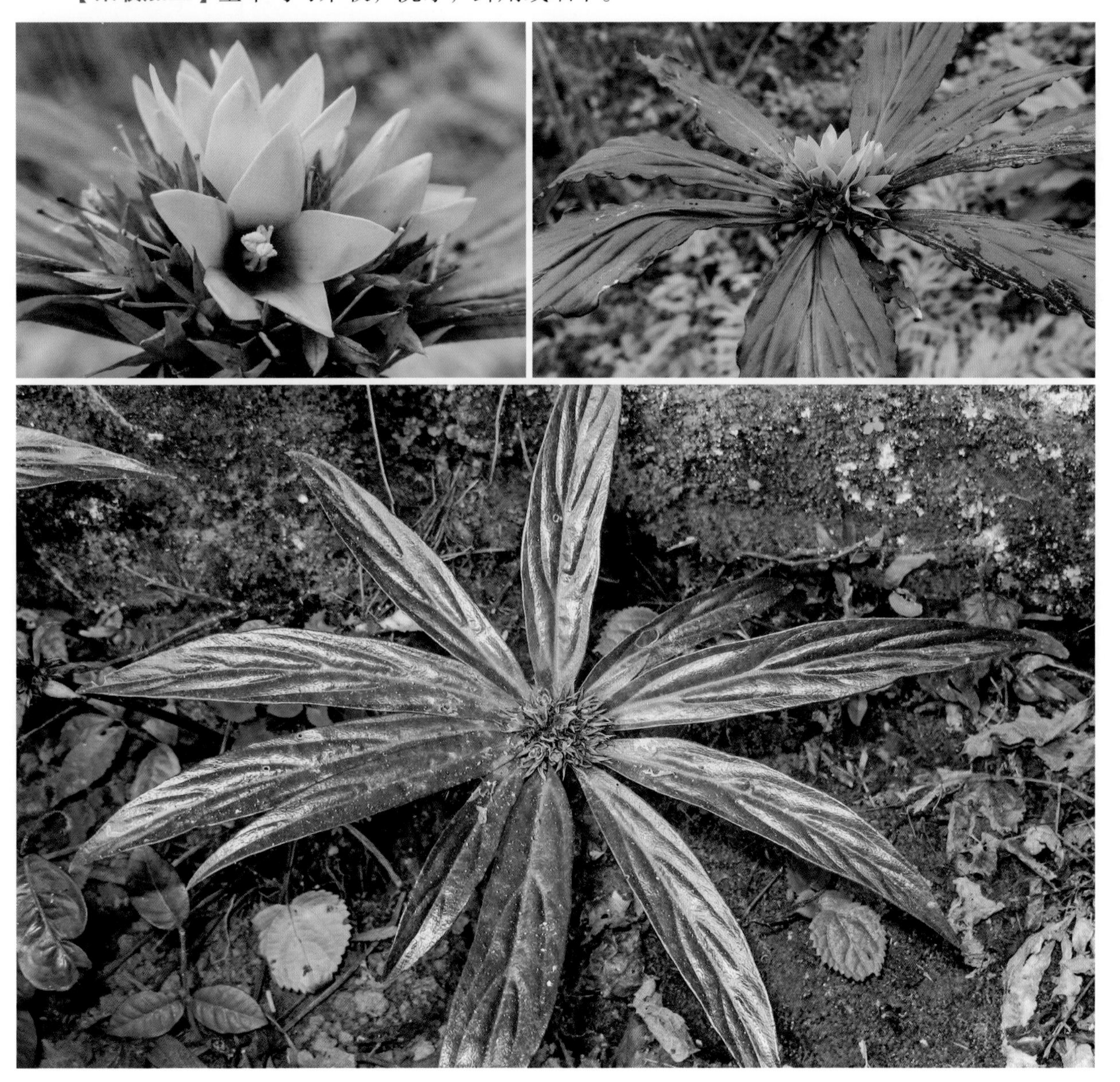

## 车前

【基原】为车前科车前草*Plantago asiatica* L. 的全草和成熟种子。

【别名】咳麻草。

【形态特征】多年生草本。须根多数。根状茎短，稍粗。叶基生呈莲座状，平卧、斜展或直立；叶片卵形至椭圆形，先端钝圆至急尖，边缘波状。花序3~10个，直立或弓曲上升；穗状花序细圆柱状；花冠白色。蒴果纺锤状，具角，背腹面微隆起。子叶背腹向排列。花期4~8月，果期6~9月。

【分布】生于草地、沟边、河岸湿地、田边、路旁或村边空旷处。产于广西、广东、云南、贵州、四川、西藏、海南、江西、福建等地。

【性能主治】全草味甘，性寒。有清热解毒、利尿通淋、祛痰、凉血的作用。主治热淋涩痛，水肿尿少，暑湿泻痢，痰热咳嗽，痈肿疮毒，吐血，鼻出血。种子味甘，性寒。有清热利尿、渗湿通淋、明目、祛痰的作用。主治水肿胀满，热淋涩痛，暑湿泄泻，目赤肿痛，痰热咳嗽。

【采收加工】全草夏季采挖，除去泥沙，晒干。夏、秋季种子成熟时采收果穗，晒干，搓出种子，除去杂质。

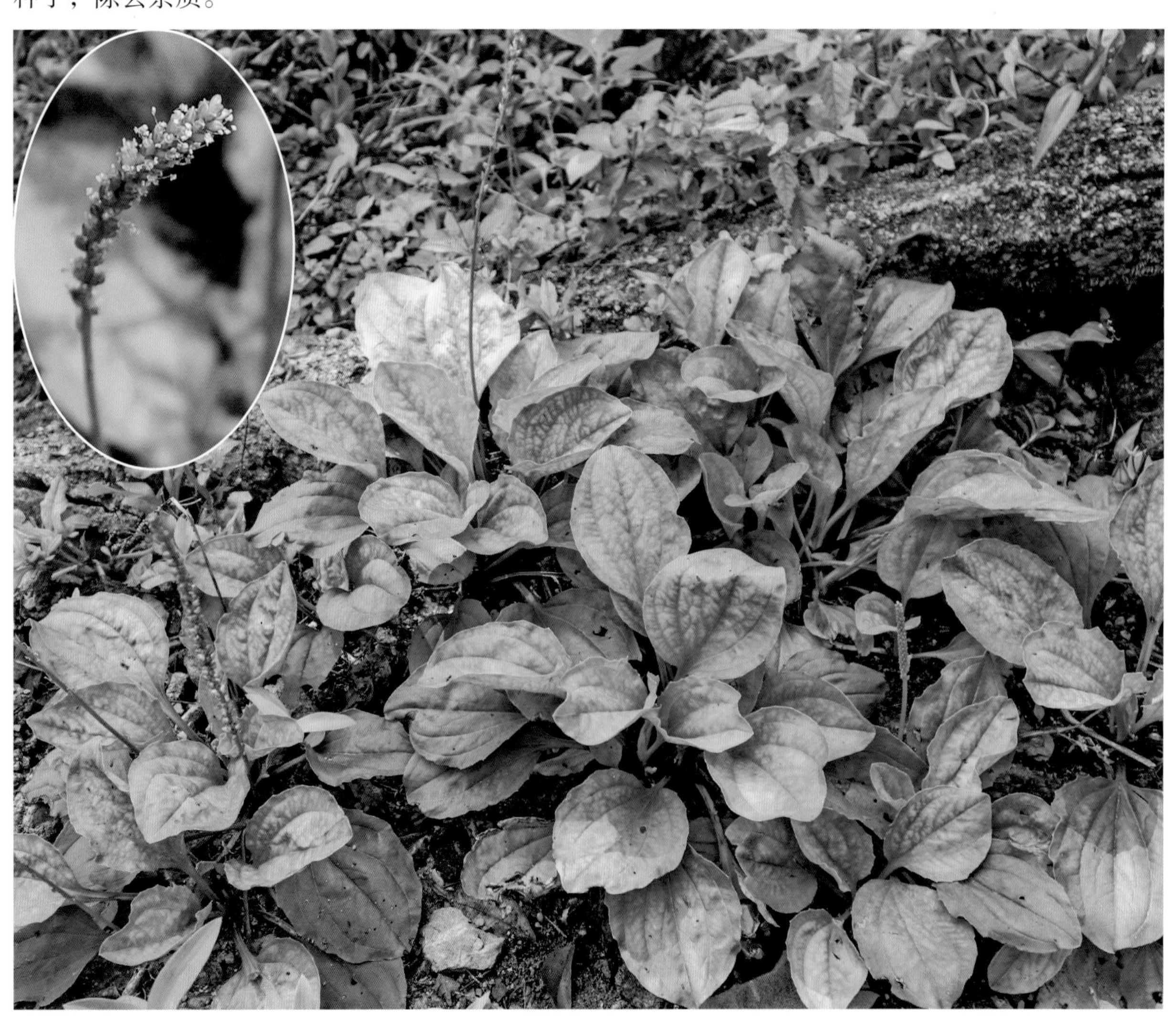

# 红果参

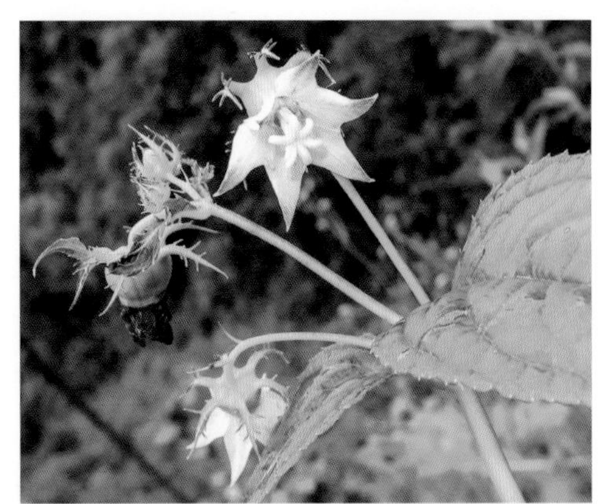

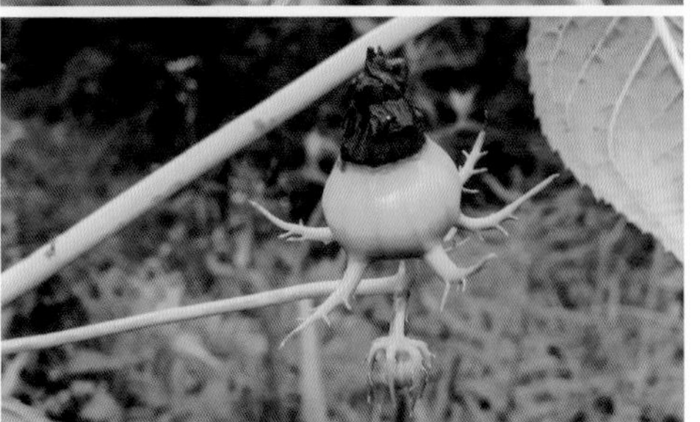

【基原】为桔梗科长叶轮钟草*Cyclocodon lancifolius* (Roxb.) Kurz 的根。

【别名】蜘蛛果、山荸荠。

【形态特征】直立或蔓性草本。茎高可达3 m，中空，分枝多而长。叶对生，偶有3枚轮生；叶片卵形、卵状披针形至披针形。花通常单朵顶生兼腋生，有时3朵组成聚伞花序；花冠白色或淡红色，管状钟形，5~6裂至中部。浆果球状，熟时紫黑色。种子极多数，呈多角体。花期7~10月。

【分布】生于灌木丛、草地中。产于广西、广东、贵州、四川、湖北、福建等地。

【性能主治】根味甘、微苦，性平。有益气、祛瘀、止痛的作用。主治气虚乏力，跌打损伤。

【采收加工】夏、秋季采挖，洗净，鲜用或晒干。

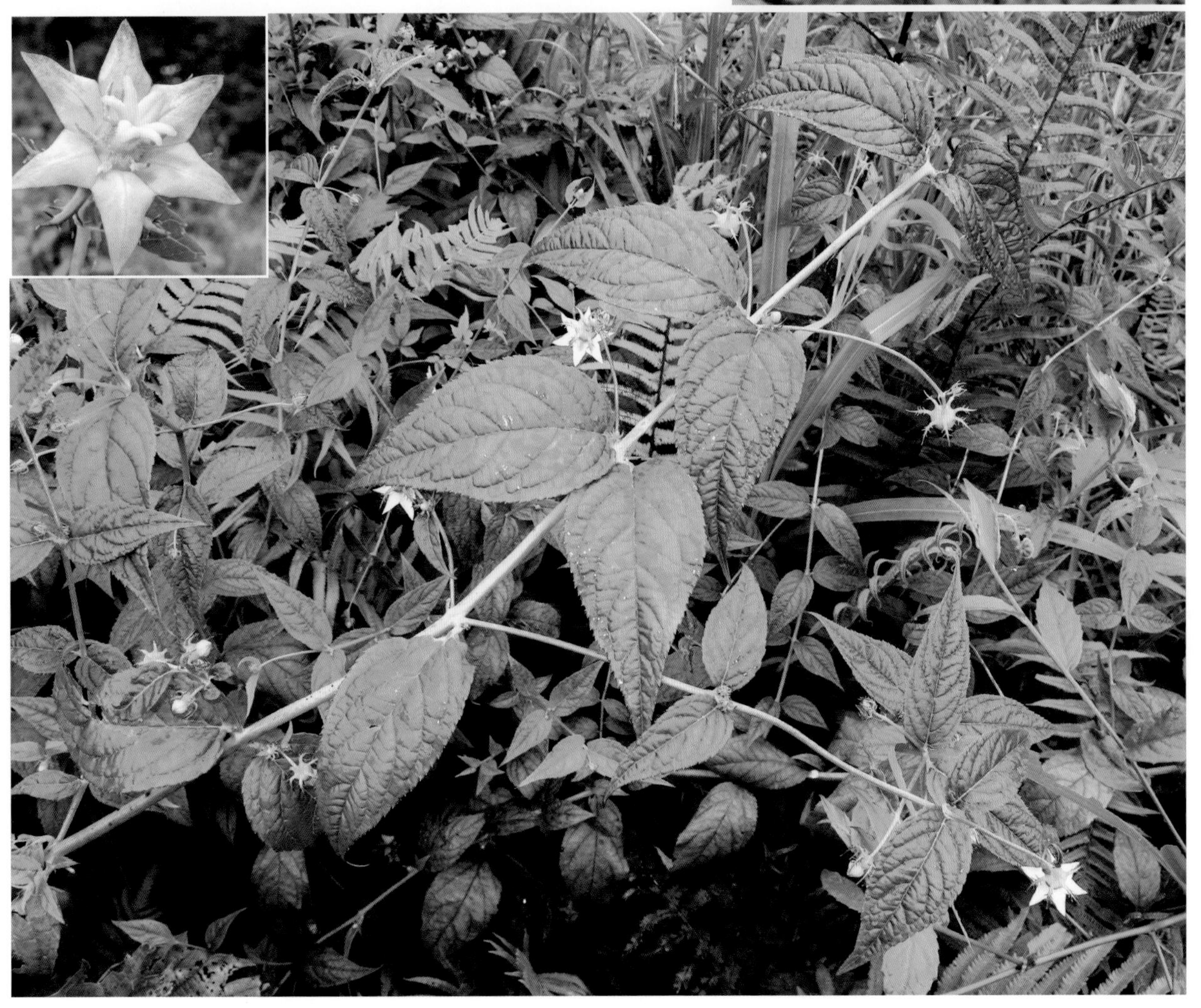

# 铜锤玉带草

【基原】为半边莲科铜锤玉带草*Lobelia angulata* Forst. 的全草、果实。

【别名】小铜锤、扣子草、铜锤草。

【形态特征】多年生匍匐草本。有白色乳汁。茎平卧，被开展的柔毛，节上生根。叶互生；叶片卵形或心形，边缘具细齿，叶脉掌状至掌状羽脉。花单生于叶腋；花冠紫红色、淡紫色、绿色或黄白色。浆果紫红色，椭圆状球形。种子多数，近圆球状，稍压扁，表面有小疣凸。花果期全年。

【分布】生于田边、路旁或疏林中潮湿处。产于广西、广东、湖南、湖北、四川等地。

【性能主治】全草味辛、苦，性平。有祛风除湿、活血、解毒的作用。主治风湿疼痛，跌打损伤，月经不调，目赤肿痛，乳痈，无名肿毒。果实味苦、辛，性平。有祛风利湿、理气散瘀的作用。主治风湿痹痛，疝气，跌打损伤，遗精，白带异常。

【采收加工】全年均可采全草，洗净，晒干或鲜用。8~9月采摘果实，鲜用或晒干。

【附注】《中华本草》记载铜锤玉带草以全草、果实入药的药材名分别为铜锤玉带草、地茄子。

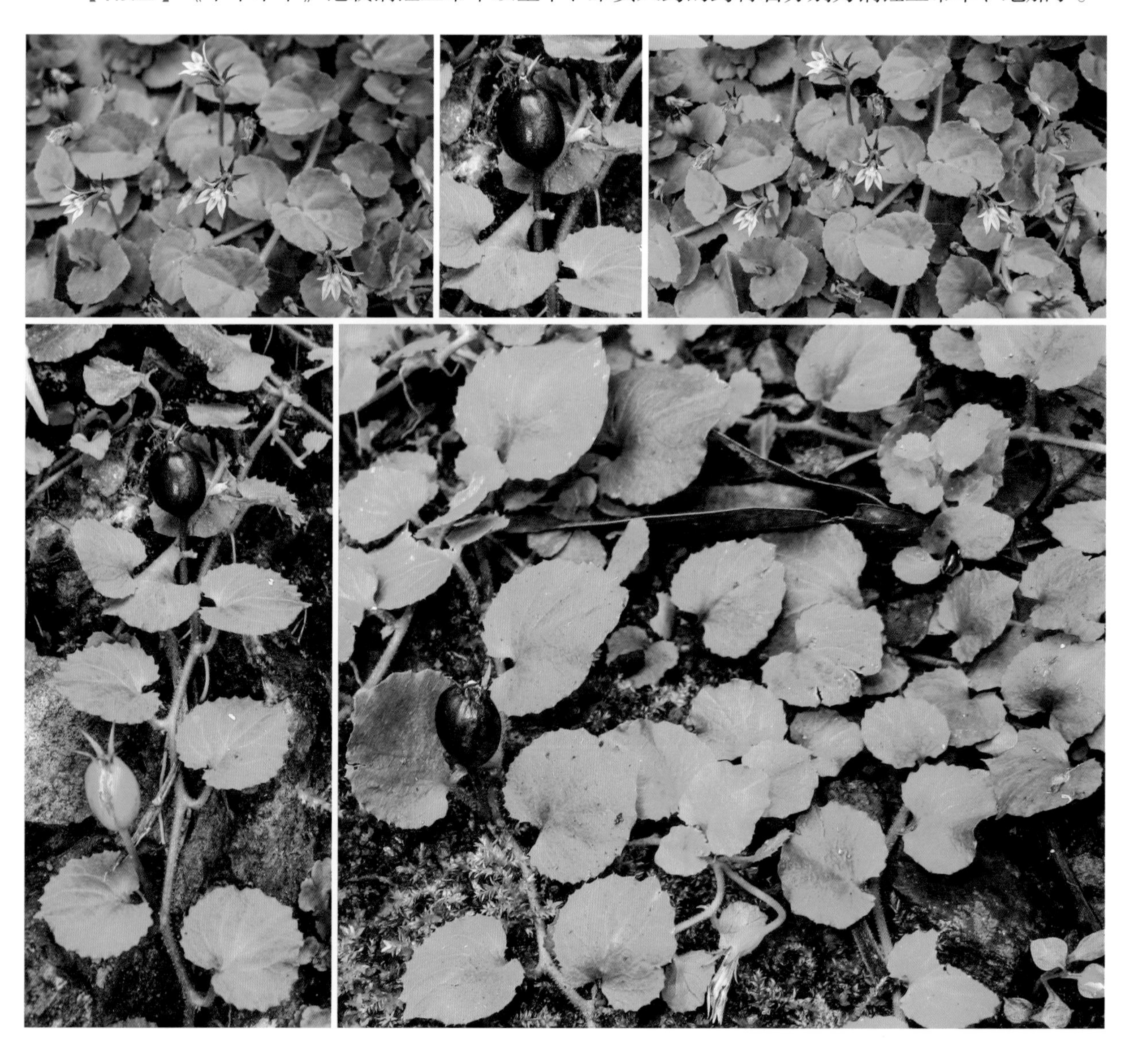

# 半边莲

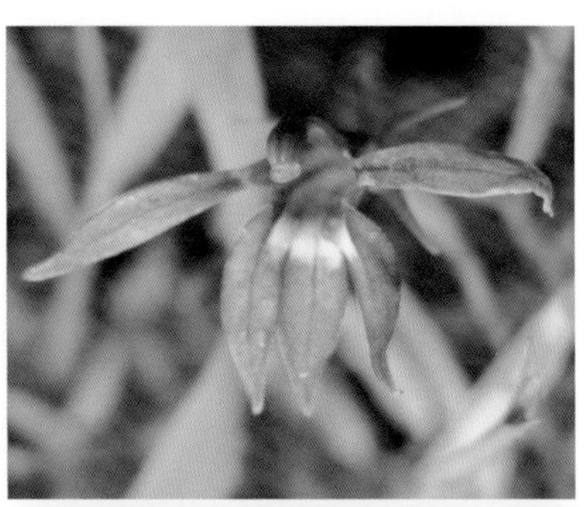

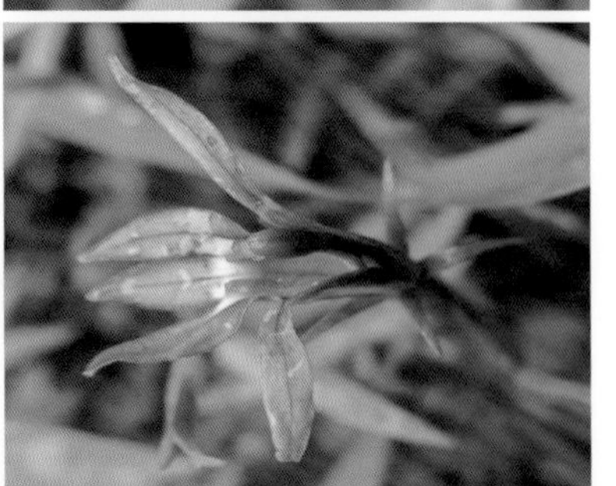

【基原】为半边莲科半边莲*Lobelia chinensis* Lour. 的全草。

【别名】急救索、蛇利草。

【形态特征】多年生草本。茎细弱，匍匐，节上生根。叶互生；叶片线形至披针形，全缘或顶部有明显的细齿，无毛。花单生于分枝的上部叶腋；花冠粉红色或白色，喉部以下生白色柔毛，裂片全部平展于下方，呈一个平面。蒴果倒锥形。种子椭圆状，稍扁压，近肉色。花果期5~10月。

【分布】生于水田边、沟边及草地上。产于长江中下游及以南各省区。

【性能主治】全草味辛，性平。有利尿消肿、清热解毒的作用。主治痈肿疔疮，蛇虫咬伤，臌胀水肿，湿热黄疸，湿疹湿疮。

【采收加工】夏季采收，除去泥沙，洗净，晒干。

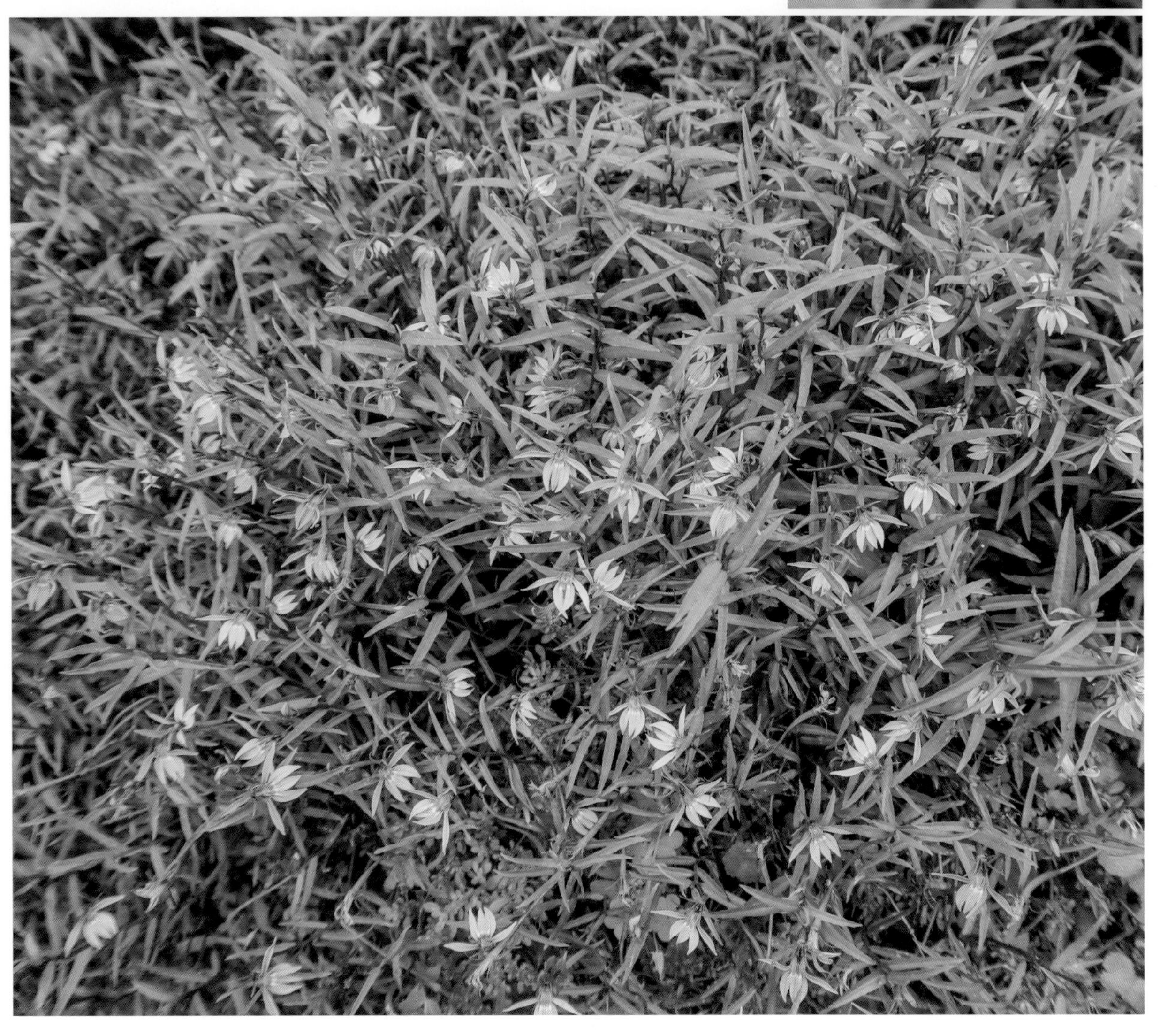

# 野烟

【基原】为半边莲科西南山梗菜*Lobelia sequinii* H. Lév. et Vaniot 的根或茎叶。

【别名】破天荚、大将军、红雪柳。

【形态特征】亚灌木状草本。茎多分枝，无毛。叶螺旋状排列；茎中部以上叶具短柄或无柄，披针形，边缘具齿；茎下部叶具长柄，长圆形。总状花序生于主茎和分枝的顶端，花较密集，偏向花序轴一侧；花冠紫红色、紫蓝色或淡蓝色。蒴果矩圆形，倒垂。种子矩圆状。花果期8~10月。

【分布】生于山坡草地、林边和路旁。产于广西、贵州、四川、云南等地。

【性能主治】根或茎叶味辛，性寒；有大毒。有祛风活血、清热解毒的作用。主治风湿疼痛，跌打损伤，痈肿疔疮，腮腺炎，乳蛾，蛇虫咬伤。

【采收加工】秋季采收，洗净，鲜用或晒干。

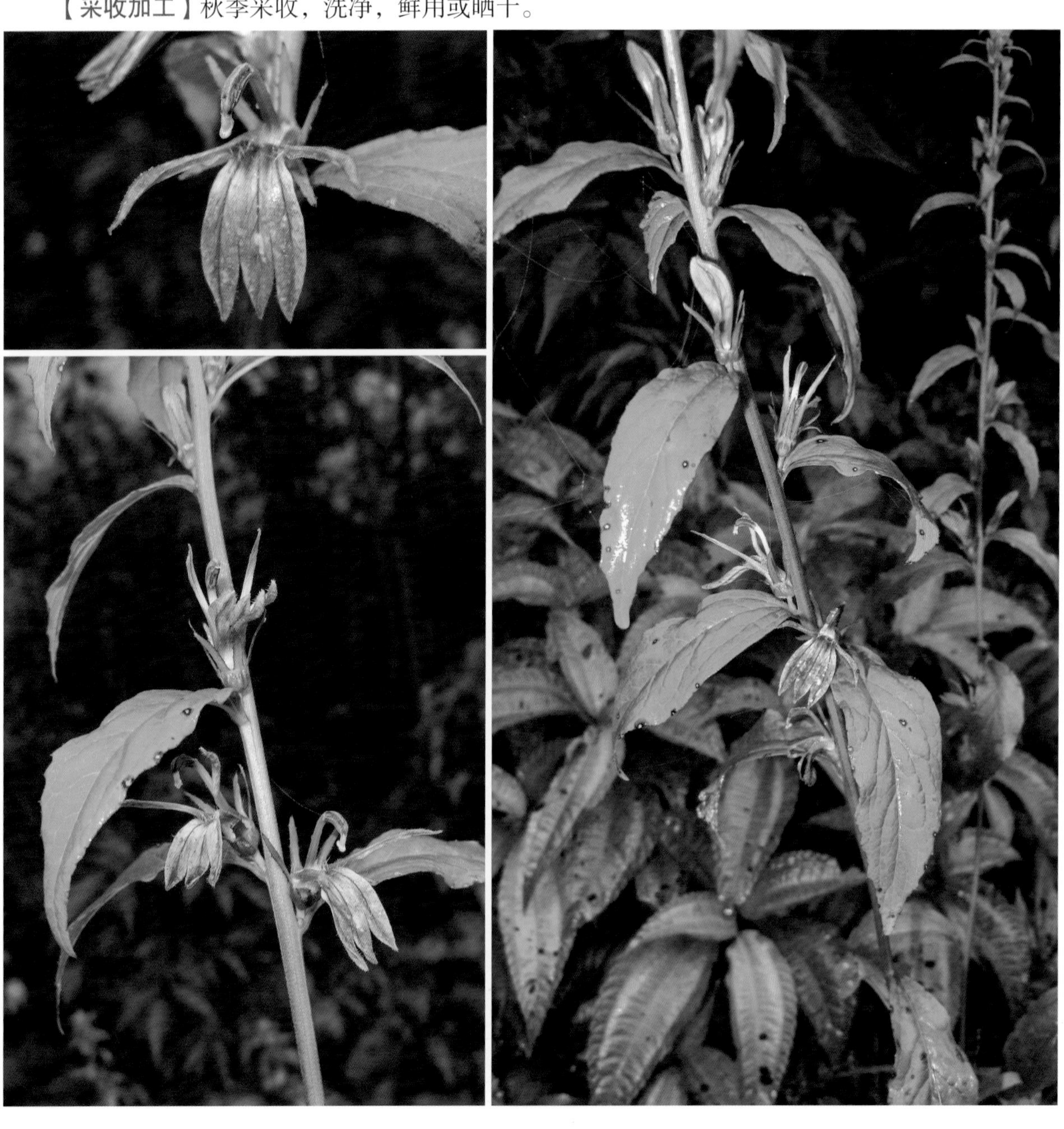

## 毛药

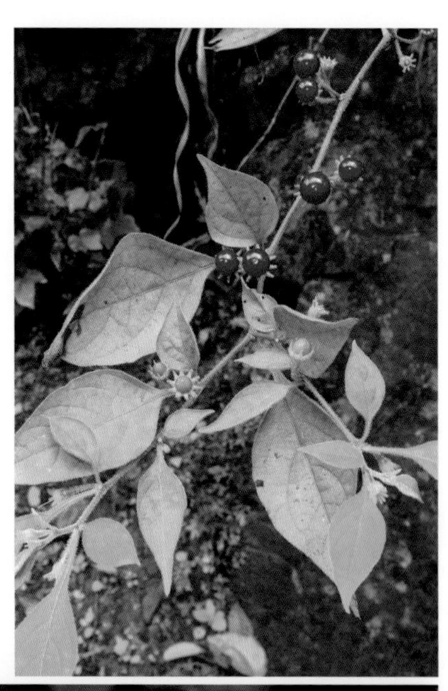

【基原】为茄科红丝线*Lycianthes biflora* (Lour.) Bitter 的全株。

【别名】十萼茄、双花红丝线、红珠草。

【形态特征】亚灌木。小枝、叶背、叶柄及花梗、花萼外面密被淡黄色短柔毛。叶常假双生，大小不相等；大叶片椭圆状卵形，小叶片宽卵形。花2~5朵生于叶腋；花冠淡紫色或白色，星形；萼齿10枚，钻状线形。浆果球形，熟时绯红色。种子淡黄色，水平压扁。花期5~8月，果期7~11月。

【分布】生于山谷林下、路旁、水边。产于广西、广东、云南、四川、江西等地。

【性能主治】全株味苦，性凉。有清热解毒、祛痰止咳的作用。主治热淋，狂犬咬伤，咳嗽，哮喘，外伤出血。

【采收加工】夏季采收，通常鲜用。

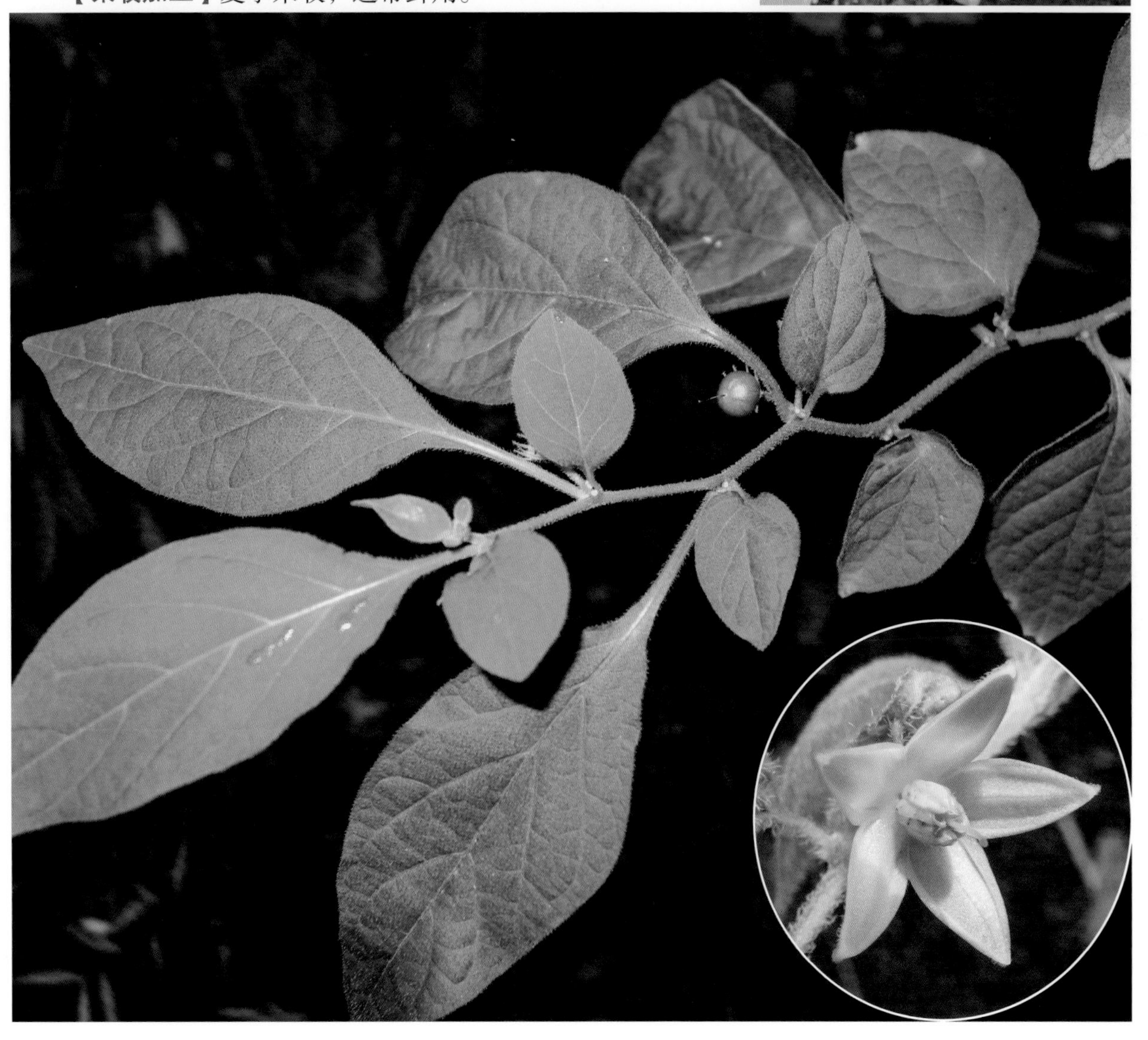

# 地骨皮

【基原】为茄科枸杞*Lycium chinense* Mill. 的根皮。

【别名】杞根、地骨。

【形态特征】灌木。枝条细弱，弓状弯曲或俯垂，淡灰色，具纵条纹；小枝顶端锐尖成棘刺状，先端急尖，基部楔形。花在长枝上单生或双生于叶腋，在短枝上则同叶簇生；花冠漏斗状，淡紫色。浆果熟时红色，卵状，果皮肉质。种子扁肾形，花期5~10月，果期6~11月。

【分布】生于山坡、路旁或村边屋旁。产于我国大部分地区。

【性能主治】根皮味甘，性寒。有凉血除蒸、清肺降火的作用。主治阴虚潮热，骨热盗汗，肺热咳嗽，咯血，鼻出血，内热消渴。

【采收加工】春初或秋后采挖根部，洗净，剥取根皮，晒干。

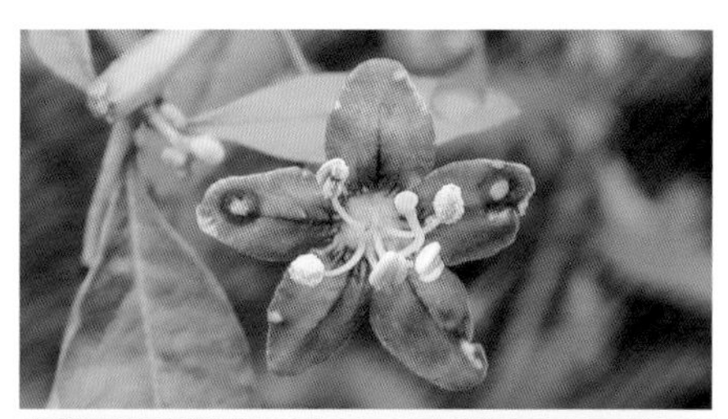

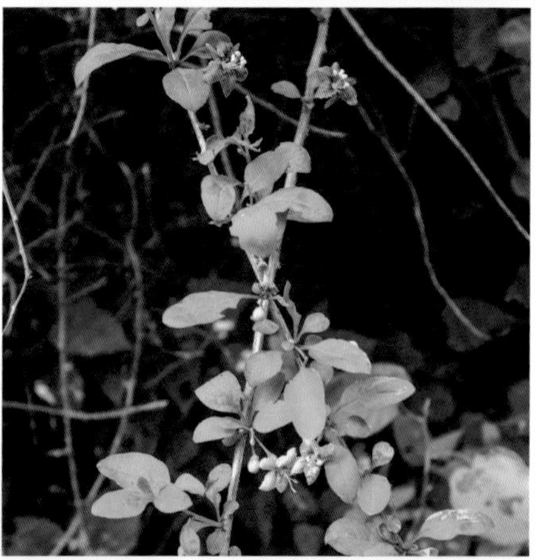

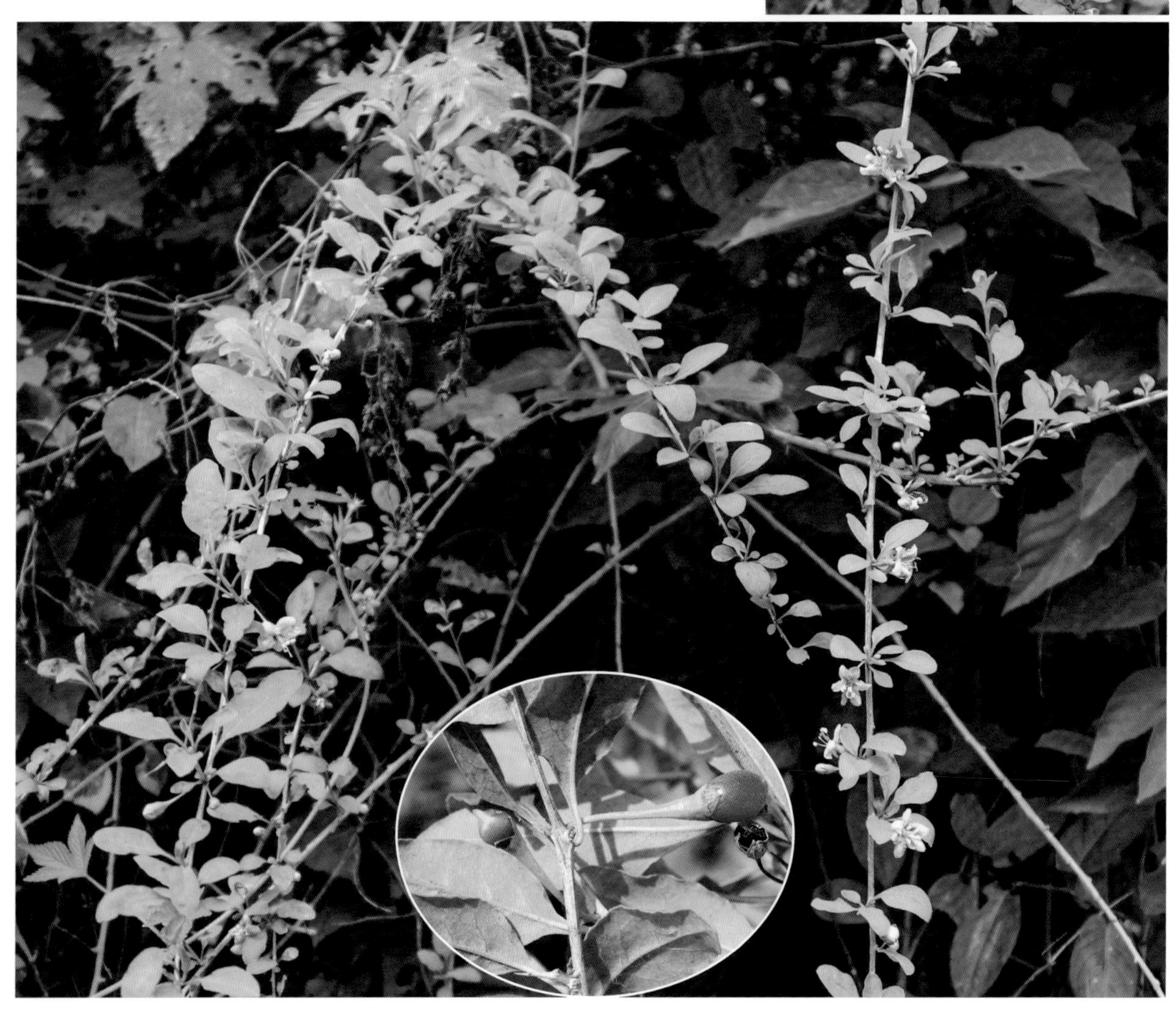

# 白毛藤

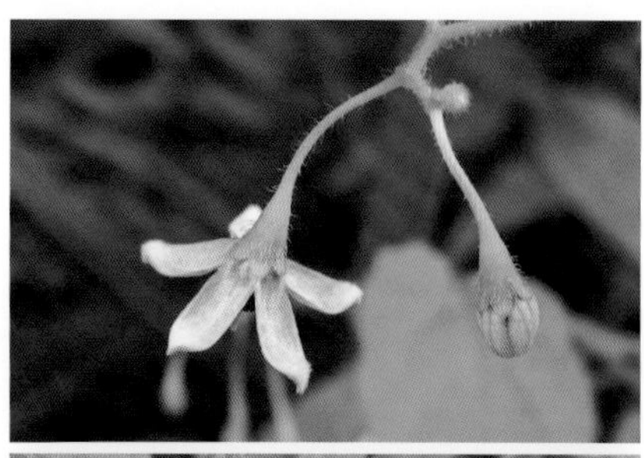

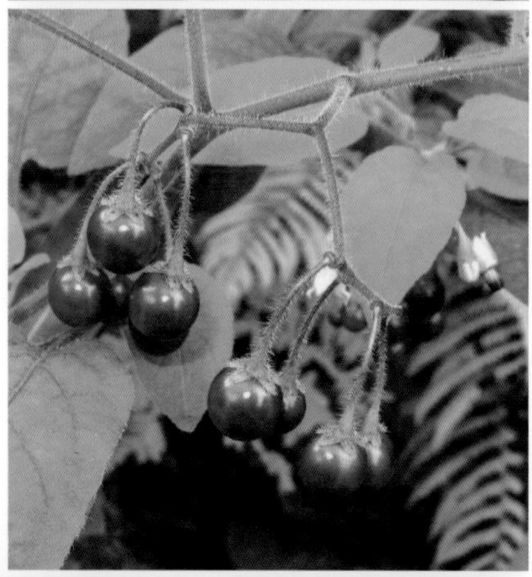

【基原】为茄科白英*Solanum lyratum* Thunb. 的全草。

【别名】千年不烂心、鬼目草、白草。

【形态特征】多年生草质藤本植物。茎、叶密生长柔毛。叶互生；叶片多数为琴形，基部常3~5深裂，裂片全缘，两面均被白色发亮的长柔毛。聚伞花序顶生或腋外生；花冠蓝色或白色，花冠筒隐于花萼内。浆果球形，熟时红黑色。种子近盘状，扁平。花期夏、秋季，果期秋末。

【分布】生于路旁、田边或山谷草地。产于广西、广东、湖南、湖北、云南、四川、福建、江西、甘肃、陕西等地。

【性能主治】全草味甘、苦，性寒；有小毒。有清热利湿、解毒消肿的作用。主治湿热黄疸，胆囊炎，胆石症，肾炎水肿，风湿关节痛，妇女湿热带下，小儿高热，惊搐，湿疹，瘙痒，带状疱疹。

【采收加工】夏、秋季采收全草，鲜用或晒干。

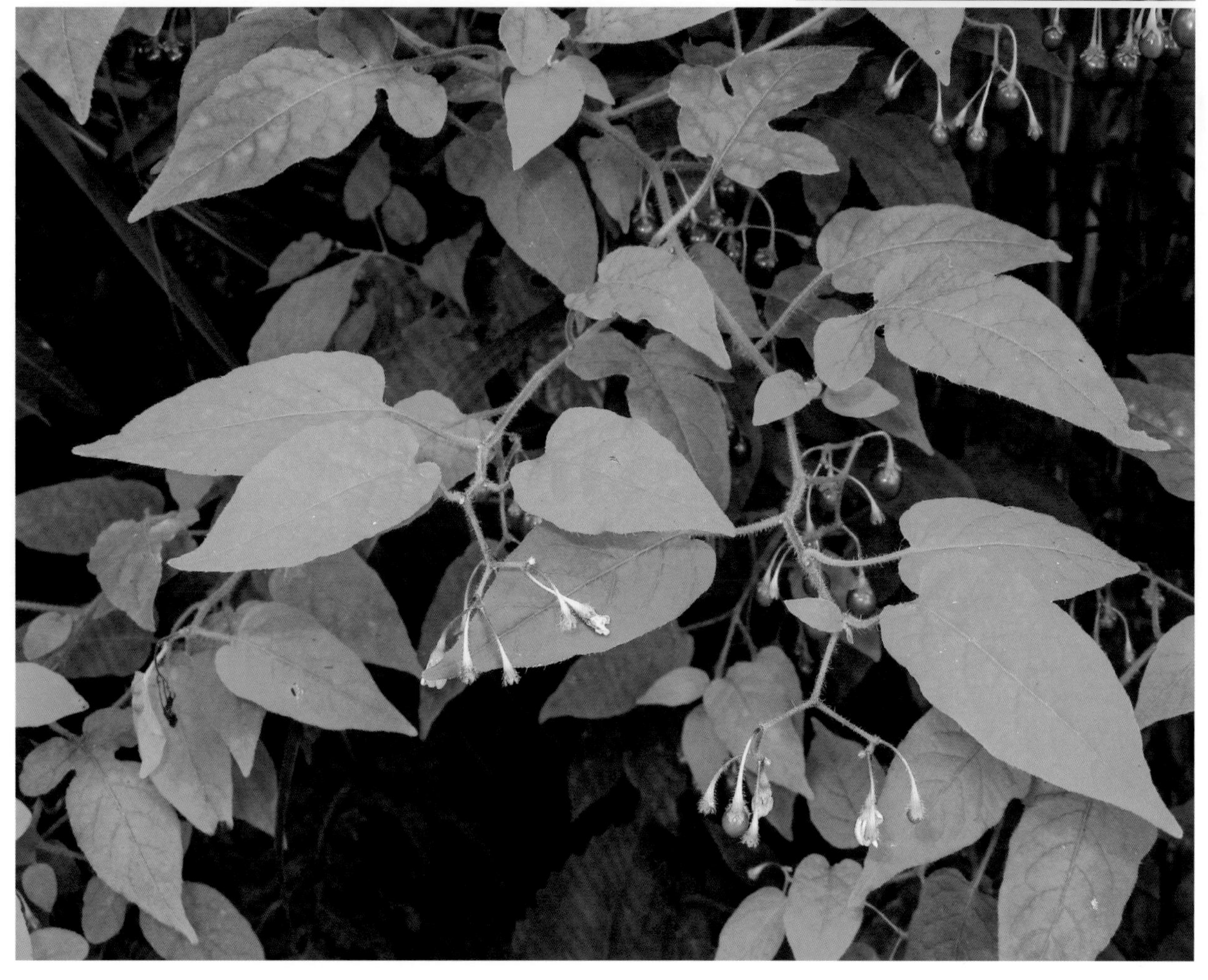

## 小金钱草

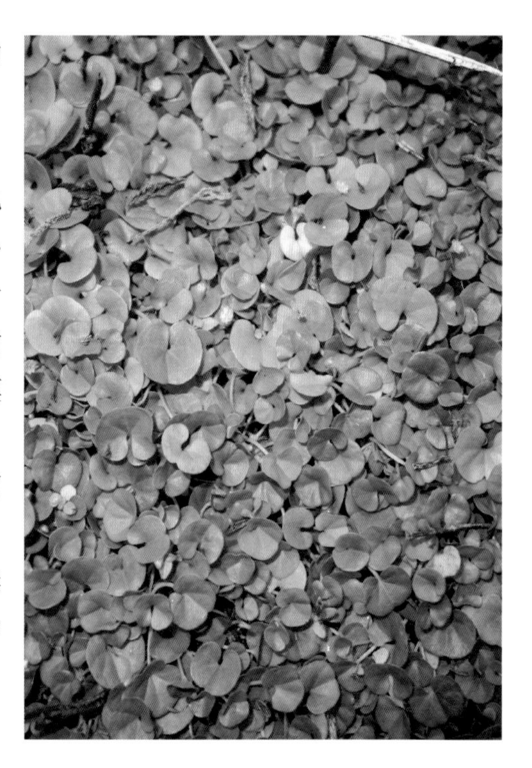

【基原】为旋花科马蹄金*Dichondra micrantha* Urb. 的全草。

【别名】荷包草、黄疸草、金挖耳。

【形态特征】多年生匍匐小草本。茎细长，被灰色短柔毛，节上生根。叶片先端宽圆形或微缺，基部阔心形，腹面微被毛，背面被贴生短柔毛，全缘；具长的叶柄。花单生于叶腋；花冠钟状，较短至稍长于花萼，黄色，深5裂；裂片长圆状披针形，无毛。蒴果近球形，膜质。花果期7~11月。

【分布】生于山坡草地，路旁或沟边。产于长江以南各省及台湾。

【性能主治】全草味辛，性凉。有清热利湿、解毒的作用。主治黄疸，痢疾，砂淋，白浊，水肿，疔疮肿毒，跌打损伤，蛇虫咬伤。

【采收加工】全年随时可采收，鲜用或洗净晒干。

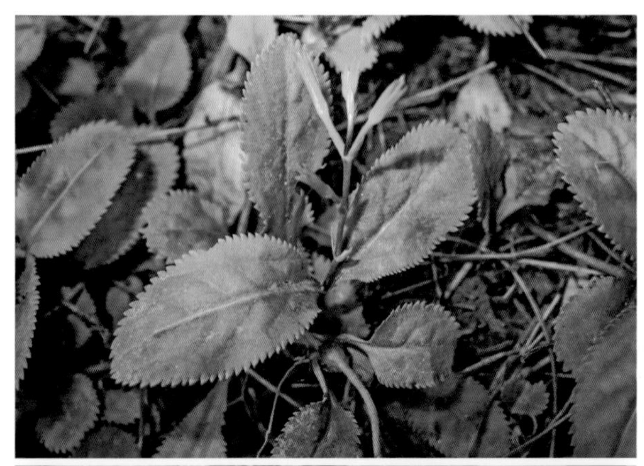

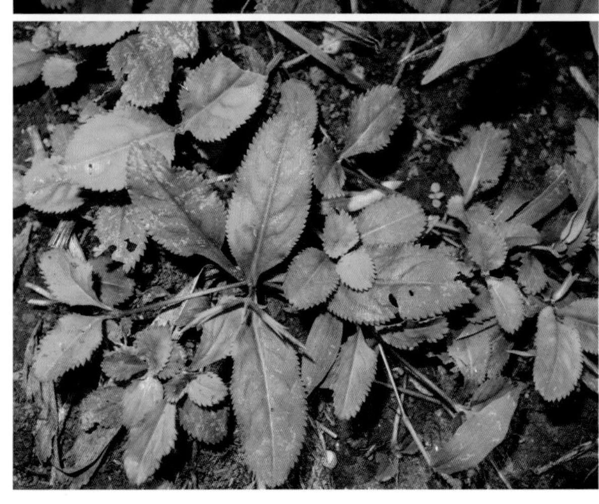

## 旱田草

【基原】为玄参科旱田草*Lindernia ruellioides* (Colsm.) Pennell 的全草。

【别名】锯齿草、白花仔、双头镇。

【形态特征】一年生草本。常分枝而长蔓，节上生根，近无毛。叶片矩圆形至圆形，边缘除基部外密生整齐而急尖的细齿，但无芒刺，两面有粗涩的短毛或近无毛。总状花序顶生，有花2~10朵；花冠紫红色。蒴果圆柱形。种子椭圆形，褐色。花期6~9月，果期7~11月。

【分布】生于草地、平原、山谷及林下。产于广西、广东、云南、湖南、贵州、江西、福建、台湾、湖北、四川、西藏等地。

【性能主治】全草味甘、淡，性平。有理气活血、消肿止痛的作用。主治月经不调，痛经，闭经，胃痛，乳痈，瘰疬；外用治跌打损伤，蛇犬咬伤。

【采收加工】夏、秋季采收，鲜用或晒干。

# 野菰

【基原】为列当科野菰*Aeginetia indica* L. 的全草。

【别名】马口含珠、鸭肢板、烟斗花。

【形态特征】一年生寄生草本。茎黄褐色或紫红色。叶片肉红色，无毛。花常单生于茎端，稍俯垂；花梗粗壮，常直立，具紫红色的条纹；花冠带黏液，凋谢后变绿黑色，不明显的二唇形，上唇裂片和下唇侧裂片较短，下唇中间裂片稍大。蒴果圆锥状或长卵球形。花期4~8月，果期8~10月。

【分布】喜生于土层深厚、湿润及枯叶多的地方，常寄生于芒属*Miscanthus* 和蔗属*Saccharum* 等禾草类植物的根上。产于广西、广东、湖南、贵州、云南、四川、江西、浙江、江苏等地。

【性能主治】全草味苦，性凉；有小毒。有清热解毒的作用。主治咽喉肿痛，咳嗽，小儿高热，尿路感染，骨髓炎，毒蛇咬伤，疔疮。

【采收加工】春、夏季采收，鲜用或晒干。

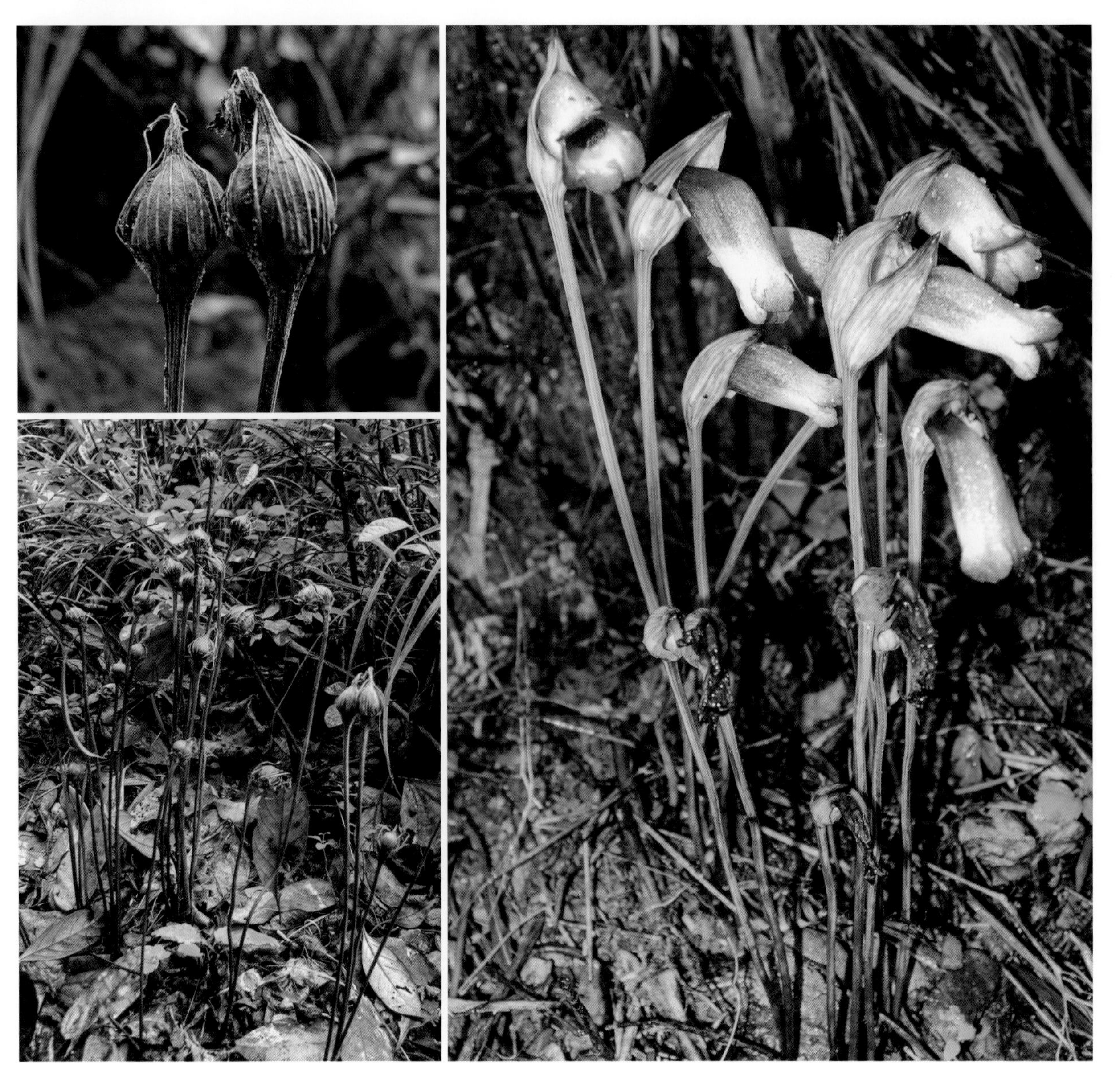

# 蚂蝗七

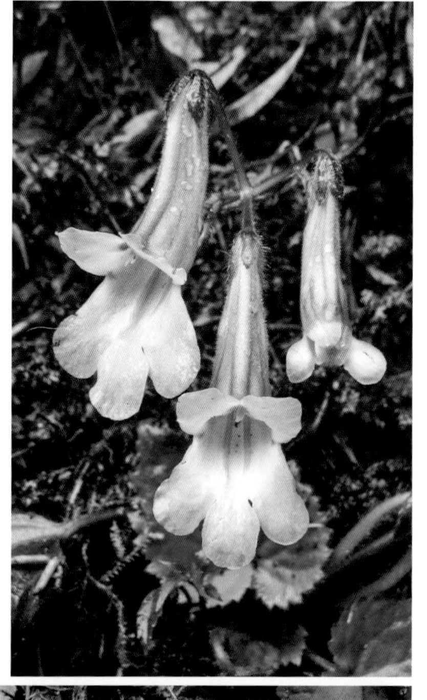

【基原】为苦苣苔科蚂蝗七*Primulina fimbrisepala* (Hand.-Mazz.) Yin Z. Wang 的根状茎或全草。

【别名】石螃蟹、红蚂蝗七、石棉。

【形态特征】多年生草本。具粗根状茎。叶均基生；叶片草质，两侧不对称，卵形、宽卵形或近圆形，边缘有小齿或粗齿，腹面密被短柔毛并散生长糙毛，背面疏被短柔毛。聚伞花序1~7条，有1~5朵花；花冠淡紫色或紫色。蒴果长6~8 cm，被短柔毛。种子纺锤形，长6~8 mm。花期3~4月。

【分布】生于山地林中石上、石崖上或山谷溪边。产于广西、广东、贵州、湖南、福建。

【性能主治】根状茎或全草味苦、微辛，性凉。有清热利湿、行滞消积、止血活血、解毒消肿的作用。主治痢疾，肝炎，小儿疳积，胃痛，外伤出血，跌打损伤，痈肿疮毒。

【采收加工】全年均可采收，鲜用或晒干。

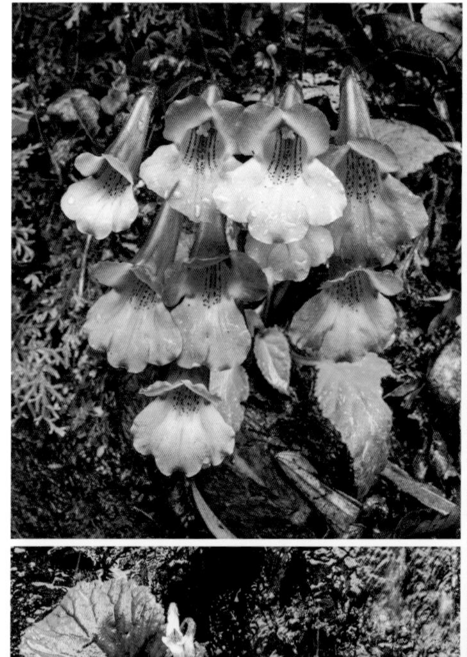

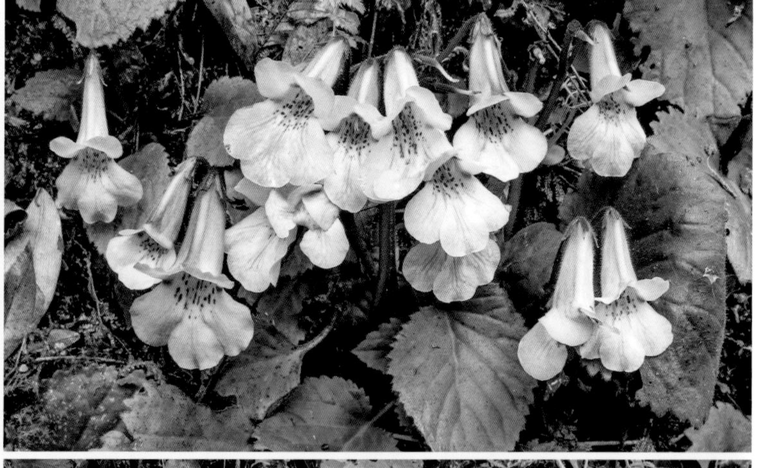

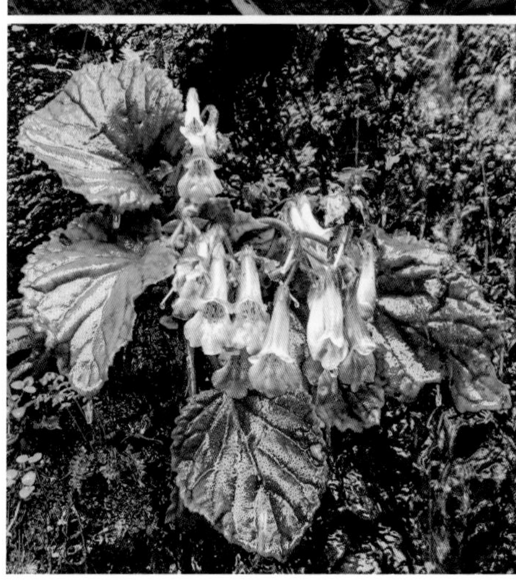

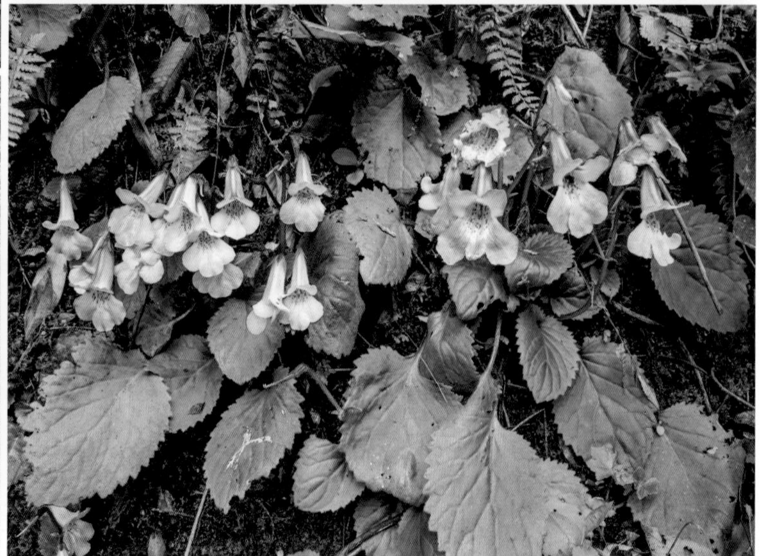

# 石吊兰

【基原】为苦苣苔科吊石苣苔*Lysionotus pauciflorus* Maxim. 的全草。

【别名】黑乌骨、石豇豆、石泽兰。

【形态特征】小灌木。茎分枝或不分枝，无毛或上部疏被短毛。叶常3片轮生，有时对生或数片轮生；叶片革质，线形、线状倒披针形、狭长圆形或倒卵状长圆形。花序有1~2朵花；花冠筒漏斗状，白色带紫色。蒴果线形，无毛。种子纺锤形。花期7~10月，果期9~11月。

【分布】生于丘陵或山地林中、阴处石崖上或树上。产于广西、广东、云南、贵州、四川、江西、福建、台湾、湖南、湖北、安徽、浙江、江苏、陕西等地。

【性能主治】全草味苦，性凉。有祛风除湿、化痰止咳、祛瘀通经的作用。主治风湿痹痛，咳喘痰多，月经不调，痛经，跌打损伤。

【采收加工】8~9月采收，鲜用或晒干。

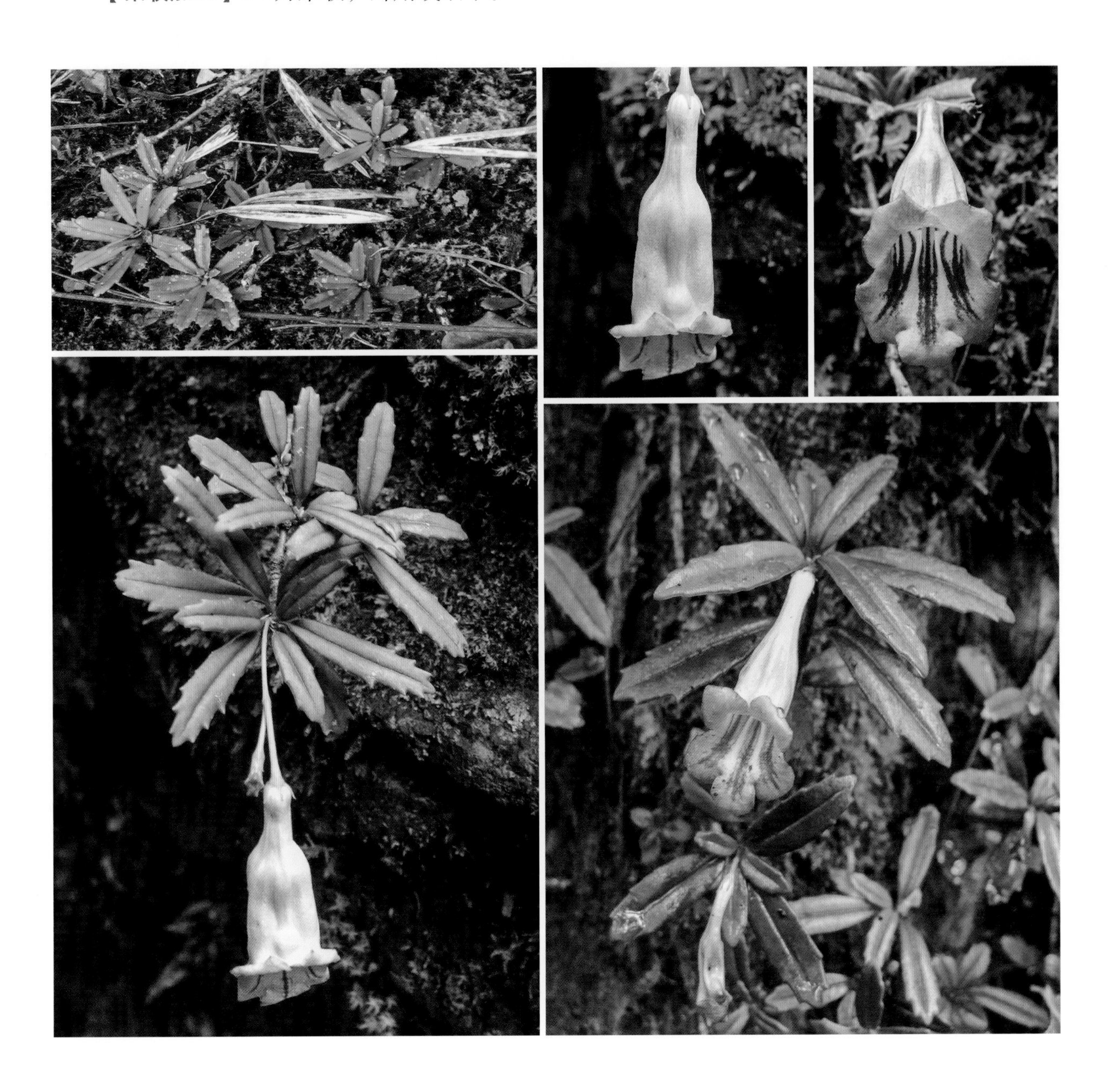

# 白接骨

【基原】为爵床科白接骨*Asystasiella neesiana* (Wall.) Lindau 的全草。

【别名】玉龙盘、玉接骨、蛀木虫。

【形态特征】草本。叶片纸质，先端尖至渐尖，边缘微波状至具浅齿，基部下延成柄，两面凸起，疏被微毛。总状花序或基部有分枝，顶生；花单生或对生；花冠淡紫红色，漏斗状，外疏生腺毛，花冠筒细长。蒴果长18~22 mm，上部具4粒种子，下部实心细长似梗。花期7~8月，果期10~11月。

【分布】生于林下或溪边。产于广西、广东、云南、贵州、四川、重庆、湖南、湖北、江西、福建、台湾、安徽、浙江、江苏等地。

【性能主治】全草味苦、淡，性凉。有化瘀止血、续筋接骨、利尿消肿、清热解毒的作用。主治吐血，便血，外伤出血，跌打瘀肿，扭伤骨折，风湿肢肿，腹水，疮疡溃烂，咽喉肿痛。

【采收加工】夏、秋季采收，鲜用或晒干。

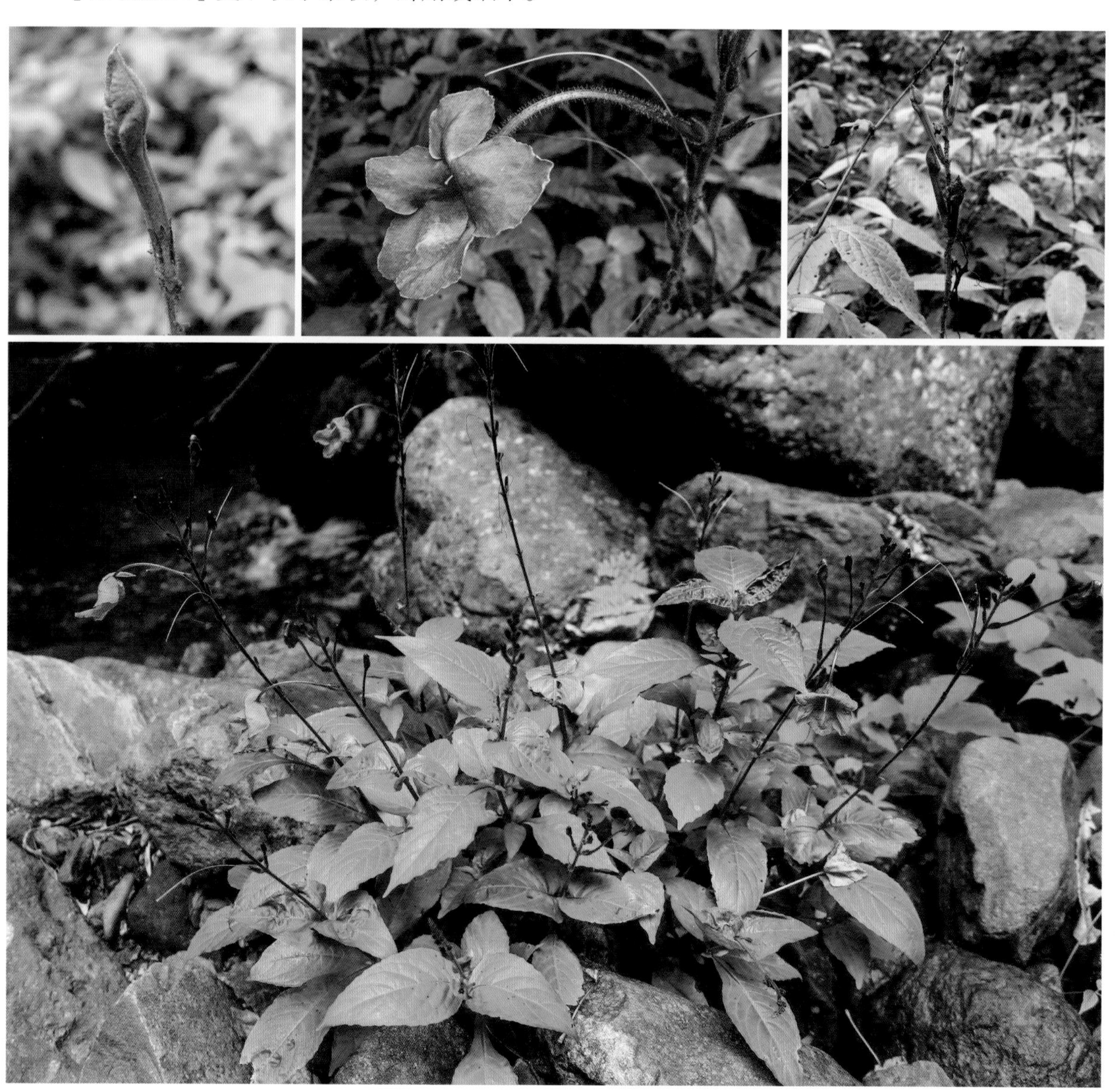

# 爵床

【基原】为爵床科爵床*Justicia procumbens* L. 的全草。

【别名】爵卿、香苏、赤眼。

【形态特征】一年生草本，高20~50 cm。茎基部匍匐。叶片椭圆形至椭圆状长圆形，长1.5~3.5 cm，宽1.3~2 cm。穗状花序顶生或生于上部叶腋；花冠粉红色。蒴果长约5 mm。种子表面有瘤状皱纹。花期8~11月，果期10~11月。

【分布】生于山坡林间草丛中和路旁阴湿处。产于广西、广东、云南、江苏、江西、湖北、四川、福建、山东、浙江等地。

【性能主治】全草味苦、咸、辛，性寒。有清热解毒、利湿消积、活血止痛的作用。主治感冒发热，咳嗽，咽喉肿痛，目赤肿痛，疳积，湿热泻痢，疟疾，黄疸，浮肿，小便淋浊，筋肌疼痛，跌打损伤，痈疽疔疮，湿疹。

【采收加工】8~9月盛花期采收，晒干。

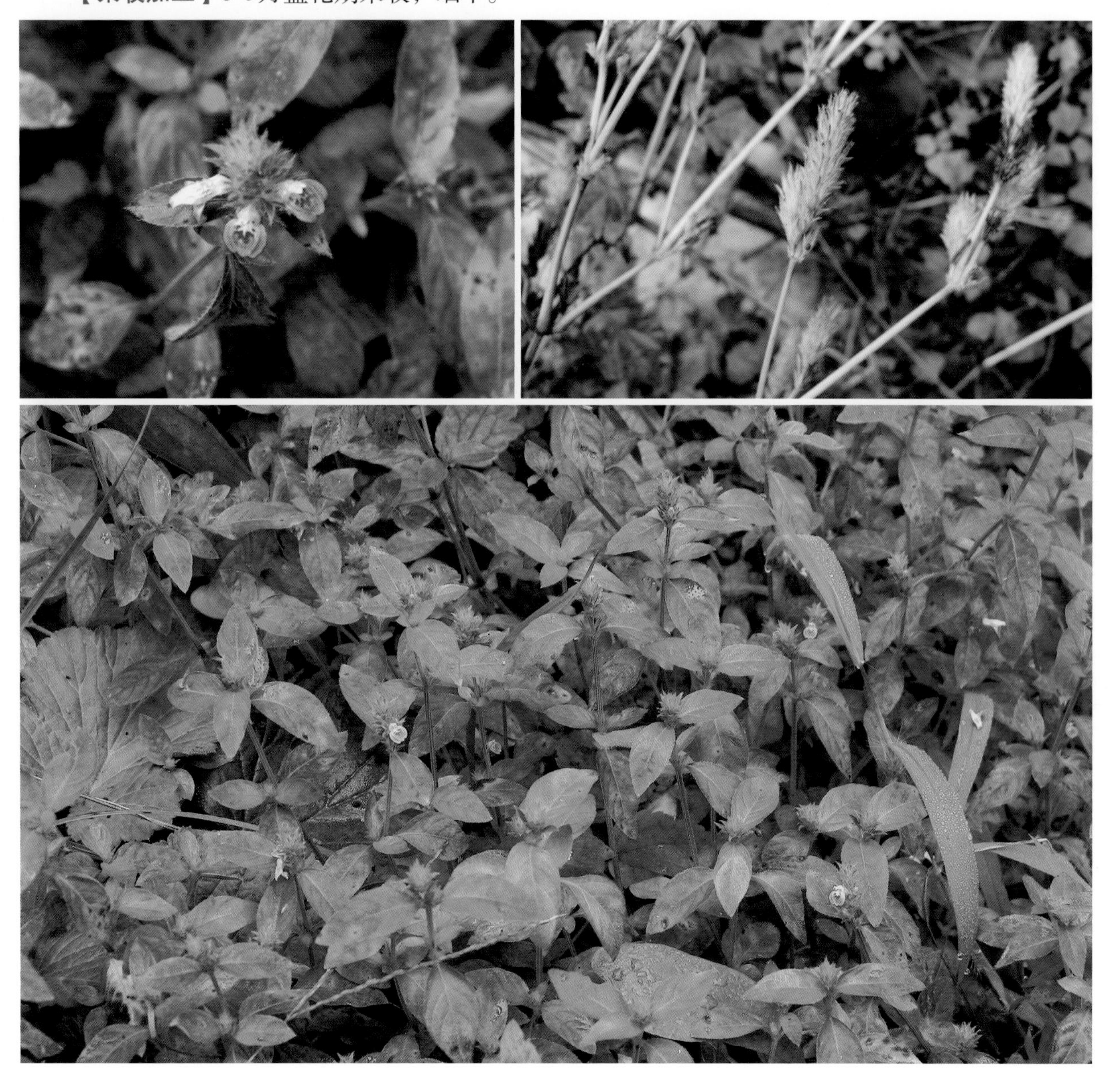

# 紫珠

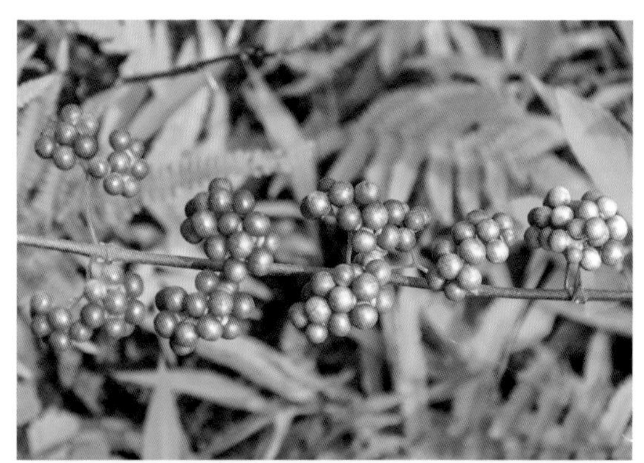

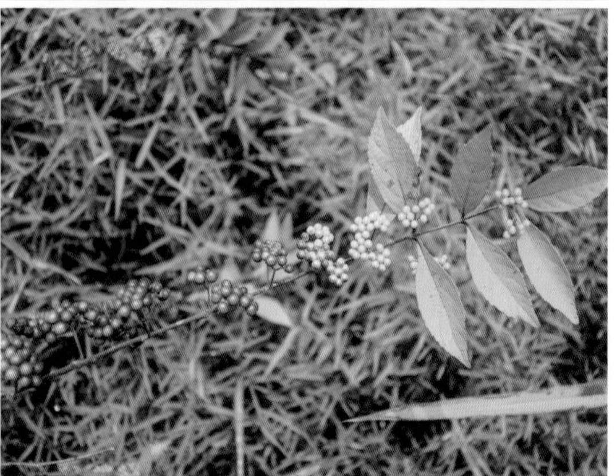

【基原】为马鞭草科白棠子树*Callicarpa dichotoma* (Lour.) K. Koch 的叶。

【别名】梅灯狗散、红斑鸠米。

【形态特征】小灌木。幼枝被星状毛。叶片倒卵形或卵状披针形，先端急尖或尾状尖，基部楔形，上部具粗齿，背面无毛，密生细小黄色腺点，侧脉5~6对；叶柄长不超过5 mm。聚伞花序着生于叶腋上方，2~3次分歧；花序梗长约1 cm，略有星状毛；花冠紫色。果球形，熟时紫色。花期5~6月，果期7~11月。

【分布】生于低山灌木丛中。产于广西、贵州、湖南、湖北、福建、江西、安徽、河南等地。

【性能主治】叶味苦、涩，性凉。有收敛止血、清热解毒的作用。主治呕血，咯血，鼻出血，便血，尿血，牙龈出血，崩漏，皮肤紫癜，外伤出血，痈疽肿毒，毒蛇咬伤，烧伤。

【采收加工】7~8月采收，晒干。

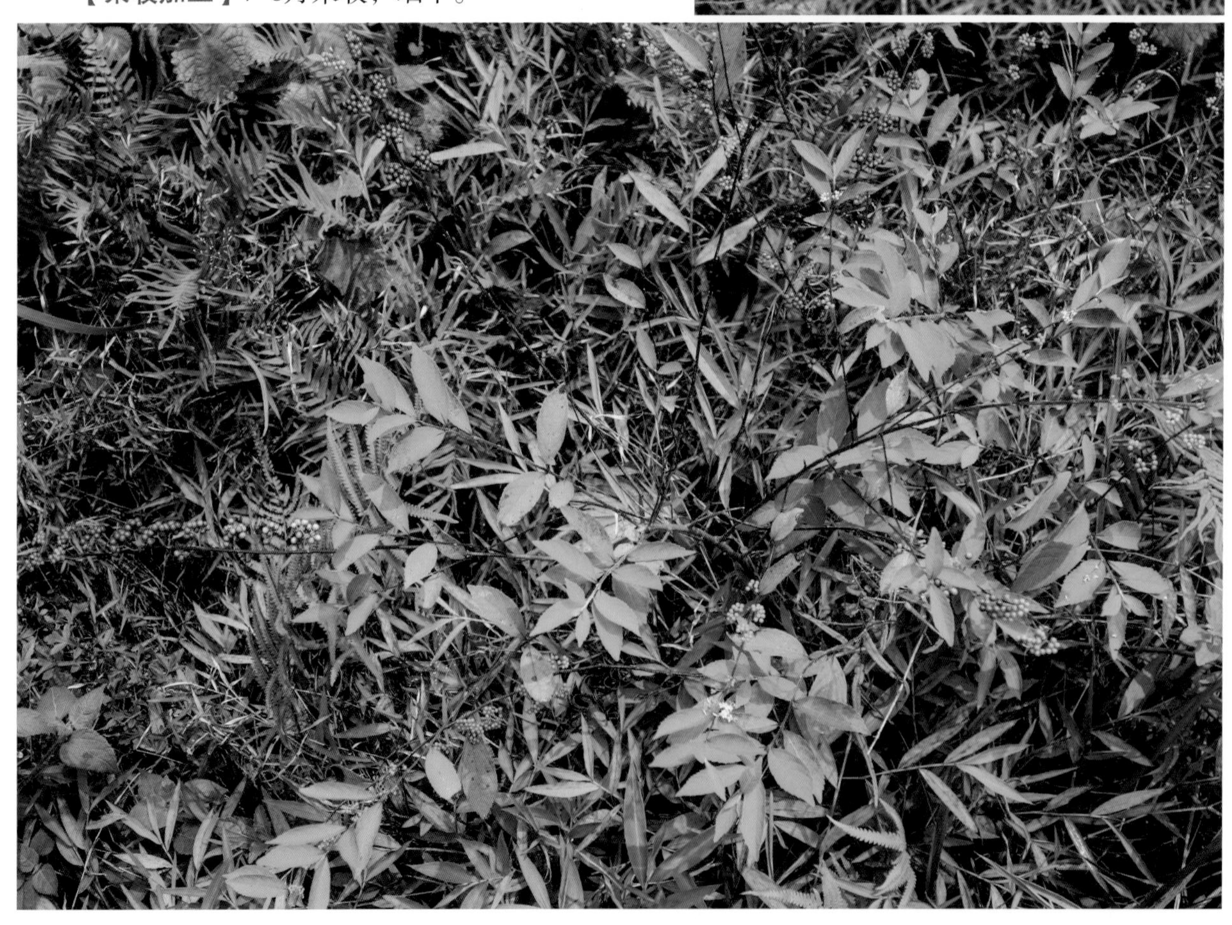

## 大叶紫珠

【基原】为马鞭草科大叶紫珠*Callicarpa macrophylla* Vahl 的叶和根。

【别名】赶风紫、羊耳朵、止血草。

【形态特征】灌木，稀小乔木，高3~5 m。小枝近四方形，稍有臭味，幼枝、叶背、叶柄和花序密生灰白色茸毛。叶片多为长椭圆形，边缘具细齿。聚伞花序宽4~8 cm，5~7次分歧；花序梗粗壮，长2~3 cm；花萼杯状，萼齿不明显或钝三角形；花冠紫色，疏生星状毛。花期4~7月，果期7~12月。

【分布】生于山坡、村边疏林或灌木丛中。产于广西、广东、云南、贵州等地。

【性能主治】叶和根味辛、苦，性平。有散瘀止血、消肿止痛的作用。主治咯血，吐血，便血，鼻出血，创伤出血，跌打肿痛，风湿痹痛。

【采收加工】全年均可采根，洗净，切片，晒干。夏、秋季采叶，鲜用或晒干。

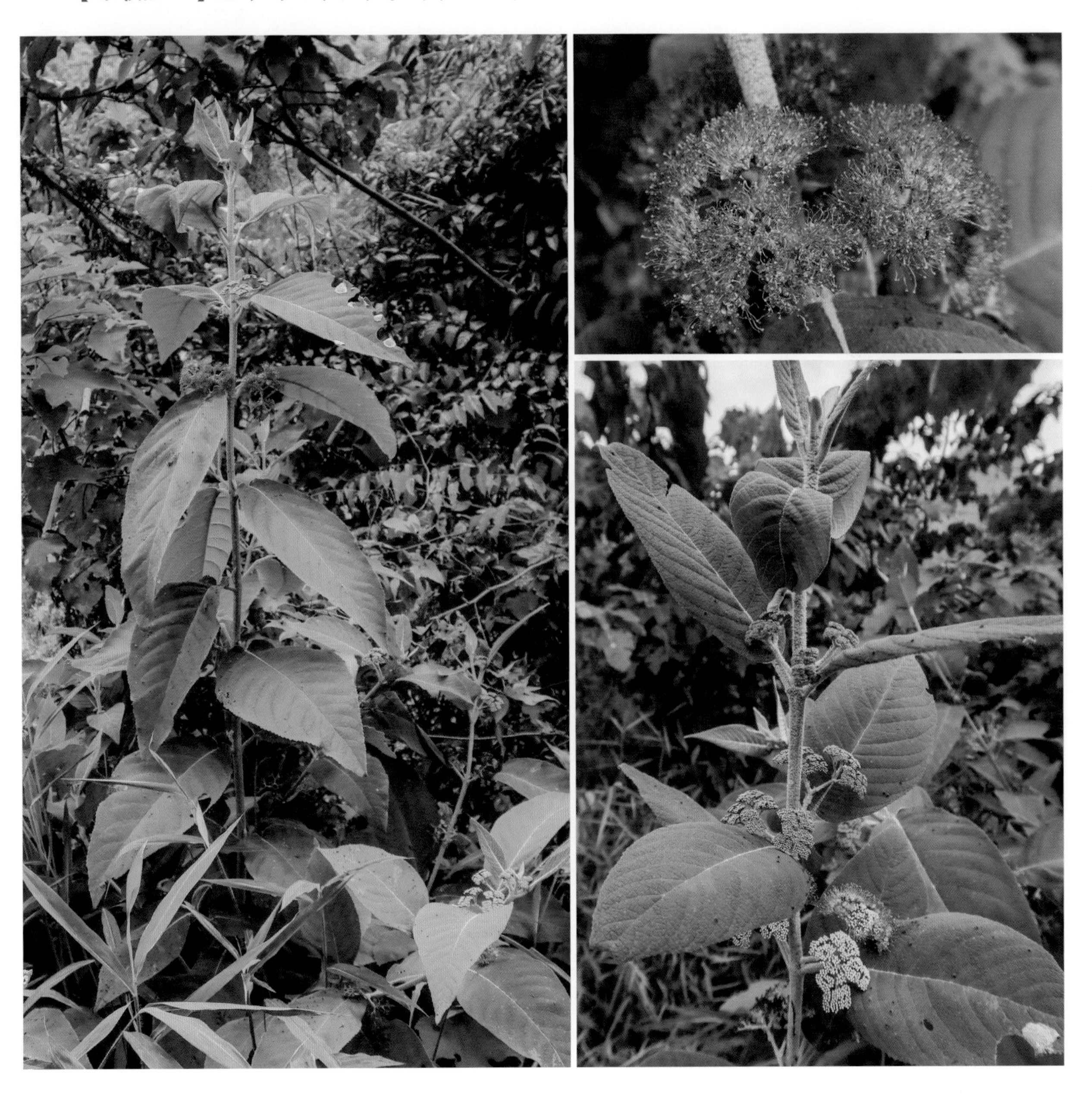

## 红紫珠

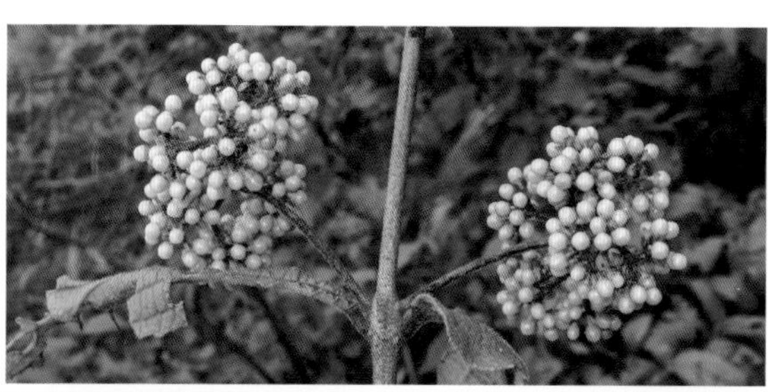

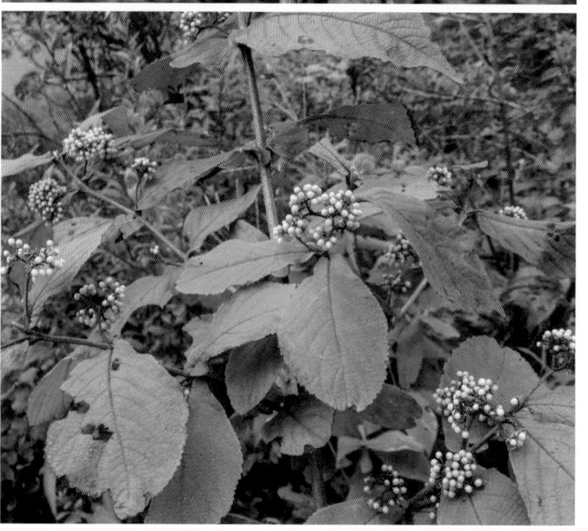

【基原】为马鞭草科红紫珠*Callicarpa rubella* Lindl. 的叶及嫩枝。

【别名】山霸王、野蓝靛、空壳树。

【形态特征】灌木，高约2 m。小枝被黄褐色星状毛并杂有多细胞的腺毛。叶片倒卵形或倒卵状椭圆形，先端尾尖或渐尖，基部心形，有时偏斜。聚伞花序宽2~4 cm；花萼被星状毛或腺毛，具黄色腺点；花冠紫红色、黄绿色或白色。果实紫红色。花期5~7月，果期7~11月。

【分布】生于山坡、溪边林中或灌木丛中。产于广西、广东、湖南、云南、贵州、四川、浙江、江西等地。

【性能主治】叶及嫩枝味微苦，性平。有解毒消肿、凉血止血的作用。主治吐血，咯血，痔疮，痈肿疮毒，跌打损伤，外伤出血。

【采收加工】夏、秋季采收，鲜用或晒干。

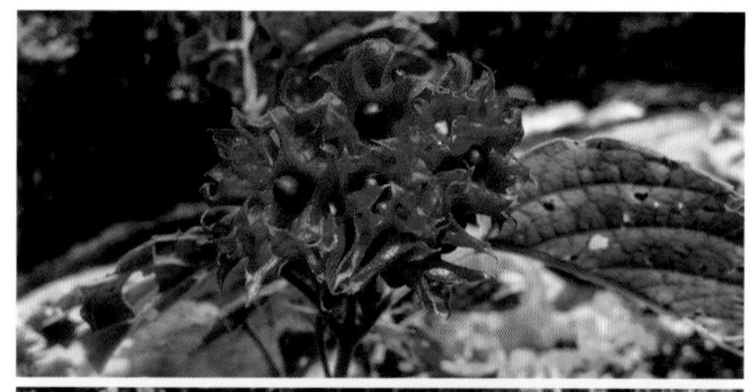

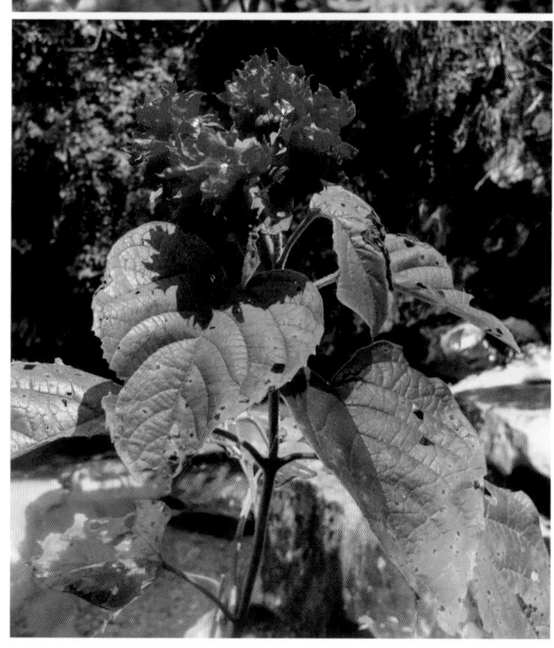

## 大叶白花灯笼

【基原】为马鞭草科灰毛大青*Clerodendrum canescens* Wall. ex Walp. 的全株。

【别名】人瘦木、六灯笼、毛赪桐。

【形态特征】灌木，高1~3.5 m。全株密被平展或倒向灰褐色长柔毛。叶片心形或宽卵形，少为卵形，基部心形至近截形，两面均有柔毛。聚伞花序密集成头状，通常2~5个生于枝顶；花萼由绿色变红色，钟状；花冠白色或淡红色。核果近球形，熟时深蓝色或黑色，藏于红色增大的宿萼内。花果期4~10月。

【分布】生于山坡路边或疏林中。产于广西、广东、台湾、福建、浙江、江西、湖南、贵州、四川、云南等地。

【性能主治】全株味甘、淡，性凉。有清热解毒、凉血止血的作用。主治赤白痢疾，肺痨咯血，感冒发热，疮疡。

【采收加工】夏、秋季采收，洗净，切段，晒干。

# 五色梅

【基原】为马鞭草科马缨丹*Lantana camara* L. 的根、叶及花。

【别名】臭冷风、五色花、土红花。

【形态特征】直立或蔓性灌木，高1~2 m，有时藤状，长达4 m。单叶对生，揉烂后有强烈气味；叶片卵形至卵状长圆形，长3~8.5 cm，宽1.5~5 cm，腹面有粗糙的皱纹和短柔毛，背面有小刚毛。花序梗粗壮，长于叶柄；花冠黄色或橙黄色，开花后不久转为深红色。果圆球形，熟时紫黑色。全年开花。

【分布】生于山坡路边、村旁、空旷地带或灌木丛中。原产于美洲热带地区，我国广西、广东、福建和台湾有逸生。

【性能主治】根味苦，性寒；有毒。有清热泻火、解毒散结的作用。主治感冒发热，伤暑头痛，胃火牙痛，咽喉炎，腮腺炎，风湿痹痛，瘰疬咳痰。花味甘淡，性凉。有清凉解毒、活血止血、润肺止咳、解暑热的作用。主治肺痨吐血，伤暑头痛，腹痛吐泻，阴痒，湿疹，跌打损伤。叶或嫩枝叶味辛、苦，性凉。有清热解毒、祛风止痒的作用。主治痈肿毒疮，湿疹，疥癣，皮炎，跌打损伤。

【采收加工】根、花全年均可采收，鲜用或晒干。叶或嫩枝叶春、夏季采收，鲜用或晒干。

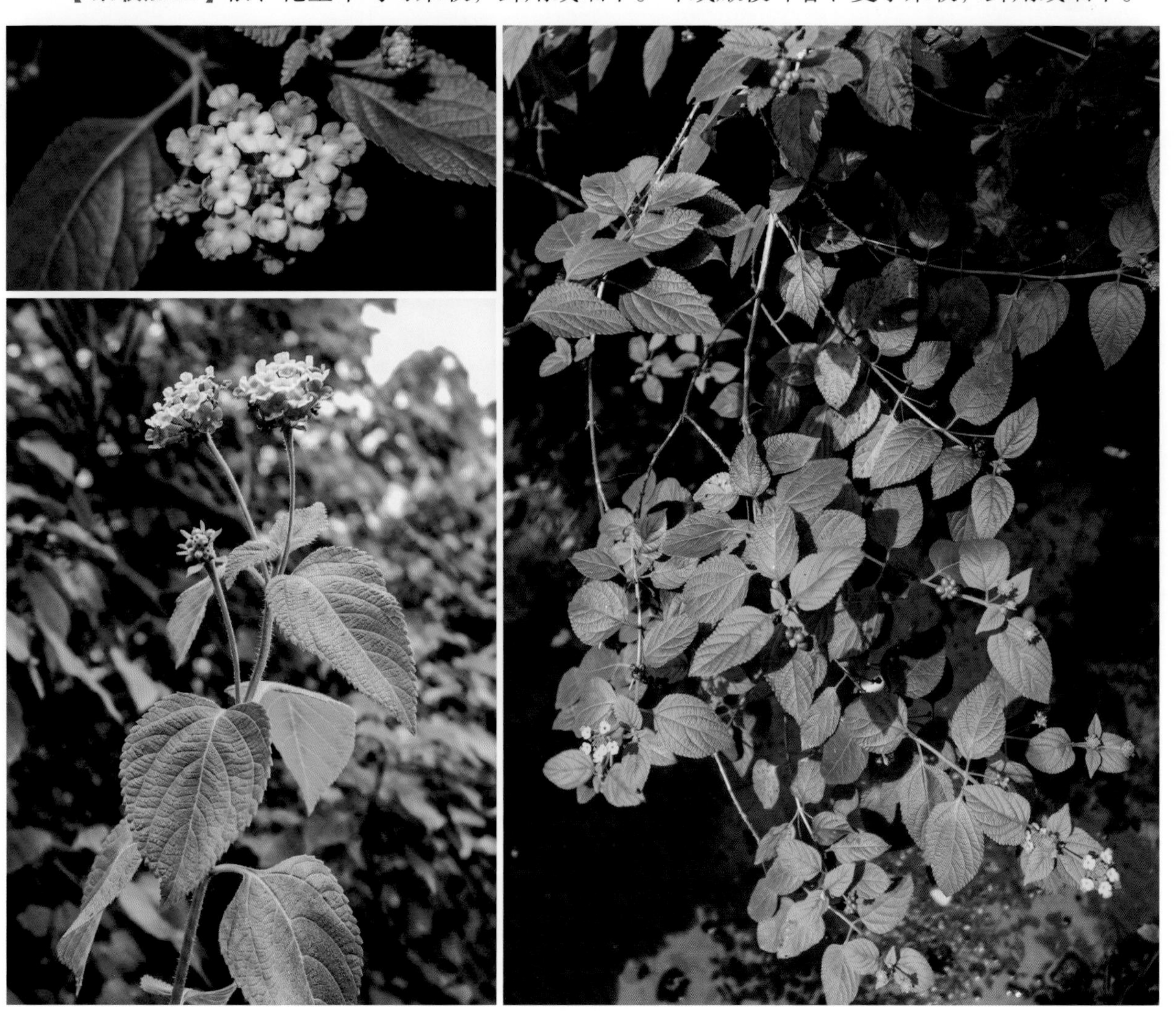

## 豆腐柴

【基原】为马鞭草科豆腐柴*Premna microphylla* Turcz. 的根、茎及叶。

【别名】小青根、臭辣树、凉粉叶。

【形态特征】直立灌木。叶片揉碎有臭味，卵状披针形、椭圆形或倒卵形，基部渐狭窄下延至叶柄两侧，全缘至有不规则粗齿，无毛至被短柔毛。聚伞花序组成顶生塔形的圆锥花序；花萼杯状；花冠淡黄色，外有柔毛和腺点，内部有柔毛，以喉部较密。核果熟时紫色，球形至倒卵形。花果期5~10月。

【分布】生于山坡林中或林缘。分布于西南、中南、华东等地区。

【性能主治】根味苦，性寒。有清热解毒的作用。主治疟疾，小儿夏季热，风湿痹痛，风火牙痛，跌打损伤，水火烫伤。茎、叶味苦、微辛，性寒。有清热解毒的作用。主治疟疾，泄泻，痢疾，醉酒头痛，痈肿，疔疮，丹毒，蛇虫咬伤，创伤出血。

【采收加工】根全年均可采收，鲜用或切片晒干。茎和叶春、夏、秋季可采收，鲜用或晒干。

【附注】《中华本草》记载豆腐柴以根、茎及叶入药的药材名分别为腐婢根、腐婢。

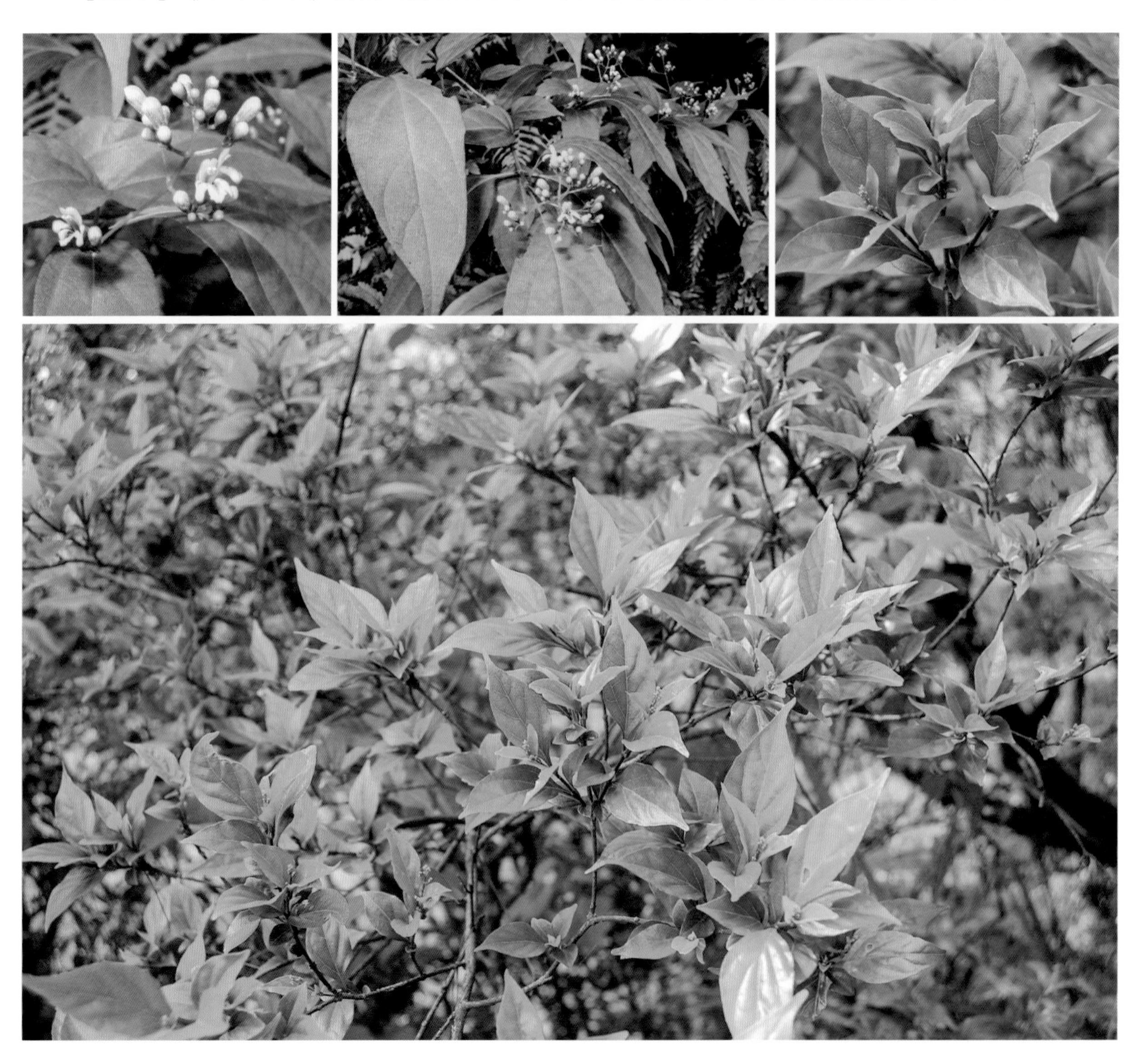

# 黄荆

【基原】为马鞭草科牡荆*Vitex negundo* L. var. *cannabifolia* (Sieb. et Zucc.) Hand. -Mazz. 的根、茎、叶及果实。

【别名】五指风、黄荆条、山荆。

【形态特征】灌木或小乔木。枝四棱形。叶对生，掌状复叶；小叶5片，少有3，披针形或椭圆状披针形，先端渐尖，基部楔形，边缘有粗齿，腹面绿色，背面淡绿色，通常被柔毛。圆锥花序顶生，长10~20 cm；花冠淡紫色。果实近球形，黑色。花期6~7月，果期8~11月。

【分布】生于向阳处的山坡、路旁及山地灌木丛中。产于长江以南各地。

【性能主治】根味辛、微苦，性温。有解表、止咳、祛风除湿、理气止痛的作用。主治感冒，慢性气管炎，风湿痹痛，胃痛，痧气，腹痛。茎味辛、微苦，性平。有祛风解表、消肿止痛的作用。主治感冒发热，咳嗽，喉痹肿痛，风湿骨痛，牙痛，烫伤。叶味辛、苦，性凉。有解表散热、化湿和中、杀虫止痒的作用。主治感冒发热，伤暑吐泻，痧气腹痛，肠炎，痢疾，疟疾，湿疹，癣，疥，蛇虫咬伤。果实味辛、苦，性温。有祛风解表、止咳平喘、理气消食、止痛的作用。主治伤风感冒，咳嗽，哮喘，胃痛吞酸，消化不良，食积泻痢，胆囊炎，胆结石，疝气。

【采收加工】2月或8月采挖根，洗净，切片，鲜用或晒干。春、夏、秋季均可采收枝条，切段晒干。夏末开花时采收叶，鲜用或堆叠踏实，使其发汗，倒出晒至半干，再堆叠踏实，等绿色变黑润，再晒至足干。8~9月采摘果实，晾晒干燥。

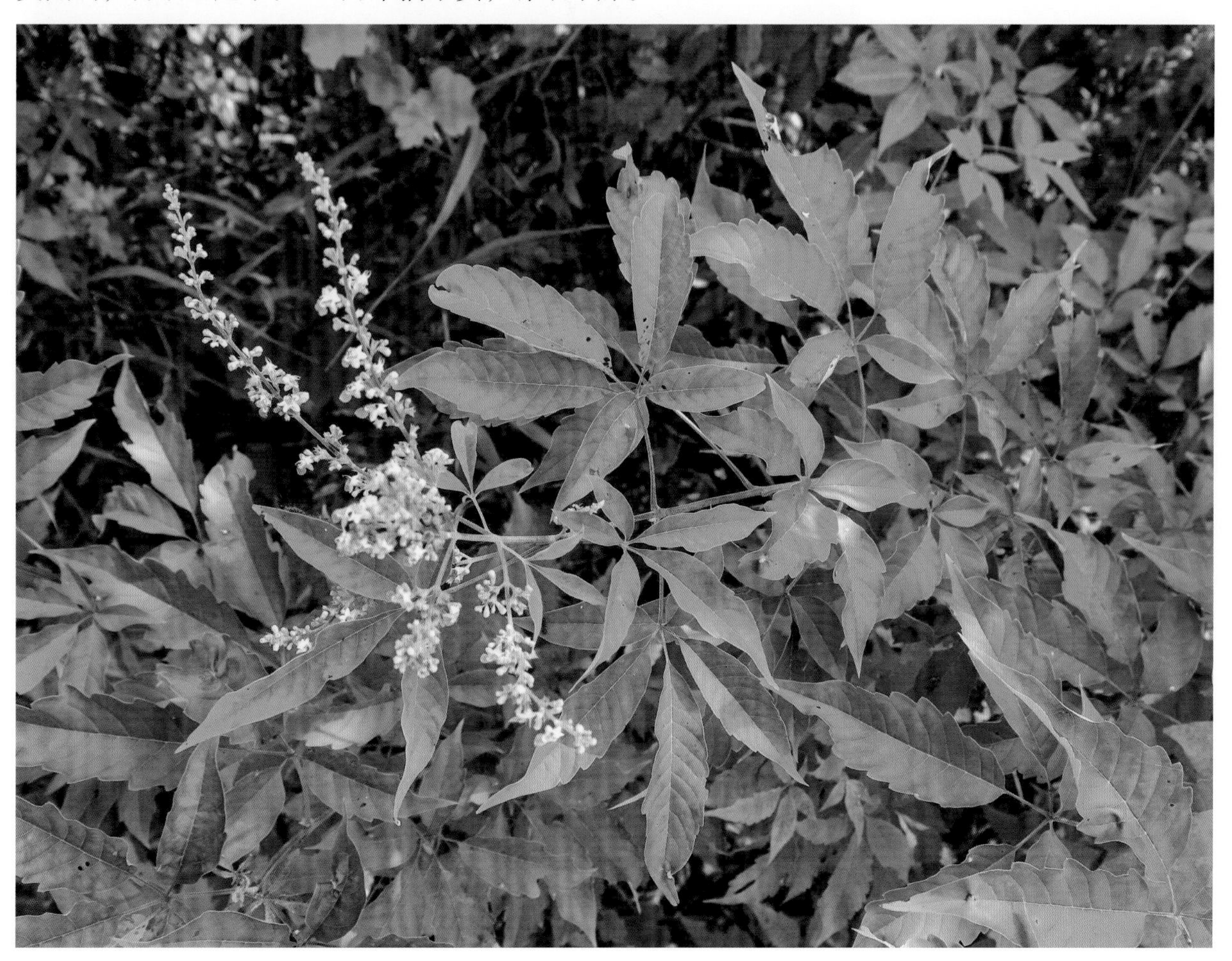

# 金疮小草

【基原】为唇形科金疮小草*Ajuga decumbens* Thunb. 的全草。

【别名】青鱼胆、苦地胆、散血草。

【形态特征】一年生或二年生匍匐草本。茎被白色长柔毛。基生叶较多，较茎生叶长而大；叶片匙形或倒卵状披针形，边缘具波状圆齿或近全缘，叶脉在腹面微隆起。轮伞花序多花，排列成间断长7~12 cm的穗状花序，位于下部的轮伞花序疏离，上部则密集；花冠淡蓝色或淡红紫色。花期3~7月，果期5~11月。

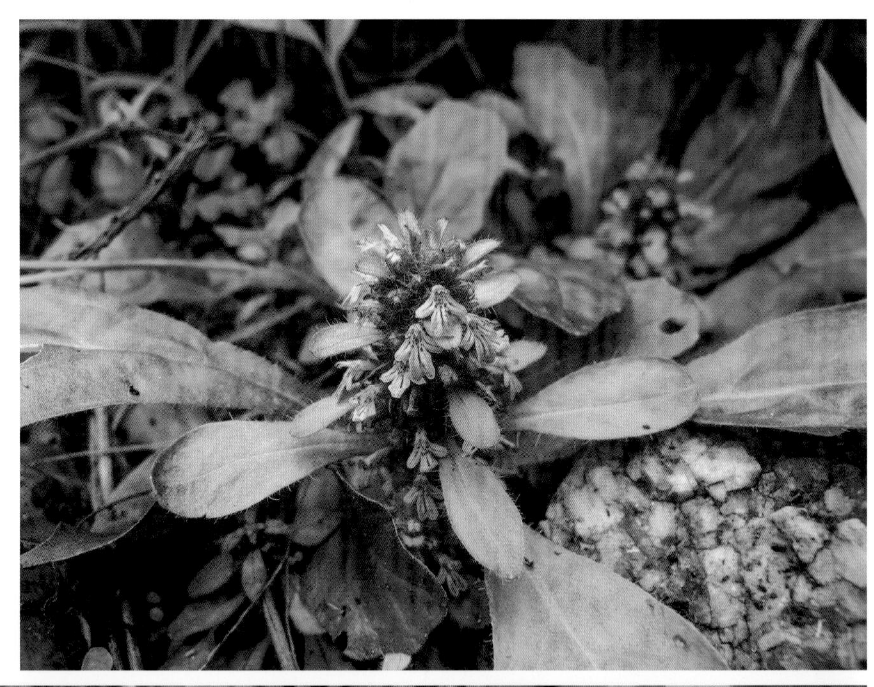

【分布】生于溪边、路旁及湿润的草坡上。产于广西、广东、江西、湖南、湖北、福建等地。

【性能主治】全草味苦、甘，性寒。有清热解毒、化痰止咳、凉血散血的作用。主治咽喉肿痛，肺热咳嗽，肺痈，目赤肿痛，痢疾，痈肿疔疮，毒蛇咬伤，跌打损伤。

【采收加工】春、夏、秋季均可采集，鲜用或晒干。

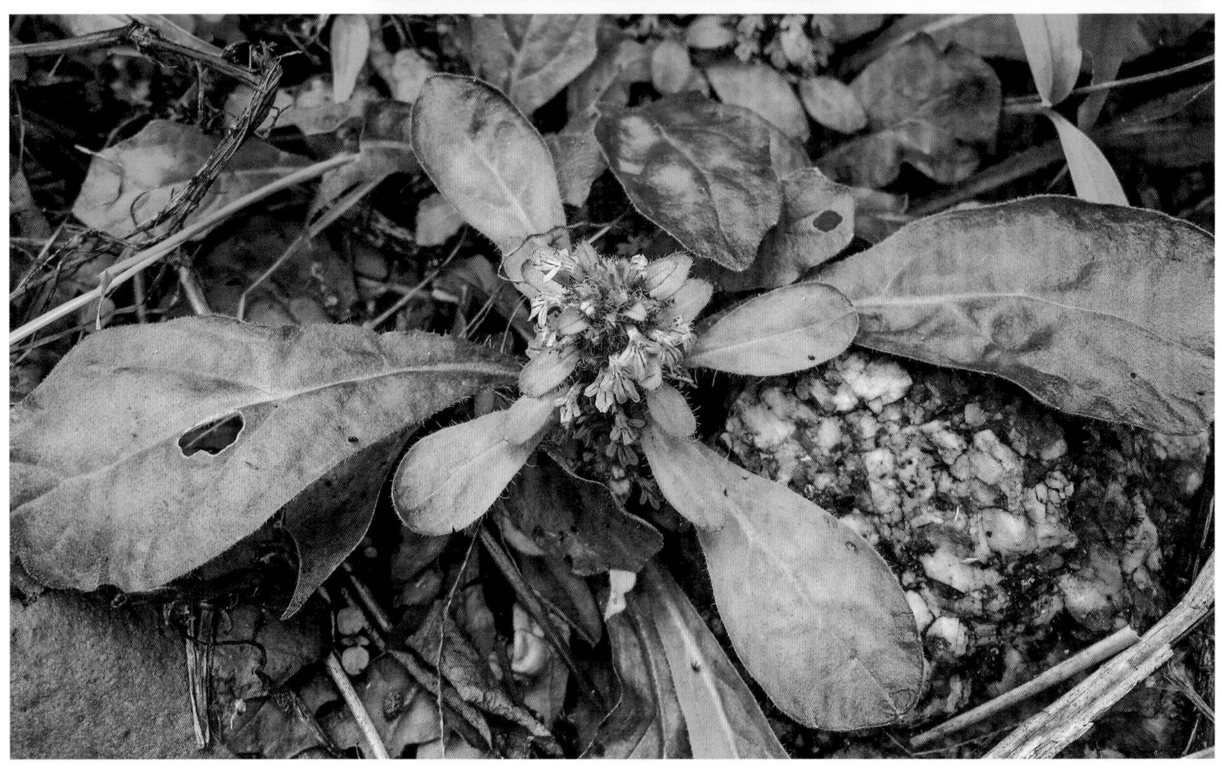

## 落马衣

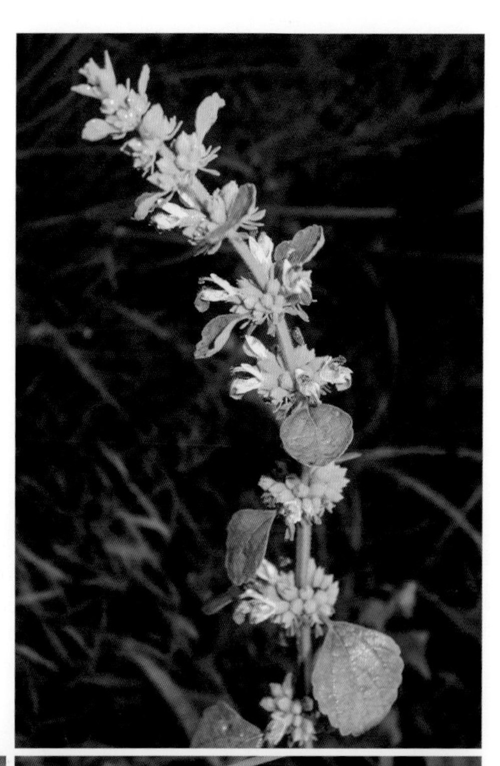

【基原】为唇形科广防风*Anisomeles indica* (L.) Kuntze的全草。

【别名】假稀莶、防风草、土防风。

【形态特征】直立草本。茎四棱形，具浅槽，密被白色贴生短柔毛。叶片阔卵圆形，长4~9 cm，宽2.5~6.5 cm，基部截状阔楔形，边缘有不规则的齿。轮伞花序在主茎及侧枝的顶部排列成长穗状花序；花冠淡紫色，冠檐二唇形，上唇全缘，下唇3裂。小坚果熟时黑色，近圆球形。花期8~9月，果期9~11月。

【分布】生于林缘或路旁荒地上。产于广西、广东、云南、四川、贵州、湖南、浙江、福建等地。

【性能主治】全草味辛、苦，性平。有祛风湿、消疮毒、壮筋骨的作用。主治感冒发热，风湿痹痛，肾虚。

【采收加工】夏、秋季采挖全草，洗净，鲜用或晒干。

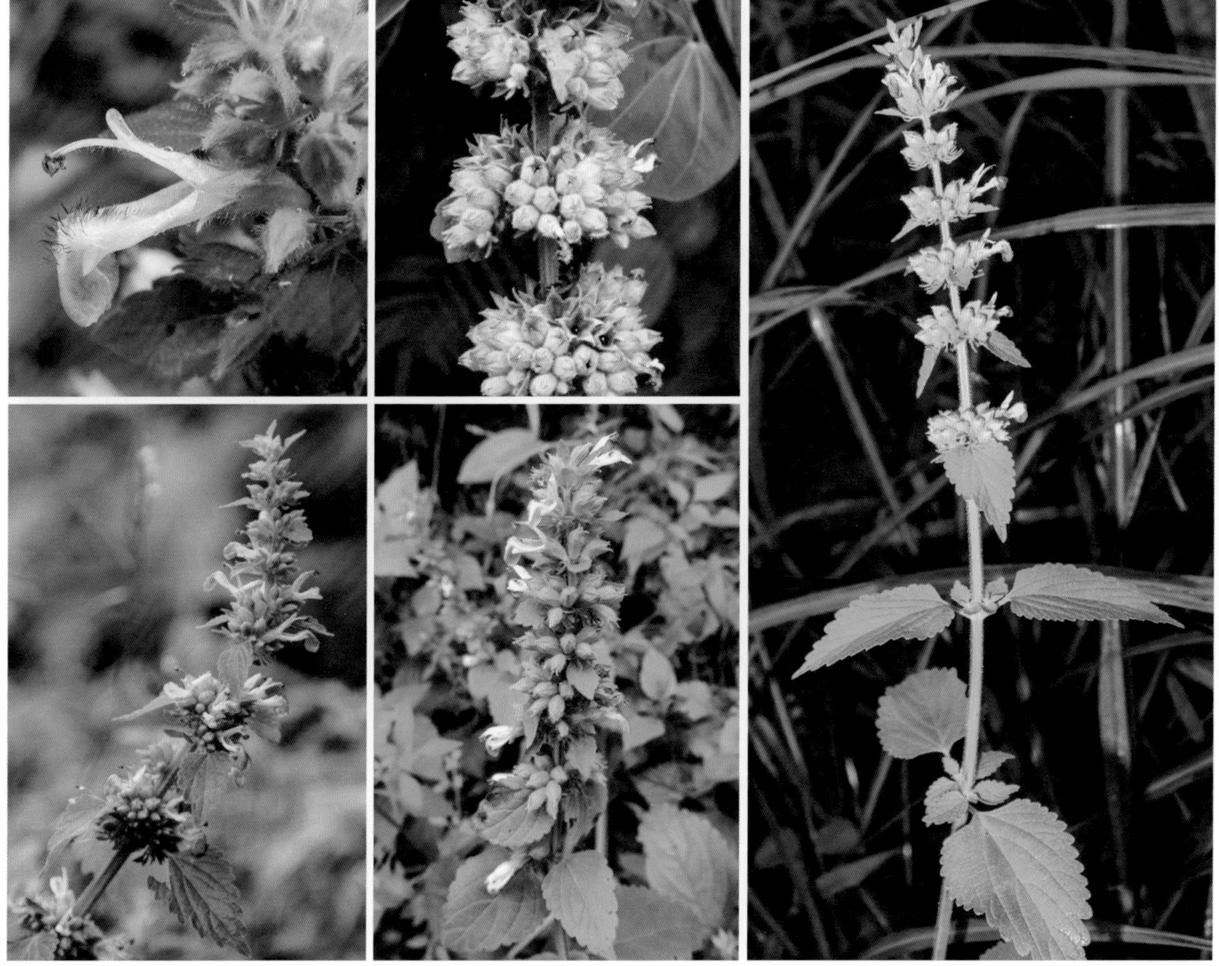

## 瘦风轮

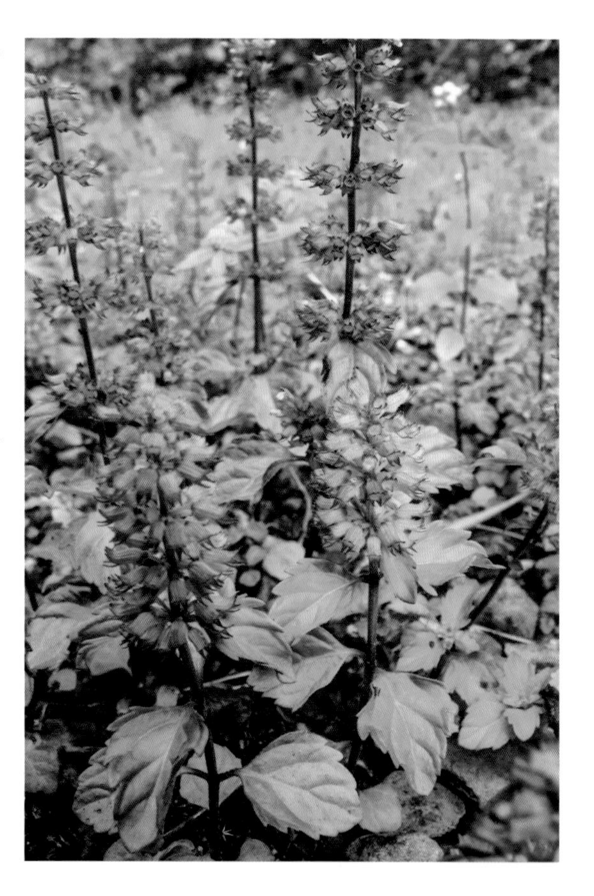

【基原】为唇形科细风轮菜*Clinopodium gracile* (Benth.) Kuntze 的全草。

【别名】塔花、剪刀草。

【形态特征】多年生草本。茎多数，柔弱，上升，四棱形，被倒向的短柔毛。叶片卵形、圆卵形或卵状披针形，先端钝，基部圆形或楔形，边缘具疏圆齿，腹面近无毛，背面脉上被疏短硬毛，侧脉2~3对。轮伞花序分离或密集于茎端成短总状花序，疏花；花冠白色至紫红色。花期6~8月，果期8~10月。

【分布】生于路旁、沟边、草地、林缘、灌木丛中。产于广西、广东、云南、湖南、湖北等地。

【性能主治】全草味苦、辛，性凉。有清热解毒、消肿止痛的作用。主治白喉，咽喉肿痛，肠炎，痢疾，乳腺炎，雷公藤中毒；外用治过敏性皮炎。

【采收加工】夏季开花前采收，除去泥沙，晒干。

## 断血流

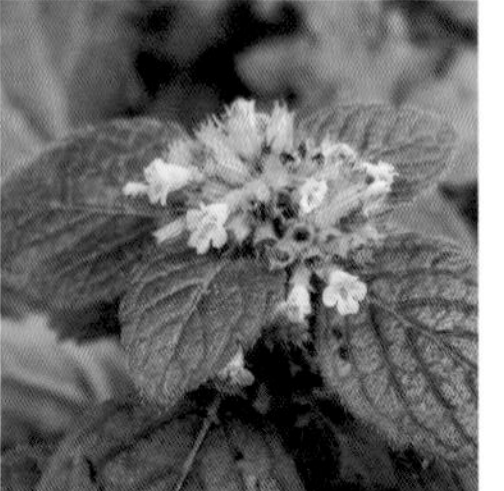

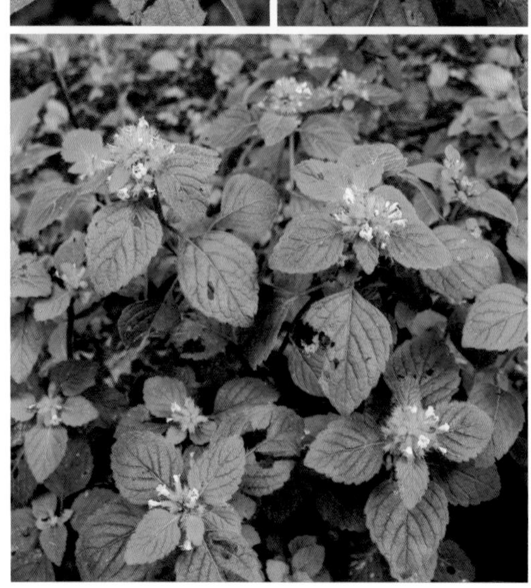

【基原】为唇形科灯笼草*Clinopodium polycephalum* (Vaniot) C. Y. Wu et S. J. Hsuan 的地上部分。

【别名】蜂窝草、土防风、野鱼腥草。

【形态特征】多年生直立草本，高0.5~1 m，多分枝，基部有时匍匐。叶片卵形，长2~5 cm，宽1.5~3.2 cm，边缘具疏圆齿状牙齿，两面被糙硬毛。轮伞花序具多花，球形，组成圆锥花序；花冠紫红色，花冠筒伸出花萼，外面被微柔毛，冠檐二唇形，上唇直伸，下唇3裂。小坚果卵形。花期7~8月，果期9月。

【分布】生于山坡、田间、路边、灌木丛中。产于广西、贵州、四川、湖南、湖北、浙江、山西、山东、河南、河北等地。

【性能主治】地上部分味微苦、涩，性凉。有收敛止血的作用。主治崩漏，尿血，鼻出血，牙龈出血，创伤出血。

【采收加工】夏季开花前采收，除去泥沙，晒干。

# 连钱草

【基原】为唇形科活血丹*Glechoma longituba* (Nakai) Kuprian. 的地上部分。

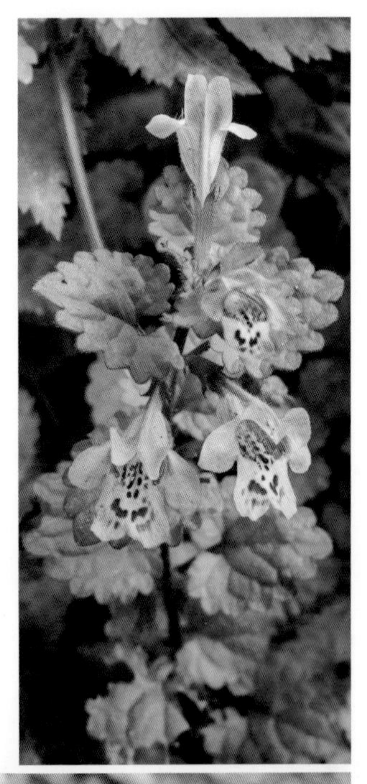

【别名】风灯盏、透骨消、驳骨消。

【形态特征】多年生草本。具匍匐茎，上升，逐节生根。叶片草质，心形或近肾形，边缘具圆齿或粗齿，腹面被疏粗伏毛或微柔毛，叶脉不明显，背面常带紫色；叶柄长为叶片的1~2倍。轮伞花序具花2朵，稀具4~6朵花；花冠淡蓝色、蓝色至紫色，下唇具深色斑点。花期4~5月，果期6~7月。

【分布】生于林缘、疏林下、草地中、溪边等阴湿处。除甘肃、青海、新疆及西藏外，产于全国各地。

【性能主治】地上部分味辛、微苦，性微寒。有利湿通淋、清热解毒、散瘀消肿的作用。主治热淋，石淋，湿热黄疸，疮痈肿痛，跌打损伤。

【采收加工】春季至秋季采收，除去杂质，晒干。

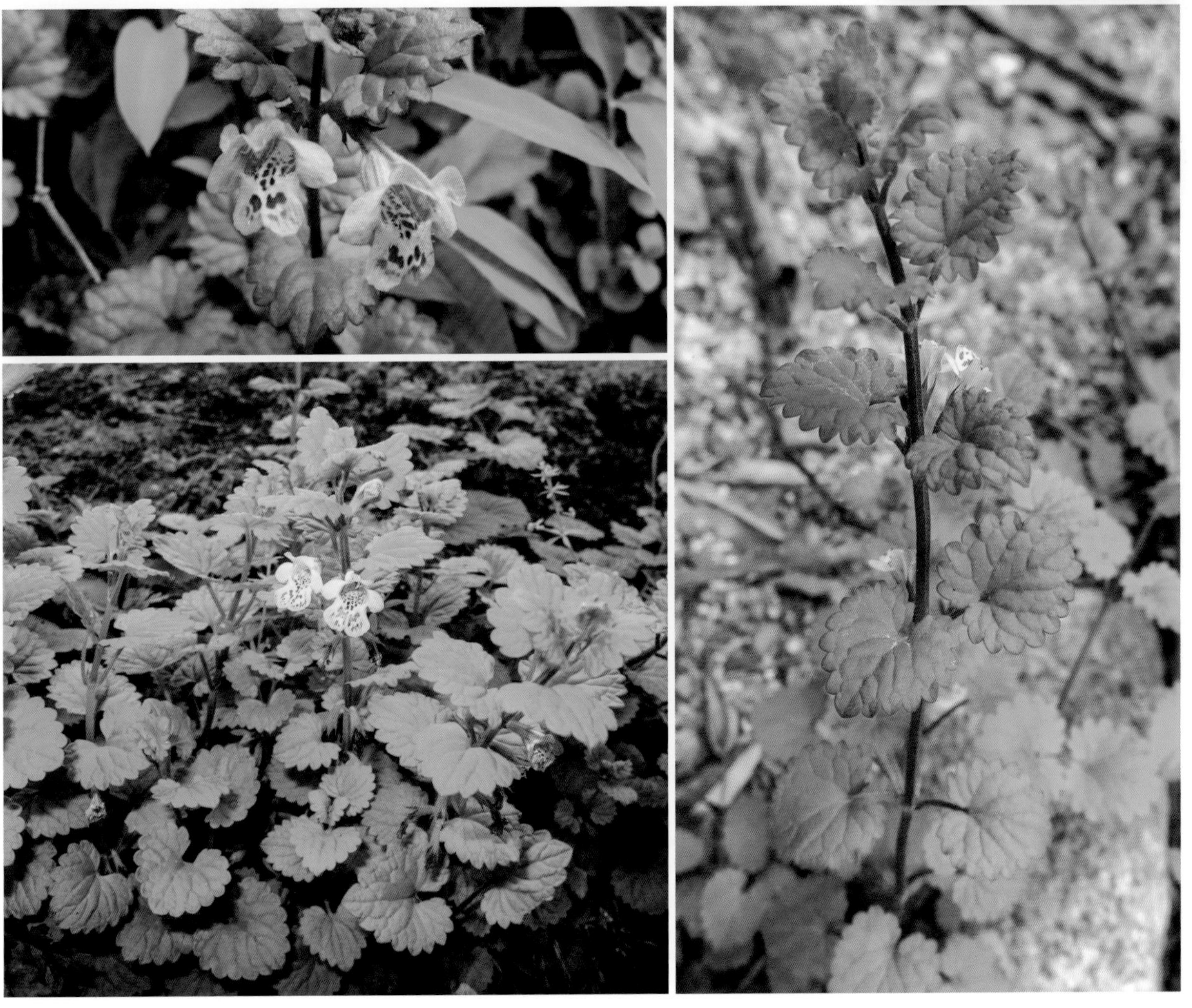

# 益母草

【基原】为唇形科益母草*Leonurus japonicus* Houtt. 的地上部分。

【别名】益母艾、红花艾、燕艾。

【形态特征】一年生或二年生草本。茎四棱形，有倒向糙伏毛。叶对生；茎下部叶片掌状3裂，小裂片再不规则分裂；茎上部叶片亦为3裂，小裂片呈条形。轮伞花序腋生，花冠粉红色至淡紫红色。小坚果长圆状三棱形，长约2.5 mm，顶端截平而略宽大，基部楔形，光滑。花期6~9月，果期9~10月。

【分布】生于荒地、草地、路边或村边。产于全国大部分地区。

【性能主治】地上部分味辛、苦，性微寒。有活血调经、利尿消肿、清热解毒的作用。主治月经不调，痛经经闭，恶露不尽，水肿尿少，疮疡肿毒。

【采收加工】春季幼苗期至初夏开花前期采收，鲜用；夏季茎叶茂盛、花未开或初开时采收，晒干，或切段晒干。

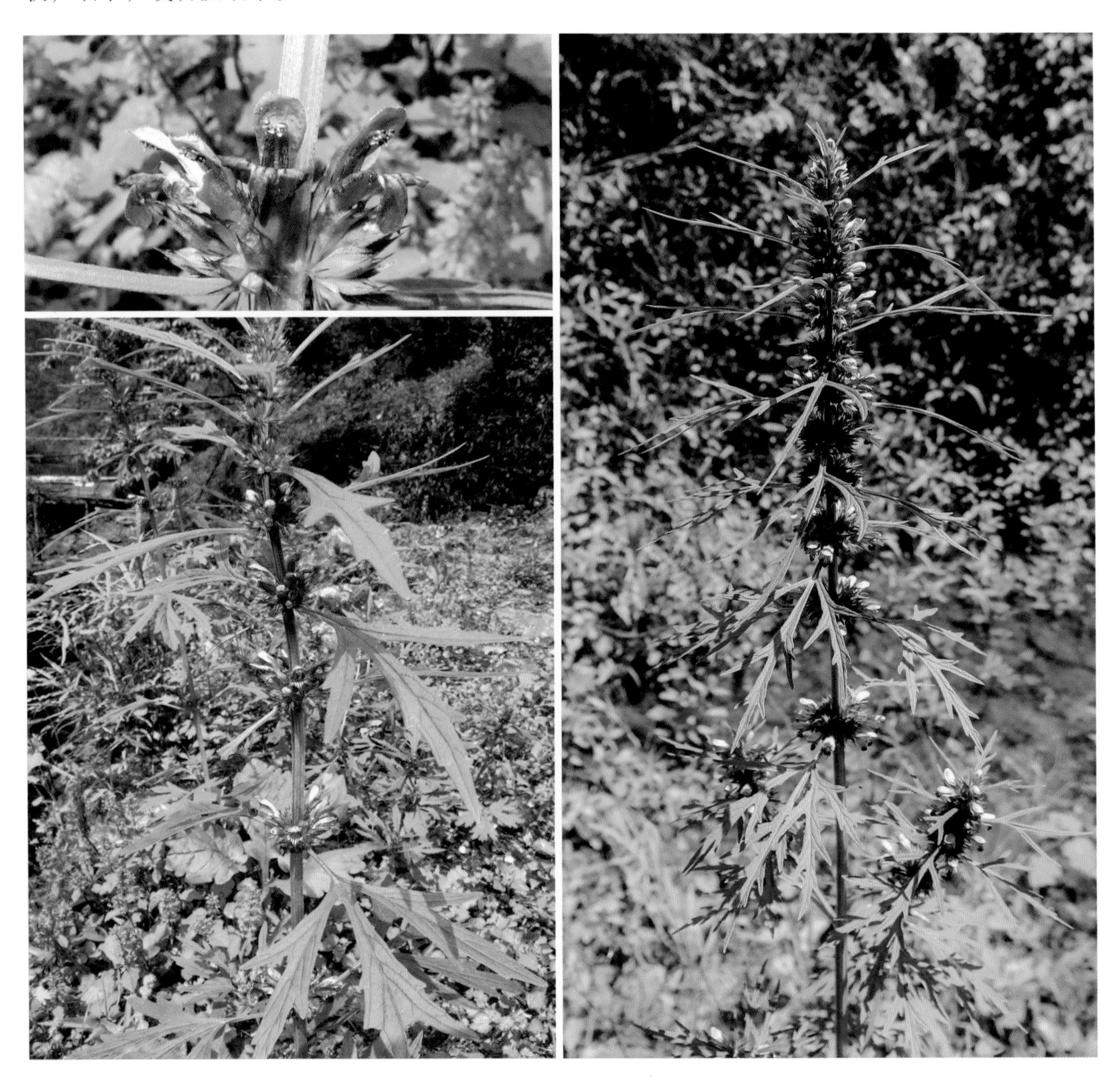

# 紫苏

【基原】为唇形科紫苏*Perilla frutescens* (L.) Britton 的成熟果实、叶及茎。

【别名】假紫苏、红苏、臭苏。

【形态特征】一年生直立草本。茎钝四棱形，具四槽，密被长柔毛。叶片阔卵形或圆形，长7~13 cm，宽4.5~10 cm。轮伞花序具花2花，组成长1.5~15 cm、偏向一侧的顶生及腋生总状花序；花冠白色至紫红色，冠檐近二唇形，上唇微缺，下唇3裂。小坚果近球形，熟时灰褐色，直径约1.5 mm。花期8~11月，果期8~12月。

【分布】生于山地、路旁、村边。全国各地均有栽培。

【性能主治】果实、叶及茎味辛，性温。果实有降气化痰、止咳平喘、润肠通便的作用。主治痰壅气逆，咳嗽气喘，肠燥便秘。叶有解表散寒、行气和胃的作用。主治风寒感冒，咳嗽呕恶，妊娠呕吐，鱼蟹中毒。茎有理气宽中、止痛、安胎的作用。主治胸膈痞闷，胃脘疼痛，嗳气呕吐，胎动不安。

【采收加工】秋季果实成熟后采收，除去杂质，晒干。夏季枝叶茂盛时采收，除去杂质，晒干。秋季果实成熟后采割茎，除去杂质，晒干，或趁鲜切片，晒干。

【附注】本品为《中国药典》（2020年版）收录，其干燥成熟果实称为紫苏子，干燥叶（或带嫩枝）称为紫苏叶，干燥茎称为紫苏梗。

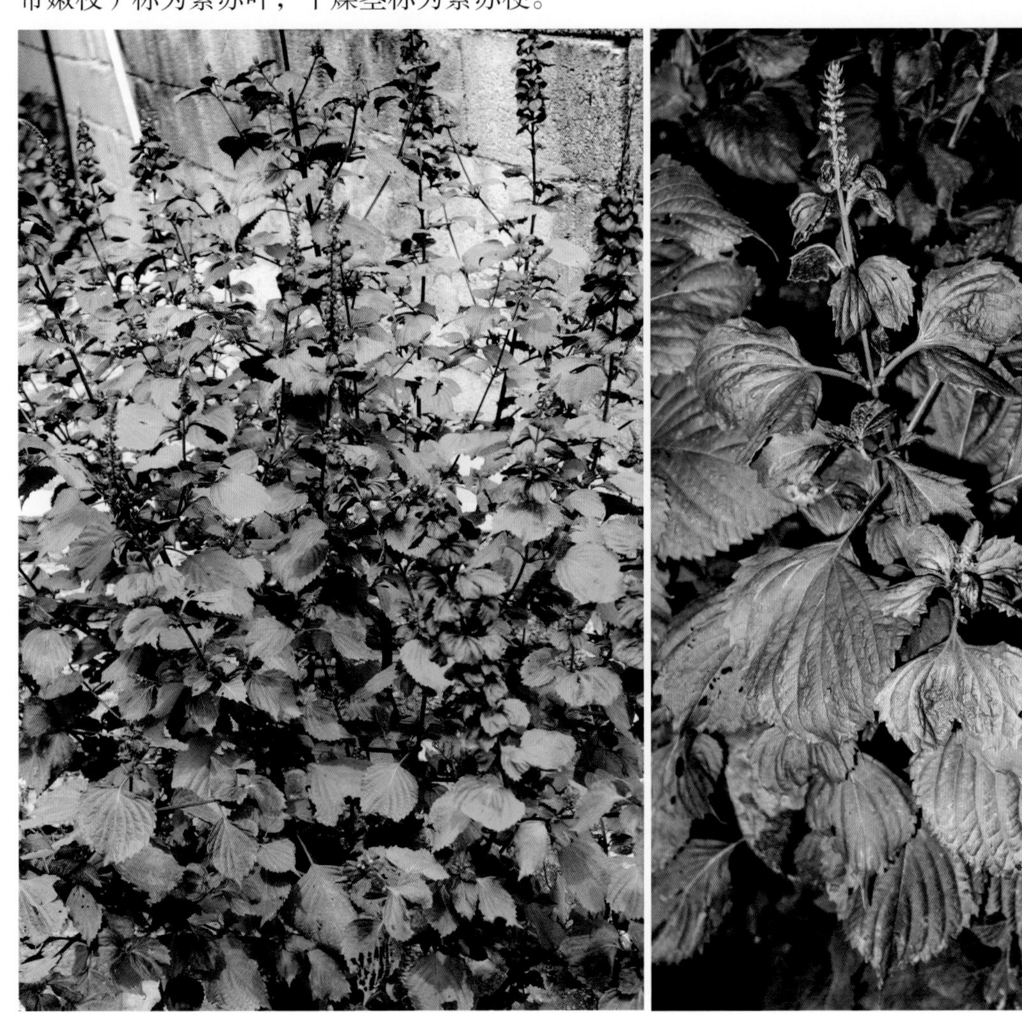

# 夏枯草

【基原】为唇形科夏枯草*Prunella vulgaris* L. 的果穗。

【别名】铁色草、紫花草、毛虫药。

【形态特征】草本。具匍匐根状茎，多为紫红色。茎被糙毛。茎生叶长圆形，大小不相等，基部下延至叶柄成狭翅。轮伞花序密集组成顶生穗状花序，长2~4 cm，每轮伞花序下承托有浅紫红色、宽心形的叶状苞片；花冠紫色、蓝紫色或红紫色，外面无毛。小坚果熟时黄褐色，长圆状卵珠形。花期4~6月，果期7~10月。

【分布】生于草地、沟边及路旁等湿润处。产于广西、广东、贵州、湖南、湖北、福建、台湾、浙江、江西、河南、甘肃、新疆等地。

【性能主治】果穗味辛、苦，性寒。有清肝泻火、明目、散结消肿的作用。主治目赤肿痛，目珠夜痛，头痛眩晕，瘰疬，瘿瘤，乳痈，乳癖，乳房胀痛。

【采收加工】夏季果穗呈棕红色时采收，除去杂质，晒干。

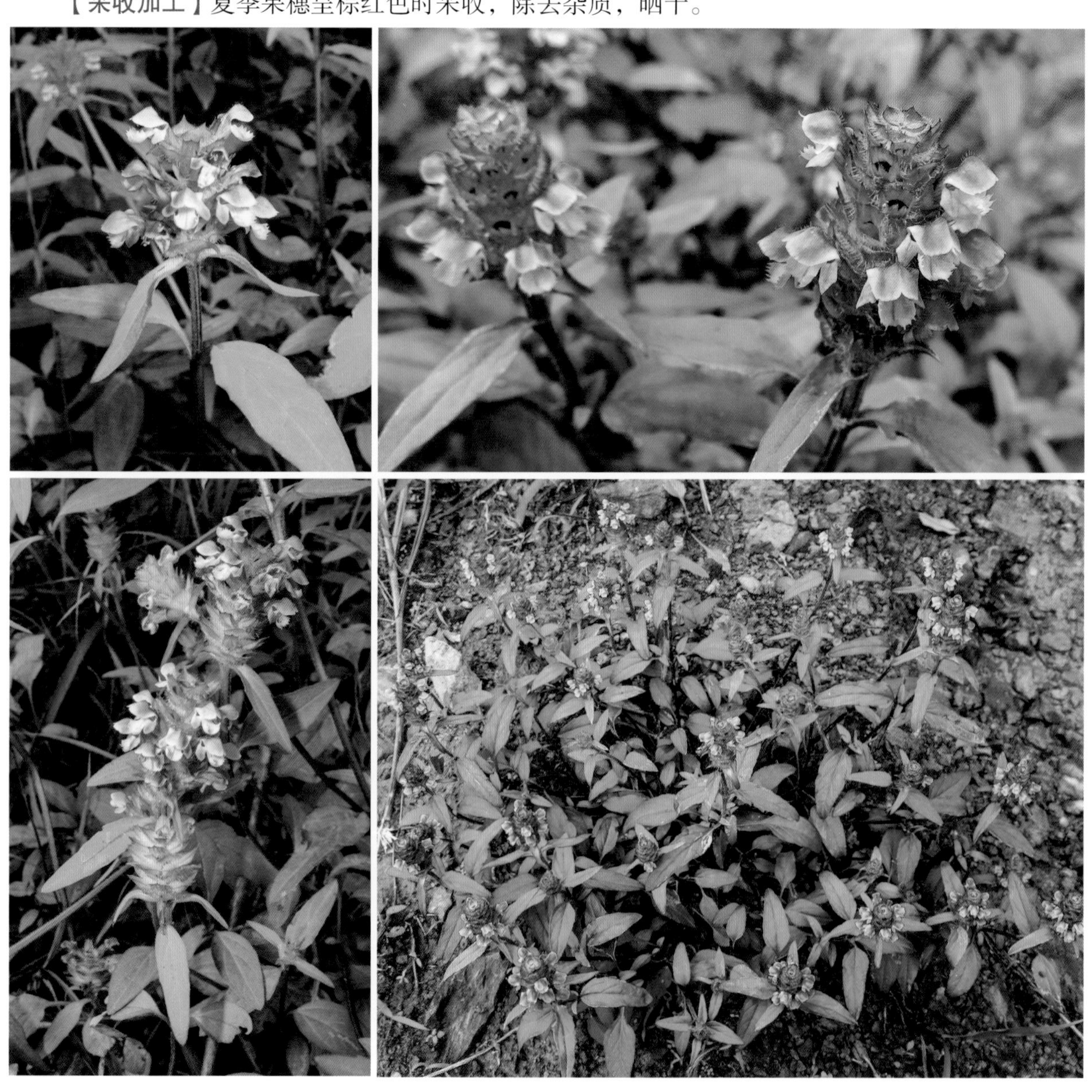

## 半枝莲

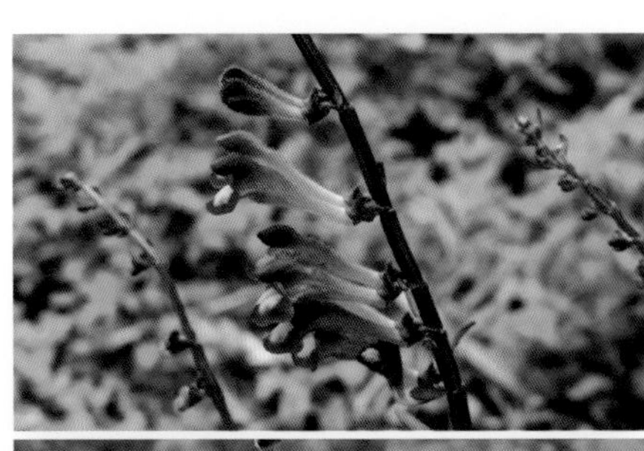

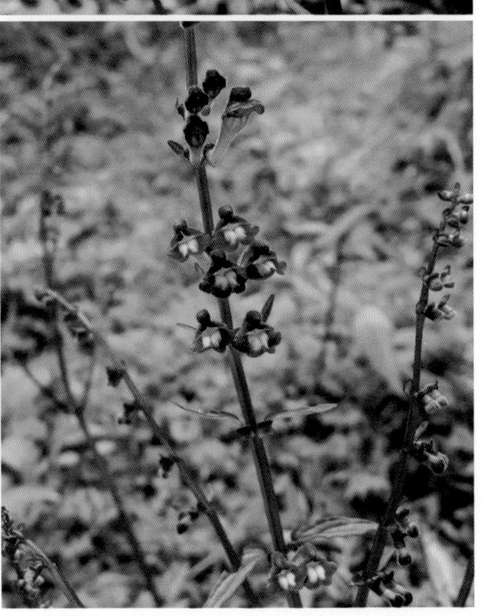

【基原】为唇形科半枝莲*Scutellaria barbata* D. Don 的全草。

【别名】耳挖草、小韩信草。

【形态特征】直立草本。茎四棱形。叶对生，三角状卵形或卵状披针形，边缘具圆齿。花对生，偏向一侧，排成4~10列的顶生或腋生的总状花序；花冠二唇形，棕黄色或浅蓝紫色，长约1.2 cm，外被短柔毛，内在喉部被疏柔毛。小坚果熟时褐色，扁球形，具小疣状突起。花期4~10月，果期10~11月。

【分布】生于水田边、溪边或湿润草地上。产于广西、广东、云南、贵州、四川、湖南、湖北、江西、福建、台湾、江苏、浙江、河南、河北、山东、陕西南部等地。

【性能主治】全草味辛、苦，性寒。有清热解毒、散瘀止血、利尿消肿的作用。主治热毒痈肿，咽喉疼痛，肺痈，肠痈，瘰疬，毒蛇咬伤，跌打损伤，吐血，鼻出血，血淋，水肿，腹水。

【采收加工】夏、秋季茎叶茂盛时采挖，洗净，晒干。

## 韩信草

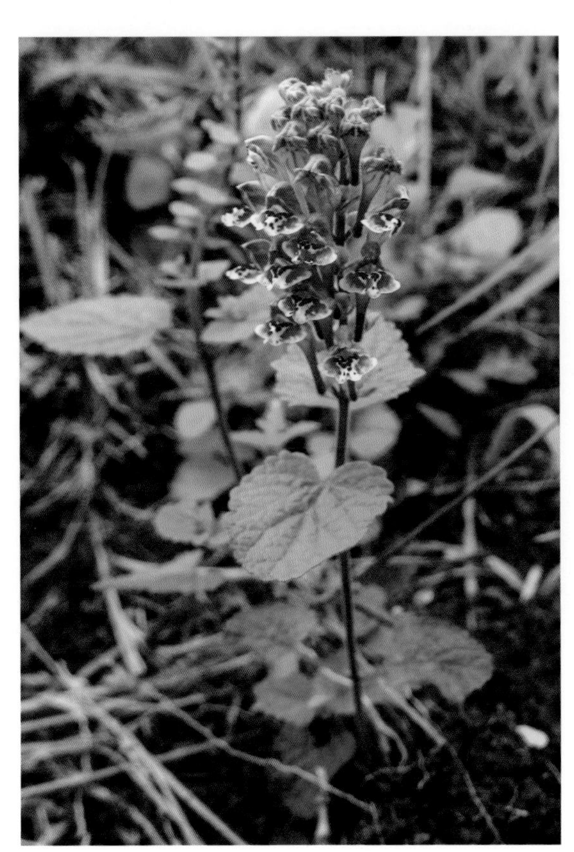

【基原】为唇形科韩信草*Scutellaria indica* L. 的全草。

【别名】耳挖草、大力草、钩头线。

【形态特征】多年生草本。茎四棱柱形，暗紫色，被微柔毛。叶对生；叶片卵圆形至椭圆形，边缘密生整齐圆齿，两面被微柔毛或糙伏毛；叶柄长0.4~2.8 cm，密被微柔毛。花对生于枝端成总状花序；花冠蓝紫色，二唇形，下唇具深紫色斑点。小坚果熟时暗褐色，卵形，具瘤。花期4~8月，果期6~9月。

【分布】生于山坡、路边、田边及草地上。产于广西、广东、湖南、贵州、江苏、浙江、福建、四川等地。

【性能主治】全草味辛、苦，性平。有祛风活血、解毒止痛的作用。主治吐血，咳血，痈肿，疔毒，喉风，牙痛，跌打损伤。

【采收加工】春、夏季采收，洗净，鲜用或晒干。

# 山藿香

【基原】为唇形科血见愁*Teucrium viscidum* Bl. 的全草。

【别名】消炎草、四方草、假紫苏。

【形态特征】多年生草本。茎直立，高30~70 cm；具匍匐茎。叶片卵圆形至卵圆状长圆形；叶柄长1~3 cm。假穗状花序生于茎及短枝上部；苞片披针形，全缘，较开放的花稍短或等长；花冠白色，淡红色或淡紫色，长6.5~7.5 mm，唇片与花冠筒成大角度的钝角。小坚果扁球形，熟时黄棕色。花期6~11月。

【分布】生于山地林下润湿处。产于广西、广东、湖南、云南、浙江、江西、福建、江苏等地。

【性能主治】全草味辛，性凉。有消肿解毒、凉血止血的作用。主治咳血，吐血，鼻出血，肺痈，跌打损伤，痈疽肿毒，痔疮肿痛，漆疮，脚癣，狂犬病、毒蛇咬伤。

【采收加工】7~8月采收，洗净，鲜用或晒干。

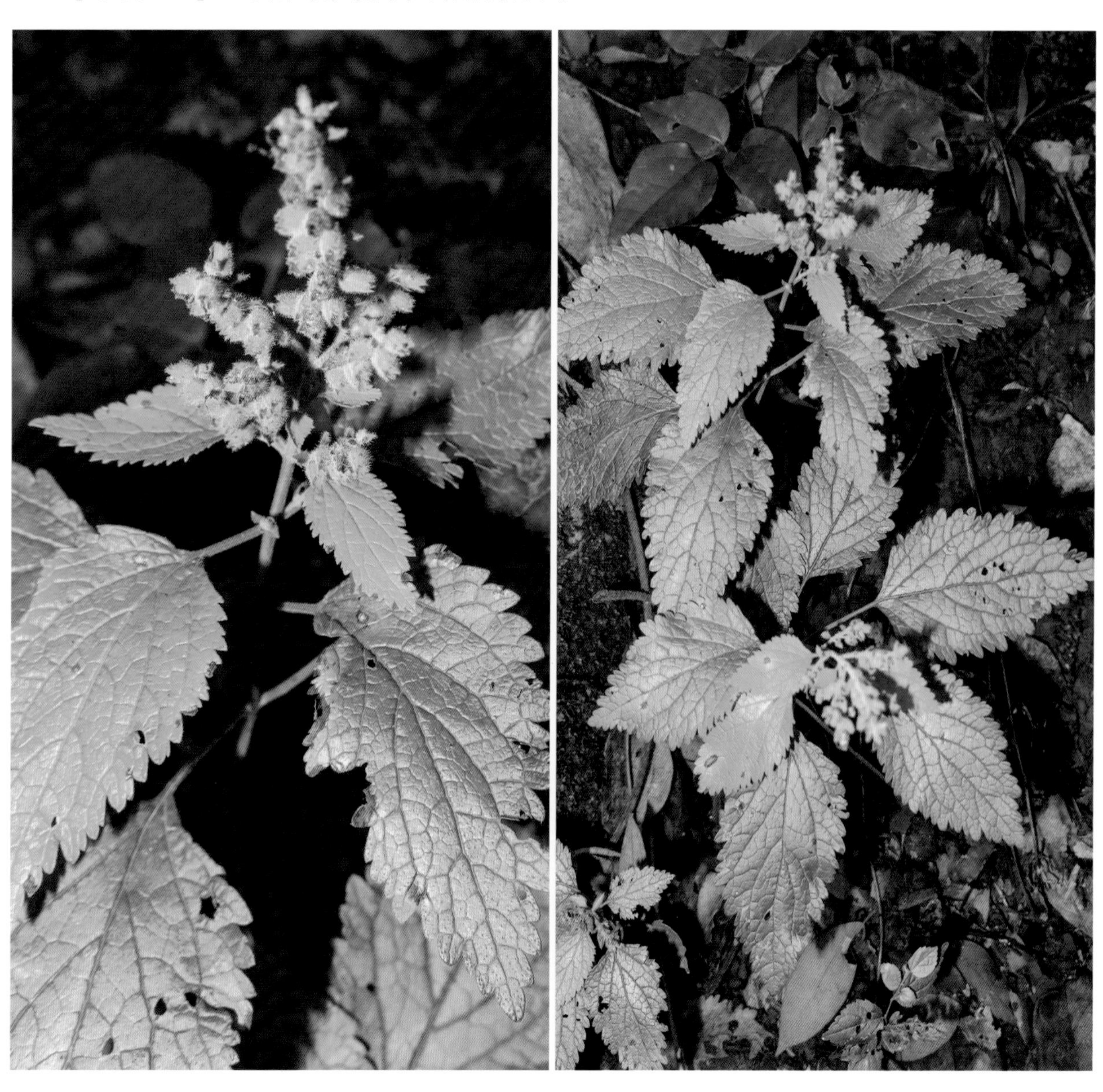

## 聚花草

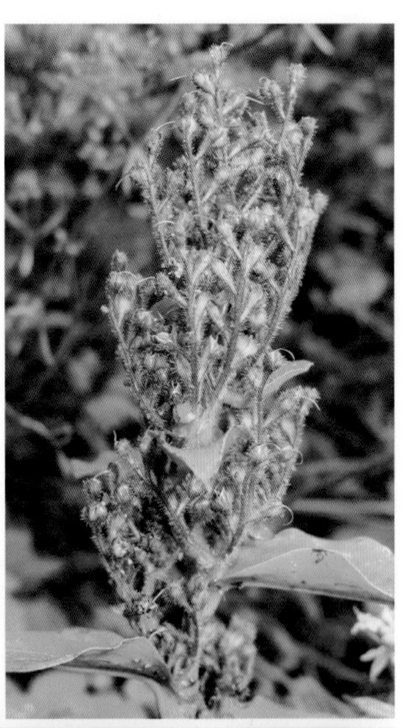

【基原】为鸭跖草科聚花草*Floscopa scandens* Loureiro 的全草。

【别名】塘壳菜、过江竹。

【形态特征】多年生草本。根状茎节上密生须根。茎高20~70 cm，不分枝。叶片椭圆形至披针形，腹面有鳞片状突起，无柄或有带翅短柄。圆锥花序多个，顶生并兼有腋生，组成长达8 cm，宽达4 cm的扫帚状复圆锥花序；花蓝色或紫色，少白色。蒴果卵圆状，长宽约2 mm，侧扁。花果期7~11月。

【分布】生于水边、沟边、草地及林中。产于广西、广东、海南、浙江、台湾、湖南等地。

【性能主治】全草味苦，性凉。有清热解毒、利水的作用。主治肺热咳嗽，目赤肿痛，疮疖肿毒，水肿，淋证。

【采收加工】夏、秋季采收，洗净，鲜用或晒干。

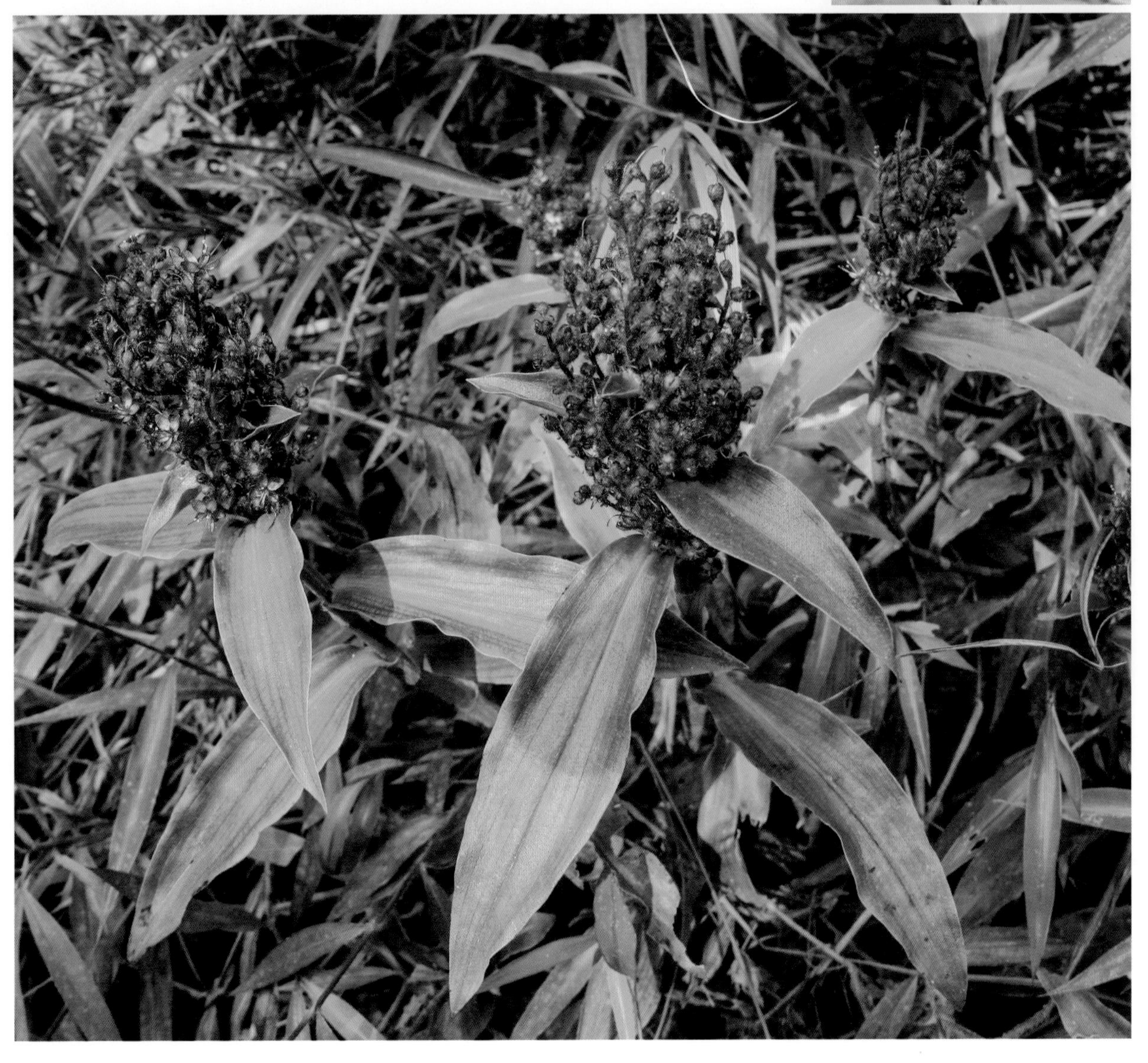

## 云南小草蔻

【基原】为姜科舞花姜*Globba racemosa* Sm. 的果实。

【别名】竹叶草、小黄姜。

【形态特征】多年生草本。茎基膨大。叶片长圆形或卵状披针形，顶端尾尖，基部急尖。圆锥花序顶生，长15~20 cm；花黄色，各部均具橙色腺点；花萼管漏斗形，长4~5 mm，先端具3齿；花冠管长约1 cm，裂片反折；唇瓣倒楔形，先端2裂，反折，生于花丝基部稍上处。蒴果椭圆形。花期6~9月。

【分布】生于林下阴湿处。产于我国南部至西南部各地。

【性能主治】果实味辛，性温。有健胃消食的作用。主治胃脘胀痛，食欲不振，消化不良。

【采收加工】秋、冬季果实成熟时采收，晒干。

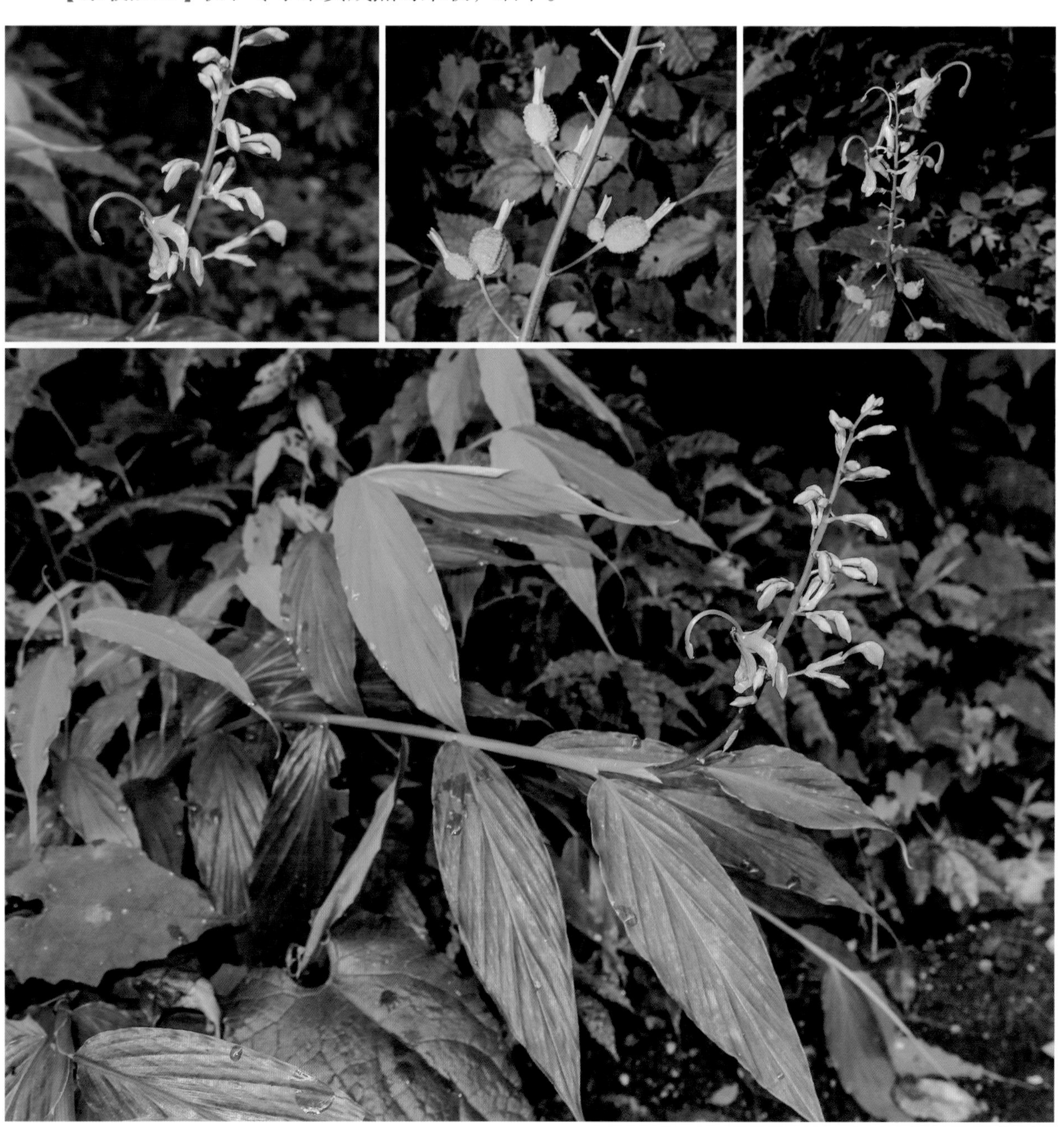

## 天冬

【基原】为百合科天门冬*Asparagus cochinchinensis* (Lour.) Merr. 的块根。

【别名】三百棒、天冬草、丝冬。

【形态特征】多年生攀缘状草本。块根肉质，簇生，长椭圆形或纺锤形，长4~10 cm，灰黄色。叶状枝2~3条簇生，线形扁平或由于中脉龙骨状而略呈锐三棱形。叶退化为鳞片，主茎上的鳞状叶常变为下弯的短刺。花1~3朵簇生于叶状枝腋，黄白色或白色。浆果球形，熟时红色。花期5~6月，果期8~10月。

【分布】生于山野、疏林或灌木丛中，亦有栽培。产于我国中部、西北部、长江流域及南部各地。

【性能主治】块根味甘、苦，性寒。有清肺生津、养阴润燥的作用。主治肺燥干咳，顿咳痰黏，腰膝酸痛，骨蒸潮热，内热消渴，热病津伤，咽干口渴，肠燥便秘。

【采收加工】秋、冬季采挖，洗净，除去茎基和须根，置沸水中煮或蒸至透心，趁热除去外皮，洗净，干燥。

【附注】本品为《中国药典》（2020年版）收录，呈长纺锤形，略弯曲，表面黄白色至淡黄棕色，半透明，质硬或柔润，有黏性，断面角质样，中柱黄白色。

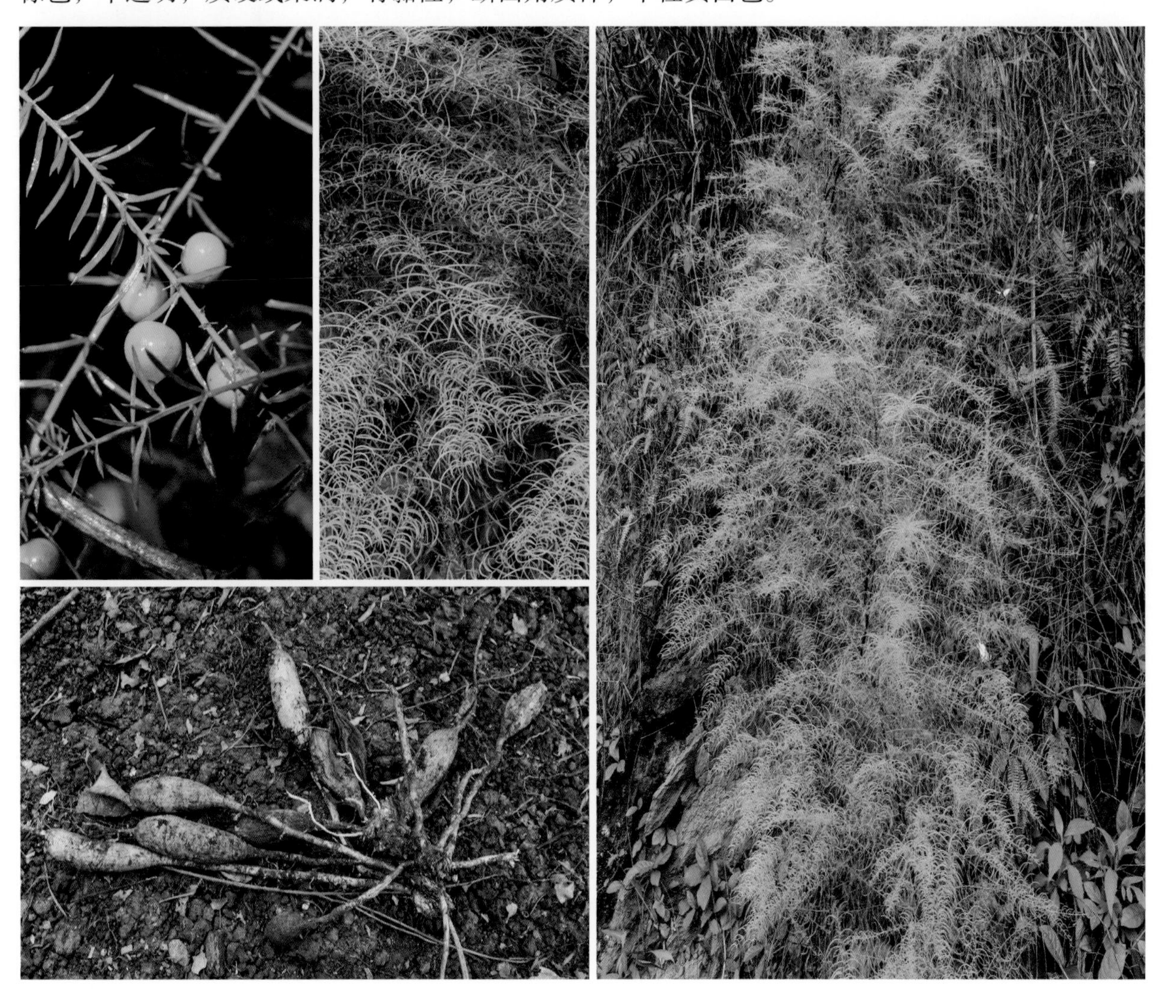

## 开口箭

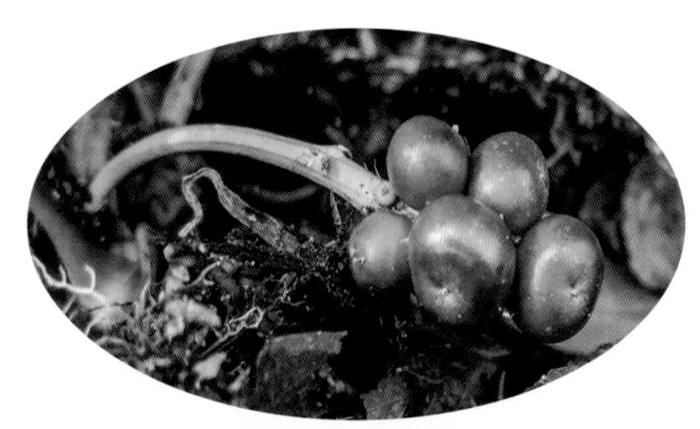

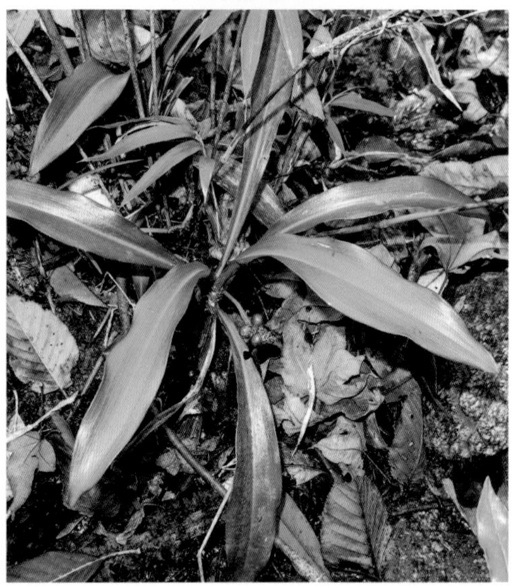

【基原】为百合科开口箭*Campylandra chinensis* (Baker) M. N. Tamura, S. Y. Liang et Turland 的根状茎。

【别名】万年青、开喉剑、竹根参。

【形态特征】多年生草本。根状茎长圆柱形，多节，绿色至黄色。叶基生，4~8片；叶片倒披针形至条形；鞘叶2片，披针形或矩圆形，长2.5~10 cm。穗状花序直立，密生多花，长2.5~9 cm；花短钟状，黄色或黄绿色，肉质。浆果球形，熟时紫红色，具1~3粒种子。花期4~6月，果期9~11月。

【分布】生于路旁、石山林中。产于广西、广东、台湾、福建、安徽、浙江、江西、四川、云南、陕西等地。

【性能主治】根状茎味苦、辛，性寒；有毒。有清热解毒、祛风除湿、散瘀止痛的作用。主治白喉，咽喉肿痛，风湿痹痛，跌打损伤，胃痛，痈肿疮毒，毒蛇咬伤，狂犬咬伤。

【采收加工】全年均可采收，除去叶及须根，洗净，鲜用或切片晒干。

## 大百合

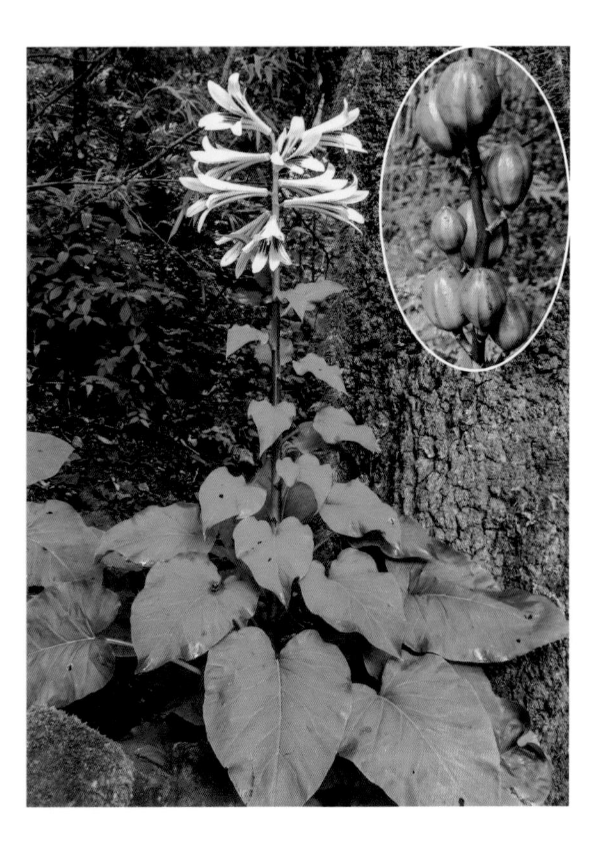

【基原】为百合科大百合*Cardiocrinum giganteum* (Wall.) Makino 的鳞茎。

【别名】水草蒙、荞麦叶大百合、心叶百合。

【形态特征】多年生草本。小鳞茎卵形。茎直立，中空。基生叶卵状心形或近宽矩圆状心形；茎生叶卵状心形，向上渐小，靠近花序的几片为船形。总状花序有花10~16朵，无苞片；花狭喇叭形，白色，内具淡紫红色条纹；花被片条状倒披针形。蒴果近球形，红褐色。花期6~7月，果期9~10月。

【分布】生于林下草丛中。产于广西、湖南、四川、陕西等地。

【性能主治】鳞茎味甘、淡，性凉。有清肺止咳、解毒的作用。主治肺结核咯血，中耳炎，鼻窦炎。

【采收加工】夏季采挖，洗净，晒干。

## 竹林霄

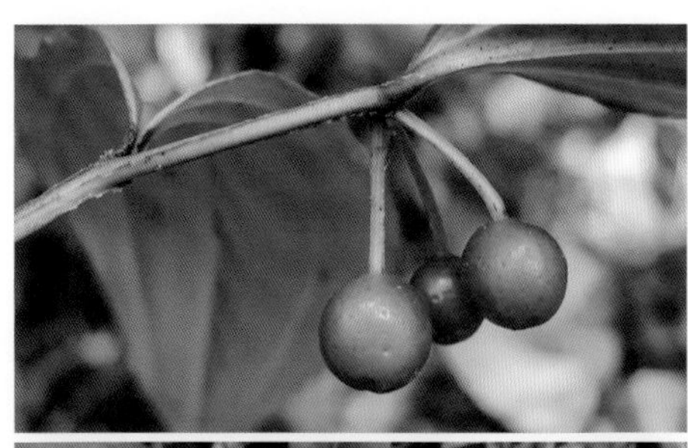

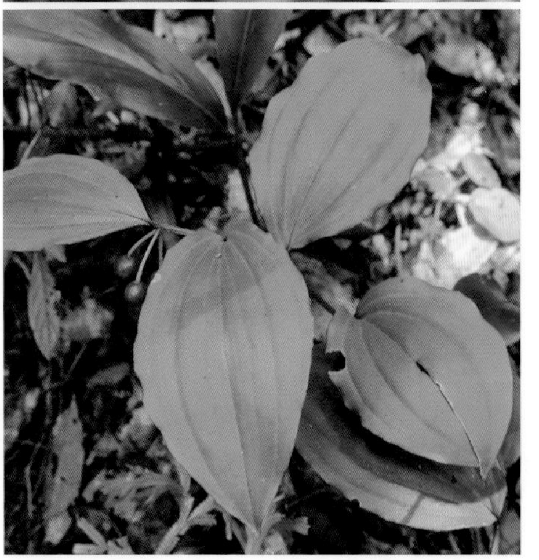

【基原】为百合科宝铎草*Disporum sessile* D. Don的根及根茎。

【别名】遍地姜、石竹根、竹叶三七。

【形态特征】多年生草本。根状茎肉质，横出。茎高30~80 cm，上部具叉状分枝。叶片矩圆形、卵形至披针形，具横脉；有短柄或近无柄。花1~5朵着生于分枝顶端，黄色、绿黄色或白色；花梗长1~2 cm；花被片倒卵状披针形。浆果椭圆形或球形，直径约1 cm。花期3~6月，果期6~11月。

【分布】生于林下或灌木丛中。产于广西、广东、云南、贵州、四川、湖南、江西、江苏、浙江、山东、陕西等地。

【性能主治】根及根茎味甘、淡，性平。有清热解毒、润肺止咳、健脾消食、舒筋活络的作用。主治肺热咳嗽，肺痨咯血，食积胀满，腰腿痛，风湿痹痛，骨折，烧烫伤。

【采收加工】夏、秋季采挖，洗净，鲜用或晒干。

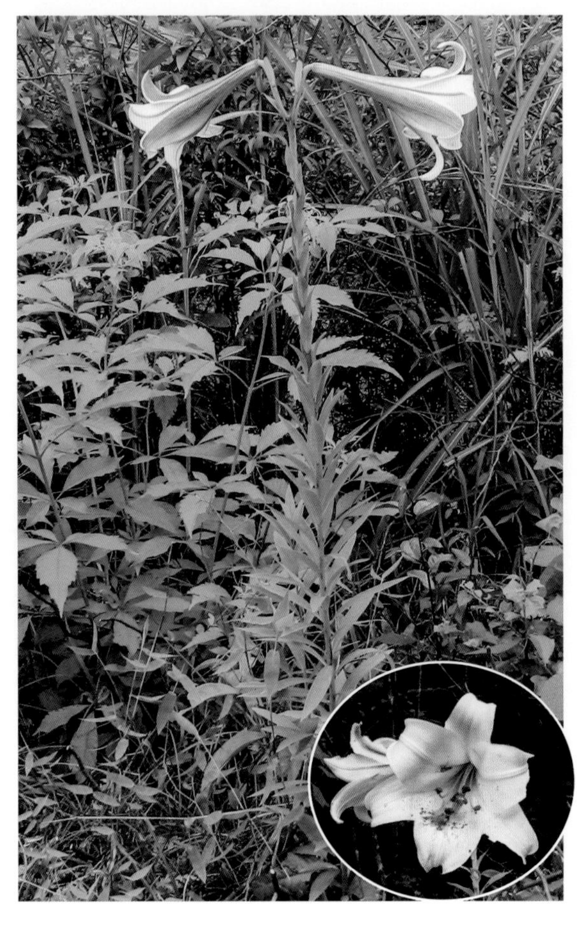

## 百合

【基原】为百合科野百合*Lilium brownii* F. E. Brown ex Miellez的肉质鳞茎。

【别名】山百合、药百合、家百合。

【形态特征】多年生草本。鳞茎球形，鳞片卵状披针形，白色。叶散生；叶片披针形或线形，具5~7脉，全缘，两面无毛。花单生或2~3朵排成顶生的伞形花序；花梗长3~10 cm；花大，芳香，喇叭形，乳白色，外面稍紫红色；花柱长8.5~11 cm，柱头3裂。蒴果圆柱形，具6棱。花期5~6月，果期9~10月。

【分布】生于山坡草地。产于广西、广东、贵州、湖南、江苏、江西、湖北、山东等地。

【性能主治】肉质鳞茎味甘，性寒。有清心安神、养阴润肺的作用。主治虚烦惊悸，失眠多梦，精神恍惚，阴虚久咳，劳嗽咳血，痰中带血。

【采收加工】秋季采挖，洗净，除杂，剥取鳞叶，置沸水中略烫，干燥。

# 黄精

【基原】为百合科多花黄精*Polygonatum cyrtonema* Hua 的根状茎。

【别名】野仙姜、鸡头参、玉竹黄精。

【形态特征】多年生草本高50~100 cm。根状茎连珠状或块状；每结节上茎痕明显，圆盘状。叶互生，通常具10~15片叶；叶片卵状披针形或长圆状披针形，长10~18 cm，宽2~7 cm。伞形花序常有花3~14朵；花序梗长1~4 cm；花被筒状，黄绿色。浆果熟时紫黑色，直径约1 cm。花期5~6月，果期7~9月。

【分布】生于林下、沟谷或山坡阴处。产于广西、广东、湖南、贵州、湖北、江西、安徽、江苏等地。

【性能主治】根状茎味甘，性平。有补气养阴、健脾润肺、益肾的作用。主治口干食少，肺虚燥咳，脾胃虚弱，体倦乏力，精血不足，须发早白，内热消渴。

【采收加工】春、秋季采挖，除去须根，洗净，置沸水中略烫或蒸至透心，干燥。

【附注】本品为《中国药典》（2020年版）收录，泡制成饮片，呈不规则厚片，质较柔软。味甜，微有酒香气。

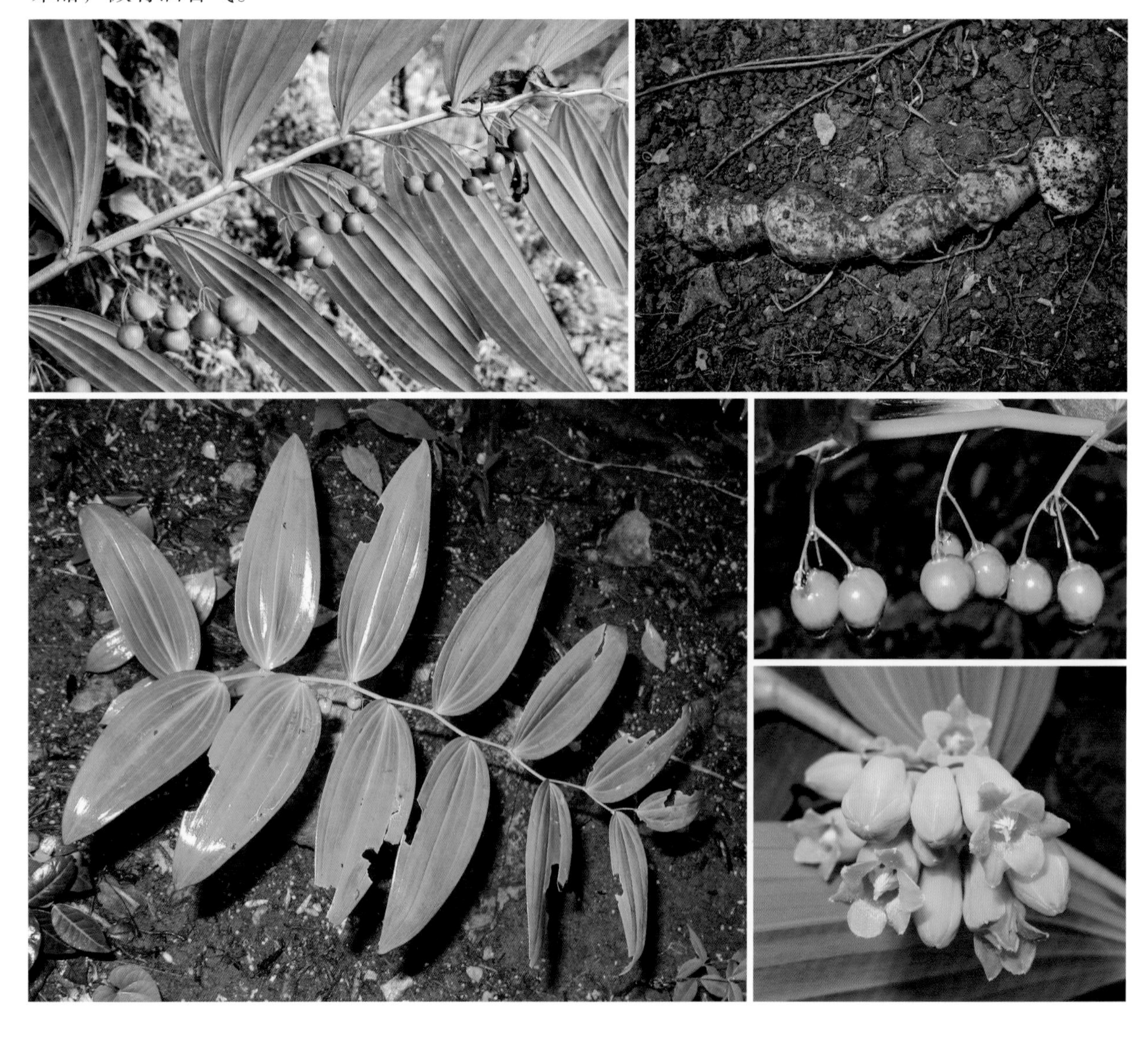

## 吉祥草

【基原】为百合科吉祥草*Reineckea carnea* (Andrews) Kunth 的全草。

【别名】观音兰、竹根七、松寿兰。

【形态特征】多年生草本。茎粗2~3 mm，蔓延于地面，逐年向前延长或发出新枝；节上有残存的叶鞘。叶每簇有3~8片；叶片条形至披针形，向下渐狭成柄。穗状花序；花葶长5~15 cm；花芳香，粉红色；雄蕊短于花柱，花丝丝状，花药近矩圆形，两端微凹。浆果熟时鲜红色。花果期7~11月。

【分布】生于山坡、山谷阴湿处或密林下。产于广西、云南、贵州、湖北、河南、安徽、江西等地。

【性能主治】全草味甘，性凉。有清肺止咳、解毒利咽、凉血止血的作用。主治肺热咳嗽，咽喉肿痛，目赤翳障，痈肿疮疖，咯血，吐血，便血。

【采收加工】全年均可采收，洗净，鲜用或切段晒干。

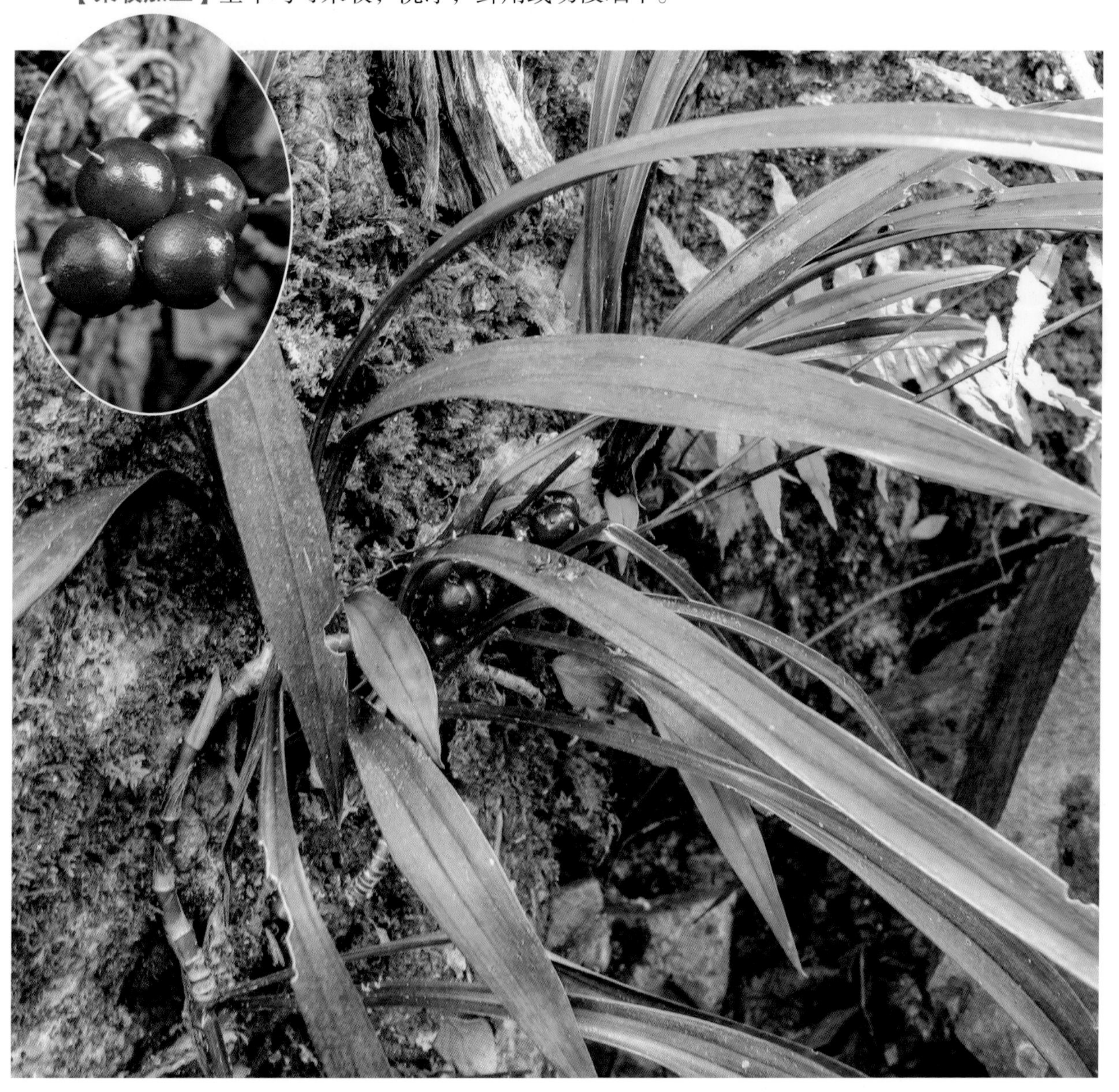

## 藜芦

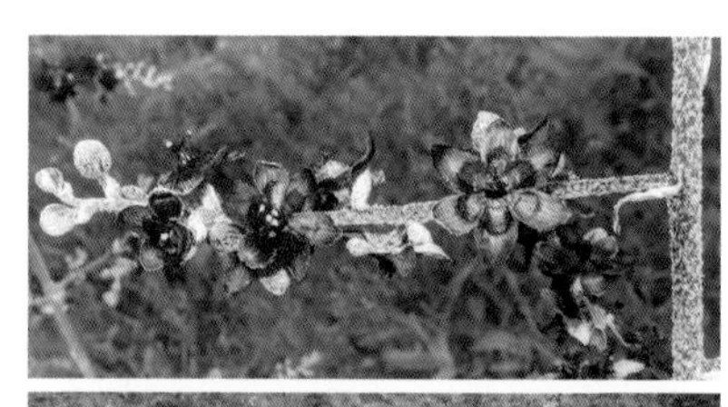

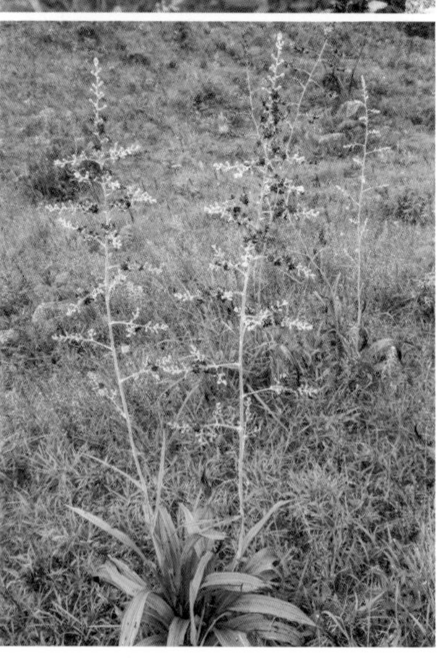

【基原】为百合科牯岭藜芦*Veratrum schindleri* Loes. 的根及根状茎。

【别名】天目藜芦、七厘丹、山棕榈。

【形态特征】多年生草本。植株高约1 m，基部具棕褐色带网眼的纤维网。茎下部叶片宽椭圆形，两面无毛。圆锥花序长而扩展，具多数近等长的侧生总状花序，总轴和枝轴生灰白色绵毛；花被片伸展或反折，淡黄绿色、绿白色或褐色。蒴果直立，长1.5~2 cm，宽约1 cm。花果期6~10月。

【分布】生于山坡林下阴湿处。产于广西、广东、江西、湖南、安徽、浙江等地。

【性能主治】根及根状茎味苦、辛，性寒；有毒。有祛痰、杀虫的作用。主治中风痰涌，癫痫，疟疾，疥癣，恶疮。

【采收加工】5~6月未抽花葶前采挖，除去叶，晒干或烘干。

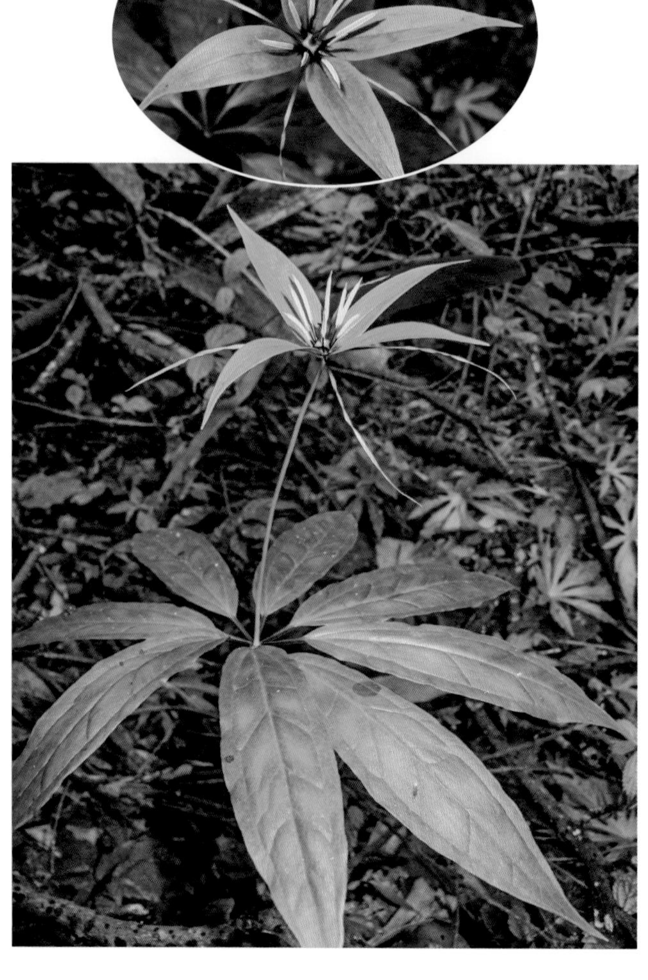

## 重楼

【基原】为延龄草科华重楼*Paris polyphylla* var. *chinensis* (Franch.) Hara的根状茎。

【别名】独脚莲、七子莲、铁灯台。

【形态特征】多年生草本。根状茎肥厚，圆柱状，密生环节和须根。叶5~8片轮生，常7片；叶片倒卵状披针形、矩圆状披针形或倒披针形，基部脉2~3条。内轮花被片狭条形，常中部以上变宽，宽1~1.5 mm，长1.5~3.5 cm；雄蕊8~10枚，花药长1.2~2 cm，长为花丝的3~4倍。花期5~7月，果期8~10月。

【分布】生于山地林中湿处。产于广西、云南、贵州、四川等地。

【性能主治】根状茎味苦，性寒；有小毒。有清热解毒、消肿止痛的作用。主治流行性乙型脑炎，胃痛，阑尾炎，淋巴结结核，扁桃体炎，腮腺炎，乳腺炎，毒蛇、毒虫咬伤，疮疡肿毒。

【采收加工】秋季采挖，除去须根，洗净，晒干。

## 菝葜

【基原】为菝葜科菝葜*Smilax china* L. 的根状茎。

【别名】金刚兜、金刚头、红金刚藤.

【形态特征】攀缘灌木。根状茎粗厚，坚硬，为不规则的块状，粗2~3 cm。茎疏生刺。叶片圆形、卵形或其他形状，干后通常红褐色或古铜色；叶柄脱落点位于靠近卷须处。伞形花序生于叶尚幼嫩的小枝上，具十几朵或更多的花，常呈球形；花绿黄色。浆果熟时红色，有粉霜。花期2~5月，果期9~11月。

【分布】生于山坡、灌木丛、林下、路旁。产于广西、广东、云南、贵州、四川、湖南、湖北、江苏、浙江、山东等地。

【性能主治】根状茎味甘、微苦、涩，性平。有利湿去浊、祛风除痹、解毒散瘀的作用。主治小便淋浊，带下量多，风湿痹痛，疔疮痈肿。

【采收加工】秋末至翌年春季采挖，除去须根，洗净晒干，或趁鲜切片干燥。

【附注】本品为《中国药典》（2020年版）收录，泡制成饮片，呈不规则的片，切面棕黄色或红棕色，可见点状维管束，质硬，折断时有粉尘。

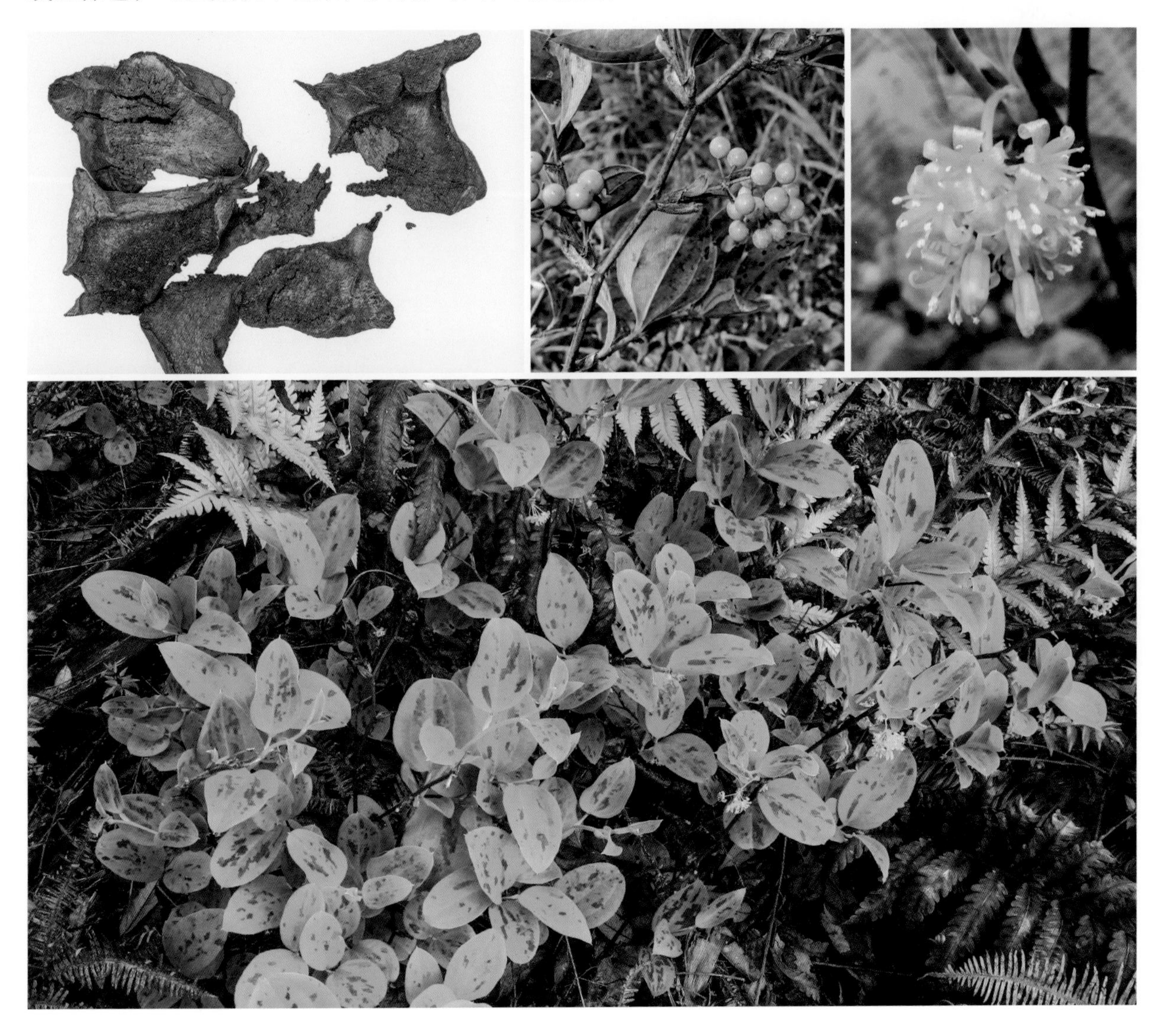

## 牛尾菜

【基原】为菝葜科牛尾菜*Smilax riparia* A. DC. 的根及根状茎。

【别名】白须公、软叶菝葜、牛尾草。

【形态特征】多年生草质藤本。具密结节状根状茎。根细长弯曲，密生于节上，长15~40 cm，质坚韧不易折断。叶片长圆状卵形或披针形，长7~15 cm，宽2.5~11 cm，无毛，主脉5条；叶柄具卷须。伞形花序有花多朵，花序梗纤细。浆果直径7~9 mm，熟时黑色。花期6~7月，果期8~10月。

【分布】生于山坡林下、灌木丛或草丛中。产于广西、广东、贵州、陕西、浙江、江苏、江西等地。

【性能主治】根及根状茎味甘、苦，性平。有祛痰止咳、祛风活络的作用。主治支气管炎，肺结核咳嗽咯血，风湿性关节炎，筋骨疼痛，腰肌劳损，跌打损伤。

【采收加工】夏、秋季采挖，洗净，晾干。

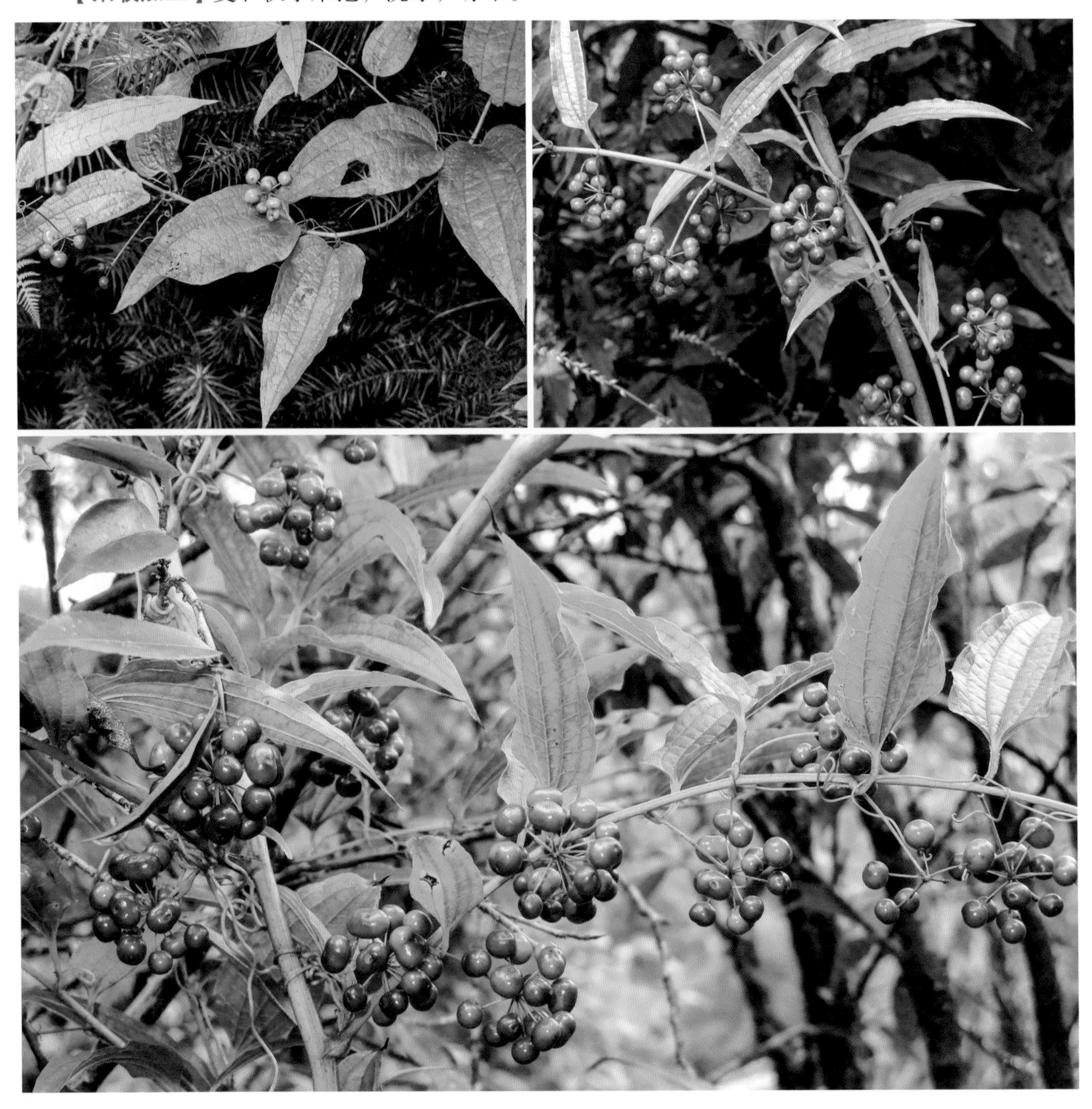

# 石菖蒲

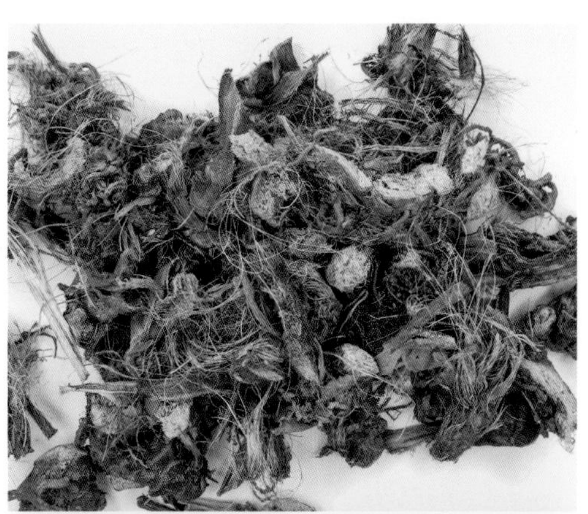

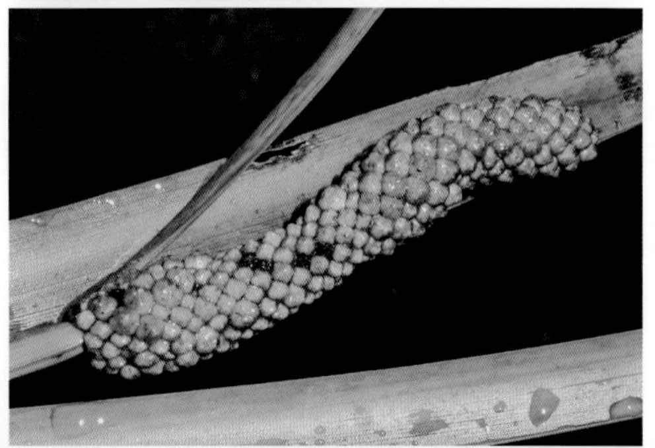

【基原】为天南星科石菖蒲*Acorus tatarinowii* Schott的根状茎。

【别名】水蜈蚣、石蜈蚣、水菖蒲。

【形态特征】多年生草本，禾草状。硬质根状茎横走，多弯曲，常有分枝，具香气。叶无柄；叶片线形，较狭而短，长20~40 cm，宽7~13 mm，不具中肋。花序梗腋生，长4~15 cm，三棱形；叶状佛焰苞长13~25 cm，为肉穗花序长的2~5倍或更长；肉穗花序圆柱状，花小而密生，白色。成熟果序长7~8 cm。花果期2~6月。

【分布】生于溪边石上或林下湿地。产于黄河以南各省区。

【性能主治】根状茎味辛、苦，性温。有醒神益智、化湿开胃、开窍豁痰的作用。主治神昏癫痫，健忘失眠，耳鸣耳聋，脘痞不饥，噤口下痢。

【采收加工】秋、冬季采挖，除去须根，晒干。

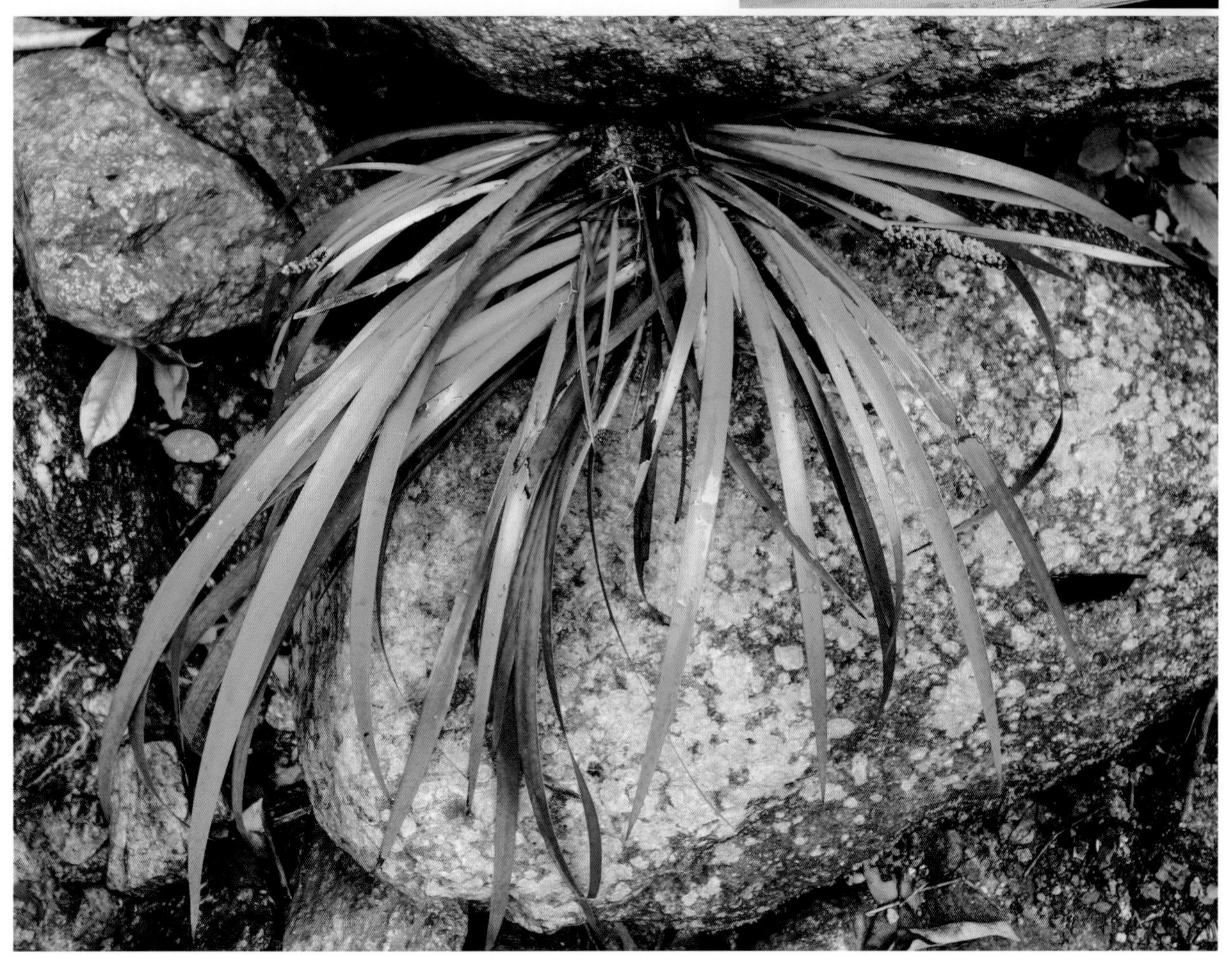

## 蒟蒻

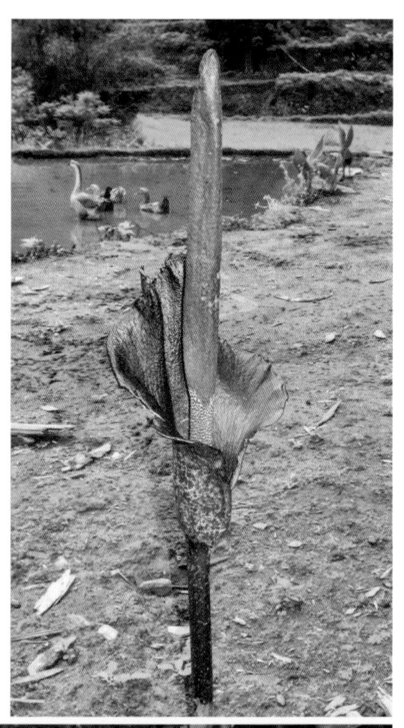

【基原】为天南星科磨芋*Amorphophallus rivieri* Durieu 的块茎。

【别名】蛇棒棍、天南星。

【形态特征】多年生草本。块茎扁球形，暗红褐色，颈部生肉质根及不定根。叶3裂，基部的小裂片较小，向上渐大，长圆状椭圆形。佛焰苞漏斗形，基部卷，管部苍绿色，杂以暗绿色斑块，边缘紫红色，檐部内面深紫色。浆果球形或扁球形，熟时黄绿色。花期4~6月，果期8~9月。

【分布】生于林下、林缘，或栽培于屋旁、田边。产于长江以南各省区至陕西、甘肃、宁夏等地。

【性能主治】块茎味辛，性温；有毒。有化痰散积、行瘀消肿的作用。主治痰嗽，积滞，疟疾，经闭，跌打损伤，痈肿，疔疮，丹毒，烫伤。

【采收加工】10~11月挖块茎，洗净，鲜用或切片晒干。

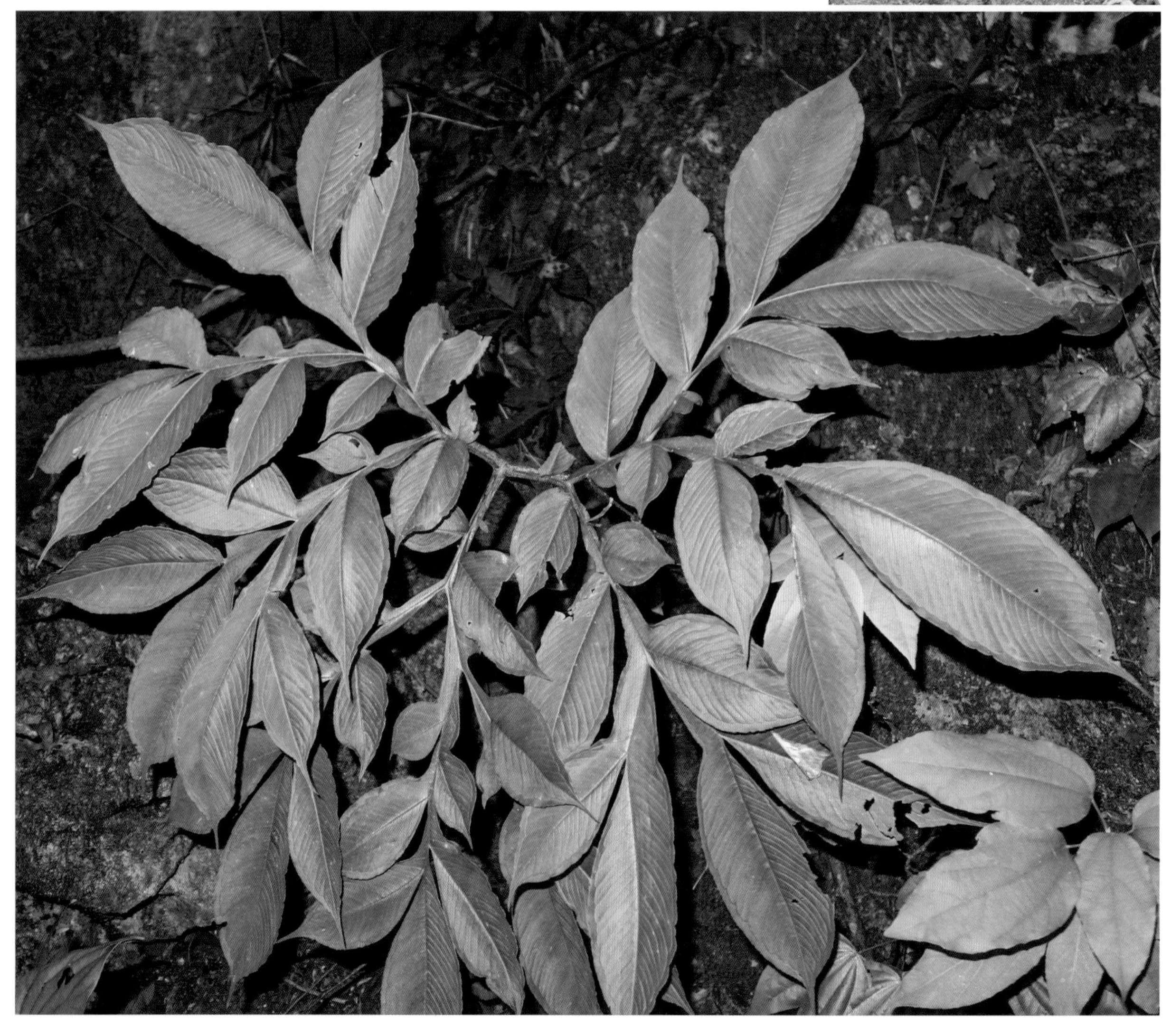

# 一把伞南星

【基原】为天南星科一把伞南星*Arisaema erubescens* (Wall.) Schott 的块茎。

【别名】七托莲、天南星、土南星。

【形态特征】多年生草本。块茎扁球形，直径可达6 cm。叶放射状分裂，裂片3~20片不等；叶片披针形、长圆形至椭圆形。佛焰苞绿色，背面有白色或淡紫色条纹；肉穗花序单性，雄花序长2~2.5 cm，雌花序长约2 cm；雄花淡绿、紫色至暗褐色，各附属器棒状、圆柱形。浆果红色。花期5~7月，果期9月。

【分布】生于林下、草坡、灌木丛中。产于除东北及山东、西藏、新疆外的大部分省区。

【性能主治】块茎味辛、苦，性温；有毒。有散结消肿的作用。主治痈肿，蛇虫咬伤。

【采收加工】秋、冬季茎叶枯萎时采挖，除去须根及外皮，干燥。

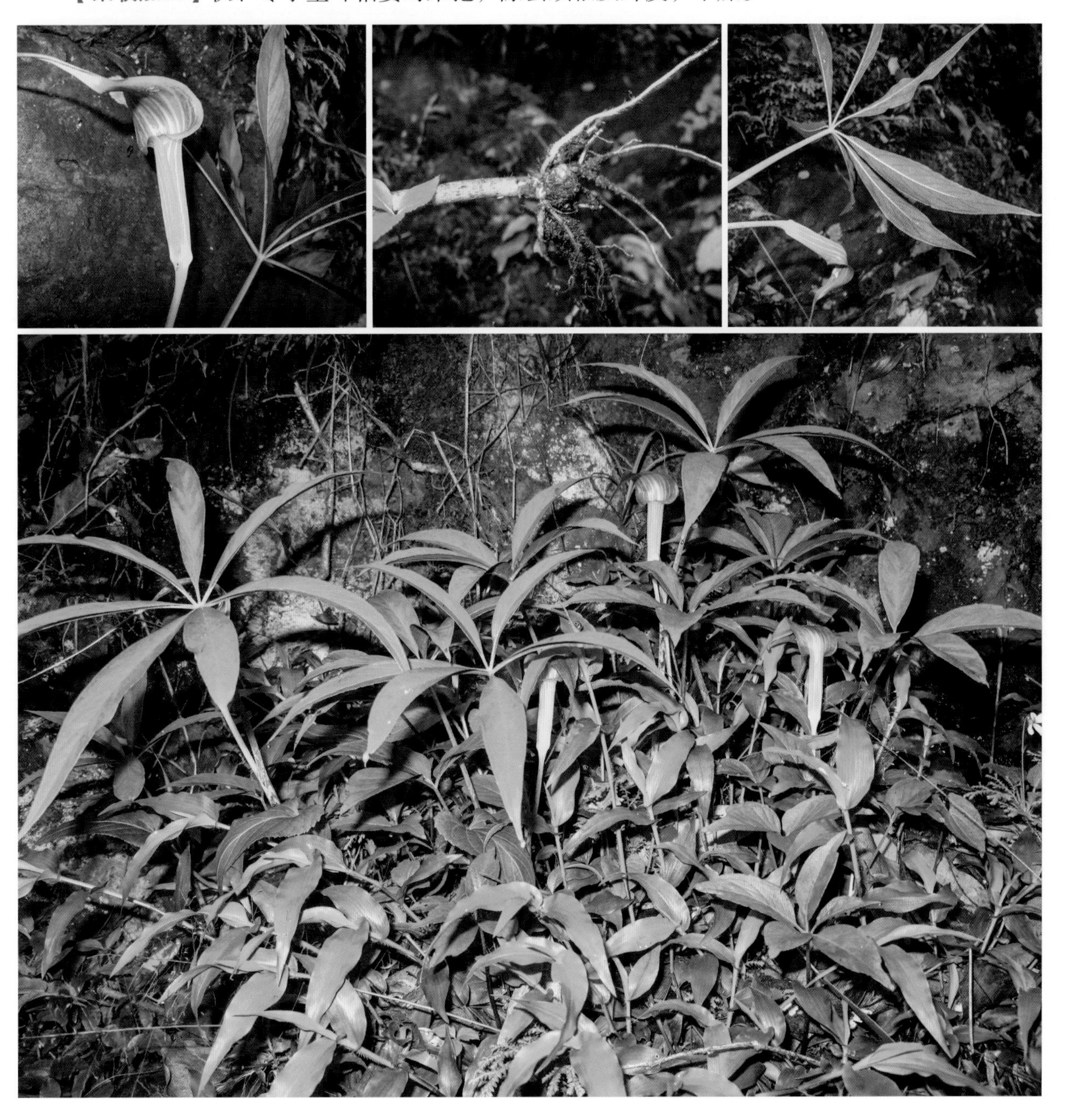

# 天南星

【基原】为天南星科天南星*Arisaema heterophyllum* Blume 的块茎。

【别名】蛇芋、斑杖、野芋头。

【形态特征】块茎扁球形，直径2~4 cm。叶常单生；叶片鸟足状分裂，裂片13~19片，全缘，中裂片无柄或具长15 mm的短柄，侧裂片向外渐小，排列成蝎尾状。花序梗长30~55 cm，从叶柄鞘筒内抽出；佛焰苞管部圆柱形，粉绿色，内面绿白色；肉穗花序两性和雄花序单性。花期4~5月，果期7~9月。

【分布】生于林下、灌木丛中。产于广西、贵州、四川、云南、湖北、陕西、山西等地。

【性能主治】块茎味辛、苦，性温；有毒。有散结消肿、燥湿化痰、祛风止痉的作用。主治口眼歪斜，半身不遂，癫痫，惊风，顽痰咳嗽，风痰眩晕，破伤风；外用治痈肿，蛇虫咬伤。

【采收加工】秋、冬季茎叶枯萎时采挖，除去须根及外皮，干燥。

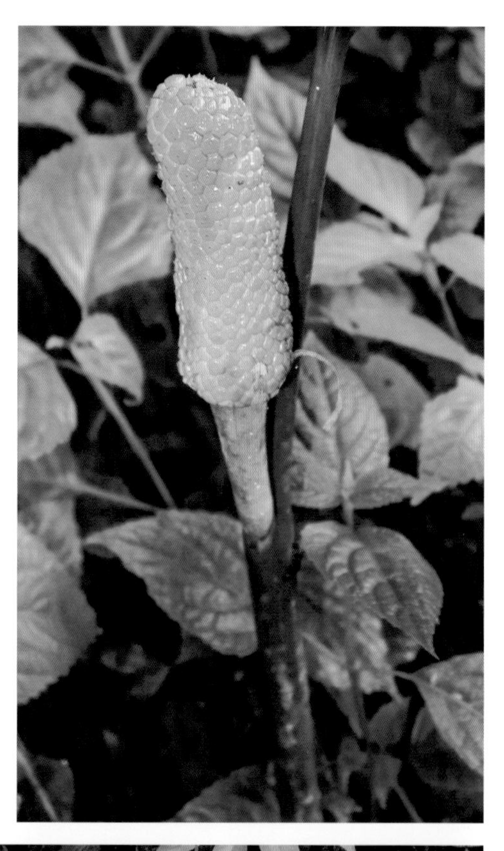

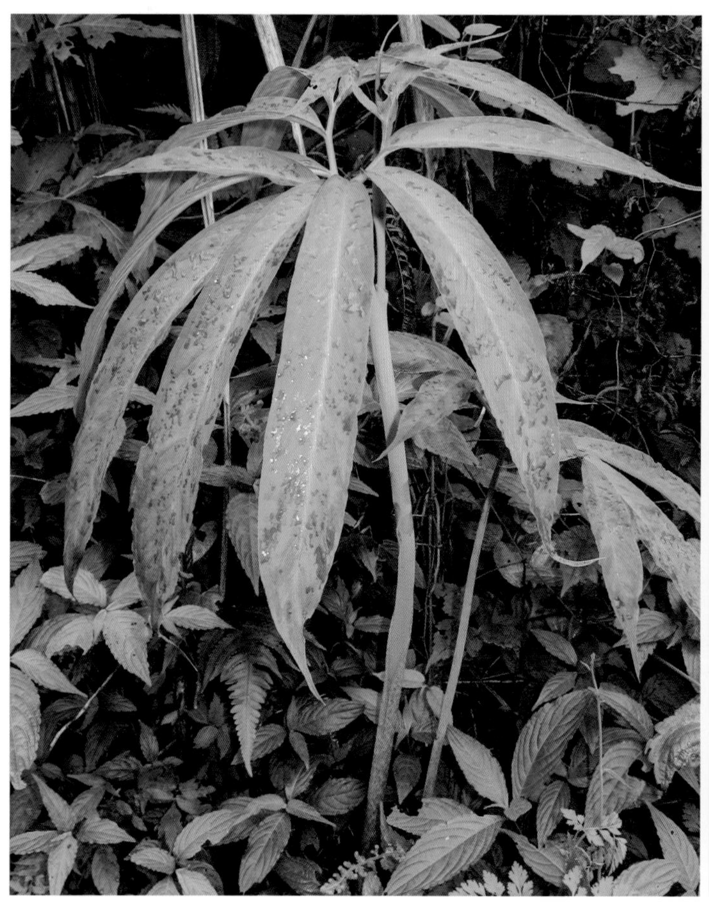

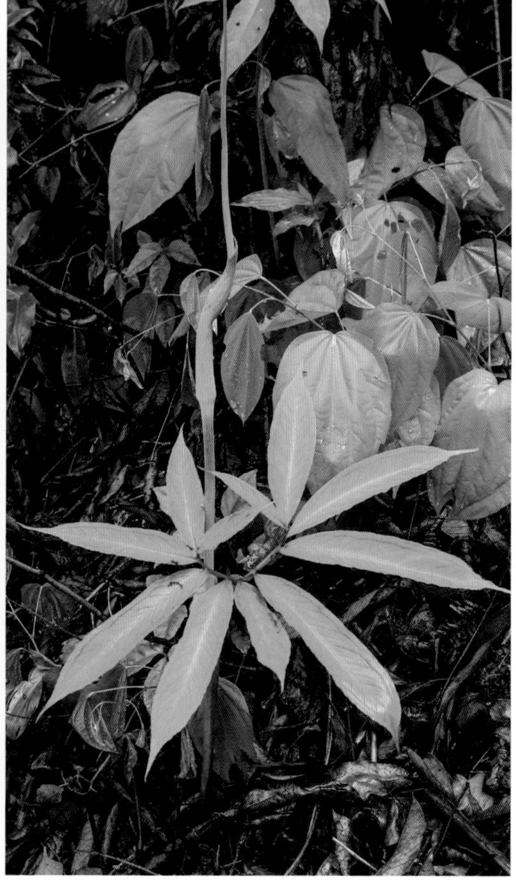

## 半夏

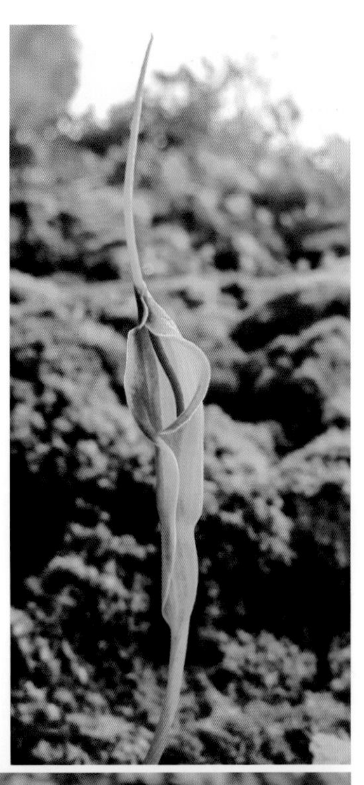

【基原】为天南星科半夏*Pinellia ternata* (Thunb.) Breitenb. 的块茎。

【别名】珠半夏、地茨菇、地雷公。

【形态特征】多年生草本。块茎圆球形，直径1~2 cm。一年生珠芽或块茎仅生1片卵状心形至戟形的全缘叶，多年生块茎生2~5叶片。叶片3全裂，裂片长圆状椭圆形或披针形。花雌雄同株；花序柄长25~35 cm，长于叶柄；佛焰苞绿色或绿白色。浆果卵圆形，熟时黄绿色，先端渐狭为明显的花柱。花期5~7月，果期8月。

【分布】生于山坡、田边或疏林下。产于除青海、西藏、内蒙古、新疆以外的大部分省区。

【性能主治】块茎味辛，性温；有毒。有燥湿化痰、健脾和胃、消肿散结的作用。主治咳喘痰多，呕吐反胃，胸脘痞满，头痛眩晕，夜卧不安，瘿瘤痰核，痈疽肿毒。

【采收加工】夏、秋季采挖，洗净，除去外皮及须根，晒干或烘干。

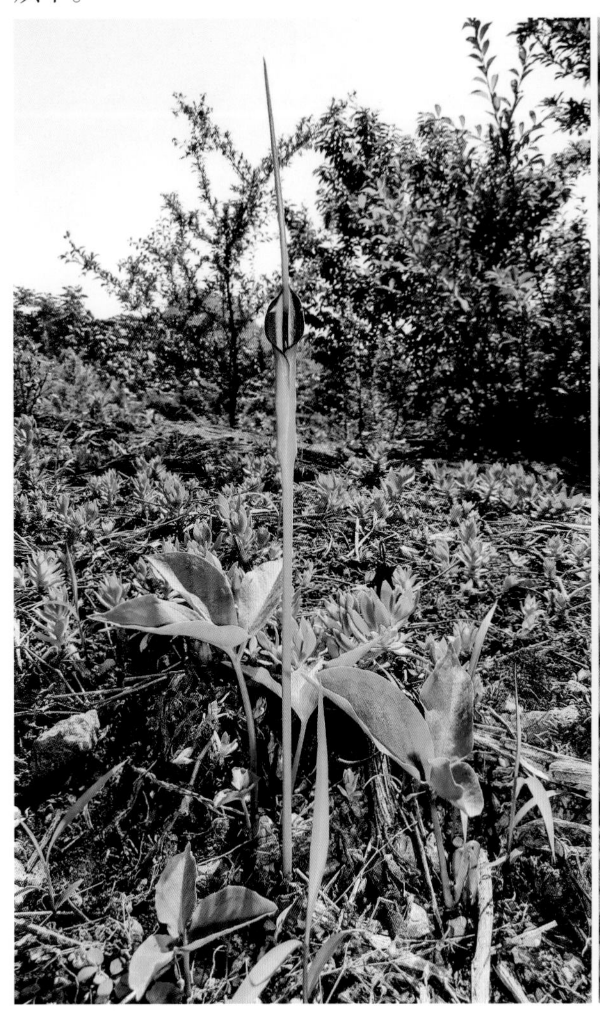

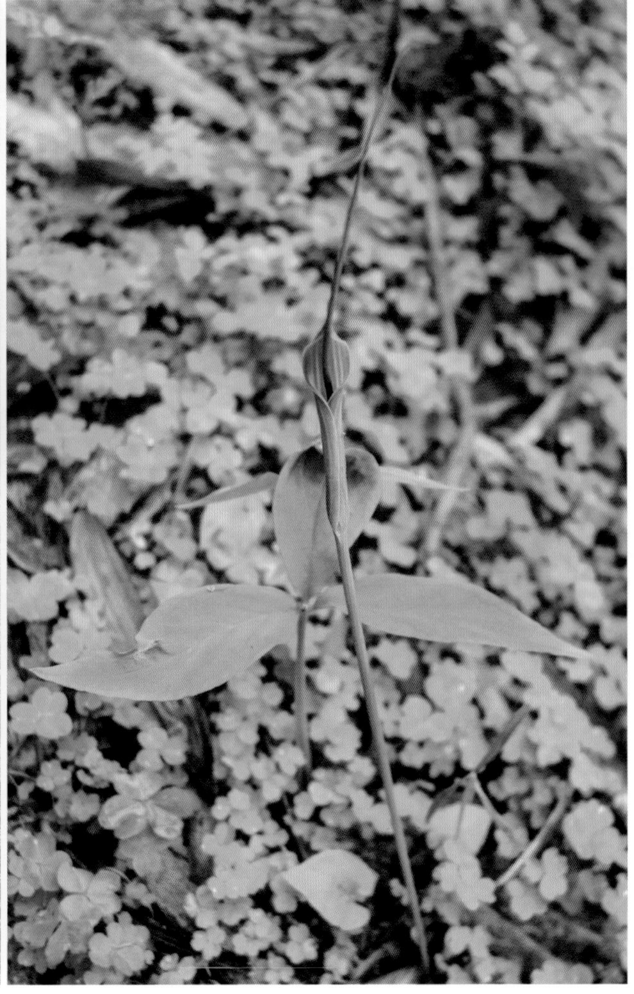

# 石柑子

【基原】为天南星科石柑子*Pothos chinensis* (Raf.) Merr. 的全草。

【别名】石葫芦、上树葫芦、爬石蜈蚣。

【形态特征】附生藤本。茎亚木质，节上常束生气生根。叶片纸质，椭圆形、披针状卵形至披针状长圆形，先端渐尖至长渐尖，常有芒状尖头；叶柄倒卵状长圆形或楔形，长1~4 cm，宽0.5~1.2 cm。花序腋生，佛焰苞卵状，肉穗花序短。浆果卵形或长圆形，熟时黄绿色至红色，长约1 cm。花果期全年。

【分布】生于阴湿密林中，常匍匐于石上或附生于树干上。产于广西、广东、台湾、四川、贵州、湖北等地。

【性能主治】全草味辛、苦，性平；有小毒。有行气止痛、消积、祛风湿、散瘀解毒的作用。主治心、胃气痛，食积胀满，疝气，小儿疳积，血吸虫病晚期肝脾肿大，风湿痹痛，脚气，跌打损伤，骨折，中耳炎，耳疮，鼻窦炎。

【采收加工】春、夏季采收，洗净，鲜用或切段晒干。

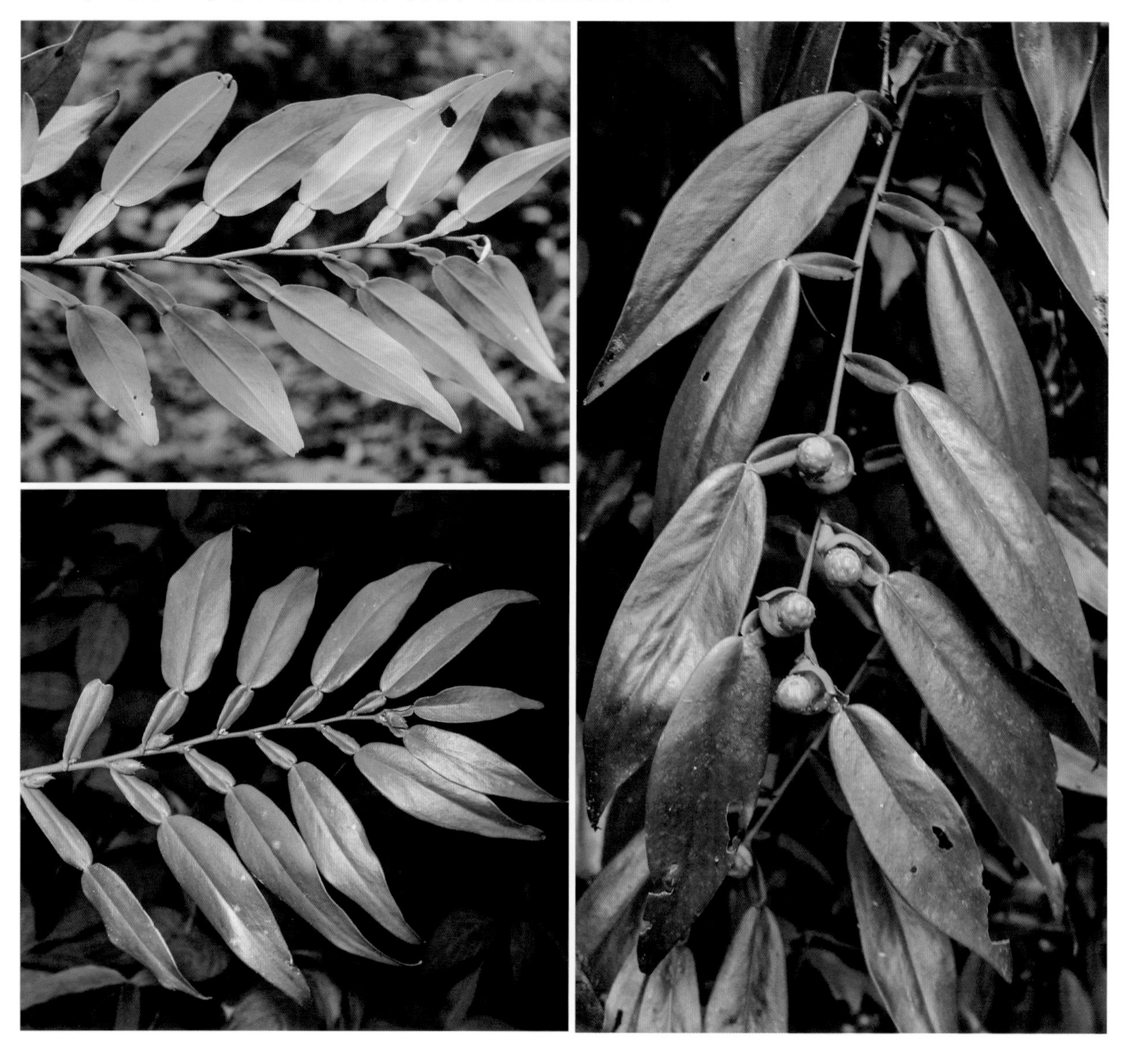

## 石蒜

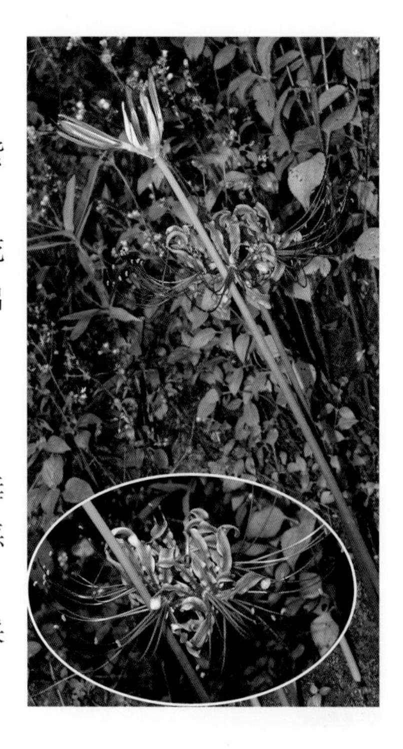

【基原】为石蒜科石蒜*Lycoris radiata* (L’Hér.) Herb. 的鳞茎。

【别名】老鸦蒜、乌蒜、银锁匙。

【形态特征】多年生草本。鳞茎近球形，直径1~3 cm，外皮紫褐色。秋季出叶；叶片狭带状，长约15 cm，宽1 cm以下，先端钝，深绿色。花葶先叶抽出，花茎高约30 cm；伞形花序具花4~7朵；花瓣广展而强烈反卷，鲜红色；花被裂片狭倒披针形；雄蕊明显伸出花被外，比花被长1倍左右。花期8~9月，果期10月。

【分布】生于山地阴湿处、路边或石灰岩缝隙中。产于广西、广东、湖南、四川、贵州、云南、山东、江苏、浙江、湖北等地。

【性能主治】鳞茎味辛、甘，性温；有毒。有祛痰催吐、解毒散结的作用。主治咽喉肿痛，痰涎壅塞，食物中毒，胸腹积水，恶疮肿毒，跌打损伤，风湿，关节痛，烧烫伤，蛇咬伤。

【采收加工】秋季挖出鳞茎，洗净，晒干。野生品四季均可采挖，鲜用或晒干。

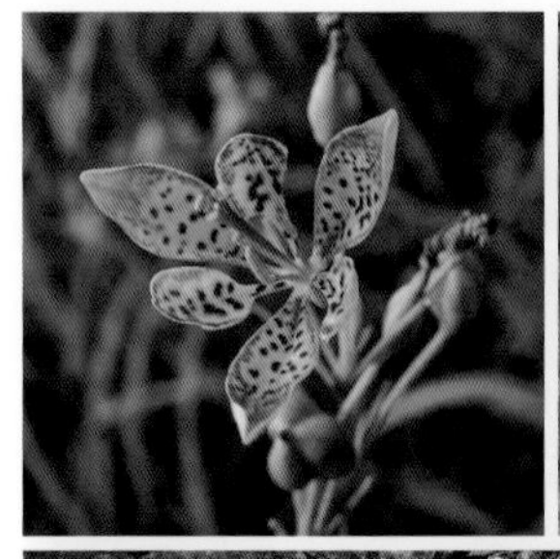

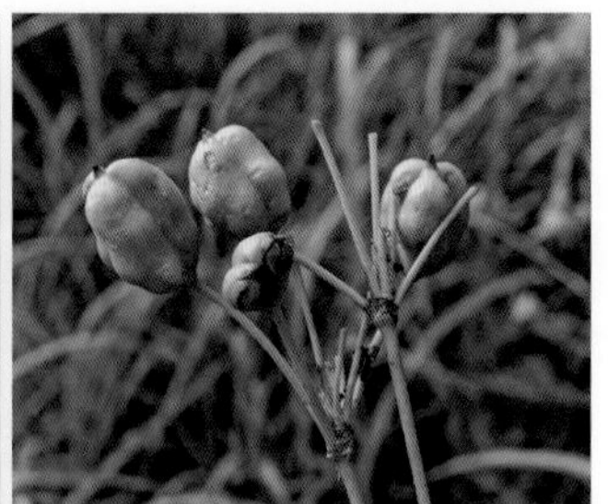

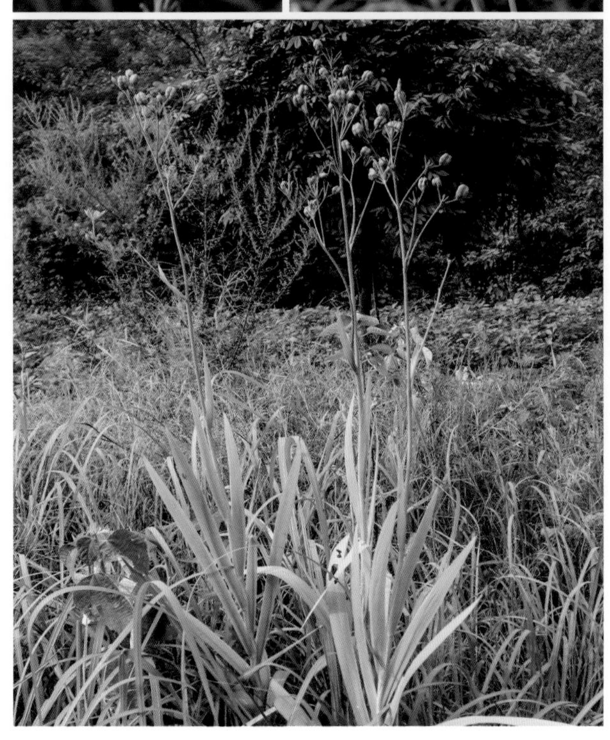

## 射干

【基原】为鸢尾科射干*Belamcanda chinensis* (L.) DC. 的根状茎。

【别名】萹蓄、较剪兰、扇把草。

【形态特征】多年生草本。根茎呈不规则块状，表面和断面均黄色。叶互生，嵌叠状排列；叶片剑形，基部鞘状抱茎，无中脉。二歧聚伞花序顶生，每分枝的顶端聚生有数朵花；花冠橙红色，散生暗红色斑点。蒴果倒卵形，顶端无喙，常残存有凋萎的花被，成熟时室背开裂。花期5~7月，果期6~9月。

【分布】生于低海拔的山谷、山脚路边及林下阴湿草地，或栽培于庭园。产于广西、广东、台湾、福建、河南、江苏、安徽、湖北、湖南、浙江、贵州、云南等地。

【性能主治】根状茎味苦，性寒。有清热解毒、消痰利咽的作用。主治咽喉肿痛，咳嗽气喘，热毒痰火郁结，痰涎壅盛。

【采收加工】春季刚发芽或秋季茎叶枯萎时采挖，除去须根，干燥。

## 蝴蝶花

【基原】为鸢尾科蝴蝶花*Iris japonica* Thunb. 的全草。

【别名】燕子花、扁竹根、下搜山虎。

【形态特征】多年生草本。叶基生；近地面的叶片带红紫色，剑形，无明显叶脉。花茎直立，高于叶片，总状聚伞花序顶生；苞片叶状；花冠淡蓝色或蓝紫色，直径4.5~5 cm；花梗伸出苞片之外，长1.5~2.5 cm；花被管长1.1~1.5 cm。蒴果椭圆状柱形，具6条明显纵肋。种子黑褐色。花期3~4月，果期5~6月。

【分布】生于山坡阴湿处，或栽培。产于广西、广东、云南、湖南、陕西、甘肃、四川、贵州等地。

【性能主治】全草味苦，性寒；有小毒。有消肿止痛、清热解毒的作用。主治肝炎，肝肿大，肝区痛，胃痛，咽喉肿痛，便血。

【采收加工】春、夏季采收，切段，晒干。

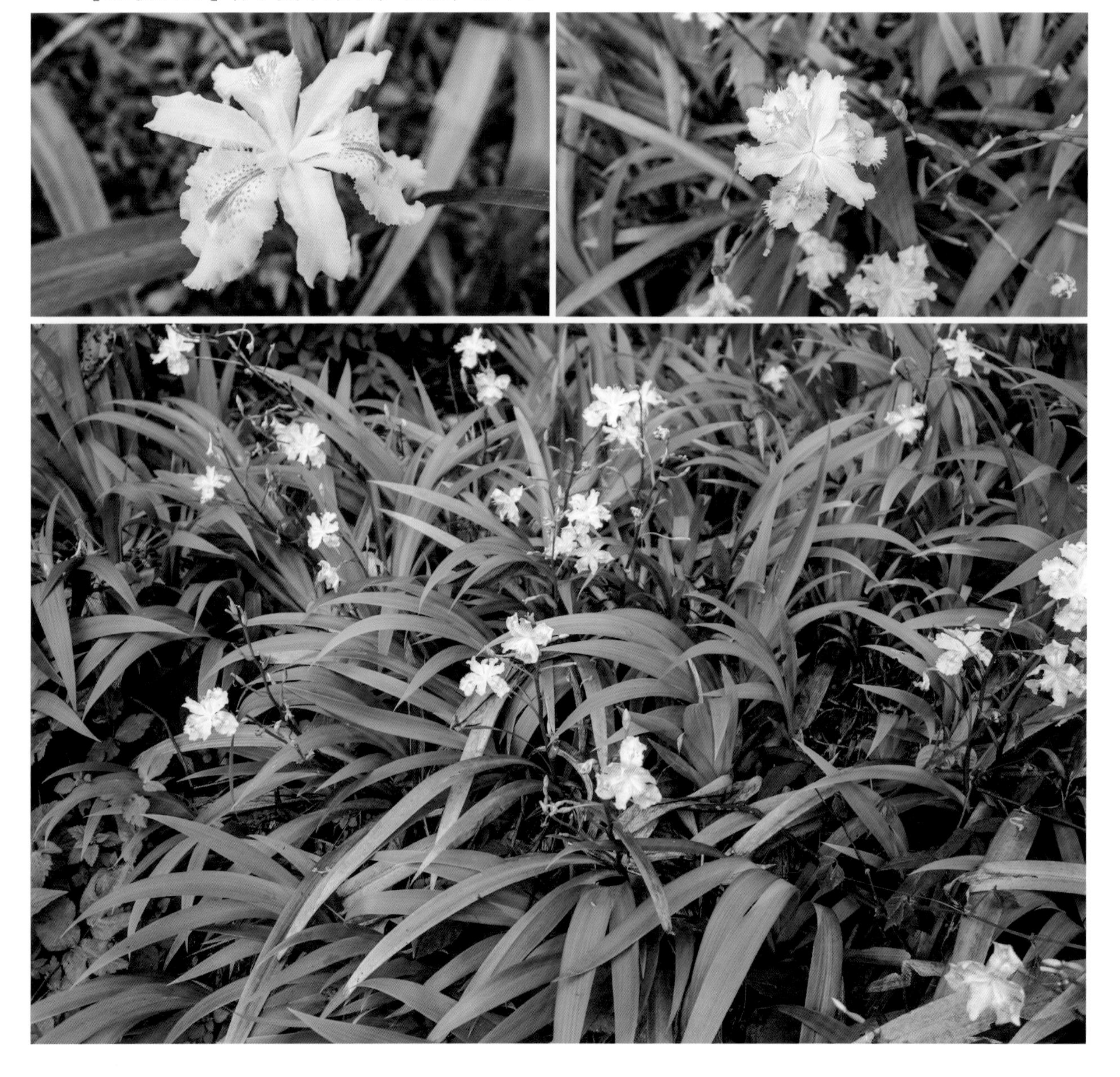

# 薯莨

【基原】为薯蓣科薯莨*Dioscorea cirrhosa* Lour. 的块茎。

【别名】红孩儿、牛血莲、染布薯。

【形态特征】多年生藤本植物。块茎生于表土层或几乎全露于地面，形状多样，外皮黑褐色，有疣状突起；断面新鲜时黄红色，干后变紫黑色；茎下部具刺。单叶，在茎下部互生，中部以上对生；叶片卵形至狭披针形。雌花序单生于叶腋，长达12 cm。蒴果近三棱状扁圆形，具3翅。花期4~6月，果期9~11月。

【分布】生于山坡、路旁、河谷边的杂木林、阔叶林下、灌木丛中或林边。分布于广西、广东、福建、台湾、湖南、江西、贵州、四川、云南及西藏等地。

【性能主治】块茎味苦、微酸、涩，性平；有毒。有活血补血、收敛固涩的作用。主治咳血，咯血，呕血，鼻出血，尿血，便血，崩漏，月经不调。

【采收加工】5~8月采挖，洗净，捣碎鲜用或切片晒干。置清水中，浸至无干心，闷透，用硫黄熏后切齐两端，用木板搓成圆柱状，晒干，打光，习称光山药。

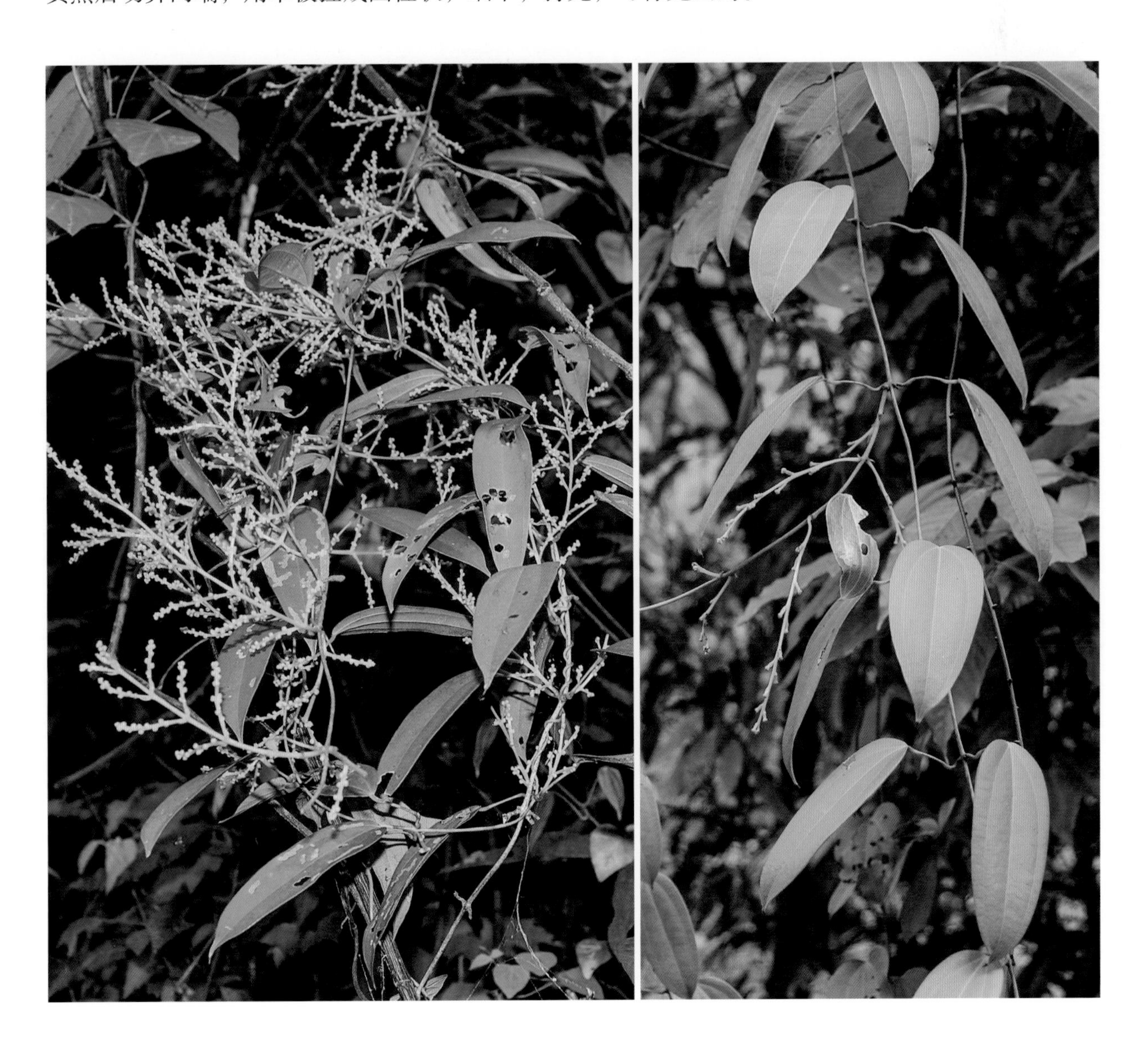

# 大地棕根

【基原】为仙茅科大叶仙茅*Curculigo capitulata* (Lour.) O. Ktze. 的根状茎。

【别名】野棕、竹灵芝、岩棕。

【形态特征】多年生草本，高达1 m。根状茎粗短，具走茎。叶基生，通常4~7片；叶片椭圆状披针形，长40~90 cm，宽5~14 cm，全缘，具折扇状平行脉。花葶长10~34 cm，通常短于叶，被褐色长柔毛；总状花序强烈缩短成头状，球形或近卵形；花黄色。浆果球形，熟时白色，无喙。花期5~6月，果期8~9月。

【分布】生于林下或阴湿处。产于广西、广东、台湾、福建、四川、贵州、云南、西藏等地。

【性能主治】根状茎味辛、微苦，性平。有补肾壮阳、祛风除湿、活血调经的作用。主治肾虚咳喘，阳痿遗精，白浊带下，腰膝酸软，风湿痹痛，宫冷不孕，月经不调，崩漏，子宫脱垂，跌打损伤。

【采收加工】夏、秋季采挖，除去叶，洗净，切片，晒干。

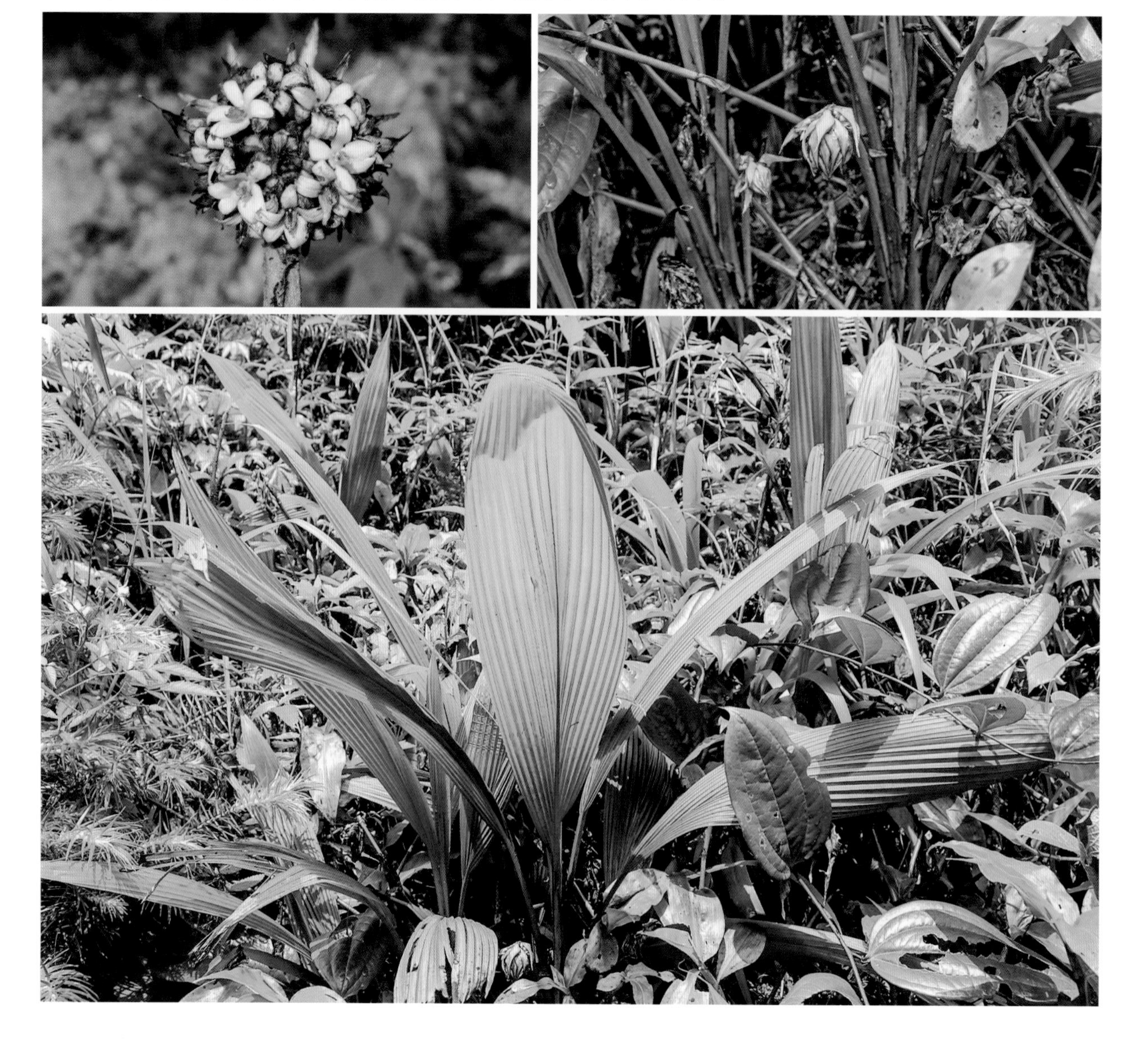

# 水田七

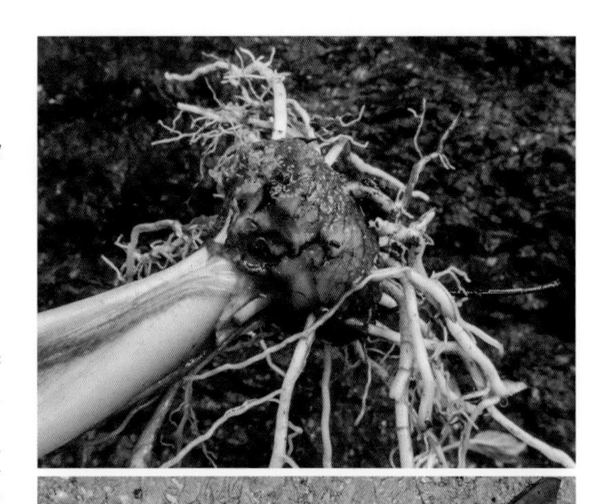

【基原】为蒟蒻薯科裂果薯*Schizocapsa plantaginea* Hance 的块根。

【别名】水鸡仔、屈头鸡、长须果。

【形态特征】多年生草本。块根粗短，常弯曲。叶基生；叶片狭椭圆形，长10~25 cm，宽4~8 cm，基部下延，沿叶柄两侧有狭翅。花葶长6~13 cm；总苞片4片，卵形或三角状卵形；伞形花序有花10多朵；花被裂片6枚，2轮，外面淡绿色，内面淡紫色。蒴果近倒卵形，3瓣开裂。花果期4~11月。

【分布】生于海拔200~600 m的沟边、山谷、林下、路边潮湿处。产于广西、广东、湖南、江西、贵州、云南。

【性能主治】块根味甘、苦，性凉；有小毒。有清热解毒、止咳祛痰、理气止痛、散瘀止血的作用。主治感冒发热，痰热咳嗽，百日咳，脘腹胀痛，泻痢腹痛，消化不良，小儿疳积，肝炎，咽喉肿痛，牙痛，腮腺炎，瘰疬，疮肿，烧烫伤，带状疱疹，跌打损伤，外伤出血。叶味苦，性寒。有清热解毒的作用。主治疮疖，无名肿毒。

【采收加工】春、夏季采挖，洗净，鲜用或切片晒干。

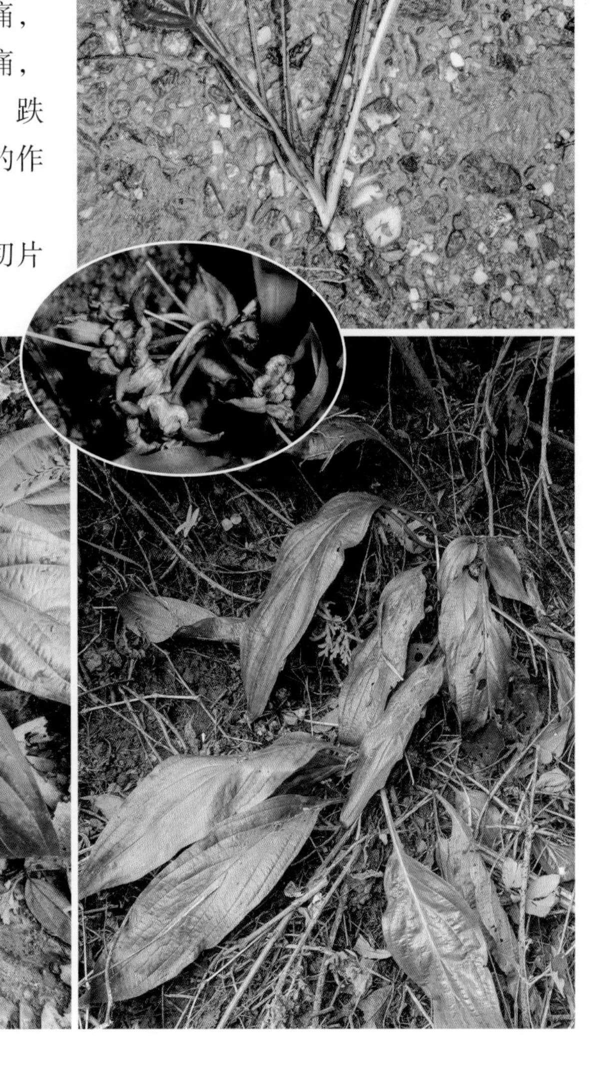

# 金线兰

【基原】为兰科花叶开唇兰*Anoectochilus roxburghii* (Wall.) Lindl. 的全草。

【别名】补血七、金丝线、金线莲。

【形态特征】地生兰。茎直立，具2~4片叶。叶片卵状椭圆形，长1.3~3.5 cm，宽0.8~3 cm，暗绿色并有金黄色脉网；叶背淡紫红色。总状花序顶生，长3~5 cm，疏生2~6朵花；花序轴淡红色，和花序梗均被柔毛；花瓣白色带淡紫色晕，唇瓣白色，前端扩大成Y形，中部两侧裂呈流苏状。花期9~11月。

【分布】生于林下阴湿处。产于广西、广东、云南、四川、浙江、江西、西藏（墨脱）等地。

【性能主治】全草味甘，性平。有清热解毒、凉血除湿的作用。主治肺结核咯血，重症肌无力，风湿性及类风湿性关节炎，糖尿病，肾炎，膀胱炎，毒蛇咬伤。

【采收加工】秋季采收，洗净，鲜用或晒干。

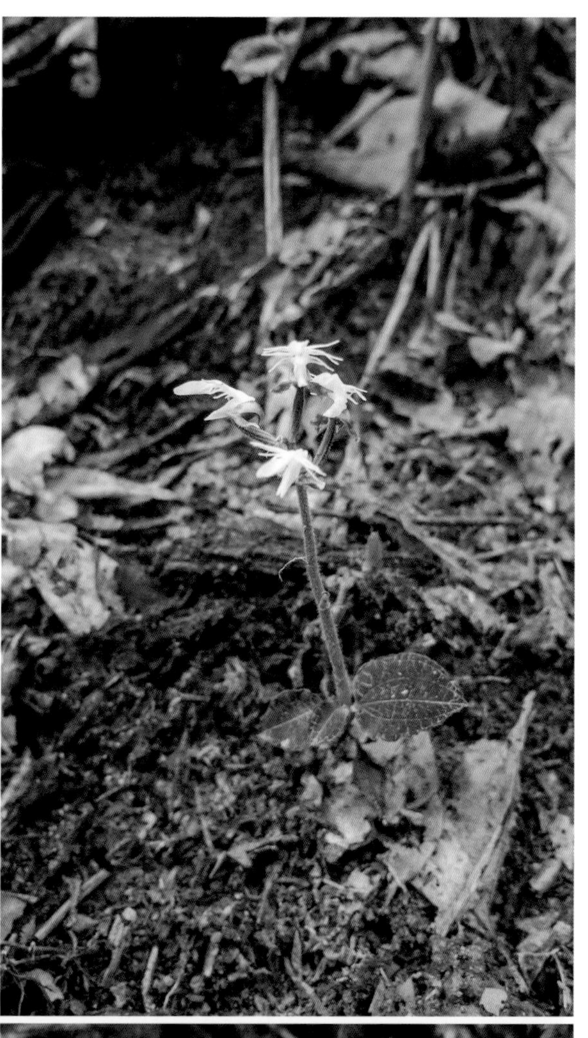

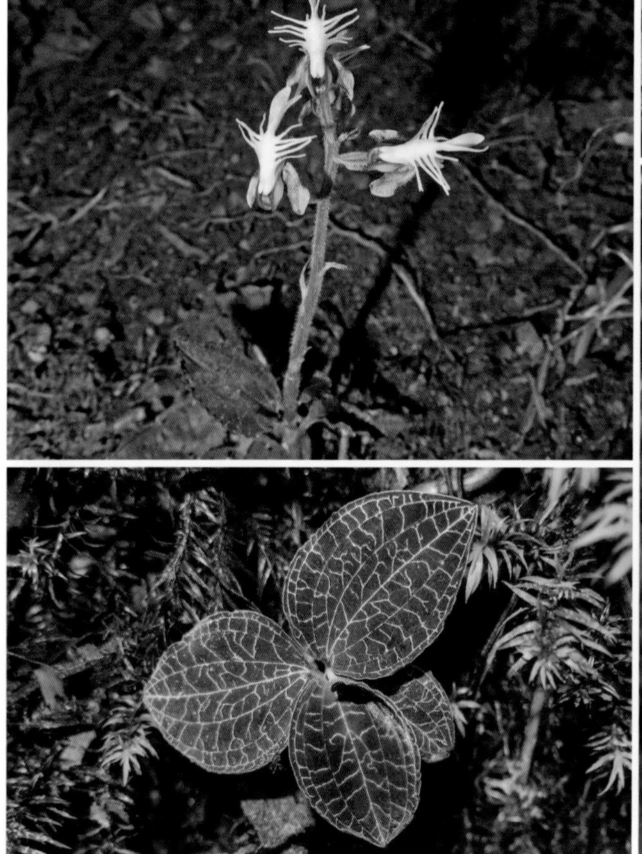

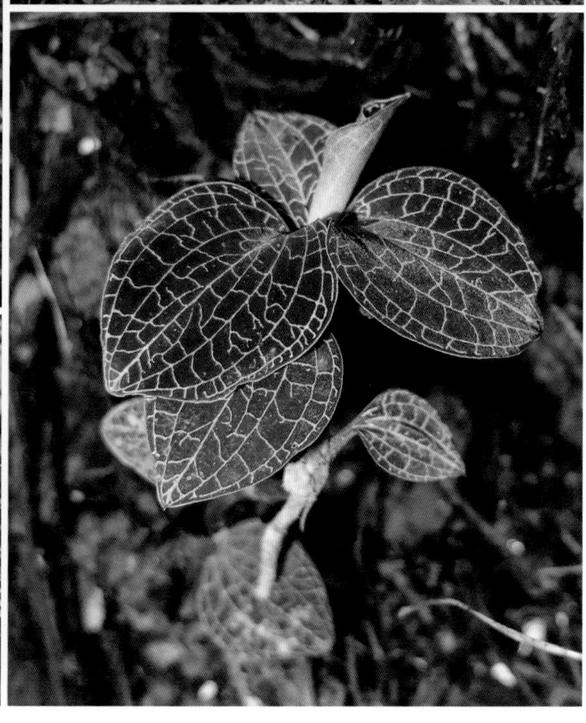

# 橙黄玉凤花

【基原】为兰科橙黄玉凤花*Habenaria rhodocheila* Hance 的块茎。

【别名】龙虎草、飞花羊、鸡母虫草。

【形态特征】地生兰，植株高8~35 cm。具肉质的块茎。茎直立粗壮，下部具4~6片叶。叶片线状披针形至近长圆形，长10~15 cm，宽1.5~2 cm，基部抱茎。总状花序具2~10朵或更多；花橙黄色，唇瓣4裂，形似飞机而易于识别。蒴果纺锤形，长约1.5 cm，先端具喙。花期7~8月，果期10~11月。

【分布】生于山坡或沟谷林下阴处地上或岩石覆土中。产于广西、广东、香港、海南、江西、福建、湖南、贵州等地。

【性能主治】块茎味甘，性平。有清热解毒、活血止痛的作用。主治肺热咳嗽，疮疡肿毒，跌打损伤。

【采收加工】全年均可采收，洗净，鲜用或晒干。

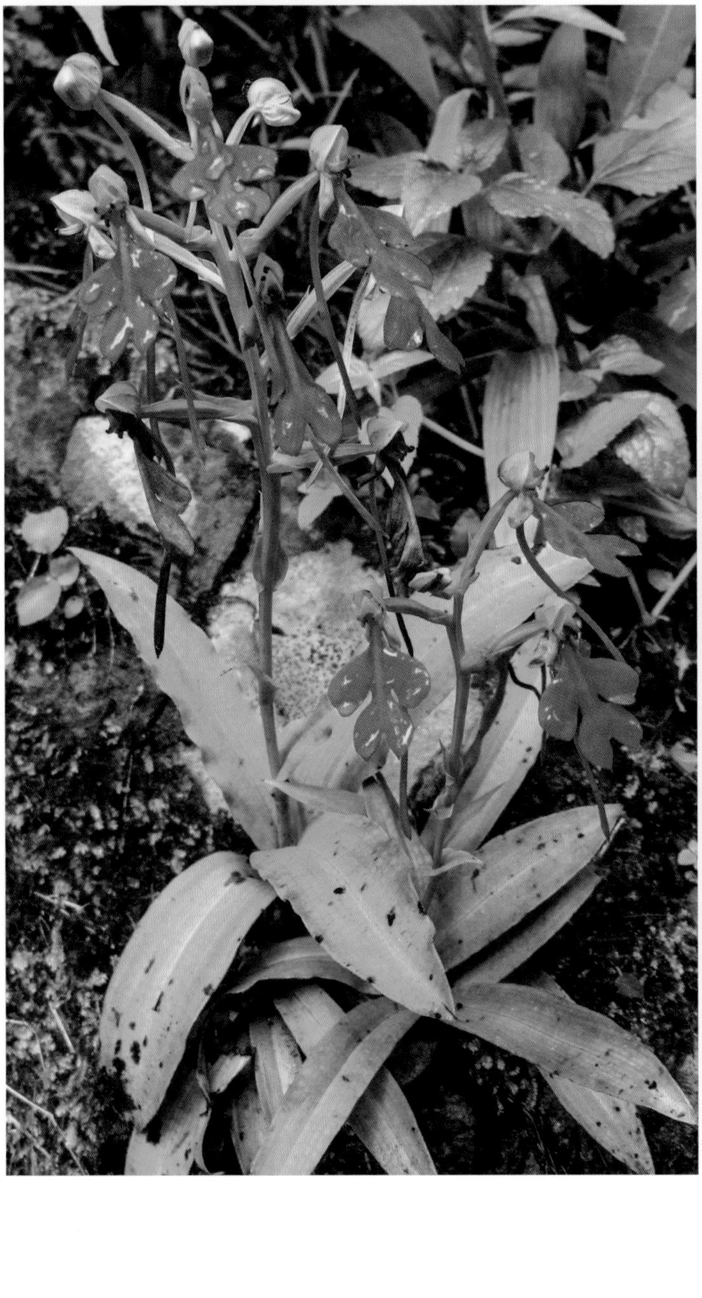

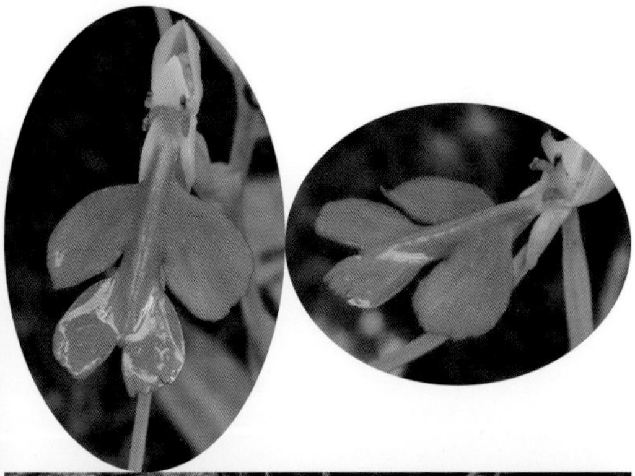

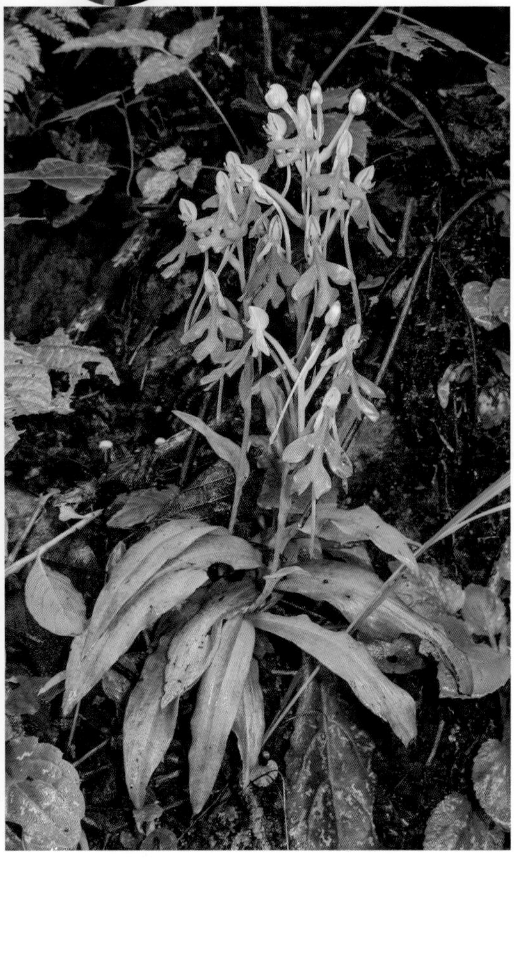

## 石仙桃

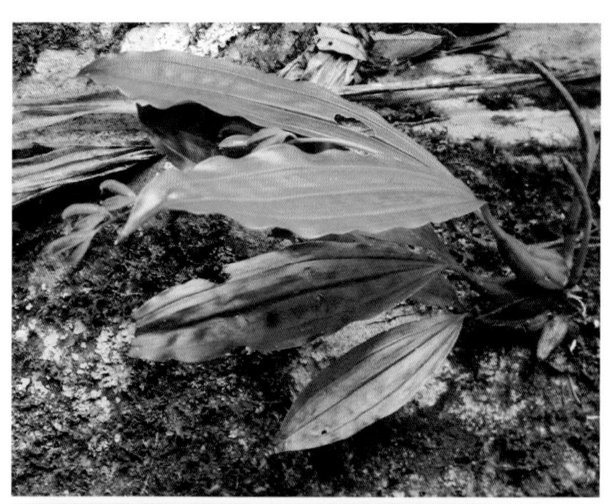

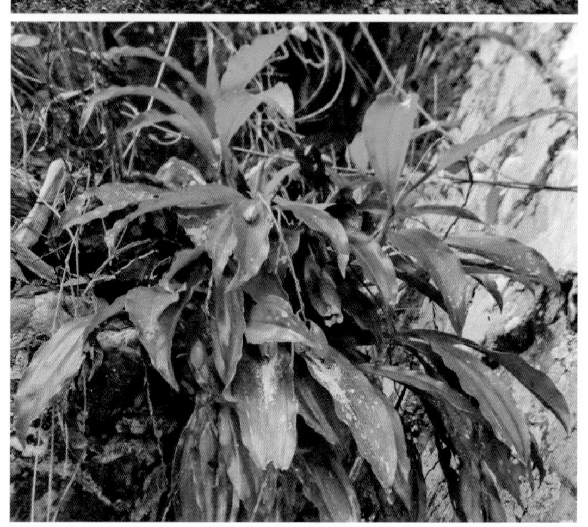

【基原】为兰科石仙桃*Pholidota chinensis* Lindl.的全草。

【别名】石穿盘、石上莲、石橄榄。

【形态特征】附生兰。假鳞茎狭卵状长圆形，大小变化甚大。叶2片，生于假鳞茎顶端，长圆形或椭圆形；叶柄长1~5 cm。花葶生于幼嫩假鳞茎顶端，长12~38 cm；总状花序下弯，具数朵至20多朵花；花白色或带浅黄色。蒴果倒卵状椭圆形，具6棱，其中3棱具翅。花期4~5月，果期9月至翌年1月。

【分布】附生于阔叶林树上、崖壁上或沟边石上。产于广西、广东、海南、浙江、福建、贵州、云南、西藏。

【性能主治】全草味甘、微苦，性凉。有养阴润肺、清热解毒、利湿、消瘀的作用。主治肺热咳嗽，咳血，吐血，眩晕，头痛，梦遗，咽喉肿痛，风湿疼痛，湿热浮肿，痢疾，白带异常，疳积，瘰疬，跌打损伤。

【采收加工】秋季采收，鲜用，或以开水烫过晒干用。

## 盘龙参

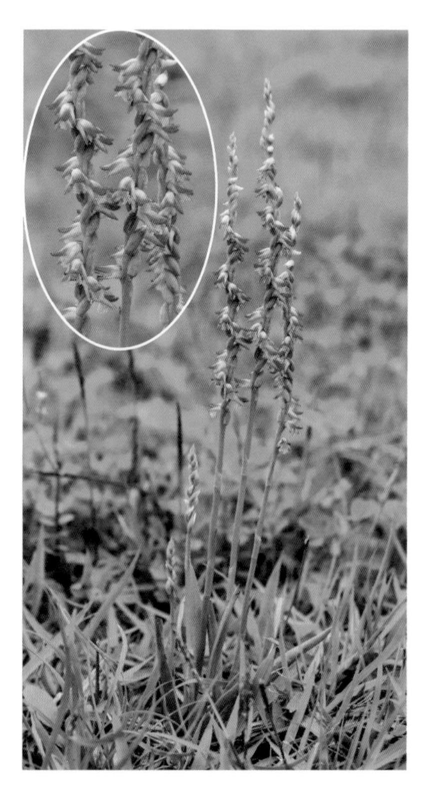

【基原】为兰科绶草*Spiranthes sinensis* (Pers.) Ames的根、全草。

【别名】猪牙参、龙抱柱、扭兰。

【形态特征】植株高13~30 cm。根数条，指状，肉质，簇生于茎基部。茎较短，近基部生2~5片叶。叶片宽线形或宽线状披针形。花茎直立，长10~25 cm；总状花序具多数密生的花，长4~10 cm；花苞片卵状披针形；花小，紫红色、粉红色或白色，在花序轴上呈螺旋状排生。花期7~8月。

【分布】生于山坡林下、灌木丛中、草地或沟边草丛。产于全国各地。

【性能主治】根、全草味甘、苦，性平。有滋阴益气、清热解毒的作用。主治病后虚弱，阴虚内热，咳嗽吐血，头晕，腰痛酸软，糖尿病，遗精，淋浊带下，咽喉肿痛，毒蛇咬伤，烫火伤，疮疡肿痛。

【采收加工】秋季采挖根，除去茎叶，洗净晒干；春、夏季采收全草，洗净晒干。

# 灯心草

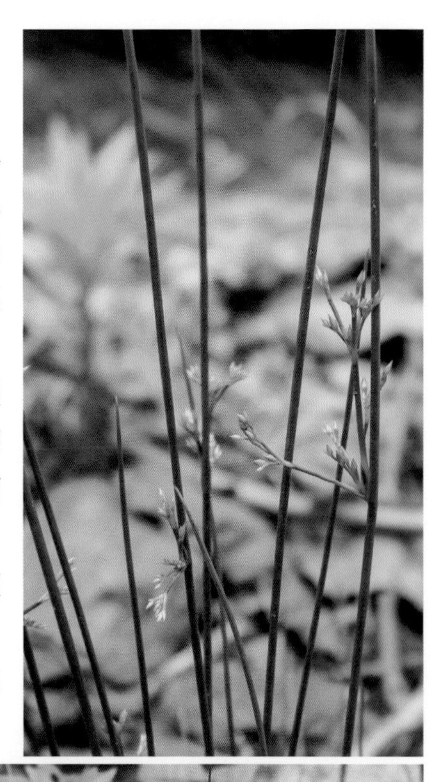

【基原】为灯心草科灯心草*Juncus effusus* L. 的茎髓。

【别名】灯草、龙须草、水灯心。

【形态特征】多年生草本，高0.4~1 m。根状茎横走；茎丛生，圆柱形，淡绿色，有纵条纹，直径1.5~4 mm，茎内充满白色的髓心。叶鞘状，围生于茎基部，基部紫褐色至黑褐色；叶片退化呈刺芒状。聚伞花序假侧生；总苞片圆柱形，生于顶端，似茎的延伸，顶端尖锐。蒴果长圆形。花期4~7月，果期6~9月。

【分布】生于河边、池旁、水沟、稻田旁、草地及沼泽湿处。产于广西、广东、云南、贵州、四川、西藏、江西、福建、台湾、湖南、湖北、安徽、浙江、江苏、山东、河南、河北、陕西、甘肃、吉林等地。

【性能主治】茎髓味甘、淡，性微寒。有清心火、利小便的作用。主治心烦失眠，尿少涩痛，口舌生疮。

【采收加工】夏末至秋季割取茎，除去杂质，晒干，取出茎髓，理直，扎成小把。

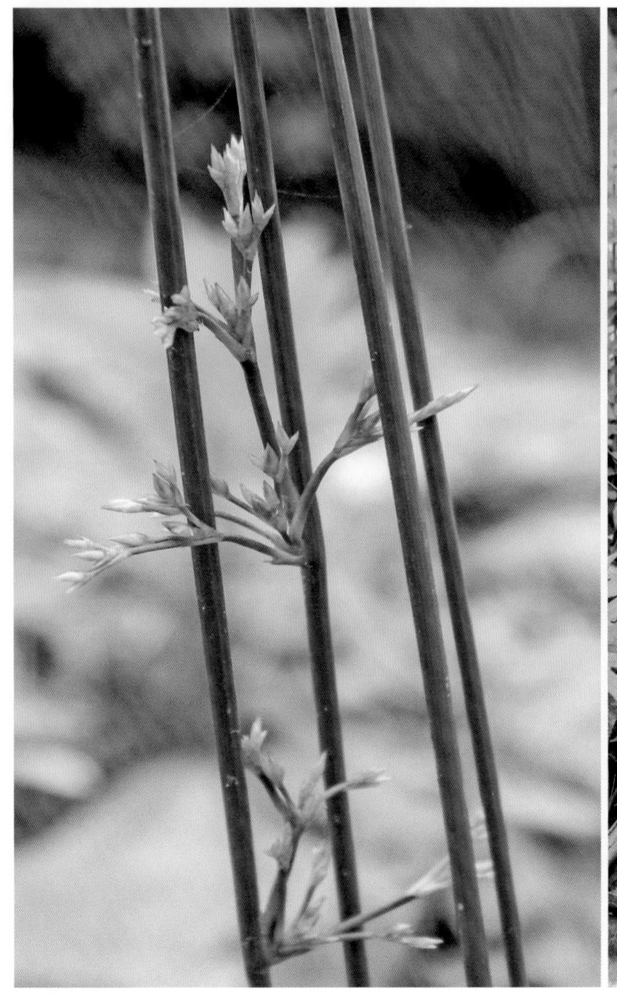

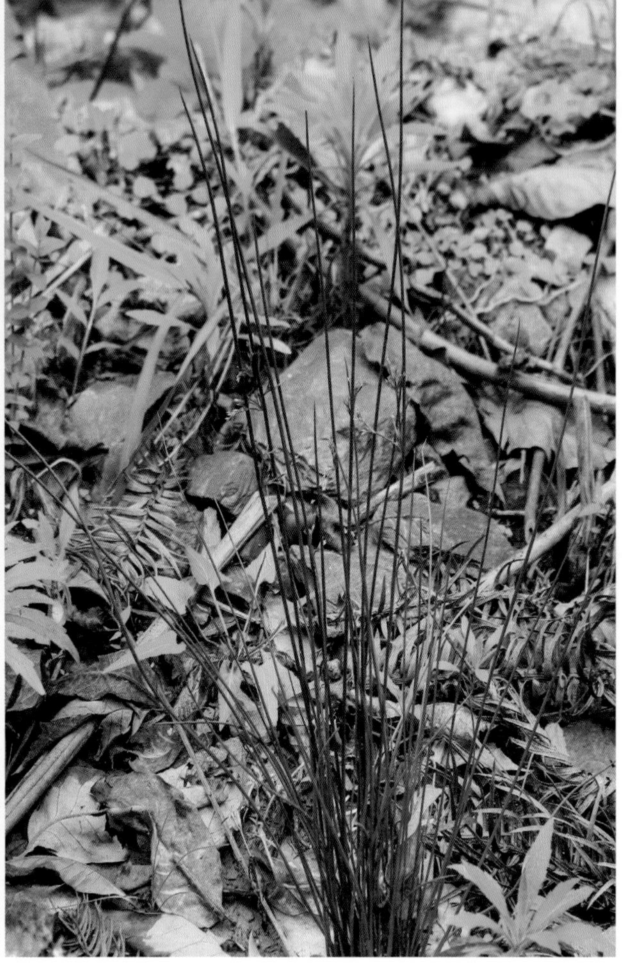

## 白茅根

【基原】为禾亚科大白茅*Imperata cylindrica* (L.) Raeuschel var. *major* (Nees) C. E. Hubb. 的根状茎。

【别名】茅针、黄茅、茅根。

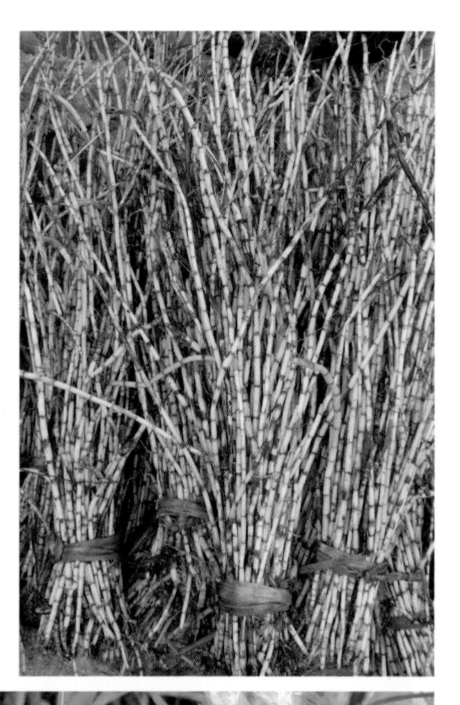

【形态特征】多年生草本。具横走多节被鳞片的长根状茎。秆高25~90 cm，节具长白柔毛。叶片线形或线状披针形，长15~60 cm。圆锥花序长5~20 cm；小穗圆柱状，基部生长约1.5 cm的白色丝状毛，成对着生；颖长圆状披针形，第一颖有脉3~4条，第二颖有脉4~6条；雄蕊2枚，柱头紫黑色。花果期5~8月。

【分布】生于低山带平原河岸草地、山坡、疏林下。产于广西、海南、安徽、浙江、四川、西藏、河北、河南等地。

【性能主治】根状茎味甘，性寒。有凉血止血、清热利尿的作用。主治血热吐血，鼻出血，尿血，热病烦渴，湿热黄疸，水肿尿少，热淋涩痛。

【采收加工】春、秋季采挖，洗净，晒干，除去须根和膜质叶鞘，捆成小把。

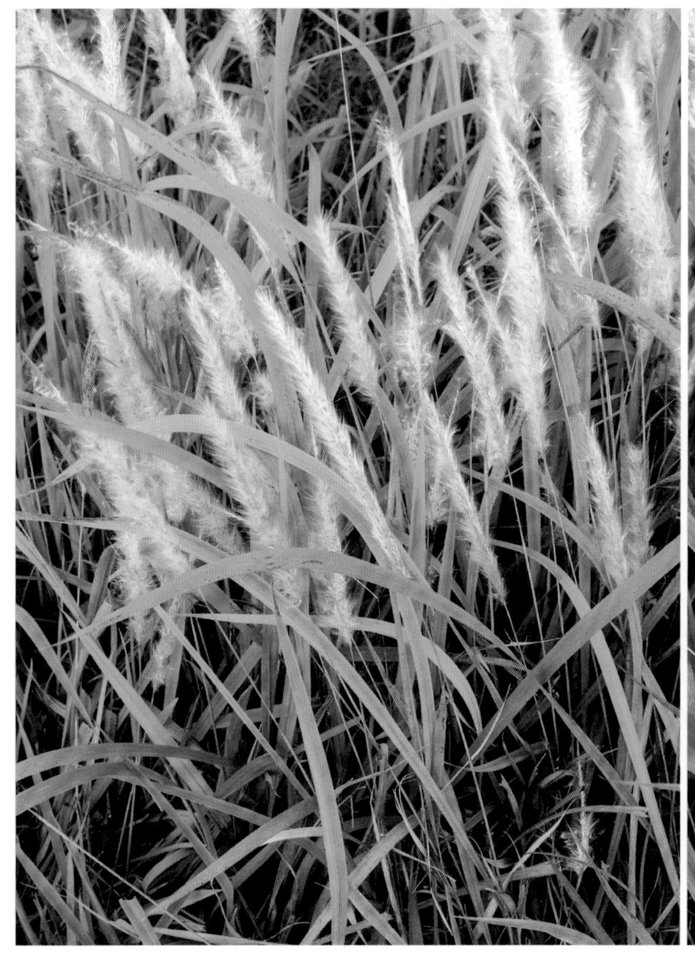

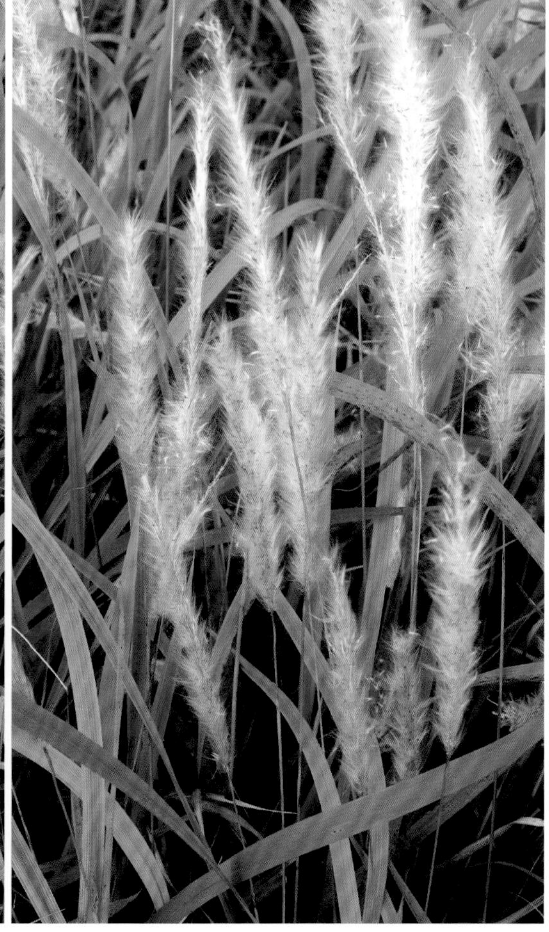

# 淡竹叶

【基原】为禾亚科淡竹叶*Lophatherum gracile* Brongn. 的茎叶。

【别名】山鸡米、山冬、金竹叶。

【形态特征】多年生草本。具木质缩短的根状茎。须根中部可膨大为纺锤形小块根。秆高0.4~1 m，具5~6节。叶片披针形，有明显小横脉，有时被柔毛或疣基小刺毛，基部狭缩呈柄状；叶鞘平滑或外侧边缘具纤毛。圆锥花序长12~25 cm；小穗线状披针形，具极短的柄。颖果长椭圆形。花果期5~11月。

【分布】生于山坡、林地或林缘、道旁荫蔽处。产于广西、广东、云南、四川、江西、福建、台湾、湖南、江苏等地。

【性能主治】茎叶味甘、淡，性寒。有清热泻火、除烦止渴、利尿通淋的作用。主治热病烦渴，小便短赤涩痛，口舌生疮。

【采收加工】夏季未抽花穗前采割，晒干。

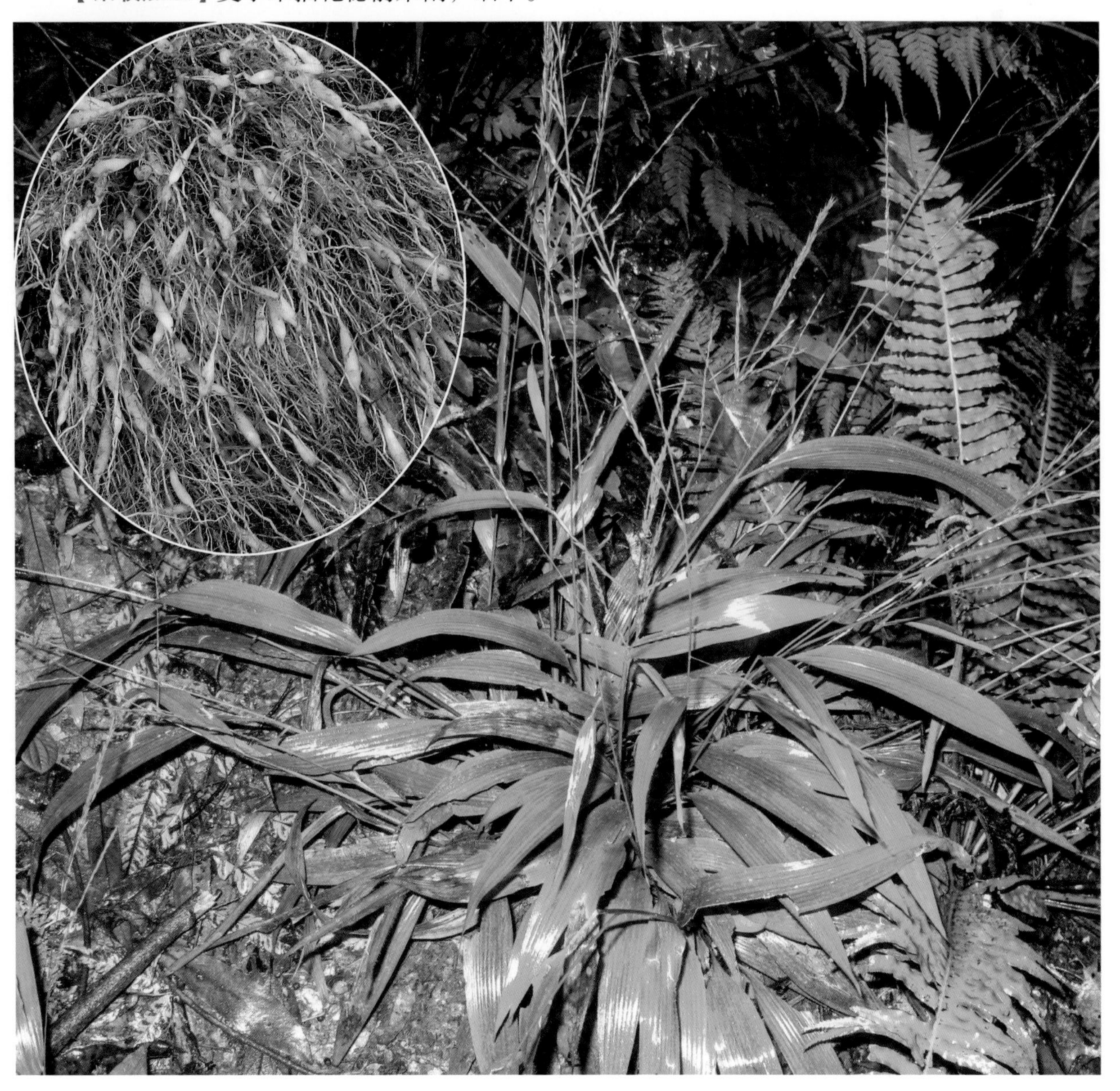

# 总名录

# 龙胜县药用植物名录

## 真菌门 Eumycota

### 霜霉科 Peronosporaceae

**禾生指梗霉**
*Sclerospora graminicola* (Sacc.) Schroet.
功效来源：《广西中药资源名录》

### 肉座菌科 Hypocreaceae

**藤仓赤霉**
*Gibberella fujikuroi* (Saw.) Wollenw.
功效来源：《广西中药资源名录》

### 麦角菌科 Clavicipitaceae

**稻绿核菌**
*Ustilaginoidea virens* (Cooke) Tak.
功效来源：《广西中药资源名录》

### 黑粉菌科 Ustilaginaceae

**菰黑粉菌**
*Ustilago esculenta* P. Henn.
功效来源：《广西中药资源名录》

### 银耳科 Tremellaceae

**金耳**
*Tremella aurantia* Schw. ex Fr.
功效来源：《广西中药资源名录》

### 木耳科 Auriculariaceae

**皱木耳**
*Auricularia delicata* (Fr.) P. Henn.
功效来源：《广西中药资源名录》

**毛木耳**
*Auricularia polytricha* (Mont.) Sacc.
功效来源：《广西中药资源名录》

### 裂褶菌科 Schizophyllaceae

**裂褶菌**
*Schizophyllum commune* Fr.
功效来源：《广西中药资源名录》

### 猴头菌科 Hericiaceae

**猴头菌**
*Hericium erinaceus* (Bull. ex Fr.) Pers.
功效来源：《广西中药资源名录》

### 灵芝菌科 Ganodermataceae

**树舌**
*Ganoderma applanatum* (Pers.) Pat.
功效来源：《广西中药资源名录》

### 多孔菌科 Polyporaceae

**云芝**
*Polystictus versicolor* (L.) Fr.
功效来源：《广西中药资源名录》

**茯苓**
*Poria cocos* (Schw.) Wolf
功效来源：《广西中药资源名录》

**血朱栓菌**
*Trametes cinnabarina* (Jacq.) Fr. var. sanguinea (L. ex Fr.) Pilat
功效来源：《广西中药资源名录》

### 红菇科 Russulaceae

**辣乳菇**
*Lactarius piperatus* (L. ex Fr.) Gray
功效来源：《广西中药资源名录》

**密褶红菇**
*Russula densifolia* (Secr.) Gill.
功效来源：《广西中药资源名录》

**变绿红菇**
*Russula virescens* (Schaeff.) Fr.
功效来源：《广西中药资源名录》

### 口蘑科 Tricholomataceae

**密环菌**
*Armillaria mellea* (Vahl ex Fr.) Quel.
功效来源：《广西中药资源名录》

**长根菇**
*Collybia radicata* (Relh. ex Fr.) Quel.
功效来源：《广西中药资源名录》

**香菇**
*Lentinus edodes* (Berk.) Sing.
功效来源：《广西中药资源名录》

**雷丸**
*Omphalia lapidescens* Schroet.
功效来源：《广西中药资源名录》

**侧耳**
*Pleurotus ostreatus* (Jacq. ex Fr.) Quel.
功效来源：《广西中药资源名录》

## 光柄菇科 Pluteaceae
**草菇**
*Volvariella volvacea* (Bull ex Fr.) Sing.
功效来源：《广西中药资源名录》

## 伞菌科 Agaricaceae
**双孢蘑菇**
*Agaricus brunnescens* Peck
功效来源：《广西中药资源名录》

# 地衣门 Lichenes
## 梅衣科 Parmeliaceae
**大叶梅**
*Parmotrema tinctorum* (Despr.) Hale
功效来源：《广西中药资源名录》

## 松萝科 Usneaceae
**环裂松萝**
*Usnea diffracta* Vain.
功效来源：《广西中药资源名录》

# 苔藓植物门 Bryophyta
## 泥炭藓科 Sphagnaceae
**大泥炭藓**
*Sphagnum cymbifolium* Ehrh.
功效来源：《广西中药资源名录》

## 葫芦藓科 Funariaceae
**葫芦藓**
*Funaria hygrometrica* Hedw.
功效来源：《广西中药资源名录》

## 真藓科 Bryaceae
**真藓**
*Bryum argenteum* Hedw.
功效来源：《广西中药资源名录》

**暖叶大叶藓**
*Rhodobryum giganteum* (Schwaegr.) Par.
功效来源：《广西中药资源名录》

## 提灯藓科 Mniaceae
**尖叶提灯藓**
*Mnium cuspidatum* Hedw.
功效来源：《广西中药资源名录》

## 桧藓科 Rhizogoniaceae
**刺叶桧藓**
*Rhizogonium spiniforme* (Linn.) Bruch
功效来源：《广西中药资源名录》

## 蔓藓科 Meteoriaceae
**糙叶悬藓**
*Barbella asperifolia* Card.
功效来源：《广西中药资源名录》

## 灰藓科 Hypnaceae
**大灰藓**
*Hypnum plumaeforme* Wils.
功效来源：《广西中药资源名录》

## 金发藓科 Polytrichaceae
**东亚小金发藓**
*Pogonatum inflexum* (Lindb.) Lec.
功效来源：《广西中药资源名录》

## 蛇苔科 Conocephalaceae
**蛇苔**
*Conocephalum conicum* (Linn.) Dum.
功效来源：《广西中药资源名录》

## 地钱科 Marchantiaceae
**地钱**
*Marchantia polymorpha* Linn.
功效来源：《广西中药资源名录》

# 蕨类植物门Pteridophyta
## F.2. 石杉科 Huperziaceae
### 石杉属 *Huperzia* Bernh.
**蛇足石杉** 千层塔
*Huperzia serrata* (Thunb.) Trevis.
凭证标本：龙胜县普查队 450328130306014LY（IBK、GXMG）
功效：全草，散瘀消肿、解毒、止痛。
功效来源：《全国中草药汇编》

### 马尾杉属 *Phlegmariurus* (Herter) Holub
**华南马尾杉**
*Phlegmariurus austrosinicus* (Ching) L. B. Zhang
凭证标本：花坪综合考察队 H1967（IBK）
功效：全草，消肿止痛、祛风止血、清热解毒、止咳、生肌。
功效来源：《药用植物辞典》

**龙骨马尾杉** 大伸筋草
*Phlegmariurus carinatus* (Desv. ex Poir.) Ching
功效：全草，祛风除湿、舒筋活络、消肿止痛。
功效来源：《中华本草》
注：《广西植物名录》有记载。

**金丝条马尾杉** 马尾千金草
*Phlegmariurus fargesii* (Herter) Ching
功效：全草，舒筋活络、祛风除湿。
功效来源：《中华本草》
注：《广西植物名录》有记载。

**福氏马尾杉** 鹿子草
*Phlegmariurus fordii* (Baker) Ching
凭证标本：陈永昌 1653（IBK）
功效：全草，祛风通络、消肿止痛、清热解毒。
功效来源：《中华本草》

**有柄马尾杉** 八股绳
*Phlegmariurus hamiltonii* (Spreng.) L. Love et D. Love var. *petiolatus* (C. B. Clarke) Ching
凭证标本：花坪综合考察队 H0593（IBK）
功效：全草，活血通络、利湿消肿。
功效来源：《中华本草》

**闽浙马尾杉** 青丝龙
*Phlegmariurus mingcheensis* Ching
凭证标本：龙胜县普查队 450328130418019LY（IBK、GXMG、CMMI）
功效：全草，清热破血、消肿止痛、解毒。
功效来源：《中华本草》

**马尾杉** 催产草
*Phlegmariurus phlegmaria* (L.) Holub
功效：全草，祛风除湿、清热解毒。
功效来源：《中华本草》
注：《广西植物名录》有记载。

## F.3. 石松科 Lycopodiaceae

### 扁枝石松属 *Diphasiastrum* Holub

**扁枝石松** 过江龙
*Diphasiastrum complanatum* (L.) Holub
凭证标本：龙胜县普查队 450328130408053LY（IBK、GXMG）
功效：全草、孢子，祛风除湿、舒筋活络、散瘀止痛、利尿。
功效来源：《中华本草》

### 藤石松属 *Lycopodiastrum* Holub ex Dixit

**藤石松** 舒筋草
*Lycopodiastrum casuarinoides* (Spring) Holub
凭证标本：龙胜县普查队 450328130408013LY（IBK、GXMG、CMMI）
功效：地上部分，舒筋活血、祛风湿。
功效来源：《广西壮族自治区瑶药材质量标准 第一卷》（2014年版）

### 石松属 *Lycopodium* L.

**石松** 伸筋草
*Lycopodium japonicum* Thunb.
凭证标本：龙胜县普查队 450328130307018LY（IBK、GXMG、CMMI）
功效：全草，祛风除湿、舒筋活络。
功效来源：《中国药典》（2020年版）

### 垂穗石松属 *Palhinhaea* Franco et Vasc. ex Vasc. et Franco.

**垂穗石松** 铺地蜈蚣
*Palhinhaea cernua* (L.) Franco et Vasc.
凭证标本：龙胜县普查队 450328121127002LY（IBK、GXMG、CMMI）
功效：全草，祛风散寒、除湿消肿、舒筋活血、止咳、解毒。
功效来源：《中华本草》

## F.4. 卷柏科 Selaginellaceae

### 卷柏属 *Selaginella* P. Beauv.

**薄叶卷柏**
*Selaginella delicatula* (Desv.) Alston
凭证标本：龙胜县普查队 450328130409031LY（IBK、GXMG、CMMI）
功效：全草，活血调血、清热解毒。
功效来源：《全国中草药汇编》

**深绿卷柏** 石上柏
*Selaginella doederleinii* Hieron.
凭证标本：龙胜县普查队 450328130306036LY（IBK、GXMG、CMMI）
功效：全草，清热解毒、抗癌、止血。
功效来源：《广西壮族自治区壮药质量标准 第二卷》（2011年版）

**疏松卷柏**
*Selaginella effusa* Alston
凭证标本：龙胜县普查队 450328713091330LY（IBK）
功效：全草，清热利湿、解毒。
功效来源：《中华本草》

**兖州卷柏**
*Selaginella involvens* (Sw.) Spring
凭证标本：钟树权 407092（IBK）
功效：全草，清热利湿、止咳、止血、解毒。

功效来源：《中药大辞典》

**江南卷柏**

*Selaginella moellendorffii* Hieron.

凭证标本：龙胜县普查队 450328130307019LY（IBK、GXMG）

功效：全草，清热利尿、活血消肿。

功效来源：《中药大辞典》

**伏地卷柏** 小地柏

*Selaginella nipponica* Franch.

凭证标本：龙胜县普查队 450328130419022LY（IBK、GXMG）

功效：全草，清热润肺。

功效来源：《全国中草药汇编》

**卷柏**

*Selaginella tamariscina* (Beauv.) Spring

凭证标本：花坪综合考察队 H1968（IBK）

功效：全草，活血通经。

功效来源：《中国药典》（2020年版）

**翠云草**

*Selaginella uncinata* (Desv.) Spring

凭证标本：龙胜县普查队 450328130911028LY（IBK、GXMG）

功效：全草，清热利湿、解毒、止血。

功效来源：《广西壮族自治区壮药质量标准 第一卷》（2008年版）

## F.6. 木贼科 Equisetaceae

### 木贼属 *Equisetum* L.

**披散木贼** 密枝问荆

*Equisetum diffusum* D. Don

凭证标本：龙胜县普查队 450328140514011LY（IBK、GXMG、CMMI）

功效：全草，清热利尿、明目退翳、接骨。

功效来源：《中华本草》

**节节草** 笔筒草

*Equisetum ramosissimum* (Desf.) Boerner subsp. *ramosissimum*

凭证标本：龙胜县普查队 450328130909109LY（IBK、GXMG、CMMI）

功效：全草，祛风清热、除湿利尿。

功效来源：《中药大辞典》

**笔管草** 笔筒草

*Equisetum ramosissimum* (Desf.) Boerner subsp. *debile* (Roxb. ex Vauch.) Hauke

凭证标本：龙胜县普查队 450328130418043LY（IBK、GXMG）

功效：地上部分，疏风散热、明目退翳、止血。

功效来源：《广西壮族自治区壮药质量标准 第二卷》（2011年版）

## F.8. 阴地蕨科 Botrychiaceae

### 阴地蕨属 *Botrychium* Sw.

**薄叶阴地蕨** 西南小阴地蕨

*Botrychium daucifolium* Wall. ex Hook. et Grev.

凭证标本：陈永昌 405796（IBK）

功效：全草、根状茎，清肺止咳、解毒消肿。

功效来源：《中华本草》

**华东阴地蕨**

*Botrychium japonicum* (Prantl) Underw.

凭证标本：余少林等 700693（IBK）

功效：全草，清热解毒、镇惊、平肝润肺、消肿消瘀。

功效来源：《药用植物辞典》

**阴地蕨**

*Botrychium ternatum* (Thunb.) Sw.

凭证标本：陈永昌 93（IBK）

功效：带根全草，平肝、清热解毒、镇咳。

功效来源：《中药大辞典》

## F.9. 瓶尔小草科 Ophioglossaceae

### 瓶尔小草属 *Ophioglossum* L.

**心叶瓶尔小草** 一支箭

*Ophioglossum reticulatum* L.

凭证标本：广福林区采集队 301（IBK）

功效：带根全草，清热解毒、活血散瘀。

功效来源：《中华本草》

**瓶尔小草**

*Ophioglossum vulgatum* L.

凭证标本：龙胜县普查队 450328131119018LY（IBK、GXMG、CMMI）

功效：全草，清热解毒、消肿止痛。

功效来源：《全国中草药汇编》

## F.11. 观音座莲科 Angiopteridaceae

### 观音座莲属 *Angiopteris* Hoffm.

**福建观音座莲** 马蹄蕨

*Angiopteris fokiensis* Hieron.

凭证标本：龙胜县普查队 450328131129008LY（IBK、GXMG、CMMI）

功效：根状茎，清热凉血、祛瘀止血、镇痛安神。

功效来源：《广西壮族自治区壮药质量标准 第三卷》（2018年版）

## F.13. 紫萁科 Osmundaceae

### 紫萁属 *Osmunda* L.

**紫萁** 紫萁贯众

*Osmunda japonica* Thunb.

凭证标本：龙胜县普查队 450328130416009LY（IBK、GXMG、CMMI）

功效：根状茎、叶柄残基，清热解毒、止血、杀虫。

功效来源：《中国药典》（2020年版）

**华南紫萁**

*Osmunda vachellii* Hook.

凭证标本：龙胜县普查队 450328130913031LY（IBK、GXMG、CMMI）

功效：根状茎、叶柄的髓部，祛湿舒筋、清热解毒、驱虫。

功效来源：《中华本草》

## F.14. 瘤足蕨科 Plagiogyriaceae

### 瘤足蕨属 *Plagiogyria* Mett.

**瘤足蕨** 镰叶瘤足蕨

*Plagiogyria adnata* (Blume) Bedd.

凭证标本：龙胜县普查队 450328140826134LY（IBK、GXMG）

功效：全草、根状茎，发表清热、祛风止痒、透疹。

功效来源：《中华本草》

**华中瘤足蕨**

*Plagiogyria euphlebia* (Kunze) Mett.

凭证标本：龙胜县普查队 450328140826137LY（IBK）

功效：全株，消肿止痛。

功效来源：《药用植物辞典》

**华东瘤足蕨**

*Plagiogyria japonica* Nakai

凭证标本：吕清华等 20200（IBK）

功效：根状茎，清热解毒。

功效来源：《广西药用植物名录》

**耳形瘤足蕨**

*Plagiogyria stenoptera* (Hance) Diels

凭证标本：李中提等 600403（IBK）

功效：根状茎，民间用于感冒头痛。

功效来源：《药用植物辞典》

## F.15. 里白科 Gleicheniaceae

### 芒萁属 *Dicranopteris* Bernh.

**芒萁**

*Dicranopteris pedata* (Houtt.) Nakaike

凭证标本：陈永昌 1267（IBK）

功效：幼叶、叶柄、根状茎，化瘀止血、清热利尿、解毒消肿。

功效来源：《中华本草》

### 里白属 *Diplopterygium* (Diels) Nakai

**中华里白**

*Diplopterygium chinense* (Rosenst.) De Vol

凭证标本：韦裕宗、吕清华 20335（IBK）

功效：根状茎，止血、接骨。

功效来源：《中华本草》

**里白**

*Diplopterygium glaucum* (Thunb. ex Houtt.) Nakai

凭证标本：龙胜县普查队 450328130909060LY（IBK、GXMG、CMMI）

功效：根状茎，行气止血、化瘀接骨。

功效来源：《中华本草》

**光里白**

*Diplopterygium laevissimum* (Christ) Nakai

凭证标本：陈永昌 405956（IBK）

功效：根状茎，行气、止血、接骨。

功效来源：《中华本草》

## F.17. 海金沙科 Lygodiaceae

### 海金沙属 *Lygodium* Sw.

**曲轴海金沙** 金沙藤

*Lygodium flexuosum* (L.) Sw.

功效：地上部分，清热解毒、利水通淋。

功效来源：《广西壮族自治区壮药质量标准 第三卷》（2018年版）

注：《广西中药资源名录》有记载。

**海金沙**

*Lygodium japonicum* (Thunb.) Sw.

凭证标本：龙胜县普查队 450328121127014LY（IBK、GXMG、CMMI）

功效：成熟孢子、地上部分，清利湿热、通淋止痛。

功效来源：《中国药典》（2020年版）

**小叶海金沙** 金沙藤

*Lygodium microphyllum* (Cav.) R. Br.

凭证标本：龙胜县普查队 450328130306056LY（IBK、GXMG、CMMI）

功效：地上部分，清热解毒、利水通淋。

功效来源：《广西壮族自治区壮药质量标准 第三卷》（2018年版）

## F.18. 膜蕨科 Hymenophyllaceae

### 膜蕨属 *Hymenophyllum* Sm.

**华东膜蕨**

*Hymenophyllum barbatum* (Bosch) Copel.

凭证标本：龙胜县普查队 450328130409048LY（IBK、GXMG、CMMI）
功效：全草，止血。
功效来源：《广西药用植物名录》

### 蕗蕨属 *Mecodium* Presl

**蕗蕨**

*Mecodium badium* (Hook. et Grev.) Copel.

凭证标本：龙胜县普查队 450328130903128LY（IBK、GXMG）
功效：全草，解毒清热、生肌止血。
功效来源：《中华本草》

### 瓶蕨属 *Vandenboschia* Copel.

**瓶蕨**

*Vandenboschia auriculata* (Blume) Copel.
凭证标本：龙胜县普查队 450328130417055LY（IBK、GXMG）
功效：全草，止血生肌。
功效来源：《中华本草》

## F.19. 蚌壳蕨科 Dicksoniaceae

### 金毛狗属 *Cibotium* Kaulf.

**金毛狗脊** 狗脊

*Cibotium barometz* (L.) J. Sm.
凭证标本：龙胜县普查队 450328121127001LY（IBK、GXMG、CMMI）
功效：根状茎，祛风湿、补肝肾、强腰膝。
功效来源：《中国药典》（2020年版）

## F.20. 桫椤科 Cyatheaceae

### 桫椤属 *Alsophila* R. Br.

**桫椤** 龙骨风

*Alsophila spinulosa* (Wall. ex Hook.) Tryon
凭证标本：龙胜县普查队 450328140811079LY（IBK、CMMI）
功效：茎干，清肺胃热、祛风除湿。
功效来源：《中华本草》

## F.21. 稀子蕨科 Monachosoraceae

### 稀子蕨属 *Monachosorum* Kunze

**尾叶稀子蕨**

*Monachosorum flagellare* (Maxim.) Hayata
凭证标本：广福林区采集队 407（IBK）
功效：全草，水煎剂内服，用于痛风、风湿骨痛。
功效来源：《药用植物辞典》

## F.22. 碗蕨科 Dennstaedtiaceae

### 碗蕨属 *Dennstaedtia* Bernh.

**碗蕨**

*Dennstaedtia scabra* (Wall. ex Hook.) T. Moore
凭证标本：广福林区采集队 7360（IBK）
功效：全草，祛风、清热解表。
功效来源：《中华本草》

### 鳞盖蕨属 *Microlepia* Presl

**边缘鳞盖蕨**

*Microlepia marginata* (Panz.) C. Chr.
凭证标本：广西植物研究所地植物组 29（IBK）
功效：全草，清热解毒、祛风除湿。嫩枝，解毒、消肿。
功效来源：《药用植物辞典》

## F.23. 鳞始蕨科 Lindsaeaceae

### 鳞始蕨属 *Lindsaea* Dry.

**团叶鳞始蕨**

*Lindsaea orbiculata* (Lam.) Mett.
功效：全草，清热解毒、止血。
功效来源：《中华本草》
注：《广西建新自然保护区维管束植物名录》有记录。

### 乌蕨属 *Sphenomeris* Maxon

**乌蕨** 金花草

*Sphenomeris chinensis* (L.) Maxon
凭证标本：龙胜县普查队 450328130306035LY（IBK、GXMG）
功效：全草，清热解毒、利湿。
功效来源：《全国中草药汇编》

## F.25. 姬蕨科 Hypolepidaceae

### 姬蕨属 *Hypolepis* Bernh.

**姬蕨**

*Hypolepis punctata* (Thunb.) Mett. ex Kuhn
凭证标本：覃浩富等 70364（IBK）
功效：全草、叶，清热解毒、收敛止痛。
功效来源：《全国中草药汇编》

## F.26. 蕨科 Pteridiaceae

### 蕨属 *Pteridium* Scopoli

**蕨**

*Pteridium aquilinum* (L.) Kuhn var. *latiusculum* (Desv.) Underw. ex A. Heller
凭证标本：花坪综合考察队 H1926（IBK）
功效：根状茎、全草，清热利湿、消肿、安神。
功效来源：《全国中草药汇编》

**毛轴蕨** 龙爪菜
*Pteridium revolutum* (Blume) Nakai
凭证标本：花坪综合考察队 H1927（IBK）
功效：根状茎，解疮毒。
功效来源：《全国中草药汇编》

## F.27. 凤尾蕨科 Pteridaceae

### 凤尾蕨属 *Pteris* L.

**岩凤尾蕨**
*Pteris deltodon* Baker
凭证标本：广福林区调查队 00945（IBK）
功效：全草，清热利湿、敛肺止咳、定惊、解毒。
功效来源：《中华本草》

**刺齿半边旗** 刺齿凤尾蕨
*Pteris dispar* Kunze
功效：全草，清热解毒、祛瘀凉血。
功效来源：《中华本草》
注：《广西植物名录》有记载。

**溪边凤尾蕨**
*Pteris excelsa* Gaud.
凭证标本：花坪综合考察队 H1904（IBK）
功效：全草，清热解毒、祛风解痉。
功效来源：《药用植物辞典》

**傅氏凤尾蕨**
*Pteris fauriei* Hieron.
凭证标本：袁淑芬等 5947（IBK）
功效：全草、叶，收敛、止血。
功效来源：《药用植物辞典》

**全缘凤尾蕨**
*Pteris insignis* Mett. ex Kuhn
凭证标本：覃浩富等 70622（IBK）
功效：全草，清热利湿、活血消肿。
功效来源：《中华本草》

**井栏凤尾蕨** 凤尾草
*Pteris multifida* Poir.
凭证标本：龙胜县普查队 450328131126012LY（IBK、GXMG、CMMI）
功效：全草，清热利湿、凉血止血、解毒止痢。
功效来源：《全国中草药汇编》

**半边旗**
*Pteris semipinnata* L.
凭证标本：龙胜县普查队 450328130419027LY（IBK、GXMG、CMMI）
功效：全草，清热解毒、消肿止痛。
功效来源：《广西壮族自治区壮药质量标准 第二卷》（2011年版）

**蜈蚣草**
*Pteris vittata* L.
凭证标本：龙胜县普查队 450328130419018LY（IBK、GXMG）
功效：全草、根状茎，祛风活血、解毒杀虫。
功效来源：《全国中草药汇编》

**西南凤尾蕨** 三叉凤尾蕨
*Pteris wallichiana* Agardh
凭证标本：龙胜县普查队 450328130306001LY（IBK、GXMG、CMMI）
功效：全草，清热止痢、定惊、止血。
功效来源：《中华本草》

## F.30. 中国蕨科 Sinopteridaceae

### 粉背蕨属 *Aleuritopteris* Fée

**银粉背蕨** 通经草
*Aleuritopteris argentea* (Gmel.) Fée
凭证标本：龙胜组 6-0066（GXMI）
功效：全草，解毒消肿、活血通经、利湿、祛痰止咳。
功效来源：《中华本草》

### 碎米蕨属 *Cheilosoria* Trev.

**毛轴碎米蕨** 川层草
*Cheilosoria chusana* (Hook.) Ching et K. H. Shing
功效：全草，清热利湿、解毒。
功效来源：《中华本草》
注：《广西中药资源名录》有记载。

### 金粉蕨属 *Onychium* Kaulf.

**野雉尾金粉蕨** 小叶金花草
*Onychium japonicum* (Thunb.) Kunze
凭证标本：龙胜县普查队 450328130418041LY（IBK、GXMG、CMMI）
功效：全草，清热解毒、利湿、止血。
功效来源：《广西壮族自治区壮药质量标准 第三卷》（2018年版）

## F.31. 铁线蕨科 Adiantaceae

### 铁线蕨属 *Adiantum* L.

**扇叶铁线蕨** 铁线草
*Adiantum flabellulatum* L.
凭证标本：中德采集队 1372（IBK）
功效：全草，清热解毒、利湿消肿。
功效来源：《广西中药材标准 第一册》

## F.32. 水蕨科 Parkeriaceae

### 水蕨属 *Ceratopteris* Brongn.

**水蕨**

*Ceratopteris thalictroides* (L.) Brongn.

功效：全草，散瘀拔毒、镇咳、化痰、止痢、止血。

功效来源：《全国中草药汇编》

注：《广西植物名录》有记载。

## F.33. 裸子蕨科 Hemionitidaceae

### 凤丫蕨属 *Coniogramme* Fée

**普通凤丫蕨** 黑虎七

*Coniogramme intermedia* Hieron.

凭证标本：龙胜县普查队 450328130416012LY（IBK、GXMG、CMMI）

功效：根状茎，祛风湿、强筋骨、理气、活血。

功效来源：《全国中草药汇编》

**凤丫蕨** 凤丫草

*Coniogramme japonica* (Thunb.) Diels

凭证标本：龙胜县普查队 450328130306010LY（IBK、GXMG、CMMI）

功效：根状茎、全草，祛风除湿、活血止痛、清热解毒。

功效来源：《全国中草药汇编》

## F.35. 书带蕨科 Vittariaceae

### 书带蕨属 *Haplopteris* Presl

**书带蕨**

*Haplopteris flexuosa* (Fée) E. H. Crane.

凭证标本：龙胜县普查队 450328121128030LY（IBK、CMMI）

功效：全草，疏风清热、舒筋止痛、健脾消疳、止血。

功效来源：《中华本草》

## F.36. 蹄盖蕨科 Athyriaceae

### 假蹄盖蕨属 *Athyriopsis* Ching

**假蹄盖蕨** 小叶凤凰尾巴草

*Athyriopsis japonica* (Thunb.) Ching

凭证标本：龙胜县普查队 450328140826121LY（IBK、GXMG）

功效：根状茎、全草，清热解毒。

功效来源：《中药大辞典》

### 蹄盖蕨属 *Athyrium* Roth

**翅轴蹄盖蕨**

*Athyrium delavayi* Christ

凭证标本：李中提等 70545（IBK）

功效：全草，清热解毒、消肿止痛。

功效来源：《药用植物辞典》

**长江蹄盖蕨** 大地柏枝

*Athyrium iseanum* Rosenst.

凭证标本：广福林区采集队 354（IBK）

功效：全草，解毒、止血。

功效来源：《全国中草药汇编》

### 双盖蕨属 *Diplazium* Sw.

**厚叶双盖蕨**

*Diplazium crassiusculum* Ching

凭证标本：李中提等 400189（IBK）

功效：全株，清热凉血、利尿、通淋。

功效来源：《药用植物辞典》

**双盖蕨** 梳篦叶

*Diplazium donianum* (Mett.) Tardieu

凭证标本：龙胜采集队 50200（IBK）

功效：全草，清热利湿、凉血解毒。

功效来源：《中华本草》

**单叶双盖蕨**

*Diplazium subsinuatum* (Wall. ex Hook. et Grev.) Tagawa

凭证标本：龙胜县普查队 450328130306009LY（IBK、GXMG）

功效：全草，凉血止血、利尿通淋。

功效来源：《广西中药材标准 第一册》

### 介蕨属 *Dryoathyrium* Ching

**华中介蕨** 小叶山鸡尾巴草

*Dryoathyrium okuboanum* (Makino) Ching

功效：全草，清热消肿。

功效来源：《中药大辞典》

注：《广西中药资源名录》有记载。

## F.38. 金星蕨科 Thelypteridaceae

### 毛蕨属 *Cyclosorus* Link

**渐尖毛蕨**

*Cyclosorus acuminatus* (Houtt.) Nakai

凭证标本：广西植物研究所地植物组 28（IBK）

功效：根状茎，清热解毒、祛风除湿、健脾。

功效来源：《中华本草》

**干旱毛蕨**

*Cyclosorus aridus* (D. Don) Tagawa

凭证标本：龙胜县普查队 450328140812006LY（IBK、GXMG、CMMI）

功效：全草，清热解毒、止痢。

功效来源：《中华本草》

### 圣蕨属 *Dictyocline* Moore

**圣蕨**

*Dictyocline griffithii* T. Moore

功效：根状茎，用于小儿惊风。

功效来源：《广西中药资源名录》

注：《广西植物名录》有记载。

**羽裂圣蕨**

*Dictyocline griffithii* T. Moore var. *wilfordii* (Hook.) T. Moore

凭证标本：袁淑芬等 5820（IBK）

功效：根状茎，用于虚痨内伤、小儿惊风。

功效来源：《药用植物辞典》

**戟叶圣蕨**

*Dictyocline sagittifolia* Ching

凭证标本：龙胜县普查队 450328140321023LY（IBK、GXMG）

功效：根状茎，用于小儿惊风、蛇咬伤。

功效来源：《广西中药资源名录》

### 针毛蕨属 *Macrothelypteris* (H. Ito) Ching

**普通针毛蕨**

*Macrothelypteris torresiana* (Gaud.) Ching

凭证标本：袁淑芬等 5744（IBK）

功效：全株，用于水肿、痈毒。

功效来源：《药用植物辞典》

### 凸轴蕨属 *Metathelypteris* (H. Ito) Ching

**林下凸轴蕨**

*Metathelypteris hattorii* (H. Ito) Ching

凭证标本：陈永昌 407030（IBK）

功效：全株，清热解毒。

功效来源：《药用植物辞典》

### 金星蕨属 *Parathelypteris* (H. Ito) Ching

**金星蕨**

*Parathelypteris glanduligera* (Kunze) Ching

凭证标本：吕清华等 20202（IBK）

功效：全草，清热解毒、利尿、止血。

功效来源：《中华本草》

**中日金星蕨** 扶桑金星蕨

*Parathelypteris nipponica* (Franch. et Sav.) Ching

凭证标本：覃浩富等 70363（IBK）

功效：全草，止血消炎。

功效来源：《中华本草》

### 卵果蕨属 *Phegopteris* Fée

**延羽卵果蕨**

*Phegopteris decursive-pinnata* (van Hall) Fée

凭证标本：韦裕宗等 20410（IBK）

功效：根状茎，利湿消肿、收敛解毒。

功效来源：《全国中草药汇编》

### 新月蕨属 *Pronephrium* Presl

**红色新月蕨**

*Pronephrium lakhimpurense* (Rosenst.) Holttum

功效：根状茎，清热解毒、祛瘀止血。

功效来源：《中华本草》

注：《广西中药资源名录》有记载。

**披针新月蕨** 鸡血莲

*Pronephrium penangianum* (Hook.) Holttum

凭证标本：龙胜县普查队 450328130306058LY（IBK、GXMG）

功效：根状茎、叶，活血调经、散瘀止痛、除湿。

功效来源：《中华本草》

### 假毛蕨属 *Pseudocyclosorus* Ching

**西南假毛蕨**

*Pseudocyclosorus esquirolii* (Christ) Ching

凭证标本：龙胜县普查队 450328130307025LY（IBK、GXMG）

功效：全株，清热解毒。

功效来源：《药用植物辞典》

## F.39. 铁角蕨科 Aspleniaceae

### 铁角蕨属 *Asplenium* L.

**毛轴铁角蕨**

*Asplenium crinicaule* Hance

凭证标本：龙胜县普查队 450328121128027LY（IBK、GXMG、CMMI）

功效：全草，清热解毒、透疹。

功效来源：《中华本草》

**剑叶铁角蕨**

*Asplenium ensiforme* Wall. ex Hook. et Grev.

凭证标本：龙胜县普查队 450328130913001LY（IBK、GXMG）

功效：全草，活血祛瘀、舒筋止痛。

功效来源：《中华本草》

**倒挂铁角蕨** 倒挂草

*Asplenium normale* D. Don

凭证标本：龙胜县普查队 450328130306008LY（IBK、GXMG）

功效：全草，清热解毒、止血。

功效来源：《中华本草》

**长叶铁角蕨** 倒生根

*Asplenium prolongatum* Hook.

凭证标本：龙胜县普查队 450328121128023LY（IBK、GXMG、CMMI）

功效：全草，活血化瘀、祛风湿、通关节。

功效来源：《广西壮族自治区瑶药材质量标准 第一卷》（2014年版）

**华中铁角蕨** 地柏叶

*Asplenium sarelii* Hook.

功效：全草，清热解毒、止咳利咽、利湿消肿、止血止痛。

功效来源：《全国中草药汇编》

注：《广西植物名录》有记载。

**细裂铁角蕨**

*Asplenium tenuifolium* D. Don

凭证标本：陈永昌 407036（IBK）

功效：收载于《英汉医学词汇》136页。

功效来源：《药用植物辞典》

**铁角蕨**

*Asplenium trichomanes* L.

凭证标本：唐洪发 6-2513（GXMI）

功效：全草，清热解毒、收敛止血、补肾调经、散瘀利湿。

功效来源：《药用植物辞典》

**狭翅铁角蕨**

*Asplenium wrightii* A. A. Eaton ex Hook.

凭证标本：龙胜县普查队 450328130306038LY（IBK、GXMG、CMMI）

功效：根状茎，外用治伤口不收。

功效来源：《广西中药资源名录》

**胎生铁角蕨**

*Asplenium yoshinagae* Makino

凭证标本：覃浩富 70595（IBK）

功效：全草，舒筋通络、活血止痛。

功效来源：《中华本草》

### 巢蕨属 *Neottopteris* J. Sm.

**狭翅巢蕨** 斩妖剑

*Neottopteris antrophyoides* (Christ) Ching

功效：全草，利尿通淋、解毒消肿。

功效来源：《中华本草》

注：《广西植物名录》有记载。

## F.41. 球子蕨科 Onocleaceae

### 东方荚果蕨属 *Pentarhizidium* Hayata

**东方荚果蕨**

*Pentarhizidium orientalis* (Hook.) Hayata

凭证标本：地植物组 246（IBK）

功效：根状茎、全草，祛风除湿、凉血止血。

功效来源：《药用植物辞典》

## F.42. 乌毛蕨科 Blechnaceae

### 乌毛蕨属 *Blechnum* L.

**乌毛蕨** 贯众

*Blechnum orientale* L.

凭证标本：龙胜县普查队 450328121130005LY（IBK、GXMG、CMMI）

功效：根状茎，清热解毒、凉血止血、杀虫。

功效来源：《广西中药材标准 第一册》

### 狗脊蕨属 *Woodwardia* Smith

**狗脊蕨**

*Woodwardia japonica* (L. f.) Sm.

凭证标本：龙胜县普查队 450328130910011LY（IBK、GXMG）

功效：根状茎，用于虫积腹痛、流行性感冒、风湿痹痛、蛇咬伤。

功效来源：《广西中药资源名录》

**顶芽狗脊蕨**

*Woodwardia unigemmata* (Makino) Nakai

凭证标本：覃浩富 200806（NAS）

功效：根状茎，清热解毒、散瘀、强腰膝、除风湿、杀虫。

功效来源：《药用植物辞典》

## F.44. 球盖蕨科 Peranemaceae

### 鱼鳞蕨属 *Acrophorus* Presl

**鱼鳞蕨**

*Acrophorus paleolatus* Pic. Serm.

凭证标本：龙胜县普查队 450328140826113LY（IBK）

功效：根状茎，清热解毒。

功效来源：《药用植物辞典》

## F.45. 鳞毛蕨科 Dryopteridaceae

### 复叶耳蕨属 *Arachniodes* Blume

**多羽复叶耳蕨**

*Arachniodes amoena* (Ching) Ching

凭证标本：覃浩富等 70866（IBK）

功效：根状茎、全草，祛风散寒。

功效来源：《药用植物辞典》

**中华复叶耳蕨**

*Arachniodes chinensis* (Rosenst.) Ching

凭证标本：龙胜县普查队 450328140321037LY（IBK、GXMG、CMMI）

功效：根状茎、全草，清热解毒、消肿散瘀、止血。

功效来源：《药用植物辞典》

**斜方复叶耳蕨**
*Arachniodes rhomboidea* (Wall. ex Mett.) Ching
凭证标本：龙胜县普查队 450328140321022LY（IBK、GXMG、CMMI）
功效：根状茎，祛风散寒。
功效来源：《药用植物辞典》

**异羽复叶耳蕨**
*Arachniodes simplicior* (Makino) Ohwi
凭证标本：龙胜县普查队 450328130418033LY（IBK、GXMG、CMMI）
功效：根状茎，清热解毒。
功效来源：《广西药用植物名录》

**美丽复叶耳蕨** 小狗脊
*Arachniodes speciosa* (D. Don) Ching
凭证标本：龙胜县普查队 450328131108008LY（IBK、GXMG、CMMI）
功效：根状茎，清热解毒、祛风止痒、活血散瘀。
功效来源：《中华本草》

### 贯众属 *Cyrtomium* Presl

**镰羽贯众**
*Cyrtomium balansae* (Christ) C. Chr.
凭证标本：龙胜县普查队 450328140321015LY（IBK、GXMG、CMMI）
功效：根状茎，清热解毒、驱虫。
功效来源：《中华本草》

**贯众** 小贯众
*Cyrtomium fortunei* J. Sm.
凭证标本：覃浩富等 70390（IBK）
功效：根状茎、叶柄残基，清热平肝、解毒杀虫、止血。
功效来源：《全国中草药汇编》

### 鳞毛蕨属 *Dryopteris* Adans.

**暗鳞鳞毛蕨**
*Dryopteris atrata* (Kunze) Ching
凭证标本：覃浩富等 70631（IBK）
功效：根状茎，凉血止血、驱虫。
功效来源：《中华本草》

**两色鳞毛蕨**
*Dryopteris bissetiana* (Baker) C. Chr.
凭证标本：H1890（IBK）
功效：根状茎，清热解毒、活血祛瘀、利水通淋。
功效来源：《药用植物辞典》

**阔鳞鳞毛蕨** 润鳞鳞毛蕨
*Dryopteris championii* (Benth.) C. Chr.
凭证标本：龙胜县普查队 450328140515017LY（IBK、GXMG、CMMI）
功效：根状茎，敛疮、解毒。
功效来源：《全国中草药汇编》

**桫椤鳞毛蕨**
*Dryopteris cycadina* (Franch. et Sav.) C. Chr.
凭证标本：H1861（IBK）
功效：根状茎，清热解毒、驱虫、止血。
功效来源：《药用植物辞典》

**齿头鳞毛蕨**
*Dryopteris labordei* (Christ) C. Chr.
凭证标本：广西植物研究所地植物组 20（IBK）
功效：根状茎，清热利湿、通经活血。
功效来源：《药用植物辞典》

**无盖鳞毛蕨**
*Dryopteris scottii* (Bedd.) Ching ex C. Chr.
凭证标本：龙胜县普查队 450328130306023LY（IBK、GXMG、CMMI）
功效：根状茎，消炎。
功效来源：《药用植物辞典》

**奇羽鳞毛蕨**
*Dryopteris sieboldii* (van Houtte ex Mett.) Kuntze
凭证标本：覃浩富 700784（NAS）
功效：根状茎，驱虫。
功效来源：《药用植物辞典》

**变异鳞毛蕨**
*Dryopteris varia* (L.) Kuntze
凭证标本：龙胜县普查队 450328131123003LY（IBK、GXMG、CMMI）
功效：根状茎，清热、止痛。
功效来源：《中华本草》

### 黔蕨属 *Phanerophlebiopsis* Ching

**粗齿黔蕨**
*Phanerophlebiopsis blinii* (H. Lév.) Ching
凭证标本：龙胜县普查队 450328140826029LY（IBK、GXMG、CMMI）
功效：根状茎，用于腰痛、瘰疬。
功效来源：《广西药用植物名录》

### 耳蕨属 *Polystichum* Roth

**分离耳蕨**
*Polystichum discretum* (D. Don) J. Sm
凭证标本：广福林区采集队 358（IBK）
功效：根状茎，清热解毒。
功效来源：《药用植物辞典》

**小戟叶耳蕨** 小三叶耳蕨
*Polystichum hancockii* (Hance) Diels
功效：全草，解毒消肿。
功效来源：《中华本草》
注：《广西植物名录》有记载。

**芒齿耳蕨**
*Polystichum hecatopteron* Diels
凭证标本：广福林区采集队 232（IBK）
功效：全株，润肺止咳。
功效来源：《药用植物辞典》

**对马耳蕨**
*Polystichum tsussimense* (Hook.) J. Sm.
凭证标本：覃浩富等 70865（IBK）
功效：全草、根状茎，清热解毒。
功效来源：《药用植物辞典》

## F.47. 实蕨科 Bolbitidaceae

### 实蕨属 *Bolbitis* Schott

**华南实蕨**
*Bolbitis subcordata* (Copel.) Ching
凭证标本：花坪综合考察队 H1885（IBK）
功效：全草，清热解毒、凉血止血。
功效来源：《中华本草》

## F.49. 舌蕨科 Elapoglossaceae

### 舌蕨属 *Elaphoglossum* Schott

**舌蕨**
*Elaphoglossum conforme* (Sw.) Schott
凭证标本：钟树权 407083（IBK）
功效：全株，清热解毒。
功效来源：《药用植物辞典》

**华南舌蕨**
*Elaphoglossum yoshinagae* (Yatabe) Makino
凭证标本：刘志仁 43220（GXMI）
功效：根，清热利湿。
功效来源：《中华本草》

## F.50. 肾蕨科 Nephrolepidaceae

### 肾蕨属 *Nephrolepis* Schott

**肾蕨**
*Nephrolepis cordifolia* (L.) C. Presl
凭证标本：龙胜县普查队 450328130306037LY（IBK、GXMG）
功效：根状茎，清热利湿、通淋止咳、消肿解毒。
功效来源：《广西壮族自治区壮药质量标准 第二卷》（2011年版）

## F.52. 骨碎补科 Davalliaceae

### 阴石蕨属 *Humata* Cav.

**阴石蕨** 红毛蛇
*Humata repens* (L. f.) J. Small ex Diels
凭证标本：龙胜县普查队 450328130909097LY（IBK、GXMG、CMMI）
功效：根状茎，活血散瘀、清热利湿。
功效来源：《全国中草药汇编》

**圆盖阴石蕨** 白毛蛇
*Humata tyermannii* T. Moore
功效：根状茎，祛风除湿、止血、利尿。
功效来源：《全国中草药汇编》
注：《广西建新自然保护区维管束植物名录》有记录。

## F.54. 双扇蕨科 Dipteridaceae

### 双扇蕨属 *Dipteris* Reinw.

**中华双扇蕨** 半边藕
*Dipteris chinensis* Christ
凭证标本：地植物组 214（IBK）
功效：根状茎，清热利湿。
功效来源：《中华本草》

## F.56. 水龙骨科 Polypodiaceae

### 线蕨属 *Colysis* C. Presl

**掌叶线蕨** 石壁莲
*Colysis digitata* (Baker) Ching
凭证标本：龙胜县普查队 450328121129008LY（IBK、GXMG、CMMI）
功效：叶，活血散瘀、解毒止痛、利尿通淋。
功效来源：《中华本草》

**线蕨** 羊七莲
*Colysis elliptica* (Thunb.) Ching var. *elliptica*
凭证标本：龙胜县普查队 450328130409024LY（IBK、GXMG）
功效：全草，活血散瘀、清热利尿。
功效来源：《中华本草》

**曲边线蕨**
*Colysis elliptica* (Thunb.) Ching var. *flexiloba* (Christ) L. Shi et X. C. Zhang
凭证标本：龙胜县普查队 450328140321057LY（IBK、GXMG、CMMI）
功效：全株，活血祛瘀。
功效来源：《药用植物辞典》

**宽羽线蕨**
*Colysis elliptica* (Thunb.) Ching var. *pothifolia* Ching

凭证标本：龙胜县普查队 450328130418025LY（IBK、GXMG）
功效：根状茎、全草，祛风通络、散瘀止痛。
功效来源：《中华本草》

**断线蕨**
*Colysis hemionitidea* (C. Presl) C. Presl
凭证标本：李中提等 600185（IBK）
功效：叶，解毒、清热利尿。
功效来源：《中华本草》

**绿叶线蕨** 狭绿叶线蕨
*Colysis leveillei* (Christ) Ching
凭证标本：中德采集队 1366（IBK）
功效：全草，活血通络、清热利湿。
功效来源：《中华本草》

### 骨牌蕨属 *Lepidogrammitis* Ching

**披针骨牌蕨**
*Lepidogrammitis diversa* (Rosenst.) Ching
凭证标本：龙胜县普查队 450328140321059LY（IBK、GXMG、CMMI）
功效：全草，清热利湿、止痛止血。
功效来源：《药用植物辞典》

**抱石莲** 鱼鳖金星
*Lepidogrammitis drymoglossoides* (Baker) Ching
功效：全草，清热解毒、祛风化痰、凉血祛瘀。
功效来源：《全国中草药汇编》
注：《广西建新自然保护区维管束植物名录》有记录。

**骨牌蕨** 上树咳
*Lepidogrammitis rostrata* (Bedd.) Ching
凭证标本：龙胜县普查队 450328121128029LY（IBK、GXMG、CMMI）
功效：全草，清热利尿、止咳、除烦、解毒消肿。
功效来源：《中华本草》

### 鳞果星蕨属 *Lepidomicrosorium* Ching et K. H. Shing

**鳞果星蕨**
*Lepidomicrosorium buergerianum* (Miq.) Ching et K. H. Shing
凭证标本：地植物组 294（IBK）
功效：全草，清热利湿。
功效来源：《中华本草》

### 瓦韦属 *Lepisorus* (J. Sm.) Ching

**黄瓦韦**
*Lepisorus asterolepis* (Baker) Ching
凭证标本：广福林区采集队 00591（IBK）
功效：全草，清热解毒、消炎、利尿、止血。
功效来源：《药用植物辞典》

**庐山瓦韦**
*Lepisorus lewisii* (Baker) Ching
凭证标本：广西植物研究所地植物组 79（IBK）
功效：全草，清热利湿、消肿止痛。
功效来源：《中华本草》

**大瓦韦**
*Lepisorus macrosphaerus* (Baker) Ching
凭证标本：覃浩富等 70832（IBK）
功效：全草，清热解毒、除湿利尿、散瘀消肿。
功效来源：《药用植物辞典》

**粤瓦韦**
*Lepisorus obscurevenulosus* (Hayata) Ching
凭证标本：龙胜县普查队 450328140826044LY（IBK、GXMG、CMMI）
功效：全草，清热解毒、利尿消肿、止咳、止血、通淋。
功效来源：《药用植物辞典》

**瓦韦**
*Lepisorus thunbergianus* (Kaulf.) Ching
凭证标本：龙胜县普查队 450328140826136LY（IBK）
功效：全草，清热解毒、利尿消肿、止血、止咳。
功效来源：《全国中草药汇编》

**阔叶瓦韦**
*Lepisorus tosaensis* (Makino) H. Ito
凭证标本：花坪综合考察队 H1865（IBK）
功效：全草，利尿通淋。
功效来源：《药用植物辞典》

### 星蕨属 *Microsorum* Link

**江南星蕨** 大叶骨牌草
*Microsorum fortunei* (T. Moore) Ching
凭证标本：龙胜县普查队 450328121128024LY（IBK、GXMG、CMMI）
功效：全草，清热利湿、凉血解毒。
功效来源：《中华本草》

### 盾蕨属 *Neolepisorus* Ching

**盾蕨** 大金刀
*Neolepisorus ovatus* (Bedd.) Ching
凭证标本：龙胜县普查队 450328130306003LY（IBK、GXMG、CMMI）
功效：全草、叶，清热利湿、凉血止血。
功效来源：《全国中草药汇编》

### 假瘤蕨属 *Phymatopteris* Pic. Serm.

**大果假瘤蕨** 金星草

*Phymatopteris griffithiana* (Hook.) Pic. Serm.

凭证标本：广西植物研究所地植物组 329（IBK）

功效：全草，清热凉血、解毒消肿。

功效来源：《中华本草》

**金鸡脚假瘤蕨** 金鸡脚

*Phymatopteris hastata* (Thunb.) Pic. Serm.

凭证标本：龙胜县卫生科 32204（GXMI）

功效：全草，祛风清热、利湿解毒。

功效来源：《全国中草药汇编》

**喙叶假瘤蕨**

*Phymatopteris rhynchophylla* (Hook.) Pic. Serm.

凭证标本：龙胜县普查队 450328140321031LY（IBK）

功效：全草，清热利尿。

功效来源：《药用植物辞典》

### 拟水龙骨属 *Polypodiastrum* Ching

**尖齿拟水龙骨**

*Polypodiastrum argutum* (Wall. ex Hook.) Ching

凭证标本：钟树权 407164（IBK）

功效：根状茎，活血散瘀、解热。

功效来源：《药用植物辞典》

### 水龙骨属 *Polypodiodes* Ching

**友水龙骨**

*Polypodiodes amoena* (Wall. ex Mett.) Ching

凭证标本：龙胜县普查队 450328130306026LY（IBK、GXMG、CMMI）

功效：根状茎，清热解毒、祛风除湿。

功效来源：《全国中草药汇编》

**日本水龙骨** 水龙骨

*Polypodiodes niponica* (Mett.) Ching

凭证标本：龙胜县普查队 450328130911023LY（IBK、GXMG、CMMI）

功效：全草，祛湿清热、祛风通络、平肝明目。

功效来源：《云南中药资源名录》

### 石韦属 *Pyrrosia* Mirbel

**石蕨**

*Pyrrosia angustissima* (Giesenh. ex Diels) Tagawa et K. Iwats.

凭证标本：花坪综合考察队 H1966（IBK）

功效：全草，清热利湿、凉血止血。

功效来源：《全国中草药汇编》

**相近石韦**

*Pyrrosia assimilis* (Baker) Ching

凭证标本：陈永昌 1662（IBK）

功效：全草、根、地上部分，镇静、镇痛、利尿、止血、止咳、调经。

功效来源：《药用植物辞典》

**光石韦**

*Pyrrosia calvata* (Baker) Ching

凭证标本：龙胜县普查队 450328121128016LY（IBK、GXMG、CMMI）

功效：全草，清热、利尿、止咳、止血。

功效来源：《中华本草》

**石韦**

*Pyrrosia lingua* (Thunb.) Farwell

凭证标本：龙胜县普查队 450328130909070LY（IBK、GXMG、CMMI）

功效：叶，利尿通淋、清肺止咳、凉血止血。

功效来源：《中国药典》（2020年版）

**庐山石韦** 石韦

*Pyrrosia sheareri* (Baker) Ching

凭证标本：李中提等 602467（IBK）

功效：叶，利尿通淋、清肺止咳、凉血止血。

功效来源：《中国药典》（2020年版）

**相似石韦**

*Pyrrosia similis* Ching

凭证标本：陈永昌 406949（IBK）

功效：全草、叶，清热利尿、通淋接骨。

功效来源：《药用植物辞典》

## F.57. 槲蕨科 Drynariaceae

### 槲蕨属 *Drynaria* (Bory) J. Sm.

**槲蕨** 骨碎补

*Drynaria roosii* Nakaike

凭证标本：覃浩富等 70082（NAS）

功效：根状茎，疗伤止痛、补肾强骨、消风祛斑。

功效来源：《中国药典》（2020年版）

## F.60. 剑蕨科 Loxogrammaceae

### 剑蕨属 *Loxogramme* (Blume) C. Presl

**中华剑蕨**

*Loxogramme chinensis* Ching

凭证标本：李中提等 600525（IBK）

功效：根状茎、全草，清热解毒、利尿。

功效来源：《中华本草》

**柳叶剑蕨**

*Loxogramme salicifolium* (Makino) Makino

凭证标本：龙胜县普查队 450328121128018LY（IBK、GXMG、CMMI）

功效：全草，清热解毒、利尿。
功效来源：《中华本草》

## F.61. 苹科 Marsileaceae

### 苹属 *Marsilea* L.

**蘋**

*Marsilea quadrifolia* L.
功效：全草，清热解毒、消肿利湿、止血、安神。
功效来源：《新华本草纲要》
注：本种在县域内普遍分布。

## F.62. 槐叶苹科 Salviniaceae

### 槐叶苹属 *Salvinia* Adans.

**槐叶苹**

*Salvinia natans* (L.) All.
功效：全草，用于虚劳发热，外用治湿疹、丹毒、疔疮。
功效来源：《广西中药资源名录》
注：本种在县域内普遍分布。

## F.63. 满江红科 Azollaceae

### 满江红属 *Azolla* Lam.

**满江红** 满江红根

*Azolla pinnata* R. Brown subsp. *asiatica* R. M. K. Saunders et K. Fowler
功效：根，润肺止咳。
功效来源：《中华本草》
注：本种在县域内普遍分布。

# 种子植物门 Spermatophyta

## G.01. 苏铁科 Cycadaceae

### 苏铁属 *Cycas* L.

**苏铁**

*Cycas revoluta* Thunb.
功效：叶、根、大孢子叶、种子，收敛止血、解毒止痛。
功效来源：《全国中草药汇编》
注：民间常见栽培物种。

## G.02. 银杏科 Ginkgoaceae

### 银杏属 *Ginkgo* L.

**银杏**

*Ginkgo biloba* L.
凭证标本：花坪综合考察队 H0777（IBK）
功效：叶、成熟种子，活血化瘀、通络止痛、敛肺平喘、化浊降脂。
功效来源：《中国药典》（2020年版）

## G.04. 松科 Pinaceae

### 银杉属 *Cathaya* Chun et Kuang

**银杉**

*Cathaya argyrophylla* Chun et Kuang
凭证标本：陈永昌 1688（IBK）
功效：茎、叶和果实，含槲皮苷，有抑制流感病毒A、水疱性口炎病毒的作用。
功效来源：《药用植物辞典》

### 松属 *Pinus* L.

**海南五针松**

*Pinus fenzeliana* Hand.-Mazz.
凭证标本：韦发南 1422（IBK）
功效：树皮，祛风通络、活血消肿。
功效来源：《药用植物辞典》

**华南五针松**

*Pinus kwangtungensis* Chun ex Tsiang
凭证标本：龙胜县普查队 450328130418023LY（IBK、GXMG、CMMI）
功效：根、分枝节，用于风湿骨痛、关节不利。
功效来源：《广西中药资源名录》

**马尾松** 油松节

*Pinus massoniana* Lamb.
凭证标本：龙胜县普查队 450328130307034LY（IBK、GXMG、CMMI）
功效：分枝节、瘤状节，祛风除湿、通络止痛。花粉，收敛止血、燥湿敛疮。
功效来源：《中国药典》（2020年版）

### 铁杉属 *Tsuga* (Endl.) Carrière

**长苞铁杉**

*Tsuga longibracteata* W. C. Cheng
凭证标本：龙胜县普查队 450328131122014LY（IBK、GXMG、CMMI）
功效：树皮，用于接骨。
功效来源：《药用植物辞典》

## G.05. 杉科 Taxodiaceae

### 柳杉属 *Cryptomeria* DC.

**日本柳杉** 柳杉

*Cryptomeria japonica* (Thunb. ex L. f.) D. Don
凭证标本：龙胜县普查队 450328130911015LY（IBK、GXMG、CMMI）
功效：根皮、树皮，解毒杀虫、止痒。叶，清热解毒。
功效来源：《中华本草》

**杉木属** *Cunninghamia* R. Br.

**杉木** 杉木叶

*Cunninghamia lanceolata* (Lamb.) Hook.

功效：叶、带叶嫩枝，祛风止痛、散瘀止血。

功效来源：《广西中药材标准 第一册》

注：民间常见栽培物种。

**水杉属** *Metasequoia* Hu et W. C. Cheng

**水杉**

*Metasequoia glyptostroboides* Hu et W. C. Cheng

功效：叶、果实，清热解毒、消炎止痛。

功效来源：《药用植物辞典》

注：民间常见栽培物种。

## G.06. 柏科 Cupressaceae

**柏木属** *Cupressus* L.

**柏木** 柏树

*Cupressus funebris* Endl.

功效：种子，祛风清热、安神、止血。叶，止血生肌。树脂，解发热、燥湿、镇痛。

功效来源：《全国中草药汇编》

注：民间常见栽培物种。

**福建柏属** *Fokienia* A. Henry et H. H. Thomas

**福建柏**

*Fokienia hodginsii* (Dunn) A. Henry et H. H. Thomas

凭证标本：龙胜县普查队 450328130903124LY（IBK、GXMG）

功效：心材，行气止痛、降逆止呕。

功效来源：《中华本草》

**刺柏属** *Juniperus* L.

**圆柏**

*Juniperus chinensis* L.

凭证标本：李中提等 600064（IBK）

功效：枝、叶、树皮，祛风散寒、活血消肿、解毒利尿。

功效来源：《全国中草药汇编》

## G.07. 罗汉松科 Podocarpaceae

**竹柏属** *Nageia* Gaertn.

**竹柏**

*Nageia nagi* (Thunb.) Kuntze

凭证标本：龙胜县普查队 450328131126010LY（IBK、GXMG）

功效：叶，止血、接骨、消肿。树皮、根，祛风除湿。

功效来源：《药用植物辞典》

**罗汉松属** *Podocarpus* L' Her. ex Pers.

**罗汉松** 罗汉松根皮

*Podocarpus macrophyllus* (Thunb.) Sweet var. *macrophyllus*

功效：根皮，活血祛瘀、祛风除温、杀虫止痒。枝、叶，止血。

功效来源：《中华本草》

注：《广西植物名录》有记载。

**短叶罗汉松** 小叶罗汉松

*Podocarpus macrophyllus* (Thunb.) Sweet var. *maki* Sieb. et Zucc.

功效：叶、根皮、种子，活血、补血、舒筋活络。

功效来源：《全国中草药汇编》

注：《广西中药资源名录》有记载。

## G.08. 三尖杉科 Cephalotaxaceae

**三尖杉属** *Cephalotaxus* Sieb. et Zucc.

**三尖杉**

*Cephalotaxus fortunei* Hook.

凭证标本：龙胜县普查队 450328130911034LY（IBK、GXMG）

功效：种子、枝、叶，驱虫、消积。

功效来源：《全国中草药汇编》

**宽叶粗榧**

*Cephalotaxus latifolia* L. K. Fu et R. R. Mill.

功效：根皮、枝、叶，祛风湿、抗癌。种子，润肺止咳、驱虫、消积。

功效来源：《药用植物辞典》

注：《广西植物名录》有记载。

**篦子三尖杉**

*Cephalotaxus oliveri* Mast.

凭证标本：龙胜县普查队 450328130909005LY（IBK、GXMG）

功效：种子、枝叶，抗癌。

功效来源：《中华本草》

## G.09. 红豆杉科 Taxaceae

**穗花杉属** *Amentotaxus* Pilg.

**穗花杉** 穗花杉根

*Amentotaxus argotaenia* (Hance) Pilg.

凭证标本：覃浩富等 70883（IBK）

功效：根、树皮，活血、止痛、生肌。种子，驱虫、消积。叶，清热解毒、祛湿止痒。

功效来源：《中华本草》

**红豆杉属** *Taxus* L.

**南方红豆杉**

*Taxus wallichiana* Zucc. var. *mairei* (Lemée et H. Lév.) L.

K. Fu et Nan Li
凭证标本：龙胜县普查队 450328130910047LY（IBK、GXMG、CMMI）
功效：叶，用于扁桃体炎。种子，用于食滞虫积
功效来源：《广西中药资源名录》

## G.10. 买麻藤科 Gnetaceae

### 买麻藤属 *Gnetum* L.

**买麻藤**
*Gnetum montanum* Markgr.
凭证标本：H1986（IBK）
功效：藤茎，祛风活血、消肿止痛、化痰止咳。
功效来源：《广西中药材标准 第一册》

**小叶买麻藤** 麻骨风
*Gnetum parvifolium* (Warb.) Chun
凭证标本：龙胜县普查队 450328130913006LY（IBK、GXMG、CMMI）
功效：藤茎，祛风活血、消肿止痛、化痰止咳。
功效来源：《广西中药材标准 第一册》

# 被子植物亚门 Angiospermae

## 1. 木兰科 Magnoliaceae

### 厚朴属 *Houpoëa* N. H. Xia et C. Y. Wu

**厚朴**
*Houpoëa officinalis* (Rehder et E. H. Wilson) N. H. Xia et C. Y. Wu
凭证标本：龙胜县普查队 450328140416037LY（IBK、GXMG）
功效：干皮、根皮、枝皮、花蕾，燥湿消痰、下气除满。
功效来源：《中国药典》（2020年版）

### 鹅掌楸属 *Liriodendron* L.

**鹅掌楸** 凹朴皮
*Liriodendron chinense* (Hemsl.) Sarg.
凭证标本：龙胜县普查队 450328130911046LY（IBK、GXMG、CMMI）
功效：树皮，祛风湿、散寒止咳。
功效来源：《中华本草》

### 木莲属 *Manglietia* Blume

**桂南木莲**
*Manglietia conifera* Dandy
凭证标本：龙胜县普查队 450328140826012LY（IBK、GXMG、CMMI）
功效：树皮，消积、下气。
功效来源：《药用植物辞典》

**木莲** 木莲果
*Manglietia fordiana* Oliver
凭证标本：龙胜县普查队 450328140829006LY（IBK）
功效：果实，通便、止咳。
功效来源：《中华本草》

**红花木莲**
*Manglietia insignis* (Wall.) Blume
凭证标本：李中提等 71262（IBK）
功效：树皮，燥湿健脾。
功效来源：《中华本草》

### 含笑属 *Michelia* L.

**白兰** 白兰花
*Michelia alba* DC.
功效：根、叶、花，芳香化湿、利尿、止咳化痰。
功效来源：《全国中草药汇编》
注：民间常见栽培物种。

**阔瓣含笑**
*Michelia cavaleriei* Finet et Gagnep. var. *platypetala* (Hand.-Mazz.) N. H. Xia
凭证标本：李中提等 600471（IBSC）
功效：花，芳香化湿、利尿、止咳。树干，降气止痛。
功效来源：《药用植物辞典》

**乐昌含笑**
*Michelia chapensis* Dandy
凭证标本：龙胜县普查队 450328130910036LY（IBK）
功效：树皮、叶，清热解毒。
功效来源：《药用植物辞典》

**紫花含笑**
*Michelia crassipes* Y. W. Law
凭证标本：龙胜县普查队 450328140812054LY（IBK）
功效：枝、叶，活血散瘀、清热利湿。
功效来源：《药用植物辞典》

**含笑花**
*Michelia figo* (Lour.) Spreng.
凭证标本：龙胜县普查队 450328130417040LY（IBK、GXMG、CMMI）
功效：花，用于月经不调。叶，用于跌打损伤。
功效来源：《药用植物辞典》

**金叶含笑**
*Michelia foveolata* Merr. ex Dandy
凭证标本：张本能 406132（IBK）
功效：树皮，解毒、散热。
功效来源：《药用植物辞典》

**深山含笑**

*Michelia maudiae* Dunn

凭证标本：龙胜县普查队 450328130903017LY（IBK、GXMG、CMMI）

功效：花，散风寒、通鼻窍、行气止痛。根、叶，清热解毒、行气化浊、止咳、凉血、消炎。

功效来源：《药用植物辞典》

### 观光木属 *Tsoongiodendron* Chun

**观光木**

*Tsoongiodendron odora* Chun

凭证标本：龙胜县普查队 450328130913048LY（IBK、GXMG）

功效：树皮，用于胃脘痛、咳嗽、支气管哮喘。

功效来源：《广西中药资源名录》

### 玉兰属 *Yulania* Spach

**玉兰**

*Yulania denudata* (Desr.) D. L. Fu

凭证标本：龙胜县普查队 450328130911061LY（IBK、GXMG、CMMI）

功效：花蕾，通窍宣肺、祛风散寒。

功效来源：《药用植物辞典》

**紫玉兰**

*Yulania liliiflora* (Desr.) D. C. Fu

凭证标本：李光照 11662（IBK）

功效：花蕾，祛风散寒、镇痛消炎、通鼻窍。

功效来源：《药用植物辞典》

## 2a. 八角科 Illiciaceae

### 八角属 *Illicium* L.

**短柱八角**

*Illicium brevistylum* A. C. Sm.

凭证标本：龙胜县普查队 450328130909076LY（IBK、GXMG、CMMI）

功效：果实，祛风、散寒、止痛、止呕、健胃。

功效来源：《药用植物辞典》

**红花八角** 樟木钻

*Illicium dunnianum* Tutcher

凭证标本：李中提等 600509（IBK）

功效：根，散瘀消肿、祛风止痛。

功效来源：《全国中草药汇编》

**红茴香**

*Illicium henryi* Diels

凭证标本：龙胜县专业队 6030121（GXMI）

功效：根、根皮，祛风除湿、消肿通络、活血止痛。果实，行气止痛、暖胃、止呕。

功效来源：《药用植物辞典》

**假地枫皮**

*Illicium jiadifengpi* B. N. Chang

凭证标本：龙胜县普查队 450328140322012LY（IBK、GXMG、CMMI）

功效：树皮，祛风除湿、行气止痛。

功效来源：《中华本草》

**大八角**

*Illicium majus* Hook. f. et Thomson

凭证标本：陈永昌 00979（IBK）

功效：根、树皮，消肿止痛。

功效来源：《药用植物辞典》

**小花八角**

*Illicium micranthum* Dunn

凭证标本：H0708（IBK）

功效：全株，祛瘀止痛、温中散寒。

功效来源：《药用植物辞典》

**短梗八角**

*Illicium pachyphyllum* A. C. Sm.

凭证标本：赖茂祥等 43239（GXMI）

功效：根、树皮，消肿止痛。

功效来源：《药用植物辞典》

**八角** 八角茴香

*Illicium verum* Hook. f.

功效：果实，温阳散寒、理气止痛。

功效来源：《中国药典》（2020年版）

注：民间常见栽培物种。

## 3. 五味子科 Schisandraceae

### 南五味子属 *Kadsura* Juss.

**狭叶南五味子**

*Kadsura angustifolia* A. C. Sm.

凭证标本：陈照宙 51123（IBK）

功效：全株、茎藤、根，用于风湿骨痛、骨折、跌打损伤、外伤出血。叶，外敷用于外伤出血、皮肤湿疹、乳腺炎。

功效来源：《药用植物辞典》

**黑老虎** 大钻

*Kadsura coccinea* (Lem.) A. C. Sm.

凭证标本：龙胜县普查队 450328130910069LY（IBK）

功效：根，行气活血、祛风止痛。

功效来源：《广西壮族自治区壮药质量标准 第二卷》（2011年版）

**异形南五味子** 海风藤

*Kadsura heteroclita* (Roxb.) Craib

凭证标本：龙胜县普查队 450328140417034LY（IBK、

GXMG、CMMI）
功效：藤茎，祛风散寒、行气止痛、舒筋活络。
功效来源：《广西壮族自治区壮药质量标准 第一卷》（2008年版）

**日本南五味子**
*Kadsura japonica* (L.) Dunal
凭证标本：龙胜县专业队 6030132（GXMI）
功效：果实，行气止痛、活血化瘀、祛风通络。
功效来源：《药用植物辞典》

**南五味子**
*Kadsura longipedunculata* Finet et Gagnep.
凭证标本：龙胜县普查队 450328130903101LY（IBK、GXMG）
功效：根、根皮、茎，活血理气、祛风活络、消肿止痛。
功效来源：《全国中草药汇编》

**冷饭藤** 水灯盏
*Kadsura oblongifolia* Merr.
凭证标本：00977（IBK）
功效：根、茎，祛风除湿、壮骨强筋、补肾健脾、散寒、行气止痛。
功效来源：《广西壮族自治区瑶药材质量标准 第一卷》（2014年版）

### 五味子属 *Schisandra* Michx.

**绿叶五味子**
*Schisandra arisanensis* Hayata subsp. *viridis* (A. C. Sm.) R. M. K. Saunders
凭证标本：龙胜县普查队 450328130408015LY（IBK、GXMG、CMMI）
功效：藤茎、根，祛风活血、行气止痛。
功效来源：《中华本草》

**东亚五味子**
*Schisandra elongata* (Blume) Baill.
凭证标本：覃浩富 700448（WUK）
功效：叶、果实，用于婴儿便秘、胃功能失调。
功效来源：《药用植物辞典》

**翼梗五味子** 紫金血藤
*Schisandra henryi* C. B. Clarke
凭证标本：龙胜县普查队 450328140826001LY（IBK、GXMG、CMMI）
功效：藤茎、根，祛风除湿、行气止痛、活血止血。
功效来源：《中华本草》

**毛叶五味子**
*Schisandra pubescens* Hemsl. et E. H. Wilson
凭证标本：覃浩富 70010（IBSC）
功效：果实，敛肺、滋肾、生津、涩精。
功效来源：《药用植物辞典》

## 8. 番荔枝科 Annonaceae

### 瓜馥木属 *Fissistigma* Griff.

**瓜馥木** 钻山风
*Fissistigma oldhamii* (Hemsl.) Merr.
凭证标本：李中提等 600079（IBSC）
功效：根、藤茎，祛风镇痛、活血化瘀。
功效来源：《广西壮族自治区瑶药材质量标准 第一卷》（2014年版）

**凹叶瓜馥木**
*Fissistigma retusum* (H. Lév.) Rehder
凭证标本：龙胜县普查队 450328131120007LY（IBK、GXMG、CMMI）
功效：根、茎，用于风湿骨痛、跌打损伤、小儿麻痹症后遗症。
功效来源：《广西中药资源名录》

**香港瓜馥木**
*Fissistigma uonicum* (Dunn) Merr.
凭证标本：李中提 600225（IBSC）
功效：茎，祛风活络、消肿止痛。
功效来源：《药用植物辞典》

## 11. 樟科 Lauraceae

### 樟属 *Cinnamomum* Schaeff.

**毛桂** 山桂皮
*Cinnamomum appelianum* Schewe
凭证标本：龙胜县普查队 450328130910059LY（IBK、GXMG、CMMI）
功效：树皮，温中理气、发汗解肌。
功效来源：《中华本草》

**华南桂** 野桂皮
*Cinnamomum austrosinense* H. T. Chang
凭证标本：龙胜县普查队 450328131108026LY（IBK、GXMG、CMMI）
功效：树皮，散寒、温中、止痛。
功效来源：《中华本草》

**阴香**
*Cinnamomum burmannii* (Nees et T. Nees) Blume
凭证标本：龙胜县普查队 450328130408023LY（IBK、GXMG、CMMI）
功效：树皮、根，温中止痛、祛风散寒、解毒消肿、止血。
功效来源：《广西壮族自治区壮药质量标准 第二卷》（2011年版）

**樟** 香樟
*Cinnamomum camphora* (L.) Presl
凭证标本：龙胜县普查队 450328140812039LY（IBK、GXMG、CMMI）
功效：根、茎基，祛风散寒、行气止痛。
功效来源：《广西壮族自治区壮药质量标准 第一卷》（2008年版）

**肉桂**
*Cinnamomum cassia* (L.) D. Don
凭证标本：王善龄 3734（KUN）
功效：树皮、嫩枝，补火助阳、引火归元、散寒止痛、温通经脉。
功效来源：《中国药典》（2020年版）

**少花桂**
*Cinnamomum pauciflorum* Nees
凭证标本：龙胜调查队 50339（IBSC）
功效：树皮，开胃、健脾、散热。
功效来源：《药用植物辞典》

**香桂** 香桂皮
*Cinnamomum subavenium* Miq.
凭证标本：李中提等 70523（IBK）
功效：树皮、根、根皮，温中散寒、理气止痛、活血通脉。
功效来源：《中华本草》

**川桂** 柴桂
*Cinnamomum wilsonii* Gamble
凭证标本：龙胜县普查队 450328121127012LY（IBK、GXMG、CMMI）
功效：树皮，散风寒、止呕吐、除湿痹、通经脉。
功效来源：《全国中草药汇编》

## 山胡椒属 *Lindera* Thunb.

**香叶树**
*Lindera communis* Hemsl.
凭证标本：龙胜县普查队 450328130417008LY（IBK、GXMG）
功效：枝叶、茎皮，解毒消肿、散瘀止痛。
功效来源：《中华本草》

**山胡椒**
*Lindera glauca* (Sieb. et Zucc.) Blume
凭证标本：龙胜县普查队 450328130419009LY（IBK、GXMG）
功效：果实、根，温中散寒、行气止痛、平喘。
功效来源：《中华本草》

**香粉叶**
*Lindera pulcherrima* (Nees) Hook. f. var. attenuata C. K. Allen
凭证标本：龙胜县普查队 450328130307030LY（IBK、GXMG）
功效：树皮，清凉、消食。
功效来源：《药用植物辞典》

**山橿**
*Lindera reflexa* Hemsl.
凭证标本：袁淑芬等 5379（IBK）
功效：根，祛风理气、止血、杀虫。
功效来源：《全国中草药汇编》

## 木姜子属 *Litsea* Lam.

**山鸡椒** 荜澄茄
*Litsea cubeba* (Lour.) Per.
凭证标本：龙胜县普查队 450328121127011LY（IBK、GXMG、CMMI）
功效：果实，温中散寒、行气止痛。
功效来源：《中国药典》（2020年版）

**黄丹木姜子**
*Litsea elongata* (Wall. ex Ness) Hook. f.
凭证标本：龙胜县普查队 450328130903111LY（IBK、GXMG）
功效：根，祛风除湿。
功效来源：《药用植物辞典》

**毛叶木姜子**
*Litsea mollis* Hemsl.
凭证标本：龙胜县普查队 450328130909041LY（IBK、GXMG）
功效：根，祛风消肿。
功效来源：《广西药用植物名录》

**轮叶木姜子** 过山风
*Litsea verticillata* hance
凭证标本：龙胜县普查队 450328140417003LY（IBK、GXMG、CMMI）
功效：根、叶、树皮，祛风通络、活血消肿、止痛。
功效来源：《全国中草药汇编》

## 润楠属 *Machilus* Nees

**宜昌润楠**
*Machilus ichangensis* Rehd. et Wils.
凭证标本：韦裕宗等 20505（IBK）
功效：茎、树皮、根皮、叶，舒筋络、活血、消肿止痛、止呕吐。
功效来源：《药用植物辞典》

**薄叶润楠** 大叶楠
*Machilus leptophylla* Hand.-Mazz.

凭证标本：覃浩富 700530（IBSC）
功效：根，消肿解毒。
功效来源：《全国中草药汇编》

**建润楠**
*Machilus oreophila* Hance
凭证标本：龙胜县普查队 450328140416021LY（IBK、GXMG、CMMI）
功效：树皮，有的地区混作厚朴药用。
功效来源：《药用植物辞典》

**茸毛润楠**
*Machilus velutina* Champ. ex Benth.
凭证标本：龙胜县普查队 450328131106003LY（IBK、GXMG）
功效：根、叶，化痰止咳、消肿止痛、收敛止血。
功效来源：《药用植物辞典》

### 新木姜子属 *Neolitsea* (Benth.) Merr.

**新木姜子**
*Neolitsea aurata* (Hay.) Koidz.
凭证标本：龙胜县普查队 450328130903016LY（IBK、GXMG、CMMI）
功效：根、树皮，行气止痛、利水消肿。
功效来源：《中华本草》

**锈叶新木姜子** 大叶樟
*Neolitsea cambodiana* Lecomte
凭证标本：吕清华等 20265（IBK）
功效：叶，清热解毒、祛湿止痒。
功效来源：《中华本草》

**鸭公树** 鸭公树子
*Neolitsea chui* Merr.
凭证标本：龙胜县普查队 450328130903140LY（IBK、GXMG、CMMI）
功效：种子，行气止痛、利水消肿。
功效来源：《中华本草》

**簇叶新木姜子**
*Neolitsea confertifolia* (Hemsl.) Merr.
凭证标本：覃浩富等 71004（IBK）
功效：枝、叶，祛风除湿、消肿止痛。
功效来源：《药用植物辞典》

**大叶新木姜子** 土玉桂
*Neolitsea levinei* Merr.
凭证标本：龙胜县普查队 450328130903084LY（IBK、GXMG、CMMI）
功效：树皮，祛风除湿。
功效来源：《中华本草》

### 鳄梨属 *Persea* Mill.

**鳄梨** 樟梨
*Persea americana* Mill.
功效：果实，生津止渴。
功效来源：《中华本草》
注：民间常见栽培物种。

### 楠属 *Phoebe* Nees

**闽楠**
*Phoebe bournei* (Hemsl.) Yang
凭证标本：龙胜县普查队 450328130909011LY（IBK、GXMG）
功效：木材、枝叶、树皮，用于吐泻，外用于转筋、水肿。
功效来源：《药用植物辞典》

**紫楠** 紫楠叶
*Phoebe sheareri* (Hemsl.) Gamble
凭证标本：李中提等 70130（IBK）
功效：叶，顺气、暖胃、祛湿、散瘀。
功效来源：《中华本草》

### 檫木属 *Sassafras* J. Presl

**檫木** 檫树
*Sassafras tzumu* (Hemsl.) Hemsl.
凭证标本：袁淑芬等 5689（IBK）
功效：根、树皮、叶，祛风逐湿、活血散瘀。
功效来源：《全国中草药汇编》

## 13a. 青藤科 Illigeraceae

### 青藤属 *Illigera* Blume

**小花青藤**
*Illigera parviflora* Dunn
凭证标本：龙胜采集队 50353（IBK）
功效：根、茎，祛风除湿、消肿止痛。
功效来源：《中华本草》

## 15. 毛茛科 Ranunculaceae

### 乌头属 *Aconitum* L.

**乌头** 川乌
*Aconitum carmichaelii* Debeaux
凭证标本：李中提等 71275（IBK）
功效：母根，祛风除湿、温经止痛。
功效来源：《中国药典》（2020年版）

### 银莲花属 *Anemone* L.

**打破碗花花**
*Anemone hupehensis* (Lemoine) Lemoine
凭证标本：龙胜县普查队 450328130903032LY（IBK、GXMG）

功效：根、全草，清热利湿、解毒杀虫、消肿散瘀。
功效来源：《中华本草》

## 星果草属 *Asteropyrum* J. R. Drumm. et Hutch.

**裂叶星果草** 鸭脚黄边
*Asteropyrum peltatum* (Franch.) Drumm. et Hutch. subsp. *cavaleriei* (H. Lév. et Vaniot) Q. Yuan et Q. E. Yang
凭证标本：广福林区采集队 364（IBK）
功效：根、根状茎，清热解毒、利湿。
功效来源：《中华本草》

## 铁线莲属 *Clematis* L.

**钝齿铁线莲** 川木通
*Clematis apiifolia* DC. var. *argentilucida* (H. Lév. et Vaniot) W. T. Wang
凭证标本：龙胜县普查队 450328130910032LY（IBK、GXMG）
功效：藤茎，消食止痢、利尿消肿、通经下乳。
功效来源：《广西中药材标准 第一册》

**小木通** 川木通
*Clematis armandii* Franch.
凭证标本：龙胜县普查队 450328140813039LY（IBK、GXMG、CMMI）
功效：藤茎，清热利尿、利尿通淋、清心除烦、通经下乳。
功效来源：《中国药典》（2020年版）

**毛木通**
*Clematis buchananiana* DC.
凭证标本：龙胜县普查队 450328131120013LY（IBK、GXMG、CMMI）
功效：全草，消炎、利尿、止痛。
功效来源：《全国中草药汇编》

**两广铁线莲**
*Clematis chingii* W. T. Wang
凭证标本：吕清华等 20488（IBK）
功效：根、茎，用于风湿痹痛。
功效来源：《广西中药资源名录》

**山木通**
*Clematis finetiana* H. Lév. et Vaniot
凭证标本：龙胜县普查队 450328131127006LY（IBK、GXMG、CMMI）
功效：根、茎、叶，祛风活血、利尿通淋。
功效来源：《中药大辞典》

**小蓑衣藤**
*Clematis gouriana* Roxb. ex DC.
凭证标本：H1375（IBK）
功效：藤茎、根，行气活血、利水通淋、祛风湿、通经止痛。
功效来源：《药用植物辞典》

**单叶铁线莲**
*Clematis henryi* Oliv.
凭证标本：龙胜县普查队 450328131107010LY（IBK、GXMG、CMMI）
功效：膨大的根，行气止痛、活血消肿。
功效来源：《全国中草药汇编》

**丝铁线莲** 紫木通
*Clematis loureiriana* DC.
凭证标本：杨贤生 06185（GXMI）
功效：全草，舒筋活络、利尿通淋、祛风解表。
功效来源：《中华本草》

**毛柱铁线莲** 威灵仙
*Clematis meyeniana* Walp.
凭证标本：龙胜县普查队 450328131115008LY（IBK、GXMG、CMMI）
功效：根、根状茎，祛风湿、通经络。
功效来源：《中国药典》（2020年版）

**绣球藤** 川木通
*Clematis montana* Buch.-Ham. ex DC.
凭证标本：杨玉庚 6407（GXMI）
功效：藤茎，利尿通淋、清心除烦、通经下乳。
功效来源：《中国药典》（2020年版）

**扬子铁线莲**
*Clematis puberula* Hook. f. et Thomson var. *ganpiniana* (H. Lév. et Vaniot) W. T. Wang
凭证标本：吕清华等 20426（IBK）
功效：藤茎，清热利尿、舒筋活络、止痛。
功效来源：《药用植物辞典》

**曲柄铁线莲**
*Clematis repens* Finet et Gagnep.
凭证标本：覃浩富 700636（IBSC）
功效：全株，凉血、降火、解毒、祛风解表、化痰止咳。
功效来源：《药用植物辞典》

**柱果铁线莲**
*Clematis uncinata* Champ. ex Benth.
凭证标本：李中提等 71216（IBK）
功效：根、叶，祛风除湿、舒筋活络、镇痛。
功效来源：《全国中草药汇编》

**尾叶铁线莲**
*Clematis urophylla* Franch.

凭证标本：龙胜县普查队 450328131127013LY（IBK、GXMG、CMMI）
功效：茎，祛风利湿、通筋活络。
功效来源：《药用植物辞典》

## 黄连属 *Coptis* Salisb.

**黄连**
*Coptis chinensis* Franch. var. *chinensis*
凭证标本：覃浩富 70149（IBSC）
功效：根状茎，清热解毒、泻火燥湿、健胃。
功效来源：《药用植物辞典》

**短萼黄连** 黄连
*Coptis chinensis* Franch. var. *brevisepala* W. T. Wang et P. G. Xiao
凭证标本：龙胜县普查队 450328130912007LY（IBK、GXMG）
功效：根状茎，清热解毒、燥湿、泻火。
功效来源：《中国药典》（2020年版）

**云南黄连**
*Coptis teeta* Wall.
凭证标本：韦裕宗等 20346（IBK）
功效：根状茎，泻火、燥湿、解毒、杀虫。
功效来源：《药用植物辞典》

## 人字果属 *Dichocarpum* W. T. Wang et P. G. Xiao

**蕨叶人字果** 岩节连
*Dichocarpum dalzielii* (J. R. Drumm. et Hutch.) W. T. Wang et P. G. Xiao
凭证标本：龙胜县普查队 450328130408059LY（IBK、GXMG、CMMI）
功效：根状茎、根，清热解毒、消肿止痛。
功效来源：《中华本草》

**小花人字果**
*Dichocarpum franchetii* (Finet et Gagnep.) W. T. Wang et P. G. Xiao
凭证标本：广福林区采集队 108（IBK）
功效：根，清热解毒。
功效来源：《药用植物辞典》

## 毛茛属 *Ranunculus* L.

**禺毛茛** 自扣草
*Ranunculus cantoniensis* DC.
凭证标本：龙胜县普查队 450328140416016LY（IBK、GXMG、CMMI）
功效：全草，清肝明目、除湿解毒、截疟。
功效来源：《中华本草》

**茴茴蒜**
*Ranunculus chinensis* Bunge
凭证标本：龙胜县普查队 450328130307043LY（IBK、GXMG、CMMI）
功效：全草，消炎退肿、截疟、杀虫。
功效来源：《中华本草》

**西南毛茛** 西南毛莨
*Ranunculus ficariifolius* H. Lév. et Vaniot
凭证标本：刘兰芳 5161（IBSC）
功效：地上部分，利湿消肿、止痛杀虫、截疟。
功效来源：《中华本草》

**毛茛**
*Ranunculus japonicus* Thunb.
凭证标本：龙胜县普查队 450328130417035LY（IBK、GXMG、CMMI）
功效：带根全草，利湿、消肿、止痛、退翳、截疟、杀虫。
功效来源：《全国中草药汇编》

**石龙芮**
*Ranunculus sceleratus* L.
凭证标本：4997（IBK）
功效：全草、果实，清热解毒、消肿散结、止痛、截疟。
功效来源：《中华本草》

## 天葵属 *Semiaquilegia* Makino

**天葵** 天葵子
*Semiaquilegia adoxoides* (DC.) Makino
凭证标本：覃浩富 70086（IBSC）
功效：块根，清热解毒、消肿散结。
功效来源：《中国药典》（2020年版）

## 唐松草属 *Thalictrum* L.

**尖叶唐松草**
*Thalictrum acutifolium* (Hand.-Mazz.) B. Boivin
凭证标本：龙胜县普查队 450328130409008LY（IBK、GXMG、CMMI）
功效：全草，清热解毒。
功效来源：《全国中草药汇编》

# 18. 睡莲科 Nymphaeaceae

## 莲属 *Nelumbo* Adans.

**莲** 藕节
*Nelumbo nucifera* Gaertn.
功效：根状茎，收敛止血、化瘀。
功效来源：《中国药典》（2020年版）
注：民间常见栽培物种。

**萍蓬草属** *Nuphar* Smith.

**萍蓬草**

*Nuphar pumila* (Timm) DC.

凭证标本：唐洪发 6-2511（GXMI）

功效：种子、根状茎，健脾胃、活血调经。

功效来源：《中华本草》

**睡莲属** *Nymphaea* L.

**睡莲**

*Nymphaea tetragona* Georgi

功效：花，消暑、解酒、定惊。

功效来源：《中华本草》

注：民间常见栽培物种。

## 19. 小檗科 Berberidaceae

**小檗属** *Berberis* L.

**南岭小檗**

*Berberis impedita* C. K. Schneid.

凭证标本：龙胜县普查队 450328140322026LY（IBK、GXMG、CMMI）

功效：根、茎，用于上呼吸道感染、支气管肺炎、黄疸、消化不良、痢疾、肠胃炎、副伤寒、肝硬化腹水、泌尿系统感染、急性肾炎。

功效来源：《广西中药资源名录》

**豪猪刺** 小檗

*Berberis julianae* C. K. Schneid.

凭证标本：龙胜县普查队 450328140418036LY（IBK、GXMG、CMMI）

功效：根、根皮、茎，清热燥湿、泻火解毒。

功效来源：《全国中草药汇编》

**庐山小檗** 黄疸树

*Berberis virgetorum* C. K. Schneid.

凭证标本：梁畴芬 32894（IBK）

功效：茎、根，清热解毒。

功效来源：《中华本草》

**鬼臼属** *Dysosma* Woodson

**小八角莲** 包袱七

*Dysosma difformis* (Hemsl. et E. H. Wilson) T. H. Wang

凭证标本：覃浩富等 70989（IBK）

功效：根、根状茎，清热解毒、化痰散结、祛瘀止痛。

功效来源：《中华本草》

**八角莲** 八角莲叶

*Dysosma versipellis* (Hance) M. Cheng

凭证标本：广福林区调查队 1017（IBK）

功效：叶，清热解毒、止咳平喘。

功效来源：《中华本草》

**淫羊藿属** *Epimedium* L.

**三枝九叶草** 淫羊藿

*Epimedium sagittatum* (Sieb. et Zucc.) Maxim.

凭证标本：广福林区采集队 790（IBK）

功效：叶，补肾阳、强筋骨、祛风湿。

功效来源：《中国药典》（2020年版）

**十大功劳属** *Mahonia* Nutt.

**小果十大功劳** 十大功劳

*Mahonia bodinieri* Gagnep.

凭证标本：龙胜县普查队 450328140418021LY（IBK、GXMG、CMMI）

功效：根、茎、叶，清热解毒。

功效来源：《全国中草药汇编》

**北江十大功劳**

*Mahonia fordii* C. K. Schneid.

凭证标本：陈永昌 405881（IBK）

功效：根、茎，清热解毒、燥湿。

功效来源：《药用植物辞典》

## 21. 木通科 Lardizabalaceae

**木通属** *Akebia* Decne.

**三叶木通** 八月炸

*Akebia trifoliata* (Thunb.) Koidz. subsp. *trifoliata*

凭证标本：龙胜县普查队 450328131108013LY（IBK、CMMI）

功效：果实、根，疏肝、补肾、止痛。

功效来源：《全国中草药汇编》

**白木通** 八月炸

*Akebia trifoliata* (Thunb.) Koidz. subsp. *australis* (Diels) T. Shimizu

凭证标本：龙胜县普查队 450328140417037LY（IBK、GXMG）

功效：果实、根，疏肝、补肾、止痛。

功效来源：《全国中草药汇编》

**野木瓜属** *Stauntonia* DC.

**西南野木瓜** 六月瓜

*Stauntonia cavalerieana* Gagnep.

凭证标本：龙胜县普查队 450328130408065LY（IBK、GXMG、CMMI）

功效：根、藤、果，调气补虚、止痛、止痢。

功效来源：《全国中草药汇编》

**野木瓜** 野木瓜果

*Stauntonia chinensis* DC.

凭证标本：龙胜县普查队 450328130910008LY（IBK、GXMG、CMMI）

功效：果实，敛肠益胃。

功效来源：《中华本草》

**尾叶那藤** 五指那藤

*Stauntonia obovatifoliola* Hayata subsp. *urophylla* (Hand.-Mazz.) H. N. Qin

功效：藤茎，祛风止痛、舒筋活络、消肿散毒、清热利尿。

功效来源：《广西壮族自治区壮药质量标准 第二卷》（2011年版）

注：《广西植物名录》有记载。

**粉叶野木瓜**

*Stauntonia trinervia* Merr.

功效：茎、叶，主治各种神经痛、小便不利、跌打损伤。

功效来源：《广西中药资源名录》

注：《广西植物名录》有记载。

## 22. 大血藤科 Sargentodoxaceae

### 大血藤属 *Sargentodoxa* Rehd. et Wils.

**大血藤**

*Sargentodoxa cuneata* (Oliv.) Rehder et E. H. Wilson

凭证标本：龙胜县普查队 450328130416044LY（IBK、GXMG）

功效：藤茎，清热解毒、活血、祛风止痛。

功效来源：《中国药典》（2020年版）

## 23. 防己科 Menispermaceae

### 轮环藤属 *Cyclea* Arn. ex Wight

**粉叶轮环藤** 百解藤

*Cyclea hypoglauca* (Schauer) Diels

凭证标本：覃浩富 71136（IBSC）

功效：根、藤茎，清热解毒、祛风止痛、利水通淋。

功效来源：《广西壮族自治区壮药质量标准 第一卷》（2008年版）

**四川轮环藤** 良藤

*Cyclea sutchuenensis* Gagnep.

凭证标本：龙胜县普查队 450328130903069LY（IBK、GXMG、CMMI）

功效：根，清热解毒、散瘀止痛、利尿通淋。

功效来源：《中华本草》

### 秤钩风属 *Diploclisia* Miers

**秤钩风**

*Diploclisia affinis* (Oliv.) Diels

凭证标本：龙胜县普查队 450328130408061LY（IBK、GXMG、CMMI）

功效：根、茎，祛风除湿、活血止痛、利尿解毒。

功效来源：《中华本草》

### 细圆藤属 *Pericampylus* Miers

**细圆藤** 黑风散

*Pericampylus glaucus* (Lam.) Merr.

凭证标本：龙胜县普查队 450328140512045LY（IBK、GXMG、CMMI）

功效：藤茎、叶，清热解毒、息风止痉、扶除风湿。

功效来源：《中华本草》

### 风龙属 *Sinomenium* Diels

**风龙** 青风藤

*Sinomenium acutum* (Thunb.) Rehder et E. H. Wilson

凭证标本：李中提 70384（IBSC）

功效：藤茎，祛风湿、通经络、利尿。

功效来源：《中国药典》（2020年版）

### 千金藤属 *Stephania* Lour.

**金线吊乌龟** 白药子

*Stephania cephalantha* Hayata

凭证标本：广福林区调查队 00389（IBSC）

功效：块根，清热解毒、祛风止痛、凉血止血。

功效来源：《中华本草》

**江南地不容**

*Stephania excentrica* H. S. Lo

凭证标本：龙胜县普查队 450328130409070LY（IBK、GXMG、CMMI）

功效：块根，理气止痛。

功效来源：《中华本草》

**粪箕笃**

*Stephania longa* Lour.

凭证标本：龙胜县普查队 450328140813006LY（IBK、GXMG、CMMI）

功效：茎、叶，清热解毒、利湿消肿、祛风活络。

功效来源：《广西壮族自治区壮药质量标准 第二卷》（2011年版）

### 青牛胆属 *Tinospora* Miers

**青牛胆** 金果榄

*Tinospora sagittata* (Oliv.) Gagnep.

凭证标本：袁淑芬等 5239（IBSC）

功效：块根，清热解毒、利咽、止痛。

功效来源：《中国药典》（2020年版）

## 24. 马兜铃科 Aristolochiaceae

### 细辛属 *Asarum* L.

**尾花细辛**

*Asarum caudigerum* Hance

凭证标本：龙胜县普查队 450328130306031LY（IBK、GXMG）

功效：全草，温经散寒、消肿止痛、化痰止咳。
功效来源：《中华本草》

**地花细辛** 大块瓦
*Asarum geophilum* Hemsl.
凭证标本：龙胜县普查队 450328130409001LY（IBK、GXMG）
功效：根、根状茎、全草，疏风散寒、宣肺止咳、消肿止痛。
功效来源：《中华本草》

**金耳环**
*Asarum insigne* Diels
凭证标本：覃方思 43182（GXMI）
功效：全草，温经散寒、祛痰止咳、散瘀消肿、行气止痛。
功效来源：《中华本草》

**五岭细辛** 倒插花
*Asarum wulingense* C. F. Liang
凭证标本：覃浩富 700859（IBK）
功效：根、根状茎、全草，温经散寒、止咳化痰、消肿止痛。
功效来源：《中华本草》

## 28. 胡椒科 Piperaceae

### 草胡椒属 *Peperomia* Ruiz et Pavón

**草胡椒**
*Peperomia pellucida* (L.) Kunth
功效：全草，散瘀止痛、清热解毒。
功效来源：《中华本草》
注：本种在县域内普遍分布。

### 胡椒属 *Piper* L.

**山蒟**
*Piper hancei* Maxim.
凭证标本：龙胜县普查队 450328130409010LY（IBK、GXMG）
功效：藤茎，祛风湿、强腰膝、止喘咳。
功效来源：《广西中药材标准 第一册》

**毛蒟** 毛蒌
*Piper hongkongense* C. DC.
凭证标本：覃浩富等 70254（IBK）
功效：全株，行气止痛、祛风散寒除湿。
功效来源：《中华本草》

**风藤** 海风藤
*Piper kadsura* (Choisy) Ohwi
凭证标本：龙胜县普查队 450328131129009LY（IBK、GXMG）
功效：全株，祛风湿、通经络、止痹痛。
功效来源：《中国药典》（2020年版）

**荜茇** 荜茇
*Piper longum* L.
功效：近成熟、成熟果穗，温中散寒、下气止痛。
功效来源：《中国药典》（2020年版）
注：民间常见栽培物种。

**假蒟**
*Piper sarmentosum* Roxb.
凭证标本：405708（IBK）
功效：地上部分，温中散寒、祛风利湿、消肿止痛。
功效来源：《广西壮族自治区壮药质量标准 第二卷》（2011年版）

**小叶爬崖香**
*Piper sintenense* Hatus.
功效：全株，祛风除湿、散寒止痛、活血舒筋。
功效来源：《中华本草》
注：本种在县域内普遍分布。

**石南藤**
*Piper wallichii* (Miq.) Hand.-Mazz.
凭证标本：覃浩富 70254（IBSC）
功效：带叶茎枝，祛风湿、强腰膝、止咳、止痛。
功效来源：《广西中药材标准 第一册》

## 29. 三白草科 Saururaceae

### 蕺菜属 *Houttuynia* Thunb.

**蕺菜** 鱼腥草
*Houttuynia cordata* Thunb.
凭证标本：龙胜县普查队 450328130417060LY（IBK、GXMG）
功效：全草、地上部分，清热解毒、消痈排脓、利尿通淋。
功效来源：《中国药典》（2020年版）

### 三白草属 *Saururus* L.

**三白草**
*Saururus chinensis* (Lour.) Baill.
凭证标本：龙胜县普查队 450328140419020LY（IBK、GXMG）
功效：地上部分，利尿消肿、清热解毒。
功效来源：《中国药典》（2020年版）

## 30. 金粟兰科 Chloranthaceae

### 金粟兰属 *Chloranthus* Sw.

**宽叶金粟兰** 四大天王
*Chloranthus henryi* Hemsl.
凭证标本：龙胜县普查队 450328140417022LY（IBK、

GXMG、CMMI）
功效：根、全草，祛风除湿、活血散瘀、解毒。
功效来源：《中华本草》

**多穗金粟兰** 四叶细辛
*Chloranthus multistachys* S. J. Pei
凭证标本：龙胜县普查队 450328140512038LY（IBK、GXMG、CMMI）
功效：根、全草、根状茎，活血散瘀、解毒消肿。
功效来源：《中华本草》

**及已**
*Chloranthus serratus* (Thunb.) Roem et Schult
凭证标本：花坪综合考察队 H156（IBK）
功效：根，活血散瘀、祛风止痛、解毒杀虫。
功效来源：《中华本草》

### 草珊瑚属 *Sarcandra* Gardn.

**草珊瑚** 肿节风
*Sarcandra glabra* (Thunb.) Nakai
凭证标本：龙胜县普查队 450328130909112LY（IBK、GXMG）
功效：全株，清热凉血、活血消斑、祛风通络。
功效来源：《中国药典》（2020年版）

## 32. 罂粟科 Papaveraceae

### 血水草属 *Eomecon* Hance

**血水草** 血水草根
*Eomecon chionantha* Hance
凭证标本：龙胜县普查队 450328130409047LY（IBK）
功效：根、根状茎，清热解毒、散瘀止痛。
功效来源：《中华本草》

### 博落回属 *Macleaya* R. Br.

**博落回**
*Macleaya cordata* (Willd.) R. Br.
凭证标本：覃浩富等 70560（IBK）
功效：根、全草，散瘀、祛风、解毒、止痛、杀虫。
功效来源：《中华本草》

## 33. 紫堇科 Fumariaceae

### 紫堇属 *Corydalis* DC.

**北越紫堇**
*Corydalis balansae* Prain
凭证标本：龙胜县普查队 450328140416017LY（IBK、GXMG、CMMI）
功效：全草，清热解毒、消肿拔毒。
功效来源：《药用植物辞典》

**小花黄堇**
*Corydalis racemosa* (Thunb.) Pers.
凭证标本：花坪综合考察队 H0797（IBK）
功效：全草，清热利尿、止痢、止血。
功效来源：《全国中草药汇编》

**护心胆**
*Corydalis sheareri* Hand.-Mazz. f. sheareri
凭证标本：龙胜县普查队 450328130306011LY（IBK、GXMG、CMMI）
功效：全草、块茎，活血止痛、清热解毒。
功效来源：《中华本草》

**珠芽地锦苗**
*Corydalis sheareri* Hand.-Mazz. f. *bulbillifera* Hand.-Mazz.
功效：块根，镇痛。
功效来源：《药用植物辞典》
注：《广西中药资源名录》有记载。

## 36. 白花菜科 Capparidaceae

### 山柑属 *Capparis* L.

**广州山柑**
*Capparis cantoniensis* Lour.
功效：根、种子、茎、叶，清热解毒、止咳、止痛。
功效来源：《中华本草》
注：《广西植物名录》有记载。

**屈头鸡**
*Capparis versicolor* Griff.
功效：果实，止咳平喘。根，散瘀、消肿、止痛。
功效来源：《中华本草》
注：《广西植物名录》有记载。

## 39. 十字花科 Brassicaceae

### 芸苔属 *Brassica* L.

**白花甘蓝**
*Brassica oleracea* L. var. *albiflora* Kuntze
功效：叶，清热、止痛。
功效来源：《全国中草药汇编》
注：民间常见栽培物种。

**擘蓝**
*Brassica oleracea* L. var. *gongylodes* L.
功效：球茎，蜜渍嚼服治胃、十二指肠溃疡、消化不良、食欲不振。
功效来源：《广西中药资源名录》
注：民间常见栽培物种。

**白菜**
*Brassica rapa* L. var. *glabra* Regel
功效：叶，消食下气、利肠胃、利尿。
功效来源：《药用植物辞典》

注：民间常见栽培物种。

**芸苔**
*Brassica rapa* L. var. *oleifera* DC.
凭证标本：龙胜县普查队 450328131126011LY（IBK、GXMG、CMMI）
功效：种子，行血散瘀、消肿散结。茎、叶，散血消肿。
功效来源：《药用植物辞典》

### 荠属 *Capsella* Medik.

**荠**
*Capsella bursapastoris* (L.) Medik.
凭证标本：花坪综合考察队 H0812（IBK）
功效：全草、花序、种子，凉肝止血、平肝明目、清热利湿。
功效来源：《中华本草》

### 碎米荠属 *Cardamine* L.

**弯曲碎米荠** 碎米荠
*Cardamine flexuosa* With.
凭证标本：龙胜县普查队 450328130306019LY（IBK、GXMG、CMMI）
功效：全草，清热利湿。
功效来源：《全国中草药汇编》

**碎米荠** 白带草
*Cardamine hirsuta* L.
凭证标本：龙胜县普查队 450328140415003LY（IBK、GXMG）
功效：全草，清热利湿、安神、止血。
功效来源：《中华本草》

**水田碎米荠**
*Cardamine lyrata* Bunge
凭证标本：龙胜县普查队 450328140321004LY（IBK、GXMG）
功效：全草，清热解毒、去翳。
功效来源：《全国中草药汇编》

### 萝卜属 *Raphanus* L.

**萝卜** 莱菔子
*Raphanus sativus* L.
凭证标本：龙胜县普查队 450328130418009LY（IBK、GXMG）
功效：种子，消食除胀、降气化痰。全草，消食止渴、祛热解毒。根，行气消积、化痰、解渴、利水消肿、消食、下气、止血、利尿。
功效来源：《中国药典》（2020年版）

### 蔊菜属 *Rorippa* Scop.

**无瓣蔊菜** 蔊菜
*Rorippa dubia* (Pers.) H. Hara
凭证标本：龙胜县普查队 450328131119004LY（IBK、GXMG）
功效：全草，祛痰止咳、解表散寒、活血解毒、利湿退黄。
功效来源：《中华本草》

**蔊菜**
*Rorippa indica* (L.) Hiern
凭证标本：龙胜县普查队 450328130408069LY（IBK、GXMG、CMMI）
功效：全草，祛痰止咳、解表散寒、活血解毒、利湿退黄。
功效来源：《中华本草》

## 40. 堇菜科 Violaceae

### 堇菜属 *Viola* L.

**如意草**
*Viola arcuata* Blume
凭证标本：龙胜县普查队 450328140415021LY（IBK、GXMG、CMMI）
功效：全草，清热解毒、散瘀止血。
功效来源：《中华本草》

**戟叶堇菜**
*Viola betonicifolia* Sm.
凭证标本：龙胜县普查队 450328131120005LY（IBK、GXMG、CMMI）
功效：全草，清热解毒、祛瘀止痛、利湿。
功效来源：《药用植物辞典》

**深圆齿堇菜**
*Viola davidii* Franch.
凭证标本：龙胜县普查队 450328140321054LY（IBK、GXMG、CMMI）
功效：全草，清热解毒、散瘀消肿。
功效来源：《药用植物辞典》

**七星莲** 地白草
*Viola diffusa* Ging.
凭证标本：龙胜县普查队 450328130409052LY（IBK、GXMG、CMMI）
功效：全草，清热解毒、散瘀消肿。
功效来源：《中华本草》

**柔毛堇菜**
*Viola fargesii* H. Boissieu
凭证标本：龙胜县普查队 450328140320011LY（IBK、GXMG、CMMI）

功效：全草，清热解毒、散结、祛瘀生新。
功效来源：《药用植物辞典》

**紫花堇菜**
*Viola grypoceras* A. Gray
凭证标本：龙胜县普查队 450328140418053LY（IBK、GXMG、CMMI）
功效：全草，清热解毒、止血、化瘀消肿。
功效来源：《全国中草药汇编》

**长萼堇菜**
*Viola inconspicua* Blume
凭证标本：覃浩富等 70071（IBSC）
功效：全草，清热解毒、散瘀消肿。
功效来源：《药用植物辞典》

**紫花地丁**
*Viola philippica* Sasaki
凭证标本：龙胜县普查队 450328130306028LY（IBK、GXMG）
功效：全草，清热解毒、凉血消肿。
功效来源：《中国药典》（2020年版）

**三角叶堇菜**
*Viola triangulifolia* W. Becker
凭证标本：龙胜县普查队 450328130408021LY（IBK、GXMG、CMMI）
功效：全草，清热解毒、利湿。
功效来源：《药用植物辞典》

## 42. 远志科 Polygalaceae

### 远志属 *Polygala* L.

**华南远志** 大金不换
*Polygala chinensis* L.
凭证标本：龙胜县普查队 450328140811075LY（IBK、GXMG、CMMI）
功效：全草，祛痰、消积、散瘀、解毒。
功效来源：《广西壮族自治区壮药质量标准 第二卷》（2011年版）

**黄花倒水莲**
*Polygala fallax* Hemsl.
凭证标本：龙胜县普查队 450328130909022LY（IBK、GXMG、CMMI）
功效：根，补益、强壮、祛湿、散瘀。
功效来源：《广西壮族自治区瑶药材质量标准 第一卷》（2014年版）

**狭叶远志**
*Polygala hongkongensis* Hemsl. var. *stenophylla* (Hayata) Migo
凭证标本：覃浩富 70095（IBSC）
功效：全草，用于小儿疳积、咳嗽、肝炎。
功效来源：《广西中药资源名录》

**瓜子金**
*Polygala japonica* Houtt.
凭证标本：袁淑芬等 5267（IBSC）
功效：全草，镇咳、化痰、活血、止血、安神、解毒。
功效来源：《广西壮族自治区瑶药材质量标准 第一卷》（2014年版）

**曲江远志** 一包花
*Polygala koi* Merr.
凭证标本：龙胜县普查队 450328140321027LY（IBK、GXMG）
功效：全草，化痰止咳、活血调经。
功效来源：《中华本草》

**远志**
*Polygala tenuifolia* Willd.
凭证标本：龙胜县普查队 450328140514019LY（IBK、GXMG、CMMI）
功效：根，安神益智、交通心肾、祛痰、消肿。
功效来源：《中国药典》（2020年版）

### 齿果草属 *Salomonia* Lour.

**齿果草** 吹云草
*Salomonia cantoniensis* Lour.
凭证标本：龙胜县普查队 450328140811061LY（IBK、GXMG）
功效：全草，解毒消肿、散瘀止痛。
功效来源：《中华本草》

**椭圆叶齿果草** 金瓜草
*Salomonia ciliata* (L.) DC.
凭证标本：覃浩富等 71277（IBK）
功效：全草，解毒消肿。
功效来源：《中华本草》

## 45. 景天科 Crassulaceae

### 落地生根属 *Bryophyllum* Salisb.

**落地生根**
*Bryophyllum pinnatum* (L. f.) Oken
功效：根、全草，解毒消肿、活血止痛、拔毒。
功效来源：《中华本草》
注：民间常见栽培物种。

### 八宝属 *Hylotelephium* H. Ohba

**八宝**
*Hylotelephium erythrostictum* (Miq.) H. Ohba

凭证标本：405953（IBK）
功效：全草，清热解毒、散瘀消肿、止血。
功效来源：《药用植物辞典》

### 伽蓝菜属 *Kalanchoe* Adans.

**伽蓝菜**
*Kalanchoe ceratophylla* Haw.
功效：全草，清热解毒、消肿、散瘀止痛。
功效来源：《药用植物辞典》
注：民间常见栽培物种。

### 景天属 *Sedum* L.

**东南景天** 石上瓜子菜
*Sedum alfredii* Hance
凭证标本：龙胜县普查队 450328140512017LY（IBK、GXMG、CMMI）
功效：全草，清热凉血、消肿解毒。
功效来源：《中华本草》

**珠芽景天** 珠芽半枝
*Sedum bulbiferum* Makino
凭证标本：龙胜县普查队 450328140512015LY（IBK、GXMG、CMMI）
功效：全草，散寒、理气、止痛、截疟。
功效来源：《全国中草药汇编》

**凹叶景天** 马牙半支
*Sedum emarginatum* Migo
凭证标本：覃浩富等 70377（IBK）
功效：全草，清热解毒、凉血止血、利湿。
功效来源：《中华本草》

**佛甲草**
*Sedum lineare* Thunb.
凭证标本：龙胜县普查队 450328130417067LY（IBK、GXMG、CMMI）
功效：茎、叶，清热解毒、利湿、止血。
功效来源：《中华本草》

**大苞景天**
*Sedum oligospermum* Maire
凭证标本：覃浩富等 71222（IBSC）
功效：全草，活血散瘀、散寒理气、接骨、止痛。
功效来源：《药用植物辞典》

**垂盆草**
*Sedum sarmentosum* Bunge
凭证标本：覃浩富等 70091（WUK）
功效：全草，利湿退黄、清热解毒。
功效来源：《中国药典》（2020年版）

**火焰草**
*Sedum stellariifolium* Franch
凭证标本：龙胜县普查队 450328130409023LY（IBK、GXMG）
功效：全草，清热解毒、凉血止血。
功效来源：《中华本草》

## 47. 虎耳草科 Saxifragaceae

### 落新妇属 *Astilbe* Buch.-Ham. ex G. Don

**华南落新妇** 落新妇
*Astilbe grandis* Stapf ex E. H. Wilson
凭证标本：龙胜县普查队 450328130909023LY（IBK、GXMG、CMMI）
功效：全草，祛风、清热、止咳。
功效来源：《中药大辞典》

### 金腰属 *Chrysosplenium* L.

**肾萼金腰**
*Chrysosplenium delavayi* Franch.
凭证标本：龙胜县普查队 450328130409017LY（IBK、GXMG）
功效：全草，清热解毒、生肌。
功效来源：《中华本草》

**绵毛金腰**
*Chrysosplenium lanuginosum* Hook. f. et Thomson
凭证标本：龙胜县普查队 450328140418001LY（IBK、GXMG）
功效：全草，清热解毒、生肌收敛、活血通络。
功效来源：《中华本草》

**大叶金腰** 虎皮草
*Chrysosplenium macrophyllum* Oliv.
功效：全草，清热解毒、止咳、止带、收敛生肌。
功效来源：《中华本草》
注：《广西植物名录》有记载。

### 梅花草属 *Parnassia* L.

**大卫梅花草**
*Parnassia davidii* Franch.
凭证标本：袁淑芬等 5767（IBK）
功效：全草，利水通淋。
功效来源：《药用植物辞典》

**白耳菜**
*Parnassia foliosa* Hook. f. et Thomson
凭证标本：余少林等 700524（IBK）
功效：全草，清肺止咳、利水祛湿。
功效来源：《全国中草药汇编》

**龙胜梅花草**
*Parnassia longshengensis* T. C. Ku
凭证标本：龙胜县普查队 450328130306034LY（IBK）
功效：全草，主治淋浊、白带。
功效来源：《广西中药资源名录》

**鸡肫草**
*Parnassia wightiana* Wall. ex Wight et Arn.
功效：全草，清肺止咳、利水祛湿。
功效来源：《全国中草药汇编》
注：《广西植物名录》有记载。

### 虎耳草属 *Saxifraga* L.
**蒙自虎耳草** 大虎耳草
*Saxifraga mengtzeana* Engl. et Irmsch.
凭证标本：广福林区采集队 188（IBK）
功效：全草，清热解毒、活血止血。
功效来源：《中华本草》

**虎耳草**
*Saxifraga stolonifera* Curtis
凭证标本：龙胜县普查队 450328130408011LY（IBK、GXMG、CMMI）
功效：全草，疏风、清热、凉血解毒。
功效来源：《中华本草》

### 黄水枝属 *Tiarella* L.
**黄水枝**
*Tiarella polyphylla* D. Don
凭证标本：龙胜县普查队 450328140418037LY（IBK、GXMG、CMMI）
功效：全草，清热解毒、活血祛瘀、消肿止痛。
功效来源：《全国中草药汇编》

## 48. 茅膏菜科 Droseraceae
### 茅膏菜属 *Drosera* L.
**茅膏菜**
*Drosera peltata* Sm. ex Willd.
凭证标本：龙胜县普查队 450328140419043LY（IBK、GXMG、CMMI）
功效：全草，祛风活络、活血止痛。
功效来源：《全国中草药汇编》

## 53. 石竹科 Caryophyllaceae
### 无心菜属 *Arenaria* L.
**无心菜** 铃铃草
*Arenaria serpyllifolia* L.
凭证标本：龙胜县普查队 450328130408052LY（IBK、GXMG、CMMI）
功效：全草，止咳、清热明目。
功效来源：《全国中草药汇编》

### 卷耳属 *Cerastium* L.
**球序卷耳** 婆婆指甲菜
*Cerastium glomeratum* Thuill.
凭证标本：龙胜县普查队 450328140417033LY（IBK、GXMG）
功效：全草，清热、利湿、凉血解毒。
功效来源：《中华本草》

### 荷莲豆草属 *Drymaria* Willd. ex Schult.
**荷莲豆草** 荷莲豆菜
*Drymaria cordata* (L.) Willd. ex Schult.
凭证标本：龙胜县普查队 450328131126003LY（IBK、GXMG、CMMI）
功效：全草，清热解毒、利湿、消食化痰。
功效来源：《广西壮族自治区壮药质量标准 第二卷》（2011年版）

### 鹅肠菜属 *Myosoton* Moench
**鹅肠菜** 鹅肠草
*Myosoton aquaticum* (L.) Moench
凭证标本：龙胜县普查队 450328140415043LY（IBK、GXMG、CMMI）
功效：全草，清热解毒、散瘀消肿。
功效来源：《中华本草》

### 孩儿参属 *Pseudostellaria* Pax
**蔓孩儿参**
*Pseudostellaria davidii* (Franch.) Pax
凭证标本：覃浩富等 70053（WUK）
功效：全草，清热解毒。
功效来源：《药用植物辞典》

### 漆姑草属 *Sagina* L.
**漆姑草**
*Sagina japonica* (Sw.) Ohwi
凭证标本：龙胜县普查队 450328130408073LY（IBK、GXMG、CMMI）
功效：全草，凉血解毒、杀虫止痒。
功效来源：《中华本草》

### 繁缕属 *Stellaria* L.
**雀舌草** 天蓬草
*Stellaria alsine* Grimm
凭证标本：龙胜县普查队 450328130408071LY（IBK、GXMG、CMMI）
功效：全草，祛风散寒、续筋接骨、活血止痛、解毒。
功效来源：《全国中草药汇编》

**中国繁缕**
*Stellaria chinensis* Regel
凭证标本：龙胜县普查队 450328131107005LY（IBK、GXMG、CMMI）
功效：全草，清热解毒、活血止痛。
功效来源：《中华本草》

**繁缕**
*Stellaria media* (L.) Vill.
凭证标本：龙胜县普查队 450328130409049LY（IBK、GXMG、CMMI）
功效：全草，清热解毒、化瘀止痛、催乳。
功效来源：《全国中草药汇编》

**箐姑草** 接筋草
*Stellaria vestita* Kurz
凭证标本：龙胜县普查队 450328130416008LY（IBK、GXMG、CMMI）
功效：全草，利湿、活血止痛。
功效来源：《全国中草药汇编》

**巫山繁缕**
*Stellaria wushanensis* F. N. Williams
凭证标本：龙胜县普查队 450328130306024LY（IBK、GXMG、CMMI）
功效：全草，用于小儿疳积。
功效来源：《药用植物辞典》

## 54. 粟米草科 Molluginaceae

### 粟米草属 *Mollugo* L.

**粟米草**
*Mollugo stricta* L.
凭证标本：吕清华等 20405（IBK）
功效：全草，清热化湿、解毒消肿。
功效来源：《中华本草》

## 56. 马齿苋科 Portulacaceae

### 马齿苋属 *Portulaca* L.

**大花马齿苋** 午时花
*Portulaca grandiflora* Hook.
功效：全草，散瘀止痛、解毒消肿。
功效来源：《全国中草药汇编》
注：民间常见栽培物种。

**马齿苋**
*Portulaca oleracea* L.
凭证标本：袁淑芬等 5726（IBK）
功效：全草，清热解毒、凉血止痢、除湿通淋。
功效来源：《广西壮族自治区壮药质量标准 第二卷》（2011年版）

### 土人参属 *Talinum* Adans.

**土人参**
*Talinum paniculatum* (Jacq.) Gaertn.
凭证标本：龙胜县普查队 450328130417018LY（IBK、GXMG、CMMI）
功效：根，补气润肺、止咳、调经。
功效来源：《中华本草》

## 57. 蓼科 Polygonaceae

### 金线草属 *Antenoron* Raf.

**金线草**
*Antenoron filiforme* (Thunb.) Roberty et Vautier
凭证标本：龙胜县普查队 450328130903082LY（IBK、GXMG、CMMI）
功效：全草，凉血止血、清热利湿、散瘀止痛。
功效来源：《中华本草》

### 荞麦属 *Fagopyrum* Mill.

**金荞麦**
*Fagopyrum dibotrys* (D. Don) H. Hara
凭证标本：龙胜县普查队 450328130416002LY（IBK、GXMG、CMMI）
功效：根状茎，清热解毒、排脓祛瘀。
功效来源：《中国药典》（2020年版）

**荞麦**
*Fagopyrum esculentum* Moench
凭证标本：龙胜县普查队 450328131107012LY（IBK、GXMG、CMMI）
功效：茎、叶，降压、止血。种子，健胃、收敛。
功效来源：《全国中草药汇编》

**苦荞麦**
*Fagopyrum tataricum* (L.) Gaertn.
凭证标本：龙胜县普查队 450328130917022LY（IBK、GXMG）
功效：块根，理气止痛、健脾利湿。
功效来源：《全国中草药汇编》

### 何首乌属 *Fallopia* Adans.

**何首乌**
*Fallopia multiflora* (Thunb.) Haraldson
功效：块根，解毒、消痈、截疟、润肠通便。
功效来源：《中国药典》（2020年版）
注：本种在县域内普遍分布。

### 蓼属 *Polygonum* L.

**头花蓼** 石荞草
*Polygonum capitatum* Buch.-Ham. ex D. Don
凭证标本：龙胜县普查队 450328121127017LY（IBK、

GXMG）
功效：全草，清热利湿、活血止痛。
功效来源：《中华本草》

**火炭母**
*Polygonum chinense* L. var. *chinense*
凭证标本：龙胜县普查队 450328130903081LY（IBK、GXMG）
功效：全草，清热解毒、利湿止痒、明目退翳。
功效来源：《广西壮族自治区壮药质量标准 第一卷》（2008年版）

**硬毛火炭母** 火炭母
*Polygonum chinense* L. var. *hispidum* Hook. f.
凭证标本：龙胜县普查队 450328130416050LY（IBK、GXMG、CMMI）
功效：全草，清热解毒、利湿止痒、明目退翳。
功效来源：《广西壮族自治区瑶药材质量标准 第一卷》（2014年版）

**大箭叶蓼**
*Polygonum darrisii* H. Lév.
凭证标本：龙胜县普查队 450328130417032LY（IBK、GXMG）
功效：全草，清热解毒、祛风除湿。
功效来源：《药用植物辞典》

**长箭叶蓼**
*Polygonum hastatosagittatum* Makino
凭证标本：406963（IBK）
功效：全草，清热解毒、祛风除湿、活血止痛。
功效来源：《药用植物辞典》

**水蓼** 辣蓼
*Polygonum hydropiper* L.
凭证标本：龙胜县普查队 450328130416004LY（IBK、GXMG、CMMI）
功效：全草，除湿、化滞。
功效来源：《广西壮族自治区壮药质量标准 第二卷》（2011年版）

**长鬃蓼** 白辣蓼
*Polygonum longisetum* Bruijn
凭证标本：覃浩富等 70856（IBK）
功效：全草，解毒、除湿。
功效来源：《中华本草》

**小蓼花**
*Polygonum muricatum* Meissn.
凭证标本：龙胜县普查队 450328140826068LY（IBK、GXMG、CMMI）
功效：全草，清热解毒、祛风除湿、活血止痛。
功效来源：《药用植物辞典》

**尼泊尔蓼** 猫儿眼睛
*Polygonum nepalense* Meissn.
凭证标本：龙胜县普查队 450328121127021LY（IBK、GXMG、CMMI）
功效：全草，收敛固肠。
功效来源：《全国中草药汇编》

**红蓼** 水红花子
*Polygonum orientale* L.
凭证标本：钟树权 97（IBK）
功效：果实，散血消癥、消积止痛、利水消肿。
功效来源：《中国药典》（2020年版）

**扛板归** 杠板归
*Polygonum perfoliatum* L.
凭证标本：龙胜县普查队 450328130416059LY（IBK、GXMG）
功效：全草，清热解毒、利湿消肿、散瘀止血。
功效来源：《广西壮族自治区壮药质量标准 第一卷》（2008年版）

**习见蓼** 小萹蓄
*Polygonum plebeium* R. Br.
功效：全草，清热解毒、通淋利尿、化湿杀虫。
功效来源：《中华本草》
注：本种在县域内普遍分布。

**丛枝蓼**
*Polygonum posumbu* Buch.-Ham. ex D. Don
凭证标本：吕清华等 20047（IBK）
功效：全草，清热解毒、凉血止血、散瘀止痛、祛风利湿、杀虫止痒。
功效来源：《药用植物辞典》

**羽叶蓼**
*Polygonum runcinatum* Buch.-Ham. ex D. Don var. *runcinatum*
凭证标本：广福林区采集队 98（IBK）
功效：全草，用于腹泻、痢疾、乳痈、臁疮、跌打损伤、毒蛇咬伤。
功效来源：《广西中药资源名录》

**赤胫散**
*Polygonum runcinatum* Buch.-Ham. ex D. Don var. *sinense* Hemsl.
凭证标本：龙胜县普查队 450328130416054LY（IBK、GXMG、CMMI）
功效：全草，清热解毒、活血舒筋。
功效来源：《中华本草》

**戟叶扛板归** 大箭叶蓼
*Polygonum sagittifolium* Lév. et Vant.
凭证标本：李中提等 70911（IBSC）
功效：全草，外用治毒蛇咬伤、血管瘤。
功效来源：《广西中药资源名录》

**刺蓼**
*Polygonum senticosum* (Meisn.) Franch. et Sav.
凭证标本：花坪综合考察队 H0864（IBK）
功效：全草，解毒消肿、利湿止痒。
功效来源：《全国中草药汇编》

**戟叶蓼**
*Polygonum thunbergii* Sieb. et Zucc.
凭证标本：龙胜县普查队 450328131107007LY（IBK、GXMG、CMMI）
功效：全草，祛风、清热、活血止痛。
功效来源：《桂本草 第二卷》（上）

### 虎杖属 *Reynoutria* Houtt.
**虎杖**
*Reynoutria japonica* Houtt.
凭证标本：袁淑芬等 5739（IBK）
功效：根状茎、根，消痰、软坚散结、利水消肿。
功效来源：《中国药典》（2020年版）

### 酸模属 *Rumex* L.
**羊蹄**
*Rumex japonicus* Houtt.
凭证标本：龙胜县普查队 450328140418052LY（IBK）
功效：根、全草，清热解毒、止血、通便、杀虫。
功效来源：《全国中草药汇编》

**小果酸模**
*Rumex microcarpus* Campd.
凭证标本：龙胜县普查队 450328130417050LY（IBK、GXMG、CMMI）
功效：缓泻。
功效来源：《药用植物辞典》

**尼泊尔酸模** 牛耳大黄
*Rumex nepalensis* Spreng.
凭证标本：广福林区采集队 309（IBK）
功效：根、叶，清热解毒、凉血止血、通便、杀虫。
功效来源：《全国中草药汇编》

## 59. 商陆科 Phytolaccaceae
### 商陆属 *Phytolacca* L.
**商陆**
*Phytolacca acinosa* Roxb.
凭证标本：龙胜县普查队 450328130418050LY（IBK、GXMG、CMMI）
功效：根，逐水消肿、通便利尿。
功效来源：《中国药典》（2020年版）

**垂序商陆** 商陆
*Phytolacca americana* L.
功效：根，逐水消肿、通便利尿。
功效来源：《中国药典》（2020年版）
注：本种在县域内普遍分布。

## 61. 藜科 Chenopodiaceae
### 甜菜属 *Beta* L.
**厚皮菜** 莙荙子、莙荙菜
*Beta vulgaris* L. var. *cicla* L.
功效：果实，清热解毒、凉血止血。
功效来源：《中华本草》
注：民间常见栽培物种。

### 藜属 *Chenopodium* L.
**藜**
*Chenopodium album* L.
凭证标本：袁淑芬等 5975（IBK）
功效：全草，清热祛湿、解毒消肿、杀虫止痒。果实、种子，清热祛湿、杀虫止痒。
功效来源：《中华本草》

### 刺藜属 *Dysphania* Pax
**土荆芥**
*Dysphania ambrosioides* (L.) Mosyakin et Clemants
凭证标本：龙胜县普查队 450328131106017LY（IBK、GXMG）
功效：全草，杀虫、祛风、缓解痛经、止痛。
功效来源：《广西壮族自治区壮药质量标准 第三卷》（2018年版）

### 菠菜属 *Spinacia* L.
**菠菜**
*Spinacia oleracea* L.
功效：全草，滋阴平肝、止咳润肠。
功效来源：《全国中草药汇编》
注：民间常见栽培物种。

## 63. 苋科 Amaranthaceae
### 牛膝属 *Achyranthes* L.
**土牛膝** 倒扣草
*Achyranthes aspera* L.
凭证标本：龙胜县普查队 450328130903139LY（IBK、GXMG、CMMI）
功效：全草，解表清热、利湿。
功效来源：《广西壮族自治区壮药质量标准 第一

卷》（2008年版）

**牛膝**
*Achyranthes bidentata* Blume
凭证标本：龙胜县普查队 450328130903118LY（IBK、GXMG、CMMI）
功效：根，逐瘀通经、补肝肾、强筋骨、利尿通淋、引血下行。
功效来源：《中国药典》（2020年版）

**柳叶牛膝** 土牛膝
*Achyranthes longifolia* (Makino) Makino
凭证标本：龙胜县普查队 450328130903117LY（IBK、GXMG、CMMI）
功效：根、根状茎，活血化瘀、泻火解毒、利尿通淋。
功效来源：《中华本草》

### 莲子草属 *Alternanthera* Forssk.

**喜旱莲子草** 空心苋
*Alternanthera philoxeroides* (Mart.) Griseb.
功效：全草，清热利尿、凉血解毒。
功效来源：《广西壮族自治区壮药质量标准 第三卷》（2018年版）
注：本种在县域内普遍分布。

**莲子草** 节节花
*Alternanthera sessilis* (L.) R. Br. ex DC.
功效：全草，凉血散瘀、清热解毒、除湿通淋。
功效来源：《中华本草》
注：本种在县域内普遍分布。

### 苋属 *Amaranthus* L.

**苋**
*Amaranthus tricolor* L.
凭证标本：覃浩富等 71181（IBK）
功效：茎、叶，清肝明目、通便利尿。
功效来源：《中华本草》

### 青葙属 *Celosia* L.

**青葙** 青箱子
*Celosia argentea* L.
凭证标本：龙胜县普查队 450328121127018LY（IBK、GXMG）
功效：成熟种子，清虚热、除骨蒸、解暑热、截疟、退黄。
功效来源：《中国药典》（2020年版）

**鸡冠花**
*Celosia cristata* L.
凭证标本：覃浩富等 71023（IBK）
功效：花序，收敛止血、止带、止痢。
功效来源：《中国药典》（2020年版）

### 千日红属 *Gomphrena* L.

**千日红**
*Gomphrena globosa* L.
功效：花序，止咳平喘、平肝明目。
功效来源：《全国中草药汇编》
注：民间常见栽培物种。

## 64. 落葵科 Basellaceae

### 落葵薯属 *Anredera* Juss.

**落葵薯** 藤三七
*Anredera cordifolia* (Ten.) Steenis
功效：瘤块状珠芽，补肾强腰、散瘀消肿。
功效来源：《中华本草》
注：本种在县域内普遍分布。

### 落葵属 *Basella* L.

**落葵**
*Basella alba* L.
凭证标本：覃浩富等 71028（IBK）
功效：叶、全草，滑肠通便、清热利湿、凉血解毒、活血。
功效来源：《中华本草》

## 65. 亚麻科 Linaceae

### 亚麻属 *Linum* L.

**亚麻** 亚麻子
*Linum usitatissimum* L.
功效：种子，润肠通便、养血祛风。
功效来源：《全国中草药汇编》
注：民间常见栽培物种。

## 67. 牻牛儿苗科 Geraniaceae

### 老鹳草属 *Geranium* L.

**野老鹳草** 老鹳草
*Geranium carolinianum* L.
凭证标本：龙胜县普查队 450328130416061LY（IBK、GXMG、CMMI）
功效：地上部分，祛风湿、通经络、止泻利。
功效来源：《中国药典》（2020年版）

**鼠掌老鹳草** 老鹳草
*Geranium sibiricum* L.
凭证标本：龙胜县普查队 450328130903009LY（IBK、GXMG、CMMI）
功效：全草，祛风通络、活血、清热利湿。
功效来源：《中华本草》

**天竺葵属** *Pelargonium* L' Her.

**天竺葵** 石蜡红

*Pelargonium hortorum* L. H. Bailey

功效：花，清热消炎。

功效来源：《全国中草药汇编》

注：民间常见栽培物种。

## 69. 酢浆草科 Oxalidaceae

### 酢浆草属 *Oxalis* L.

**酢浆草**

*Oxalis corniculata* L.

凭证标本：龙胜县普查队 450328140415029LY（IBK、GXMG、CMMI）

功效：全草，清热利湿、消肿解毒。

功效来源：《广西壮族自治区壮药质量标准 第二卷》（2011年版）

**红花酢浆草** 铜锤草

*Oxalis corymbosa* DC.

凭证标本：龙胜县普查队 450328140416022LY（IBK、GXMG、CMMI）

功效：全草，散瘀消肿、清热利湿、解毒。

功效来源：《中华本草》

**山酢浆草** 麦穗七

*Oxalis griffithii* Edgeworth et Hook. f.

凭证标本：龙胜组 6-0044（GXMI）

功效：根、全草，清热解毒、消肿止痛。

功效来源：《全国中草药汇编》

## 70. 金莲花科 Tropaeolaceae

### 旱金莲属 *Tropaeolum* L.

**旱金莲** 旱莲花

*Tropaeolum majus* L.

功效：全草，清热解毒、凉血止血。

功效来源：《中华本草》

注：民间常见栽培物种。

## 71. 凤仙花科 Balsaminaceae

### 凤仙花属 *Impatiens* L.

**凤仙花**

*Impatiens balsamina* L.

凭证标本：龙胜县普查队 450328130911014LY（IBK、GXMG、CMMI）

功效：花，祛风除湿、活血止痛、解毒、杀虫。

功效来源：《中华本草》

**睫毛萼凤仙花**

*Impatiens blepharosepala* Pritz. ex Diels

凭证标本：李中提 600155（IBSC）

功效：根，用于贫血、外伤出血。

功效来源：《药用植物辞典》

**水金凤**

*Impatiens noli-tangere* L.

凭证标本：覃浩富 70974（IBSC）

功效：根、全草，活血调经、舒筋活络。

功效来源：《药用植物辞典》

**黄金凤**

*Impatiens siculifer* Hook. f.

凭证标本：龙胜县普查队 450328130408054LY（IBK、GXMG）

功效：根、全草、种子，祛瘀消肿、清热解毒、祛风、活血止痛。

功效来源：《药用植物辞典》

## 72. 千屈菜科 Lythraceae

### 紫薇属 *Lagerstroemia* L.

**紫薇**

*Lagerstroemia indica* L.

凭证标本：陈秀香等 43104（GXMI）

功效：根、树皮，活血、止血、解毒、消肿。

功效来源：《全国中草药汇编》

### 节节菜属 *Rotala* L.

**节节菜** 水马齿苋

*Rotala indica* (Willd.) Koehne

凭证标本：龙胜县普查队 450328130416006LY（IBK、GXMG、CMMI）

功效：全草，清热解毒、止泻。

功效来源：《中华本草》

**圆叶节节菜** 水苋菜

*Rotala rotundifolia* (Buch.-Ham. ex Roxb.) Koehne

凭证标本：龙胜县普查队 450328140417026LY（IBK、GXMG、CMMI）

功效：全草，清热利湿、解毒。

功效来源：《全国中草药汇编》

## 75. 安石榴科 Punicaceae

### 石榴属 *Punica* L.

**石榴** 石榴皮

*Punica granatum* L.

凭证标本：覃浩富 70957（IBSC）

功效：果皮，涩肠止泻、止血、驱虫。

功效来源：《中国药典》（2020年版）

## 77. 柳叶菜科 Onagraceae

### 露珠草属 *Circaea* L.

**露珠草** 牛泷草
*Circaea cordata* Royle
功效：全草，清热解毒、生肌。
功效来源：《中华本草》
注：《广西植物名录》有记载。

**南方露珠草**
*Circaea mollis* Sieb. et Zucc.
凭证标本：龙胜县普查队 450328130909025LY（IBK、GXMG）
功效：全草、根，祛风除湿、活血消肿、清热解毒。
功效来源：《中华本草》

### 柳叶菜属 *Epilobium* L.

**毛脉柳叶菜**
*Epilobium amurense* Hausskn. subsp. *amurense*
凭证标本：H1321（IBK）
功效：全草，收敛止血、止痢。
功效来源：《药用植物辞典》

**光滑柳叶菜**
*Epilobium amurense* Hausskn. subsp. *cephalostigma* (Hausskn.) C. J. Chen
凭证标本：龙胜县普查队 450328140826031LY（IBK）
功效：根，理气、活血、止血。
功效来源：《药用植物辞典》

**柳叶菜**
*Epilobium hirsutum* L.
凭证标本：袁淑芬等 5514（IBK）
功效：花，清热消炎、调经止带、止痛。根，理气活血、止血。根、带根全草，主治骨折、跌打损伤、疔疮痈肿、外伤出血。
功效来源：《全国中草药汇编》

**长籽柳叶菜** 针筒线
*Epilobium pyrricholophum* Franch. et Savat.
凭证标本：覃浩富等 70908（IBK）
功效：全草，活血、调经、止痢。种毛，止血。
功效来源：《全国中草药汇编》

### 丁香蓼属 *Ludwigia* L.

**水龙** 过塘蛇
*Ludwigia adscendens* (L.) Hara
功效：全草，清热解毒、利尿消肿。
功效来源：《广西中药材标准 第一册》
注：本种在县域内普遍分布。

**毛草龙**
*Ludwigia octovalvis* (Jacq.) P. H. Raven
功效：全草，清热利湿、解毒消肿。
功效来源：《中华本草》
注：本种在县域内普遍分布。

## 78. 小二仙草科 Haloragaceae

### 小二仙草属 *Gonocarpus* Thunb.

**小二仙草**
*Gonocarpus micrantha* Thunb.
凭证标本：龙胜县普查队 450328140419029LY（IBK、GXMG、CMMI）
功效：全草，止咳平喘、清热利湿、调经活血。
功效来源：《中华本草》

## 81. 瑞香科 Thymelaeaceae

### 瑞香属 *Daphne* L.

**毛瑞香** 铁牛皮
*Daphne kiusiana* var. *atrocaulis* (Rehder) F. Maek.
凭证标本：龙胜县普查队 450328140322018LY（IBK、GXMG、CMMI）
功效：全株，祛风除湿、调经止痛、解毒。
功效来源：《广西壮族自治区瑶药材质量标准 第一卷》（2014年版）

**瑞香**
*Daphne odora* Thunb.
凭证标本：袁淑芬等 5115（IBSC）
功效：根、茎、花、叶，祛风除湿、活血、止血、清利头目、止痛。
功效来源：《药用植物辞典》

**白瑞香** 软皮树
*Daphne papyracea* Wall. ex Steud.
凭证标本：李中提等 600094（IBK）
功效：根皮、茎皮、全株，祛风止痛、活血调经。
功效来源：《中华本草》

### 结香属 *Edgeworthia* Meisn.

**结香** 黄瑞香
*Edgeworthia chrysantha* Lindl.
凭证标本：龙胜县普查队 450328131114007LY（IBK、GXMG、CMMI）
功效：全株，舒筋络、益肝肾。
功效来源：《广西壮族自治区瑶药材质量标准 第一卷》（2014年版）

### 荛花属 *Wikstroemia* Endl.

**了哥王**
*Wikstroemia indica* (L.) C. A. Mey.
功效：茎、叶，消热解毒、化痰散结、消肿止痛。
功效来源：《广西壮族自治区壮药质量标准 第一卷》（2008年版）

注：本种在县域内普遍分布。

**北江荛花**
*Wikstroemia monnula* Hance
凭证标本：黄德爱 60053（IBK）
功效：根，散结散瘀、清热消肿、通经逐水。
功效来源：《药用植物辞典》

## 83. 紫茉莉科 Nyctaginaceae

### 叶子花属 *Bougainvillea* Comm. ex Juss.

**光叶子花** 紫三角
*Bougainvillea glabra* Choisy
功效：花，调和气血。
功效来源：《全国中草药汇编》
注：民间常见栽培物种。

### 紫茉莉属 *Mirabilis* L.

**紫茉莉**
*Mirabilis jalapa* L.
凭证标本：覃浩富等 71084（IBSC）
功效：叶、果实，清热解毒、祛风渗湿、活血。
功效来源：《中华本草》

## 84. 山龙眼科 Proteaceae

### 山龙眼属 *Helicia* Lour.

**网脉山龙眼**
*Helicia reticulata* W. T. Wang
凭证标本：龙胜县普查队 450328130910027LY（IBK、GXMG、CMMI）
功效：枝、叶，止血。
功效来源：《中华本草》

## 87. 马桑科 Coriariaceae

### 马桑属 *Coriaria* L.

**马桑**
*Coriaria nepalensis* Wall.
凭证标本：袁淑芬 5261（IBSC）
功效：根、叶，祛风除湿、消热解毒。
功效来源：《中华本草》

## 88. 海桐花科 Pittosporaceae

### 海桐花属 *Pittosporum* Banks ex Sol.

**短萼海桐**
*Pittosporum brevicalyx* (Oliv.) Gagnep.
凭证标本：韦裕宗等 20374（IBK）
功效：全株、茎皮、叶、果实，祛风、消肿解毒、镇咳祛痰、平喘、消炎止痛。根皮，活血调经、化瘀生新。
功效来源：《药用植物辞典》

**光叶海桐**
*Pittosporum glabratum* Lindl. var. *glabratum*
凭证标本：韦裕宗等 20358（IBK）
功效：叶，消肿解毒、止血。根、根皮，祛风除湿、活血通络、止咳涩精。种子，清热利咽、止泻。
功效来源：《中华本草》

**狭叶海桐** 金刚口摆
*Pittosporum glabratum* Lindl. var. *neriifolium* Rehder et E. H. Wilson
凭证标本：龙胜县专业队 6030123（GXMI）
功效：果实、全株，清热利湿。
功效来源：《中华本草》

**海金子** 海桐树
*Pittosporum illicioides* Makino
凭证标本：龙胜县普查队 450328130419045LY（IBK、GXMG）
功效：根、种子，祛风活络、散瘀止痛。
功效来源：《全国中草药汇编》

**少花海桐** 海金子
*Pittosporum pauciflorum* Hook. et Arn.
凭证标本：龙胜县普查队 450328121127023LY（IBK、GXMG）
功效：茎、枝，祛风活络、散寒止痛、镇静。
功效来源：《广西壮族自治区瑶药材质量标准 第一卷》（2014年版）

**海桐** 海桐花
*Pittosporum tobira* (Thunb.) W. T. Aiton
凭证标本：龙胜县普查队 450328130409046LY（IBK、GXMG、CMMI）
功效：枝、叶，杀虫、外用煎水洗疥疮。
功效来源：《全国中草药汇编》

## 93. 大风子科 Flacourtiaceae

### 山桐子属 *Idesia* Maxim.

**山桐子**
*Idesia polycarpa* Maxim.
凭证标本：龙胜县普查队 450328140811046LY（IBK、GXMG、CMMI）
功效：叶，清热凉血、散瘀消肿。种子油，杀虫。
功效来源：《药用植物辞典》

### 柞木属 *Xylosma* G. Forst.

**南岭柞木**
*Xylosma controversa* Clos
凭证标本：覃浩富等 70809（IBK）
功效：根、叶，清热、凉血、散瘀消肿、止痛、止血、接骨、催生、利窍。

功效来源：《药用植物辞典》

## 94. 天料木科 Samydaceae

### 脚骨脆属 *Casearia* Jacq.

**球花脚骨脆**

*Casearia glomerata* Roxb.

凭证标本：龙胜县普查队 450328130417006LY（IBK、GXMG）

功效：根，用于风湿骨痛、跌打损伤。树皮，用于腹痛、泻痢。

功效来源：《药用植物辞典》

## 98. 柽柳科 Tamaricaceae

### 柽柳属 *Tamarix* L.

**柽柳** 西河柳

*Tamarix chinensis* Lour.

凭证标本：万煜、陈秀香 43101（GXMI）

功效：细嫩枝叶，发表透修、祛风除湿。

功效来源：《中国药典》（2020年版）

## 101. 西番莲科 Passifloraceae

### 西番莲属 *Passiflora* L.

**广东西番莲**

*Passiflora kwangtungensis* Merr.

凭证标本：覃浩富等 70609（IBK）

功效：根，用于痈疮肿毒、跌打肿痛。地上部分，用于咳嗽、小便不利。

功效来源：《广西中药资源名录》

## 103. 葫芦科 Cucurbitaceae

### 冬瓜属 *Benincasa* Savi

**冬瓜** 冬瓜皮

*Benincasa hispida* (Thunb.) Cogn.

功效：果皮，利尿消肿。

功效来源：《中国药典》（2020年版）

注：民间常见栽培物种。

### 西瓜属 *Citrullus* Schrad.

**西瓜** 西瓜霜

*Citrullus lanatus* (Thunb.) Matsum. et Nakai

功效：果实、果皮，清热泻火、消肿止痛。

功效来源：《中国药典》（2020年版）

注：民间常见栽培物种。

### 黄瓜属 *Cucumis* L.

**甜瓜** 甜瓜子

*Cucumis melo* L. var. *melo*

功效：种子，清肺、润肠、化瘀、排脓、疗伤止痛。

功效来源：《中国药典》（2020年版）

注：民间常见栽培物种。

**菜瓜**

*Cucumis melo* L. var. *conomon* (Thunb.) Makino

功效：果实，除烦热、生津液、利尿。果实腌制品，健胃和中、生津止渴。

功效来源：《中华本草》

注：民间常见栽培物种。

**黄瓜**

*Cucumis sativus* L.

功效：黄瓜，清热利尿。黄瓜藤，消炎、祛痰、镇痉。黄瓜秧，降血压。黄瓜霜，清热消肿、治扁桃体炎。

功效来源：《全国中草药汇编》

注：民间常见栽培物种。

### 南瓜属 *Cucurbita* L.

**南瓜** 南瓜干

*Cucurbita moschata* (Duch. ex Lam.) Duch. ex Poir.

功效：成熟果实，补中益气、消炎止痛、解毒杀虫。

功效来源：《广西中药材标准 第一册》

注：民间常见栽培物种。

**西葫芦** 桃南瓜

*Cucurbita pepo* L.

功效：果实，平喘、宁嗽。

功效来源：《全国中草药汇编》

注：民间常见栽培物种。

### 绞股蓝属 *Gynostemma* Blume

**绞股蓝**

*Gynostemma pentaphyllum* (Thunb.) Makino

凭证标本：龙胜县普查队 450328130903003LY（IBK、GXMG）

功效：全草，清热解毒、止咳祛痰、益气养阴、延缓衰老。

功效来源：《广西壮族自治区壮药质量标准 第三卷》（2018年版）

### 雪胆属 *Hemsleya* Cogn. ex F. B. Forbes et Hemsl.

**翼蛇莲**

*Hemsleya dipterygia* Kuang et A. M. Lu

功效：全草，用于炎症发热、喉痛、胃痛、腹痛、跌打损伤、疮疖。

功效来源：《广西中药资源名录》

注：《广西植物名录》有记载。

### 葫芦属 *Lagenaria* Ser.

**葫芦**

*Lagenaria siceraria* (Molina) Standl.

功效：果皮、种子，利尿、消肿、散结。

功效来源：《全国中草药汇编》

注：民间常见栽培物种。

## 丝瓜属 *Luffa* Mill.

**广东丝瓜** 丝瓜络

*Luffa acutangula* (L.) Roxb.

功效：果实的维管束，通络、活血、祛风。

功效来源：《广西中药材标准 第一册》

注：民间常见栽培物种。

**丝瓜** 丝瓜络

*Luffa cylindrica* Roem.

功效：果实的维管束，祛风、通络、活血、下乳。

功效来源：《中国药典》（2020年版）

注：民间常见栽培物种。

## 苦瓜属 *Momordica* L.

**苦瓜** 苦瓜干

*Momordica charantia* L.

功效：果实，清暑涤热、明目、解毒。

功效来源：《广西壮族自治区壮药质量标准 第二卷》（2011年版）

注：民间常见栽培物种。

## 佛手瓜属 *Sechium* P. Browne

**佛手瓜**

*Sechium edule* (Jacq.) Sw.

功效：叶，清热消肿。

功效来源：《药用植物辞典》

注：民间常见栽培物种。

## 罗汉果属 *Siraitia* Merr.

**罗汉果**

*Siraitia grosvenorii* (Swingle) C. Jeffrey ex A. M. Lu et Z. Y. Zhang

凭证标本：龙胜县普查队 450328130917024LY（IBK、GXMG、CMMI）

功效：果实，清热润肺、利咽开音、滑肠通便。

功效来源：《中国药典》（2020年版）

## 茅瓜属 *Solena* Lour.

**茅瓜**

*Solena amplexicaulis* (Lam.) Gandhi

凭证标本：龙胜县普查队 450328130912019LY（IBK、GXMG、CMMI）

功效：块根、叶，清热解毒、化瘀散结、化痰利湿。

功效来源：《中华本草》

## 赤瓟属 *Thladiantha* Bunge

**齿叶赤瓟**

*Thladiantha dentata* Cogn.

凭证标本：黄德爱 60339（IBK）

功效：块根、果实，消炎、解毒。

功效来源：《药用植物辞典》

**球果赤瓟**

*Thladiantha globicarpa* A. M. Lu et Z. Y. Zhang

功效：全草，用于深部脓肿、各种化脓性感染、骨髓炎。

功效来源：《广西中药资源名录》

注：《广西植物名录》有记载。

**南赤瓟**

*Thladiantha nudiflora* Hemsl. ex Forbes et Hemsl.

凭证标本：袁淑芬 5716（IBK）

功效：根，清热、利胆、通便、通乳、消肿、解毒、排脓。果实，理气、活血、祛痰利湿。

功效来源：《药用植物辞典》

## 栝楼属 *Trichosanthes* L.

**王瓜**

*Trichosanthes cucumeroides* (Ser.) Maxim.

凭证标本：龙胜县普查队 450328130910068LY（IBK、GXMG、CMMI）

功效：种子、果实，清热利湿、凉血止血。

功效来源：《中华本草》

**裂苞栝楼**

*Trichosanthes fissibracteata* C. Y. Wu ex C. Y. Cheng et C. H. Yueh

凭证标本：李中提 70988（IBSC）

功效：种子，用于燥咳痰黏、肠燥便秘。

功效来源：《广西中药资源名录》

**长萼栝楼**

*Trichosanthes laceribractea* Hayata

凭证标本：龙胜县普查队 450328130903007LY（IBK、GXMG）

功效：果实，润肺、化痰、散结、滑肠。种子，润肺、化痰、滑肠。

功效来源：《药用植物辞典》

**全缘栝楼** 实葫芦根

*Trichosanthes ovigera* Blume

功效：根，散瘀消肿、清热解毒。

功效来源：《中华本草》

注：《广西植物名录》有记载。

**趾叶栝楼** 石蟾蜍

*Trichosanthes pedata* Merr. et Chun

凭证标本：龙胜组 6-0013（GXMI）

功效：带根全草，清热解毒。

功效来源：《中华本草》

**薄叶栝楼**

*Trichosanthes wallichiana* (Ser.) Wight

凭证标本：覃浩富等 70988（IBK）

功效：果实、根、果实，润肺、化痰、散结、滑肠。根，生津止渴、降火、润燥、排脓、消肿。
功效来源：《药用植物辞典》

### 马瓟儿属 *Zehneria* Endl.

**马瓟儿** 马交儿
*Zehneria japonica* (Thunb.) H.Y. Liu
凭证标本：龙胜县普查队 450328121130009LY（IBK、GXMG）
功效：根、叶，清热解毒、消肿散结。
功效来源：《全国中草药汇编》

**钮子瓜**
*Zehneria bodinieri* (H. Lév.) W.J.de Wilde et Duyfjes
凭证标本：龙胜县普查队 450328130909088LY（IBK、GXMG）
功效：全草、根，清热解毒、通淋。
功效来源：《中华本草》

## 104. 秋海棠科 Begoniaceae

### 秋海棠属 *Begonia* L.

**紫背天葵** 红天葵
*Begonia fimbristipula* Hance
凭证标本：龙胜县普查队 450328130408077LY（IBK、GXMG）
功效：块茎、全草，清热凉血、散瘀消肿、止咳化痰。
功效来源：《广西中药材标准 第一册》

**秋海棠**
*Begonia grandis* Dryand. var. *grandis*
凭证标本：李光照等 H21（IBK）
功效：块根、果实，活血化瘀、止血清热。茎、叶，清热、消肿。花，活血化瘀、清热解毒。全草，健胃行血、消肿、驱虫。
功效来源：《药用植物辞典》

**中华秋海棠**
*Begonia grandis* Dryand. var. *sinensis* (A. DC.) Irmsch.
凭证标本：李中提等 70905（IBSC）
功效：块茎，活血散瘀、清热、止痛、止血。
功效来源：《药用植物辞典》

**独牛**
*Begonia henryi* Hemsl.
功效：块茎，解毒、散瘀、止血。
功效来源：《全国中草药汇编》
注：《广西中药资源名录》有记载。

**粗喙秋海棠** 大半边莲
*Begonia longifolia* Blume
功效：根状茎，清热解毒、消肿止痛。
功效来源：《广西壮族自治区壮药质量标准 第二卷》（2011年版）
注：本种在县域内普遍分布。

**裂叶秋海棠** 红孩儿
*Begonia palmata* D. Don var. *palmata*
凭证标本：陈永昌 01295（IBK）
功效：全草，清热解毒、化瘀消肿。
功效来源：《广西壮族自治区壮药质量标准 第二卷》（2011年版）

**红孩儿**
*Begonia palmata* D. Don var. *bowringiana* (Champion ex Bentham) Golding et Kareg.
功效：根状茎，清热解毒、凉血润肺。
功效来源：《药用植物辞典》
注：《广西中药资源名录》有记载。

## 107. 仙人掌科 Cactaceae

### 昙花属 *Epiphyllum* Haw.

**昙花**
*Epiphyllum oxypetalum* (DC.) Haw.
功效：花，清肺止咳、凉血止血、养心安神。茎，清热解毒。
功效来源：《中华本草》
注：民间常见栽培物种。

### 量天尺属 *Hylocereus* (A. Berger) Britton et Rose

**量天尺**
*Hylocereus undatus* (Haw.) Britton et Rose
功效：茎，舒筋活络、解毒消肿。
功效来源：《中华本草》
注：民间常见栽培物种。

### 仙人掌属 *Opuntia* Mill.

**仙人掌**
*Opuntia stricta* (Haw.) Haw. var. *dillenii* (Ker-Gawl.) L. D. Benson
功效：地上部分，行气活血、清热解毒。
功效来源：《广西壮族自治区壮药质量标准 第二卷》（2011年版）
注：民间常见栽培物种。

## 108. 山茶科 Theaceae

### 杨桐属 *Adinandra* Jack

**川杨桐**
*Adinandra bockiana* E. Pritz. ex Diels var. *bockiana*
凭证标本：龙胜县普查队 450328140813049LY（IBK、GXMG）
功效：叶，消炎、止血。

功效来源：《药用植物辞典》

**尖萼川杨桐** 尖叶川黄瑞木

*Adinandra bockiana* E. Pritz. ex Diels var. *acutifolia* (Hand.-Mazz.) Kobuski

凭证标本：龙胜县普查队 450328140826017LY（IBK、GXMG、CMMI）

功效：全株，祛风解表、行气止痛。

功效来源：《中华本草》

**杨桐**

*Adinandra millettii* (Hook. et Arn.) Benth. et Hook. f. ex Hance

凭证标本：龙胜县普查队 450328130903086LY（IBK、GXMG、CMMI）

功效：根、嫩叶，凉血止血、消肿解毒。

功效来源：《药用植物辞典》

**亮叶杨桐**

*Adinandra nitida* Merr. ex H. L. Li

凭证标本：龙胜县普查队 450328130917019LY（IBK、GXMG、CMMI）

功效：叶，消炎、退热、降压、止血。民间当茶饮。

功效来源：《药用植物辞典》

## 山茶属 *Camellia* L.

**长尾毛蕊茶**

*Camellia caudata* Wall.

凭证标本：龙胜县普查队 450328140320007LY（IBK、GXMG、CMMI）

功效：茎、叶、花，活血止血、祛腐生新。

功效来源：《药用植物辞典》

**心叶毛蕊茶**

*Camellia cordifolia* (F. P. Metcalf) Nakai

凭证标本：龙胜县普查队 450328121129007LY（IBK、GXMG、CMMI）

功效：根、花，收敛、凉血、止血。

功效来源：《药用植物辞典》

**连蕊茶** 尖连蕊茶

*Camellia cuspidata* (Kochs) Wright

凭证标本：龙胜县普查队 450328140826032LY（IBK、GXMG）

功效：根，健脾消食、补虚。

功效来源：《中华本草》

**柃叶连蕊茶**

*Camellia euryoides* Lindl.

凭证标本：龙胜县普查队 450328131108002LY（IBK、GXMG、CMMI）

功效：根、花，收敛、凉血、止血。

功效来源：《药用植物辞典》

**山茶** 山茶花

*Camellia japonica* L.

功效：根、花，收敛凉血、止血。

功效来源：《全国中草药汇编》

注：民间常见栽培物种。

**油茶**

*Camellia oleifera* Abel

凭证标本：龙胜县普查队 450328140515013LY（IBK、GXMG、CMMI）

功效：根、茶子饼，清热解毒、活血散瘀、止痛。

功效来源：《全国中草药汇编》

**西南红山茶** 西南山茶

*Camellia pitardii* Cohen-Stuart

凭证标本：广福林区采集队 117（IBK）

功效：花、叶、根，消炎、止痢、调经。

功效来源：《全国中草药汇编》

**川鄂连蕊茶**

*Camellia rosthorniana* Hand.-Mazz.

凭证标本：覃浩富等 71057（IBSC）

功效：根，理气止痛、活血化瘀。

功效来源：《药用植物辞典》

**茶梅**

*Camellia sasanqua* Thunb.

凭证标本：吕清华 2187（IBK）

功效：种子油，用作茶油代用品。

功效来源：《药用植物辞典》

**茶** 茶叶

*Camellia sinensis* (L.) O. Kuntze var. *sinensis*

凭证标本：龙胜县普查队 450328131106015LY（IBK、GXMG、CMMI）

功效：嫩叶、嫩芽，清头目、除烦渴、消食化痰、利尿止泻。

功效来源：《广西壮族自治区壮药质量标准 第三卷》（2018年版）

**白毛茶**

*Camellia sinensis* (L.) O. Kuntze var. *pubilimba* H. T. Chang

功效：根，主治崩漏。

功效来源：《广西中药资源名录》

注：《广西中药资源名录》有记载。

## 红淡比属 *Cleyera* Thunb.

**红淡比**

*Cleyera japonica* Thunb.

凭证标本：陈照宙 51062（KUN）
功效：花，凉血、止血、消肿。
功效来源：《药用植物辞典》

## 柃木属 *Eurya* Thunb.

**尖萼毛柃**
*Eurya acutisepala* Hu et L. K. Ling
凭证标本：李中提等 600110（IBSC）
功效：叶、果实，祛风除湿、活血祛瘀。
功效来源：《药用植物辞典》

**翅柃**
*Eurya alata* Kobuski
凭证标本：龙胜县普查队 450328130408050LY（IBK、GXMG、CMMI）
功效：根皮，理气活血、消瘀止痛、枝叶、清热消肿。
功效来源：《药用植物辞典》

**短柱柃**
*Eurya brevistyla* Kobuski
凭证标本：龙胜县普查队 450328140321062LY（IBK、GXMG）
功效：叶，用于烧烫伤。
功效来源：《药用植物辞典》

**米碎花**
*Eurya chinensis* R. Br.
凭证标本：龙胜县普查队 450328140416018LY（IBK、GXMG）
功效：根、全株，清热解毒、除湿敛疮。
功效来源：《全国中草药汇编》

**微毛柃**
*Eurya hebeclados* Ling
凭证标本：龙胜县普查队 450328131121017LY（IBK、GXMG、CMMI）
功效：根、茎、果实、枝叶，截症、祛风、消肿、止血、解毒。
功效来源：《药用植物辞典》

**凹脉柃** 苦白蜡
*Eurya impressinervis* Kobuski
凭证标本：龙胜县普查队 450328130903056LY（IBK、GXMG、CMMI）
功效：叶、果实，祛风、消肿、止血。
功效来源：《中华本草》

**细枝柃**
*Eurya loquaiana* Dunn
凭证标本：龙胜县普查队 450328130419048LY（IBK、GXMG、CMMI）
功效：茎、叶，祛风通络、活血止痛。
功效来源：《中华本草》

**细齿叶柃**
*Eurya nitida* Korth.
凭证标本：龙胜县普查队 450328140320005LY（IBK、GXMG、CMMI）
功效：全株，祛风除湿、解毒敛疮、止血。
功效来源：《中华本草》

**金叶柃** 野茶子
*Eurya obtusifolia* H. T. Chang var. *aurea* (H. Lév.) T. L. Ming
凭证标本：广福林区采集队 653（IBK）
功效：果实，清热目渴、利尿、提神。
功效来源：《中华本草》

**窄叶柃**
*Eurya stenophylla* Merr.
凭证标本：龙胜县普查队 450328130903096LY（IBK、GXMG、CMMI）
功效：根、枝、叶，清热、补虚。
功效来源：《药用植物辞典》

**四角柃**
*Eurya tetragonoclada* Merr. et Chun
凭证标本：龙胜县普查队 450328130909103LY（IBK、GXMG）
功效：根，消肿止痛。
功效来源：《药用植物辞典》

**单耳柃**
*Eurya weissiae* Chun
凭证标本：龙胜县普查队 450328131127002LY（IBK、GXMG、CMMI）
功效：茎、叶，清热解毒、消肿。
功效来源：《药用植物辞典》

## 木荷属 *Schima* Reinw. ex Blume

**银木荷** 银木荷皮
*Schima argentea* E. Pritz.
凭证标本：吕清华等 20252（IBK）
功效：茎皮、根皮，清热止痢、驱虫。
功效来源：《中华本草》

**木荷** 木荷叶
*Schima superba* Gardner et Champ.
凭证标本：龙胜县普查队 450328121130011LY（IBK、GXMG、CMMI）
功效：叶，解毒疗疮。
功效来源：《中华本草》

### 厚皮香属 *Ternstroemia* Mutis ex L. f.

**厚皮香**

*Ternstroemia gymnanthera* (Wight et Arn.) Bedd.

凭证标本：龙胜县普查队 450328130917004LY（IBK、GXMG、CMMI）

功效：叶、花、果实，清热解毒、消痈肿。

功效来源：《药用植物辞典》

**厚叶厚皮香**

*Ternstroemia kwangtungensis* Merr.

凭证标本：吕清华等 20006（IBK）

功效：清热解毒、散瘀消肿。

功效来源：《药用植物辞典》

**尖萼厚皮香**

*Ternstroemia luteoflora* L. K. Ling

凭证标本：吕清华等 20016（IBK）

功效：根、叶，清热解毒、舒筋活络、消肿止痛、止泻。

功效来源：《药用植物辞典》

## 112. 猕猴桃科 Actinidiaceae

### 猕猴桃属 *Actinidia* Lindl.

**软枣猕猴桃**

*Actinidia arguta* (Sieb. et Zucc.) Planch. ex Miq.

凭证标本：广福林区采集队 703（IBK）

功效：根、叶，清热、健胃、利湿。果实，止咳、解烦热、下石淋。

功效来源：《药用植物辞典》

**异色猕猴桃**

*Actinidia callosa* Lindl. var. *discolor* C. F. Liang

凭证标本：龙胜县普查队 450328131129002LY（IBK、GXMG、CMMI）

功效：根皮，清热、消肿。

功效来源：《药用植物辞典》

**京梨猕猴桃** 水梨藤

*Actinidia callosa* Lindl. var. *henryi* Maxim.

功效：根皮，清热消肿、利湿止痛。

功效来源：《中华本草》

注：《广西植物名录》有记载。

**中华猕猴桃**

*Actinidia chinensis* Planch.

凭证标本：龙胜县普查队 450328130408040LY（IBK、GXMG、CMMI）

功效：枝叶、藤、藤中的汁液、果实，清热解毒、散瘀、止血。

功效来源：《中华本草》

**金花猕猴桃**

*Actinidia chrysantha* C. F. Liang

凭证标本：龙胜县普查队 450328140811041LY（IBK、GXMG、CMMI）

功效：根，清热利湿。

功效来源：《药用植物辞典》

**柱果猕猴桃**

*Actinidia cylindrica* C. F. Liang

凭证标本：龙胜县普查队 450328140420005LY（IBK、GXMG、CMMI）

功效：根皮、叶、果实，清热生津、消肿解毒。

功效来源：《药用植物辞典》

**毛花猕猴桃** 毛冬瓜

*Actinidia eriantha* Benth.

凭证标本：龙胜县普查队 450328131122012LY（IBK、GXMG）

功效：根、根皮、叶，抗癌、解毒消肿、清热利湿。

功效来源：《全国中草药汇编》

**条叶猕猴桃**

*Actinidia fortunatii* Finet et Gagnep.

凭证标本：龙胜县普查队 450328130909048LY（IBK、GXMG）

功效：根，用于跌打损伤。

功效来源：《药用植物辞典》

**黄毛猕猴桃**

*Actinidia fulvicoma* Hance var. *fulvicoma*

凭证标本：龙胜县普查队 450328140812028LY（IBK、GXMG、CMMI）

功效：根、叶、果实，清热止渴、除烦下气、和中利尿。

功效来源：《药用植物辞典》

**糙毛猕猴桃**

*Actinidia fulvicoma* Hance var. *hirsuta* Finet et Gagnep.

凭证标本：龙胜县普查队 450328130408032LY（IBK、GXMG）

功效：根，消积、消疮。果实，滋补强壮。

功效来源：《药用植物辞典》

**蒙自猕猴桃**

*Actinidia henryi* Dunn

凭证标本：龙胜县普查队 450328130903074LY（IBK、GXMG）

功效：茎，用于口腔炎。

功效来源：《广西中药资源名录》

**阔叶猕猴桃** 多花猕猴桃

*Actinidia latifolia* (Gardn. et Champ.) Merr.

凭证标本：龙胜县普查队 450328130903035LY（IBK、GXMG）

功效：茎、叶，清热解毒、消肿止痛、除湿。

功效来源：《中华本草》

**美丽猕猴桃**

*Actinidia melliana* Hand.-Mazz.

凭证标本：吕清华等 20152（IBK）

功效：根，止血、消炎、祛风除湿、解毒、接骨。

功效来源：《药用植物辞典》

## 118. 桃金娘科 Myrtaceae

### 桃金娘属 *Rhodomyrtus* (DC.) Rchb.

**桃金娘**

*Rhodomyrtus tomentosa* (Aiton) Hassk.

功效：果实，补血滋养、涩肠固精。根，理气止痛、利湿止泻、化瘀止血、益肾养血。

功效来源：《广西壮族自治区壮药质量标准 第一卷》（2008年版）

注：本种在县域内普遍分布。

### 蒲桃属 *Syzygium* R. Br. ex Gaertn.

**华南蒲桃**

*Syzygium austrosinense* (Merr. et L. M. Perry) H. T. Chang et R. H. Miao

凭证标本：刘兰芳等 5287（IBK）

功效：全株，收敛、涩肠止泻。

功效来源：《药用植物辞典》

**赤楠**

*Syzygium buxifolium* Hook. et Arn.

凭证标本：龙胜县普查队 450328130913052LY（IBK、GXMG）

功效：根、根皮，健脾利湿、平喘、散瘀消肿。叶，清热解毒。

功效来源：《中华本草》

## 120. 野牡丹科 Melastomataceae

### 棱果花属 *Barthea* Hook. f.

**棱果花**

*Barthea barthei* (Hance ex Benth.) Krasser

凭证标本：广福林区采集队 695（IBK）

功效：根、叶，止痛。

功效来源：《药用植物辞典》

### 柏拉木属 *Blastus* Lour.

**匙萼柏拉木**

*Blastus cavaleriei* H. Lév. et Vaniot

凭证标本：龙胜县普查队 450328140813018LY（IBK、GXMG、CMMI）

功效：叶，用于白带多。

功效来源：《广西中药资源名录》

**柏拉木** 山崩砂

*Blastus cochinchinensis* Lour.

凭证标本：龙胜县普查队 450328131127018LY（IBK、GXMG、CMMI）

功效：根，收敛止血、消肿解毒。

功效来源：《全国中草药汇编》

**金花树**

*Blastus dunnianus* H. Lév.

凭证标本：龙胜县普查队 450328130910067LY（IBK、GXMG、CMMI）

功效：全株，祛风湿、止血。

功效来源：《药用植物辞典》

### 野海棠属 *Bredia* Blume

**叶底红**

*Bredia fordii* (Hance) Diels

凭证标本：龙胜县普查队 450328140812062LY（IBK、GXMG、CMMI）

功效：全株，养血调经。

功效来源：《中华本草》

**短柄野海棠**

*Bredia sessilifolia* H. L. Li

凭证标本：龙胜组 6-0053（GXMI）

功效：根，止咳。

功效来源：《药用植物辞典》

### 异药花属 *Fordiophyton* Stapf

**肥肉草**

*Fordiophyton fordii* (Oliv.) Krasser

凭证标本：龙胜县普查队 450328130903107LY（IBK、GXMG、CMMI）

功效：全草，清热利湿、凉血消肿。

功效来源：《中华本草》

### 野牡丹属 *Melastoma* L.

**地菍**

*Melastoma dodecandrum* Lour.

凭证标本：龙胜县普查队 450328130416025LY（IBK、GXMG、CMMI）

功效：全株，清热解毒、活血止血。

功效来源：《广西壮族自治区壮药质量标准 第三卷》（2018年版）

**野牡丹**

*Melastoma malabathricum* L.

凭证标本：龙胜县普查队 450328130913032LY（IBK、

GXMG、CMMI）

功效：根、茎，收敛止血、消食、清热解毒。

功效来源：《广西壮族自治区瑶药材质量标准 第一卷》（2014年版）

### 金锦香属 *Osbeckia* L.

**金锦香** 天香炉

*Osbeckia chinensis* L.

凭证标本：龙胜县普查队 450328131126005LY（IBK、CMMI）

功效：全草、根，化痰利湿、祛瘀、止血、解毒消肿。

功效来源：《中华本草》

**假朝天罐** 朝天罐

*Osbeckia crinita* Benth.

凭证标本：吕清华等 20051（IBK）

功效：根、果，清热利湿、止咳、调经。

功效来源：《全国中草药汇编》

**朝天罐**

*Osbeckia opipara* C. Y. Wu et C. Chen

凭证标本：龙胜县普查队 450328130908008LY（IBK、GXMG）

功效：根、枝叶，止血、解毒。

功效来源：《广西壮族自治区壮药质量标准 第三卷》（2018年版）

### 锦香草属 *Phyllagathis* Blume

**锦香草**

*Phyllagathis cavaleriei* (H. Lév. et Vaniot) Guillaum.

凭证标本：龙胜县普查队 450328140515002LY（IBK、GXMG）

功效：全草，清热凉血、利湿。

功效来源：《中华本草》

**短毛熊巴掌**

*Phyllagathis cavaleriei* (H. Lév. et Vaniot) Guillaumin var. *tankahkeei* (Merr.) C. Y. Wu ex C. Chen

凭证标本：龙胜县普查队 450328130909073LY（IBK、GXMG）

功效：全株，清热解毒、利湿消肿、清凉、滋补。

功效来源：《药用植物辞典》

### 肉穗草属 *Sarcopyramis* Wall.

**楮头红**

*Sarcopyramis nepalensis* Wall.

凭证标本：龙胜县普查队 450328130417042LY（IBK、GXMG、CMMI）

功效：全草，清肺热、祛肝火。

功效来源：《药用植物辞典》

## 121. 使君子科 Combretaceae

### 风车子属 *Combretum* Loefl.

**风车子** 华风车子

*Combretum alfredii* Hance

凭证标本：李中提等 600203（IBK）

功效：根，清热、利胆。叶，驱虫。

功效来源：《全国中草药汇编》

### 使君子属 *Quisqualis* L.

**使君子**

*Quisqualis indica* L.

凭证标本：潘定义等 6030180（IBK）

功效：成熟果实，杀虫消积。

功效来源：《中国药典》（2020年版）

## 123. 金丝桃科 Hypericaceae

### 金丝桃属 *Hypericum* L.

**赶山鞭**

*Hypericum attenuatum* Fisch. ex Choisy

凭证标本：广福林区采集队 614（IBK）

功效：全草，止血、镇痛、通乳。

功效来源：《全国中草药汇编》

**挺茎遍地金** 遍地金

*Hypericum elodeoides* Choisy

凭证标本：龙胜县普查队 450328130903015LY（IBK、GXMG）

功效：全草，清热解毒、通经活血。

功效来源：《全国中草药汇编》

**扬子小连翘**

*Hypericum faberi* R. Keller

凭证标本：龙胜县普查队 450328140826078LY（IBK、GXMG、CMMI）

功效：全株，凉血止血、消肿止痛。

功效来源：《药用植物辞典》

**地耳草**

*Hypericum japonicum* Thunb.

凭证标本：龙胜县普查队 450328130416016LY（IBK、GXMG、CMMI）

功效：全草，清利湿热、散瘀消肿。

功效来源：《广西壮族自治区壮药质量标准 第二卷》（2011年版）

**元宝草**

*Hypericum sampsonii* Hance

凭证标本：龙胜县普查队 450328140512012LY（IBK、GXMG、CMMI）

功效：全草，凉血止血、清热解毒、活血调经、祛风通络。

功效来源：《中华本草》

**密腺小连翘**
*Hypericum seniawinii* Maxim.
凭证标本：龙胜县普查队 450328130910031LY（IBK、GXMG）
功效：全草，收敛止血、镇痛、调经、消肿解毒。
功效来源：《药用植物辞典》

## 126. 藤黄科 Guttiferae

### 藤黄属 *Garcinia* L.

**木竹子**
*Garcinia multiflora* Champ. ex Benth.
凭证标本：龙胜县普查队 450328130913043LY（IBK、GXMG、CMMI）
功效：树皮、果实，清热解毒、收敛生肌。
功效来源：《中华本草》

**岭南山竹子** 山竹子叶
*Garcinia oblongifolia* Champ. ex Benth
凭证标本：龙胜县普查队 450328130419005LY（IBK、GXMG）
功效：叶，消炎止痛、收敛生肌。果实，清热、生津。
功效来源：《广西中药材标准 第一册》

## 128. 椴树科 Tiliaceae

### 田麻属 *Corchoropsis* Sieb. et Zucc.

**田麻**
*Corchoropsis crenata* Sieb. et Zucc.
凭证标本：吕清华等 20442（IBK）
功效：全草，平肝利湿、解毒、止血。
功效来源：《全国中草药汇编》

### 黄麻属 *Corchorus* L.

**甜麻** 野黄麻
*Corchorus aestuans* L.
功效：全草，清热利湿、消肿拔毒。
功效来源：《全国中草药汇编》
注：本种在县域内普遍分布。

### 椴树属 *Tilia* L.

**椴树**
*Tilia tuan* Szyszyl.
凭证标本：李中提 70886（IBSC）
功效：根，祛风活血、镇痛。
功效来源：《药用植物辞典》

### 刺蒴麻属 *Triumfetta* L.

**单毛刺蒴麻**
*Triumfetta annua* L.
凭证标本：5741（IBK）
功效：叶，解毒、止血。根，祛风、活血、镇痛。
功效来源：《药用植物辞典》

**长勾刺蒴麻** 金纳香
*Triumfetta pilosa* Roth
凭证标本：龙胜县普查队 450328130911008LY（IBK、GXMG、CMMI）
功效：根、叶，活血行气、散瘀消肿。
功效来源：《中华本草》

## 128a. 杜英科 Elaeocarpaceae

### 杜英属 *Elaeocarpus* L.

**中华杜英** 高山望
*Elaeocarpus chinensis* (Gardn. et Champ.) Hook. f. ex Benth.
凭证标本：陈永昌 01230（IBK）
功效：根，散瘀、消肿。
功效来源：《中华本草》

**山杜英**
*Elaeocarpus sylvestris* (Lour.) Poir.
凭证标本：龙胜县普查队 450328140812041LY（IBK、GXMG、CMMI）
功效：根皮，散瘀、消肿。
功效来源：《药用植物辞典》

### 猴欢喜属 *Sloanea* L.

**薄果猴欢喜**
*Sloanea leptocarpa* Diels
凭证标本：广福林区采集队 882（KUN）
功效：根，消肿止痛、祛风除湿。
功效来源：《药用植物辞典》

**猴欢喜**
*Sloanea sinensis* (Hance) Hemsl.
凭证标本：龙胜县普查队 450328130903095LY（IBK、GXMG、CMMI）
功效：根，健脾和胃、祛风、益肾、壮腰。
功效来源：《药用植物辞典》

## 130. 梧桐科 Sterculiaceae

### 梧桐属 *Firmiana* Marsili

**梧桐**
*Firmiana simplex* (L.) W. Wight
凭证标本：覃浩富等 71120（IBK）
功效：根、树皮、花、种子，祛风除湿、调经止血、解毒疗疮。
功效来源：《中华本草》

### 马松子属 *Melochia* L.

**马松子** 木达地黄

*Melochia corchorifolia* L.

凭证标本：覃浩富等 71111（IBK）

功效：茎、叶，清热利湿。

功效来源：《全国中草药汇编》

## 132. 锦葵科 Malvaceae

### 秋葵属 *Abelmoschus* Medik.

**黄蜀葵**

*Abelmoschus manihot* (L.) Medik.

凭证标本：李中提等 600172（KUN）

功效：根、茎、茎皮、叶、花、种子，利水、通经、解毒。

功效来源：《中华本草》

**黄葵**

*Abelmoschus moschatus* (L.) Medik.

凭证标本：H0670（IBK）

功效：根、叶、花，清热利湿、拔毒排脓。

功效来源：《全国中草药汇编》

### 苘麻属 *Abutilon* Mill.

**金铃花**

*Abutilon pictum* (Gillies ex Hooker) Walp.

功效：花，清热解毒、活血。叶，活血。

功效来源：《药用植物辞典》

注：民间常见栽培物种。

### 蜀葵属 *Alcea* L.

**蜀葵**

*Alcea rosea* L.

功效：种子，利尿通淋、解毒排脓、润肠。花，和血止血、解毒散结。根，清热利湿、凉血止血、解毒排脓。

功效来源：《中华本草》

注：民间常见栽培物种。

### 棉属 *Gossypium* L.

**陆地棉** 棉花根

*Gossypium hirsutum* L.

功效：根，补气、止咳、平喘。种子，温肾、通乳、活血、止血。

功效来源：《全国中草药汇编》

注：民间常见栽培物种。

### 木槿属 *Hibiscus* L.

**美丽芙蓉**

*Hibiscus indicus* (Burm. f.) Hochr.

凭证标本：龙胜县专业队 6030146（GXMI）

功效：根、叶，消痈解毒、消食散积、通淋、止血。

功效来源：《药用植物辞典》

**木芙蓉** 芙蓉叶

*Hibiscus mutabilis* L.

凭证标本：龙胜县普查队 450328130417073LY（IBK、GXMG、CMMI）

功效：叶，清肺凉血、解毒、消肿排脓。

功效来源：《广西壮族自治区壮药质量标准 第一卷》（2008年版）

**木槿** 木槿花

*Hibiscus syriacus* L.

凭证标本：李光照 62804（IBK）

功效：花，清湿热、凉血。

功效来源：《广西壮族自治区壮药质量标准 第一卷》（2008年版）

### 锦葵属 *Malva* L.

**野葵** 冬葵根

*Malva verticillata* L.

功效：根，清热利水、解毒。种子，利水通淋、滑肠通便、下乳。

功效来源：《中华本草》

注：民间常见栽培物种。

### 梵天花属 *Urena* L.

**地桃花**

*Urena lobata* L.

凭证标本：龙胜县普查队 450328130417012LY（IBK、GXMG、CMMI）

功效：根、全草，祛风利湿、消热解毒、活血消肿。

功效来源：《广西壮族自治区壮药质量标准 第一卷》（2008年版）

**梵天花**

*Urena procumbens* L.

凭证标本：龙胜县普查队 450328130909108LY（IBK、GXMG、CMMI）

功效：全草，祛风利湿、消热解毒。

功效来源：《中华本草》

## 135. 古柯科 Erythroxylaceae

### 古柯属 *Erythroxylum* P. Browne

**东方古柯**

*Erythroxylum sinense* C. Y. Wu

凭证标本：覃浩富等 70008（IBSC）

功效：叶，提神、局部麻醉。根，用于腹痛。

功效来源：《药用植物辞典》

## 136. 大戟科 Euphorbiaceae

### 铁苋菜属 *Acalypha* L.

**铁苋菜** 铁苋

*Acalypha australis* L.

凭证标本：龙胜县普查队 450328140811023LY（IBK、GXMG、CMMI）

功效：地上部分，清热解毒、利湿、收敛止血。

功效来源：《广西壮族自治区壮药质量标准 第二卷》（2011年版）

### 山麻杆属 *Alchornea* Sw.

**红背山麻杆** 红背娘

*Alchornea trewioides* (Benth.) Müll. Arg.

凭证标本：龙胜县普查队 450328130409071LY（IBK、GXMG）

功效：全株，清热解毒、杀虫止痒。

功效来源：《广西壮族自治区壮药质量标准 第三卷》（2018年版）

**绿背山麻杆**

*Alchornea trewioides* (Benth.) Müll. Arg. var. *sinica* (Benth.) Müll. Arg.

凭证标本：龙胜县普查队 450328140813040LY（IBK、GXMG、CMMI）

功效：根，用于肾炎水肿。枝叶，用于外伤出血、疮疡肿毒。

功效来源：《广西中药资源名录》

### 五月茶属 *Antidesma* L.

**日本五月茶**

*Antidesma japonicum* Sieb. et Zucc.

凭证标本：龙胜县普查队 450328130418030LY（IBK、GXMG）

功效：全株，祛风湿。叶、根，止泻、生津。

功效来源：《药用植物辞典》

### 秋枫属 *Bischofia* Blume

**秋枫**

*Bischofia javanica* Blume

凭证标本：龙胜县普查队 450328131121008LY（IBK、GXMG）

功效：根、树皮、叶，行气活血、消肿解毒。

功效来源：《全国中草药汇编》

### 黑面神属 *Breynia* J. R. Forst. et G. Forst.

**小叶黑面神** 小叶黑面叶

*Breynia vitisidaea* (Burm.) C. E. C. Fisch.

凭证标本：梁畴华 32879（GXMI）

功效：根、叶，清热解毒、止血止痛。

功效来源：《全国中草药汇编》

### 巴豆属 *Croton* L.

**毛果巴豆** 小叶双眼龙

*Croton lachnocarpus* Benth.

凭证标本：龙胜县普查队 450328130418026LY（IBK、GXMG、CMMI）

功效：根、叶，散寒除湿、祛风活血。

功效来源：《中华本草》

**巴豆**

*Croton tiglium* L.

凭证标本：龙胜县普查队 450328140420025LY（IBK、GXMG）

功效：种子，泻下祛积、逐水消肿。根，温中散寒、祛风活络。叶，外用治冻疮，并可杀孑孓、蝇蛆。

功效来源：《中国药典》（2020年版）

### 大戟属 *Euphorbia* L.

**猩猩草**

*Euphorbia cyathophora* Murray

功效：全草，调经、止血、止咳、接骨、消肿。

功效来源：《药用植物辞典》

注：民间常见栽培物种。

**飞扬草**

*Euphorbia hirta* L.

凭证标本：龙胜县普查队 450328131121009LY（IBK、GXMG）

功效：全草，清热解毒、止痒利湿、通乳。

功效来源：《中国药典》（2020年版）

**通奶草**

*Euphorbia hypericifolia* L.

凭证标本：龙胜县普查队 450328140811011LY（IBK、GXMG、CMMI）

功效：全草，清热解毒、散血止血、利水、健脾通奶。茎、叶，解热。

功效来源：《药用植物辞典》

**续随子** 千金子

*Euphorbia lathyris* L.

凭证标本：广福林区采集队 757（IBK）

功效：种子，泻下逐水、破血消癥。

功效来源：《中国药典》（2020年版）

**铁海棠**

*Euphorbia milii Des* Moul.

功效：花，止血。茎、叶，拔毒消肿。

功效来源：《全国中草药汇编》

注：民间常见栽培物种。

**大戟** 京大戟
*Euphorbia pekinensis* Rupr.
功效：根，泻水逐饮、消肿散结。
功效来源：《中国药典》（2020年版）
注：《广西植物名录》有记载。

**一品红** 猩猩木
*Euphorbia pulcherrima* Willd. ex Klotzsch
功效：全株，调经止血、接骨消肿。
功效来源：《全国中草药汇编》
注：民间常见栽培物种。

**千根草** 小飞扬草
*Euphorbia thymifolia* L.
凭证标本：龙胜县普查队 450328140811039LY（IBK、GXMG、CMMI）
功效：全草，清热利湿、收敛止痒。
功效来源：《全国中草药汇编》

### 白饭树属 *Flueggea* Willd.

**白饭树**
*Flueggea virosa* (Roxb. ex Willd.) Voigt
功效：全株，清热解毒、消肿止痛、止痒止血。
功效来源：《广西壮族自治区壮药质量标准 第三卷》（2018年版）
注：本种在县域内普遍分布。

### 算盘子属 *Glochidion* J. R. Forst. et G. Forst.

**毛果算盘子**
*Glochidion eriocarpum* Champ. ex Benth.
功效：地上部分，清热利湿、散瘀消肿、解毒止痒。
功效来源：《广西壮族自治区壮药质量标准 第一卷》（2008年版）
注：本种在县域内普遍分布。

**算盘子**
*Glochidion puberum* (L.) Hutch.
凭证标本：龙胜县普查队 450328130417062LY（IBK、GXMG、CMMI）
功效：全株，清热利湿、解毒消肿。
功效来源：《广西壮族自治区壮药质量标准 第三卷》（2018年版）

**湖北算盘子**
*Glochidion wilsonii* Hutch.
凭证标本：龙胜县普查队 450328130903085LY（IBK）
功效：果实，清热利湿。
功效来源：《药用植物辞典》

### 野桐属 *Mallotus* Lour.

**白背叶**
*Mallotus apelta* (Lour.) Müll. Arg.
凭证标本：龙胜县普查队 450328130908021LY（IBK、GXMG）
功效：根、叶，柔肝活血、健脾化湿、收敛固脱。
功效来源：《广西壮族自治区壮药质量标准 第一卷》（2008年版）

**毛桐**
*Mallotus barbatus* (Wall.) Müll. Arg.
凭证标本：广福林区调查队 629（IBSC）
功效：根，清热利尿。
功效来源：《广西壮族自治区壮药质量标准 第三卷》（2018年版）

**野梧桐**
*Mallotus japonicus* (L. f.) Müll. Arg.
凭证标本：广福林区采集队 206（IBK）
功效：树皮、根、叶，清热解毒、收敛止血。
功效来源：《中华本草》

**尼泊尔野桐** 山桐子
*Mallotus nepalensis* Müll. Arg.
功效：根、皮，生新解毒。
功效来源：《全国中草药汇编》
注：《广西植物名录》有记载。

**茸毛野桐**
*Mallotus oreophilus* Müll. Arg.
功效：根、叶，用于血尿。
功效来源：《广西中药资源名录》
注：《广西植物名录》有记载。

**粗糠柴** 铁面将军
*Mallotus philippinensis* (Lam.) Müll. Arg.
凭证标本：龙胜县普查队 450328140417040LY（IBK、GXMG）
功效：根，清热利湿。
功效来源：《广西壮族自治区壮药质量标准 第一卷》（2008年版）

**石岩枫** 杠香藤
*Mallotus repandus* (Willd.) Müll. Arg.
凭证标本：龙胜县普查队 450328130417015LY（IBK、GXMG、CMMI）
功效：根、茎、叶，祛风除湿、活血通络、解毒消肿、驱虫止痒。
功效来源：《中华本草》

**野桐**
*Mallotus tenuifolius* Pax
凭证标本：广福林区调查队 206（IBSC）
功效：根皮，收敛止血、散瘀止痛、解毒生新。
功效来源：《药用植物辞典》

### 木薯属 *Manihot* Mill.

**木薯**

*Manihot esculenta* Crantz

功效：叶、根，解毒消肿。

功效来源：《中华本草》

注：民间常见栽培物种。

### 山靛属 *Mercurialis* L.

**山靛**

*Mercurialis leiocarpa* Sieb. et Zucc.

凭证标本：龙胜县普查队 450328130409025LY（IBK、GXMG、CMMI）

功效：收载于《英汉医学词汇》《和汉药》。

功效来源：《药用植物辞典》

### 叶下珠属 *Phyllanthus* L.

**叶下珠**

*Phyllanthus urinaria* L.

凭证标本：龙胜县普查队 450328130910006LY（IBK、GXMG、CMMI）

功效：全草，平肝清热、利水解毒。

功效来源：《广西壮族自治区壮药质量标准 第二卷》（2011年版）

**黄珠子草**

*Phyllanthus virgatus* G. Forst.

凭证标本：龙胜县普查队 450328130911041LY（IBK、GXMG）

功效：全草，健脾消积、利尿通淋、清热解毒。

功效来源：《中华本草》

### 蓖麻属 *Ricinus* L.

**蓖麻** 蓖麻子

*Ricinus communis* L.

凭证标本：龙胜县普查队 450328131121007LY（IBK、GXMG、CMMI）

功效：成熟种子，消肿拔毒、泻下通滞。

功效来源：《中国药典》（2020年版）

### 乌桕属 *Sapium* Jacq.

**山乌桕**

*Sapium discolor* (Champ. ex Benth.) Müll. Arg.

凭证标本：龙胜县普查队 450328131107004LY（IBK、GXMG、CMMI）

功效：根皮、树皮、叶，泻下逐水、消肿散瘀。

功效来源：《全国中草药汇编》

**乌桕** 乌桕根

*Sapium sebiferum* (L.) Roxb.

凭证标本：龙胜县普查队 450328131126002LY（IBK、GXMG、CMMI）

功效：根，泻下逐水、消肿散结、解蛇虫毒。

功效来源：《广西壮族自治区壮药质量标准 第二卷》（2011年版）

### 油桐属 *Vernicia* Lour.

**油桐**

*Vernicia fordii* (Hemsl.) Airy Shaw

凭证标本：龙胜县普查队 450328130408010LY（IBK、GXMG）

功效：根、叶、花、果实、种子所榨出的油，下气消积、利水化痰、驱虫。

功效来源：《中华本草》

**木油桐**

*Vernicia montana* Lour.

凭证标本：龙胜县普查队 450328130417016LY（IBK、GXMG、CMMI）

功效：根、叶、果实，杀虫止痒、拔毒生肌。

功效来源：《药用植物辞典》

## 136a. 虎皮楠科 Daphniphyllaceae

### 虎皮楠属 *Daphniphyllum* Blume

**牛耳枫**

*Daphniphyllum calycinum* Benth.

凭证标本：龙胜县普查队 450328140513026LY（IBK、GXMG、CMMI）

功效：全株，清热解毒、活血化瘀。

功效来源：《广西壮族自治区壮药质量标准 第一卷》（2008年版）

**交让木**

*Daphniphyllum macropodum* Miq.

凭证标本：龙胜县普查队 450328130910039LY（IBK、GXMG、CMMI）

功效：种子、叶，消肿拔毒、杀虫。

功效来源：《全国中草药汇编》

**虎皮楠**

*Daphniphyllum oldhamii* (Hemsl.) Rosenthal

凭证标本：龙胜县普查队 450328121130001LY（IBK、GXMG、CMMI）

功效：根、叶，清热解毒、活血散瘀。

功效来源：《中华本草》

## 139a. 鼠刺科 Escalloniaceae

### 鼠刺属 *Itea* L.

**鼠刺**

*Itea chinensis* Hook. et Arn.

凭证标本：龙胜县普查队 450328130408026LY（IBK、GXMG、CMMI）

功效：根、叶，活血、消肿、止痛。根、花，滋补强壮。

功效来源：《药用植物辞典》

**厚叶鼠刺**

*Itea coriacea* Y. C. Wu

凭证标本：袁淑芬等 5225（IBK）

功效：叶，用于刀伤出血。

功效来源：《药用植物辞典》

**腺鼠刺**

*Itea glutinosa* Hand.-Mazz.

凭证标本：广福林区采集队 164（IBK）

功效：根、花，续筋接骨、强壮滋补、润肺止咳。

功效来源：《药用植物辞典》

**毛脉鼠刺**

*Itea indochinensis* Merr. var. *pubinervia* (H. T. Chang) C. Y. Wu

功效：叶，止血、消肿。

功效来源：《药用植物辞典》

注：《广西植物名录》有记载。

## 142. 绣球花科 Hydrangeaceae

### 草绣球属 *Cardiandra* Sieb. et Zucc.

**草绣球**

*Cardiandra moellendorffi* (Hance) Migo

凭证标本：李中提 70987（IBK）

功效：根状茎，祛瘀消肿。

功效来源：《中华本草》

### 溲疏属 *Deutzia* Thunb.

**四川溲疏**

*Deutzia setchuenensis* Franch.

凭证标本：龙胜县普查队 450328130409015LY（IBK、GXMG、CMMI）

功效：枝叶，用于小儿疳积、风湿骨痛、毒蛇咬伤。果实，用于膀胱炎。

功效来源：《广西中药资源名录》

### 常山属 *Dichroa* Lour.

**常山**

*Dichroa febrifuga* Lour.

凭证标本：龙胜县普查队 450328130307039LY（IBK、GXMG、CMMI）

功效：根，涌吐痰涎、截疟。

功效来源：《中国药典》（2020年版）

### 绣球属 *Hydrangea* L.

**冠盖绣球**

*Hydrangea anomala* D. Don

凭证标本：广福林区采集队 136（IBK）

功效：叶，清热、抗疟。根，祛痰、截疟、解毒、活血散瘀。

功效来源：《药用植物辞典》

**马桑绣球**

*Hydrangea aspera* D. Don

凭证标本：龙胜组 6-2501（GXMI）

功效：根，消食积、健脾利湿、清热解毒、消暑止渴。树皮、枝，接筋骨、利湿截疟。

功效来源：《药用植物辞典》

**西南绣球**

*Hydrangea davidii* Franch.

凭证标本：余少林等 700457（IBK）

功效：根、叶、茎髓，退疹通淋、驱邪截疟。

功效来源：《药用植物辞典》

**粤西绣球**

*Hydrangea kwangsiensis* Hu

凭证标本：龙胜县普查队 450328140523014LY（IBK、GXMG、CMMI）

功效：根、叶，用于跌打损伤、刀伤出血。

功效来源：《药用植物辞典》

**临桂绣球**

*Hydrangea linkweiensis* Chun

凭证标本：龙胜县普查队 450328130408066LY（IBK）

功效：根、叶，祛风、解热、止痛、止咳、接骨、截疟。

功效来源：《药用植物辞典》

**圆锥绣球** 土常山

*Hydrangea paniculata* Sieb.

凭证标本：龙胜县普查队 450328130910013LY（IBK、GXMG、CMMI）

功效：根，截疟退热、消积和中。

功效来源：《全国中草药汇编》

**粗枝绣球**

*Hydrangea robusta* Hook. f. et Thomson

凭证标本：广福林区采集队 494（IBK）

功效：叶，清热抗疟。

功效来源：《药用植物辞典》

**蜡莲绣球** 土常山

*Hydrangea strigosa* Rehder

凭证标本：覃浩富等 70547（IBK）

功效：根，截疟、消食、清热解毒、祛痰散结。

功效来源：《中华本草》

### 冠盖藤属 *Pileostegia* Hook. f. et Thomson

**星毛冠盖藤** 青棉花藤

*Pileostegia tomentella* Hand.-Mazz.

凭证标本：龙胜县普查队 450328130913029LY（IBK、GXMG）

功效：根、藤、叶，祛风除湿、散瘀止痛、接骨。

功效来源：《全国中草药汇编》

**冠盖藤** 青棉花藤叶

*Pileostegia viburnoides* Hook. f. et Thoms.

凭证标本：李中提等 70660（IBK）

功效：根，祛风除湿、散瘀止痛、消肿解毒。

功效来源：《中华本草》

### 钻地风属 *Schizophragma* Sieb. et Zucc.

**钻地风**

*Schizophragma integrifolium* Oliv. var. *integrifolium*

凭证标本：广福林区采集队 593（IBK）

功效：根、藤茎，舒筋活络、祛风活血。

功效来源：《全国中草药汇编》

**粉绿钻地风**

*Schizophragma integrifolium* Oliv. var. *glaucescens* Rehder

凭证标本：5899（IBK）

功效：根皮，祛风、活血、止痛。

功效来源：《药用植物辞典》

## 143. 蔷薇科 Rosaceae

### 龙芽草属 *Agrimonia* L.

**小花龙芽草**

*Agrimonia nipponica* Koidz. var. *occidentalis* Koidz.

功效：全草，用于咳血、吐血、崩漏下血、血痢、感冒发热。

功效来源：《广西中药资源名录》

注：《广西植物名录》有记载。

**龙芽草** 仙鹤草

*Agrimonia pilosa* Ledeb.

凭证标本：龙胜县普查队 450328130903033LY（IBK、GXMG、CMMI）

功效：地上部分，收敛止血、杀虫。

功效来源：《广西壮族自治区壮药质量标准 第二卷》（2011年版）

### 桃属 *Amygdalus* L.

**桃** 桃花

*Amygdalus persica* L.

凭证标本：龙胜县普查队 450328130307020LY（IBK、GXMG、CMMI）

功效：花，泻下通便、利水消肿。

功效来源：《全国中草药汇编》

### 杏属 *Armeniaca* Scop.

**梅** 梅花

*Armeniaca mume* Sieb.

功效：花蕾，疏肝和中、化痰散结。

功效来源：《中国药典》（2020年版）

注：民间常见栽培物种。

### 樱属 *Cerasus* Mill.

**钟花樱桃**

*Cerasus campanulata* (Maxim.) A. N. Vassiljeva

凭证标本：龙胜县普查队 450328131129018LY（IBK、GXMG）

功效：种仁，主治咳嗽、发热。

功效来源：文献

**华中樱桃**

*Cerasus conradinae* (Koehne) T. T. Yü et C. L. Li

凭证标本：广福林区采集队 248（IBK）

功效：叶，杀虫止痒。核仁，透疹。

功效来源：《药用植物辞典》

**尾叶樱桃**

*Cerasus dielsiana* (C. K. Schneid.) T. T. Yü et C. L. Li

凭证标本：广福林区调查队 178（IBSC）

功效来源：《药用植物辞典》

**山樱花**

*Cerasus serrulata* (Lindl.) G. Don

凭证标本：袁淑芬 5227（IBSC）

功效：种子，解毒、利尿、透发麻疹。

功效来源：《药用植物辞典》

### 木瓜属 *Chaenomeles* Lindl.

**木瓜** 榠楂

*Chaenomeles sinensis* (Thouin) Koehne

功效：果实，和胃舒筋、祛风湿、消痰止咳。

功效来源：《中华本草》

注：民间常见栽培物种。

**贴梗海棠** 木瓜

*Chaenomeles speciosa* (Sweet) Nakai

凭证标本：锺济新 91104（IBSC）

功效：果实，舒筋活络、和胃化湿。

功效来源：《中国药典》（2020年版）

### 山楂属 *Crataegus* L.

**野山楂** 山楂

*Crataegus cuneata* Sieb. et Zucc.

凭证标本：花坪综合考察队 H2011（IBK）

功效：果实、根、叶，消食化滞、散瘀止痛。
功效来源：《全国中草药汇编》

## 蛇莓属 *Duchesnea* Sm.

**蛇莓**
*Duchesnea indica* (Andrews) Focke
凭证标本：龙胜县普查队 450328130306051LY（IBK、GXMG）
功效：全草、根，清热解毒、散瘀消肿、凉血止血。
功效来源：《中华本草》

## 枇杷属 *Eriobotrya* Lindl.

**大花枇杷**
*Eriobotrya cavaleriei* (H. Lév.) Rehder
凭证标本：广福林区采集队 271（IBK）
功效：叶，清肺止咳。花、根皮，清肺、止咳、平喘、消肿止痛。
功效来源：《药用植物辞典》

**枇杷** 枇杷叶
*Eriobotrya japonica* (Thunb.) Lindl.
凭证标本：龙胜县普查队 450328130419006LY（IBK、GXMG、CMMI）
功效：叶，清肺止咳、降逆止呕。
功效来源：《中国药典》（2020年版）

## 路边青属 *Geum* L.

**柔毛路边青** 蓝布正
*Geum japonicum* Thunb. var. *chinense* F. Bolle
凭证标本：龙胜县普查队 450328130903030LY（IBK、GXMG、CMMI）
功效：全草，益气健脾、补血养阴、润肺化痰。
功效来源：《中国药典》（2020年版）

## 桂樱属 *Laurocerasus* Duham.

**腺叶桂樱**
*Laurocerasus phaeosticta* (Hance) C. K. Schneid.
凭证标本：龙胜县普查队 450328140322016LY（IBK、GXMG）
功效：全株、种子，活血祛瘀、镇咳利尿、润燥滑肠。
功效来源：《药用植物辞典》

**刺叶桂樱**
*Laurocerasus spinulosa* (Sieb. et Zucc.) C. K. Schneid.
凭证标本：韦裕宗等 20441（IBK）
功效：果实、种子，祛风除湿、消肿止血。
功效来源：《药用植物辞典》

## 苹果属 *Malus* Mill.

**台湾海棠** 涩梨
*Malus doumeri* (Bois) A. Chev.
凭证标本：万煜、陈秀香 43089（GXMI）
功效：果实，消食导滞、理气健脾。
功效来源：《中华本草》

**三叶海棠**
*Malus sieboldii* (Regel) Rehder
凭证标本：广福林区采集队 866（IBK）
功效：果实，消食健胃。
功效来源：《中华本草》

## 绣线梅属 *Neillia* D. Don

**中华绣线梅**
*Neillia sinensis* Oliv.
凭证标本：龙胜县普查队 450328130417037LY（IBK、GXMG、CMMI）
功效：全株，祛风解表、和中止泻。
功效来源：《中华本草》

## 稠李属 *Padus* Mill.

**橉木**
*Padus buergeriana* (Miq.) T. T. Yü et T. C. Ku
凭证标本：广福林区采集队 180（IBK）
功效：种子，缓泻、利尿。
功效来源：《药用植物辞典》

## 石楠属 *Photinia* Lindl.

**中华石楠**
*Photinia beauverdiana* C. K. Schneid.
凭证标本：龙胜县普查队 450328130909017LY（IBK、GXMG、CMMI）
功效：果实，补肾强筋。根、叶，行气活血、祛风止痛。
功效来源：《中华本草》

**光叶石楠**
*Photinia glabra* (Thunb.) Maxim.
凭证标本：广福林区采集队 1174（IBK）
功效：果实，杀虫、止血、涩肠、生津、解酒。叶，清热利尿、消肿止痛。
功效来源：《中华本草》

**小叶石楠**
*Photinia parvifolia* (E. Pritz.) C. K. Schneid.
凭证标本：广福林区采集队 410（IBK）
功效：根，清热解毒、活血止痛。
功效来源：《中华本草》

**桃叶石楠**

*Photinia prunifolia* (Hook. et Arn.) Lindl.

凭证标本：龙胜县普查队 450328130419026LY（IBK）

功效：叶，祛风、通络、益肾。

功效来源：《药用植物辞典》

**石楠**

*Photinia serratifolia* (Desf.) Kalkman

凭证标本：龙胜县普查队 450328130910019LY（IBK、GXMG）

功效：根、叶，祛风止痛。

功效来源：《全国中草药汇编》

## 委陵菜属 *Potentilla* L.

**莓叶委陵菜**

*Potentilla fragarioides* L.

功效：全草，活血化瘀、养阴清热。

功效来源：《广西壮族自治区瑶药材质量标准 第一卷》（2014年版）

注：《广西花坪自然保护区植物物种多样性研究》有记载。

**蛇含委陵菜** 蛇含

*Potentilla kleiniana* Wight et Arn.

凭证标本：龙胜县普查队 450328130416003LY（IBK、GXMG、CMMI）

功效：全草，清热定惊、截疟、止咳化痰、解毒活血。

功效来源：《中华本草》

## 李属 *Prunus* L.

**李**

*Prunus salicina* Lindl.

凭证标本：覃浩富等 70025（IBK）

功效：根，清热解毒、利湿、止痛。种仁，活血祛瘀、滑肠、利水。

功效来源：《全国中草药汇编》

## 火棘属 *Pyracantha* M. Roem.

**全缘火棘**

*Pyracantha atalantioides* (Hance) Stapf

凭证标本：覃浩富等 70031（IBK）

功效：叶、果实，清热解毒、止血。

功效来源：《中华本草》

## 梨属 *Pyrus* L.

**豆梨**

*Pyrus calleryana* Decne.

凭证标本：李中提等 71117（IBK）

功效：根皮、果实，清热解毒、敛疮、健脾消食、涩肠止痢。

功效来源：《中华本草》

**沙梨**

*Pyrus pyrifolia* (Burm. f.) Nakai

凭证标本：龙胜县普查队 450328130417020LY（IBK、GXMG、CMMI）

功效：果实，生津、润燥、清热、化痰。

功效来源：《广西壮族自治区壮药质量标准 第三卷》（2018年版）

## 石斑木属 *Rhaphiolepis* Lindl.

**石斑木**

*Rhaphiolepis indica* (L.) Lindl.

凭证标本：龙胜县普查队 450328130911053LY（IBK、GXMG）

功效：根，活血祛风、止痛、消肿解毒。叶，清热解毒、散寒、消肿、止血。

功效来源：《药用植物辞典》

## 蔷薇属 *Rosa* L.

**月季花**

*Rosa chinensis* Jacquem.

凭证标本：李中提等 71150（IBK）

功效：花，活血调经、疏肝解郁。

功效来源：《中国药典》（2020年版）

**小果蔷薇** 金樱根

*Rosa cymosa* Tratt.

凭证标本：吕清华等 20298（IBK）

功效：根、根状茎，清热解毒、利湿消肿、收敛止血、活血散瘀、固涩益肾。

功效来源：《广西壮族自治区瑶药材质量标准 第一卷》（2014年版）

**软条七蔷薇**

*Rosa henryi* Boulenger

凭证标本：覃方思等 43186（GXMI）

功效：根，祛风除湿、活血调经、化痰、止血。

功效来源：《药用植物辞典》

**金樱子**

*Rosa laevigata* Michx.

凭证标本：龙胜县普查队 450328121128014LY（IBK、GXMG、CMMI）

功效：成熟果实，固精缩尿、固崩止带、涩肠止泻。

功效来源：《中国药典》（2020年版）

**玫瑰**

*Rosa rugosa* Thunb.

功效：花蕾，行气解郁、和血、止痛。

功效来源：《中国药典》（2020年版）

注：民间常见栽培物种。

### 悬钩子属 *Rubus* L.

**粗叶悬钩子**
*Rubus alceifolius* Poir.
凭证标本：龙胜县普查队 450328140811045LY（IBK、GXMG、CMMI）
功效：根、叶，清热利湿、止血、散瘀。
功效来源：《中华本草》

**寒莓** 寒莓根
*Rubus buergeri* Miq.
凭证标本：龙胜县普查队 450328130903092LY（IBK、GXMG、CMMI）
功效：根，清热解毒、活血止痛。
功效来源：《中华本草》

**毛萼莓**
*Rubus chroosepalus* Focke
凭证标本：覃浩富等 70221（IBSC）
功效：根，清热解毒、活血祛瘀、止泻。
功效来源：《药用植物辞典》

**小柱悬钩子**
*Rubus columellaris* Tutcher
凭证标本：龙胜县普查队 450328130409005LY（IBK、GXMG、CMMI）
功效：根，外用治跌打损伤。
功效来源：《药用植物辞典》

**山莓**
*Rubus corchorifolius* L. f.
凭证标本：龙胜县普查队 450328130306044LY（IBK、GXMG）
功效：根、叶，活血、止血、祛风利湿。
功效来源：《全国中草药汇编》

**台湾悬钩子**
*Rubus formosensis* Kuntze
凭证标本：李中提等 70221（IBK）
功效：根，主治牙痛。
功效来源：《药用植物辞典》

**白叶莓** 无腺白叶莓
*Rubus innominatus* S. Moore
凭证标本：李中提等 70385（IBK）
功效：根，止咳、平喘。
功效来源：《全国中草药汇编》

**高粱泡** 高粱泡叶
*Rubus lambertianus* Ser.
凭证标本：龙胜县普查队 450328130911030LY（IBK、GXMG）
功效：叶，清热凉血、解毒疗疮。
功效来源：《中华本草》

**棠叶悬钩子**
*Rubus malifolius* Focke
凭证标本：陈照宙 51142（IBSC）
功效：根、叶、茎，消肿止痛、收敛。
功效来源：《药用植物辞典》

**茅莓**
*Rubus parvifolius* L.
凭证标本：李中提等 70068（IBK）
功效：地上部分、根，清热解毒、散瘀止血、杀虫疗疮。
功效来源：《广西壮族自治区壮药质量标准 第一卷》（2008年版）

**梨叶悬钩子** 红簕钩
*Rubus pirifolius* Sm.
凭证标本：龙胜县普查队 450328130408022LY（IBK、GXMG、CMMI）
功效：根，清肺凉血、解郁。
功效来源：《全国中草药汇编》

**深裂悬钩子** 七爪风
*Rubus reflexus* Ker-Gawl. var. *lanceolobus* F. P. Metcalf
凭证标本：龙胜县普查队 450328130417019LY（IBK、GXMG、CMMI）
功效：根，祛风除湿、活血通络。
功效来源：《全国中草药汇编》

**空心泡** 倒触伞
*Rubus rosifolius* Sm.
凭证标本：龙胜县普查队 450328130306018LY（IBK、GXMG、CMMI）
功效：根、嫩枝叶，清热、止咳、收敛止血、解毒、接骨。
功效来源：《中华本草》

**红腺悬钩子** 牛奶莓
*Rubus sumatranus* Miq.
凭证标本：龙胜县普查队 450328130417051LY（IBK、GXMG、CMMI）
功效：根，清热解毒、开胃、利水。
功效来源：《中华本草》

**木莓**
*Rubus swinhoei* Hance
凭证标本：广福林区采集队 467（IBK）
功效：根、叶，凉血止血、活血调经、收敛解毒、消食积、止泻痢。

功效来源：《药用植物辞典》

**灰白毛莓**

*Rubus tephrodes* Hance

凭证标本：龙胜县普查队 450328140812044LY（IBK、GXMG、CMMI）

功效：果实、种子，补肝肾、缩小便、补气益精。叶，止血解毒。

功效来源：《药用植物辞典》

**红毛悬钩子**

*Rubus wallichianus* Wight et Arn.

凭证标本：龙胜县普查队 450328130408035LY（IBK）

功效：根、叶，祛风除湿、散瘀、补肾。

功效来源：《药用植物辞典》

**黄脉莓**

*Rubus xanthoneurus* Focke

凭证标本：广福林区采集队 771（IBK）

功效：根，止血、消肿。

功效来源：《药用植物辞典》

### 花楸属 *Sorbus* L.

**美脉花楸**

*Sorbus caloneura* (Stapf) Rehder

凭证标本：龙胜县普查队 450328130307037LY（IBK、GXMG、CMMI）

功效：果实、根，消积健胃、助消化、收敛止泻。枝、叶，消炎、止血。

功效来源：《药用植物辞典》

**石灰花楸**

*Sorbus folgneri* (C. K. Schneid.) Rehder

凭证标本：李中提等 600073（IBK）

功效：果实、茎，祛风除湿、舒筋活络。

功效来源：《药用植物辞典》

**毛序花楸**

*Sorbus keissleri* (C. K. Schneid.) Rehder

凭证标本：龙胜县普查队 450328121128013LY（IBK、GXMG）

功效：花、叶，健胃、助消化。果实，恢复体力、治肌体疲乏无力。

功效来源：《药用植物辞典》

**大果花楸**

*Sorbus megalocarpa* Rehder

凭证标本：广福林区采集队 417（IBK）

功效：茎，消炎、止血。根、果实，健脾、镇咳、祛痰。

功效来源：《药用植物辞典》

### 绣线菊属 *Spiraea* L.

**绣线菊**

*Spiraea japonica* L. f. var. *japonica*

凭证标本：韦裕宗等 20356（IBK）

功效：叶，消肿解毒、去腐生肌。

功效来源：《全国中草药汇编》

**渐尖绣线菊** 吹火筒

*Spiraea japonica* L. f. var. *acuminata* Franch.

功效：全株，通经、通便、利尿。

功效来源：《全国中草药汇编》

注：《广西植物名录》有记载。

### 野珠兰属 *Stephanandra* Sieb. et Zucc.

**野珠兰**

*Stephanandra chinensis* Hance

凭证标本：龙胜县普查队 450328140416044LY（IBK、GXMG）

功效：根，清热解毒、调经。

功效来源：《药用植物辞典》

### 红果树属 *Stranvaesia* Lindl.

**红果树**

*Stranvaesia davidiana* Decne. var. *davidiana*

凭证标本：龙胜县普查队 450328130903064LY（IBK、GXMG、CMMI）

功效：果实，清热除湿、化瘀止痛。

功效来源：《药用植物辞典》

**波叶红果树**

*Stranvaesia davidiana* Decne. var. *undulata* (Decne.) Rehder et E. H. Wilson

凭证标本：01036（IBK）

功效：根，活血止血、祛风利湿。叶，解毒消肿。

功效来源：《药用植物辞典》

## 146. 含羞草科 Mimosaceae

### 猴耳环属 *Abarema* Pittier

**亮叶猴耳环**

*Abarema lucida* (Benth.) Kosterm.

凭证标本：龙胜县普查队 450328130913024LY（IBK、GXMG、CMMI）

功效：枝、叶，消肿、祛风湿、凉血、消炎生肌。

功效来源：《药用植物辞典》

### 金合欢属 *Acacia* Mill.

**儿茶**

*Acacia catechu* (L. f.) Willd.

功效：去皮枝、干的煎膏，活血止痛、止血生肌、收湿敛疮、清肺化痰。

功效来源：《中国药典》（2020年版）

注：民间常见栽培物种。

**藤金合欢**
*Acacia sinuata* (Lour.) Merr.
凭证标本：覃浩富等 71192（IBK）
功效：叶，解毒消肿。
功效来源：《全国中草药汇编》

### 合欢属 *Albizia* Durazz.

**楹树**
*Albizia chinensis* (Osbeck) Merr.
凭证标本：袁淑芬等 5523（IBK）
功效：树皮，固涩止泻、收敛生肌。
功效来源：《药用植物辞典》

**合欢** 合欢皮、合欢花
*Albizia julibrissin* Durazz.
凭证标本：龙胜县普查队 450328130418015LY（IBK、GXMG、CMMI）
功效：树皮，解郁安神、活血消肿。花序、花蕾，解郁安神。
功效来源：《中国药典》（2020年版）

**山槐**
*Albizia kalkora* (Roxb.) Prain
凭证标本：覃浩富 701098（IBK）
功效：根、树皮、花，舒筋活络、活血、消肿止痛、解郁安神。
功效来源：《药用植物辞典》

### 含羞草属 *Mimosa* L.

**含羞草**
*Mimosa pudica* L.
凭证标本：龙胜县普查队 450328130917026LY（IBK、GXMG）
功效：全草，凉血解毒、清热利湿、镇静安神。
功效来源：《中华本草》

## 147. 云实科 Caesalpiniaceae

### 羊蹄甲属 *Bauhinia* L.

**龙须藤** 九龙藤
*Bauhinia championii* (Benth.) Benth.
凭证标本：龙胜县普查队 450328131106011LY（IBK、GXMG）
功效：藤茎，祛风除湿、活血止痛、健脾理气。
功效来源：《广西壮族自治区壮药质量标准 第一卷》（2008年版）

**首冠藤**
*Bauhinia corymbosa* Roxb. ex DC.
凭证标本：吕清华等 20210（IBK）
功效：根，清热利湿、消肿止痛。叶、根、皮、花，解毒、敛疮。
功效来源：《药用植物辞典》

**粉叶羊蹄甲**
*Bauhinia glauca* (Wall. ex Benth.) Benth.
凭证标本：龙胜县普查队 450328140524006LY（IBK、GXMG、CMMI）
功效：根，清热利湿、消肿止痛、收敛止血。
功效来源：《药用植物辞典》

**洋紫荆** 羊蹄甲
*Bauhinia variegata* L.
凭证标本：龙胜县普查队 450328130418002LY（IBK、GXMG、CMMI）
功效：根，止血、健脾。树皮，健脾燥湿。叶，润肺止咳。花，消炎。
功效来源：《全国中草药汇编》

### 云实属 *Caesalpinia* L.

**云实** 云实根
*Caesalpinia decapetala* (Roth) Alston
凭证标本：龙胜县普查队 450328140416026LY（IBK、GXMG、CMMI）
功效：根、茎，解表散寒、祛风除湿。
功效来源：《广西中药材标准 第一册》

**喙荚云实** 南蛇簕
*Caesalpinia minax* Hance
功效：茎，清热利湿、散瘀止痛。成熟果实，泻火解毒、祛湿。
功效来源：《广西壮族自治区壮药质量标准 第二卷》（2011年版）
注：《广西植物名录》有记载。

### 紫荆属 *Cercis* L.

**广西紫荆**
*Cercis chuniana* F. P. Metcalf
凭证标本：韦裕宗等 20432（IBK）
功效：树皮，活血通经、消肿解毒。
功效来源：《药用植物辞典》

### 矮含羞草属 *Chamaecrista* Moench

**含羞草决明**
*Chamaecrista mimosoides* (L.) Greene
凭证标本：龙胜县普查队 450328131108032LY（IBK、GXMG、CMMI）
功效：全草，清热解毒、散瘀化积、利尿、通便。种子，利尿、健胃。
功效来源：《药用植物辞典》

**短叶决明**

*Chamaecrista nictitans* (L.) Moench subsp. *patellaris* (DC. ex Collad.) H. S. Irwin et Barneby var. *glabrata* (Vogel) H. S. Irwin et Barneby

功效：种子，清热利湿、散瘀化积。根，清热解毒、平肝、安神、消肿排脓。全草，有泻下作用。

功效来源：《药用植物辞典》

注：《广西植物名录》有记载。

### 皂荚属 *Gleditsia* L.

**皂荚**

*Gleditsia sinensis* Lam.

功效：棘刺、不育果实，消肿托毒、排脓、杀虫。

功效来源：《中国药典》（2020年版）

注：《广西植物名录》有记载。

### 山扁豆属 *Senna* Mill.

**望江南** 望江南子

*Senna occidentalis* (L.) Link

功效：种子，清肝明目、健胃、通便、解毒。

功效来源：《广西中药材标准 第一册》

注：本种在县域内普遍分布。

**决明** 决明子

*Senna tora* (L.) Roxb.

凭证标本：龙胜县普查队 450328130418013LY（IBK、GXMG、CMMI）

功效：成熟种子，清热明目、润肠通便。

功效来源：《中国药典》（2020年版）

## 148. 蝶形花科 Papilionaceae

### 土圞儿属 *Apios* Fabr.

**肉色土圞儿**

*Apios carnea* (Wall.) Benth. ex Baker

功效：根，用于肺燥咳嗽、劳伤咳血、消化不良。

功效来源：《广西中药资源名录》

注：《广西植物名录》有记载。

### 落花生属 *Arachis* L.

**落花生** 花生衣

*Arachis hypogaea* L.

功效：种皮，止血、散瘀、消肿。

功效来源：《全国中草药汇编》

注：民间常见栽培物种。

### 黄芪属 *Astragalus* L.

**紫云英** 红花菜

*Astragalus sinicus* L.

凭证标本：龙胜县普查队 450328130307012LY（IBK、GXMG、CMMI）

功效：全草，清热解毒、祛风明目、凉血止血。

功效来源：《中华本草》

### 木豆属 *Cajanus* Adans.

**木豆**

*Cajanus cajan* (L.) Huth

功效：根，利湿消肿、散瘀止痛。

功效来源：《全国中草药汇编》

注：民间常见栽培物种。

**蔓草虫豆**

*Cajanus scarabaeoides* (L.) Thouars

凭证标本：覃浩富等 71062（IBK）

功效：叶，解暑利尿、止血生肌。

功效来源：《全国中草药汇编》

### 昆明鸡血藤属 *Callerya* Endl.

**喙果崖豆藤**

*Callerya cochinchinensis* (Gagnep.) Schot

凭证标本：覃浩富等 71014（IBSC）

功效：根、茎藤，行血、补气、祛风。茎，补血、祛风湿、调经。

功效来源：《药用植物辞典》

**异果崖豆藤**

*Callerya dielsiana* Harms var. *herterocarpa* (Chun ex T. C. Chen) X. Y. Zhu

凭证标本：龙胜县普查队 450328140811005LY（IBK、GXMG、CMMI）

功效：根、茎藤，补血行血、活血祛瘀。

功效来源：《药用植物辞典》

**网脉崖豆藤** 鸡血藤

*Callerya reticulata* (Benth.) Schot

功效：藤茎，补血、活血、通络。

功效来源：《中国药典》（2020年版）

注：本种在县域内普遍分布。

### 刀豆属 *Canavalia* Adans.

**小刀豆**

*Canavalia cathartica* Thouars

凭证标本：龙胜县普查队 450328131127022LY（IBK、GXMG、CMMI）

功效：全草，清热消肿、杀虫止痒。

功效来源：《药用植物辞典》

### 锦鸡儿属 *Caragana* Fabr.

**锦鸡儿**

*Caragana sinica* (Buc'hoz) Rehder

凭证标本：黄德爱 60055（IBK）

功效：根，滋补强壮、活血调经、祛风利湿。花，祛风活血、止咳化痰。

功效来源：《全国中草药汇编》

## 蝙蝠草属 *Christia* Moench

**铺地蝙蝠草** 半边钱

*Christia obcordata* (Poir.) Bakh. f. ex Meeuwen

功效：全草，利水通淋、散瘀止血、清热解毒。

功效来源：《中华本草》

注：本种在县域内普遍分布。

## 香槐属 *Cladrastis* Raf.

**香槐**

*Cladrastis wilsonii* Takeda

凭证标本：谢福惠 3642（IBK）

功效：根、果实，祛风除湿、通痹、杀虫、止痛。

功效来源：《药用植物辞典》

## 舞草属 *Codariocalyx* Hassk.

**小叶三点金**

*Codariocalyx microphyllus* (Thunb.) H. Ohashi

凭证标本：陈永昌 1639（IBK）

功效：根，清热利湿、止血、通络。

功效来源：《药用植物辞典》

**舞草**

*Codariocalyx motorius* (Houtt.) H. Ohashi

凭证标本：余少林等 700592（IBK）

功效：全草，安神、镇静、祛瘀生新、活血消肿。

功效来源：《全国中草药汇编》

## 猪屎豆属 *Crotalaria* L.

**响铃豆**

*Crotalaria albida* B. Heyne ex Roth

凭证标本：龙胜县普查队 450328121127013LY（IBK、GXMG、CMMI）

功效：根、全草，清热解毒、止咳平喘。

功效来源：《全国中草药汇编》

**假地蓝** 响铃草

*Crotalaria ferruginea* Graham ex Benth.

凭证标本：韦裕宗等 20440（IBK）

功效：全草，敛肺气、补脾肾、利尿、消肿毒。

功效来源：《中药大辞典》

**猪屎豆**

*Crotalaria pallida* Aiton

功效：全草，清热利湿、解毒散结。

功效来源：《中华本草》

注：《广西植物名录》有记载。

**野百合**

*Crotalaria sessiliflora* L.

凭证标本：龙胜县普查队 450328121127006LY（IBK、GXMG、CMMI）

功效：全草，清热、利湿、解毒，治痢疾、疮疖、小儿疳积。

功效来源：《中药大辞典》

## 黄檀属 *Dalbergia* L. f.

**大金刚藤**

*Dalbergia dyeriana* Prain ex Harms

凭证标本：龙胜县普查队 450328131120004LY（IBK、GXMG、CMMI）

功效：根，理气散寒、活络止痛。

功效来源：《药用植物辞典》

**藤黄檀**

*Dalbergia hancei* Benth.

凭证标本：龙胜县普查队 450328121128001LY（IBK、GXMG、CMMI）

功效：根，理气止痛、舒筋活络、强壮筋骨。

功效来源：《广西壮族自治区壮药质量标准 第二卷》（2011年版）

**黄檀** 檀根

*Dalbergia hupeana* Hance

凭证标本：龙胜县普查队 450328130419046LY（IBK、GXMG、CMMI）

功效：根、根皮，清热解毒、止血消肿。

功效来源：《中华本草》

## 山蚂蝗属 *Desmodium* Desv.

**假地豆** 山花生

*Desmodium heterocarpon* (L.) DC.

凭证标本：龙胜县普查队 450328130908010LY（IBK、GXMG）

功效：全草，清热解毒、消肿止痛。

功效来源：《全国中草药汇编》

**大叶拿身草**

*Desmodium laxiflorum* DC.

凭证标本：龙胜县普查队 450328130908022LY（IBK、GXMG）

功效：全草，活血、平肝、清热、利湿、解毒。

功效来源：《中华本草》

**饿蚂蝗**

*Desmodium multiflorum* DC.

凭证标本：覃浩富等 70939（IBK）

功效：全株，活血止痛、解毒消肿。

功效来源：《中华本草》

**长波叶山蚂蝗**

*Desmodium sequax* Wall.

凭证标本：龙胜县普查队 450328121128004LY（IBK、GXMG）

功效：根，润肺止咳、平喘、补虚、驱虫。果实，止血。全草，健脾补气。

功效来源：《药用植物辞典》

## 野扁豆属 *Dunbaria* Wight et Arn.

**野扁豆**

*Dunbaria villosa* (Thunb.) Makino

凭证标本：龙胜县普查队 450328140811016LY（IBK、GXMG、CMMI）

功效：全草、种子，清热解毒、消肿止带。

功效来源：《中华本草》

## 鸡头薯属 *Eriosema* (DC.) D. Don

**鸡头薯** 猪仔笠

*Eriosema chinense* Vogel

凭证标本：覃浩富等 70848（IBK）

功效：块根，清肺化痰、生津止渴、消肿。

功效来源：《中华本草》

## 山豆根属 *Euchresta* Benn.

**胡豆莲**

*Euchresta japonica* Hook. f. ex Regel

功效：根，泻心火、保肺气、去肺和大肠之风热、消肿止痛。

功效来源：《药用植物辞典》

注：本种在县域内零星分布。

## 千斤拔属 *Flemingia* Roxb. ex W. T. Aiton

**大叶千斤拔** 千斤拔

*Flemingia macrophylla* (Willd.) Kuntze ex Prain

功效：根，祛风湿、强腰膝。

功效来源：《广西中药材标准 第一册》

注：本种在县域内普遍分布。

**千斤拔**

*Flemingia prostrata* Roxb. f. ex Roxb.

功效：根，祛风湿、强腰膝。

功效来源：《广西壮族自治区壮药质量标准 第一卷》（2008年版）

注：本种在县域内普遍分布。

## 长柄山蚂蝗属 *Hylodesmum* H. Ohashi et R. R. Mill

**宽卵叶长柄山蚂蝗**

*Hylodesmum podocarpum* (DC.) H. Ohashi et R. R. Mill subsp. *fallax* (Schindl.) H. Ohashi et R. R. Mill

凭证标本：龙胜县普查队 450328130912006LY（IBK、GXMG）

功效：全草，清热解表、祛风活血、止痢。

功效来源：《药用植物辞典》

**尖叶长柄山蚂蝗**

*Hylodesmum podocarpum* (DC.) H. Ohashi et R. R. Mill subsp. *oxyphyllum* (DC.) H. Ohashi et R. R. Mill

凭证标本：龙胜县普查队 450328130903071LY（IBK）

功效：根、全草，祛风活络、解毒消肿。

功效来源：《药用植物辞典》

## 木蓝属 *Indigofera* L.

**深紫木蓝** 野饭豆

*Indigofera atropurpurea* Buch.-Ham. ex Hornem.

凭证标本：覃浩富 700865（IBSC）

功效：根，祛风、消炎、止痛、截疟。

功效来源：《全国中草药汇编》

**庭藤** 铜罗伞

*Indigofera decora* Lindl.

凭证标本：广福林区采集队 859（IBK）

功效：根、全草，续筋接骨、散瘀止痛。

功效来源：《中华本草》

**黑叶木蓝**

*Indigofera nigrescens* Kurz ex King et Prain

凭证标本：覃浩富等 71059（IBK）

功效：全株，主治痢疾。

功效来源：《广西中药资源名录》

**木蓝**

*Indigofera tinctoria* L.

凭证标本：龙胜县普查队 450328130418008LY（IBK、GXMG、CMMI）

功效：根、茎、叶，清热解毒、止痛。

功效来源：《中华本草》

## 鸡眼草属 *Kummerowia* (A. K.) Schindl.

**鸡眼草**

*Kummerowia striata* (Thunb.) Schindl.

凭证标本：龙胜县普查队 450328130903043LY（IBK、GXMG）

功效：全草，清热解毒、健脾利湿、活血止血。

功效来源：《中华本草》

## 扁豆属 *Lablab* Adans.

**扁豆** 白扁豆

*Lablab purpureus* (L.) Sw.

功效：种子，健脾化湿、和中消暑。

功效来源：《中国药典》（2020年版）

注：民间常见栽培物种。

### 胡枝子属 *Lespedeza* Michx.

**胡枝子**

*Lespedeza bicolor* Turcz.

凭证标本：龙胜县普查队 450328121130008LY（IBK）

功效：根，解表。

功效来源：《全国中草药汇编》

**截叶铁扫帚** 铁扫帚

*Lespedeza cuneata* (Dum. Cours.) G. Don

凭证标本：吕清华等 20281（IBK）

功效：地上部分，补肝肾、益肺阴、散瘀消肿。

功效来源：《广西壮族自治区壮药质量标准 第一卷》（2008年版）

**美丽胡枝子** 马扫帚

*Lespedeza formosa* (Vogel) Koehne

凭证标本：龙胜县普查队 450328130908009LY（IBK、GXMG、CMMI）

功效：根、全株，清热凉血、消肿止痛。

功效来源：《全国中草药汇编》

**铁马鞭**

*Lespedeza pilosa* (Thunb.) Sieb. et Zucc.

凭证标本：覃浩富等 70507（IBK）

功效：根、全株，清热散结、活血止痛、行水消肿。

功效来源：《全国中草药汇编》

**细梗胡枝子** 掐不齐

*Lespedeza virgata* (Thunb.) DC.

凭证标本：龙胜县普查队 450328131106008LY（IBK、GXMG、CMMI）

功效：全草，清暑利尿、截疟。

功效来源：《中华本草》

### 鸡血藤属 *Millettia* Wight et Arn.

**厚果崖豆藤** 苦檀子

*Millettia pachycarpa* Benth.

凭证标本：龙胜县普查队 450328140513016LY（IBK、GXMG、CMMI）

功效：根、叶、种子，散瘀消肿。

功效来源：《全国中草药汇编》

### 大井属 *Ohwia* H. Ohashi

**小槐花**

*Ohwia caudata* (Thunb.) Ohashi

凭证标本：龙胜县普查队 450328121127022LY（IBK、GXMG、CMMI）

功效：全株，清热解毒、祛风利湿。

功效来源：《广西壮族自治区壮药质量标准 第一卷》（2008年版）

### 红豆树属 *Ormosia* Jacks.

**花榈木**

*Ormosia henryi* Prain

凭证标本：花坪综合考察队 H1721（IBK）

功效：根、根皮、茎、叶，活血化瘀、祛风消肿。

功效来源：《全国中草药汇编》

**苍叶红豆**

*Ormosia semicastrata* Hance f. *pallida* F. C. How

凭证标本：龙胜县普查队 450328130909004LY（IBK、GXMG）

功效：种子，用于跌打损伤。

功效来源：《广西中药资源名录》

**木荚红豆**

*Ormosia xylocarpa* Chun ex Merr. et L. Chen

凭证标本：龙胜县普查队 450328130913009LY（IBK、GXMG、CMMI）

功效：种子，理气、通经。根，清热解毒、镇虚气痛。

功效来源：《药用植物辞典》

### 豌豆属 *Pisum* L.

**豌豆**

*Pisum sativum* L.

功效：种子，和中下气、强壮、利尿、解疮毒。花、叶，清热除湿、清凉解暑、消肿散结。

功效来源：《药用植物辞典》

注：民间常见栽培物种。

### 葛属 *Pueraria* DC.

**葛** 葛根

*Pueraria montana* (Lour.) Merr. var. *lobata* (Willd.) Maesen et S. M. Almeida ex Sanjappa et Predeep

凭证标本：龙胜县普查队 450328130903010LY（IBK、GXMG）

功效：根，解肌退热、生津止渴、透疹、升阳止泻、通经活络、解酒毒。

功效来源：《广西壮族自治区瑶药材质量标准 第一卷》（2014年版）

### 鹿藿属 *Rhynchosia* Lour.

**鹿藿**

*Rhynchosia volubilis* Lour.

凭证标本：龙胜县普查队 450328130911026LY（IBK、GXMG）

功效：根、茎、叶，活血止痛、解毒、消积。

功效来源：《中华本草》

### 田菁属 *Sesbania* Scop.

**田菁**

*Sesbania cannabina* (Retz.) Poir.

功效：叶、种子，消炎、止痛。

功效来源：《全国中草药汇编》

注：民间常见栽培物种。

### 车轴草属 *Trifolium* L.

**红车轴草**

*Trifolium pratense* L.

功效：花序、带花枝叶，止咳、止喘、镇痉。

功效来源：《全国中草药汇编》

注：民间常见栽培物种。

**白车轴草**

*Trifolium repens* L.

凭证标本：龙胜县普查队 450328140418025LY（IBK、GXMG、CMMI）

功效：全草，清热、凉血、宁心。

功效来源：《全国中草药汇编》

### 狸尾豆属 *Uraria* Desv.

**狸尾豆** 狸尾草

*Uraria lagopodioides* (L.) Desv. ex DC.

功效：全草，清热解毒、散结消肿。

功效来源：《全国中草药汇编》

注：本种在县域内普遍分布。

### 山野豌豆属 *Vicia* L.

**蚕豆**

*Vicia faba* L.

功效：花，凉血止血、止带降压。豆，健脾利湿。豆荚，敛疮。梗，止血止泻。叶，解毒。

功效来源：《全国中草药汇编》

注：民间常见栽培物种。

### 豇豆属 *Vigna* Savi

**赤豆** 赤小豆

*Vigna angularis* (Willd.) Ohwi et H. Ohashi

功效：种子，利水消肿、解毒排脓。

功效来源：《中国药典》（2020年版）

注：民间常见栽培物种。

**绿豆**

*Vigna radiata* (L.) R. Wilczek

凭证标本：覃浩富等 71172（IBK）

功效：种皮，清暑止渴、利尿解毒、退目翳。种子，清热、消暑、利水、解毒。

功效来源：《中华本草》

**赤小豆**

*Vigna umbellata* (Thunb.) Ohwi et H. Ohashi

凭证标本：龙胜县普查队 450328130917025LY（IBK、GXMG、CMMI）

功效：种子，利水消肿、解毒排脓。

功效来源：《中国药典》（2020年版）

**豇豆**

*Vigna unguiculata* (L.) Walp. subsp. *unguiculata*

功效：种子、叶、果皮、根，健脾利湿、清热解毒、止血。

功效来源：《全国中草药汇编》

注：民间常见栽培物种。

**短豇豆**

*Vigna unguiculata* (L.) Walp. subsp. *cylindrica* (L.) Verdc.

功效：种子，调中益气、健脾益肾。

功效来源：《药用植物辞典》

注：民间常见栽培物种。

**长豇豆**

*Vigna unguiculata* (L.) Walp. subsp. *sesquipedalis* (L.) Verdc.

功效：种子，健胃、补气。

功效来源：《药用植物辞典》

注：民间常见栽培物种。

### 紫藤属 *Wisteria* Nutt.

**紫藤**

*Wisteria sinensis* (Sims) Sweet

功效：茎皮、花、种子，止痛、杀虫。

功效来源：《全国中草药汇编》

注：民间常见栽培物种。

## 150. 旌节花科 Stachyuraceae

### 旌节花属 *Stachyurus* Sieb. et Zucc.

**中国旌节花** 小通草

*Stachyurus chinensis* Franch.

凭证标本：龙胜县普查队 450328130306021LY（IBK、GXMG、CMMI）

功效：茎髓，清热、利尿、下乳。

功效来源：《中国药典》（2020年版）

**西域旌节花** 小通草

*Stachyurus himalaicus* Hook. f. et Thomson ex Benth.

凭证标本：龙胜县普查队 450328130909012LY（IBK、GXMG、CMMI）

功效：茎髓，清热、利尿、下乳。

功效来源：《中国药典》（2020年版）

## 151. 金缕梅科 Hamamelidaceae

### 蕈树属 *Altingia* Noronha

**蕈树** 半边风

*Altingia chinensis* (Champ. ex Benth.) Oliv. ex Hance

凭证标本：龙胜县普查队 450328140417004LY（IBK、GXMG、CMMI）

功效：根，祛风湿、通经络。

功效来源：《中华本草》

### 蜡瓣花属 *Corylopsis* Sieb. et Zucc.

**瑞木**

*Corylopsis multiflora* Hance

凭证标本：龙胜县普查队 450328130419031LY（IBK、GXMG、CMMI）

功效：根皮、叶，用于恶性发热、呕逆、恶心呕吐、心悸不安、烦乱昏迷、白喉、内伤出血。

功效来源：《药用植物辞典》

**蜡瓣花** 蜡瓣花根

*Corylopsis sinensis* Hemsl. var. *sinensis*

凭证标本：广福林区采集队 196（IBK）

功效：根、根皮，疏风和胃、宁心安神。

功效来源：《中华本草》

**秃蜡瓣花**

*Corylopsis sinensis* Hemsl. var. *calvescens* Rehder et E. H. Wilson

凭证标本：H0514（IBK）

功效：根皮、叶，宁心健胃、清热祛风。

功效来源：《药用植物辞典》

### 蚊母树属 *Distylium* Sieb. et Zucc.

**杨梅蚊母树**

*Distylium myricoides* Hemsl.

凭证标本：覃浩富 70906（IBSC）

功效：根，通络、消肿。

功效来源：《药用植物辞典》

### 枫香树属 *Liquidambar* L.

**枫香树** 枫香脂

*Liquidambar formosana* Hance

凭证标本：龙胜县普查队 450328130408030LY（IBK、GXMG、CMMI）

功效：树脂，活血止痛、解毒生肌、凉血止血。

功效来源：《中国药典》（2020年版）

### 檵木属 *Loropetalum* R. Br. ex Rchb.

**檵木** 檵花

*Loropetalum chinense* (R. Br.) Oliv.

凭证标本：龙胜县普查队 450328140417032LY（IBK、GXMG）

功效：花，清热、止血。

功效来源：《中药大辞典》

### 半枫荷属 *Semiliquidambar* H. T. Chang

**半枫荷** 金缕半枫荷叶

*Semiliquidambar cathayensis* H. T. Chang

凭证标本：龙胜县普查队 450328130909019LY（IBK、GXMG）

功效：叶，祛风、止痛、通络。

功效来源：《中华本草》

### 水丝梨属 *Sycopsis* Oliv.

**水丝梨**

*Sycopsis sinensis* Oliv.

凭证标本：陈照宙 51105（KUN）

功效：树脂，祛风通窍。

功效来源：《药用植物辞典》

## 152. 杜仲科 Eucommiaceae

### 杜仲属 *Eucommia* Oliv.

**杜仲**

*Eucommia ulmoides* Oliv.

凭证标本：龙胜县普查队 450328140512006LY（IBK、GXMG、CMMI）

功效：树皮、叶，强筋骨、补肝肾、安胎。

功效来源：《中国药典》（2020年版）

## 154. 黄杨科 Buxaceae

### 黄杨属 *Buxus* L.

**匙叶黄杨** 细叶黄杨

*Buxus harlandii* Hance

凭证标本：谢福惠 3682（IBK）

功效：鲜叶，清热解毒。

功效来源：《全国中草药汇编》

**黄杨** 山黄杨子

*Buxus microphylla* Sieb. et Zucc. subsp. *sinica* (Rehder et E. H. Wilson) Hatus.

凭证标本：陈永昌 405857（IBK）

功效：果实，清暑热、解疮毒。

功效来源：《中华本草》

### 板凳果属 *Pachysandra* Michx.

**板凳果** 金丝矮陀陀

*Pachysandra axillaris* Franch.

凭证标本：唐洪发 6-2519（GXMI）

功效：全株，疏风除湿、舒筋活络。

功效来源：《全国中草药汇编》

## 156. 杨柳科 Salicaceae

### 杨属 *Populus* L.

**响叶杨**

*Populus adenopoda* Maxim.

功效：根、叶、茎，散瘀活血、止痛。

功效来源：《全国中草药汇编》

注：民间常见栽培物种。

### 柳属 *Salix* L.

**垂柳** 柳枝

*Salix babylonica* L.

功效：枝条，祛风、利湿、止痛、消肿。

功效来源：《广西中药材标准 第一册》

注：民间常见栽培物种。

## 159. 杨梅科 Myricaceae

### 杨梅属 *Myrica* L.

**毛杨梅** 毛杨梅根皮

*Myrica esculenta* Buch.-Ham. ex D. Don

凭证标本：龙胜县普查队 450328140415035LY（IBK、GXMG、CMMI）

功效：根皮，收涩止泻、活血止痛、杀虫、敛疮。树皮，涩肠止泻、止血、止痛。

功效来源：《中华本草》

**杨梅**

*Myrica rubra* (Lour.) Siebold et Zucc.

凭证标本：龙胜县普查队 450328130417007LY（IBK、GXMG）

功效：果实，生津解烦、和中消食、解酒、止血。

功效来源：《中华本草》

## 161. 桦木科 Betulaceae

### 桦木属 *Betula* L.

**西桦**

*Betula alnoides* Buch.-Ham. ex D. Don

凭证标本：龙胜县普查队 450328131106013LY（IBK、GXMG）

功效：叶，解毒、敛口。

功效来源：《全国中草药汇编》

**华南桦**

*Betula austrosinensis* Chun ex P. C. Li

凭证标本：龙胜县普查队 450328140415024LY（IBK、GXMG、CMMI）

功效：树皮，利水通淋、清热解毒。

功效来源：《中华本草》

**亮叶桦**

*Betula luminifera* H. J. P. Winkl.

凭证标本：龙胜县普查队 450328130408075LY（IBK、GXMG）

功效：叶，清热利尿。

功效来源：《全国中草药汇编》

## 162. 榛木科 Corylaceae

### 鹅耳枥属 *Carpinus* L.

**雷公鹅耳枥**

*Carpinus viminea* Wall.

凭证标本：覃浩富 70587（IBSC）

功效：收载于《浙江天目山药用植物志》194页。

功效来源：《药用植物辞典》

## 163. 壳斗科 Fagaceae

### 栗属 *Castanea* Mill.

**锥栗**

*Castanea henryi* (Skan) Rehder et E. H. Wilson

凭证标本：H0860（IBK）

功效：叶、壳斗、种子、种仁，补脾、健胃、补肾强腰、活血止血、收敛、祛湿。

功效来源：《药用植物辞典》

**栗**

*Castanea mollissima* Blume

凭证标本：龙胜县普查队 450328130417002LY（IBK、GXMG）

功效：果实，滋阴补肾。花序，止泻。

功效来源：《全国中草药汇编》

**茅栗** 茅栗叶

*Castanea seguinii* Dode

功效：叶，消食健胃。根，清热解毒、消食。种仁，安神。

功效来源：《中华本草》

注：《广西植物名录》有记载。

### 锥属 *Castanopsis* (D. Don) Spach

**米槠**

*Castanopsis carlesii* (Hemsl.) Hayata

凭证标本：龙胜县普查队 450328140417021LY（IBK、GXMG、CMMI）

功效：种仁，用于痢疾。

功效来源：《药用植物辞典》

**锥** 锥栗

*Castanopsis chinensis* (Spreng.) Hance

凭证标本：龙胜县普查队 450328130911019LY（IBK、GXMG）

功效：壳斗、叶和种子，健胃补肾、除湿热。

功效来源：《全国中草药汇编》

**甜槠**

*Castanopsis eyrei* (Champ. ex Benth.) Tutcher

凭证标本：龙胜县普查队 450328130408055LY（IBK、GXMG）

功效：根皮，止泻。种仁，健胃燥湿、催眠。

功效来源：《药用植物辞典》

**罗浮锥**

*Castanopsis fabri* Hance

凭证标本：龙胜县普查队 450328131106009LY（IBK、GXMG、CMMI）

功效：种仁，滋养强壮、健胃、消食。

功效来源：《药用植物辞典》

**栲**

*Castanopsis fargesii* Franch.

凭证标本：龙胜县普查队 450328130910022LY（IBK、GXMG）

功效：总苞，清热、消炎、消肿止痛、止泻。

功效来源：《药用植物辞典》

**黧蒴锥**

*Castanopsis fissa* (Champ. ex Benth.) Rehder et E. H. Wilson

凭证标本：龙胜县普查队 450328121127003LY（IBK、GXMG、CMMI）

功效：叶，用于跌打损伤、疮疖。果实，用于咽喉肿痛。

功效来源：《药用植物辞典》

**红锥**

*Castanopsis hystrix* Hook. f. et Thomson ex A. DC.

凭证标本：龙胜县普查队 450328130911013LY（IBK、GXMG、CMMI）

功效：种仁，用于痢疾。

功效来源：《药用植物辞典》

**鹿角锥**

*Castanopsis lamontii* Hance

凭证标本：龙胜县普查队 450328130917021LY（IBK、GXMG、CMMI）

功效：种仁，用于痢疾。

功效来源：《药用植物辞典》

**扁刺锥**

*Castanopsis platyacantha* Rehder et E. H. Wilson

凭证标本：刘兰芬等 5607（CDBI）

功效：叶、种子，健胃补肾、除湿热。

功效来源：《药用植物辞典》

**钩锥** 钩栗

*Castanopsis tibetana* Hance

凭证标本：龙胜县普查队 450328130913035LY（IBK、GXMG、CMMI）

功效：果实，厚肠、止痢。

功效来源：《中华本草》

## 青冈属 *Cyclobalanopsis* Oersted

**青冈** 椆子

*Cyclobalanopsis glauca* (Thunb.) Oerst.

凭证标本：龙胜县普查队 450328130909035LY（IBK、GXMG、CMMI）

功效：种仁，涩肠止泻、生津止渴。

功效来源：《中华本草》

**细叶青冈**

*Cyclobalanopsis gracilis* (Rehder et E. H. Wils.) W. C. Cheng et T. Hong

凭证标本：李中提等 70884（IBSC）

功效：种仁，止渴、止痢、破恶血、健行。

功效来源：《药用植物辞典》

**小叶青冈**

*Cyclobalanopsis myrsinifolia* (Blume) Oerst.

凭证标本：吕清华等 20449（IBK）

功效：种仁，止泻痢、消食、止渴、令健行、除恶血。树皮、叶，收敛、止血、敛疮。

功效来源：《药用植物辞典》

**云山青冈**

*Cyclobalanopsis sessilifolia* (Blume) Schottky

凭证标本：陈照宙 52996（IBK）

功效：树皮，为民间用作收敛剂的药物。

功效来源：《药用植物辞典》

## 水青冈属 *Fagus* L.

**水青冈**

*Fagus longipetiolata* Seem.

凭证标本：广福林区采集队 1049（IBK）

功效：壳斗，健胃、消食、理气。

功效来源：《药用植物辞典》

## 柯属 *Lithocarpus* Blume

**金毛柯**

*Lithocarpus chrysocomus* Chun et Tsiang

凭证标本：覃浩富 701169（NAS）

功效：根皮，用于泻痢、烧烫伤。

功效来源：《药用植物辞典》

**木姜叶柯**

*Lithocarpus litseifolius* (Hance) Chun

凭证标本：龙胜县普查队 450328140813048LY（IBK、GXMG）

功效：茎，祛风除湿、止痛。根，补肾助阳。叶，清热解毒、利湿。
功效来源：《药用植物辞典》

**圆锥柯**
*Lithocarpus paniculatus* Hand.-Mazz.
凭证标本：0001（IBK）
功效：总苞，清热、消肿、止泻。
功效来源：《药用植物辞典》

### 栎属 *Quercus* L.

**麻栎**
*Quercus acutissima* Carruth.
凭证标本：广福林区采集队 156（IBK）
功效：树皮、叶，收敛、止痢。果实，解毒消肿。
功效来源：《全国中草药汇编》

**栓皮栎**
*Quercus variabilis* Blume
凭证标本：邓先福 10876（IBK）
功效：果实，健胃、收敛、止血痢。果壳，止咳、涩肠。
功效来源：《药用植物辞典》

## 165. 榆科 Ulmaceae

### 糙叶树属 *Aphananthe* Planch.

**糙叶树**
*Aphananthe aspera* (Thunb.) Planch.
凭证标本：覃浩富等 71194（IBK）
功效：根皮、树皮，舒筋活络、止痛。
功效来源：《药用植物辞典》

### 朴属 *Celtis* L.

**紫弹树**
*Celtis biondii* Pamp.
凭证标本：广福林区采集队 876（IBK）
功效：叶、根皮、茎、枝，清热解毒、祛痰、利尿。
功效来源：《全国中草药汇编》

**朴树**
*Celtis sinensis* Pers.
凭证标本：谢福惠 3730（IBK）
功效：树皮、根皮，调经。
功效来源：《药用植物辞典》

### 山黄麻属 *Trema* Lour.

**光叶山黄麻**
*Trema cannabina* Lour.
凭证标本：龙胜县普查队 450328130419049LY（IBK、GXMG）
功效：根皮、全株，利水、解毒、活血祛瘀。
功效来源：《中华本草》

**银毛叶山黄麻**
*Trema nitida* C. J. Chen
功效：叶，外用治外伤出血。
功效来源：《广西中药资源名录》
注：《广西中药资源名录》有记载。

**异色山黄麻** 山黄麻
*Trema orientalis* (L.) Blume
凭证标本：H0683（IBK）
功效：根、叶，散瘀、消肿、止血。
功效来源：《全国中草药汇编》

**山黄麻**
*Trema tomentosa* (Roxb.) H. Hara
凭证标本：龙胜县普查队 450328130910023LY（IBK、GXMG、CMMI）
功效：全株，清热解毒、止咳化痰、祛风止痒。
功效来源：《广西壮族自治区壮药质量标准 第三卷》（2018年版）

### 榆属 *Ulmus* L.

**多脉榆**
*Ulmus castaneifolia* Hemsl.
凭证标本：蒋承曾等 60052（IBK）
功效：叶，用于刀伤、喘咳、痈疽。
功效来源：《药用植物辞典》

## 167. 桑科 Moraceae

### 构属 *Broussonetia* L' Her. ex Vent.

**藤构** 谷皮藤
*Broussonetia kaempferi* Sieb. var. *australis* T. Suzuki
凭证标本：龙胜县普查队 450328130408019LY（IBK、GXMG、CMMI）
功效：全株，清热养阴、平肝、益肾。
功效来源：《中华本草》

**小构树** 谷皮树
*Broussonetia kazinoki* Sieb. et Zucc.
凭证标本：袁淑芬 5244（IBSC）
功效：根、根皮，散瘀止痛。叶、树皮汁液，解毒、杀虫。
功效来源：《全国中草药汇编》

**构树** 楮实子
*Broussonetia papyrifera* (L.) L' Her. ex Vent.
凭证标本：龙胜县普查队 450328130416019LY（IBK、GXMG、CMMI）
功效：成熟果实，明目、补肾、强筋骨、利尿。
功效来源：《中国药典》（2020年版）

## 榕属 *Ficus* L.

**石榕树**

*Ficus abelii* Miq.

凭证标本：龙胜县普查队 450328121127015LY（IBK、GXMG、CMMI）

功效：叶，清热解毒、止血、消肿止痛、祛腐生新。根、茎，清热利尿、止痛。

功效来源：《药用植物辞典》

**无花果**

*Ficus carica* L.

功效：果实，润肺止咳、清热润肠。

功效来源：《全国中草药汇编》

注：民间常见栽培物种。

**矮小天仙果** 天仙果

*Ficus erecta* Thunb.

凭证标本：龙胜县普查队 450328140515010LY（IBK、GXMG、CMMI）

功效：果实，润肠通便、解毒消肿。茎、叶，补中健脾、祛风湿、活血通络。根，益气健脾、活血通络、祛风除湿。

功效来源：《中华本草》

**台湾榕** 奶汁树

*Ficus formosana* Maxim.

凭证标本：龙胜县普查队 450328130409021LY（IBK、GXMG、CMMI）

功效：根、叶，活血补血、催乳、祛风利湿、清热解毒。

功效来源：《中华本草》

**异叶榕** 奶浆果

*Ficus heteromorpha* Hemsl.

凭证标本：吕清华等 20212（IBK）

功效：果实，下乳补血。

功效来源：《全国中草药汇编》

**粗叶榕** 五指毛桃

*Ficus hirta* Vahl

凭证标本：龙胜县普查队 450328140811090LY（IBK、GXMG、CMMI）

功效：根，健脾补肺、行气利湿、舒筋活络。茎、叶，健脾化湿、祛瘀消肿、止咳。

功效来源：《广西壮族自治区壮药质量标准 第二卷》（2011年版）

**对叶榕**

*Ficus hispida* L. f.

凭证标本：陈永昌 405950（IBK）

功效：根、茎，清热利湿、消积化痰。

功效来源：《广西壮族自治区壮药质量标准 第一卷》（2008年版）

**榕树**

*Ficus microcarpa* L. f.

功效：叶，清热祛湿、化痰止咳、活血散瘀。气根，发汗、清热、透疹。

功效来源：《广西壮族自治区壮药质量标准 第二卷》（2011年版）

注：民间常见栽培物种。

**琴叶榕** 五爪龙

*Ficus pandurata* Hance

凭证标本：陈永昌 00988（IBK）

功效：全株，祛风除湿、解毒消肿、活血通经。

功效来源：《广西壮族自治区壮药质量标准 第三卷》（2018年版）

**薜荔** 王不留行

*Ficus pumila* L.

凭证标本：龙胜县普查队 450328140512048LY（IBK、GXMG、CMMI）

功效：花序托，补肾固精、利湿通乳。

功效来源：《广西壮族自治区壮药质量标准 第一卷》（2008年版）

**船梨榕** 梨果榕

*Ficus pyriformis* Hook. et Arn.

凭证标本：龙胜县普查队 450328140513027LY（IBK、GXMG、CMMI）

功效：茎，清热利水、止痛。

功效来源：《中华本草》

**珍珠榕** 珍珠莲

*Ficus sarmentosa* Buch.-Ham. ex Sm. var. *henryi* (King ex Oliv.) Corner

凭证标本：龙胜县普查队 450328130417054LY（IBK、GXMG、CMMI）

功效：藤、根，祛风除湿、消肿解毒、杀虫。

功效来源：《全国中草药汇编》

**爬藤榕**

*Ficus sarmentosa* Buch.-Ham. ex Sm. var. *impressa* (Champion ex Bentham) Corner

凭证标本：龙胜县普查队 450328140513006LY（IBK、GXMG）

功效：根、茎，祛风除湿、行气活血、消肿止痛。

功效来源：《中华本草》

**薄叶爬藤榕**

*Ficus sarmentosa* Buch.-Ham. ex Sm. var. *lacrymans* (Lév.) Corner

凭证标本：龙胜县普查队 450328140513025LY（IBK、

GXMG、CMMI）
功效：根、藤、种子，清热解毒、祛风通络、舒筋活血、止痛。
功效来源：《药用植物辞典》

**鸡嗉子榕**
*Ficus semicordata* Buch.-Ham. ex Sm.
凭证标本：李治基 3252（IBK）
功效：叶，止咳。未成熟果实的汁，外敷前额治头痛。
功效来源：《药用植物辞典》

**竹叶榕**
*Ficus stenophylla* Hemsl.
凭证标本：龙胜县普查队 450328130418044LY（IBK、GXMG、CMMI）
功效：全株，祛痰止咳、行气活血、祛风除湿。
功效来源：《全国中草药汇编》

**岩木瓜**
*Ficus tsiangii* Merr. ex Corner
凭证标本：龙胜县普查队 450328130416032LY（IBK、GXMG）
功效：根，用于肝炎。
功效来源：《药用植物辞典》

**变叶榕**
*Ficus variolosa* Lindl. ex Benth.
凭证标本：龙胜县普查队 450328140811043LY（IBK、GXMG）
功效：根，祛风除湿、活血止痛。
功效来源：《中华本草》

### 柘属 *Maclura* Nutt.

**构棘** 穿破石
*Maclura cochinchinensis* (Lour.) Corner
凭证标本：龙胜县普查队 450328140524007LY（IBK、GXMG）
功效：根，祛风通络、清热除湿、解毒消肿。
功效来源：《广西壮族自治区壮药质量标准 第三卷》（2018年版）

**柘** 穿破石
*Maclura tricuspidata* Carrière
功效：根，祛风通络、清热除湿、解毒消肿。
功效来源：《广西壮族自治区壮药质量标准 第三卷》（2018年版）
注：本种在县域内普遍分布。

### 桑属 *Morus* L.

**桑** 桑椹
*Morus alba* L.
凭证标本：刘兰芳等 5232（IBK）
功效：果穗，补血滋阴、生津润燥。
功效来源：《中国药典》（2020年版）

**鸡桑** 鸡桑叶
*Morus australis* Poir.
凭证标本：龙胜县普查队 450328140415046LY（IBK、GXMG、CMMI）
功效：叶，清热解表、宣肺止咳。根，清肺、凉血、利湿。
功效来源：《中华本草》

**蒙桑**
*Morus mongolica* (Bureau) C. K. Schneid.
凭证标本：龙胜县普查队 450328130417076LY（IBK、GXMG、CMMI）
功效：叶，清热、祛风、清肺止咳、凉血明目。根皮，利尿消肿、止咳平喘。果实，益肠胃、补肝肾、养血祛风。
功效来源：《药用植物辞典》

## 169. 荨麻科 Urticaceae

### 苎麻属 *Boehmeria* Jacq.

**序叶苎麻** 水火麻
*Boehmeria clidemioides* Miq. var. *diffusa* (Wedd.) Hand.-Mazz.
凭证标本：龙胜县普查队 450328130903031LY（IBK、GXMG、CMMI）
功效：全草，祛风除湿。
功效来源：《中华本草》

**海岛苎麻**
*Boehmeria formosana* Hayata
凭证标本：覃浩富等 71168（IBSC）
功效：根、叶，外用治跌打肿痛、痈疮肿毒。
功效来源：《广西中药资源名录》

**野线麻** 水禾麻
*Boehmeria japonica*（L. f.）Miq.
凭证标本：龙胜县普查队 450328130903019LY（IBK、GXMG、CMMI）
功效：全草，祛风除湿、接骨、解表寒。
功效来源：《中药大辞典》

**苎麻** 苎麻根
*Boehmeria nivea* (L.) Gaudich.
凭证标本：龙胜县普查队 450328130416028LY（IBK、GXMG）
功效：根、根状茎，清热毒、凉血止血。
功效来源：《广西壮族自治区壮药质量标准 第一卷》（2008年版）

**八角麻** 赤麻
*Boehmeria tricuspis* (Hance) Makino
凭证标本：龙胜县普查队 450328140811054LY（IBK、GXMG）
功效：根、嫩茎、叶，收敛止血、清热解毒。
功效来源：《中华本草》

## 微柱麻属 *Chamabainia* Wight

**微柱麻** 虫蚁菜
*Chamabainia cuspidata* Wight
凭证标本：龙胜县普查队 450328140826035LY（IBK、GXMG、CMMI）
功效：全草，止血生肌、除湿止痢。
功效来源：《中华本草》

## 水麻属 *Debregeasia* Gaudich.

**鳞片水麻**
*Debregeasia squamata* King ex Hook. f.
凭证标本：龙胜县普查队 450328121127010LY（IBK、GXMG、CMMI）
功效：全株，止血、活血。
功效来源：《中华本草》

## 楼梯草属 *Elatostema* J. R. Forst. et G. Forst.

**骤尖楼梯草**
*Elatostema cuspidatum* Wight
凭证标本：龙胜县普查队 450328130418018LY（IBK、GXMG、CMMI）
功效：全草，祛风除湿、清热解毒。
功效来源：《药用植物辞典》

**锐齿楼梯草** 毛叶楼梯草
*Elatostema cyrtandrifolium* (Zoll. et Mor.) Miq.
凭证标本：龙胜县普查队 450328131128007LY（IBK、GXMG）
功效：全草，祛风除湿、解毒杀虫。
功效来源：《中华本草》

**长圆楼梯草**
*Elatostema oblongifolium* Fu
凭证标本：龙胜县普查队 450328130409036LY（IBK、GXMG、CMMI）
功效：全草，行血、消肿止痛。
功效来源：《药用植物辞典》

**条叶楼梯草** 半边山
*Elatostema sublineare* W. T. Wang
凭证标本：龙胜县普查队 450328140512008LY（IBK、GXMG、CMMI）
功效：全草，接骨消肿、清肝解毒、利湿。
功效来源：《中华本草》

## 糯米团属 *Gonostegia* Turcz.

**糯米团** 糯米藤
*Gonostegia hirta* (Blume ex Hassk.) Miq.
凭证标本：龙胜县普查队 450328130416018LY（IBK、GXMG）
功效：全草，清热解毒、止血、健脾。
功效来源：《中华本草》

## 艾麻属 *Laportea* Gaudich.

**珠芽艾麻** 野绿麻
*Laportea bulbifera* (Sieb. et Zucc.) Wedd.
凭证标本：吕清华等 20075（IBK）
功效：全草，祛风除湿、活血调经。
功效来源：《广西壮族自治区瑶药材质量标准 第一卷》（2014年版）

**红线麻**
*Laportea macrostachya* (Maxim.) Ohwi
功效：根，主治胃痛、风湿骨痛、跌打损伤。
功效来源：《广西中药资源名录》
注：《广西植物名录》有记载。

## 花点草属 *Nanocnide* Blume

**毛花点草** 雪药
*Nanocnide lobata* Wedd.
凭证标本：龙胜县普查队 450328140512026LY（IBK、GXMG）
功效：全草，通经活血。
功效来源：《中华本草》

## 紫麻属 *Oreocnide* Miq.

**紫麻**
*Oreocnide frutescens* (Thunb.) Miq.
凭证标本：龙胜县普查队 450328130408003LY（IBK、GXMG、CMMI）
功效：全株，行气、活血。
功效来源：《中华本草》

## 赤车属 *Pellionia* Gaudich.

**短叶赤车** 猴接骨草
*Pellionia brevifolia* Benth.
凭证标本：龙胜县普查队 450328140418038LY（IBK、GXMG、CMMI）
功效：全草，活血化瘀、消肿止痛。
功效来源：《中华本草》

**异被赤车**
*Pellionia heteroloba* Wedd.
凭证标本：龙胜县普查队 450328140321039LY（IBK、GXMG、CMMI）
功效：全草，健脾消积、解毒敛疮。

功效来源：《中华本草》

**赤车**
*Pellionia radicans* (Sieb. et Zucc.) Wedd.
凭证标本：龙胜县普查队 450328130418040LY（IBK、GXMG）
功效：根、全草，散瘀、消肿、解毒、止痛。
功效来源：《全国中草药汇编》

**蔓赤车**
*Pellionia scabra* Benth.
凭证标本：龙胜县普查队 450328130306012LY（IBK、GXMG）
功效：全草，清热解毒、散瘀消肿、凉血止血。
功效来源：《中华本草》

## 冷水花属 *Pilea* Lindl.

**圆瓣冷水花**
*Pilea angulata* (Blume) Blume
凭证标本：龙胜县普查队 450328130903077LY（IBK、GXMG、CMMI）
功效：全草，祛风通络、活血止痛。
功效来源：《中华本草》

**湿生冷水花** 四轮草
*Pilea aquarum* Dunn
凭证标本：龙胜县普查队 450328140416035LY（IBK、CMMI）
功效：全草，清热解毒。
功效来源：《中华本草》

**石油菜**
*Pilea cavaleriei* H. Lév.
凭证标本：李中提等 70869（IBSC）
功效：全草，清热解毒、润肺止咳、消肿止痛。
功效来源：《全国中草药汇编》

**山冷水花** 苔水花
*Pilea japonica* (Maxim.) Hand.-Mazz.
凭证标本：龙胜县普查队 450328130409034LY（IBK、GXMG、CMMI）
功效：全草，清热解毒、渗湿利尿。
功效来源：《全国中草药汇编》

**大叶冷水花**
*Pilea martini* (H. Lév.) Hand.-Mazz.
凭证标本：覃浩富 700606（IBSC）
功效：全草，清热解毒、消肿止痛、利尿。
功效来源：《药用植物辞典》

**小叶冷水花** 透明草
*Pilea microphylla* (L.) Liebm.
凭证标本：龙胜县普查队 450328130409040LY（IBK、GXMG、CMMI）
功效：全草，清热解毒。
功效来源：《全国中草药汇编》

**冷水花**
*Pilea notata* C. H. Wright
凭证标本：龙胜县普查队 450328130909077LY（IBK、GXMG）
功效：全草，清热利湿。
功效来源：《全国中草药汇编》

**矮冷水花** 水石油菜
*Pilea peploides* (Gaudich.) Hook. et Arn.
凭证标本：龙胜县普查队 450328140416001LY（IBK、GXMG）
功效：全草，清热解毒、祛瘀止痛。
功效来源：《全国中草药汇编》

**透茎冷水花**
*Pilea pumila* (L.) A. Gray
凭证标本：李中提等 600045（IBK）
功效：根、茎，利尿解热、安胎。
功效来源：《全国中草药汇编》

**细齿冷水花**
*Pilea scripta* (Buch.-Ham. ex D. Don) Wedd.
凭证标本：广福林区采集队 142（IBK）
功效：全草，散瘀止痛、软坚活血。
功效来源：《药用植物辞典》

**粗齿冷水花** 紫绿草
*Pilea sinofasciata* C. J. Chen
凭证标本：龙胜县普查队 450328130416017LY（IBK、GXMG、CMMI）
功效：全草，理气止痛。
功效来源：《全国中草药汇编》

**翅茎冷水花**
*Pilea subcoriacea* (Hand.-Mazz.) C. J. Chen
凭证标本：龙胜县普查队 450328130417027LY（IBK）
功效：全草，主治跌打损伤。
功效来源：《药用植物辞典》

**玻璃草** 三角叶冷水花
*Pilea swinglei* Merr.
凭证标本：龙胜县普查队 450328130408002LY（IBK、GXMG、CMMI）
功效：全草，清热解毒、祛瘀止痛。
功效来源：《中华本草》

**疣果冷水花**
*Pilea verrucosa* Hand.-Mazz.
凭证标本：龙胜县普查队 450328130306017LY（IBK、GXMG）
功效：全草，清热解毒、消肿。
功效来源：《中华本草》

### 雾水葛属 *Pouzolzia* Gaudich.

**雾水葛**
*Pouzolzia zeylanica* (L.) Benn. et R. Br. var. *zeylanica*
凭证标本：龙胜县普查队 450328130911011LY（IBK、GXMG）
功效：全草，清热利湿、解毒排脓。
功效来源：《全国中草药汇编》

**多枝雾水葛** 石珠
*Pouzolzia zeylanica* (L.) Benn. et R. Br. var. *microphylla* (Wedd.) W. T. Wang
功效：全草，解毒消肿、接骨。
功效来源：《中华本草》
注：《广西植物名录》有记载。

## 170. 大麻科 Cannabinaceae

### 大麻属 *Cannabis* L.

**大麻** 火麻仁
*Cannabis sativa* L.
功效：果实，润肠通便。
功效来源：《中国药典》（2020年版）
注：民间常见栽培物种。

## 171. 冬青科 Aquifoliaceae

### 冬青属 *Ilex* L.

**满树星**
*Ilex aculeolata* Nakai
凭证标本：龙胜县普查队 450328130417064LY（IBK、GXMG）
功效：根皮、叶，清热解毒、止咳化痰。
功效来源：《中华本草》

**梅叶冬青** 岗梅
*Ilex asprella* (Hook. et Arn.) Champ. ex Benth.
凭证标本：龙胜县普查队 450328130417001LY（IBK、GXMG、CMMI）
功效：根、叶，清热解毒、生津止渴。
功效来源：《全国中草药汇编》

**冬青** 四季青
*Ilex chinensis* Sims
凭证标本：花坪综合考察队 H1778（IBK）
功效：根皮、叶、种子，清热解毒、生肌敛疮、活血止血。
功效来源：《全国中草药汇编》

**枸骨** 枸骨叶
*Ilex cornuta* Lindl. et Paxton
凭证标本：龙胜县普查队 450328130409062LY（IBK、GXMG、CMMI）
功效：叶，祛风止痛。
功效来源：《中国药典》（2020年版）

**齿叶冬青**
*Ilex crenata* Thunb.
凭证标本：01292（IBK）
功效：树皮，可制胶状黏液。
功效来源：《药用植物辞典》

**厚叶冬青**
*Ilex elmerrilliana* S. Y. Hu
凭证标本：谢福惠 3817（IBK）
功效：根、叶，消炎、解毒。
功效来源：《药用植物辞典》

**榕叶冬青** 上山虎
*Ilex ficoidea* Hemsl.
凭证标本：龙胜县普查队 450328131127008LY（IBK、GXMG、CMMI）
功效：根，清热解毒、活血止痛。
功效来源：《中华本草》

**台湾冬青**
*Ilex formosana* Maxim.
凭证标本：龙胜组 6-0052（GXMI）
功效：树皮黏液，用于作绊创膏、皮肤病治疗剂。
功效来源：《药用植物辞典》

**海南冬青** 山绿茶
*Ilex hainanensis* Merr.
凭证标本：龙胜县普查队 450328130408038LY（IBK、GXMG、CMMI）
功效：叶，清热平肝、消肿止痛、活血通脉。
功效来源：《广西壮族自治区壮药质量标准 第一卷》（2008年版）

**广东冬青**
*Ilex kwangtungensis* Merr.
凭证标本：广福林区采集队 806（IBK）
功效：根、叶，清热解毒、消肿止痛、消炎。
功效来源：《药用植物辞典》

**矮冬青**
*Ilex lohfauensis* Merr.
凭证标本：钟树权 82（IBK）
功效：根，清热解毒、凉血、通脉止痛、消肿消炎。

叶，清热解毒、止痛、消炎。
功效来源：《药用植物辞典》

**大果冬青**
*Ilex macrocarpa* Oliv.
凭证标本：龙胜县普查队 450328140419010LY（IBK、GXMG、CMMI）
功效：根、枝、叶，清热解毒、清肝明目、消肿止痒、润肺消炎、止咳祛瘀。
功效来源：《药用植物辞典》

**小果冬青**
*Ilex micrococca* Maxim.
凭证标本：11（IBK）
功效：根、叶，清热解毒、消炎、消肿止痛。
功效来源：《药用植物辞典》

**具柄冬青**
*Ilex pedunculosa* Miq.
凭证标本：陈永昌 405766（IBK）
功效：树皮，活血止血、清热解毒。种子，祛风。叶，清热解毒、止血止痛。
功效来源：《药用植物辞典》

**毛冬青**
*Ilex pubescens* Hook. et Arn.
凭证标本：龙胜县普查队 450328121128002LY（IBK、GXMG、CMMI）
功效：根，清热解毒、活血通脉、消肿止痛。
功效来源：《广西壮族自治区壮药质量标准 第二卷》（2011年版）

**铁冬青** 救必应
*Ilex rotunda* Thunb.
凭证标本：龙胜县普查队 450328130910040LY（IBK、GXMG、CMMI）
功效：树皮，清热解毒、利湿止痛。
功效来源：《中国药典》（2020年版）

**香冬青**
*Ilex suaveolens* (H. Lév.) Loes.
凭证标本：李中提等 600489（IBSC）
功效：根、叶，清热解毒、消炎。
功效来源：《药用植物辞典》

**四川冬青**
*Ilex szechwanensis* Loes.
凭证标本：覃浩富 71000（IBSC）
功效：果实，祛风、补虚。叶，清热解毒、活血止血。根皮，祛瘀、补益肌肤。
功效来源：《药用植物辞典》

**三花冬青** 小冬青
*Ilex triflora* Blume
凭证标本：覃浩富等 70301（IBK）
功效：根，清热解毒。
功效来源：《桂本草 第二卷》（上）

**紫果冬青**
*Ilex tsoii* Merr.et Chun
凭证标本：广福林区采集队 462（IBK）
功效：根、叶，消炎、解毒。
功效来源：《药用植物辞典》

**尾叶冬青**
*Ilex wilsonii* Loes.
凭证标本：龙胜县普查队 450328131129006LY（IBK、GXMG、CMMI）
功效：根、叶，清热解毒、消炎。
功效来源：《药用植物辞典》

## 173. 卫矛科 Celastraceae

### 南蛇藤属 *Celastrus* L.

**过山枫**
*Celastrus aculeatus* Merr.
凭证标本：龙胜县普查队 450328131129003LY（IBK、GXMG、CMMI）
功效：藤茎，清热解毒、祛风除湿。
功效来源：《广西壮族自治区瑶药材质量标准 第一卷》（2014年版）

**大芽南蛇藤** 霜红藤、绵藤
*Celastrus gemmatus* Loes.
凭证标本：龙胜县普查队 450328130911027LY（IBK、GXMG、CMMI）
功效：根，舒筋活血、散瘀。根、叶，化瘀消肿、止血生肌。
功效来源：《全国中草药汇编》

**滇边南蛇藤**
*Celastrus hookeri* Prain
凭证标本：广福林区调查队 296（IBK）
功效：根，活血行气、疏风祛湿。
功效来源：《药用植物辞典》

**圆叶南蛇藤** 称星蛇
*Celastrus kusanoi* Hayata
凭证标本：陈永昌 01357（IBK）
功效：根，宣肺除痰、止咳解毒。
功效来源：《全国中草药汇编》

**南蛇藤**
*Celastrus orbiculatus* Thunb.

凭证标本：龙胜县普查队 450328130409018LY（IBK、GXMG）

功效：根、藤，祛风活血、消肿止痛。果实，安神镇静。叶，解毒、散瘀。

功效来源：《全国中草药汇编》

**短梗南蛇藤** 短柄南蛇藤根

*Celastrus rosthornianus* Loes.

凭证标本：龙胜县普查队 450328130911054LY（IBK、GXMG、CMMI）

功效：根、茎、叶，祛风除湿、活血止痛、解毒消肿。果实，宁心安神。

功效来源：《中华本草》

**显柱南蛇藤** 无毛南蛇藤

*Celastrus stylosus* Wall.

凭证标本：龙胜县普查队 450328130408007LY（IBK、GXMG、CMMI）

功效：茎，祛风消肿、解毒消炎。

功效来源：《全国中草药汇编》

### 卫矛属 *Euonymus* L.

**刺果卫矛**

*Euonymus acanthocarpus* Franch.

凭证标本：广福林区调查队 432（IBSC）

功效：藤、茎皮，祛风除湿、通筋活络、止痛止血。根，祛风湿、散寒。

功效来源：《药用植物辞典》

**卫矛**

*Euonymus alatus* (Thunb.) Sieb.

凭证标本：H1743（IBK）

功效：根、带翅的枝、叶，行血通经、散瘀止痛。

功效来源：《全国中草药汇编》

**裂果卫矛**

*Euonymus dielsianus* Loes. et Diels

凭证标本：龙胜县普查队 450328140513012LY（IBK、GXMG、CMMI）

功效：根、茎皮、果实，活血化瘀、强筋健骨。

功效来源：《药用植物辞典》

**棘刺卫矛**

*Euonymus echinatus* Wall.

凭证标本：吕清华等 20214（IBK）

功效：树皮，用于腰酸背痛。

功效来源：《药用植物辞典》

**扶芳藤**

*Euonymus fortunei* (Turcz.) Hand.-Mazz.

凭证标本：广福林区采集队 203（IBK）

功效：地上部分，益气血、补肝肾、舒筋活络。

功效来源：《广西壮族自治区壮药质量标准 第一卷》（2008年版）

**西南卫矛**

*Euonymus hamiltonianus* Wall. et Roxb.

凭证标本：陈照宙 53011（IBK）

功效：根、茎皮、枝叶，祛风湿、强筋骨、活血解毒。

功效来源：《中华本草》

**冬青卫矛** 扶芳藤

*Euonymus japonicus* Thunb.

功效：地上部分，益气血、补肝肾、舒筋活络。

功效来源：《广西中药材标准 第一册》

注：民间常见栽培物种。

**疏花卫矛** 山杜仲

*Euonymus laxiflorus* Champ. ex Benth.

凭证标本：龙胜县普查队 450328130903100LY（IBK、GXMG、CMMI）

功效：根皮、树皮，祛风湿、强筋骨。

功效来源：《全国中草药汇编》

**大果卫矛**

*Euonymus myrianthus* Hemsl.

凭证标本：龙胜县普查队 450328121128010LY（IBK、GXMG、CMMI）

功效：根、茎，益肾壮腰、化瘀利湿。

功效来源：《中华本草》

**中华卫矛**

*Euonymus nitidus* Benth.

凭证标本：龙胜县普查队 450328130418045LY（IBK、GXMG、CMMI）

功效：全株，舒筋活络、强筋健骨。

功效来源：《药用植物辞典》

**长刺卫矛**

*Euonymus wilsonii* Sprague

凭证标本：陈永昌 01278（IBK）

功效：根，祛风除湿、止痛。

功效来源：《全国中草药汇编》

### 假卫矛属 *Microtropis* Wall. ex Meisn.

**密花假卫矛**

*Microtropis gracilipes* Merr. et F. P. Metcalf

凭证标本：龙胜县普查队 450328130910045LY（IBK、GXMG、CMMI）

功效：根，利尿。

功效来源：《药用植物辞典》

### 雷公藤属 *Tripterygium* Hook. f.

**粉背雷公藤** 掉毛草

*Tripterygium hypoglaucum* (H. Lév.) Hutch.

凭证标本：龙胜县普查队 450328140418024LY（IBK、GXMG、CMMI）

功效：全草，祛风除湿、活血散瘀、续筋接骨。

功效来源：《全国中草药汇编》

**雷公藤**

*Tripterygium wilfordii* Hook. f.

凭证标本：龙胜县普查队 450328130911050LY（IBK、GXMG、CMMI）

功效：木质部，祛风除湿、活血通络、杀虫解毒。

功效来源：《中华本草》

## 178. 翅子藤科 Hippocrateaceae

### 五层龙属 *Salacia* L.

**无柄五层龙**

*Salacia sessiliflora* Hand.-Mazz.

凭证标本：李中提等 600200（IBK）

功效：果实，用于胃痛。

功效来源：《药用植物辞典》

## 179. 茶茱萸科 Icacinaceae

### 定心藤属 *Mappianthus* Hand.-Mazz.

**定心藤** 甜果藤

*Mappianthus iodoides* Hand.-Mazz.

凭证标本：钟树权 102（IBK）

功效：根、藤茎，活血调经、祛风除湿。

功效来源：《中华本草》

## 182. 铁青树科 Olacaceae

### 青皮木属 *Schoepfia* Schreb.

**华南青皮木** 碎骨仔树

*Schoepfia chinensis* Gardner et Champ.

凭证标本：龙胜县普查队 450328130419050LY（IBK、GXMG）

功效：根、树枝、叶，清热利湿、活血止痛。

功效来源：《中华本草》

**青皮木** 脆骨风

*Schoepfia jasminodora* Sieb. et Zucc.

凭证标本：龙胜县普查队 450328130408047LY（IBK、GXMG、CMMI）

功效：全株，散瘀、消肿止痛。

功效来源：《全国中草药汇编》

## 185. 桑寄生科 Loranthaceae

### 离瓣寄生属 *Helixanthera* Lour.

**离瓣寄生** 五瓣寄生

*Helixanthera parasitica* Lour.

凭证标本：龙胜县普查队 450328130418003LY（IBK、GXMG、CMMI）

功效：带叶茎枝，祛风湿、止咳、止痢。

功效来源：《广西药用植物名录》

### 桑寄生属 *Loranthus* Jacq.

**椆树桑寄生**

*Loranthus delavayi* Tiegh.

凭证标本：陈永昌 01704（IBK）

功效：带叶茎枝，补肝肾、祛风湿、止血、安胎。

功效来源：《中华本草》

### 鞘花属 *Macrosolen* (Blume) Rchb.

**鞘花** 杉寄生

*Macrosolen cochinchinensis* (Lour.) Tiegh.

凭证标本：龙胜县普查队 450328130306048LY（IBK、GXMG）

功效：茎枝、叶，祛风湿、补肝肾、活血止痛、止咳。

功效来源：《中华本草》

### 梨果寄生属 *Scurrula* L.

**红花寄生**

*Scurrula parasitica* L.

凭证标本：龙胜县普查队 450328131120002LY（IBK、GXMG、CMMI）

功效：枝、叶，祛风湿、强筋骨、活血解毒。

功效来源：《中华本草》

### 钝果寄生属 *Taxillus* Tiegh.

**锈毛钝果寄生**

*Taxillus levinei* (Merr.) H. S. Kiu

凭证标本：龙胜县普查队 450328131114016LY（IBK、GXMG、CMMI）

功效：带叶茎枝，清肺止咳、祛风湿。

功效来源：《中华本草》

**木兰寄生**

*Taxillus limprichtii* (Grüning) H. S. Kiu

凭证标本：袁淑芬等 5062（IBSC）

功效：茎枝，补肝肾、祛风湿、安胎。

功效来源：《中华本草》

**毛叶钝果寄生**

*Taxillus nigrans* (Hance) Danser

凭证标本：龙胜县普查队 450328140512047LY（IBK、GXMG、CMMI）

功效：茎、枝、叶，补肝肾、强筋骨、祛风湿、安胎。

功效来源：《药用植物辞典》

**桑寄生**
*Taxillus sutchuenensis* (Lecomte) Danser
凭证标本：陈照宙 51075（IBSC）
功效：带叶茎枝，补肝肾、强筋骨、祛风湿、安胎。
功效来源：《广西壮族自治区壮药质量标准 第二卷》（2011年版）

### 大苞寄生属 *Tolypanthus* (Blume) Blume
**大苞寄生**
*Tolypanthus maclurei* (Merr.) Danser
凭证标本：李中提等 70804（IBSC）
功效：带叶茎枝，补肝肾、强筋骨、祛风除湿。
功效来源：《中华本草》

### 槲寄生属 *Viscum* L.
**棱枝槲寄生** 柿寄生
*Viscum diospyrosicola* Hayata
凭证标本：余少林等 700587（IBK）
功效：带叶茎枝，祛风湿、强筋骨、止咳、降压。
功效来源：《中华本草》

## 186. 檀香科 Santalaceae
### 檀梨属 *Pyrularia* Michx.
**檀梨**
*Pyrularia edulis* (Wall.) A. DC.
凭证标本：覃浩富等 70880（IBK）
功效：全草，止痛。
功效来源：《药用植物辞典》

## 189. 蛇菰科 Balanophoraceae
### 蛇菰属 *Balanophora* J. R. Forst. et G. Forst.
**红冬蛇菰** 葛蕈
*Balanophora harlandii* Hook. f.
凭证标本：龙胜县普查队 450328140826057LY（IBK、GXMG、CMMI）
功效：全草，凉血止血、清热解毒。
功效来源：《中华本草》

**拟日本蛇菰** 鹿仙草
*Balanophora parajaponica* R.X.Yu, S.Y.Zhou&Y.Q.Li.
凭证标本：覃浩富 71208（IBSC）
功效：全草，益肾养阴、清热止血。
功效来源：《中华本草》

## 190. 鼠李科 Rhamnaceae
### 勾儿茶属 *Berchemia* Neck. ex DC.
**多花勾儿茶**
*Berchemia floribunda* (Wall.) Brongn.
凭证标本：龙胜县普查队 450328140419012LY（IBK、GXMG、CMMI）
功效：根，健脾利湿、通经活络。茎、叶，清热解毒、利尿。
功效来源：《药用植物辞典》

### 枳椇属 *Hovenia* Thunb.
**枳椇** 枳椇子
*Hovenia acerba* Lindl.
凭证标本：龙胜县普查队 450328130911039LY（IBK、GXMG）
功效：带果序轴的果实，止渴除烦、解酒毒、利尿通便。
功效来源：《广西壮族自治区壮药质量标准 第二卷》（2011年版）

**光叶毛果枳椇**
*Hovenia trichocarpa* Chun et Tsiang var. *robusta* (Nakai et Y. Kimura) Y. L. Chen et P. K. Chou
凭证标本：韦裕宗等 20381（IBK）
功效：根，行气活血。根皮、茎皮，活血舒筋。果实，健胃、补血。
功效来源：《药用植物辞典》

### 马甲子属 *Paliurus* Mill.
**马甲子** 铁篱笆
*Paliurus ramosissimus* (Lour.) Poir.
功效：刺、花、叶，清热解毒。
功效来源：《中华本草》
注：本种在县域内普遍分布。

### 鼠李属 *Rhamnus* L.
**长叶冻绿** 黎辣根
*Rhamnus crenata* Sieb. et Zucc.
凭证标本：龙胜县普查队 450328131127021LY（IBK、GXMG、CMMI）
功效：根、根皮，清热解毒、杀虫利湿。
功效来源：《中华本草》

**钩齿鼠李**
*Rhamnus lamprophylla* C. K. Schneid.
凭证标本：覃浩富 700544（IBSC）
功效：根，用于肺热咳嗽。果实，用于腹胀便秘。
功效来源：《药用植物辞典》

**薄叶鼠李** 绛梨木
*Rhamnus leptophylla* C. K. Schneid.
凭证标本：龙胜县普查队 450328130417005LY（IBK、GXMG、CMMI）
功效：根、果实，消食顺气、活血祛瘀。
功效来源：《全国中草药汇编》

**尼泊尔鼠李**
*Rhamnus napalensis* (Wall.) Lawson
凭证标本：吕清华等 20445（IBK）
功效：叶、根、果实，祛风除湿、利水消肿。
功效来源：《药用植物辞典》

**冻绿**
*Rhamnus utilis* Decne.
凭证标本：覃浩富 100826（IBK）
功效：叶、果实，止痛、消食。
功效来源：《中华本草》

### 枣属 *Ziziphus* Mill.
**枣** 大枣
*Ziziphus jujuba* Mill.
凭证标本：覃浩富 71058（IBSC）
功效：果实，补中益气、养血安神。
功效来源：《中国药典》（2020年版）

## 191. 胡颓子科 Elaeagnaceae
### 胡颓子属 *Elaeagnus* L.
**蔓胡颓子**
*Elaeagnus glabra* Thunb.
凭证标本：钟树权 132（IBK）
功效：果实，收敛止泻、健脾消食、止咳平喘、止血。
功效来源：《中华本草》

**宜昌胡颓子** 红鸡踢香
*Elaeagnus henryi* Warb. ex Diels
凭证标本：陈永昌 01285（IBK）
功效：茎、叶，散瘀消肿、接骨止痛、平喘止咳。
功效来源：《中华本草》

**披针叶胡颓子** 盐匏藤
*Elaeagnus lanceolata* Warb.
凭证标本：韦裕宗等 20526（IBK）
功效：根，温下焦、祛寒湿。
功效来源：《全国中草药汇编》

**胡颓子**
*Elaeagnus pungens* Thunb.
凭证标本：H1547（IBK）
功效：根，祛风利湿、行瘀止血。叶，止咳平喘。果，消食止痢。
功效来源：《全国中草药汇编》

**攀缘胡颓子**
*Elaeagnus sarmentosa* Rehder
凭证标本：广福林区采集队 242（IBK）
功效：根、叶、果实，止咳定喘、收敛止泻。
功效来源：《药用植物辞典》

## 193. 葡萄科 Vitaceae
### 蛇葡萄属 *Ampelopsis* Michx.
**广东蛇葡萄** 甜茶藤
*Ampelopsis cantoniensis* (Hook. et Arn.) K. Koch
凭证标本：龙胜县普查队 450328131113007LY（IBK、GXMG、CMMI）
功效：茎、叶、根，清热解毒、利湿消肿。
功效来源：《中华本草》

**羽叶蛇葡萄**
*Ampelopsis chaffanjonii* (H. Lév.) Rehder
凭证标本：龙胜县普查队 450328130913047LY（IBK、GXMG、CMMI）
功效：茎藤，祛风除湿。
功效来源：《药用植物辞典》

**三裂蛇葡萄** 金刚散
*Ampelopsis delavayana* Planch. ex Franch.
凭证标本：龙胜县普查队 450328140513017LY（IBK、GXMG、CMMI）
功效：根、茎藤，清热利湿、活血通络、止血生肌、解毒消肿。
功效来源：《中华本草》

**异叶蛇葡萄**
*Ampelopsis glandulosa* (Wall.) Momiy. var. *heterophylla* (Thunb.) Momiy.
凭证标本：广福林区采集队 775（IBK）
功效：根、根皮，清热解毒、祛风活络。茎、叶，利尿、消炎、止血。
功效来源：《药用植物辞典》

**牯岭蛇葡萄**
*Ampelopsis glandulosa* (Wall.) Momiy. var. *kulingensis* (Rehder) Momiy.
功效：根、茎、叶，清热解毒、祛风活络、消炎、利尿、消肿、止血。
功效来源：《药用植物辞典》
注：《广西植物名录》有记载。

**显齿蛇葡萄** 甜茶藤
*Ampelopsis grossedentata* (Hand.-Mazz.) W. T. Wang
凭证标本：龙胜县普查队 450328121130003LY（IBK、GXMG、CMMI）
功效：茎、叶、根，清热解毒、利湿消肿。
功效来源：《中华本草》

### 乌蔹莓属 *Cayratia* Juss.

**乌蔹莓**

*Cayratia japonica* (Thunb.) Gagnep. var. *japonica*

凭证标本：广福林区采集队 339（IBK）

功效：全草，解毒消肿、清热利湿。

功效来源：《中华本草》

**毛乌蔹莓** 红母猪藤

*Cayratia japonica* (Thunb.) Gagnep. var. *mollis* (Wall.) Momiy.

凭证标本：龙胜县普查队 450328131129020LY（IBK、GXMG、CMMI）

功效：全草，清热毒、消痈肿。

功效来源：《全国中草药汇编》

### 白粉藤属 *Cissus* L.

**苦郎藤** 风叶藤

*Cissus assamica* (M. A. Lawson) Craib

凭证标本：吕清华等 20144（IBK）

功效：根，拔脓消肿、散瘀止痛。

功效来源：《全国中草药汇编》

**白粉藤**

*Cissus repens* Lam.

凭证标本：刘治仁 43227（GXMI）

功效：茎藤，清热利湿、解毒消肿。根，活血通络、化痰散结、解毒消痈。

功效来源：《中华本草》

### 地锦属 *Parthenocissus* Planch.

**异叶地锦** 异叶爬山虎

*Parthenocissus dalzielii* Gagnep.

凭证标本：覃浩富等 70829（IBK）

功效：带叶藤茎，祛风除湿、散瘀止痛、解毒消肿。

功效来源：《广西壮族自治区壮药质量标准 第三卷》（2018年版）

### 崖爬藤属 *Tetrastigma* (Miq.) Planch.

**三叶崖爬藤** 三叶青

*Tetrastigma hemsleyanum* Diels et Gilg

凭证标本：覃浩富等 70554（IBK）

功效：块根、全草，清热解毒、祛风化痰、活血止痛。

功效来源：《广西壮族自治区壮药质量标准 第三卷》（2018年版）

**扁担藤**

*Tetrastigma planicaule* (Hook. f.) Gagnep.

凭证标本：龙胜县普查队 450328130306030LY（IBK、GXMG）

功效：藤茎，祛风除湿、舒筋活络。

功效来源：《广西壮族自治区壮药质量标准 第二卷》（2011年版）

### 葡萄属 *Vitis* L.

**东南葡萄**

*Vitis chunganensis* Hu

凭证标本：龙胜县普查队 450328130909038LY（IBK、GXMG）

功效：根、茎，活血祛瘀、祛风除湿。

功效来源：《药用植物辞典》

**刺葡萄**

*Vitis davidii* (Roman. du Caill.) Foex.

凭证标本：覃浩富等 70967（IBK）

功效：根，祛风湿、利小便。

功效来源：《全国中草药汇编》

**葛藟葡萄** 葛藟

*Vitis flexuosa* Thunb.

凭证标本：广福林区采集队 426（IBK）

功效：根、茎、果实，补五脏、续筋骨、长肌肉。

功效来源：《全国中草药汇编》

**毛葡萄**

*Vitis heyneana* Roem. et Schult.

凭证标本：龙胜县普查队 450328130419039LY（IBK、GXMG）

功效：根皮，调经活血、补虚止带、清热解毒、生肌、利湿。全株，止血、祛风湿、安胎、解热。叶，清热利湿、消肿解毒。

功效来源：《药用植物辞典》

**葡萄**

*Vitis vinifera* L.

功效：果实，解表透疹、利尿、安胎。根、藤，祛风湿、利尿。

功效来源：《全国中草药汇编》

注：民间常见栽培物种。

## 194. 芸香科 Rutaceae

### 石椒草属 *Boenninghausenia* Rchb. ex Meisn.

**臭节草** 岩椒草

*Boenninghausenia albiflora* (Hook.) Rchb. ex Meisn.

凭证标本：吕清华等 20138（IBK）

功效：全草，解表截疟、活血散瘀。

功效来源：《中华本草》

### 柑橘属 *Citrus* L.

**宜昌橙**

*Citrus ichangensis* Swingle

凭证标本：陈永昌 1304（IBK）

功效：果实，化痰止咳、生津健胃、止血消炎、祛瘀止痛。根，行气、止痛、止咳平喘。

功效来源：《药用植物辞典》

**黎檬** 柠檬

*Citrus limonia* Osbeck

功效：果实，化痰止咳、生津健胃。根，行气止痛、止咳平喘。

功效来源：《全国中草药汇编》

注：《广西植物名录》有记载。

**柚** 橘红

*Citrus maxima* (Burm.) Merr.

凭证标本：龙胜县普查队 450328130416005LY（IBK、GXMG、CMMI）

功效：未成熟、近成熟的外层果皮，理气宽中、燥湿化痰。叶，行气止痛、解毒消肿。花蕾、开放的花，行气、化痰、镇痛。

功效来源：《广西壮族自治区壮药质量标准 第二卷》（2011年版）

**香橼**

*Citrus medica* L. var. *medica*

凭证标本：陈永昌 405944（IBK）

功效：果实，疏肝理气、宽中、化痰。

功效来源：《中国药典》（2020年版）

**佛手**

*Citrus medica* L. var. *sarcodactylis* Swingle

功效：果实，疏肝理气、和胃止痛、燥湿化痰。

功效来源：《中国药典》（2020年版）

注：民间常见栽培物种。

**柑橘** 青皮

*Citrus reticulata* Blanco

凭证标本：龙胜县普查队 450328140419015LY（IBK、GXMG）

功效：幼果、未成熟果实的果皮，疏肝破气、消积化滞。

功效来源：《中国药典》（2020年版）

**甜橙** 枳实

*Citrus sinensis* (L.) Osbeck

凭证标本：陈永昌 1617（IBK）

功效：幼果，破气消积、化痰散痞。

功效来源：《中国药典》（2020年版）

## 黄皮属 *Clausena* Burm. f.

**黄皮**

*Clausena lansium* (Lour.) Skeels

功效：叶，疏风解表、除痰行气。成熟种子，理气、消滞、散结、止痛。

功效来源：《广西壮族自治区壮药质量标准 第一卷》（2008年版）

注：民间常见栽培物种。

## 九里香属 *Murraya* J. König ex L.

**千里香** 九里香

*Murraya paniculata* (L.) Jack.

凭证标本：龙胜县普查队 450328130409014LY（IBK、GXMG、CMMI）

功效：叶和带叶嫩枝，行气止痛、活血散瘀。

功效来源：《中国药典》（2020年版）

## 黄檗属 *Phellodendron* Rupr.

**秃叶黄檗** 黄柏

*Phellodendron chinense* C. K. Schneid. var. *glabriusculum* C. K. Schneid

凭证标本：龙胜县普查队 450328131114015LY（IBK、GXMG、CMMI）

功效：树皮，清热燥湿、泻火解毒。

功效来源：《中国药典》（2020年版）

## 枳属 *Poncirus* Raf.

**枳** 枸橘

*Poncirus trifoliata* (L.) Raf.

功效：果实，健胃消食、理气止痛。叶，行气消食、止呕。

功效来源：《全国中草药汇编》

注：民间常见栽培物种。

## 裸芸香属 *Psilopeganum* Hemsl.

**裸芸香** 虱子草

*Psilopeganum sinense* Hemsl.

功效：全草，解表、止呕定喘。根，治腰痛。

功效来源：《全国中草药汇编》

注：民间常见栽培物种。

## 茵芋属 *Skimmia* Thunb.

**茵芋**

*Skimmia reevesiana* (Fortune) Fortune

凭证标本：龙胜县普查队 450328140322008LY（IBK、GXMG、CMMI）

功效：茎、叶，祛风胜湿。

功效来源：《中华本草》

## 吴茱萸属 *Tetradium* Lour.

**华南吴萸**

*Tetradium austrosinense* (Hand.-Mazz.) Hartley

凭证标本：龙胜县普查队 450328131115006LY（IBK、GXMG、CMMI）

功效：果实，温中散寒、行气止痛。

功效来源：《药用植物辞典》

**楝叶吴萸**
*Tetradium glabrifolium* (Champ. ex Benth.) Hartley
凭证标本：龙胜县普查队 450328131114002LY（IBK、GXMG、CMMI）
功效：全株，温中散寒、理气止痛、暖胃。根、叶，清热化痰、止咳。
功效来源：《药用植物辞典》

**吴茱萸**
*Tetradium ruticarpum* (A. Juss.) Hartley
凭证标本：广福林区调查队 346（IBSC）
功效：成熟果实，散寒止痛、降逆止呕、助阳止泻。
功效来源：《广西壮族自治区壮药质量标准 第三卷》（2018年版）

### 飞龙掌血属 *Toddalia* Juss.

**飞龙掌血**
*Toddalia asiatica* (L.) Lam.
凭证标本：陈永昌 405839（IBK）
功效：根，祛风止痛、散瘀止血。
功效来源：《广西壮族自治区壮药质量标准 第二卷》（2011年版）

### 花椒属 *Zanthoxylum* L.

**椿叶花椒** 浙桐皮
*Zanthoxylum ailanthoides* Sieb. et Zucc.
凭证标本：龙胜采集队 171（IBK）
功效：树皮，祛风湿、通经络。
功效来源：《中药大辞典》

**竹叶花椒**
*Zanthoxylum armatum* DC. var. *armatum*
凭证标本：龙胜县普查队 450328130409072LY（IBK、GXMG、CMMI）
功效：果实，散寒、止痛、驱虫。
功效来源：《广西中药材标准 第一册》

**毛竹叶花椒**
*Zanthoxylum armatum* DC. var. *ferrugineum* (Rehd. et E. H. Wilson) C. C. Huang
凭证标本：万煜、陈秀香 43090（GXMI）
功效：全株，主治感冒、食积腹胀、风湿痹痛、外用治跌打损伤、骨折、目赤肿痛。
功效来源：《广西中药资源名录》

**花椒**
*Zanthoxylum bungeanum* Maxim.
凭证标本：李中提等 70548（IBK）
功效：果皮，温中散寒、除湿止痛、杀虫、解鱼腥毒。
功效来源：《药用植物辞典》

**蚬壳花椒** 大叶花椒
*Zanthoxylum dissitum* Hemsl.
凭证标本：龙胜县普查队 450328131120015LY（IBK、CMMI）
功效：茎、叶、果实、种子，消食助运、行气止痛。
功效来源：《中华本草》

**大叶臭花椒**
*Zanthoxylum myriacanthum* Wall. ex Hooker f.
凭证标本：覃浩富等 70602（IBK）
功效：根、叶，祛风除湿、消肿止痛、止血。
功效来源：《药用植物辞典》

**花椒簕**
*Zanthoxylum scandens* Blume
凭证标本：龙胜县普查队 450328140322027LY（IBK、GXMG、CMMI）
功效：根、果实，活血化瘀、镇痛、清热解毒、祛风行气。
功效来源：《药用植物辞典》

**野花椒**
*Zanthoxylum simulans* Hance
凭证标本：00998（IBK）
功效：叶，祛风散寒、健胃驱虫、除湿止泻、活血通经。
功效来源：《药用植物辞典》

## 195. 苦木科 Simaroubaceae

### 臭椿属 *Ailanthus* Desf.

**臭椿** 椿皮
*Ailanthus altissima* (Mill.) Swingle
凭证标本：覃浩富 700710（IBSC）
功效：根皮、树皮，清热燥湿、收涩止带、止泻、止血。
功效来源：《中国药典》（2020年版）

### 苦树属 *Picrasma* Blume

**苦树** 苦木
*Picrasma quassioides* (D. Don) Benn.
凭证标本：覃浩富等 70516（IBSC）
功效：枝、叶，清热解毒、燥湿杀虫。
功效来源：《广西壮族自治区壮药质量标准 第一卷》（2008年版）

## 197. 楝科 Meliaceae

### 楝属 *Melia* L.

**楝** 苦楝
*Melia azedarach* L.
凭证标本：龙胜县普查队 450328130409037LY（IBK、GXMG）

功效：果实，行气止痛、杀虫。叶，清热燥湿、行气止痛、杀虫止痒。树皮、根皮，驱虫、疗癣。
功效来源：《中华本草》

**川楝**
*Melia toosendan* Sieb. et Zucc.
凭证标本：黎焕琦（IBK）
功效：树皮、根皮、叶，清肝理气、止痛、杀虫、驱虫疗癣。果实，舒肝行气、止痛、驱虫。
功效来源：《药用植物辞典》

### 香椿属 *Toona* (Endl.) M. Roem.

**红椿**
*Toona ciliata* M. Roem.
凭证标本：广福林区调查队 1150（IBK）
功效：根皮，祛风利湿、止血止痛、涩肠、杀虫。
功效来源：《药用植物辞典》

**香椿**
*Toona sinensis* (Juss.) Roem.
功效：果实、树皮、根皮韧皮部、花、树干流出的液汁，祛风、散寒、止痛。
功效来源：《中华本草》
注：《广西植物名录》有记载。

**紫椿**
*Toona sureni* (Blume) Merr.
凭证标本：01150（IBK）
功效：树皮，清热解毒、透疹。
功效来源：《药用植物辞典》

## 198. 无患子科 Sapindaceae

### 栾树属 *Koelreuteria* Laxm.

**复羽叶栾树**
*Koelreuteria bipinnata* Franch.
功效：根，消肿止痛、活血、驱虫。花，清肝明目、清热止咳。
功效来源：《药用植物辞典》
注：民间常见栽培物种。

## 198b. 伯乐树科 Bretschneideraceae

### 伯乐树属 *Bretschneidera* Hemsl.

**伯乐树**
*Bretschneidera sinensis* Hemsl.
凭证标本：龙胜调查队 172（IBSC）
功效：树皮，祛风活血。
功效来源：《药用植物辞典》

## 200. 槭树科 Aceraceae

### 槭属 *Acer* L.

**紫果槭**
*Acer cordatum* Pax
凭证标本：龙胜县普查队 450328130418032LY（IBK、GXMG）
功效：叶芽，清热明目。
功效来源：《药用植物辞典》

**青榨槭**
*Acer davidii* Franch.
凭证标本：龙胜县普查队 450328130408039LY（IBK、GXMG、CMMI）
功效：根、根皮、树皮，消炎、止痛、止血、祛风除湿、活血化瘀。枝、叶，清热解毒、行气止痛。
功效来源：《药用植物辞典》

**罗浮槭** 蝴蝶果
*Acer fabri* Hance
凭证标本：龙胜县普查队 450328140321035LY（IBK、GXMG）
功效：果实，清热、利咽喉。
功效来源：《广西中药材标准 第一册》

**桂林槭**
*Acer kweilinense* Fang et Fang f.
凭证标本：陈照宙 51126（GXMI）
功效：果实，用于咽喉肿痛、咽喉炎。
功效来源：《药用植物辞典》

**中华槭**
*Acer sinense* Pax
凭证标本：龙胜县普查队 450328140513004LY（IBK、GXMG、CMMI）
功效：根、根皮，接骨、利关节、止疼痛。
功效来源：《药用植物辞典》

## 201. 清风藤科 Sabiaceae

### 泡花树属 *Meliosma* Blume

**香皮树**
*Meliosma fordii* Hemsl.
凭证标本：覃浩富等 71037（IBSC）
功效：树皮、叶，滑肠通便。
功效来源：《药用植物辞典》

### 清风藤属 *Sabia* Colebr.

**灰背清风藤** 广藤根
*Sabia discolor* Dunn
凭证标本：覃浩富等 70367（IBK）
功效：藤茎，祛风除湿、活血止痛。
功效来源：《广西壮族自治区瑶药材质量标准 第一

卷》（2014年版）

**凹萼清风藤**
*Sabia emarginata* Lecomte
凭证标本：广福林区采集队 261（IBK）
功效：全株，祛风除湿、止痛。
功效来源：《药用植物辞典》

**簇花清风藤** 小发散
*Sabia fasciculata* Lecomte ex L. Chen
凭证标本：龙胜县普查队 450328130306055LY（IBK、GXMG）
功效：全株，祛风除湿、散瘀消肿。
功效来源：《中华本草》

**清风藤**
*Sabia japonica* Maxim.
凭证标本：万煜、覃方思 43211（GXMI）
功效：茎、叶、根，祛风利湿、活血解毒。
功效来源：《中华本草》

**柠檬清风藤**
*Sabia limoniacea* Wall. ex Hook. f. et Thomson
凭证标本：花坪综合考察队 H656（IBK）
功效：根、茎，治产后瘀血不尽、风湿痹痛。
功效来源：《药用植物辞典》

**尖叶清风藤**
*Sabia swinhoei* Hemsl.
凭证标本：龙胜县普查队 450328140812027LY（IBK、GXMG、CMMI）
功效：根、茎、叶，祛风止痛。
功效来源：《药用植物辞典》

## 204. 省沽油科 Staphyleaceae

### 野鸦椿属 *Euscaphis* Sieb. et Zucc.

**野鸦椿**
*Euscaphis japonica* (Thunb.) Dippel
凭证标本：龙胜县普查队 450328131108022LY（IBK、GXMG、CMMI）
功效：根、果实、花，清热解表、利湿。
功效来源：《中华本草》

### 瘿椒树属 *Tapiscia* Oliv.

**银鹊树**
*Tapiscia sinensis* Oliv.
凭证标本：广福林区采集队 237（IBK）
功效：根、果实，解表、清热、祛湿。
功效来源：《药用植物辞典》

### 山香圆属 *Turpinia* Vent.

**锐尖山香圆** 山香圆叶
*Turpinia arguta* (Lindl.) Seem.
凭证标本：龙胜县普查队 450328130306004LY（IBK、GXMG、CMMI）
功效：叶，清热解毒、消肿止痛。
功效来源：《中国药典》（2020年版）

**茸毛锐尖山香圆**
*Turpinia arguta* (Lindl.) Seem. var. *pubescens* T. Z. Hsu
凭证标本：龙胜县普查队 450328130417010LY（IBK、GXMG、CMMI）
功效：全株，主治产后、病后虚弱。叶，外用治骨折。
功效来源：《广西中药资源名录》

**山香圆**
*Turpinia montana* (Blume) Kurz
凭证标本：H1825（IBK）
功效：根，主治慢性咽喉炎。枝叶，主治肺炎、支气管炎。
功效来源：《广西中药资源名录》

## 205. 漆树科 Anacardiaceae

### 南酸枣属 *Choerospondias* Burtt et A. W. Hill

**南酸枣** 广枣
*Choerospondias axillaris* (Roxb.) B. L. Burtt et A. W. Hill
凭证标本：龙胜县普查队 450328130909033LY（IBK、GXMG、CMMI）
功效：果实，行气活血、养心安神。
功效来源：《中国药典》（2020年版）

### 盐肤木属 *Rhus* L.

**盐肤木** 五倍子
*Rhus chinensis* Mill. var. *chinensis*
凭证标本：陈永昌 922（IBK）
功效：叶上的虫瘿，敛肺降火、涩肠止泻、敛汗、止血、收湿敛疮。
功效来源：《中国药典》（2020年版）

### 漆属 *Toxicodendron* Mill.

**野漆** 野漆树
*Toxicodendron succedaneum* (L.) Kuntze
凭证标本：龙胜县普查队 450328130408043LY（IBK、GXMG、CMMI）
功效：叶，散瘀、止血、解毒。
功效来源：《中华本草》

**山漆树** 木蜡树根
*Toxicodendron sylvestre* (Sieb. et Zucc.) Kuntze

凭证标本：覃浩富等 70122（IBSC）
功效：根，祛瘀、止痛、止血。
功效来源：《中华本草》

**漆**
*Toxicodendron vernicifluum* (Stokes) F. A. Barkley
凭证标本：龙胜县普查队 450328130417017LY（IBK、GXMG、CMMI）
功效：干皮、根皮，接骨。木心，行气、镇痛。
功效来源：《药用植物辞典》

## 207. 胡桃科 Juglandaceae

### 喙核桃属 *Annamocarya* A. Chev.

**喙核桃**
*Annamocarya sinensis* (Dode) Leroy
凭证标本：龙胜县普查队 450328140512035LY（IBK）
功效：枝、叶，杀虫、止痒。果实，滋润。
功效来源：《药用植物辞典》

### 山核桃属 *Carya* Nutt.

**山核桃** 山核桃仁
*Carya cathayensis* Sarg.
凭证标本：龙胜县普查队 450328131114004LY（IBK、GXMG、CMMI）
功效：种仁，滋润补养。
功效来源：《药用植物辞典》

### 青钱柳属 *Cyclocarya* Iljinsk.

**青钱柳** 青钱柳叶
*Cyclocarya paliurus* (Batalin) Iljinsk.
凭证标本：龙胜县普查队 450328130909002LY（IBK、GXMG、CMMI）
功效：叶，祛风止痒。
功效来源：《中华本草》

### 黄杞属 *Engelhardia* Lesch. ex Bl.

**黄杞** 罗汉茶
*Engelhardia roxburghiana* Wall.
凭证标本：龙胜县普查队 450328140812025LY（IBK、GXMG、CMMI）
功效：叶，清热解毒、生津解渴、解暑利湿。
功效来源：《广西壮族自治区壮药质量标准 第二卷》（2011年版）

### 胡桃属 *Juglans* L.

**胡桃楸** 核桃楸
*Juglans mandshurica* Maxim.
功效：种仁，敛肺定喘、温肾润肠。
功效来源：《全国中草药汇编》
注：《广西植物名录》有记载。

### 化香树属 *Platycarya* Sieb. et Zucc.

**化香树**
*Platycarya strobilacea* Sieb. et Zucc.
凭证标本：覃浩富 70078（IBSC）
功效：果实，顺气祛风、消肿止痛、燥湿杀虫。叶，理气、解毒、消肿止痛、杀虫止痒。
功效来源：《药用植物辞典》

### 枫杨属 *Pterocarya* Kunth

**枫杨**
*Pterocarya stenoptera* C. DC.
凭证标本：龙胜县普查队 450328130417061LY（IBK、GXMG）
功效：树皮，解毒、杀虫止痒、祛风止痛。
功效来源：《药用植物辞典》

## 207a. 马尾树科 Rhoipteleaceae

### 马尾树属 *Rhoiptelea* Diels et Hand.-Mazz.

**马尾树**
*Rhoiptelea chiliantha* Diels et Hand.-Mazz.
凭证标本：龙胜县普查队 450328130909001LY（IBK、GXMG、CMMI）
功效：树皮，收敛止血。
功效来源：《药用植物辞典》

## 209. 山茱萸科 Cornaceae

### 桃叶珊瑚属 *Aucuba* Thunb.

**桃叶珊瑚** 天脚板
*Aucuba chinensis* Benth. var. *chinensis*
凭证标本：陈永昌 405760（IBK）
功效：叶，清热解毒、消肿止痛。
功效来源：《中华本草》

**狭叶桃叶珊瑚**
*Aucuba chinensis* Benth. var. *angusta* F. T. Wang
凭证标本：龙胜县普查队 450328140322015LY（IBK、GXMG、CMMI）
功效：枝、根，强筋壮骨、活血止痛。
功效来源：《中华本草》

### 山茱萸属 *Cornus* L.

**头状四照花**
*Cornus capitata* Wall.
凭证标本：谢福惠 701099（NAS）
功效：叶、花、果实、树皮、根皮，清热解毒、利胆行水、消积杀虫。
功效来源：《药用植物辞典》

**灯台树**
*Cornus controversa* Hemsl.
凭证标本：龙胜县普查队 450328131108034LY（IBK、

GXMG）

功效：树皮、根皮、叶，清热、消肿止痛。

功效来源：《中华本草》

**尖叶四照花**

*Cornus elliptica* (Pojarkova) Q. Y. Xiang et Boufford

凭证标本：龙胜县普查队 450328140515028LY（IBK、GXMG、CMMI）

功效：叶、花，收敛止血。果实，清热利湿、止血、驱蛔。全株，外用治水肿。

功效来源：《药用植物辞典》

**香港四照花**

*Cornus hongkongensis* Hemsl.

凭证标本：龙胜县普查队 450328130903036LY（IBK、GXMG）

功效：叶、花，收敛止血。

功效来源：《中华本草》

### 青荚叶属 *Helwingia* Willd.

**西域青荚叶** 叶上珠

*Helwingia himalaica* Hook. f. et Thomson ex C. B. Clarke

凭证标本：龙胜县普查队 450328140419017LY（IBK、GXMG、CMMI）

功效：叶，祛风除湿、活血解毒。

功效来源：《中华本草》

**青荚叶** 小通草

*Helwingia japonica* (Thunb. ex Murray) F. Dietr.

凭证标本：龙胜县普查队 450328140418003LY（IBK、GXMG、CMMI）

功效：茎髓，清热、利尿、下乳。

功效来源：《中国药典》（2020年版）

## 209a. 鞘柄木科 Toricelliaceae

### 鞘柄木属 *Toricellia* DC.

**角叶鞘柄木** 水冬瓜花

*Toricellia angulata* Oliv.

功效：花，破血通经、止咳平喘。叶，清热解毒、利湿。

功效来源：《中华本草》

注：《广西植物名录》有记载。

## 210. 八角枫科 Alangiaceae

### 八角枫属 *Alangium* Lam.

**八角枫**

*Alangium chinense* (Lour.) Harms

凭证标本：龙胜县普查队 450328140515031LY（IBK、GXMG、CMMI）

功效：根、叶、花，祛风除湿、舒筋活络、散淤止痛。

功效来源：《广西壮族自治区壮药质量标准 第一卷》（2008年版）

**小花八角枫** 五代同堂

*Alangium faberi* Oliv.

凭证标本：龙胜县普查队 450328130909100LY（IBK、GXMG）

功效：根，理气活血、祛风除湿。

功效来源：《中华本草》

## 211. 珙桐科 Nyssaceae

### 喜树属 *Camptotheca* Decne.

**喜树**

*Camptotheca acuminata* Decne.

凭证标本：龙胜县普查队 450328130909067LY（IBK、GXMG、CMMI）

功效：果实、根，清热解毒、散结消肿。

功效来源：《中华本草》

### 蓝果树属 *Nyssa* Gronov. ex L.

**蓝果树**

*Nyssa sinensis* Oliver

凭证标本：龙胜采集队 166（IBSC）

功效：根，抗癌。

功效来源：《药用植物辞典》

## 212. 五加科 Araliaceae

### 楤木属 *Aralia* L.

**野楤头**

*Aralia armata* (Wall. ex D.Don) Seem.

凭证标本：中德采集队 1410（IBK）

功效：根、根皮、茎皮，活血化瘀、祛风利湿、利尿消肿、止痛。

功效来源：《药用植物辞典》

**黄毛楤木** 楤木

*Aralia chinensis* L.

凭证标本：10449（IBK）

功效：根皮、茎皮，祛风除湿、利尿消肿、活血止痛。

功效来源：《全国中草药汇编》

**食用土当归** 九眼独活

*Aralia cordata* Thunb.

凭证标本：龙胜县普查队 450328140826056LY（IBK、GXMG、CMMI）

功效：根、根状茎，祛风除湿、舒筋活络、活血止痛。

功效来源：《中华本草》

**头序楤木**
*Aralia dasyphylla* Miq.
凭证标本：龙胜县普查队 450328131106012LY（IBK、GXMG、CMMI）
功效：根皮、茎皮，祛风除湿、利尿消肿、活血止痛、杀虫。
功效来源：《药用植物辞典》

**棘茎楤木**
*Aralia echinocaulis* Hand.-Mazz.
凭证标本：5860（IBK）
功效：根，活血破瘀、祛风行气、清热解毒。
功效来源：《全国中草药汇编》

**长刺楤木** 刺叶楤木
*Aralia spinifolia* Merr.
凭证标本：龙胜县普查队 450328130909051LY（IBK、GXMG、CMMI）
功效：根，祛风除湿、活血止血。
功效来源：《中华本草》

**波缘楤木**
*Aralia undulata* Hand.-Mazz.
凭证标本：龙胜县普查队 450328140829005LY（IBK、GXMG、CMMI）
功效：根，活血化瘀、通经止痛、祛风除湿。
功效来源：《中华本草》

## 罗伞属 *Brassaiopsis* Decne. et Planch.

**锈毛罗伞** 阴阳枫
*Brassaiopsis ferruginea* (H. L. Li) C. Ho
凭证标本：袁淑芬 5141（IBSC）
功效：根、枝叶，祛风除湿、适血舒筋、止痛。
功效来源：《中华本草》

## 树参属 *Dendropanax* Decne. et Planch.

**树参** 枫荷桂
*Dendropanax dentiger* (Harms) Merr.
凭证标本：龙胜县普查队 450328130903018LY（IBK、GXMG、CMMI）
功效：茎枝，祛风除湿、活血消肿。
功效来源：《广西壮族自治区瑶药材质量标准 第一卷》（2014年版）

**变叶树参** 枫荷梨
*Dendropanax proteus* (Champ. ex Benth.) Benth.
凭证标本：龙胜县普查队 450328130903059LY（IBK、GXMG）
功效：根、茎、树皮，祛风除湿、活血消肿。
功效来源：《中华本草》

## 马蹄参属 *Diplopanax* Hand.-Mazz.

**马蹄参**
*Diplopanax stachyanthus* Hand.-Mazz.
凭证标本：龙胜县普查队 450328130910046LY（IBK、GXMG）
功效：树皮，强壮身体。
功效来源：《药用植物辞典》

## 刺五加属 *Eleutherococcus* Maxim.

**细柱五加** 五加皮
*Eleutherococcus nodiflorus* (Dunn) S. Y. Hu
凭证标本：龙胜县普查队 450328130417075LY（IBK、GXMG、CMMI）
功效：根皮，祛风湿、补肝肾、强筋骨。
功效来源：《中国药典》（2020年版）

**白簕** 三加
*Eleutherococcus trifoliatus* (L.) S. Y. Hu
凭证标本：龙胜县普查队 450328131120016LY（IBK、GXMG）
功效：根、茎，清热解毒、祛风利湿、舒筋活血。
功效来源：《广西壮族自治区壮药质量标准 第一卷》（2008年版）

## 吴茱萸五加属 *Gamblea* C. B. Clarke

**吴茱萸五加**
*Gamblea ciliata* C. B. Clarke var. *evodiaefolia* (Franch.) C. B. Shang, Lowry et Frodin
凭证标本：龙胜县普查队 450328121129011LY（IBK）
功效：根皮，祛风利湿、补肝肾、强筋骨。
功效来源：《药用植物辞典》

## 常春藤属 *Hedera* L.

**常春藤** 常春藤子
*Hedera sinensis* (Tobler) Hand.-Mazz.
凭证标本：龙胜县普查队 450328130306007LY（IBK、GXMG、CMMI）
功效：果实，补肝肾、强腰膝、行气止痛。
功效来源：《中华本草》

## 刺楸属 *Kalopanax* Miq.

**刺楸** 川桐皮
*Kalopanax septemlobus* (Thunb.) Koidz.
凭证标本：覃浩富 701121（NAS）
功效：树皮，祛风利湿、活血止痛。
功效来源：《中药大辞典》

## 大参属 *Macropanax* Miq.

**短梗大参** 七角风、七角枫
*Macropanax rosthornii* (Harms) C. Y. Wu ex G. Hoo
凭证标本：陈永昌 405995（IBK）

功效：根、叶，祛风除湿、活血。
功效来源：《全国中草药汇编》

### 人参属 *Panax* L.

**竹节参**
*Panax japonicus* (T. Nees) C. A. Mey.
凭证标本：梁乃宽等 43156（GXMI）
功效：根状茎，滋补强壮、止血祛痰。
功效来源：《中国药典》（2020年版）

**田七** 三七
*Panax notoginseng* (Burkill) F. H. Chen ex C. Chow et W. G. Huang
凭证标本：陈照宙 54443（WUK）
功效：根，止血、散血、定痛。叶，止血、消肿止痛。花，清热、平肝、降压。
功效来源：《广西壮族自治区壮药质量标准 第一卷》（2008年版）

### 鹅掌柴属 *Schefflera* J. R. Forst. et G. Forst.

**穗序鹅掌柴** 大泡通皮
*Schefflera delavayi* (Franch.) Harms
凭证标本：龙胜县普查队 450328130409013LY（IBK、GXMG）
功效：树皮，用于风湿麻木、关节肿痛、跌打瘀痛、腰膝酸痛、胃痛。叶，用于皮炎、湿疹、风疹。
功效来源：《全国中草药汇编》

**鹅掌柴** 鸭脚木根
*Schefflera heptaphylla* (L.) Frodin
凭证标本：龙胜县普查队 450328131119017LY（IBK、GXMG、CMMI）
功效：根皮、树皮，发汗解表、祛风除湿、舒筋活络、消肿止痛。
功效来源：《广西壮族自治区壮药质量标准 第二卷》（2011年版）

**星毛鸭脚木** 小泡通树
*Schefflera minutistellata* Merr. ex H. L. Li
凭证标本：龙胜县普查队 450328130903049LY（IBK、GXMG、CMMI）
功效：茎、根、根皮，发散风寒、活血止痛。
功效来源：《中华本草》

### 通脱木属 *Tetrapanax* (K. Koch) K. Koch

**通脱木**
*Tetrapanax papyrifer* (Hook.) K. Koch
凭证标本：覃浩富 700736（IBK）
功效：根、茎枝，清热利水、活血下乳。
功效来源：《广西壮族自治区瑶药材质量标准 第一卷》（2014年版）

## 213. 伞形科 Apiaceae

### 莳萝属 *Anethum* L.

**莳萝** 莳萝苗
*Anethum graveolens* L.
功效：全草，行气利膈、降逆止呕、化痰止咳。
功效来源：《中华本草》
注：民间常见栽培物种。

### 当归属 *Angelica* L.

**紫花前胡** 前胡
*Angelica decursiva* (Miq.) Franch. et Sav.
功效：根，降气化痰、散风清热。
功效来源：《中国药典》（2020年版）
注：《广西植物名录》有记载。

**当归**
*Angelica sinensis* (Oliv.) Diels
凭证标本：32962（IBK）
功效：根，补血活血、调经止痛、润肠通便。
功效来源：《药用植物辞典》

### 芹属 *Apium* L.

**旱芹**
*Apium graveolens* L.
凭证标本：龙胜县普查队 450328130416064LY（IBK）
功效：全草，平肝、清热、祛风、利水、止血、解毒。
功效来源：《桂本草 第一卷》（上）

### 积雪草属 *Centella* L.

**积雪草**
*Centella asiatica* (L.) Urb.
凭证标本：龙胜县普查队 450328130416049LY（IBK、GXMG、CMMI）
功效：全草，清热利湿、解毒消肿。
功效来源：《中国药典》（2020年版）

### 蛇床属 *Cnidium* Cuss.

**蛇床** 蛇床子
*Cnidium monnieri* (L.) Cusson
功效：果实，燥湿祛风、杀虫止痒、温肾壮阳。
功效来源：《中国药典》（2020年版）
注：《广西植物名录》有记载。

### 芫荽属 *Coriandrum* L.

**芫荽** 胡荽
*Coriandrum sativum* L.
凭证标本：龙胜县普查队 450328130417071LY（IBK、GXMG、CMMI）
功效：根、全草，发表透疹、消食开胃、止痛解毒。
功效来源：《中华本草》

## 鸭儿芹属 *Cryptotaenia* DC.

**鸭儿芹**

*Cryptotaenia japonica* Hassk.

凭证标本：龙胜县普查队 450328130419002LY（IBK）

功效：茎、叶，祛风止咳、活血祛瘀。

功效来源：《中华本草》

## 茴香属 *Foeniculum* Mill.

**茴香** 小茴香

*Foeniculum vulgare* Mill.

凭证标本：黄德爱 60069（IBK）

功效：果实，散寒止痛、理气和胃。

功效来源：《中国药典》（2020年版）

## 天胡荽属 *Hydrocotyle* L.

**红马蹄草**

*Hydrocotyle nepalensis* Hook.

凭证标本：龙胜县普查队 450328130903094LY（IBK、GXMG、CMMI）

功效：全草，清肺止咳、止血活血。

功效来源：《中华本草》

**天胡荽**

*Hydrocotyle sibthorpioides* Lam. var. *sibthorpioides*

凭证标本：龙胜县普查队 450328130409056LY（IBK、GXMG、CMMI）

功效：全草，清热利尿、解毒消肿、祛痰止咳。

功效来源：《药用植物辞典》

**破铜钱** 天胡荽

*Hydrocotyle sibthorpioides* Lam. var. *batrachaum* (Hance) Hand.-Mazz. ex Shan

凭证标本：龙胜县普查队 450328121128005LY（IBK、GXMG）

功效：全草，清热利湿、解毒消肿。

功效来源：《广西中药材标准 第一册》

**肾叶天胡荽** 毛叶天胡荽

*Hydrocotyle wilfordii* Maxim.

凭证标本：龙胜县普查队 450328130909089LY（IBK、GXMG、CMMI）

功效：全草，清热解毒、利湿。

功效来源：《中华本草》

## 藁本属 *Ligusticum* L.

**藁本**

*Ligusticum sinense* Oliv.

凭证标本：广福林区采集队 171（IBK）

功效：根状茎、根，祛风胜湿、散寒止痛。

功效来源：《中华本草》

## 白苞芹属 *Nothosmyrnium* Miq.

**白苞芹**

*Nothosmyrnium japonicum* Miq.

凭证标本：李中提等 600184（KUN）

功效：根状茎，镇痉、止痛。

功效来源：《药用植物辞典》

## 水芹属 Oenanthe L.

**短辐水芹**

*Oenanthe benghalensis* (Roxb.) Kurz

凭证标本：覃浩富等 70104（NAS）

功效：全草，平肝、解表、透疹。

功效来源：《药用植物辞典》

**水芹**

*Oenanthe javanica* (Blume) DC. subsp. *javanica*

凭证标本：广福林区调查队 302（IBSC）

功效：根、全草，清热利湿、止血、降血压。

功效来源：《全国中草药汇编》

**卵叶水芹**

*Oenanthe javanica* (Blume) DC. subsp. *rosthornii* (Diels) F. T. Pu

功效：全草，清热、利水、止血。

功效来源：《药用植物辞典》

注：《广西植物名录》有记载。

## 前胡属 *Peucedanum* L.

**南岭前胡**

*Peucedanum longshengense* R. H. Shan et M. L. Sheh

功效：根，用于风热咳嗽、痰多、咳热喘满、咯痰黄稠。

功效来源：《广西中药资源名录》

注：《广西植物名录》有记载。

**前胡**

*Peucedanum praeruptorum* Dunn

凭证标本：钟树权 407113（IBK）

功效：根，疏散风热、降气化痰。

功效来源：《中华本草》

## 茴芹属 *Pimpinella* L.

**异叶茴芹** 鹅脚板

*Pimpinella diversifolia* DC.

功效：全草、根，祛风活血、解毒消肿。

功效来源：《中华本草》

注：《广西植物名录》有记载。

## 囊瓣芹属 *Pternopetalum* Franch.

**膜蕨囊瓣芹**

*Pternopetalum trichomanifolium* (Franch.) Hand.-Mazz.

凭证标本：龙胜县普查队 450328130306033LY（IBK）
功效：全草，清热解毒、祛风除湿、活血止血。
功效来源：《中华本草》

**五匹青** 紫金沙
*Pternopetalum vulgare* (Dunn) Hand.-Mazz.
凭证标本：龙胜县专业队 6030139（GXMI）
功效：根，散寒、理气、止痛。
功效来源：《全国中草药汇编》

### 变豆菜属 *Sanicula* L.

**变豆菜**
*Sanicula chinensis* Bunge
凭证标本：龙胜县普查队 450328130909040LY（IBK、GXMG、CMMI）
功效：全草，解毒、止血。
功效来源：《中华本草》

**薄片变豆菜** 大肺筋草
*Sanicula lamelligera* Hance
凭证标本：龙胜县普查队 450328140416031LY（IBK、GXMG、CMMI）
功效：全草，祛风发表、化痰止咳、活血调经。
功效来源：《中华本草》

**野鹅脚板**
*Sanicula orthacantha* S. Moore
凭证标本：龙胜县普查队 450328130307002LY（IBK、GXMG）
功效：全草，清热、解毒。
功效来源：《全国中草药汇编》

### 窃衣属 *Torilis* Adans.

**小窃衣** 窃衣
*Torilis japonica* (Houtt.) DC.
凭证标本：李中提等 70388（IBSC）
功效：果实、全草，杀虫止泻、收湿止痒。
功效来源：《中华本草》

**窃衣**
*Torilis scabra* (Thunb.) DC.
凭证标本：龙胜县普查队 450328140826016LY（IBK、GXMG、CMMI）
功效：果实、全草，杀虫止泻、收湿止痒。
功效来源：《中华本草》

## 214. 桤叶树科 Clethraceae

### 山柳属 *Clethra* L.

**贵州桤叶树**
*Clethra kaipoensis* H. Lév.
凭证标本：龙胜县普查队 450328140811006LY（IBK、GXMG、CMMI）
功效：根、叶，祛风镇痛。
功效来源：《药用植物辞典》

## 215. 杜鹃花科 Ericaceae

### 吊钟花属 *Enkianthus* Lour.

**灯笼吊钟花**
*Enkianthus chinensis* Franch.
凭证标本：广福林区采集队 415（IBK）
功效：花，清热、止血、调经。
功效来源：《药用植物辞典》

**齿缘吊钟花**
*Enkianthus serrulatus* (E. H. Wilson) C. K. Schneid.
凭证标本：广福林区采集队 258（IBK）
功效：根，祛风除湿、活血。
功效来源：《药用植物辞典》

### 白珠树属 *Gaultheria* Kalm ex L.

**滇白珠** 白珠树
*Gaultheria leucocarpa* Blume var. *yunnanensis* (Franch.) T. Z. Hsu et R. C. Fang
凭证标本：龙胜县普查队 450328140813062LY（IBK、GXMG、CMMI）
功效：全株，祛风除湿、舒筋活络、活血止痛。
功效来源：《中华本草》

### 珍珠花属 *Lyonia* Nutt.

**珍珠花** 南烛
*Lyonia ovalifolia* (Wall.) Drude var. *ovalifolia*
凭证标本：广福林区采集队 218（IBK）
功效：茎、叶、果实，活血、祛瘀、止痛。
功效来源：《全国中草药汇编》

**小果珍珠花** 缐木
*Lyonia ovalifolia* (Wall.) Drude var. *elliptica* (Sieb. et Zucc.) Hand.-Mazz.
凭证标本：龙胜县普查队 450328130913041LY（IBK、GXMG）
功效：根、果实、叶，健脾止泻、活血、强筋。
功效来源：《全国中草药汇编》

### 马醉木属 *Pieris* D. Don

**美丽马醉木**
*Pieris formosa* (Wall.) D. Don
凭证标本：龙胜县普查队 450328130911057LY（IBK、GXMG）
功效：鲜叶汁，疗疮、杀虫。全草，消炎止痛、舒筋活络。
功效来源：《药用植物辞典》

## 杜鹃花属 *Rhododendron* L.

**腺萼马银花**

*Rhododendron bachii* H. Lév.

凭证标本：龙胜县普查队 450328121128011LY（IBK、GXMG）

功效：叶，清热利湿、止咳化痰。

功效来源：《药用植物辞典》

**短脉杜鹃**

*Rhododendron brevinerve* Chun et Fang

凭证标本：龙胜县普查队 450328140826018LY（IBK、GXMG、CMMI）

功效：花，清热、止咳、调经。

功效来源：《药用植物辞典》

**喇叭杜鹃**

*Rhododendron discolor* Franch.

凭证标本：广福林区调查队 106（IBK）

功效：根，活血化瘀、除湿止痛。

功效来源：《药用植物辞典》

**丁香杜鹃**

*Rhododendron farrerae* Sweet

凭证标本：广福林区采集队 204（IBK）

功效：全株、根、叶，疏风、止咳。

功效来源：《药用植物辞典》

**云锦杜鹃**

*Rhododendron fortunei* Lindl.

凭证标本：陈照宙 51129（IBK）

功效：花、叶，清热解毒、敛疮。

功效来源：《全国中草药汇编》

**西施花**

*Rhododendron latoucheae* Franch.

凭证标本：龙胜县普查队 450328131122010LY（IBK、GXMG）

功效：花、叶，清热解毒、疏风行气、止咳祛痰、活血化瘀。

功效来源：《药用植物辞典》

**百合花杜鹃**

*Rhododendron liliiflorum* H. Lév.

凭证标本：龙胜县普查队 450328130910058LY（IBK、GXMG）

功效：全株，清热利湿、活血止血。

功效来源：《药用植物辞典》

**岭南杜鹃**

*Rhododendron mariae* Hance

凭证标本：龙胜县普查队 450328140415010LY（IBK、GXMG、CMMI）

功效：叶，镇咳、祛痰、平喘。

功效来源：《全国中草药汇编》

**满山红**

*Rhododendron mariesii* Hemsl. et E. H. Wilson

凭证标本：王善龄 5705（CDBI）

功效：叶、花、根，活血调经、清热解毒、止痛、消肿、止血、平喘、止咳、祛痰、祛风利湿。

功效来源：《药用植物辞典》

**毛棉杜鹃** 丝线吊芙蓉

*Rhododendron moulmainense* Hook. f.

凭证标本：杜鹃组 19（IBK）

功效：根皮、茎皮，利水、活血。

功效来源：《中华本草》

**团叶杜鹃**

*Rhododendron orbiculare* Decne.

凭证标本：李中提等 600407（IBK）

功效：根、叶，祛风除湿、止痛。

功效来源：《药用植物辞典》

**马银花**

*Rhododendron ovatum* (Lindl.) Planch. ex Maxim.

凭证标本：龙胜县普查队 450328130307045LY（IBK、GXMG）

功效：根，清热利湿。

功效来源：《全国中草药汇编》

**猴头杜鹃**

*Rhododendron simiarum* Hance

凭证标本：李光照 12948（IBK）

功效：干叶，提取蜜蜂花苷（黄零陵香苷）和西米杜鹃醇。

功效来源：《药用植物辞典》

**杜鹃** 杜鹃花根

*Rhododendron simsii* Planch.

凭证标本：龙胜县普查队 450328130306039LY（IBK、GXMG）

功效：根、根状茎，祛风湿、活血去瘀、止血。

功效来源：《广西中药材标准 第一册》

**长蕊杜鹃**

*Rhododendron stamineum* Franch.

凭证标本：黄德爱 60151（IBSC）

功效：根、枝、叶、花，用于狂犬病。

功效来源：《药用植物辞典》

## 215a. 鹿蹄草科 Pyrolaceae

### 鹿蹄草属 *Pyrola* L.

**普通鹿蹄草**

*Pyrola decorata* Andres

凭证标本：覃浩富等 70420（IBK）

功效：全草，祛风除湿、强筋壮骨、活血调经、补虚益肾。

功效来源：《药用植物辞典》

## 216. 乌饭树科 Vacciniaceae

### 越桔属 *Vaccinium* L.

**南烛** 南烛根

*Vaccinium bracteatum* Thunb.

凭证标本：龙胜县普查队 450328130417030LY（IBK）

功效：根，散瘀、止痛。

功效来源：《中华本草》

**短尾越桔**

*Vaccinium carlesii* Dunn

凭证标本：黄德爱 60139（IBSC）

功效：全株，清热解毒、固精驻颜、强筋益气、明目乌发、止血、止泻。

功效来源：《药用植物辞典》

**黄背越桔**

*Vaccinium iteophyllum* Hance

功效：全株，祛风除湿、利尿消肿、舒筋活络、消炎止痛。

功效来源：《药用植物辞典》

注：《广西植物名录》有记载。

**椭圆叶越桔**

*Vaccinium pseudorobustum* Sleumer

凭证标本：李中提等 600437（IBSC）

功效：根，补血、强壮。

功效来源：《药用植物辞典》

## 218. 水晶兰科 Monotropaceae

### 水晶兰属 *Monotropa* L.

**水晶兰**

*Monotropa uniflora* L.

凭证标本：余少林等 700588（IBK）

功效：全草，补虚止咳。

功效来源：《全国中草药汇编》

## 221. 柿科 Ebenaceae

### 柿属 *Diospyros* L.

**柿** 柿叶

*Diospyros kaki* Thunb. var. *kaki*

凭证标本：陈永昌 500092（IBK）

功效：叶，止咳定喘、生津止渴、活血止血。

功效来源：《广西壮族自治区壮药质量标准 第二卷》（2011年版）

**野柿**

*Diospyros kaki* Thunb. var. *silvestris* Makino

凭证标本：龙胜县普查队 450328130408060LY（IBK、GXMG）

功效：果实，润肺止咳、生津、润肠。

功效来源：《药用植物辞典》

**君迁子**

*Diospyros lotus* L.

凭证标本：谢福惠 3742（IBK）

功效：果实，止渴、除痰。

功效来源：《全国中草药汇编》

**罗浮柿**

*Diospyros morrisiana* Hance

凭证标本：龙胜县普查队 450328130910048LY（IBK、GXMG、CMMI）

功效：叶、茎皮，解毒消炎、收敛止泻。

功效来源：《中华本草》

**油柿**

*Diospyros oleifera* Cheng

凭证标本：龙胜县普查队 450328130416013LY（IBK、GXMG、CMMI）

功效：果实，清热、润肺。

功效来源：《药用植物辞典》

## 223. 紫金牛科 Myrsinaceae

### 紫金牛属 *Ardisia* Sw.

**罗伞树** 波叶紫金牛

*Ardisia affinis* Hemsl.

凭证标本：县专业队 6030119（GXMI）

功效：全株，利咽止咳、理气活血。

功效来源：《中华本草》

**少年红**

*Ardisia alyxiaefolia* Tsiang ex C. Chen

凭证标本：龙胜县普查队 450328140321018LY（IBK、GXMG）

功效：全株，止咳平喘、活血化瘀。

功效来源：《中华本草》

**九管血** 血党

*Ardisia brevicaulis* Diels

凭证标本：龙胜县普查队 450328130909091LY（IBK、GXMG）

功效：全株，祛风湿、活血调经、消肿止痛。

功效来源：《广西壮族自治区壮药质量标准 第二卷》（2011年版）

**小紫金牛**
*Ardisia chinensis* Benth.
凭证标本：龙胜县普查队 450328121128019LY（IBK、GXMG）
功效：全株，活血止血、散瘀止痛、清热利湿。
功效来源：《中华本草》

**朱砂根**
*Ardisia crenata* Sims
凭证标本：龙胜县普查队 450328121127009LY（IBK、GXMG）
功效：根，行血祛风、解毒消肿。
功效来源：《中国药典》（2020年版）

**百两金**
*Ardisia crispa* (Thunb.) A. DC
凭证标本：龙胜县普查队 450328140811008LY（IBK、GXMG）
功效：根、根状茎，清热利咽、祛痰利湿、活血解毒。
功效来源：《中华本草》

**月月红**
*Ardisia faberi* Hemsl.
凭证标本：龙胜县普查队 450328130409038LY（IBK、GXMG、CMMI）
功效：全株，清热解毒、祛痰利湿、活血止血。
功效来源：《药用植物辞典》

**郎伞树** 凉伞盖珍珠
*Ardisia hanceana* Mez
凭证标本：龙胜县普查队 450328130418014LY（IBK、GXMG、CMMI）
功效：根，活血止痛。
功效来源：《中华本草》

**紫金牛** 矮地茶
*Ardisia japonica* (Thunb.) Blume
凭证标本：龙胜县普查队 450328121128008LY（IBK、GXMG、CMMI）
功效：全株，止咳化痰、活血。
功效来源：《中药大辞典》

**心叶紫金牛** 红云草
*Ardisia maclurei* Merr.
凭证标本：龙胜县普查队 450328121129005LY（IBK、GXMG、CMMI）
功效：全株，活血止血、调经通络。
功效来源：《广西壮族自治区瑶药材质量标准 第一卷》（2014年版）

**虎舌红** 红毛走马胎
*Ardisia mamillata* Hance
凭证标本：龙胜县普查队 450328121129010LY（IBK、GXMG、CMMI）
功效：全株，散瘀止血、清热利湿、去腐生肌。
功效来源：《中华本草》

**莲座紫金牛** 铺地罗伞
*Ardisia primulifolia* Gardner et Champ.
凭证标本：龙胜县普查队 450328130903102LY（IBK、GXMG、CMMI）
功效：全株，祛风通络、散瘀止血、解毒消痈。
功效来源：《中华本草》

### 酸藤子属 *Embelia* Burm. f.

**酸藤子**
*Embelia laeta* (L.) Mez
凭证标本：龙胜县普查队 450328140812029LY（IBK、GXMG、CMMI）
功效：根，清热解毒、散瘀止血。
功效来源：《广西壮族自治区瑶药材质量标准 第一卷》（2014年版）

**当归藤**
*Embelia parviflora* Wall. ex A. DC.
凭证标本：龙胜县普查队 450328130419015LY（IBK、GXMG、CMMI）
功效：根、老茎，补血、活血、强壮腰膝。
功效来源：《中华本草》

**网脉酸藤子** 了哥利
*Embelia rudis* Hand.-Mazz.
凭证标本：龙胜县普查队 450328130307016LY（IBK、GXMG）
功效：根、茎，活血通经。
功效来源：《中华本草》

**密齿酸藤子** 打虫果
*Embelia vestita* Roxb.
凭证标本：龙胜县普查队 450328140813069LY（IBK、GXMG、CMMI）
功效：果实，驱虫。
功效来源：《中华本草》

### 杜茎山属 *Maesa* Forssk.

**杜茎山**
*Maesa japonica* (Thunb.) Moritzi et Zoll.
凭证标本：龙胜县普查队 450328130908013LY（IBK、GXMG）

功效：根、茎、叶，祛风邪、解疫毒、消肿胀。
功效来源：《中华本草》

**金珠柳**
*Maesa montana* A. DC.
凭证标本：龙胜县普查队 450328121130006LY（IBK、GXMG）
功效：叶、根，清湿热。
功效来源：《中华本草》

**鲫鱼胆**
*Maesa perlarius* (Lour.) Merr.
凭证标本：中德采集队 1349（IBK）
功效：全株，接骨消肿、生肌祛腐。
功效来源：《全国中草药汇编》

### 铁仔属 *Myrsine* L.
**密花树**
*Myrsine seguinii* H. Lév.
凭证标本：龙胜县普查队 450328130912018LY（IBK、GXMG、CMMI）
功效：根皮、叶，清热解毒、凉血、祛湿。
功效来源：《药用植物辞典》

**光叶铁仔**
*Myrsine stolonifera* (Koidz.) Walker
凭证标本：李中提等 600512（IBK）
功效：根、全株，清热解毒、利湿、收敛、止血。
功效来源：《药用植物辞典》

## 224. 安息香科 Styracaceae
### 赤杨叶属 *Alniphyllum* Matsum.
**赤杨叶** 豆渣树
*Alniphyllum fortunei* (Hemsl.) Makino
凭证标本：龙胜县普查队 450328140415023LY（IBK、GXMG、CMMI）
功效：根、叶，祛风除湿、利水消肿。
功效来源：《中华本草》

### 陀螺果属 *Melliodendron* Hand.-Mazz.
**陀螺果**
*Melliodendron xylocarpum* Hand.-Mazz.
凭证标本：龙胜县普查队 450328130910044LY（IBK、GXMG）
功效：根、叶，清热、杀虫。枝叶，滑肠。
功效来源：《药用植物辞典》

### 白辛树属 *Pterostyrax* Sieb. et Zucc.
**白辛树**
*Pterostyrax psilophyllus* Diels ex Perkins
凭证标本：余少林 700553（IBSC）
功效：根皮，散瘀。
功效来源：《药用植物辞典》

### 安息香属 *Styrax* L.
**银叶安息香**
*Styrax argentifolius* H. L. Li
凭证标本：袁淑芬等 5798（IBK）
功效：叶，消肿止痛。
功效来源：《药用植物辞典》

**赛山梅**
*Styrax confusus* Hemsl.
凭证标本：龙胜县普查队 450328140415009LY（IBK、GXMG、CMMI）
功效：果实，清热解毒、消痈散结。全株，止泻、止痒。
功效来源：《药用植物辞典》

**白花龙**
*Styrax faberi* Perkins
凭证标本：龙胜县普查队 450328140419007LY（IBK、GXMG、CMMI）
功效：全株，止泻、止痒。叶，止血、生肌、消肿。
功效来源：《药用植物辞典》

**野茉莉**
*Styrax japonicus* Sieb. et Zucc.
凭证标本：龙胜县普查队 450328130419020LY（IBK、GXMG、CMMI）
功效：花，清火。虫瘿、叶、果实，祛风除湿。
功效来源：《全国中草药汇编》

**芬芳安息香**
*Styrax odoratissimus* Champ. ex Benth.
凭证标本：广福林区采集队 707（IBK）
功效：叶，清热解毒、祛风除湿、理气止痛、润肺止咳。
功效来源：《药用植物辞典》

**栓叶安息香** 红皮
*Styrax suberifolius* Hook. et Arn.
凭证标本：龙胜县普查队 450328130419016LY（IBK、GXMG）
功效：叶、根，祛风湿、理气止痛。
功效来源：《中华本草》

**越南安息香** 安息香
*Styrax tonkinensis* (Pierre) Craib ex Hartwich
凭证标本：龙胜县普查队 450328121128007LY（IBK、GXMG）
功效：树脂，开窍醒神、行气活血、止痛。
功效来源：《中国药典》（2020年版）

## 225. 山矾科 Symplocaceae

### 山矾属 *Symplocos* Jacq.

**薄叶山矾**

*Symplocos anomala* Brand

凭证标本：龙胜县普查队 450328140320003LY（IBK、GXMG）

功效：果实，清热解毒、平肝泻火。

功效来源：《药用植物辞典》

**黄牛奶树**

*Symplocos cochinchinensis* (Lour.) S. Moore var. *laurina* (Retz.) Noot.

凭证标本：广福林区采集队 588（IBK）

功效：根、树皮，散热、清热。

功效来源：《药用植物辞典》

**密花山矾**

*Symplocos congesta* Benth.

凭证标本：1661（IBK）

功效：根，主治跌打损伤。

功效来源：《广西中药资源名录》

**光叶山矾** 刀灰树

*Symplocos lancifolia* Sieb. et Zucc.

凭证标本：龙胜县普查队 450328130417063LY（IBK、GXMG）

功效：全株，和肝健脾、止血生肌。

功效来源：《全国中草药汇编》

**光亮山矾** 四川山巩

*Symplocos lucida* (Thunb.) Sieb. et Zucc.

凭证标本：李光照等 18（IBK）

功效：根、茎、叶，行水、定喘、清热解毒。

功效来源：《中华本草》

**白檀**

*Symplocos paniculata* (Thunb.) Miq.

凭证标本：龙胜县普查队 450328130416055LY（IBK、GXMG、CMMI）

功效：根、叶、花、种子，清热解毒、调气散结、祛风止痒。

功效来源：《中华本草》

**南岭山矾**

*Symplocos pendula* Wight var. *hirtistylis* (C. B. Clarke) Noot.

凭证标本：龙胜县普查队 450328140322009LY（IBK、GXMG）

功效：叶，清热利湿、理气化痰。

功效来源：《药用植物辞典》

**珠仔树** 山矾叶

*Symplocos racemosa* Roxb.

凭证标本：龙胜县普查队 450328130416052LY（IBK、GXMG、CMMI）

功效：叶，清热解毒、收敛止血

功效来源：《中华本草》

**多花山矾**

*Symplocos ramosissima* Wall. ex G. Don

凭证标本：广福林区采集队 221（IBK）

功效：根，生肌收敛。

功效来源：《药用植物辞典》

**老鼠矢** 小药木

*Symplocos stellaris* Brand

凭证标本：龙胜县普查队 450328121127005LY（IBK、GXMG）

功效：叶、根，活血、止血。

功效来源：《中华本草》

**山矾**

*Symplocos sumuntia* Buch.-Ham. ex D. Don

凭证标本：龙胜县普查队 450328130910061LY（IBK、GXMG）

功效：花，化痰解郁、生津止渴。根，清热利湿、凉血止血、祛风止痛。叶，清热解毒、收敛止血。

功效来源：《中华本草》

**微毛山矾**

*Symplocos wikstroemiifolia* Hayata

凭证标本：覃浩富 70305（IBSC）

功效：根、叶，解表祛湿、解毒、除烦止血。

功效来源：《药用植物辞典》

## 228. 马钱科 Loganiaceae

### 醉鱼草属 *Buddleja* L.

**白背枫** 白鱼尾

*Buddleja asiatica* Lour.

凭证标本：龙胜县普查队 450328130909115LY（IBK、GXMG）

功效：全株，祛风利湿、行气活血。

功效来源：《中华本草》

**大叶醉鱼草** 酒药花

*Buddleja davidii* Franch.

凭证标本：龙胜县普查队 450328130307015LY（IBK、GXMG、CMMI）

功效：枝叶、根皮，祛风散寒、活血止痛、解毒杀虫。

功效来源：《中华本草》

**醉鱼草**
*Buddleja lindleyana* Fortune
凭证标本：龙胜县普查队 450328130913045LY（IBK、GXMG、CMMI）
功效：茎、叶，祛风湿、壮筋骨、活血祛瘀。
功效来源：《中华本草》

**密蒙花**
*Buddleja officinalis* Maxim.
凭证标本：龙胜县普查队 450328130409007LY（IBK、GXMG）
功效：花蕾、花序，清热养肝、明目退翳。
功效来源：《中国药典》（2020年版）

### 钩吻属 *Gelsemium* Juss.

**钩吻** 断肠草
*Gelsemium elegans* (Gardn. et Champ.) Benth.
凭证标本：龙胜县普查队 450328131129021LY（IBK、GXMG、CMMI）
功效：根、茎，祛风、攻毒、止痛。
功效来源：《广西壮族自治区壮药质量标准 第一卷》（2008年版）

### 尖帽花属 *Mitrasacme* Labill.

**水田白**
*Mitrasacme pygmaea* R. Br.
凭证标本：覃浩富等 71279（IBK）
功效：全草，用于小儿疳积、小儿急惊风。
功效来源：《广西中药资源名录》

## 229. 木犀科 Oleaceae

### 梣属 *Fraxinus* L.

**白蜡树** 秦皮
*Fraxinus chinensis* Roxb.
凭证标本：广福林区采集队 803（IBK）
功效：树皮，清热燥湿、清肝明目、止咳平喘。
功效来源：《中华本草》

**苦枥木**
*Fraxinus insularis* Hemsl.
凭证标本：广福林区采集队 862（IBK）
功效：枝叶，外用治风湿痹痛。
功效来源：《广西中药资源名录》

### 素馨属 *Jasminum* L.

**扭肚藤**
*Jasminum elongatum* (Bergius) Willd.
功效：枝叶，清热利湿、解毒、消滞。
功效来源：《中华本草》
注：《广西植物名录》有记载。

**清香藤** 破骨风
*Jasminum lanceolaria* Roxb.
凭证标本：龙胜县普查队 450328140826098LY（IBK、GXMG、CMMI）
功效：全株，活血破瘀、理气止痛。
功效来源：《广西壮族自治区瑶药材质量标准 第一卷》（2014年版）

**茉莉花**
*Jasminum sambac* (L.) Aiton
功效：花蕾、初开的花，理气止痛、辟秽开郁。
功效来源：《广西壮族自治区壮药质量标准 第二卷》（2011年版）
注：民间常见栽培物种。

**华素馨** 华清香藤
*Jasminum sinense* Hemsl.
凭证标本：龙胜县普查队 450328130418051LY（IBK）
功效：全株，清热解毒。
功效来源：《中华本草》

### 女贞属 *Ligustrum* L.

**日本女贞** 苦茶叶
*Ligustrum japonicum* Thunb.
凭证标本：龙胜县普查队 450328130903108LY（IBK、GXMG）
功效：叶，清肝火、解热毒。
功效来源：《中华本草》

**女贞** 女贞子
*Ligustrum lucidum* W. T. Aiton
凭证标本：龙胜县普查队 450328130408078LY（IBK、GXMG、CMMI）
功效：果实，滋补肝肾、明目乌发。
功效来源：《中国药典》（2020年版）

**小蜡** 小蜡树叶
*Ligustrum sinense* Lour. var. *sinense*
凭证标本：龙胜县普查队 450328130909069LY（IBK、GXMG）
功效：叶，清热利湿、解毒消肿。
功效来源：《广西壮族自治区壮药质量标准 第二卷》（2011年版）

**光萼小蜡** 毛女贞
*Ligustrum sinense* Lour. var. *myrianthum* (Diels) Hoefker
凭证标本：龙胜县普查队 450328131119010LY（IBK、GXMG、CMMI）
功效：枝、叶，泻火解毒。
功效来源：《中华本草》

### 木犀榄属 *Olea* L.

**木犀榄** 毛女贞

*Olea europaea* L.

功效：种子油，外用治烧烫伤。

功效来源：《广西中药资源名录》

注：民间常见栽培物种。

### 木犀属 *Osmanthus* Lour.

**桂花**

*Osmanthus fragrans* (Thunb.) Lour.

凭证标本：龙胜县普查队 450328130419024LY（IBK、GXMG、CMMI）

功效：花，散寒破结、化痰止咳。果实，暖胃、平肝、散寒。根，祛风湿、散寒。

功效来源：《全国中草药汇编》

**厚边木犀**

*Osmanthus marginatus* (Champ. ex Benth.) Hemsl.

凭证标本：陈永昌 405753（IBK）

功效：花，提神、醒脑。

功效来源：《药用植物辞典》

## 230. 夹竹桃科 Apocynaceae

### 黄蝉属 *Allamanda* L.

**黄蝉**

*Allamanda schottii* Pohl

功效：全株，外用杀虫、灭孑孓。

功效来源：《药用植物辞典》

注：民间常见栽培物种。

### 链珠藤属 *Alyxia* Banks ex R. Br.

**筋藤**

*Alyxia levinei* Merr.

凭证标本：龙胜县普查队 450328130418038LY（IBK、GXMG、CMMI）

功效：全株，祛风除湿、活血止痛。

功效来源：《中华本草》

### 长春花属 *Catharanthus* G. Don

**长春花**

*Catharanthus roseus* (L.) G. Don

功效：全草，抗癌、降血压。

功效来源：《全国中草药汇编》

注：民间常见栽培物种。

### 络石属 *Trachelospermum* Lem.

**紫花络石**

*Trachelospermum axillare* Hook. f.

凭证标本：广福林区调查队 00858（IBSC）

功效：全株，解表发汗、通经活络、止痛。

功效来源：《全国中草药汇编》

**短柱络石**

*Trachelospermum brevistylum* Hand.-Mazz.

凭证标本：覃浩富 70981（IBSC）

功效：茎，用于风湿痹痛。

功效来源：《广西中药资源名录》

**锈毛络石**

*Trachelospermum dunnii* (H. Lév.) H. Lév.

凭证标本：龙胜县普查队 450328130913050LY（IBK、GXMG、CMMI）

功效：芽，活血散瘀。

功效来源：《全国中草药汇编》

**络石** 络石藤

*Trachelospermum jasminoides* (Lindl.) Lem.

凭证标本：龙胜县普查队 450328130417070LY（IBK、GXMG、CMMI）

功效：带叶藤茎，凉血消肿、祛风通络。

功效来源：《中国药典》（2020年版）

### 水壶藤属 *Urceola* Roxb.

**毛杜仲藤** 杜仲藤

*Urceola huaitingii* (Chun et Tsiang) D. J. Middleton

凭证标本：龙胜县普查队 450328130419011LY（IBK、GXMG）

功效：老茎、根，祛风活络、壮腰膝、强筋骨、消肿。

功效来源：《中华本草》

**酸叶胶藤** 红背酸藤

*Urceola rosea* (Hook. et Arn.) D. J. Middleton

凭证标本：龙胜采集队 454（IBK）

功效：根、叶，清热解毒、利尿消肿。

功效来源：《中华本草》

## 231. 萝藦科 Asclepiadaceae

### 鹅绒藤属 *Cynanchum* L.

**牛皮消** 飞来鹤

*Cynanchum auriculatum* Royle ex Wight

凭证标本：龙胜县普查队 450328130908003LY（IBK、GXMG）

功效：根、全草，健胃消积、解毒消肿。

功效来源：《全国中草药汇编》

**刺瓜**

*Cynanchum corymbosum* Wight

凭证标本：龙胜县普查队 450328140811062LY（IBK、GXMG、CMMI）

功效：全草，益气、催乳、解毒。

功效来源：《全国中草药汇编》

**朱砂藤**
*Cynanchum officinale* (Hemsl.) Tsiang et H. D. Zhang
凭证标本：覃浩富 70750（IBSC）
功效：根，理气、止痛、强筋骨、除风湿、明目。
功效来源：《全国中草药汇编》

**青羊参**
*Cynanchum otophyllum* C. K. Schneid.
凭证标本：龙胜县普查队 450328130903065LY（IBK、GXMG、CMMI）
功效：根，祛风除湿、解毒、镇痉。
功效来源：《全国中草药汇编》

**柳叶白前** 白前
*Cynanchum stauntonii* (Decne.) Schltr. ex H. Lév.
凭证标本：覃浩富 71127（IBSC）
功效：根状茎、根，降气、消痰、止咳。
功效来源：《中国药典》（2020年版）

### 牛奶菜属 *Marsdenia* R. Br.

**蓝叶藤**
*Marsdenia tinctoria* R. Br.
凭证标本：龙胜县普查队 450328131120019LY（IBK、GXMG、CMMI）
功效：果实，祛风除湿、化瘀散结。
功效来源：《中华本草》

### 娃儿藤属 *Tylophora* R. Br.

**多花娃儿藤** 双飞蝴蝶
*Tylophora floribunda* Miq.
凭证标本：覃浩富等 71135（IBSC）
功效：根，祛风化痰、通经散瘀。
功效来源：《全国中草药汇编》

## 232. 茜草科 Rubiaceae

### 水团花属 *Adina* Salisb.

**水团花**
*Adina pilulifera* (Lam.) Franch. ex Drake
凭证标本：龙胜县普查队 450328121129001LY（IBK）
功效：根、枝叶、花果，清热利湿、解毒消肿。
功效来源：《中华本草》

### 茜树属 *Aidia* Lour.

**香楠**
*Aidia canthioides* (Champ. ex Benth.) Masam.
凭证标本：H1748（IBK）
功效：根，用于胃痛、风湿骨痛、跌打损伤。
功效来源：《广西中药资源名录》

**茜树**
*Aidia cochinchinensis* Lour.
凭证标本：龙胜县普查队 450328130408004LY（IBK、GXMG）
功效：根，清热利湿、润肺止咳。全株，清热解毒、利湿消肿、润肺止咳。
功效来源：《药用植物辞典》

### 流苏子属 *Coptosapelta* Korth.

**流苏子** 流苏子根
*Coptosapelta diffusa* (Champ. ex Benth.) Steenis
凭证标本：龙胜县普查队 450328121129002LY（IBK、GXMG、CMMI）
功效：根，祛风除湿、止痒。
功效来源：《中华本草》

### 虎刺属 *Damnacanthus* Gaertn. f.

**短刺虎刺** 岩石羊
*Damnacanthus giganteus* (Makino) Nakai
凭证标本：龙胜县普查队 450328130307014LY（IBK）
功效：根，养血、止血、除湿、舒筋。
功效来源：《中华本草》

**云桂虎刺**
*Damnacanthus henryi* (H. Lév.) H. S. Lo
凭证标本：吕清华等 20173（IBK）
功效：叶，续伤止痛。
功效来源：《药用植物辞典》

### 狗骨柴属 *Diplospora* DC.

**狗骨柴**
*Diplospora dubia* (Lindl.) Masam.
凭证标本：龙胜县普查队 450328130409060LY（IBK、GXMG）
功效：根，消肿散结、解毒排脓。
功效来源：《药用植物辞典》

**毛狗骨柴**
*Diplospora fruticosa* Hemsl.
凭证标本：龙胜县普查队 450328130913014LY（IBK、GXMG、CMMI）
功效：根，益气养血、收敛止血。
功效来源：《药用植物辞典》

### 香果树属 *Emmenopterys* Oliv.

**香果树**
*Emmenopterys henryi* Oliv.
凭证标本：龙胜县普查队 450328130911040LY（IBK、GXMG）
功效：根、树皮，温中和胃、降逆止呕。
功效来源：《中华本草》

## 拉拉藤属 *Galium* L.

**拉拉藤**

*Galium aparine* L. var. *echinospermum* (Wallr.) Farw.

凭证标本：龙胜县普查队 450328130408001LY（IBK、GXMG、CMMI）

功效：全草，清热解毒、消肿止痛、散瘀止血、利尿通淋。

功效来源：《药用植物辞典》

**四叶葎**

*Galium bungei* Steud.

凭证标本：龙胜县普查队 450328130416040LY（IBK、GXMG、CMMI）

功效：全草，清热解毒、利尿、止血、消食。

功效来源：《全国中草药汇编》

**猪殃殃** 八仙草

*Galium spurium* L.

功效：全草，清热解毒、利尿消肿。

功效来源：《全国中草药汇编》

注：本种在县域内普遍分布。

## 栀子属 *Gardenia* J. Ellis

**栀子**

*Gardenia jasminoides* J. Ellis

凭证标本：龙胜县普查队 450328140418014LY（IBK、GXMG）

功效：成熟果实，泻火除烦、清热利湿、凉血解毒、消肿止痛。

功效来源：《中国药典》（2020年版）

## 耳草属 *Hedyotis* L.

**纤花耳草**

*Hedyotis angustifolia* Cham. et Schltdl.

凭证标本：覃浩富等 70512（IBSC）

功效：全草，清热解毒、消肿止痛。

功效来源：《全国中草药汇编》

**耳草**

*Hedyotis auricularia* L.

凭证标本：韦裕宗等 20455（IBK）

功效：全草，清热解毒、凉血消肿。

功效来源：《全国中草药汇编》

**金毛耳草**

*Hedyotis chrysotricha* (Palib.) Merr.

凭证标本：龙胜县普查队 450328130416001LY（IBK、GXMG）

功效：全草，清热利湿、消肿解毒、舒筋活血。

功效来源：《药用植物辞典》

**伞房花耳草** 水线草

*Hedyotis corymbosa* (L.) Lam.

功效：全草，清热解毒、利尿消肿、活血止痛。

功效来源：《中药大辞典》

注：本种在县域内普遍分布。

**白花蛇舌草**

*Hedyotis diffusa* Willd.

功效：全草，清热解毒、利湿消肿。

功效来源：《广西壮族自治区壮药质量标准 第一卷》（2008年版）

注：本种在县域内普遍分布。

**牛白藤**

*Hedyotis hedyotidea* (DC.) Merr.

功效：根、藤、叶，消肿止血、祛风活络。

功效来源：《广西壮族自治区壮药质量标准 第一卷》（2008年版）

注：《广西植物名录》有记载。

**丹草**

*Hedyotis herbacea* L.

凭证标本：H0607（IBK）

功效：全草，消肿。

功效来源：《药用植物辞典》

**粗毛耳草** 卷毛耳草

*Hedyotis mellii* Tutcher

凭证标本：广福林区调查队 655（IBSC）

功效：全草、根，祛风、清热、消食、止血、解毒。

功效来源：《全国中草药汇编》

**长节耳草**

*Hedyotis uncinella* Hook. et Arn.

凭证标本：覃浩富等 70511（IBSC）

功效：根、全草，消食、祛风散寒、除湿。

功效来源：《药用植物辞典》

## 粗叶木属 *Lasianthus* Jack

**日本粗叶木**

*Lasianthus japonicus* Miq. subsp. *japonicus*

凭证标本：龙胜县普查队 450328130419040LY（IBK、GXMG）

功效：全株，抗炎、抗菌。

功效来源：文献

**云广粗叶木**

*Lasianthus japonicus* Miq. subsp. *longicaudus* (Hook. f.) C. Y. Wu et H. Zhu

凭证标本：龙胜县普查队 450328130409004LY（IBK、GXMG）

功效：全株，清热解毒、消炎止痒。

功效来源：《药用植物辞典》

### 巴戟天属 *Morinda* L.

**巴戟天**

*Morinda officinalis* F. C. How

凭证标本：覃浩富等 70636（IBK）

功效：根，补肾阳、强筋骨、祛风湿。

功效来源：《中国药典》（2020年版）

**羊角藤**

*Morinda umbellata* L. subsp. *obovata* Y. Z. Ruan

凭证标本：龙胜县普查队 450328130909030LY（IBK、GXMG）

功效：根、全株，止痛止血、祛风除湿。

功效来源：《全国中草药汇编》

### 玉叶金花属 *Mussaenda* L.

**展枝玉叶金花** 白常山

*Mussaenda divaricata* Hutch.

凭证标本：李中提等 600027（IBK）

功效：根，解热抗疟。

功效来源：《中华本草》

**楠藤**

*Mussaenda erosa* Champ. ex Benth.

凭证标本：龙胜县普查队 450328130903129LY（IBK、GXMG）

功效：茎、叶，清热解毒。

功效来源：《中华本草》

**贵州玉叶金花** 大叶白纸扇

*Mussaenda esquirolii* H. Lév.

凭证标本：吕清华等 20156（IBK）

功效：茎、叶、根，清热解毒、解暑利湿。

功效来源：《中华本草》

**玉叶金花**

*Mussaenda pubescens* W. T. Aiton

凭证标本：龙胜县普查队 450328130417036LY（IBK、GXMG）

功效：茎、根，清热利湿、解毒消肿。

功效来源：《广西壮族自治区壮药质量标准 第一卷》（2008年版）

### 密脉木属 *Myrioneuron* R. Br. ex Hook. f.

**密脉木**

*Myrioneuron faberi* Hemsl.

凭证标本：龙胜县普查队 450328121129006LY（IBK、GXMG、CMMI）

功效：全株，用于跌打损伤。

功效来源：《药用植物辞典》

### 新耳草属 *Neanotis* W. H. Lewis

**薄叶新耳草**

*Neanotis hirsuta* (L. f.) W. H. Lewis

凭证标本：龙胜县普查队 450328130908007LY（IBK、GXMG）

功效：全草，清热解毒、利尿退黄、消肿止痛。

功效来源：《药用植物辞典》

**臭味新耳草** 一柱香

*Neanotis ingrata* (Hook. f.) W. H. Lewis

凭证标本：广福林区调查队 580（IBSC）

功效：全草，清肝泻火。

功效来源：《中华本草》

### 薄柱草属 *Nertera* Banks et Sol. ex Gaertn.

**薄柱草**

*Nertera sinensis* Hemsl.

凭证标本：龙胜县普查队 450328140826043LY（IBK、GXMG、CMMI）

功效：全草，清热解毒。

功效来源：《中华本草》

### 蛇根草属 *Ophiorrhiza* L.

**广州蛇根草** 朱砂草

*Ophiorrhiza cantoniensis* Hance

凭证标本：龙胜采集队 50321（IBK）

功效：根状茎，清热止咳、镇静安神、消肿止痛。

功效来源：《中华本草》

**中华蛇根草**

*Ophiorrhiza chinensis* H. S. Lo

凭证标本：龙胜县普查队 450328130306005LY（IBK、GXMG、CMMI）

功效：全草，用于咳嗽、关节炎、骨折。

功效来源：《广西中药资源名录》

**日本蛇根草** 蛇根草

*Ophiorrhiza japonica* Blume

凭证标本：龙胜县普查队 450328130307021LY（IBK、GXMG、CMMI）

功效：全草，止渴祛痰、活血调经。

功效来源：《全国中草药汇编》

### 鸡矢藤属 *Paederia* L.

**耳叶鸡矢藤**

*Paederia cavaleriei* H. Lév.

凭证标本：龙胜县普查队 450328140811056LY（IBK、GXMG、CMMI）

功效：根、全草，祛风利湿、消食化积、止咳、止痛。

功效来源：《药用植物辞典》

**白毛鸡矢藤**
*Paederia pertomentosa* Merr. ex H. L. Li
凭证标本：H0592（IBK）
功效：根、叶，平肝熄风、健脾消食、壮肾固涩、祛风湿。
功效来源：《药用植物辞典》

**鸡矢藤**
*Paederia scandens* (Lour.) Merr. var. *scandens*
凭证标本：龙胜县普查队 450328130903112LY（IBK、GXMG）
功效：根、全草，祛风利湿、消食化积、止咳、止痛。
功效来源：《广西壮族自治区壮药质量标准 第一卷》（2008年版）

**毛鸡矢藤** 鸡矢藤
*Paederia scandens* (Lour.) Merr. var. *tomentosa* (Blume) Hand.-Mazz.
凭证标本：龙胜县普查队 450328130909042LY（IBK、GXMG、CMMI）
功效：根、全草，祛风利湿、消食化积、止咳、止痛。
功效来源：《全国中草药汇编》

### 大沙叶属 *Pavetta* L.
**香港大沙叶** 大沙叶
*Pavetta hongkongensis* Bremek.
凭证标本：龙胜县普查队 450328130409077LY（IBK、GXMG）
功效：全株，清热解暑、活血祛瘀。
功效来源：《全国中草药汇编》

### 九节属 *Psychotria* L.
**九节** 九节木
*Psychotria rubra* (Lour.) Poir.
凭证标本：花坪综合考察队 H1057（IBK）
功效：地上部分，清热解毒、祛风除湿、活血止痛。
功效来源：《广西壮族自治区壮药质量标准 第三卷》（2018年版）

### 茜草属 *Rubia* L.
**金剑草**
*Rubia alata* Roxb.
凭证标本：龙胜县普查队 450328130917008LY（IBK、GXMG）
功效：根、根状茎，用于月经不调、风湿痹痛。
功效来源：《广西中药资源名录》

**茜草**
*Rubia cordifolia* L.
凭证标本：吕清华等 20082（IBK）
功效：根、根状茎，凉血、祛瘀、止血、通经。
功效来源：《中国药典》（2020年版）

**多花茜草**
*Rubia wallichiana* Decne.
凭证标本：陈照宙 51056（WUK）
功效：根状茎、根，清热凉血，治血病、扩散伤热、肺肾热邪、大小肠热。
功效来源：《药用植物辞典》

### 白马骨属 *Serissa* Comm. ex Juss.
**白马骨**
*Serissa serissoides* (DC.) Druce
凭证标本：广福林区采集队 887（IBK）
功效：全草，祛风利湿、清热解毒。
功效来源：《中华本草》

### 乌口树属 *Tarenna* Gaertn.
**广西乌口树**
*Tarenna lanceolata* Chun et How ex W. C. Chen
凭证标本：余少林等 700602（IBSC）
功效：全株，祛风消肿、散结止痛。
功效来源：《药用植物辞典》

**白花苦灯笼** 麻糖风
*Tarenna mollissima* (Hook. et Arn.) Rob.
凭证标本：龙胜县普查队 450328130307022LY（IBK、GXMG、CMMI）
功效：根、叶，清热解毒、消肿止痛。
功效来源：《全国中草药汇编》

### 钩藤属 *Uncaria* Schreb.
**钩藤**
*Uncaria rhynchophylla* (Miq.) Miq. ex Havil.
凭证标本：龙胜县普查队 450328140811017LY（IBK、GXMG）
功效：带钩茎枝，清热平肝、息风定惊。
功效来源：《中国药典》（2020年版）

## 233. 忍冬科 Caprifoliaceae
### 忍冬属 *Lonicera* L.
**淡红忍冬**
*Lonicera acuminata* Wall.
凭证标本：李中提等 600413（IBK）
功效：茎枝（忍冬藤），清热解毒、疏风通络。花蕾（金银花），清热解毒、凉散风热。
功效来源：《广西中药资源名录》

**菰腺忍冬** 山银花
*Lonicera hypoglauca* Miq.

凭证标本：龙胜县普查队 450328140513020LY（IBK、GXMG、CMMI）

功效：花蕾、初开的花，清热解毒、疏散风热。

功效来源：《中国药典》（2020年版）

**忍冬**

*Lonicera japonica* Thunb.

凭证标本：龙胜县普查队 450328130409066LY（IBK、GXMG）

功效：花蕾、初开的花、茎枝，清热解毒、凉散风热。

功效来源：《中国药典》（2020年版）

**大花忍冬**

*Lonicera macrantha* (D. Don) Spreng. var. *macrantha*

凭证标本：龙胜县普查队 450328130416045LY（IBK、GXMG、CMMI）

功效：全株，镇惊、祛风、败毒、清热。花蕾、叶，祛热解毒、消炎。

功效来源：《药用植物辞典》

**异毛忍冬**

*Lonicera macrantha* (D. Don) Spreng. var. *heterotricha* P. S. Hsu et H. J. Wang

凭证标本：龙胜县普查队 450328130417048LY（IBK、GXMG）

功效：花蕾，清热解毒、消炎。

功效来源：《药用植物辞典》

**灰毡毛忍冬** 山银花

*Lonicera macranthoides* Hand.-Mazz.

凭证标本：龙胜县普查队 450328130903023LY（IBK、GXMG）

功效：花蕾、初开的花，清热解毒、疏散风热。

功效来源：《中国药典》（2020年版）

**云雾忍冬**

*Lonicera nubium* (Hand.-Mazz.) Hand.-Mazz.

凭证标本：李中提等 70518（IBK）

功效：花蕾，清热解毒。

功效来源：《药用植物辞典》

**皱叶忍冬**

*Lonicera rhytidophylla* Hand.-Mazz.

凭证标本：龙胜县普查队 450328121128012LY（IBK、GXMG）

功效：花蕾，清热解毒、凉血、止痢。

功效来源：《药用植物辞典》

### 接骨木属 *Sambucus* L.

**接骨草** 走马风

*Sambucus javanica* Reinw. ex Blume

凭证标本：龙胜县普查队 450328130417056LY（IBK、GXMG、CMMI）

功效：全株，活血消肿、祛风除湿。

功效来源：《广西壮族自治区壮药质量标准 第一卷》（2008年版）

**接骨木**

*Sambucus williamsii* Hance

凭证标本：钟树权 407159（IBK）

功效：全株，祛风、利湿、活血、止痛、接骨续筋。

功效来源：《药用植物辞典》

### 荚蒾属 *Viburnum* L.

**桦叶荚蒾**

*Viburnum betulifolium* Batalin

凭证标本：覃浩富 71007（IBSC）

功效：根，调经、涩精。

功效来源：《全国中草药汇编》

**短序荚蒾**

*Viburnum brachybotryum* Hemsl.

功效：根，清热解毒、祛风除湿。

功效来源：《药用植物辞典》

注：《广西植物名录》有记载。

**金腺荚蒾**

*Viburnum chunii* Hsu

凭证标本：李中提 600431（IBSC）

功效：根，用于风湿痹痛、跌打肿痛。

功效来源：《广西中药资源名录》

**伞房荚蒾**

*Viburnum corymbiflorum* P. S. Hsu et S. C. Hsu

凭证标本：覃浩富等 70935（IBK）

功效：根、叶、种子，用于痈毒。

功效来源：《药用植物辞典》

**水红木** 揉白叶

*Viburnum cylindricum* Buch.-Ham. ex D. Don

凭证标本：龙胜县普查队 450328130911059LY（IBK、GXMG、CMMI）

功效：根、叶、花，清热解毒。

功效来源：《全国中草药汇编》

**荚蒾**

*Viburnum dilatatum* Thunb.

凭证标本：龙胜县普查队 450328130408005LY（IBK、GXMG）

功效：枝、叶，清热解毒、疏风解表。根，祛瘀消肿。
功效来源：《全国中草药汇编》

**宜昌荚蒾** 宜昌荚蒾叶
*Viburnum erosum* Thunb.
凭证标本：陈照宙 51059（IBK）
功效：茎、叶，解毒、皮癣、止痒。
功效来源：《中华本草》

**红荚蒾**
*Viburnum erubescens* Wall.
凭证标本：5094（IBK）
功效：根，清热解毒、凉血止血。
功效来源：《药用植物辞典》

**直角荚蒾**
*Viburnum foetidum* Wall. var. *rectangulatum* (Graebn.) Rehder
凭证标本：龙胜县普查队 450328140826007LY（IBK）
功效：根，消炎解毒、止痛止泻。
功效来源：《药用植物辞典》

**南方荚蒾** 满山红
*Viburnum fordiae* Hance
凭证标本：龙胜县普查队 450328130908006LY（IBK、GXMG）
功效：根，祛风清热、散瘀活血。
功效来源：《广西壮族自治区壮药质量标准 第二卷》（2011年版）

**淡黄荚蒾** 罗盖叶
*Viburnum lutescens* Blume
凭证标本：龙胜县普查队 450328140418009LY（IBK、GXMG）
功效：叶，活血、除湿。
功效来源：《中华本草》

**珊瑚树** 早禾树
*Viburnum odoratissimum* Ker-Gawl.
凭证标本：龙胜县普查队 450328130306013LY（IBK、GXMG、CMMI）
功效：叶、树皮、根，祛风除湿、通经活络。
功效来源：《中华本草》

**蝴蝶戏珠花**
*Viburnum plicatum* Thunb. var. *tomentosum* Miq.
凭证标本：广福林区采集队 183（IBK）
功效：根、茎，清热解毒、接骨续筋。
功效来源：《药用植物辞典》

**球核荚蒾**
*Viburnum propinquum* Hemsl.
凭证标本：花坪综合考察队 H1257（IBK）
功效：叶，止血、消肿止痛、接骨续筋。
功效来源：《全国中草药汇编》

**常绿荚蒾** 白花坚荚树
*Viburnum sempervirens* K. Koch
凭证标本：龙胜县普查队 450328130903063LY（IBK、GXMG）
功效：叶，活血散瘀、续伤止痛。
功效来源：《中华本草》

**茶荚蒾** 鸡公柴
*Viburnum setigerum* Hance
凭证标本：李光照等 39（IBK）
功效：根，清热利湿、活血止血。
功效来源：《中华本草》

**合轴荚蒾**
*Viburnum sympodiale* Graebn.
凭证标本：黄德爱 60031（IBK）
功效：根、茎，清热解毒、消积。
功效来源：《药用植物辞典》

### 锦带花属 *Weigela* Thunb.

**日本锦带花** 水马桑
*Weigela japonica* Thunb. var. *sinica* (Rehder) Bailey
凭证标本：龙胜县普查队 450328130408076LY（IBK、GXMG）
功效：根，补虚弱。
功效来源：《全国中草药汇编》

## 235. 败酱科 Valerianaceae

### 败酱属 *Patrinia* Juss.

**斑花败酱**
*Patrinia punctiflora* P. S. Hsu et H. J. Wang
凭证标本：覃浩富 700576（IBSC）
功效：全草，清热解毒、利湿排脓、活血化瘀、镇静安神。
功效来源：《药用植物辞典》

**败酱**
*Patrinia scabiosifolia* Fisch. ex Trevir.
凭证标本：覃浩富 70927（IBSC）
功效：全草，清热解毒、活血排脓。
功效来源：《中华本草》

**白花败酱** 败酱草
*Patrinia villosa* (Thunb.) Juss.
凭证标本：龙胜县普查队 450328130903022LY（IBK、

GXMG）

功效：根状茎、根、全草，清热解毒、消痈排脓、活血行瘀。

功效来源：《全国中草药汇编》

### 缬草属 *Valeriana* L.

**长序缬草** 豆豉草

*Valeriana hardwickii* Wall.

凭证标本：刘兰芳等 5877（IBK）

功效：根、全草，活血调经、散瘀止痛、健脾消积。

功效来源：《全国中草药汇编》

**蜘蛛香**

*Valeriana jatamansi* Jones

凭证标本：袁淑芬 5129（IBSC）

功效：根状茎，行气、散寒、活血、调经。

功效来源：《药用植物辞典》

## 236. 川续断科 Dipsacaceae

### 川续断属 *Dipsacus* L.

**川续断** 续断

*Dipsacus asper* Wall.

凭证标本：龙胜县普查队 450328130903040LY（IBK、GXMG）

功效：根，补肝肾、强筋骨、续折伤、止崩漏。

功效来源：《全国中草药汇编》

## 238. 菊科 Asteraceae

### 下田菊属 *Adenostemma* J. R. Forst. et G. Forst.

**下田菊**

*Adenostemma lavenia* (L.) Kuntze var. *lavenia*

凭证标本：韦裕宗等 20377（IBK）

功效：全草，清热解毒、利湿、消肿。

功效来源：《全国中草药汇编》

**宽叶下田菊**

*Adenostemma lavenia* (L.) Kuntze var. *latifolium* (D. Don) Hand.-Mazz.

凭证标本：龙胜县普查队 450328130903106LY（IBK、GXMG、CMMI）

功效：全株，祛风除湿、解毒。

功效来源：《药用植物辞典》

### 藿香蓟属 *Ageratum* L.

**藿香蓟** 胜红蓟

*Ageratum conyzoides* L.

凭证标本：龙胜县普查队 450328130416053LY（IBK、GXMG、CMMI）

功效：全草，清热解毒、利咽消肿。

功效来源：《广西壮族自治区壮药质量标准 第三卷》（2018年版）

### 兔儿风属 *Ainsliaea* DC.

**杏香兔儿风** 金边兔耳

*Ainsliaea fragrans* Champ. ex Benth.

凭证标本：龙胜县普查队 450328130306045LY（IBK、GXMG）

功效：全草，清热补虚、凉血止血、利湿解毒。

功效来源：《中华本草》

**纤枝兔儿风**

*Ainsliaea gracilis* Franch.

凭证标本：黄德爱 60056（IBSC）

功效：全草，用于咳血、无名肿毒、跌打损伤。

功效来源：《广西药用植物名录》

**粗齿兔儿风** 光棍草

*Ainsliaea grossedentata* Franch.

凭证标本：余少林等 700515（IBSC）

功效：全草，清热利尿。

功效来源：《中华本草》

**长穗兔儿风** 二郎剑

*Ainsliaea henryi* Diels

凭证标本：花坪综合考察队 H57（IBK）

功效：全草，散瘀清热、止咳平喘。

功效来源：《中华本草》

**莲沱兔儿风**

*Ainsliaea ramosa* Hemsl.

凭证标本：龙胜县普查队 450328130910050LY（IBK、GXMG、CMMI）

功效：全草，清热解毒、润肺止咳、镇静、消肿、止血。

功效来源：《药用植物辞典》

### 香青属 *Anaphalis* DC.

**珠光香青** 山萩

*Anaphalis margaritacea* (L.) Benth. et Hook. f.

凭证标本：龙胜县普查队 450328140826036LY（IBK、GXMG、CMMI）

功效：全草、根，清热解毒、祛风通络、驱虫。

功效来源：《全国中草药汇编》

### 山黄菊属 *Anisopappus* Hook. et Arn.

**山黄菊**

*Anisopappus chinensis* (L.) Hook. et Arn.

功效：花，清热化痰。

功效来源：《广西中药材标准 第一册》

注：本种在县域内普遍分布。

## 蒿属 *Artemisia* L.

**黄花蒿** 青蒿

*Artemisia annua* L.

功效：地上部分，清虚热、除骨蒸、解暑热、截疟、退黄。

功效来源：《中国药典》（2020年版）

注：本种在县域内普遍分布。

**奇蒿** 刘寄奴

*Artemisia anomala* S. Moore var. *anomala*

凭证标本：龙胜县普查队 450328130903042LY（IBK）

功效：全草，清暑利湿、活血化瘀、通经止痛。

功效来源：《全国中草药汇编》

**密毛奇蒿**

*Artemisia anomala* S. Moore var. *tomentella* Hand.-Mazz.

功效：全草、花穗，清暑利湿、活血行瘀、通经止痛。

功效来源：《药用植物辞典》

注：《广西中药资源名录》有记载。

**艾** 艾叶

*Artemisia argyi* H. Lév. et Vaniot

凭证标本：吕清华等 20034（IBK）

功效：叶，温经止血、散寒止痛。

功效来源：《中国药典》（2020年版）

**牡蒿** 牡蒿根

*Artemisia japonica* Thunb.

凭证标本：龙胜县普查队 450328130903008LY（IBK、GXMG、CMMI）

功效：根，祛风、补虚、杀虫截疟。

功效来源：《中华本草》

**白苞蒿** 刘寄奴

*Artemisia lactiflora* Wall. ex DC.

凭证标本：龙胜县普查队 450328131107014LY（IBK、GXMG）

功效：全草，活血散瘀、通经止痛、利湿消肿、消积除胀。

功效来源：《广西中药材标准 第一册》

## 紫菀属 *Aster* L.

**三脉紫菀** 山白菊

*Aster ageratoides* Turcz.

凭证标本：龙胜县普查队 450328130903091LY（IBK、GXMG、CMMI）

功效：全草、根，清热解毒、祛痰镇咳、凉血止血。

功效来源：《中华本草》

**钻叶紫菀** 瑞连草

*Aster subulatus* Michx

功效：全草，清热解毒。

功效来源：《全国中草药汇编》

注：本种在县域内普遍分布。

## 苍术属 *Atractylodes* DC.

**白术**

*Atractylodes macrocephala* Koidz.

凭证标本：406959（IBK）

功效：根状茎，健脾益气、燥湿利水、止汗、安胎。

功效来源：《药用植物辞典》

## 鬼针草属 *Bidens* L.

**鬼针草**

*Bidens pilosa* L. var. *pilosa*

凭证标本：龙胜县普查队 450328130416058LY（IBK、GXMG）

功效：全草，疏表清热、解毒、散瘀。

功效来源：《广西壮族自治区壮药质量标准 第二卷》（2011年版）

**三叶鬼针草** 白花鬼针草

*Bidens pilosa* L. var. *radiata* Sch.-Bip.

凭证标本：花坪综合考察队 H647（IBK）

功效：全草，清热解毒、利湿退黄。

功效来源：《中华本草》

**狼杷草**

*Bidens tripartita* L.

功效：全草，清热解毒、利湿通经。

功效来源：《中华本草》

注：本种在县域内普遍分布。

## 百能葳属 *Blainvillea* Cass.

**百能葳** 鱼鳞菜

*Blainvillea acmella* (L.) Philipson

凭证标本：李光照等 H2（IBK）

功效：全草，疏风清热、止咳。

功效来源：《中华本草》

## 艾纳香属 *Blumea* DC.

**馥芳艾纳香** 香艾

*Blumea aromatica* DC.

凭证标本：龙胜县普查队 450328130306029LY（IBK、GXMG、CMMI）

功效：全草，祛风、除湿、止痒、止血。

功效来源：《中华本草》

**台北艾纳香**

*Blumea formosana* Kitam.

凭证标本：吕清华等 20291（IBK）
功效：全草，清热解毒、利尿消肿。
功效来源：《全国中草药汇编》

**见霜黄**
*Blumea lacera* (Burm. f.) DC.
凭证标本：龙胜县普查队 450328140419025LY（IBK、GXMG）
功效：全草，清热解毒、消肿止痛。
功效来源：《药用植物辞典》

**东风草**
*Blumea megacephala* (Randeria) C. C. Chang et Y. Q. Tseng
凭证标本：龙胜县普查队 450328121130002LY（IBK、GXMG）
功效：全草，清热明目、祛风止痒、解毒消肿。
功效来源：《中华本草》

**拟毛毡草**
*Blumea sericans* (Kurz) Hook. f.
功效：全草，清热利尿。
功效来源：《药用植物辞典》
注：《广西植物名录》有记载。

## 金盏花属 *Calendula* L.

**金盏花** 金盏菊根
*Calendula officinalis* L.
功效：根，活血散瘀、行气利尿。花，凉血、止血。
功效来源：《全国中草药汇编》
注：民间常见栽培物种。

## 天名精属 *Carpesium* L.

**天名精** 鹤虱
*Carpesium abrotanoides* L.
凭证标本：龙胜县普查队 450328130908023LY（IBK、GXMG）
功效：成熟果实，杀虫消积。
功效来源：《中国药典》（2020年版）

**烟管头草** 挖耳草
*Carpesium cernuum* L.
凭证标本：龙胜县普查队 450328130911004LY（IBK、GXMG）
功效：全草，清热解毒、消肿止痛。
功效来源：《全国中草药汇编》

**金挖耳**
*Carpesium divaricatum* Sieb. et Zucc.
凭证标本：龙胜县普查队 450328130903126LY（IBK、GXMG、CMMI）
功效：全草，清热解毒、消肿止痛。根，止痛、解毒。
功效来源：《中华本草》

**棉毛尼泊尔天名精** 地朝阳
*Carpesium nepalense* Less. var. *lanatum* (Hook. f. et Thomson ex C. B. Clarke) Kitam.
凭证标本：龙胜县普查队 450328130909020LY（IBK、GXMG）
功效：全草，清热解毒。
功效来源：《中华本草》

## 石胡荽属 *Centipeda* Lour.

**石胡荽** 鹅不食草
*Centipeda minima* (L.) A. Braun et Asch.
凭证标本：龙胜县普查队 450328140813025LY（IBK、GXMG、CMMI）
功效：全草，发散风寒、通鼻窍、止咳。
功效来源：《中国药典》（2020年版）

## 飞机草属 *Chromolaena* DC.

**飞机草**
*Chromolaena odorata* (L.) R. King et H. Rob.
功效：全草，散瘀消肿、止血、杀虫。
功效来源：《全国中草药汇编》

## 茼蒿属 *Chrysanthemum* L.

**野菊**
*Chrysanthemum indicum* L.
凭证标本：龙胜县普查队 450328121128006LY（IBK、GXMG、CMMI）
功效：头状花序，清热解毒、泻火平肝。
功效来源：《中国药典》（2020年版）

**菊花**
*Chrysanthemum morifolium* Ramat.
功效：花，散风清热、平肝明目、清热解毒。
功效来源：《中国药典》（2020年版）
注：民间常见栽培物种。

**南茼蒿** 茼蒿
*Chrysanthemum segetum* Forssk. ex DC.
凭证标本：龙胜县普查队 450328130419036LY（IBK、GXMG、CMMI）
功效：茎、叶，和脾胃、消痰饮、安心神。
功效来源：《中华本草》

## 蓟属 *Cirsium* Mill.

**大蓟**
*Cirsium japonicum* (Thunb.) Fisch. ex DC.
凭证标本：龙胜县普查队 450328130416031LY（IBK、

GXMG、CMMI）
功效：地上部分、根，凉血止血、祛瘀消肿。
功效来源：《中华本草》

### 白酒草属 *Conyza* Less.

**小蓬草** 小飞蓬
*Conyza canadensis* (L.) Cronq.
凭证标本：龙胜县普查队 450328140524002LY（IBK）
功效：全草，清热利湿、散瘀消肿。
功效来源：《中华本草》

**白酒草**
*Conyza japonica* (Thunb.) Less.
凭证标本：龙胜县普查队 450328130408018LY（IBK、GXMG、CMMI）
功效：根，消炎镇痛、祛风化痰。
功效来源：《全国中草药汇编》

**苏门白酒草** 竹叶艾
*Conyza sumatrensis* (Retz.) Walker
凭证标本：广福林区调查队 483（KUN）
功效：全草，化痰、通络、止血。
功效来源：《中华本草》

### 野茼蒿属 *Crassocephalum* Moench

**野茼蒿** 假茼蒿
*Crassocephalum crepidioides* (Benth.) S. Moore
凭证标本：龙胜县普查队 450328130910003LY（IBK、GXMG）
功效：全草，清热解毒、健脾利湿。
功效来源：《广西壮族自治区壮药质量标准 第三卷》（2018年版）

### 大丽花属 *Dahlia* Cav.

**大丽花**
*Dahlia pinnata* Cav.
凭证标本：龙胜县普查队 450328131114010LY（IBK、GXMG、CMMI）
功效：块根，清热解毒、消炎去肿、止痛。
功效来源：《药用植物辞典》

### 鱼眼草属 *Dichrocephala* L' Her. ex DC.

**鱼眼草** 蚯疸草
*Dichrocephala auriculata* (Thunb.) Druce
凭证标本：龙胜县普查队 450328130408027LY（IBK、GXMG、CMMI）
功效：全草，活血调经、消肿解毒。
功效来源：《中华本草》

### 鳢肠属 *Eclipta* L.

**鳢肠** 墨旱莲
*Eclipta prostrata* (L.) L.
凭证标本：龙胜县普查队 450328140813027LY（IBK、GXMG、CMMI）
功效：地上部分，滋补肝肾、凉血止血。
功效来源：《中国药典》（2020年版）

### 地胆草属 *Elephantopus* L.

**地胆草** 苦地胆根
*Elephantopus scaber* L.
凭证标本：龙胜县普查队 450328121127004LY（IBK）
功效：根，清热解毒、除湿。
功效来源：《广西壮族自治区壮药质量标准 第一卷》（2008年版）

### 一点红属 *Emilia* (Cass.) Cass.

**小一点红**
*Emilia prenanthoidea* DC.
凭证标本：龙胜县普查队 450328130416020LY（IBK、GXMG）
功效：全草，清热解毒、消肿止痛、利水、凉血。
功效来源：《药用植物辞典》

**一点红**
*Emilia sonchifolia* DC.
凭证标本：覃浩富等 70263（IBK）
功效：全草，清热解毒、散瘀消肿。
功效来源：《广西壮族自治区壮药质量标准 第一卷》（2008年版）

### 飞蓬属 *Erigeron* L.

**一年蓬**
*Erigeron annuus* Pers.
凭证标本：龙胜县普查队 450328131106014LY（IBK、GXMG、CMMI）
功效：根、全草，清热解毒、助消化、抗疟。
功效来源：《药用植物辞典》

### 泽兰属 *Eupatorium* L.

**多须公** 华泽兰
*Eupatorium chinense* L.
凭证标本：龙胜县普查队 450328130908018LY（IBK、GXMG）
功效：根，清热解毒、凉血利咽。
功效来源：《广西中药材标准 第一册》

**佩兰**
*Eupatorium fortunei* Turcz.
凭证标本：龙胜县普查队 450328131114012LY（IBK、GXMG、CMMI）

功效：地上部分，芳香化湿、醒脾开胃、发表解暑。
功效来源：《中国药典》（2020年版）

**异叶泽兰**
*Eupatorium heterophyllum* DC.
凭证标本：00933（IBK）
功效：全草，活血祛瘀、除湿止痛、消肿利水、通经、行血破瘀、排脓。
功效来源：《药用植物辞典》

**白头婆** 山佩兰
*Eupatorium japonicum* Thunb.
凭证标本：吕清华等 20506（IBK）
功效：全草，祛暑发表、化湿和中、理气活血、解毒。
功效来源：《中华本草》

**林泽兰** 野马追
*Eupatorium lindleyanum* DC.
凭证标本：龙胜县普查队 450328130903068LY（IBK、GXMG）
功效：全草，润肺止咳、化痰平喘、降血压。
功效来源：《中华本草》

## 牛膝菊属 *Galinsoga* Ruiz et Pav.

**牛膝菊** 辣子草
*Galinsoga parviflora* Cav.
凭证标本：龙胜县普查队 450328130417052LY（IBK、GXMG）
功效：全草，止血、消炎。
功效来源：《全国中草药汇编》

## 大丁草属 *Gerbera* L.

**大丁草**
*Gerbera anandria* (L.) Sch. -Bip.
凭证标本：H1499（IBK）
功效：全草，清热利湿、解毒消肿、止咳、止血。
功效来源：《全国中草药汇编》

**毛大丁草**
*Gerbera piloselloides* (L.) Cass.
凭证标本：覃浩富等 70079（IBK）
功效：全草，清热解毒、润肺止咳、活血化瘀。
功效来源：《广西中药材标准 第一册》

## 鼠麹草属 *Gnaphalium* L.

**鼠麹草** 鼠曲草
*Gnaphalium affine* D. Don
凭证标本：吕清华等 20030（IBK）
功效：全草，化痰止咳、祛风除湿、解毒。
功效来源：《中华本草》

**细叶鼠麹草**
*Gnaphalium japonicum* Thunb.
凭证标本：龙胜县普查队 450328140415040LY（IBK、GXMG）
功效：全草，用于结膜炎 、角膜白斑、白喉。
功效来源：《广西药用植物名录》

## 菊三七属 *Gynura* Cass.

**菊三七**
*Gynura japonica* (Thunb.) Juel
凭证标本：龙胜县普查队 450328131108033LY（IBK、GXMG、CMMI）
功效：全草、根，散瘀止血、解毒消肿。
功效来源：《药用植物辞典》

## 向日葵属 *Helianthus* L.

**向日葵** 向日葵茎髓
*Helianthus annuus* L.
功效：茎髓，清热、利尿、止咳。
功效来源：《中华本草》
注：民间常见栽培物种。

**菊芋**
*Helianthus tuberosus* L.
凭证标本：吕清华等 20037（IBK）
功效：块茎、茎、叶，清热凉血、活血消肿、利尿、接骨。
功效来源：《药用植物辞典》

## 泥胡菜属 *Hemistepta* Bunge

**泥胡菜**
*Hemistepta lyrata* (Bunge) Bunge
凭证标本：花坪综合考察队 H374（IBK）
功效：全草、根，清热解毒、利尿、消肿祛瘀、止咳、止血、活血。
功效来源：《药用植物辞典》

## 旋覆花属 *Inula* L.

**羊耳菊**
*Inula cappa* (Buch.-Ham. ex D. Don) DC.
凭证标本：龙胜县普查队 450328121127007LY（IBK、GXMG、CMMI）
功效：地上部分，祛风、利湿、行气化滞。
功效来源：《广西壮族自治区壮药质量标准 第一卷》（2008年版）

## 小苦荬属 *Ixeridium* (A. Gray) Tzvelev

**细叶小苦荬**
*Ixeridium gracile* (DC.) Shih
凭证标本：龙胜县普查队 450328140813007LY（IBK、GXMG、CMMI）

功效：全草，清热解毒、消炎、消肿止痛。
功效来源：《药用植物辞典》

## 苦荬菜属 *Ixeris* (Cass.) Cass.

**剪刀股**
*Ixeris japonica* (Burm. f.) Nakai
功效：全草，清热解毒、消痈肿、凉血、利尿。
功效来源：《药用植物辞典》
注：本种在县域内普遍分布。

**苦荬菜** 多头苦荬
*Ixeris polycephala* Cass.
凭证标本：龙胜县普查队 450328131108016LY（IBK、GXMG）
功效：全草，清热解毒、利湿消痞、外用消炎退肿。
功效来源：《全国中草药汇编》

## 马兰属 *Kalimeris* (Cass.) Cass.

**马兰** 路边菊
*Kalimeris indica* (L.) Sch. Bip.
凭证标本：龙胜县普查队 450328130416022LY（IBK、GXMG、CMMI）
功效：全草，健脾利湿、解毒、止血。
功效来源：《广西壮族自治区壮药质量标准 第二卷》（2011年版）

## 莴苣属 *Lactuca* L.

**莴苣** 莴苣子
*Lactuca sativa* L.
功效：种子，通乳汁、利尿、活血行瘀。
功效来源：《中华本草》
注：民间常见栽培物种。

## 稻搓菜属 *Lapsanastrum* J. H. Pak et K. Bremer

**稻槎菜**
*Lapsanastrum apogonoides* (Maxim.) J. H. Pak et Bremer
凭证标本：龙胜县普查队 450328130307011LY（IBK、GXMG、CMMI）
功效：全草，清热凉血、止血、疏风透表、消痈解毒。
功效来源：《药用植物辞典》

## 橐吾属 *Ligularia* Cass.

**齿叶橐吾**
*Ligularia dentata* (A. Gray) Hara
凭证标本：龙胜县普查队 450328131122007LY（IBK、GXMG、CMMI）
功效：根，舒筋活血、散瘀止痛。
功效来源：《全国中草药汇编》

**鹿蹄橐吾**
*Ligularia hodgsonii* Hook.
功效：根、全草，止咳化痰、解毒、祛瘀活血、止痛、止痢。
功效来源：《药用植物辞典》
注：《广西植物名录》有记载。

## 粘冠草属 *Myriactis* Less.

**圆舌粘冠草** 油头草
*Myriactis nepalensis* Less.
凭证标本：龙胜县普查队 450328130903067LY（IBK、GXMG、CMMI）
功效：全草，消炎、止痛。
功效来源：《全国中草药汇编》

## 黄瓜菜属 *Paraixeris* Nakai

**黄瓜菜** 野苦荬菜
*Paraixeris denticulata* (Houtt.) Nakai
凭证标本：龙胜县普查队 450328131122002LY（IBK、GXMG、CMMI）
功效：全草、根，清热解毒、散瘀止痛、止血、止带。
功效来源：《中华本草》

## 假福王草属 *Paraprenanthes* C. C. Chang ex C. Shih

**林生假福王草**
*Paraprenanthes sylvicola* C. Shih
凭证标本：罗金裕 5139（GXMI）
功效：全草，清热解毒。
功效来源：《中华本草》

## 翅果菊属 *Pterocypsela* C. Shih

**高大翅果菊** 水紫菀
*Pterocypsela elata* (Hemsl.) C. Shih
凭证标本：龙胜县普查队 450328140812045LY（IBK、GXMG、CMMI）
功效：根，止咳化痰。
功效来源：《中华本草》

**翅果菊**
*Pterocypsela indica* (L.) C. Shih
功效：全草，清热解毒、活血祛瘀、利湿排脓。
功效来源：《药用植物辞典》
注：本种在县域内普遍分布。

## 匹菊属 *Pyrethrum* Zinn.

**除虫菊**
*Pyrethrum cinerariifolium* Trevis.
功效：花、全草，杀虫。
功效来源：《全国中草药汇编》

注：民间常见栽培物种。

## 秋分草属 *Rhynchospermum* Reinw.

**秋分草**

*Rhynchospermum verticillatum* Reinw.

凭证标本：吕清华等 20110（IBK）

功效：全草，清热解毒、消炎、利水除湿、止血。

功效来源：《药用植物辞典》

## 风毛菊属 *Saussurea* DC.

**三角叶风毛菊**

*Saussurea deltoidea* (DC.) Sch.-Bip.

凭证标本：龙胜县普查队 450328131113010LY（IBK、GXMG、CMMI）

功效：根，祛风湿、通经络、健脾消疳。

功效来源：《中华本草》

## 千里光属 *Senecio* L.

**峨眉千里光**

*Senecio faberi* Hemsl.

凭证标本：刘兰芳等 5485（CDBI）

功效：带花序全草，清热解毒、清肝明目。

功效来源：《药用植物辞典》

**千里光**

*Senecio scandens* Buch.-Ham. ex D. Don

凭证标本：龙胜县普查队 450328121130004LY（IBK、GXMG）

功效：全草，清热解毒、明目退翳、杀虫止痒。

功效来源：《中华本草》

## 麻花头属 *Serratula* L.

**华麻花头**

*Serratula chinensis* S. Moore

凭证标本：覃浩富等 71152（IBK）

功效：根，发痘疹、解毒、清热宣肺。

功效来源：《药用植物辞典》

## 豨莶属 *Siegesbeckia* L.

**豨莶** 豨莶草

*Siegesbeckia orientalis* L.

功效：地上部分，祛风湿、通经络、清热解毒。

功效来源：《广西壮族自治区壮药质量标准 第二卷》（2011年版）

注：本种在县域内普遍分布。

## 蒲儿根属 *Sinosenecio* B. Nord.

**广西蒲儿根**

*Sinosenecio guangxiensis* C. Jeffrey et Y. L. Chen

凭证标本：龙胜县普查队 450328130903066LY（IBK、GXMG、CMMI）

功效：全草，用于风湿关节痛。

功效来源：《药用植物辞典》

**蒲儿根** 肥猪苗

*Sinosenecio oldhamianus* (Maxim.) B. Nord.

凭证标本：龙胜县普查队 450328130408058LY（IBK、GXMG）

功效：全草，清热解毒、利湿、活血。

功效来源：《中华本草》

## 包果菊属 *Smallanthus* Mack.

**雪莲果**

*Smallanthus sonchifolius* (Poepp. et Endl.) H. Rob.

凭证标本：龙胜县普查队 450328131114006LY（IBK、GXMG、CMMI）

功效：嫩枝，抗霉菌、抗稻瘟病。叶，用于糖尿病、肾病、消化系统疾病。

功效来源：《药用植物辞典》

## 一枝黄花属 *Solidago* L.

**一枝黄花**

*Solidago decurrens* Lour.

凭证标本：龙胜县普查队 450328131119009LY（IBK、GXMG、CMMI）

功效：全草、根，疏风泻热、解毒消肿。

功效来源：《广西壮族自治区壮药质量标准 第一卷》（2008年版）

## 裸柱菊属 *Soliva* Ruiz et Pavón

**裸柱菊**

*Soliva anthemifolia* (Juss.) R. Br.

凭证标本：龙胜县普查队 450328130408044LY（IBK）

功效：全草，化气散结、消肿、清热解毒。有小毒。

功效来源：《药用植物辞典》

## 苦苣菜属 *Sonchus* L.

**苣荬菜**

*Sonchus arvensis* L.

凭证标本：龙胜县普查队 450328130419017LY（IBK、GXMG、CMMI）

功效：全草，清热解毒、凉血利湿。

功效来源：《全国中草药汇编》

**苦苣菜** 滇苦菜

*Sonchus oleraceus* L.

凭证标本：龙胜县普查队 450328130306006LY（IBK、GXMG、CMMI）

功效：全草，清热解毒、凉血止血。

功效来源：《全国中草药汇编》

### 金钮扣属 *Spilanthes* Jacq.

**金钮扣**

*Spilanthes paniculata* Wall. ex DC.

功效：全草，清热解毒、消肿止痛、祛风除湿、止咳定喘。

功效来源：《广西壮族自治区壮药质量标准 第三卷》（2018年版）

注：本种在县域内普遍分布。

### 金腰箭属 *Synedrella* Gaertn.

**金腰箭**

*Synedrella nodiflora* (L.) Gaertn.

凭证标本：覃浩富等 71031（IBK）

功效：全草，清热解毒、散瘀消肿。

功效来源：《全国中草药汇编》

### 合耳菊属 *Synotis* (C. B. Clarke) C. Jeffrey et Y. L. Chen

**锯叶合耳菊** 白叶火草

*Synotis nagensium* (C. B. Clarke) C. Jeffrey et Y. L. Chen

凭证标本：吕清华等 20286（IBK）

功效：全草，散风热、定喘咳、利水湿。

功效来源：《中华本草》

### 万寿菊属 *Tagetes* L.

**万寿菊**

*Tagetes erecta* L.

功效：花，清热解毒、化痰止咳。根，解毒消肿。

功效来源：《全国中草药汇编》

注：民间常见栽培物种。

### 蒲公英属 *Taraxacum* F. H. Wigg.

**蒲公英**

*Taraxacum mongolicum* Hand.-Mazz.

凭证标本：龙胜县普查队 450328131114005LY（IBK、GXMG、CMMI）

功效：全草，清热解毒、消肿散结、利尿通淋。

功效来源：《中国药典》（2020年版）

### 斑鸠菊属 *Vernonia* Schreb.

**夜香牛** 伤寒草

*Vernonia cinerea* (L.) Less.

凭证标本：中德采集队 1345（IBK）

功效：全草，疏风清热、凉血解毒、安神。

功效来源：《广西壮族自治区壮药质量标准 第三卷》（2018年版）

**咸虾花** 狗仔花

*Vernonia patula* (Dryand.) Merr.

功效：全草，发表散寒、凉血解毒、清热止泻。

功效来源：《广西壮族自治区壮药质量标准 第三卷》（2018年版）

注：《广西建新自然保护区维管束植物名录》有记录。

### 苍耳属 *Xanthium* L.

**北美苍耳** 苍耳子

*Xanthium chinense* Mill.

凭证标本：龙胜县普查队 450328130911006LY（IBK、GXMG、CMMI）

功效：成熟带总苞的果实，散风寒、通鼻窍、祛风湿。

功效来源：民间用药

### 黄鹌菜属 *Youngia* Cass.

**异叶黄鹌菜**

*Youngia heterophylla* (Hemsl.) Babc. et Stebbins

凭证标本：龙胜县普查队 450328130408028LY（IBK、GXMG、CMMI）

功效：全株，消炎镇痛。

功效来源：《药用植物辞典》

**黄鹌菜**

*Youngia japonica* (L.) DC.

凭证标本：龙胜县普查队 450328130408025LY（IBK）

功效：全草、根，清热解毒、利尿消肿、止痛。

功效来源：《全国中草药汇编》

### 百日菊属 *Zinnia* L.

**百日菊** 百日草

*Zinnia elegans* Jacq.

凭证标本：龙胜县普查队 450328131128003LY（IBK、GXMG、CMMI）

功效：全草，清热利尿。

功效来源：《全国中草药汇编》

## 239. 龙胆科 Gentianaceae

### 蔓龙胆属 *Crawfurdia* Wall.

**福建蔓龙胆**

*Crawfurdia pricei* (C. Marquand) Harry Sm.

凭证标本：吕清华等 20233（IBK）

功效：全草，清热解毒。

功效来源：《药用植物辞典》

### 龙胆属 *Gentiana* L.

**五岭龙胆** 落地荷花

*Gentiana davidii* Franch.

凭证标本：袁淑芬等 5056（IBK）

功效：带花全草，清热解毒、利湿。

功效来源：《中华本草》

**华南龙胆** 龙胆地丁

*Gentiana loureirii* (G. Don) Griseb.

凭证标本：龙胜县普查队 450328130408012LY（IBK、GXMG）

功效：全草，清热利湿、解毒消痈。

功效来源：《中华本草》

**流苏龙胆**

*Gentiana panthaica* Prain et Burkill

凭证标本：李中提等 70983（IBSC）

功效：全草，清热解毒、利湿消肿、舒肝、利胆。

功效来源：《药用植物辞典》

### 匙叶草属 *Latouchea* Franch.

**匙叶草**

*Latouchea fokienensis* Franch.

凭证标本：龙胜县普查队 450328140322025LY（IBK、GXMG、CMMI）

功效：全草，活血化瘀、清热止咳。

功效来源：《中华本草》

### 獐牙菜属 *Swertia* L.

**狭叶獐牙菜**

*Swertia angustifolia* Buch.-Ham. ex D. Don var. *angustifolia*

凭证标本：龙胜县普查队 450328131107016LY（IBK）

功效：全草，清肝利胆、除湿清热。

功效来源：《药用植物辞典》

**美丽獐牙菜** 青叶胆

*Swertia angustifolia* Buch.-Ham. ex D. Don var. *pulchella* (D. Don) Burkill

凭证标本：中德采集队 1402（IBK）

功效：全草，清热解毒、利湿退黄。

功效来源：《中华本草》

**獐牙菜**

*Swertia bimaculata* (Sieb. et Zucc.) Hook. f. et Thomson ex C. B. Clarke

凭证标本：龙胜县普查队 450328131122001LY（IBK）

功效：全草，清热解毒、利湿、疏肝利胆。

功效来源：《中华本草》

**大籽獐牙菜**

*Swertia macrosperma* (C. B. Clarke) C. B. Clarke

凭证标本：龙胜县普查队 450328140826128LY（IBK）

功效：全草，清热消炎、清肝利胆、除湿、健胃。

功效来源：《药用植物辞典》

### 双蝴蝶属 *Tripterospermum* Blume

**双蝴蝶** 肺形草

*Tripterospermum chinense* (Migo) Harry Sm.

凭证标本：龙胜县普查队 450328131122005LY（IBK、GXMG、CMMI）

功效：全草，清热解毒、止咳止血。

功效来源：《全国中草药汇编》

**香港双蝴蝶**

*Tripterospermum nienkui* (C. Marquand) C. J. Wu

凭证标本：龙胜县普查队 450328130903138LY（IBK、GXMG）

功效：根、全草，清热、调经。

功效来源：《药用植物辞典》

## 240. 报春花科 Primulaceae

### 珍珠菜属 *Lysimachia* L.

**广西过路黄**

*Lysimachia alfredii* Hance

凭证标本：龙胜县普查队 450328140415048LY（IBK、GXMG）

功效：全草，清热利湿、排石通淋。

功效来源：《中华本草》

**四川金钱草** 过路黄

*Lysimachia christiniae* Hance

凭证标本：龙胜县普查队 450328140515027LY（IBK、GXMG、CMMI）

功效：全草，用于湿热黄疸、胆囊结石、尿路结石、疮疖、痔疮。

功效来源：《广西药用植物名录》

**矮桃** 珍珠菜

*Lysimachia clethroides* Duby

凭证标本：广福林区调查队 00398（IBSC）

功效：根、全草，活血调经、解毒消肿。

功效来源：《全国中草药汇编》

**临时救** 风寒草

*Lysimachia congestiflora* Hemsl.

凭证标本：龙胜县普查队 450328130416037LY（IBK、GXMG、CMMI）

功效：全草，祛风散寒、止咳化痰、消积解毒。

功效来源：《中华本草》

**延叶珍珠菜** 疬子草

*Lysimachia decurrens* G. Forst.

凭证标本：龙胜县普查队 450328140512042LY（IBK、GXMG、CMMI）

功效：全草，清热解毒、活血散结。

功效来源：《中华本草》

**灵香草**
*Lysimachia foenum-graecum* Hance
凭证标本：龙胜县普查队 450328130409067LY（IBK、GXMG）
功效：地上部分，祛风寒、辟秽浊。
功效来源：《广西壮族自治区瑶药材质量标准 第一卷》（2014年版）

**星宿菜** 大田基黄
*Lysimachia fortunei* Maxim.
凭证标本：龙胜县普查队 450328130903039LY（IBK、GXMG）
功效：全草、根，清热利湿、凉血活血、解毒消肿。
功效来源：《中华本草》

**山萝过路黄**
*Lysimachia melampyroides* R. Knuth
凭证标本：龙胜县普查队 450328130910030LY（IBK、GXMG）
功效：全草，用于梅毒。
功效来源：《广西药用植物名录》

**落地梅** 四块瓦
*Lysimachia paridiformis* Franch var. *paridiformis*
凭证标本：龙胜调查队 50340（IBSC）
功效：根，祛风除湿、活血止痛、止咳、解毒。
功效来源：《中华本草》

**狭叶落地梅** 追风伞
*Lysimachia paridiformis* Franch. var. *stenophylla* Franch.
凭证标本：龙胜县普查队 450328130307017LY（IBK、GXMG）
功效：全草、根，祛风通络、活血止痛。
功效来源：《中华本草》

**巴东过路黄** 大四块瓦
*Lysimachia patungensis* Hand.-Mazz.
凭证标本：覃浩富等 70327（IBK）
功效：全草，祛风除湿、活血止痛。
功效来源：《中华本草》

**阔叶假排草**
*Lysimachia petelotii* Merr.
凭证标本：龙胜县普查队 450328130418036LY（IBK、GXMG、CMMI）
功效：全草，用于乳痈。
功效来源：《药用植物辞典》

**显苞过路黄**
*Lysimachia rubiginosa* Hemsl.
凭证标本：H1168（IBK）
功效：全草，清热解毒、利湿消肿、祛风化痰。
功效来源：《药用植物辞典》

### 假婆婆纳属 *Stimpsonia* C. Wright ex A. Gray

**假婆婆纳**
*Stimpsonia chamaedryoides* Wright ex A. Gray
凭证标本：龙胜县普查队 450328130417057LY（IBK、GXMG、CMMI）
功效：全草，清热解毒、活血、消肿止痛。
功效来源：《药用植物辞典》

## 242. 车前科 Plantaginaceae

### 车前属 *Plantago* L.

**车前** 车前草
*Plantago asiatica* L. subsp. *asiatica*
凭证标本：龙胜县普查队 450328130408046LY（IBK、GXMG、CMMI）
功效：全草，清热利尿通淋、祛痰、凉血、解毒。种子，清热利尿、渗湿通淋、明目、祛痰。
功效来源：《中国药典》（2020年版）

**疏花车前**
*Plantago asiatica* L. subsp. *erosa* (Wall.) Z. Y. Li
凭证标本：龙胜县普查队 450328140415019LY（IBK、GXMG、CMMI）
功效：全草，清热利尿、凉血解毒。
功效来源：《贵阳市中草药资源》

**大车前** 车前子
*Plantago major* L.
凭证标本：广福林区采集队 291（IBK）
功效：成熟种子，清热利尿、渗湿止泻、明目、祛痰。
功效来源：《中华本草》

## 243. 桔梗科 Campanulaceae

### 沙参属 *Adenophora* Fisch.

**杏叶沙参** 沙参
*Adenophora petiolata* Pax et Hoffm. subsp. *hunanensis* (Nannf.) D. Y. Hong et S. Ge
凭证标本：龙胜县普查队 450328130903014LY（IBK、GXMG）
功效：根，养阴清热、润肺化痰、益胃生津。
功效来源：《中华本草》

**中华沙参**
*Adenophora sinensis* A. DC.
凭证标本：唐洪发 6-2518（GXMI）
功效：根，养阴润肺、益气化痰。
功效来源：《药用植物辞典》

**轮叶沙参** 南沙参
*Adenophora tetraphylla* (Thunb.) Fisch.
凭证标本：龙胜县普查队 450328131120018LY（IBK、GXMG、CMMI）
功效：根，养阴清肺、益胃生津、化痰、益气。
功效来源：《中国药典》（2020年版）

### 金钱豹属 *Campanumoea* Blume

**桂党参** 土党参
*Campanumoea javanica* Blume subsp. *javanica*
凭证标本：李中提等 600063（KUN）
功效：根，补中益气、润肺生津。
功效来源：《全国中草药汇编》

**金钱豹** 土党参
*Campanumoea javanica* Blume subsp. *japonica* (Maxim. ex Makino) D. Y. Hong
功效：根，补中益气、润肺生津。
功效来源：《全国中草药汇编》
注：《广西植物名录》有记载。

### 党参属 *Codonopsis* Wall.

**羊乳** 山海螺
*Codonopsis lanceolata* (Sieb. et Zucc.) Benth. et Hook. f.
凭证标本：龙胜县普查队 450328130903070LY（IBK、GXMG）
功效：根，益气养阴、解毒消肿、排脓、通乳。
功效来源：《中华本草》

### 土党参属 *Cyclocodon* Griff.

**长叶轮钟草** 红果参
*Cyclocodon lancifolius* (Roxb.) Kurz
凭证标本：龙胜县普查队 450328130909049LY（IBK、GXMG）
功效：根，益气、祛瘀、止痛。
功效来源：《中华本草》

### 桔梗属 *Platycodon* A. DC.

**桔梗**
*Platycodon grandiflorus* (Jacq.) A. DC.
凭证标本：龙胜县普查队 450328130911047LY（IBK、GXMG、CMMI）
功效：根，宣肺、利咽、祛痰、排脓。
功效来源：《中国药典》（2020年版）

### 蓝花参属 *Wahlenbergia* Schrad. ex Roth

**蓝花参**
*Wahlenbergia marginata* (Thunb.) A. DC.
凭证标本：龙胜县普查队 450328130416023LY（IBK、GXMG）
功效：根、全草，益气补虚、祛痰、截疟。
功效来源：《全国中草药汇编》

## 244. 半边莲科 Lobeliaceae

### 半边莲属 *Lobelia* L.

**铜锤玉带草**
*Lobelia angulata* Forst.
凭证标本：龙胜县普查队 450328130408008LY（IBK、GXMG）
功效：全草，祛风利湿、活血散瘀。
功效来源：《广西壮族自治区壮药质量标准 第三卷》（2018年版）

**半边莲**
*Lobelia chinensis* Lour.
凭证标本：龙胜县普查队 450328130416041LY（IBK、GXMG、CMMI）
功效：全草，利尿消肿、清热解毒。
功效来源：《中国药典》（2020年版）

**江南山梗菜**
*Lobelia davidii* Franch.
凭证标本：龙胜县普查队 450328130903053LY（IBK、GXMG、CMMI）
功效：叶、根、带花全草，宣肺化痰、清热解毒、利尿消肿。
功效来源：《药用植物辞典》

**西南山梗菜** 野烟
*Lobelia sequinii* H. Lév. et Vaniot
凭证标本：龙胜县普查队 450328131108009LY（IBK、GXMG、CMMI）
功效：根、茎、叶，祛风活血、清热解毒。
功效来源：《中华本草》

## 249. 紫草科 Boraginaceae

### 斑种草属 *Bothriospermum* Bunge

**柔弱斑种草** 鬼点灯
*Bothriospermum zeylanicum* (J. Jacq.) Druce
凭证标本：龙胜县普查队 450328140417045LY（IBK、GXMG、CMMI）
功效：全草，止咳、止血。
功效来源：《中华本草》

### 基及树属 *Carmona* Cav.

**福建茶**
*Carmona microphylla* (Lam.) G. Don
功效：全株，用于咯血、便血。叶，用于疔疮。
功效来源：《药用植物辞典》
注：民间常见栽培物种。

### 琉璃草属 *Cynoglossum* L.

**琉璃草** 铁箍散

*Cynoglossum furcatum* Wall.

功效：根皮、叶，清热解毒、散瘀止血。

功效来源：《中华本草》

注：《广西植物名录》有记载。

### 厚壳树属 *Ehretia* P. Browne

**厚壳树**

*Ehretia acuminata* (DC.) R. Br.

功效：叶，清热解暑、去腐生肌。

功效来源：《全国中草药汇编》

注：本种在县域内零星分布。

**粗糠树**

*Ehretia dicksonii* Hance

凭证标本：广福林区调查队 847（IBSC）

功效：枝叶、果实，清热解毒、健胃和中、消食除满。树皮，散瘀消肿。

功效来源：《药用植物辞典》

**光叶糙毛厚壳树**

*Ehretia macrophylla* var. *glabrescens* (Nakai) Y. L. Liu

凭证标本：H0627（IBK）

功效：枝、叶、果实，清热解毒、消食健胃。

功效来源：《药用植物辞典》

### 盾果草属 *Thyrocarpus* Hance

**盾果草**

*Thyrocarpus sampsonii* Hance

凭证标本：龙胜县普查队 450328130417066LY（IBK、GXMG、CMMI）

功效：全草，清热解毒、消肿。

功效来源：《全国中草药汇编》

### 附地菜属 *Trigonotis* Steven

**瘤果附地菜**

*Trigonotis macrophylla* Vaniot var. *verrucosa* I. M. Johnst.

凭证标本：龙胜县普查队 450328140826094LY（IBK、GXMG、CMMI）

功效：全草，清热解毒、活血。

功效来源：《药用植物辞典》

**附地菜**

*Trigonotis peduncularis* (Trevis.) Benth. ex Baker et S. Moore

凭证标本：龙胜县普查队 450328130307008LY（IBK、GXMG）

功效：全草，温中健胃、消肿止痛、止血。

功效来源：《全国中草药汇编》

## 250. 茄科 Solanaceae

### 辣椒属 *Capsicum* L.

**辣椒** 辣椒叶

*Capsicum annuum* L.

功效：叶，消肿活络、杀虫止痒。

功效来源：《中华本草》

注：民间常见栽培物种。

### 夜香树属 *Cestrum* L.

**夜香树**

*Cestrum nocturnum* L.

功效：叶，清热消肿。花，行气止痛、散寒。

功效来源：《药用植物辞典》

注：民间常见栽培物种。

### 曼陀罗属 *Datura* L.

**曼陀罗**

*Datura stramonium* L.

功效：叶，麻醉、镇痛平喘、止咳。

功效来源：《广西壮族自治区壮药质量标准 第二卷》（2011年版）

注：民间常见栽培物种。

### 红丝线属 *Lycianthes* (Dunal) Hassl.

**红丝线** 毛药

*Lycianthes biflora* (Lour.) Bitter

凭证标本：龙胜县普查队 450328140812046LY（IBK、GXMG、CMMI）

功效：全株，清热解毒、祛痰止咳。

功效来源：《中华本草》

**单花红丝线** 佛葵

*Lycianthes lysimachioides* (Wall.) Bitter

凭证标本：龙胜县普查队 450328130909046LY（IBK、GXMG、CMMI）

功效：全草，杀虫、解毒。

功效来源：《全国中草药汇编》

### 枸杞属 *Lycium* L.

**枸杞** 地骨皮

*Lycium chinense* Mill.

功效：根皮，凉血除蒸、清肺降火。

功效来源：《中国药典》（2020年版）

注：民间常见栽培物种。

### 番茄属 *Lycopersicon* Mill.

**番茄** 西红柿

*Lycopersicon esculentum* Mill.

凭证标本：龙胜县普查队 450328140811080LY（IBK、GXMG、CMMI）

功效：果实，生津止渴、健胃消食。
功效来源：《中华本草》

## 烟草属 *Nicotiana* L.

**烟草**
*Nicotiana tabacum* L.
凭证标本：龙胜县普查队 450328131127020LY（IBK、GXMG、CMMI）
功效：全草，消肿解毒、杀虫。
功效来源：《全国中草药汇编》

## 碧冬茄属 *Petunia* Juss.

**碧冬茄**
*Petunia hybrida* (Hook.) Vilm.
功效：种子，舒气、杀虫。
功效来源：《药用植物辞典》
注：民间常见栽培物种。

## 酸浆属 *Physalis* L.

**挂金灯** 锦灯笼
*Physalis alkekengi* L. var. *francheti* (Mast.) Makino
凭证标本：龙胜县普查队 450328131115004LY（IBK、GXMG、CMMI）
功效：宿萼、带果实的宿萼，清热解毒、利咽、化痰、利尿。
功效来源：《中国药典》（2020年版）

**苦蘵**
*Physalis angulata* L.
凭证标本：40271（IBK）
功效：全草，清热利尿、解毒消肿。
功效来源：《中华本草》

## 茄属 *Solanum* L.

**喀西茄** 野颠茄
*Solanum aculeatissimum* Jacquem.
凭证标本：H0853（IBK）
功效：全株，镇咳平喘、散瘀止痛。
功效来源：《中华本草》

**少花龙葵** 古钮菜
*Solanum americanum* Mill.
凭证标本：龙胜县普查队 450328130409054LY（IBK、GXMG、CMMI）
功效：全草，清热解毒、利湿消肿。
功效来源：《中华本草》

**牛茄子** 丁茄
*Solanum capsicoides* All
凭证标本：龙胜县普查队 450328131129022LY（IBK、GXMG、CMMI）
功效：全株，活血散瘀、镇痛麻醉。
功效来源：《全国中草药汇编》

**欧白英**
*Solanum dulcamara* L.
凭证标本：5885（IBK）
功效：果实，利尿、消肿止痛。全草，清热、利尿、祛风、解毒。
功效来源：《药用植物辞典》

**假烟叶树** 野烟叶
*Solanum erianthum* D. Don
功效：全株，清热解毒、祛风止痛。
功效来源：《广西壮族自治区壮药质量标准 第三卷》（2018年版）
注：本种在县域内普遍分布。

**野海茄** 毛风藤
*Solanum japonense* Nakai
凭证标本：龙胜县普查队 450328130903134LY（IBK、GXMG）
功效：全草，祛风湿、活血通经。
功效来源：《中华本草》

**白英**
*Solanum lyratum* Thunb.
凭证标本：龙胜县普查队 450328130909027LY（IBK、GXMG）
功效：全草，清热利湿、解毒消肿。
功效来源：《广西壮族自治区壮药质量标准 第二卷》（2011年版）

**乳茄** 五指茄
*Solanum mammosum* L.
功效：果实，散瘀消肿。
功效来源：《全国中草药汇编》
注：民间常见栽培物种。

**茄** 茄叶
*Solanum melongena* L.
功效：叶，散血消肿。
功效来源：《中华本草》
注：民间常见栽培物种。

**龙葵**
*Solanum nigrum* L.
凭证标本：龙胜县普查队 450328130903115LY（IBK、GXMG）
功效：地上部分，清热解毒、活血消肿、消炎利尿。
功效来源：《广西壮族自治区壮药质量标准 第三卷》（2018年版）

**海桐叶白英**
*Solanum pittosporifolium* Hemsl.
凭证标本：龙胜县普查队 450328130911055LY（IBK、GXMG）
功效：全草，清热解毒、散瘀消肿、祛风除湿、抗癌。
功效来源：《药用植物辞典》

**珊瑚樱** 玉珊瑚根
*Solanum pseudocapsicum* L.
凭证标本：龙胜县普查队 450328131114009LY（IBK、GXMG、CMMI）
功效：根，活血止痛。
功效来源：《中华本草》

**阳芋**
*Solanum tuberosum* L.
凭证标本：覃方思等 43193（GXMI）
功效：块茎，补气、健脾、消炎。
功效来源：《药用植物辞典》

### 龙珠属 *Tubocapsicum* (Wettst.) Makino
**龙珠**
*Tubocapsicum anomalum* (Franch. et Sav.) Makino
凭证标本：龙胜县普查队 450328130910033LY（IBK、GXMG、CMMI）
功效：果实，清热解毒、除烦热。
功效来源：《全国中草药汇编》

## 251. 旋花科 Convolvulaceae
### 菟丝子属 *Cuscuta* L.
**菟丝子**
*Cuscuta chinensis* Lam.
凭证标本：龙胜县普查队 450328140826059LY（IBK、GXMG、CMMI）
功效：种子，补肾益精、养肝明目、固胎止泄。
功效来源：《广西壮族自治区壮药质量标准 第二卷》（2011年版）

**金灯藤** 菟丝
*Cuscuta japonica* Choisy
凭证标本：龙胜县普查队 450328130903051LY（IBK、GXMG、CMMI）
功效：全草，清热解毒、凉血止血、健脾利湿。
功效来源：《中华本草》

### 马蹄金属 *Dichondra* J. R. Forst. et G. Forst.
**马蹄金** 小金钱草
*Dichondra micrantha* Urb.
凭证标本：花坪综合考察队 H2003（IBK）
功效：全草，清热利湿、解毒。
功效来源：《广西壮族自治区壮药质量标准 第一卷》（2008年版）

### 飞蛾藤属 *Dinetus* Buch.-Ham. ex Sweet
**飞蛾藤**
*Dinetus racemosus* (Roxb.) Buch.-Ham. ex Sweet
凭证标本：龙胜县普查队 450328130917013LY（IBK、GXMG、CMMI）
功效：全草，发表、消食积。
功效来源：《全国中草药汇编》

### 番薯属 *Ipomoea* L.
**月光花** 月光花种子
*Ipomoea alba* L.
功效：种子，活血散瘀、消肿止痛。
功效来源：《中华本草》
注：民间常见栽培物种。

**蕹菜**
*Ipomoea aquatica* Forssk.
功效：全草、根，清热解毒、利尿、止血。
功效来源：《全国中草药汇编》
注：民间常见栽培物种。

**番薯** 甘薯
*Ipomoea batatas* (L.) Lam.
功效：根，补中、生津、止血、排脓。
功效来源：《全国中草药汇编》
注：民间常见栽培物种。

**牵牛** 牵牛子
*Ipomoea nil* (L.) Roth
功效：成熟种子，利水通便、祛痰逐饮、消积杀虫。
功效来源：《中华本草》
注：民间常见栽培物种。

**圆叶牵牛** 牵牛子
*Ipomoea purpurea* (L.) Roth
功效：成熟种子，利水通便、祛痰逐饮、消积杀虫。
功效来源：《中华本草》
注：民间常见栽培物种。

## 252. 玄参科 Scrophulariaceae
### 毛麝香属 *Adenosma* R. Br.
**毛麝香** 黑头茶
*Adenosma glutinosum* (L.) Druce
功效：全草，祛风止痛、散瘀消肿、解毒止痒。
功效来源：《广西中药材标准 第二册》
注：本种在县域内普遍分布。

## 金鱼草属 *Antirrhinum* L.

**金鱼草**

*Antirrhinum majus* L.

功效：全草，清热解毒、活血消肿。

功效来源：《中华本草》

注：民间常见栽培物种。

## 黑草属 *Buchnera* L.

**黑草** 鬼羽箭

*Buchnera cruciata* Buch.-Ham. ex D. Don

功效：全草，清热解毒、凉血止血。

功效来源：《中华本草》

注：本种在县域内普遍分布。

## 母草属 *Lindernia* All.

**泥花母草** 水虾子草

*Lindernia antipoda* (L.) Alston

凭证标本：龙胜县普查队 450328140811069LY（IBK、GXMG、CMMI）

功效：全草，清热、解毒、消肿。

功效来源：《全国中草药汇编》

**母草**

*Lindernia crustacea* (L.) F. Muell.

凭证标本：龙胜县普查队 450328130416010LY（IBK、GXMG、CMMI）

功效：全草，清热利湿、活血止痛。

功效来源：《中华本草》

**旱田草**

*Lindernia ruellioides* (Colsm.) Pennell

凭证标本：龙胜县普查队 450328130909087LY（IBK、GXMG）

功效：全草，理气活血、消肿止痛。

功效来源：《广西壮族自治区壮药质量标准 第三卷》（2018年版）

## 通泉草属 *Mazus* Lour.

**通泉草**

*Mazus pumilus* (Burm. f.) Steenis

凭证标本：龙胜县普查队 450328130307003LY（IBK、GXMG、CMMI）

功效：全草，清热解毒、消炎消肿、利尿、止痛、健胃消积。

功效来源：《药用植物辞典》

## 沟酸浆属 *Mimulus* L.

**尼泊尔沟酸浆**

*Mimulus tenellus* Bunge var. *nepalensis* (Benth.) P. C. Tsoong

凭证标本：龙胜县普查队 450328130416033LY（IBK、GXMG、CMMI）

功效：全草，清热解毒、利湿。

功效来源：《药用植物辞典》

## 泡桐属 *Paulownia* Sieb. et Zucc.

**川泡桐**

*Paulownia fargesii* Franch.

凭证标本：龙胜县普查队 450328130408062LY（IBK、GXMG、CMMI）

功效：近成熟果实，祛痰止咳、平喘。嫩根、根皮，祛风解毒、消肿止痛。

功效来源：《药用植物辞典》

**白花泡桐** 泡桐叶

*Paulownia fortunei* (Seem..) Hemsl.

凭证标本：龙胜县普查队 450328130307046LY（IBK、GXMG、CMMI）

功效：叶，清热解毒、止血消肿。

功效来源：《中华本草》

**台湾泡桐**

*Paulownia kawakamii* T. Ito

凭证标本：龙胜县普查队 450328140419004LY（IBK、GXMG、CMMI）

功效：树皮，解毒消肿、止血。

功效来源：《中华本草》

## 马先蒿属 *Pedicularis* L.

**亨氏马先蒿** 凤尾参

*Pedicularis henryi* Maxim.

凭证标本：陈照宙 51151（KUN）

功效：根，补气血、强筋骨、健脾胃。

功效来源：《中华本草》

## 爆仗竹属 *Russelia* Jacq.

**爆仗竹**

*Russelia equisetiformis* Schlecht. et Cham.

功效：地上部分，续筋接骨、活血化瘀。

功效来源：《中华本草》

注：民间常见栽培物种。

## 玄参属 *Scrophularia* L.

**玄参**

*Scrophularia ningpoensis* Hemsl.

凭证标本：龙胜县普查队 450328130911007LY（IBK、GXMG、CMMI）

功效：根，凉血滋阴、泻火解毒。

功效来源：《全国中草药汇编》

**短冠草属** *Sopubia* Buch.-Ham. ex D. Don

**短冠草**

*Sopubia trifida* Buch.-Ham. ex D. Don

凭证标本：覃浩富等 70941（IBK）

功效：全草，舒筋活络、温肾止痛。

功效来源：《全国中草药汇编》

**独脚金属** *Striga* Lour.

**独脚金**

*Striga asiatica* (L.) Kuntze

凭证标本：广福林区调查队 00615（IBK）

功效：全草，清肝、健脾、消积、杀虫。

功效来源：《广西中药材标准 第一册》

**蝴蝶草属** *Torenia* L.

**光叶蝴蝶草** 水韩信草

*Torenia asiatica* L.

凭证标本：龙胜县普查队 450328140811019LY（IBK、GXMG、CMMI）

功效：全株，清热利湿、解毒、散瘀。

功效来源：《中华本草》

**单色蝴蝶草** 蓝猪耳

*Torenia concolor* Lindl.

功效：全草，清热解毒、利湿、止咳、和胃止呕、化瘀。

功效来源：《全国中草药汇编》

注：本种在县域内普遍分布。

**蓝猪耳**

*Torenia fournieri* Linden ex E. Fourn.

凭证标本：龙胜县普查队 450328130419033LY（IBK、GXMG、CMMI）

功效：全草，用于泄泻、痢疾、肠炎。

功效来源：《药用植物辞典》

**紫萼蝴蝶草**

*Torenia violacea* (Azaola ex Blanco) Pennell

凭证标本：龙胜县普查队 450328140812023LY（IBK、GXMG、CMMI）

功效：全草，清热解毒、利湿止咳、化痰。

功效来源：《药用植物辞典》

**婆婆纳属** *Veronica* L.

**蚊母草** 仙桃草

*Veronica peregrina* L.

凭证标本：龙胜县普查队 450328130408036LY（IBK、GXMG、CMMI）

功效：带虫瘿的全草，活血、止血、消肿、止痛。

功效来源：《全国中草药汇编》

**水苦荬**

*Veronica undulata* Wall. ex Jack

凭证标本：龙胜县普查队 450328130416039LY（IBK、GXMG、CMMI）

功效：带虫瘿的全草，活血止血、解毒消肿。

功效来源：《全国中草药汇编》

**腹水草属** *Veronicastrum* Heist. ex Fabr.

**四方麻**

*Veronicastrum caulopterum* (Hance) T. Yamaz.

功效：全草，清热解毒、消肿止痛。

功效来源：《全国中草药汇编》

注：本种在县域内零星分布。

**大叶腹水草**

*Veronicastrum robustum* (Diels) D. Y. Hong subsp. *grandifolium* T. L. Chin et D. Y. Hong

功效：叶，祛风除湿、散瘀止痛。

功效来源：《药用植物辞典》

注：《广西植物名录》有记载。

## 253. 列当科 Orobanchaceae

**野菰属** *Aeginetia* L.

**野菰**

*Aeginetia indica* L.

凭证标本：龙胜县普查队 450328121128017LY（IBK、GXMG、CMMI）

功效：全草，解毒消肿、清热凉血。

功效来源：《全国中草药汇编》

**蔗寄生属** *Gleadovia* Gamble et Prain

**蔗寄生**

*Gleadovia ruborum* Gamble et Prain.

功效：全草，用于梅毒。

功效来源：《广西药用植物名录》

注：《广西植物名录》有记载。

## 254. 狸藻科 Lentibulariaceae

**狸藻属** *Utricularia* L.

**挖耳草**

*Utricularia bifida* L.

凭证标本：龙胜县普查队 450328140812073LY（IBK、CMMI）

功效：叶，用于小儿发疹。全草，用于中耳炎。

功效来源：《药用植物辞典》

## 256. 苦苣苔科 Gesneriaceae

**芒毛苣苔属** *Aeschynanthus* Jack

**芒毛苣苔** 石榕

*Aeschynanthus acuminatus* Wall. ex A. DC.

凭证标本：龙胜县普查队 450328130409039LY（IBK、GXMG、CMMI）
功效：全草，宁心、养肝、止咳、止痛。
功效来源：《中华本草》

**黄杨叶芒毛苣苔**
*Aeschynanthus buxifolius* Hemsl.
凭证标本：余少林等 700649（IBK）
功效：全草，用于蛇虫咬伤。
功效来源：《药用植物辞典》

### 半蒴苣苔属 *Hemiboea* C. B. Clarke

**贵州半蒴苣苔**
*Hemiboea cavaleriei* H. Lév. var. *cavaleriei*
凭证标本：龙胜县普查队 450328130409030LY（IBK、GXMG、CMMI）
功效：全草，清热解毒、利水除湿。
功效来源：《药用植物辞典》

**疏脉半蒴苣苔**
*Hemiboea cavaleriei* H. Lév. var. *paucinervis* W. T. Wang et Z. Y. Li
功效：叶，用于疱疹、湿疹。
功效来源：《广西药用植物名录》
注：《广西植物名录》有记载。

**华南半蒴苣苔**
*Hemiboea follicularis* C. B. Clarke
凭证标本：韦裕宗等 20495（IBK）
功效：全草，用于咳嗽、肺炎、骨折。
功效来源：《广西药用植物名录》

**纤细半蒴苣苔**
*Hemiboea gracilis* Franch.
凭证标本：龙胜县普查队 450328130910060LY（IBK）
功效：全草，用于疔疮肿毒、烧烫伤。
功效来源：《药用植物辞典》

**半蒴苣苔** 降龙草
*Hemiboea subcapitata* C. B. Clarke
凭证标本：龙胜县普查队 450328130911031LY（IBK、GXMG、CMMI）
功效：全草，清暑、利湿、解毒。
功效来源：《中华本草》

### 吊石苣苔属 *Lysionotus* D. Don

**吊石苣苔** 石吊兰
*Lysionotus pauciflorus* Maxim.
凭证标本：龙胜县普查队 450328130307009LY（IBK、GXMG）
功效：全草，祛风除湿、化痰止咳、祛瘀通经。
功效来源：《中华本草》

### 马铃苣苔属 *Oreocharis* Benth.

**长瓣马铃苣苔**
*Oreocharis auricula* (S. Moore) C. B. Clarke
凭证标本：龙胜县普查队 450328121128015LY（IBK、GXMG）
功效：全草，凉血止血、清热解毒。
功效来源：《中华本草》

**大叶石上莲**
*Oreocharis benthamii* C. B. Clarke var. *benthamii*
凭证标本：龙胜县普查队 450328130408072LY（IBK、GXMG、CMMI）
功效：全草，用于跌打损伤、咳嗽。
功效来源：《广西药用植物名录》

**石上莲**
*Oreocharis benthamii* C. B. Clarke var. *reticulata* Dunn
凭证标本：龙胜县普查队 450328140812070LY（IBK、GXMG、CMMI）
功效：叶，外用治湿疹。
功效来源：《广西药用植物名录》

**绢毛马铃苣苔**
*Oreocharis sericea* (H. Lév.) H. Lév.
凭证标本：李中提 600451（IBK）
功效：全草，用于无名肿毒。
功效来源：《药用植物辞典》

**湘桂马铃苣苔**
*Oreocharis xiangguiensis* W. T. Wang et K. Y. Pan
功效：全草，用于跌打损伤。
功效来源：《药用植物辞典》
注：《广西植物名录》有记载。

### 异叶苣苔属 *Whytockia* W. W. Smith

**白花异叶苣苔**
*Whytockia tsiangiana* (Hand.-Mazz.) A. Weber
凭证标本：Y2502（IBK）
功效：根状茎，外用治跌打损伤。
功效来源：《药用植物辞典》

### 报春苣苔属 *Primulina* Hance

**蚂蟥七** 石蜈蚣
*Primulina fimbrisepala* (Hand.-Mazz.) Yin Z. Wang
凭证标本：龙胜县普查队 450328130306040LY（IBK、GXMG）
功效：根状茎、全草，清热利湿、行滞消积、止血活血、解毒消肿。

功效来源：《中华本草》

**羽裂报春苣苔**
*Primulina pinnatifida* (Hand.-Mazz.) Yin Z. Wang
凭证标本：覃浩富等 71223（IBK）
功效：全草，用于痢疾、跌打损伤。
功效来源：《广西药用植物名录》

## 257. 紫葳科 Bignoniaceae

### 凌霄属 *Campsis* Lour.

**凌霄** 凌霄花
*Campsis grandiflora* (Thunb.) K. Schum.
凭证标本：广福林区调查队 651（IBK）
功效：花，活血通经、凉血祛风。
功效来源：《中国药典》（2020年版）

### 梓属 *Catalpa* Scop.

**梓**
*Catalpa ovata* G. Don
功效：根，用于湿热黄疸、咳嗽痰多、外用治小儿热痱；有小毒。
功效来源：《广西中药资源名录》
注：民间常见栽培物种。

### 硬骨凌霄属 *Tecomaria* Spach

**硬骨凌霄**
*Tecomaria capensis* (Thunb.) Spach
功效：茎、叶，散瘀消肿。花，通经利尿。
功效来源：《全国中草药汇编》
注：民间常见栽培物种。

## 258. 胡麻科 Pedaliaceae

### 胡麻属 *Sesamum* L.

**芝麻** 黑芝麻
*Sesamum indicum* L.
功效：种子，补益肝肾、养血益精、润肠通便。
功效来源：《中华本草》
注：民间常见栽培物种。

## 259. 爵床科 Acanthaceae

### 穿心莲属 *Andrographis* Wall. ex Nees

**穿心莲**
*Andrographis paniculata* (Burm. f.) Nees
功效：地上部分，清热解毒、凉血、消肿。
功效来源：《中国药典》（2020年版）
注：民间常见栽培物种。

### 十万错属 *Asystasia* Blume

**十万错**
*Asystasia chelonoides* Nees
凭证标本：龙胜县普查队 450328130903034LY（IBK、GXMG）
功效：全草，外用治跌打肿痛、骨折。
功效来源：《广西中药资源名录》

### 白接骨属 *Asystasiella* Lindau

**白接骨**
*Asystasiella neesiana* (Wall.) Lindau
凭证标本：龙胜县普查队 450328130909029LY（IBK、GXMG）
功效：全草，化瘀止血、续筋接骨、利尿消肿、清热解毒。
功效来源：《中华本草》

### 狗肝菜属 *Dicliptera* Juss.

**狗肝菜**
*Dicliptera chinensis* (L.) Juss.
凭证标本：余少林等 700622（IBK）
功效：全草，清热、凉血、利湿、解毒。
功效来源：《广西壮族自治区壮药质量标准 第一卷》（2008年版）

### 喜花草属 *Eranthemum* L.

**喜花草**
*Eranthemum pulchellum* Andrews
功效：叶，清热解毒、散瘀消肿。
功效来源：《药用植物辞典》
注：民间常见栽培物种。

### 爵床属 *Justicia* L.

**鸭嘴花**
*Justicia adhatoda* L.
功效：全株，祛风活血、散瘀止痛、接骨。
功效来源：《全国中草药汇编》
注：民间常见栽培物种。

**华南爵床**
*Justicia austrosinensis* H. S. Lo et D. Fang
凭证标本：龙胜县普查队 450328140826066LY（IBK、GXMG、CMMI）
功效：全株，主治风湿痹痛、跌打肿痛。
功效来源：《广西中药资源名录》

**小驳骨**
*Justicia gendarussa* L. f.
功效：地上部分，祛瘀止痛、续筋接骨。
功效来源：《广西壮族自治区壮药质量标准 第一卷》（2008年版）
注：民间常见栽培物种。

**爵床**
*Justicia procumbens* L.
凭证标本：龙胜县普查队 450328130911043LY（IBK、GXMG、CMMI）
功效：全草，清热解毒、利湿消积、活血止痛。
功效来源：《中华本草》

**杜根藤**
*Justicia quadrifaria* (Nees) T. Anderson
凭证标本：龙胜县普查队 450328130903141LY（IBK、GXMG、CMMI）
功效：全草，清热解毒。
功效来源：《药用植物辞典》

### 观音草属 *Peristrophe* Nees
**九头狮子草**
*Peristrophe japonica* (Thunb.) Bremek.
功效：全草，发汗解表、清热解毒、镇痉。
功效来源：《全国中草药汇编》
注：本种在县域内普遍分布。

### 紫云菜属 *Strobilanthes* Blume
**板蓝** 青黛
*Strobilanthes cusia* (Nees) Kuntze
凭证标本：龙胜县普查队 450328130409073LY（IBK、GXMG）
功效：叶、莲叶经加工制得的粉末、团块、颗粒，清热解毒、凉血消斑、泻火定惊。
功效来源：《中国药典》（2020年版）

**曲枝假蓝**
*Strobilanthes dalziellii* (W. W. Sm.) R. Ben
凭证标本：龙胜县普查队 450328130417046LY（IBK、GXMG、CMMI）
功效：全草，清热解毒、利湿。
功效来源：《中华本草》

**球花马蓝** 温大青
*Strobilanthes dimorphotricha* Hance
凭证标本：龙胜县普查队 450328140813020LY（IBK、GXMG、CMMI）
功效：地上部分、根，清热解毒、凉血消斑。
功效来源：《中华本草》

### 山牵牛属 *Thunbergia* Retz.
**山牵牛** 老鸦嘴
*Thunbergia grandiflora* Roxb.
功效：全株，舒筋活络、散瘀消肿。
功效来源：《广西壮族自治区壮药质量标准 第一卷》（2008年版）
注：《广西植物名录》有记载。

## 263. 马鞭草科 Verbenaceae
### 紫珠属 *Callicarpa* L.
**紫珠** 珍珠风子
*Callicarpa bodinieri* H. Lév.
凭证标本：H1759（IBK）
功效：果实，发表散寒。
功效来源：《中华本草》

**短柄紫珠**
*Callicarpa brevipes* (Benth.) Hance
凭证标本：龙胜县普查队 450328130910024LY（IBK、GXMG）
功效：根、叶，祛风除湿、化痰止咳。
功效来源：《药用植物辞典》

**白棠子树** 紫珠
*Callicarpa dichotoma* (Lour.) K. Koch
凭证标本：覃浩富等 71134（IBK）
功效：叶，收敛止血、清热解毒。
功效来源：《中华本草》

**老鸦糊** 紫珠
*Callicarpa giraldii* Hesse ex Rehder
凭证标本：龙胜县普查队 450328140812048LY（IBK、GXMG、CMMI）
功效：叶，收敛止血、清热解毒。
功效来源：《中华本草》

**全缘叶紫珠**
*Callicarpa integerrima* Champ. var. *integerrima*
凭证标本：罗金裕 5134（GXMI）
功效：根、叶、果实，清热、凉血、止血。
功效来源：《药用植物辞典》

**藤紫珠**
*Callicarpa integerrima* Champ. var. *chinensis* (C. P' ei) S. L. Chen
功效：全株，用于泄泻、感冒发热、风湿痛。
功效来源：《药用植物辞典》
注：《广西植物名录》有记载。

**枇杷叶紫珠** 牛舌癀
*Callicarpa kochiana* Makino
凭证标本：龙胜县普查队 450328121128025LY（IBK、GXMG）
功效：根、茎、叶，祛风除湿、活血止血。
功效来源：《中华本草》

**广东紫珠** 金刀菜
*Callicarpa kwangtungensis* Chun
凭证标本：龙胜县普查队 450328131108007LY（IBK、

GXMG、CMMI）
功效：茎、叶，止血止痛。
功效来源：《中华本草》

**长柄紫珠**
*Callicarpa longipes* Dunn
凭证标本：吕清华等 20020（IBK）
功效：叶，祛风除湿、止血。
功效来源：《药用植物辞典》

**大叶紫珠**
*Callicarpa macrophylla* Vahl
凭证标本：龙胜县普查队 450328130408070LY（IBK、GXMG、CMMI）
功效：叶、带叶嫩枝，散瘀止血、消肿止痛。
功效来源：《广西壮族自治区壮药质量标准 第三卷》（2018年版）

**窄叶紫珠**
*Callicarpa membranacea* H. T. Chang
功效：叶，散瘀止血、祛风止痛。
功效来源：《药用植物辞典》
注：《广西植物名录》有记载。

**红紫珠**
*Callicarpa rubella* Lindl. f. *rubella*
凭证标本：龙胜县普查队 450328130911049LY（IBK、GXMG、CMMI）
功效：叶、嫩枝，解毒消肿、凉血止血。
功效来源：《中华本草》

**狭叶红紫珠**
*Callicarpa rubella* Lindl. f. *angustata* C. P' ei
凭证标本：龙胜县普查队 450328130903073LY（IBK、GXMG）
功效：全株，止血、散瘀、消炎、截疟。
功效来源：《药用植物辞典》

**钝齿红紫珠**
*Callicarpa rubella* Lindl. f. *crenata* C. P' ei
凭证标本：龙胜县普查队 450328130903072LY（IBK、GXMG、CMMI）
功效：根、叶，清热、止血、消肿、止痛。全草，清热止血、消肿止痛。
功效来源：《药用植物辞典》

**秃红紫珠**
*Callicarpa rubella* Lindl. var. *subglabra* (C. P' ei) H. T. Chang
凭证标本：龙胜县普查队 450328130909064LY（IBK、GXMG、CMMI）
功效：叶，外用治小儿高烧。
功效来源：《广西中药资源名录》

**大青属 *Clerodendrum* L.**

**臭牡丹**
*Clerodendrum bungei* Steud.
凭证标本：龙胜县普查队 450328140812053LY（IBK、GXMG、CMMI）
功效：茎、叶，解毒消肿、祛风湿、降血压。
功效来源：《中华本草》

**灰毛大青** 大叶白花灯笼
*Clerodendrum canescens* Wall. ex Walp.
凭证标本：龙胜县普查队 450328130909016LY（IBK、GXMG、CMMI）
功效：全株，清热解毒、凉血止血。
功效来源：《中华本草》

**重瓣臭茉莉**
*Clerodendrum chinense* (Osbeck) Mabb.
凭证标本：花坪综合考察队 H0989（IBK）
功效：根、叶，祛风利湿、化痰止咳、活血消肿。
功效来源：《药用植物辞典》

**大青** 路边青
*Clerodendrum cyrtophyllum* Turcz.
凭证标本：龙胜县普查队 450328130903038LY（IBK、GXMG）
功效：全株，清热解毒、凉血、利湿。
功效来源：《广西壮族自治区壮药质量标准 第二卷》（2011年版）

**白花灯笼**
*Clerodendrum fortunatum* L.
凭证标本：李中提等 600105（IBK）
功效：根、全株，清热解毒、止咳定痛。
功效来源：《全国中草药汇编》

**尖齿臭茉莉** 过墙风
*Clerodendrum lindleyi* Decne. ex Planch.
凭证标本：广福林区采集队 652（IBK）
功效：全株，祛风除湿、活血消肿。
功效来源：《中华本草》

**海通**
*Clerodendrum mandarinorum* Diels
凭证标本：龙胜县普查队 450328140812047LY（IBK、GXMG）
功效：根、枝、叶，清热解毒、通经活络、祛风除痹、利水。
功效来源：《药用植物辞典》

**龙吐珠**

*Clerodendrum thomsoniae* Balf. f.

功效：全株、叶，解毒。

功效来源：《药用植物辞典》

注：民间常见栽培物种。

### 假连翘属 *Duranta* L.

**假连翘**

*Duranta erecta* L.

功效：叶、果实，散热透邪、行血祛瘀、止痛杀虫、消肿解毒。

功效来源：《全国中草药汇编》

注：民间常见栽培物种。

### 马缨丹属 *Lantana* L.

**马缨丹** 五色梅

*Lantana camara* L.

功效：根、花、叶，清热泻火、解毒散结。

功效来源：《中华本草》

注：《广西植物名录》有记载。

### 豆腐柴属 *Premna* L.

**豆腐柴**

*Premna microphylla* Turcz.

凭证标本：龙胜县普查队 450328130408049LY（IBK、GXMG、CMMI）

功效：根、茎、叶，清热解毒。

功效来源：《中华本草》

### 马鞭草属 *Verbena* L.

**马鞭草**

*Verbena officinalis* L.

凭证标本：龙胜县普查队 450328130419035LY（IBK、GXMG）

功效：地上部分，活血、散瘀、解毒、利水、退黄、截疟。

功效来源：《中国药典》（2020年版）

### 牡荆属 *Vitex* L.

**灰毛牡荆**

*Vitex canescens* Kurz

凭证标本：谢福惠 3695（IBK）

功效：果实，祛风、除痰、行气、止痛。

功效来源：《药用植物辞典》

**黄荆** 五指柑

*Vitex negundo* L. var. *negundo*

凭证标本：覃浩富等 70924（IBK）

功效：全株，祛风解表、止咳化痰、理气止痛。

功效来源：《广西壮族自治区壮药质量标准 第一卷》（2008年版）

**牡荆** 五指柑

*Vitex negundo* L. var. *cannabifolia* (Sieb. et Zucc.) Hand.-Mazz.

功效：全株，祛风解表、止咳化痰、理气止痛。

功效来源：《广西壮族自治区壮药质量标准 第一卷》（2008年版）

注：本种在县域内普遍分布。

**蔓荆** 蔓荆子

*Vitex trifolia* L.

功效：果实，疏散风热、清利头目。

功效来源：《中国药典》（2020年版）

注：《广西植物名录》有记载。

## 263a. 透骨草科 Phrymaceae

### 透骨草属 *Phryma* L.

**透骨草** 毒蛆草

*Phryma leptostachya* L. subsp. *asiatica* (Hara) Kitamura

凭证标本：韦裕宗等 20501（IBK）

功效：全草、叶，清热利湿、活血消肿。

功效来源：《全国中草药汇编》

## 264. 唇形科 Labiatae

### 藿香属 *Agastache* Clayton ex Gronov.

**藿香**

*Agastache rugosa* (Fisch. et C. A. Mey.) Kuntze

凭证标本：覃浩富等 71027（IBK）

功效：地上部分，祛暑解表、化湿和中、理气开胃。

功效来源：《药用植物辞典》

### 筋骨草属 *Ajuga* L.

**金疮小草** 白毛夏枯草

*Ajuga decumbens* Thunb.

凭证标本：龙胜县普查队 450328130307031LY（IBK）

功效：全草，清热解毒、化痰止咳、凉血散血。

功效来源：《中华本草》

### 广防风属 *Anisomeles* R. Br.

**广防风**

*Anisomeles indica* (L.) Kuntze

凭证标本：龙胜县普查队 450328121127008LY（IBK、GXMG、CMMI）

功效：全草，祛风解表、理气止痛。

功效来源：《药用植物辞典》

### 毛药花属 *Bostrychanthera* Benth.

**毛药花**

*Bostrychanthera deflexa* Benth.

凭证标本：700609（IBK）

功效：全草，清热解毒、活血止痛。

功效来源：《药用植物辞典》

## 肾茶属 *Clerodendranthus* Kudo

**肾茶** 猫须草

*Clerodendranthus spicatus* (Thunb.) C. Y. Wu ex H. W. Li

功效：茎、叶，清热祛湿、排石利尿。

功效来源：《全国中草药汇编》

注：民间常见栽培物种。

## 风轮菜属 *Clinopodium* L.

**风轮菜** 断血流

*Clinopodium chinense* (Benth.) Kuntze

凭证标本：龙胜县普查队 450328140419035LY（IBK、GXMG）

功效：全草，收敛止血。

功效来源：《中国药典》（2020年版）

**邻近风轮菜**

*Clinopodium confine* (Hance) Kuntze

凭证标本：龙胜县普查队 450328140417011LY（IBK、GXMG）

功效：全草，清热解毒、散瘀消肿、止血。

功效来源：《药用植物辞典》

**细风轮菜**

*Clinopodium gracile* (Benth.) Matsum.

凭证标本：龙胜县普查队 450328130408029LY（IBK、GXMG、CMMI）

功效：全草，清热解毒、消肿止痛、凉血止痢、祛风止痒、止血。

功效来源：《药用植物辞典》

**灯笼草** 断血流

*Clinopodium polycephalum* (Vaniot) C. Y. Wu et S. J. Hsuan

凭证标本：龙胜县普查队 450328130909044LY（IBK、GXMG、CMMI）

功效：地上部分，收敛止血。

功效来源：《中国药典》（2020年版）

**匍匐风轮菜**

*Clinopodium repens* (Buch.-Ham. ex D.Don) Benth.

凭证标本：广福林区采集队 648（IBK）

功效：全草，疏风清热、解毒止痢、活血止血。

功效来源：《药用植物辞典》

## 香薷属 *Elsholtzia* Willd.

**紫花香薷**

*Elsholtzia argyi* H. Lév.

凭证标本：龙胜县普查队 450328130908011LY（IBK、GXMG、CMMI）

功效：全草，祛风、散寒解表、发汗、解暑、利尿、止咳。

功效来源：《药用植物辞典》

**香薷** 土香薷

*Elsholtzia ciliata* (Thunb.) Hyland.

凭证标本：龙胜县普查队 450328131107001LY（IBK、GXMG、CMMI）

功效：全草，发汗、解暑、利尿。

功效来源：《全国中草药汇编》

**水香薷**

*Elsholtzia kachinensis* Prain

凭证标本：龙胜县普查队 450328131107021LY（IBK、GXMG、CMMI）

功效：全草，消食健胃。

功效来源：《药用植物辞典》

## 活血丹属 *Glechoma* L.

**活血丹** 连钱草

*Glechoma longituba* (Nakai) Kuprian

凭证标本：凤秀仁 43209（GXMI）

功效：地上部分，利湿通淋、清热解毒、散瘀消肿。

功效来源：《广西壮族自治区壮药质量标准 第一卷》（2008年版）

## 锥花属 *Gomphostemma* Wall. ex Benth.

**中华锥花** 老虎耳

*Gomphostemma chinense* Oliv.

凭证标本：龙胜县普查队 450328140826096LY（IBK、GXMG、CMMI）

功效：全草，祛风湿、益气血、通经络、消肿毒。

功效来源：《中华本草》

## 香茶菜属 *Isodon* (Schrad. ex Benth.) Spach

**香茶菜**

*Isodon amethystoides* (Benth.) H. Hara

凭证标本：龙胜县普查队 450328130903041LY（IBK）

功效：地上部分，清热利湿、活血散瘀、解毒消肿。

功效来源：《中华本草》

**细锥香茶菜**

*Isodon coetsa* (Buch.-Ham. ex D. Don) Kudo

凭证标本：龙胜县普查队 450328130903026LY（IBK、GXMG）

功效：根，行血、止痛。

功效来源：《全国中草药汇编》

**线纹香茶菜** 溪黄草

*Isodon lophanthoides* (Buch.-Ham. ex D. Don) H. Hara var. *lophanthoides*

凭证标本：龙胜县普查队 450328131107003LY（IBK、

GXMG、CMMI）

功效：地上部分，清热利湿、凉血散瘀。

功效来源：《广西壮族自治区瑶药材质量标准 第一卷》（2014年版）

**狭基线纹香茶菜**

*Isodon lophanthoides* (Buch.-Ham. ex D. Don) H. Hara var. *gerardianus* (Benth.) H. Hara

功效：全草、根，清热利湿。

功效来源：《药用植物辞典》

注：《广西植物名录》有记载。

**龙胜香茶菜**

*Isodon lungshengensis* (C. Y. Wu et H. W. Li) H. Hara

凭证标本：龙胜县普查队 450328140826076LY（IBK、GXMG、CMMI）

功效：全草，治肝炎。

功效来源：《药用植物辞典》

**牛尾草** 三叶香茶菜

*Isodon ternifolius* (D. Don) Kudo

凭证标本：陈永昌 405809（IBK）

功效：全草，清热解毒、利湿。

功效来源：《广西中药材标准 第一册》

**长叶香茶菜**

*Isodon walkeri* (Arn.) H. Hara

凭证标本：龙胜县普查队 450328131120010LY（IBK、GXMG、CMMI）

功效：全草，清热消炎、退黄祛湿、祛瘀止痛。

功效来源：《药用植物辞典》

### 益母草属 *Leonurus* L.

**益母草**

*Leonurus japonicus* Houtt.

凭证标本：龙胜县普查队 450328130416034LY（IBK、GXMG）

功效：地上部分，活血调经、利尿消肿、清热解毒。

功效来源：《中国药典》（2020年版）

### 地笋属 *Lycopus* L.

**硬毛地笋** 泽兰

*Lycopus lucidus* Turcz. ex Benth. var. *hirtus* Regel

凭证标本：覃浩富等 70940（IBK）

功效：地上部分，活血调经、祛淤消痈、利水消肿。

功效来源：《中国药典》（2020年版）

### 龙头草属 *Meehania* Britton

**梗花华西龙头草**

*Meehania fargesii* (H. Lév.) C. Y. Wu var. *pedunculata* (Hemsl.) C. Y. Wu

凭证标本：县专业队 6030136（GXMI）

功效：根、叶，外用治牙痛、痈疮肿毒。

功效来源：《广西中药资源名录》

**龙头草**

*Meehania henryi* (Hemsl.) Sun ex C. Y. Wu

凭证标本：覃浩富等 70296（IBK）

功效：根、叶，补气血、祛风湿、消肿毒。

功效来源：《中华本草》

### 蜜蜂花属 *Melissa* L.

**蜜蜂花**

*Melissa axillaris* (Benth.) Bakh. f.

凭证标本：70929（IBK）

功效：全草，清热解毒、收敛止血、疏风止痒。

功效来源：《药用植物辞典》

### 薄荷属 *Mentha* L.

**薄荷**

*Mentha canadensis* L.

凭证标本：吕清华等 20035（IBK）

功效：地上部分，疏散风热、清利头目、利咽、透疹、疏肝行气。

功效来源：《中国药典》（2020年版）

**留兰香**

*Mentha spicata* L.

功效：全草，祛风散寒、止咳、消肿解毒。

功效来源：《全国中草药汇编》

注：民间常见栽培物种。

### 石荠苎属 *Mosla* (Benth.) Buch.-Ham. ex Maxim.

**小花荠苎** 细叶七星剑

*Mosla cavaleriei* H. Lév.

功效：全草，发汗解暑、健脾利湿、止痒、解蛇毒。

功效来源：《全国中草药汇编》

注：本种在县域内普遍分布。

**石香薷** 香薷

*Mosla chinensis* Maxim.

凭证标本：钟树权 144（IBK）

功效：地上部分，发汗解表、和中利湿。

功效来源：《中国药典》（2020年版）

**石荠苎** 小鱼仙草

*Mosla scabra* (Thunb.) C. Y. Wu et H. W. Li

凭证标本：龙胜县普查队 450328131106005LY（IBK、GXMG、CMMI）

功效：全草，疏风解表、清暑除温、解毒止痒。

功效来源：《广西中药材标准 第一册》

## 罗勒属 *Ocimum* L.

**罗勒** 九层塔

*Ocimum basilicum* L. var. *basilicum*

功效：全草，疏风解表、化湿和中、行气活血、解毒消肿。

功效来源：《广西中药材标准 第一册》

注：民间常见栽培物种。

**疏柔毛罗勒**

*Ocimum basilicum* L. var. *pilosum* (Willd.) Benth.

功效：全草，发汗解表、祛风利湿、散瘀止痛。

功效来源：《药用植物辞典》

注：民间常见栽培物种。

## 假糙苏属 *Paraphlomis* Prain

**假糙苏**

*Paraphlomis javanica* (Blume) Prain

凭证标本：龙胜县普查队 450328130903080LY（IBK、GXMG、CMMI）

功效：全草，清肝、发表、滋阴润燥、润肺止咳、补血调经。叶、茎，清肝火、发表。

功效来源：《药用植物辞典》

## 紫苏属 *Perilla* L.

**紫苏**

*Perilla frutescens* (L.) Britton var. *frutescens*

凭证标本：龙胜县普查队 450328130419032LY（IBK、GXMG、CMMI）

功效：果实，降气化痰、止咳平喘、润肠通便。茎，理气宽中、止痛、安胎。

功效来源：《中国药典》（2020年版）

**回回苏**

*Perilla frutescens* (L.) Britton var. *crispa* (Benth.) Deane ex Bailey

功效：果实（苏子），下气消痰、平喘润肺、宽肠。叶，发表散寒、理气和胃。梗，理气、舒郁、止痛安胎。

功效来源：《药用植物辞典》

注：民间常见栽培物种。

**野生紫苏**

*Perilla frutescens* (L.) Britton var. *purpurascens* (Hayata) H. W. Li

凭证标本：龙胜县普查队 450328131121023LY（IBK）

功效：根、近根老茎，除风散寒、祛痰降气。茎，理气宽中。

功效来源：《药用植物辞典》

## 刺蕊草属 *Pogostemon* Desf.

**广藿香**

*Pogostemon cablin* (Blanco) Benth.

功效：地上部分，芳香化浊、开胃止呕、发表解暑。

功效来源：《中国药典》（2020年版）

注：民间常见栽培物种。

## 夏枯草属 *Prunella* L.

**夏枯草**

*Prunella vulgaris* L.

凭证标本：龙胜县普查队 450328130419019LY（IBK、GXMG）

功效：果穗，清肝泻火、明目、散结消肿。

功效来源：《中国药典》（2020年版）

## 鼠尾草属 *Salvia* L.

**南丹参**

*Salvia bowleyana* Dunn

凭证标本：龙胜县普查队 450328140419019LY（IBK、CMMI）

功效：根，活血化瘀、调经止痛。

功效来源：《中华本草》

**华鼠尾草** 石见穿

*Salvia chinensis* Benth.

凭证标本：覃浩富等 70209（IBK）

功效：全草，活血化瘀、清热利湿、散结消肿。

功效来源：《中华本草》

**丹参**

*Salvia miltiorrhiza* Bunge

凭证标本：龙胜县普查队 450328130409019LY（IBK、GXMG、CMMI）

功效：根、根状茎，祛瘀止痛、活血通经、清心除烦。

功效来源：《全国中草药汇编》

**荔枝草**

*Salvia plebeia* R. Br.

凭证标本：龙胜县普查队 450328130419007LY（IBK、GXMG、CMMI）

功效：全草，清热解毒、利水消肿。

功效来源：《中华本草》

**红根草**

*Salvia prionitis* Hance

凭证标本：袁淑芬等 5302（IBK）

功效：全草，散风热、利咽喉。

功效来源：《全国中草药汇编》

## 黄芩属 *Scutellaria* L.

**半枝莲**

*Scutellaria barbata* D. Don

凭证标本：龙胜县普查队 450328130416007LY（IBK、

GXMG、CMMI）

功效：全草，清热解毒、散瘀止血、利尿消肿。

功效来源：《广西壮族自治区壮药质量标准 第二卷》（2011年版）

**韩信草**

*Scutellaria indica* L. var. *indica*

凭证标本：龙胜县普查队 450328130408057LY（IBK、GXMG）

功效：全草，祛风活血、解毒止痛。

功效来源：《中药大辞典》

**小叶韩信草** 韩信草小叶变种

*Scutellaria indica* L. var. *parvifolia* Makino

凭证标本：龙胜县普查队 450328131119006LY（IBK、GXMG）

功效：全草，外治跌打肿痛、蛇咬伤。

功效来源：《广西中药资源名录》

**偏花黄芩**

*Scutellaria tayloriana* Dunn

凭证标本：覃浩富等 70046（IBK）

功效：根，清热燥湿。

功效来源：《全国中草药汇编》

### 筒冠花属 *Siphocranion* Kudo

**光柄筒冠花**

*Siphocranion nudipes* (Hemsl.) Kudo

凭证标本：龙胜县普查队 450328140826011LY（IBK）

功效：茎、叶，外治痈疮肿毒。

功效来源：《药用植物辞典》

### 香科科属 *Teucrium* L.

**二齿香科科**

*Teucrium bidentatum* Hemsl.

凭证标本：01003（IBK）

功效：全草，祛风、利湿、解毒。

功效来源：《中华本草》

**铁轴草**

*Teucrium quadrifarium* Buch.-Ham. ex D. Don

凭证标本：覃浩富等 70823（IBK）

功效：全草，利湿消肿、祛风解暑、凉血解素。

功效来源：《中华本草》

**血见愁** 山藿香

*Teucrium viscidum* Blume

凭证标本：龙胜县普查队 450328130908012LY（IBK、GXMG）

功效：全草，消肿解毒、凉血止血。

功效来源：《中华本草》

## 266. 水鳖科 Hydrocharitaceae

### 黑藻属 *Hydrilla* Rich.

**黑藻**

*Hydrilla verticillata* (L. f.) Royle

功效：全草，清热解毒、利尿祛湿。

功效来源：《药用植物辞典》

注：本种在县域内普遍分布。

## 267. 泽泻科 Alismataceae

### 慈姑属 *Sagittaria* L.

**冠果草**

*Sagittaria guayanensis* Kunth subsp. *lappula* (D. Don) Bogin

凭证标本：覃浩富等 70509（IBK）

功效：全草，清热利湿、解毒。

功效来源：《中华本草》

**野慈姑**

*Sagittaria trifolia* L. var. *trifolia*

凭证标本：龙胜县普查队 450328140813078LY（IBK、CMMI）

功效：球茎，用于哮喘、狂犬咬伤。

功效来源：《广西中药资源名录》

**慈姑**

*Sagittaria trifolia* L. var. *sinensis* (Sims) Makino

功效：球茎，活血凉血、止咳通淋、散结解毒。

功效来源：《中华本草》

注：民间常见栽培物种。

## 276. 眼子菜科 Potamogetonaceae

### 眼子菜属 *Potamogeton* L.

**眼子菜**

*Potamogeton distinctus* A. Benn.

凭证标本：覃浩富等 70824（IBK）

功效：全草，清热解毒、利湿通淋、止血、驱蛔虫。

功效来源：《中华本草》

## 280. 鸭跖草科 Commelinaceae

### 鸭跖草属 *Commelina* L.

**饭包草**

*Commelina benghalensis* L.

凭证标本：龙胜县普查队 450328130417029LY（IBK、GXMG）

功效：全草，清热解毒、利湿消肿。

功效来源：《全国中草药汇编》

**鸭跖草**

*Commelina communis* L.

凭证标本：龙胜县普查队 450328130910007LY（IBK、

GXMG、CMMI）

功效：地上部分，清热泻火、解毒、利水消肿。

功效来源：《中国药典》（2020年版）

**大苞鸭跖草** 大苞甲跖草

*Commelina paludosa* Blume

凭证标本：龙胜县普查队 450328130913025LY（IBK、GXMG）

功效：全草，利水消肿、清热解毒、凉血止血。

功效来源：《中华本草》

### 蓝耳草属 *Cyanotis* D. Don

**四孔草** 竹叶菜

*Cyanotis cristata* (L.) D. Don

功效：全草，清热解毒。

功效来源：《中华本草》

注：《广西植物名录》有记载。

### 聚花草属 *Floscopa* Lour.

**聚花草**

*Floscopa scandens* Lour.

凭证标本：龙胜县普查队 450328121127016LY（IBK、GXMG）

功效：全草，清热解毒、利水。

功效来源：《中华本草》

### 水竹叶属 *Murdannia* Royle

**牛轭草**

*Murdannia loriformis* (Hassk.) R. S. Rao et Kammathy

凭证标本：龙胜县普查队 450328140813016LY（IBK、GXMG、CMMI）

功效：全草，清热止咳、解毒、利尿。

功效来源：《中华本草》

**裸花水竹叶** 红毛草

*Murdannia nudiflora* (L.) Brenan

功效：全草，清肺止咳、凉血止血。

功效来源：《全国中草药汇编》

注：《广西建新自然保护区维管束植物名录》有记录。

### 杜若属 *Pollia* Thunb.

**杜若** 竹叶莲

*Pollia japonica* Thunb.

凭证标本：龙胜县普查队 450328130903090LY（IBK、GXMG）

功效：根状茎、全草，清热利尿、解毒消肿。

功效来源：《中华本草》

### 竹叶吉祥草属 *Spatholirion* Ridl.

**竹叶吉祥草**

*Spatholirion longifolium* (Gagnep.) Dunn

凭证标本：龙胜县普查队 450328130903047LY（IBK、GXMG）

功效：花序，调经、止痛。

功效来源：《全国中草药汇编》

### 紫万年青属 *Tradescantia* L.

**吊竹梅**

*Tradescantia zebrina* Bosse

功效：全草，清热解毒、凉血、利尿、止咳。

功效来源：《药用植物辞典》

注：民间常见栽培物种。

## 285. 谷精草科 Eriocaulaceae

### 谷精草属 *Eriocaulon* L.

**谷精草**

*Eriocaulon buergerianum* Koern.

凭证标本：H1990（IBK）

功效：花序，疏散风热、明目退翳。

功效来源：《中国药典》（2020年版）

## 287. 芭蕉科 Musaceae

### 芭蕉属 *Musa* L.

**大蕉**

*Musa* × *paradisiaca* L.

功效：果实，止渴、润肺、解酒、清脾滑肠。

功效来源：《药用植物辞典》

注：民间常见栽培物种。

**野蕉** 山芭蕉子

*Musa balbisiana* Colla

功效：种子，破瘀血、通大便。

功效来源：《中华本草》

注：《广西植物名录》有记载。

## 290. 姜科 Zingiberaceae

### 山姜属 *Alpinia* Roxb.

**山姜**

*Alpinia japonica* (Thunb.) Miq.

凭证标本：覃浩富 70170（IBSC）

功效：根状茎，温中散寒、祛风活血。

功效来源：《中华本草》

**华山姜**

*Alpinia oblongifolia* Hayata

凭证标本：龙胜县普查队 450328121129009LY（IBK、GXMG、CMMI）

功效：根状茎，温中暖胃、散寒止痛、消食、祛风湿、解疮毒。种子，祛寒暖胃、燥湿、止呃。

功效来源：《药用植物辞典》

**矮山姜**
*Alpinia psilogyna* D. Fang
凭证标本：覃浩富等 70170（IBK）
功效：根状茎，用于产后脾胃虚弱、产后风痛。
功效来源：《广西中药资源名录》

### 豆蔻属 *Amomum* Roxb.

**三叶豆蔻**
*Amomum austrosinense* D. Fang
凭证标本：龙胜县普查队 450328130910054LY（IBK、GXMG、CMMI）
功效：果实，用于 胸腹胀痛、食积不消。
功效来源：《广西中药资源名录》

### 姜黄属 *Curcuma* L.

**郁金**
*Curcuma aromatica* Salisb.
功效：块根，行气化瘀、清心解郁、利胆退黄。
功效来源：《广西壮族自治区壮药质量标准 第一卷》（2008年版）
注：民间常见栽培物种。

**姜黄** 郁金
*Curcuma longa* L.
功效：根状茎，活血止痛、行气解郁、清心凉血、利胆退黄。
功效来源：《中国药典》（2020年版）
注：民间常见栽培物种。

### 舞花姜属 *Globba* L.

**舞花姜** 云南小草蔻
*Globba racemosa* Sm.
凭证标本：龙胜县普查队 450328130903105LY（IBK、GXMG）
功效：果实，健胃消食。
功效来源：《中华本草》

### 姜花属 *Hedychium* J. Koenig

**黄姜花**
*Hedychium flavum* Roxb.
凭证标本：龙胜县普查队 450328130903087LY（IBK、GXMG、CMMI）
功效：花，温中散寒、健胃止痛。花的挥发油，芳香健胃。
功效来源：《药用植物辞典》

### 姜属 *Zingiber* Mill.

**川东姜**
*Zingiber atrorubens* Gagnep.
功效：根状茎，用于风湿痹痛、跌打损伤。
功效来源：《广西中药资源名录》
注：《广西植物名录》有记载。

**蘘荷**
*Zingiber mioga* (Thunb.) Roscoe
凭证标本：李光照 62796（IBK）
功效：根状茎，温中理气、祛风止痛、止咳平喘。
功效来源：《全国中草药汇编》

**姜** 生姜
*Zingiber officinale* Roscoe
功效：根状茎，解表散寒、温中止呕、化痰止咳、解鱼蟹毒。
功效来源：《中国药典》（2020年版）
注：民间常见栽培物种。

**阳荷**
*Zingiber striolatum* Diels
凭证标本：陈照宙 53005（IBK）
功效：嫩茎、叶、花，温疟寒热、酸嘶邪气。
功效来源：《药用植物辞典》

## 291. 美人蕉科 Cannaceae

### 美人蕉属 *Canna* L.

**美人蕉**
*Canna indica* L.
凭证标本：覃浩富等 71055（IBK）
功效：根状茎、花，清热利湿、安神降压。
功效来源：《全国中草药汇编》

**蕉芋**
*Canna indica* 'Edulis' Ker-Gawl.
凭证标本：覃浩富等 71138（IBK）
功效：根状茎，清热利湿、解毒。
功效来源：《中华本草》

## 292. 竹芋科 Marantaceae

### 竹芋属 *Maranta* L.

**竹芋**
*Maranta arundinacea* L.
功效：块茎，清肺、利尿。
功效来源：《全国中草药汇编》
注：民间常见栽培物种。

**花叶竹芋**
*Maranta bicolor* Ker-Gawl.
功效：块茎，清热消肿。
功效来源：《全国中草药汇编》
注：民间常见栽培物种。

## 293. 百合科 Liliaceae

### 粉条儿菜属 *Aletris* L.

**粉条儿菜**

*Aletris spicata* (Thunb.) Franch.

凭证标本：龙胜县普查队 450328140514016LY（IBK、GXMG）

功效：根、全草，润肺止咳、养心安神、消积、驱蛔虫。

功效来源：《全国中草药汇编》

### 葱属 *Allium* L.

**洋葱**

*Allium cepa* L.

功效：鳞茎，散寒、理气、解毒、杀虫。

功效来源：《药用植物辞典》

注：民间常见栽培物种。

**宽叶韭**

*Allium hookeri* Thwaites

凭证标本：吕清华等 20055（IBK）

功效：全草，理气宽中、通阳散结、祛瘀、消肿止痛、活血通络。

功效来源：《药用植物辞典》

**蒜** 大蒜

*Allium sativum* L.

凭证标本：54（IBK）

功效：鳞茎，温中行滞、解毒、杀虫。

功效来源：《桂本草 第一卷》（上）

**韭** 韭菜

*Allium tuberosum* Rottler ex Spreng.

凭证标本：覃浩富等 71081（IBK）

功效：根，补肾、温中行气、散瘀、解毒。

功效来源：《广西壮族自治区壮药质量标准 第二卷》（2011年版）

### 芦荟属 *Aloe* L.

**芦荟**

*Aloe vera* (L.) Burm. f.

功效：叶、叶的干浸膏，用于肝经实热头晕、头痛、耳鸣、烦躁、便秘、小儿惊痫、疳积。花，用于咳血、吐血、尿血。

功效来源：《全国中草药汇编》

注：民间常见栽培物种。

### 天门冬属 *Asparagus* L.

**天门冬** 天冬

*Asparagus cochinchinensis* (Lour.) Merr.

凭证标本：龙胜县普查队 450328140419001LY（IBK、GXMG、CMMI）

功效：块根，清肺生津、养阴润燥。

功效来源：《中国药典》（2020年版）

### 开口箭属 *Campylandra* Baker

**开口箭**

*Campylandra chinensis* (Baker) M. N. Tamura, S. Y. Liang et Turland

凭证标本：陈永昌 1275（IBK）

功效：根状茎，清热解毒、祛风除湿、散瘀止痛。

功效来源：《中华本草》

**弯蕊开口箭** 扁竹兰

*Campylandra wattii* C. B. Clarke

凭证标本：覃浩富等 70205（IBK）

功效：根状茎，清热解毒、散瘀止血、消肿止痛。

功效来源：《中华本草》

### 大百合属 *Cardiocrinum* (Endl.) Lindl.

**大百合** 心叶百合

*Cardiocrinum giganteum* (Wall.) Makino

凭证标本：余少林等 700466（IBK）

功效：鳞茎，清肺止咳、解毒。

功效来源：《全国中草药汇编》

### 白丝草属 *Chionographis* Maxim.

**白丝草** 中国白丝草

*Chionographis chinensis* K. Krause

凭证标本：广福林区采集队 209（IBK）

功效：全草，用于喉痛、咳嗽、小便黄短。根，用于风湿腰胀痛、膀胱部位痛。

功效来源：《广西中药资源名录》

### 吊兰属 *Chlorophytum* Ker-Gawl.

**吊兰**

*Chlorophytum comosum* (Thunb.) Baker

凭证标本：陈永昌 00966（IBK）

功效：全草，养阴清热、润肺止咳。

功效来源：《全国中草药汇编》

### 朱蕉属 *Cordyline* Comm. ex R. Br.

**朱蕉**

*Cordyline fruticosa* (L.) A. Chev.

功效：花，清热化痰、凉血止血。叶、根，凉血止血、散瘀镇痛。

功效来源：《中华本草》

注：民间常见栽培物种。

### 山菅属 *Dianella* Lam.

**山菅** 山猫儿

*Dianella ensifolia* (L.) DC.

凭证标本：龙胜县普查队 450328130417049LY（IBK、

GXMG）
功效：根状茎、全草，拔毒消肿、散瘀止痛。
功效来源：《中华本草》

### 竹根七属 *Disporopsis* Hance

**竹根七**
*Disporopsis fuscopicta* Hance
凭证标本：龙胜县普查队 450328130307023LY（IBK、GXMG）
功效：根状茎，养阴清肺、活血祛瘀。
功效来源：《中华本草》

**深裂竹根七** 黄脚鸡
*Disporopsis pernyi* (Hua) Diels
凭证标本：龙胜县普查队 450328131119008LY（IBK、GXMG、CMMI）
功效：根状茎，益气健脾、养阴润肺、活血舒筋。
功效来源：《中华本草》

### 万寿竹属 *Disporum* Salisb. ex D. Don

**距花万寿竹**
*Disporum calcaratum* D. Don
凭证标本：龙胜县普查队 450328140321060LY（IBK）
功效：根状茎，清热、凉血、养阴润肺、生津益气。
功效来源：《药用植物辞典》

**万寿竹** 竹叶参
*Disporum cantoniense* (Lour.) Merr.
功效：根状茎，祛风湿、舒筋活血、清热、祛痰止咳。
功效来源：《中华本草》
注：《广西植物名录》有记载。

**宝铎草** 竹林霄
*Disporum sessile* D. Don
凭证标本：龙胜县普查队 450328130903001LY（IBK、GXMG）
功效：根、根状茎，清热解毒、润肺止咳、健脾消食、舒筋活络。
功效来源：《中华本草》

### 萱草属 *Hemerocallis* L.

**黄花菜** 金针菜
*Hemerocallis citrina* Baroni
功效：花蕾，清热利湿、宽胸解郁、凉血解毒。
功效来源：《中华本草》
注：民间常见栽培物种。

**萱草** 萱草根
*Hemerocallis fulva* (L.) L.
凭证标本：龙胜县普查队 450328130903114LY（IBK、GXMG、CMMI）
功效：根，清热利尿、凉血止血。
功效来源：《中华本草》

### 玉簪属 *Hosta* Tratt.

**玉簪**
*Hosta plantaginea* (Lam.) Aschers.
凭证标本：李光照等 H37（IBK）
功效：叶、全草，清热解毒、散结消肿。
功效来源：《中华本草》

**紫萼** 紫玉簪
*Hosta ventricosa* (Salisb.) Stearn
凭证标本：梁畴芬 32878（IBK）
功效：全草、根，散瘀止痛、解毒。
功效来源：《中华本草》

### 百合属 *Lilium* L.

**野百合** 百合
*Lilium brownii* F. E. Br. ex Miellez
凭证标本：龙胜县普查队 450328121127006LY（IBK、GXMG、CMMI）
功效：肉质鳞茎，清心安神、养阴润肺。
功效来源：《中国药典》（2020年版）

**卷丹** 百合
*Lilium tigrinum* Ker-Gawl.
凭证标本：覃浩富等 700596（IBK）
功效：鳞片，养阴润肺、清心安神。
功效来源：《中国药典》（2020年版）

### 山麦冬属 *Liriope* Lour.

**禾叶山麦冬**
*Liriope graminifolia* (L.) Baker
凭证标本：广福林区采集队 586（IBK）
功效：块根，养阴润肺、清心除烦、益胃、生津、止咳。
功效来源：《药用植物辞典》

**矮小山麦冬**
*Liriope minor* (Maxim.) Makino
凭证标本：龙胜县普查队 450328130408024LY（IBK、GXMG、CMMI）
功效：块根，养阴生津、润肺、清心。
功效来源：《药用植物辞典》

**山麦冬** 土麦冬
*Liriope spicata* (Thunb.) Lour.
凭证标本：袁淑芬等 5676（IBK）
功效：块根，养阴生津。
功效来源：《中华本草》

## 沿阶草属 *Ophiopogon* Ker-Gawl.

**短药沿阶草**

*Ophiopogon angustifoliatus* (F. T. Wang et T. Tang) S. C. Chen

凭证标本：刘治仁 43225（GXMI）

功效：全草、块根，润肺养阴、生津止咳、清热。

功效来源：《药用植物辞典》

**连药沿阶草**

*Ophiopogon bockianus* Diels

凭证标本：陈永昌 1696（IBK）

功效：全草、块根，清热、润肺养阴、生津止咳。

功效来源：《药用植物辞典》

**沿阶草** 麦门冬

*Ophiopogon bodinieri* H. Lév.

凭证标本：县专业队 6030074（GXMI）

功效：块根，滋阴润肺、益胃生津、清心除烦。

功效来源：《中华本草》

**棒叶沿阶草**

*Ophiopogon clavatus* C. H. Wright ex Oliver

凭证标本：李中提等 600447（IBK）

功效：块根，清肺热、生津止咳。

功效来源：《药用植物辞典》

**间型沿阶草**

*Ophiopogon intermedius* D. Don

凭证标本：广福林区采集队 584（IBK）

功效：块根，清热润肺、养阴生津、止咳。

功效来源：《药用植物辞典》

**麦冬**

*Ophiopogon japonicus* (L. f.) Ker-Gawl.

凭证标本：李中提等 600456（IBK）

功效：块根，养阴生津、润肺清心。

功效来源：《中国药典》（2020年版）

**疏花沿阶草**

*Ophiopogon sparsiflorus* F. T. Wang et L. K. Dai

凭证标本：龙胜县普查队 450328140826118LY（IBK、GXMG、CMMI）

功效：全草，清热。

功效来源：《药用植物辞典》

**狭叶沿阶草**

*Ophiopogon stenophyllus* (Merr.) L. Rodr.

凭证标本：龙胜县普查队 450328140812005LY（IBK、GXMG、CMMI）

功效：全草，滋阴补气、和中健胃、清热润肺、养阴生津、清心除烦。

功效来源：《药用植物辞典》

## 球子草属 *Peliosanthes* Andrews

**大盖球子草**

*Peliosanthes macrostegia* Hance

凭证标本：龙胜县普查队 450328121129004LY（IBK、GXMG）

功效：根、根状茎，祛痰止咳、舒肝止痛。全草，止血开胃、健脾补气。

功效来源：《药用植物辞典》

## 黄精属 *Polygonatum* Mill.

**多花黄精** 黄精

*Polygonatum cyrtonema* Hua

凭证标本：龙胜县普查队 450328130418039LY（IBK、GXMG）

功效：根状茎，补气养阴、健脾润肺、益肾。

功效来源：《中国药典》（2020年版）

**节根黄精**

*Polygonatum nodosum* Hua

凭证标本：广福林区采集队 134（IBK）

功效：根状茎，活血祛瘀、止痛、杀虫。全草，补血、补虚。

功效来源：《药用植物辞典》

**玉竹**

*Polygonatum odoratum* (Mill.) Druce

凭证标本：陈永昌 1708（IBK）

功效：根状茎，养阴润燥、生津止渴。

功效来源：《中国药典》（2020年版）

## 吉祥草属 *Reineckea* Kunth

**吉祥草**

*Reineckea carnea* (Andrews) Kunth

凭证标本：龙胜县普查队 450328131121002LY（IBK、GXMG、CMMI）

功效：全草，清肺止咳、解毒利咽、凉血止血。

功效来源：《中华本草》

## 油点草属 *Tricyrtis* Wall.

**油点草**

*Tricyrtis macropoda* Miq.

凭证标本：龙胜县普查队 450328130903061LY（IBK、GXMG、CMMI）

功效：全草、根，补虚止咳。

功效来源：《药用植物辞典》

## 藜芦属 *Veratrum* L.

**牯岭藜芦** 藜芦

*Veratrum schindleri* Loes.

凭证标本：袁淑芬等 5909（IBK）

功效：根、根状茎，涌吐风痰、杀虫。

功效来源：《中华本草》

**丫蕊花属** *Ypsilandra* Franch.

**丫蕊花** 蛾眉石凤丹

*Ypsilandra thibetica* Franch.

凭证标本：龙胜县普查队 450328140322017LY（IBK、GXMG、CMMI）

功效：全草，清热解毒、散结、利尿。

功效来源：《中华本草》

## 295. 延龄草科 Trilliaceae

**重楼属** *Paris* L.

**球药隔重楼** 七叶一枝花

*Paris fargesii* Franch. var. *fargesii*

功效：根状茎，清热解毒、消肿止痛。

功效来源：《全国中草药汇编》

注：《广西中药资源名录》有记载。

**具柄重楼** 七叶一枝花

*Paris fargesii* Franch. var. *petiolata* (Baker ex C. H. Wright) F. T. Wang et T. Tang

功效：根状茎，清热解毒、消肿止痛。

功效来源：《全国中草药汇编》

注：《广西植物名录》有记载。

**华重楼** 重楼

*Paris polyphylla* Sm. var. *chinensis* (Franch.) H. Hara

凭证标本：龙胜县普查队 450328140419042LY（IBK、GXMG、CMMI）

功效：根状茎，清热解毒、消肿止痛、凉肝定惊。

功效来源：《中国药典》（2020年版）

## 296. 雨久花科 Pontederiaceae

**凤眼蓝属** *Eichhornia* Kunth

**凤眼蓝** 凤眼兰

*Eichhornia crassipes* (Mart.) Solms

功效：全草，清热解暑、利尿消肿。

功效来源：《全国中草药汇编》

注：本种在县域内普遍分布。

**雨久花属** *Monochoria* C. Presl

**鸭舌草**

*Monochoria vaginalis* (Burm. f.) C. Presl ex Kunth

凭证标本：覃浩富等 70508（IBK）

功效：全草，清热解毒。

功效来源：《全国中草药汇编》

## 297. 菝葜科 Smilacaceae

**菝葜属** *Smilax* L.

**弯梗菝葜**

*Smilax aberrans* Gagnep.

凭证标本：袁淑芬等 5146（IBK）

功效：根状茎，清热渗湿。

功效来源：《药用植物辞典》

**尖叶菝葜**

*Smilax arisanensis* Hayata

凭证标本：龙胜县普查队 450328140416007LY（IBK、GXMG、CMMI）

功效：根状茎，清热利湿、活血。

功效来源：《药用植物辞典》

**菝葜**

*Smilax china* L.

凭证标本：龙胜县普查队 450328130911056LY（IBK、GXMG、CMMI）

功效：根状茎，利湿去浊、祛风除痹、解毒散瘀。

功效来源：《中国药典》（2020年版）

**柔毛菝葜**

*Smilax chingii* F. T. Wang et T. Tang

凭证标本：吕清华等 20164（IBK）

功效：根状茎，清热解毒、消肿散结。

功效来源：《药用植物辞典》

**银叶菝葜**

*Smilax cocculoides* Warb.

凭证标本：龙胜县普查队 450328130903113LY（IBK）

功效：根状茎，祛风湿、活血消肿。

功效来源：《药用植物辞典》

**土茯苓**

*Smilax glabra* Roxb.

凭证标本：龙胜县普查队 450328130911033LY（IBK、GXMG、CMMI）

功效：根状茎，除湿、解毒、通利关节。

功效来源：《中国药典》（2020年版）

**马甲菝葜**

*Smilax lanceifolia* Roxb. var. *lanceifolia*

凭证标本：龙胜县普查队 450328140813071LY（IBK、CMMI）

功效：根状茎，用于腰膝疼痛、水肿、腹胀。

功效来源：《广西中药资源名录》

**折枝菝葜**

*Smilax lanceifolia* Roxb. var. *elongata* (Warb.) F. T. Wang et T. Tang

功效：根状茎，解毒、除湿。
功效来源：《药用植物辞典》
注：《广西植物名录》有记载。

**凹脉菝葜**
*Smilax lanceifolia* Roxb. var. *impressinervia* (F. T. Wang et Ts. Tang) T. Koyama
凭证标本：龙胜县普查队 50128（IBK）
功效：根状茎，消肿止痛、祛风。
功效来源：《药用植物辞典》

**暗色菝葜**
*Smilax lanceifolia* Roxb. var. *opaca* A. DC.
凭证标本：H0501（IBK）
功效：根状茎，除湿、解毒、通利关节。
功效来源：《药用植物辞典》

**粗糙菝葜**
*Smilax lebrunii* H. Lév.
凭证标本：李中提等 600517（IBK）
功效：根状茎，消肿止痛、祛风除湿。
功效来源：《药用植物辞典》

**红果菝葜**
*Smilax polycolea* Warb.
凭证标本：吕清华等 20216（IBK）
功效：根状茎，解毒、消肿、利湿。
功效来源：《药用植物辞典》

**牛尾菜**
*Smilax riparia* A. DC.
凭证标本：龙胜县普查队 450328130903058LY（IBK、GXMG）
功效：根、根状茎、全草，补气活血、舒筋通络、祛痰止咳。
功效来源：《广西壮族自治区壮药质量标准 第一卷》（2008年版）

**短梗菝葜** 铁丝灵仙
*Smilax scobinicaulis* C. H. Wright
凭证标本：余少林等 700467（IBK）
功效：根状茎、根，祛风湿、通经络。
功效来源：《全国中草药汇编》

**鞘柄菝葜** 铁丝灵仙
*Smilax stans* Maxim.
凭证标本：袁淑芬等 5155（IBK）
功效：根、根状茎，祛风除湿、活血通络、解毒散结。
功效来源：《中华本草》

## 302. 天南星科 Araceae

### 菖蒲属 *Acorus* L.

**菖蒲** 藏菖蒲
*Acorus calamus* L.
凭证标本：H1995（IBK）
功效：根状茎，温胃、消炎止痛。
功效来源：《中国药典》（2020年版）

**金钱蒲**
*Acorus gramineus* Soland.
凭证标本：龙胜县普查队 450328121128003LY（IBK、GXMG）
功效：根状茎，化湿开胃、开窍豁痰、醒神益智。
功效来源：《药用植物辞典》

**茴香菖蒲**
*Acorus macrospadiceus* F. N. Wei et Y. K. Li
凭证标本：龙胜县普查队 450328140321050LY（IBK、GXMG）
功效：根状茎，化湿、和胃。
功效来源：《药用植物辞典》

**石菖蒲**
*Acorus tatarinowii* Schott
凭证标本：龙胜县普查队 450328130307042LY（IBK、GXMG）
功效：根状茎，醒神益智、化湿开胃、开窍豁痰。
功效来源：《中国药典》（2020年版）

### 广东万年青属 *Aglaonema* Schott

**广东万年青**
*Aglaonema modestum* Schott.
功效：根状茎、叶，清热凉血、消肿拔毒、止痛。
功效来源：《中华本草》
注：民间常见栽培物种。

### 海芋属 *Alocasia* (Schott) G. Don

**海芋** 广狼毒
*Alocasia odora* (Roxb.) K. Koch
凭证标本：40299（IBK）
功效：根状茎、茎，清热解毒、行气止痛、散结消肿。
功效来源：《广西中药材标准 第一册》

### 磨芋属 *Amorphophallus* Blume

**磨芋** 蒟蒻
*Amorphophallus konjac* K. Koch
凭证标本：龙胜县普查队 450328140420027LY（IBK、GXMG、CMMI）
功效：块茎，化痰散积、行瘀消肿。
功效来源：《中药大辞典》

### 雷公连属 *Amydrium* Schott

**雷公连**

*Amydrium sinense* (Engl.) H. Li

凭证标本：H0722（IBK）

功效：全株，舒筋活络、祛瘀止痛。

功效来源：《中华本草》

### 天南星属 *Arisaema* Mart.

**灯台莲**

*Arisaema bockii* Engl.

凭证标本：龙胜县普查队 450328140826127LY（IBK）

功效：块茎，清热解毒。

功效来源：《药用植物辞典》

**一把伞南星** 天南星

*Arisaema erubescens* (Wall.) Schott

凭证标本：龙胜县普查队 450328130409053LY（IBK、GXMG、CMMI）

功效：块茎，散结消肿。

功效来源：《中国药典》（2020年版）

**天南星**

*Arisaema heterophyllum* Blume

凭证标本：龙胜县普查队 450328130417034LY（IBK、GXMG、CMMI）

功效：块茎，散结消肿、燥湿化痰、祛风止痉。

功效来源：《中国药典》（2020年版）

**湘南星**

*Arisaema hunanense* Hand.-Mazz.

凭证标本：龙胜县普查队 450328130307001LY（IBK、GXMG、CMMI）

功效：块茎，消肿止痛。

功效来源：《药用植物辞典》

**花南星**

*Arisaema lobatum* Engl.

凭证标本：赵瑞峰 604416（IBK）

功效：块茎，祛痰止咳、消肿散结。

功效来源：《药用植物辞典》

**雪里见**

*Arisaema rhizomatum* C. E. C. Fisch.

凭证标本：龙胜县普查队 450328140322028LY（IBK）

功效：块茎，解毒止痛、祛风、除湿。

功效来源：《全国中草药汇编》

**瑶山南星**

*Arisaema sinii* K. Krause

功效：块茎，燥湿化痰、和胃、健脾解毒。

功效来源：《药用植物辞典》

注：《广西植物名录》有记载。

### 芋属 *Colocasia* Schott

**芋** 芋头

*Colocasia esculenta* (L.) Schott

凭证标本：龙胜县普查队 450328140813080LY（IBK）

功效：花序，理气止痛、散瘀止血。根状茎，健脾补虚、散结解毒。

功效来源：《中华本草》

### 半夏属 *Pinellia* Ten.

**滴水珠**

*Pinellia cordata* N. E. Brown

凭证标本：龙胜县普查队 450328130408068LY（IBK、GXMG）

功效：块茎，解表止痛、散结消肿。

功效来源：《全国中草药汇编》

**半夏**

*Pinellia ternata* (Thunb.) Breitenb.

凭证标本：花坪综合考察队 H827（IBK）

功效：块茎，燥湿化痰、健脾和胃、消肿散结。

功效来源：《中华本草》

### 石柑属 *Pothos* L.

**石柑子**

*Pothos chinensis* (Raf.) Merr.

凭证标本：龙胜县普查队 450328130409032LY（IBK、GXMG）

功效：全草，舒筋活络、散瘀消肿、导滞去积。

功效来源：《广西壮族自治区壮药质量标准 第三卷》（2018年版）

### 犁头尖属 *Typhonium* Schott

**犁头尖**

*Typhonium blumei* Nicolson et Sivadasan

凭证标本：万煜、陈秀香 43100（GXMI）

功效：块茎、全草，解毒消肿、散瘀止血。

功效来源：《中华本草》

## 303. 浮萍科 Lemnaceae

### 浮萍属 *Lemna* L.

**浮萍**

*Lemna minor* L.

功效：全草，发汗解表、透疹止痒、利水消肿、清热解毒。

功效来源：《中华本草》

注：本种在县域内普遍分布。

### 紫萍属 *Spirodela* Schleid.

**紫萍** 浮萍

*Spirodela polyrrhiza* (L.) Schleiden

功效：全草，宣散风热、透疹、利尿。

功效来源：《中国药典》（2020年版）
注：本种在县域内普遍分布。

## 306. 石蒜科 Amaryllidaceae

### 文殊兰属 *Crinum* L.

**文殊兰**
*Crinum asiaticum* L. var. *sinicum* (Roxb. ex Herb.) Baker
功效：叶、鳞茎，行血散瘀、消肿止痛。
功效来源：《全国中草药汇编》
注：民间常见栽培物种。

### 朱顶红属 *Hippeastrum* Herb.

**朱顶红**
*Hippeastrum rutilum* (Ker-Gawl.) Herb.
凭证标本：龙胜县普查队 450328130418001LY（IBK、GXMG、CMMI）
功效：鳞茎，活血散瘀、解毒消肿。
功效来源：《药用植物辞典》

### 水鬼蕉属 *Hymenocallis* Salisb.

**水鬼蕉**
*Hymenocallis littoralis* (Jacq.) Salisb
功效：叶，舒筋活血、消肿止痛。
功效来源：《中华本草》
注：民间常见栽培物种。

### 石蒜属 *Lycoris* Herb.

**石蒜**
*Lycoris radiata* (L' Hér.) Herb.
凭证标本：钟树权 131（IBK）
功效：鳞茎，祛痰催吐、解毒散结。
功效来源：《中华本草》

## 307. 鸢尾科 Iridaceae

### 射干属 *Belamcanda* Adans.

**射干**
*Belamcanda chinensis* (L.) DC.
凭证标本：韦裕宗等 20311（IBK）
功效：根状茎，清热解毒、消痰利咽。
功效来源：《中国药典》（2020年版）

### 雄黄兰属 *Crocosmia* Planch.

**雄黄兰**
*Crocosmia crocosmiflora* (Nichols.) N. E. Br.
功效：球茎，消肿止痛。
功效来源：《中华本草》
注：民间常见栽培物种。

### 红葱属 *Eleutherine* Herb.

**红葱** 小红蒜根
*Eleutherine plicata* Herb.
功效：鳞茎，养血补虚、活血止血。
功效来源：《中华本草》
注：民间常见栽培物种。

### 唐菖蒲属 *Gladiolus* L.

**唐菖蒲** 搜山黄
*Gladiolus gandavensis* Van Houtte
功效：球茎，清热解毒、散瘀消肿。
功效来源：《中华本草》
注：民间常见栽培物种。

### 鸢尾属 *Iris* L.

**蝴蝶花**
*Iris japonica* Thunb.
凭证标本：龙胜县普查队 450328130307010LY（IBK、GXMG、CMMI）
功效：全草，消肿止痛、清热解毒。
功效来源：《中华本草》

**小花鸢尾** 小花鸢尾根
*Iris speculatrix* Hance
凭证标本：龙胜县普查队 450328130418053LY（IBK、GXMG、CMMI）
功效：根，活血镇痛、祛风除湿。
功效来源：《中华本草》

## 311. 薯蓣科 Dioscoreaceae

### 薯蓣属 *Dioscorea* L.

**参薯** 毛薯
*Dioscorea alata* L.
功效：块茎，健脾止泻、益肺滋肾、解毒敛疮。
功效来源：《中华本草》
注：民间常见栽培物种。

**黄独**
*Dioscorea bulbifera* L.
功效：块茎，化痰消瘿、止咳、止血。
功效来源：《广西壮族自治区壮药质量标准 第三卷》（2018年版）
注：《广西植物名录》有记载。

**山葛薯**
*Dioscorea chingii* Prain et Burkill
凭证标本：黄逢生 3483（GXMI）
功效：根状茎，消肿、止痛。
功效来源：《药用植物辞典》

**薯莨**
*Dioscorea cirrhosa* Lour.
凭证标本：龙胜县普查队 450328130409065LY（IBK、GXMG、CMMI）
功效：块茎，活血补血、收敛固涩。
功效来源：《中华本草》

**日本薯蓣** 山药
*Dioscorea japonica* Thunb. var. *japonica*
凭证标本：龙胜县普查队 450328130903075LY（IBK、GXMG）
功效：根状茎，生津益肺、补肾涩精、补脾养胃。
功效来源：《中国药典》（2020年版）

**细叶日本薯蓣**
*Dioscorea japonica* Thunb. var. *oldhamii* Uline ex R. Knuth
凭证标本：龙胜县普查队 450328140813005LY（IBK、GXMG、CMMI）
功效：块茎，用于脾虚食少、久泻不止、肺虚喘咳、肾虚遗精、带下、尿频、虚热消渴。
功效来源：《广西中药资源名录》

**褐苞薯蓣** 山药、广山药
*Dioscorea persimilis* Prain et Burkill
凭证标本：龙胜县普查队 450328131108027LY（IBK、GXMG、CMMI）
功效：块茎，补脾养胃、生津益肺、补肾涩精。
功效来源：《广西壮族自治区壮药质量标准 第一卷》（2008年版）

**薯蓣**
*Dioscorea polystachya* Turcz.
凭证标本：龙胜县普查队 450328140812042LY（IBK、GXMG、CMMI）
功效：块茎，补脾养胃、生津益肺、止咳平喘、补肾涩精、止泻。珠芽，补虚损、强腰脚、益肾、食之不饥。
功效来源：《药用植物辞典》

## 313. 龙舌兰科 Agavaceae

### 龙舌兰属 *Agave* L.

**龙舌兰**
*Agave americana* L. var. *americana*
功效：叶，解毒拔脓、杀虫、止血。
功效来源：《中华本草》
注：民间常见栽培物种。

**金边龙舌兰**
*Agave americana* L. var. *variegata* Nichols.
功效：鲜叶，润肺止咳、平喘、透疹、祛瘀生新。
功效来源：《全国中草药汇编》
注：民间常见栽培物种。

### 虎尾兰属 *Sansevieria* Thunb.

**虎尾兰**
*Sansevieria trifasciata* Prain var. *trifasciata*
功效：叶，清热解毒、去腐生肌。
功效来源：《全国中草药汇编》
注：民间常见栽培物种。

**金边虎尾兰** 虎尾兰
*Sansevieria trifasciata* Prain var. *laurentii* (De Wildem.) N. E. Brown
功效：叶，清热解毒、活血消肿。
功效来源：《中华本草》
注：民间常见栽培物种。

## 314. 棕榈科 Arecaceae

### 散尾葵属 *Chrysalidocarpus* H. Wendl.

**散尾葵**
*Chrysalidocarpus lutescens* H. Wendl.
功效：叶鞘纤维，收敛止血。
功效来源：《中华本草》
注：民间常见栽培物种。

### 蒲葵属 *Livistona* R. Br.

**蒲葵** 蒲葵子
*Livistona chinensis* (Jacq.) R. Br.
功效：成熟果实，抗癌。
功效来源：《广西中药材标准 第二册》
注：民间常见栽培物种。

### 棕榈属 *Trachycarpus* H. Wendl.

**棕榈**
*Trachycarpus fortunei* (Hook.) H. Wendl.
凭证标本：龙胜县普查队 450328131128009LY（IBK、GXMG）
功效：叶柄，收敛止血。
功效来源：《中国药典》（2020年版）

## 318. 仙茅科 Hypoxidaceae

### 仙茅属 *Curculigo* Gaertn.

**大叶仙茅** 大地棕根
*Curculigo capitulata* (Lour.) Kuntze
凭证标本：龙胜县普查队 450328130417031LY（IBK、GXMG、CMMI）
功效：根状茎，补肾壮阳、祛风除湿、活血调经。
功效来源：《中华本草》

**仙茅**
*Curculigo orchioides* Gaertn.

凭证标本：梁畴芬 32995（IBK）
功效：根状茎，补肾壮阳、祛寒湿。
功效来源：《广西壮族自治区壮药质量标准 第二卷》（2011年版）

### 小金梅草属 *Hypoxis* L.

**小金梅草** 野鸡草
*Hypoxis aurea* Lour.
凭证标本：广福林区采集队 403（IBK）
功效：全株，温肾壮阳、理气止痛。
功效来源：《中华本草》

## 321. 蒟蒻薯科 Taccaceae

### 裂果薯属 *Schizocapsa* Hance

**裂果薯** 水田七
*Schizocapsa plantaginea* Hance
凭证标本：陈永昌 1347（IBK）
功效：块根，清热解毒、止咳祛痰、理气止痛、散瘀止血。
功效来源：《广西壮族自治区壮药质量标准 第二卷》（2011年版）

## 323. 水玉簪科 Burmanniaceae

### 水玉簪属 *Burmannia* L.

**三品一枝花**
*Burmannia coelestis* D. Don
凭证标本：袁淑芬等 5694（IBK）
功效：根，健胃、消积。
功效来源：《全国中草药汇编》

## 326. 兰科 Orchidaceae

### 开唇兰属 *Anoectochilus* Blume

**花叶开唇兰** 金线莲
*Anoectochilus roxburghii* (Wall.) Lindl.
凭证标本：花坪综合考察队 H1872（IBK）
功效：全草，清热解毒、祛风除湿、凉血平肝、固肾。
功效来源：《广西壮族自治区壮药质量标准 第三卷》（2018年版）

**浙江金线兰**
*Anoectochilus zhejiangensis* Z. Wei et Y. B. Chang
凭证标本：吕清华等 20085（IBK）
功效：全草，清热解毒、凉血、消肿。
功效来源：《药用植物辞典》

### 竹叶兰属 *Arundina* Blume

**竹叶兰** 长杆兰
*Arundina graminifolia* (D. Don) Hochr.
凭证标本：袁淑芬等 5804（IBK）
功效：全草、根状茎，清热解毒、祛风利湿。
功效来源：《中华本草》

### 白及属 *Bletilla* Rchb. f.

**小白及**
*Bletilla formosana* (Hayata) Schltr.
凭证标本：覃浩富等 70141（IBK）
功效：块茎，补肺、止血、生肌、收敛。
功效来源：《药用植物辞典》

### 苞叶兰属 *Brachycorythis* Lindl.

**短距苞叶兰**
*Brachycorythis galeandra* (Rchb. f.) Summerh.
凭证标本：广福林区采集队 824（IBK）
功效：块茎，用于头晕耳鸣、肾虚腰痛、阳痿、早泄。
功效来源：《广西中药资源名录》

### 石豆兰属 *Bulbophyllum* Thouars

**广东石豆兰** 广石豆兰
*Bulbophyllum kwangtungense* Schltr.
凭证标本：花坪综合考察队 H1964（IBK）
功效：假鳞茎、全草，清热、滋阴、消肿。
功效来源：《中华本草》

**伏生石豆兰** 石链子
*Bulbophyllum reptans* (Lindl.) Lindl.
凭证标本：龙胜县普查队 450328130418022LY（IBK、GXMG、CMMI）
功效：全草，润肺止咳、养胃生津、续筋接骨。
功效来源：《中华本草》

### 虾脊兰属 *Calanthe* R. Br.

**虾脊兰**
*Calanthe discolor* Lindl.
凭证标本：韦裕宗等 20337（IBK）
功效：全草，活血化瘀、消痈散结。根，解毒。
功效来源：《药用植物辞典》

**钩距虾脊兰** 四里麻
*Calanthe graciliflora* Hayata
凭证标本：钟济新 91082（IBK）
功效：根、全草，清热解毒、活血止痛。
功效来源：《中华本草》

**叉唇虾脊兰**
*Calanthe hancockii* Rolfe
凭证标本：H0355（IBK）
功效：全草，清热解毒、软坚散结。
功效来源：《药用植物辞典》

**细花虾脊兰**

*Calanthe mannii* Hook. f.

凭证标本：龙胜县普查队 450328140418041LY（IBK、GXMG、CMMI）

功效：全草，清热解毒、软坚散结、祛风镇痛。

功效来源：《药用植物辞典》

**镰萼虾脊兰**

*Calanthe puberula* Lindl.

凭证标本：韦裕宗等 20540（IBK）

功效：全草，清热解毒、软坚散结、活血消肿、祛风镇痛。根，清热、泻火。

功效来源：《药用植物辞典》

**反瓣虾脊兰**

*Calanthe reflexa* Maxim.

凭证标本：李光照等 H24（IBK）

功效：全草，清热解毒、软坚散结、活血、止痛。

功效来源：《药用植物辞典》

**长距虾脊兰**

*Calanthe sylvatica* (Thouars) Lindl.

凭证标本：龙胜县普查队 450328130913017LY（IBK、GXMG、CMMI）

功效：全草，解毒止痛、活血化瘀、拔毒生肌。

功效来源：《药用植物辞典》

**三棱虾脊兰** 肉连环

*Calanthe tricarinata* Lindl.

凭证标本：龙胜县普查队 450328140418047LY（IBK、CMMI）

功效：根，舒筋活络、祛风止痛。

功效来源：《全国中草药汇编》

## 头蕊兰属 *Cephalanthera* Rich.

**金兰**

*Cephalanthera falcata* (Thunb. ex A. Murray) Blume

凭证标本：龙胜县普查队 450328140418006LY（IBK、GXMG、CMMI）

功效：全草，清热、泻火。

功效来源：《全国中草药汇编》

## 隔距兰属 *Cleisostoma* Blume

**大序隔距兰**

*Cleisostoma paniculatum* (Ker-Gawl.) Garay

凭证标本：花坪综合考察队 H1799（IBK）

功效：全草，养阴、润肺、止咳、清热解毒、接骨。

功效来源：《药用植物辞典》

## 贝母兰属 *Coelogyne* Lindl.

**流苏贝母兰**

*Coelogyne fimbriata* Lindl.

凭证标本：花坪综合考察队 H1954（IBK）

功效：全草、叶、假鳞茎，用于感冒、咳嗽、风湿骨痛。

功效来源：《药用植物辞典》

## 兰属 *Cymbidium* Sw.

**建兰** 牛角三七

*Cymbidium ensifolium* (L.) Sw.

凭证标本：中德采集队 1401（IBK）

功效：假鳞茎、全草，清热化痰、补肾健脑。

功效来源：《中华本草》

**多花兰** 牛角三七

*Cymbidium floribundum* Lindl.

凭证标本：龙胜县普查队 450328130307007LY（IBK、GXMG）

功效：全草，清热化痰、补肾健脑。

功效来源：《中华本草》

**寒兰**

*Cymbidium kanran* Makino

凭证标本：覃浩富 700879（IBK）

功效：全草，清心润肺、止咳平喘。根，清热、驱蛔虫。

功效来源：《药用植物辞典》

**兔耳兰**

*Cymbidium lancifolium* Hook. t.

功效：全草，补肝肺、祛风除湿、强筋骨、清热解毒、消肿、润肺、宁神、固气、利水。

功效来源：《药用植物辞典》

注：本种在县域内零星分布。

**墨兰**

*Cymbidium sinense* (Jack. ex Andrews) Willd.

功效：根，清心润肺、止咳定喘。

功效来源：《药用植物辞典》

注：《广西植物名录》有记载。

## 石斛属 *Dendrobium* Sw.

**重唇石斛** 石斛

*Dendrobium hercoglossum* Rchb. f.

凭证标本：万煜、王左权 43116（GXMI）

功效：茎，生津益胃、清热养阴。

功效来源：《中药大辞典》

**美花石斛** 石斛

*Dendrobium loddigesii* Rolfe

功效：茎，生津益胃、滋阴清热、润肺益肾、明目强腰。
功效来源：《中华本草》
注：《广西建新自然保护区维管束植物名录》有记录。

**细茎石斛**
*Dendrobium moniliforme* (L.) Sw.
凭证标本：钟树权 57（IBK）
功效：茎，益胃生津、滋阴清热。
功效来源：《药用植物辞典》

**广东石斛**
*Dendrobium wilsonii* Rolfe
凭证标本：龙胜县普查队 450328130419041LY（IBK）
功效：茎，滋阴益胃、生津止渴、清热。
功效来源：《药用植物辞典》

## 厚唇兰属 *Epigeneium* Gagnep.

**单叶厚唇兰**
*Epigeneium fargesii* (Finet) Gagnep.
凭证标本：覃浩富等 70872（IBK）
功效：全草，清热润燥、生津益胃、化痰止咳、活血化瘀。
功效来源：《药用植物辞典》

## 毛兰属 *Eria* Lindl.

**马齿毛兰**
*Eria szetschuanica* Schltr.
功效：全草，清肝明目、生津止渴、润肺。
功效来源：《药用植物辞典》
注：《广西植物名录》有记载。

## 山珊瑚属 *Galeola* Lour.

**毛萼山珊瑚**
*Galeola lindleyana* (Hook. f. et Thomson) Rchb. f.
凭证标本：覃浩富等 71243（IBK）
功效：全草，祛风除湿、润肺止咳、利水通淋。
功效来源：《药用植物辞典》

## 天麻属 *Gastrodia* R. Br.

**天麻**
*Gastrodia elata* Blume
功效：块茎，平肝息风、止痉。
功效来源：《全国中草药汇编》
注：《广西植物名录》有记载。

**花坪天麻**
*Gastrodia huapingensis* X. Y. Huang, A. Q. Hu et Yan Liu
凭证标本：龙胜县普查队 450328140826139LY（IBK）
功效：块茎，平肝、息风、止痉。
功效来源：民间当作“天麻”使用。

## 斑叶兰属 *Goodyera* R. Br.

**多叶斑叶兰**
*Goodyera foliosa* (Lindl.) Benth. ex Clarke
凭证标本：龙胜县普查队 450328130909065LY（IBK、GXMG、CMMI）
功效：全草，用于肺痨、肝炎、痈疖疮肿、毒蛇咬伤。
功效来源：《药用植物辞典》

**光萼斑叶兰**
*Goodyera henryi* Rolfe
凭证标本：刘兰芳等 5817（IBK）
功效：全草，清热解毒、润肺化痰。
功效来源：《药用植物辞典》

**花格斑叶兰**
*Goodyera kwangtungensis* C. L. Tso
凭证标本：龙胜县普查队 450328130912011LY（IBK）
功效：全草，润肺化痰。
功效来源：《药用植物辞典》

**高斑叶兰** 石风丹
*Goodyera procera* (Ker-Gawl.) Hook.
凭证标本：龙胜县普查队 450328130418028LY（IBK）
功效：全草，祛风除湿、行气活血、止咳平喘。
功效来源：《中华本草》

**斑叶兰**
*Goodyera schlechtendaliana* Rchb. f.
凭证标本：龙胜县普查队 450328140826138LY（IBK）
功效：全草，润肺止咳、补肾益气、行气活血、消肿解毒。
功效来源：《中华本草》

**绒叶斑叶兰** 斑叶兰
*Goodyera velutina* Maxim.
凭证标本：袁淑芬等 5768（IBK）
功效：全草，润肺止咳、补肾益气、行气活血、消肿解毒。
功效来源：《中华本草》

## 玉凤花属 *Habenaria* Willd.

**毛葶玉凤花** 肾经草
*Habenaria ciliolaris* Kraenzl.
功效：块茎，壮腰补肾、清热利水、解毒。
功效来源：《中华本草》
注：《广西建新自然保护区维管束植物名录》有记录。

**鹅毛玉凤花** 白花草
*Habenaria dentata* (Sw.) Schltr.
凭证标本：陈永昌 405838（IBK）
功效：茎、叶、块茎，清热利湿。
功效来源：《中华本草》

**橙黄玉凤花**
*Habenaria rhodocheila* Hance
凭证标本：龙胜县普查队 450328140811068LY（IBK、GXMG）
功效：块茎，清热解毒、活血止痛。
功效来源：《中华本草》

## 角盘兰属 *Herminium* L.

**叉唇角盘兰** 腰子草
*Herminium lanceum* (Thunb. ex Sw.) Vuijk
凭证标本：覃浩富等 70441（IBK）
功效：块根、全草，益肾壮阳、养血补虚、理气除湿。
功效来源：《中华本草》

## 羊耳蒜属 *Liparis* Rich.

**镰翅羊耳蒜** 九莲灯
*Liparis bootanensis* Griff.
凭证标本：龙胜县普查队 450328121128028LY（IBK、GXMG、CMMI）
功效：全草，解毒、利湿、润肺止咳。
功效来源：《中华本草》

**丛生羊耳蒜**
*Liparis cespitosa* (Thouars) Lindl.
凭证标本：龙胜县普查队 450328140321047LY（IBK、GXMG、CMMI）
功效：全草，清热解毒、凉血止血。
功效来源：《药用植物辞典》

**长苞羊耳蒜**
*Liparis inaperta* Finet
凭证标本：覃浩富 700855（IBK）
功效：全草，化痰、止咳、润肺。
功效来源：《药用植物辞典》

**见血青** 见血清
*Liparis nervosa* (Thunb. ex A. Murray) Lindl.
凭证标本：龙胜县普查队 450328130409082LY（IBK、GXMG）
功效：全草，凉血止血、清热解毒。
功效来源：《中华本草》

**柄叶羊耳蒜**
*Liparis petiolata* (D. Don) P. F. Hunt et Summerh.
凭证标本：唐洪发 6-2510（GXMI）
功效：全草，润肺。
功效来源：《广西药用植物名录》

## 齿唇兰属 *Odontochilus* Blume.

**齿唇兰**
*Odontochilus lanceolatus* Lindl.
凭证标本：龙胜县普查队 450328130913026LY（IBK）
功效：全草，清热解毒、凉血、消肿。
功效来源：《药用植物辞典》

## 山兰属 *Oreorchis* Lindl.

**长叶山兰**
*Oreorchis fargesii* Finet
凭证标本：龙胜县普查队 450328140418007LY（IBK、GXMG、CMMI）
功效：假鳞茎，清热解毒、活血祛瘀、消肿止痛。
功效来源：《药用植物辞典》

## 白蝶兰属 *Pecteilis* Raf.

**龙头兰** 白蝶花
*Pecteilis susannae* (L.) Raf.
凭证标本：广西所地植物组（IBK）
功效：根，补肾壮阳、健脾。
功效来源：《全国中草药汇编》

## 阔蕊兰属 *Peristylus* Blume

**阔蕊兰** 山砂姜
*Peristylus goodyeroides* (D. Don) Lindl.
凭证标本：龙胜县普查队 6030164（GXMI）
功效：块根，清热解毒。
功效来源：《中华本草》

## 鹤顶兰属 *Phaius* Lour.

**鹤顶兰**
*Phaius tankervilliae* (Banks ex L' Hér.) Blume
功效：假鳞茎，祛痰止咳、活血止血。
功效来源：《药用植物辞典》
注：《广西植物名录》有记载。

## 石仙桃属 *Pholidota* Lindl. ex Hook.

**细叶石仙桃** 小石仙桃
*Pholidota cantonensis* Rolfe
凭证标本：龙胜县普查队 450328130307024LY（IBK、GXMG、CMMI）
功效：全草、假鳞茎，清热凉血、滋阴润肺、解毒。
功效来源：《中华本草》

**石仙桃**
*Pholidota chinensis* Lindl.
凭证标本：龙胜县普查队 450328130306046LY（IBK、GXMG、CMMI）

功效：全草、假鳞茎，养阴润肺、清热解毒、利湿、消瘀。
功效来源：《中华本草》

### 舌唇兰属 *Platanthera* Rich.

**舌唇兰** 观音竹
*Platanthera japonica* (Thunb. ex A. Murray) Lindl.
凭证标本：花坪综合考察队 H1670（IBK）
功效：带根全草，补气润肺、化痰止咳、解毒。
功效来源：《中华本草》

**小舌唇兰** 猪獠参
*Platanthera minor* (Miq.) Rchb. f.
凭证标本：龙胜组 6-0064（GXMI）
功效：全草，养阴润肺、益气生津。
功效来源：《全国中草药汇编》

### 独蒜兰属 *Pleione* D. Don

**独蒜兰** 山慈姑
*Pleione bulbocodioides* (Franch.) Rolfe
凭证标本：袁淑芬等 5125（IBK）
功效：鳞茎，清热解毒、化痰散结。
功效来源：《中国药典》（2020年版）

**毛唇独蒜兰**
*Pleione hookeriana* (Lindl.) B. S. Williams
功效：假鳞茎，清热解毒、消肿散结、润肺化痰、止咳、止血、生肌。全草，清热消肿、治扁桃体炎。
功效来源：《药用植物辞典》
注：《广西植物名录》有记载。

### 苞舌兰属 *Spathoglottis* Blume

**苞舌兰** 黄花独蒜
*Spathoglottis pubescens* Lindl.
凭证标本：李光照等 H35（IBK）
功效：假鳞茎，补肺、止咳、清热解毒。
功效来源：《中华本草》

### 绶草属 *Spiranthes* Rich.

**绶草** 盘龙参
*Spiranthes sinensis* (Pers.) Ames
凭证标本：龙胜县普查队 450328130419012LY（IBK、GXMG）
功效：根、全草，滋阴益气、清热解毒。
功效来源：《广西壮族自治区壮药质量标准 第一卷》（2008年版）

## 327. 灯心草科 Juncaceae

### 灯心草属 *Juncus* L.

**翅茎灯心草**
*Juncus alatus* Franch. et Savat.
凭证标本：广福林区采集队 804（IBK）
功效：全草，用于心烦口渴、口舌生疮、淋证、小便涩痛、带下。
功效来源：《药用植物辞典》

**灯心草**
*Juncus effusus* L.
凭证标本：龙胜县普查队 450328130417044LY（IBK、GXMG）
功效：茎髓，清心火、利尿。
功效来源：《中国药典》（2020年版）

**笄石菖**
*Juncus prismatocarpus* R. Br.
功效：茎髓，清热降水、利尿通淋、清凉、镇静、安神。全草，清热除烦、利水通淋。
功效来源：《药用植物辞典》
注：《广西中药资源名录》有记载。

**野灯心草** 石龙刍
*Juncus setchuensis* Buchen.
凭证标本：龙胜县普查队 450328140419003LY（IBK、GXMG、CMMI）
功效：全草，利水通淋、泄热、安神、凉血、止血。
功效来源：《中华本草》

## 331. 莎草科 Cyperaceae

### 球柱草属 *Bulbostylis* Kunth

**丝叶球柱草**
*Bulbostylis densa* (Wall.) Hand.-Mazz.
凭证标本：广福林区采集队 731（IBK）
功效：全草，清凉、解毒。
功效来源：《广西药用植物名录》

### 薹草属 *Carex* L.

**浆果薹草** 山稗子
*Carex baccans* Nees
凭证标本：龙胜县普查队 450328140811072LY（IBK、GXMG、CMMI）
功效：种子，透疹止咳、补中利水。
功效来源：《中华本草》

**褐果薹草**
*Carex brunnea* Thunb.
凭证标本：覃浩富等 71229（IBK）
功效：全草，收敛、止痒。
功效来源：《药用植物辞典》

**十字薹草**
*Carex cruciata* Wahlenb.
凭证标本：陈永昌 405804（IBK）

功效：全草，清热凉血、止血、解表透疹、理气健脾。

功效来源：《药用植物辞典》

**蕨状薹草**

*Carex filicina* Nees

凭证标本：钟树权 407011（IBK）

功效：根、叶，理气、固脱。

功效来源：《药用植物辞典》

**穹隆薹草**

*Carex gibba* Wahlenb.

凭证标本：覃浩富等 70055（IBK）

功效：全草，清肺平喘。

功效来源：《药用植物辞典》

**花葶薹草** 翻天红

*Carex scaposa* C. B. Clarke

凭证标本：龙胜县普查队 450328140416030LY（IBK、GXMG、CMMI）

功效：全草，清热解毒、活血散瘀。

功效来源：《中华本草》

### 莎草属 *Cyperus* L.

**碎米莎草** 野席草

*Cyperus iria* L.

凭证标本：袁淑芬等 5742（IBK）

功效：全草，祛风除湿、调经利尿。

功效来源：《全国中草药汇编》

**香附子** 香附

*Cyperus rotundus* L.

凭证标本：花坪综合考察队 H1204（IBK）

功效：根状茎，疏肝解郁、理气宽中、调经止痛。

功效来源：《中国药典》（2020年版）

### 荸荠属 *Eleocharis* R. Br.

**荸荠**

*Eleocharis dulcis* (Burm. f.) Trin. ex Hensch.

凭证标本：覃浩富等 71064（IBK）

功效：球茎，清热生津、化痰消积。

功效来源：《中华本草》

### 飘拂草属 *Fimbristylis* Vahl

**两歧飘拂草** 飘拂草

*Fimbristylis dichotoma* (L.) Vahl

凭证标本：袁淑芬 5973（IBK）

功效：全草，清热利尿、解毒。

功效来源：《中华本草》

**暗褐飘拂草** 田高粱

*Fimbristylis fusca* (Nees) Benth.

凭证标本：覃浩富等 70968（IBK）

功效：全草，解表、清热。

功效来源：《全国中草药汇编》

**水虱草**

*Fimbristylis miliacea* (L.) Vahl

凭证标本：龙胜县普查队 450328130917028LY（IBK、GXMG）

功效：全草，清热利尿、活血解毒。

功效来源：《中华本草》

### 水蜈蚣属 *Kyllinga* Rottb.

**短叶水蜈蚣** 水蜈蚣

*Kyllinga brevifolia* Rottb.

凭证标本：龙胜县普查队 450328130910002LY（IBK、GXMG）

功效：全草，祛风利湿、止咳化痰。

功效来源：《广西壮族自治区壮药质量标准 第一卷》（2008年版）

**单穗水蜈蚣** 一箭球

*Kyllinga nemoralis* (J. R. et G. Forst.) Dandy ex Hatch. et Dalziel

功效：全草，宣肺止咳、清热解毒、散瘀消肿、杀虫截疟。

功效来源：《中华本草》

注：本种在县域内零星分布。

**三头水蜈蚣**

*Kyllinga triceps* Rottb.

凭证标本：龙胜县普查队 450328130908030LY（IBK、GXMG、CMMI）

功效：全草，活血通经、止痛。

功效来源：《药用植物辞典》

### 砖子苗属 *Mariscus* Vahl

**砖子苗**

*Mariscus sumatrensis* (Retz.) J. Raynal

凭证标本：龙胜县普查队 450328130911042LY（IBK、GXMG、CMMI）

功效：根状茎，调经止痛、行气解表。全草，祛风止痒、解郁调经。

功效来源：《药用植物辞典》

### 扁莎草属 *Pycreus* P. Beauv.

**红鳞扁莎**

*Pycreus sanguinolentus* (Vahl) Nees

凭证标本：龙胜县普查队 450328130908004LY（IBK、GXMG、CMMI）

功效：全草，清热解毒。
功效来源：《药用植物辞典》

### 刺子莞属 *Rhynchospora* Vahl

**刺子莞**
*Rhynchospora rubra* (Lour.) Makino
凭证标本：广福林区采集队 825（IBK）
功效：全草，清热利湿。
功效来源：《全国中草药汇编》

### 藨草属 *Scirpus* L.

**百球藨草**
*Scirpus rosthornii* Diels
凭证标本：龙胜县普查队 450328140514017LY（IBK、GXMG、CMMI）
功效：全草，清热解毒、凉血利水。
功效来源：《药用植物辞典》

### 珍珠茅属 *Scleria* P. J. Bergius

**圆秆珍珠茅**
*Scleria harlandii* Hance
凭证标本：广福林区采集队 307（IBK）
功效：全草，主治闭经、腹痛。
功效来源：《广西中药资源名录》

**毛果珍珠茅**
*Scleria levis* Retz.
凭证标本：龙胜县普查队 450328130910014LY（IBK、GXMG、CMMI）
功效：根，解毒消肿、消食和胃。
功效来源：《中华本草》

**高秆珍珠茅**
*Scleria terrestris* (L.) Fass
凭证标本：覃浩富等 71109（IBK）
功效：全草，祛风湿、通经络。
功效来源：《药用植物辞典》

## 332. 禾本科 Poaceae

### 看麦娘属 *Alopecurus* L.

**看麦娘**
*Alopecurus aequalis* Sobol.
凭证标本：龙胜县普查队 450328140416011LY（IBK、GXMG、CMMI）
功效：根，利湿消肿、解毒。
功效来源：《全国中草药汇编》

**日本看麦娘**
*Alopecurus japonicus* Steud.
凭证标本：广福林区采集队 310（IBK）
功效：根，止血、利尿。
功效来源：《药用植物辞典》

### 水蔗草属 *Apluda* L.

**水蔗草**
*Apluda mutica* L.
功效：根、茎、叶，去腐解毒、壮阳。
功效来源：《中华本草》
注：本种在县域内普遍分布。

### 荩草属 *Arthraxon* P. Beauv.

**荩草**
*Arthraxon hispidus* (Thunb.) Makino
凭证标本：龙胜县普查队 450328140813036LY（IBK、GXMG、CMMI）
功效：全草，清热、降逆、止咳平喘、解毒、祛风湿。
功效来源：《全国中草药汇编》

### 芦竹属 *Arundo* L.

**芦竹**
*Arundo donax* L.
功效：根状茎，清热泻火。
功效来源：《全国中草药汇编》
注：《广西植物名录》有记载。

### 簕竹属 *Bambusa* Schreb.

**粉单竹** 竹心
*Bambusa chungii* McClure
功效：卷而未放的叶芽，清心除烦、解暑止渴。竹沥，清热、除痰。
功效来源：《广西中药材标准 第一册》
注：《广西中药资源名录》有记载。

**车筒竹** 刺竹茹
*Bambusa sinospinosa* McClure
功效：茎秆除去外皮后刮下的中间层，清热和胃、降逆。
功效来源：《中华本草》
注：民间常见栽培物种。

### 臂形草属 *Brachiaria* (Trin.) Griseb.

**毛臂形草**
*Brachiaria villosa* (Lam.) A. Camus
凭证标本：覃浩富等 70844（IBK）
功效：全草，用于大便秘结、小便短赤。
功效来源：《药用植物辞典》

### 拂子茅属 *Calamagrostis* Adans.

**拂子茅**
*Calamagrostis epigeios* (L.) Roth
凭证标本：广福林区采集队 734（IBK）

功效：全草，催产助生。
功效来源：《药用植物辞典》

## 酸模芒属 *Centotheca* Desv.

**假淡竹叶**
*Centotheca lappacea* (L.) Desv.
凭证标本：龙胜县普查队 450328140826082LY（IBK、GXMG、CMMI）
功效：全草，清热除烦、利尿。
功效来源：《药用植物辞典》

## 薏苡属 *Coix* L.

**薏苡**
Coix lacryma-jobi L.
凭证标本：龙胜县普查队 450328121127020LY（IBK、GXMG）
功效：根，健脾和中、清热祛湿、利尿、杀虫。种仁，健脾补肺、清热、渗湿、止泻、排脓、杀虫。
功效来源：《药用植物辞典》

## 香茅属 *Cymbopogon* Spreng.

**香茅**
*Cymbopogon citratus* (DC.) Stapf
功效：全草，祛风通络、温中止痛、止泻。
功效来源：《广西壮族自治区壮药质量标准 第二卷》（2011年版）
注：民间常见栽培物种。

## 狗牙根属 *Cynodon* Rich.

**狗牙根**
*Cynodon dactylon* (L.) Pers.
功效：全草，祛风活络、凉血止血、解毒。
功效来源：《中华本草》
注：本种在县域内普遍分布。

## 马唐属 *Digitaria* Haller

**马唐**
*Digitaria sanguinalis* (L.) Scopoli
凭证标本：龙胜县普查队 450328130911035LY（IBK、GXMG、CMMI）
功效：全草，明目润肺。
功效来源：《中华本草》

## 稗属 *Echinochloa* P. Beauv.

**稗** 稗根苗
*Echinochloa crusgalli* (L.) P. Beauv.
凭证标本：龙胜采集队 50440（IBK）
功效：根、苗叶，凉血止血。
功效来源：《中华本草》

## 䅟属 *Eleusine* Gaertn.

**䅟** 䅟子
*Eleusine coracana* (L.) Gaertn.
凭证标本：李光照 62799（IBK）
功效：种仁，补中益气。
功效来源：《中华本草》

**牛筋草**
*Eleusine indica* (L.) Gaertn.
凭证标本：龙胜县普查队 450328130911018LY（IBK、GXMG）
功效：全草，清热解毒、祛风利湿、散瘀止血。
功效来源：《全国中草药汇编》

## 画眉草属 *Eragrostis* Wolf

**画眉草**
*Eragrostis pilosa* (L.) P. Beauv.
凭证标本：花坪综合考察队 H879（IBK）
功效：全草，利尿通淋、清热活血。
功效来源：《中华本草》

**鲫鱼草**
*Eragrostis tenella* (L.) P. Beauv. ex Roemer et Schult.
凭证标本：中德采集队 1391（IBK）
功效：全草，清热凉血。
功效来源：《药用植物辞典》

## 野黍属 *Eriochloa* Kunth

**野黍**
*Eriochloa villosa* (Thunb.) Kunth
凭证标本：覃浩富等 70506（IBK）
功效：全草，用于火眼、结膜炎、视力模糊。
功效来源：《药用植物辞典》

## 白茅属 *Imperata* Cirillo

**大白茅** 白茅根
*Imperata cylindrica* (L.) Raeuschel var. *major* (Nees) C. E. Hubb.
凭证标本：龙胜县普查队 450328130416021LY（IBK、GXMG）
功效：根状茎、初生未放花序、花穗、叶，凉血止血、清热利尿。
功效来源：《中国药典》（2020年版）

## 柳叶箬属 *Isachne* R. Br.

**柳叶箬**
*Isachne globosa* (Thunb.) Kuntze
凭证标本：广福林区采集队 636（IBK）
功效：全草，用于小便淋痛、跌打损伤。
功效来源：《药用植物辞典》

### 淡竹叶属 *Lophatherum* Brongn.

**淡竹叶**

*Lophatherum gracile* Brongn.

凭证标本：陈永昌 01460（IBK）

功效：茎、叶，清热泻火、除烦止渴、利尿通淋。

功效来源：《中国药典》（2020年版）

### 芒属 *Miscanthus* Andersson

**五节芒** 苦芦骨

*Miscanthus floridulus* (Labill.) Warburg ex K. Schumann

功效：虫瘿，发表、理气、调经。

功效来源：《全国中草药汇编》

注：本种在县域内零星分布。

**芒**

*Miscanthus sinensis* Andersson

凭证标本：广福林区采集队 224（IBK）

功效：花序，活血通经。根状茎，利尿、止渴。气笋子，调气、补肾、生津。

功效来源：《全国中草药汇编》

### 类芦属 *Neyraudia* Hook. f.

**类芦** 篱笆竹

*Neyraudia reynaudiana* (Kunth) Keng ex Hitchc.

凭证标本：覃浩富等 71108（IBK）

功效：嫩苗，清热利湿、消肿解毒。

功效来源：《全国中草药汇编》

### 求米草属 *Oplismenus* P. Beauv.

**求米草**

*Oplismenus undulatifolius* (Ard.) Roem. et Schult.

凭证标本：吕清华等 20194（IBK）

功效：全草，用于跌打损伤。

功效来源：《药用植物辞典》

### 稻属 *Oryza* L.

**稻** 稻芽

*Oryza sativa* L.

功效：成熟籽实经发芽干燥，消食和中、健脾开胃。

功效来源：《中国药典》（2020年版）

注：民间常见栽培物种。

### 狼尾草属 *Pennisetum* Rich. ex Pers.

**狼尾草**

*Pennisetum alopecuroides* (L.) Spreng.

凭证标本：龙胜县普查队 450328131106004LY（IBK、GXMG、CMMI）

功效：根、根状茎、全草，清肺止咳、凉血明目。

功效来源：《全国中草药汇编》

### 芦苇属 *Phragmites* Adans.

**芦苇**

*Phragmites australis* (Cav.) Trin. ex Steud.

凭证标本：10785（IBK）

功效：根状茎，清热、生津、止呕。

功效来源：《广西药用植物名录》

### 刚竹属 *Phyllostachys* Sieb. et Zucc.

**毛竹** 毛笋

*Phyllostachys edulis* (Carrière) J. Houz.

功效：苗，化痰、消胀、透疹。

功效来源：《中华本草》

注：民间常见栽培物种。

**紫竹** 竹茹

*Phyllostachys nigra* (Lodd. ex Lindl.) Munro

凭证标本：李光照 11663（IBK）

功效：茎秆的干燥中间层，清热化痰、除烦、止呕。

功效来源：《中国药典》（2020年版）

**桂竹** 刚竹

*Phyllostachys reticulata* (Rupr.) K. Koch

功效：根、果实，祛风热、通经络、止血。

功效来源：《全国中草药汇编》

注：民间常见栽培物种。

### 苦竹属 *Pleioblastus* Nakai

**苦竹** 苦竹根

*Pleioblastus amarus* (Keng) Keng f.

凭证标本：陈照宙 52993（IBK）

功效：根状茎，清热、除烦、清痰。茎秆除去外皮的中间层，清热、化痰、凉血。茎秆经火烤后流出的液汁，清火、解毒利窍。嫩苗，清热除烦、除湿、利水。嫩叶，清心、利尿明目、解毒。

功效来源：《中华本草》

### 早熟禾属 *Poa* L.

**早熟禾**

*Poa annua* L.

凭证标本：花坪综合考察队 H16（IBK）

功效：全草，用于咳嗽、湿疹、跌打损伤。

功效来源：《药用植物辞典》

### 金发草属 *Pogonatherum* P. Beauv.

**金丝草**

*Pogonatherum crinitum* (Thunb.) Kunth

凭证标本：龙胜县普查队 450328130913049LY（IBK、GXMG）

功效：全草，清热凉血、利尿通淋。

功效来源：《广西药用植物名录》

### 矢竹属 *Pseudosasa* Makino ex Nakai

**篲竹**

*Pseudosasa hindsii* (Munro) C. D. Chu et C. S. Chao

凭证标本：袁淑芬等 5294（IBK）

功效：叶，用于热病烦渴、小便不利。

功效来源：《广西中药资源名录》

### 筒轴茅属 *Rottboellia* L. f.

**筒轴茅** 筒轴草

*Rottboellia cochinchinensis* (Lour.) Clayton

功效：全草，用于小便不利。

功效来源：《广西中药资源名录》

注：本种在县域内普遍分布。

### 甘蔗属 *Saccharum* L.

**斑茅**

*Saccharum arundinaceum* Retz.

功效：根，活血通经、通窍利水。

功效来源：《中华本草》

注：本种在县域内零星分布。

### 囊颖草属 *Sacciolepis* Nash

**囊颖草**

*Sacciolepis indica* (L.) Chase

凭证标本：袁淑芬等 5732（IBK）

功效：全草，生肌埋口、止血。

功效来源：《药用植物辞典》

### 狗尾草属 *Setaria* P. Beauv.

**梁** 谷芽

*Setaria italica* (L.) Beauv.

凭证标本：中德采集队 1396（IBK）

功效：果实经发芽干燥，消食和中、健脾开胃。

功效来源：《中国药典》（2020年版）

**棕叶狗尾草** 竹头草

*Setaria palmifolia* (J. Konig) Stapf

凭证标本：覃浩富等 71184（IBK）

功效：全草，益气固脱。

功效来源：《中华本草》

**皱叶狗尾草**

*Setaria plicata* (Lam.) T. Cooke

凭证标本：龙胜县普查队 450328130419010LY（IBK、CMMI）

功效：全草，解毒杀虫、祛风。

功效来源：《全国中草药汇编》

**金色狗尾草**

*Setaria pumila* (Poir.) Roem. et Schult.

凭证标本：覃浩富等 70605（IBK）

功效：全草，除热、祛湿、消肿。

功效来源：《药用植物辞典》

**狗尾草**

*Setaria viridis* (L.) P. Beauv.

凭证标本：龙胜县普查队 450328130911016LY（IBK、GXMG）

功效：全草，祛风明目、清热利尿。

功效来源：《全国中草药汇编》

### 高粱属 *Sorghum* Moench

**高粱**

*Sorghum bicolor* (L.) Moench

功效：种仁，温中、涩肠胃、止泻、止霍乱、利气、利尿、碎石。根，平喘、利尿、止血。

功效来源：《药用植物辞典》

注：民间常见栽培物种。

### 大油芒属 *Spodiopogon* Trin.

**大油芒**

*Spodiopogon sibiricus* Trin.

凭证标本：中德采集队 1360（IBK）

功效：内蒙古地区药用植物。

功效来源：《药用植物辞典》

### 鼠尾粟属 *Sporobolus* R. Br.

**鼠尾粟**

*Sporobolus fertilis* (Steud.) Clayton

功效：全草、根，清热、凉血、解毒、利尿。

功效来源：《中华本草》

注：本种在县域内普遍分布。

### 菅草属 *Themeda* Forssk.

**黄背草**

*Themeda triandra* Forsk.

凭证标本：覃浩富等 71051（IBK）

功效：全草，活血调经、祛风除湿。

功效来源：《药用植物辞典》

**菅** 菅茅根

*Themeda villosa* (Poir.) A. Camus

凭证标本：龙胜县普查队 450328131108020LY（IBK、GXMG、CMMI）

功效：根状茎，祛风散寒、除湿通络、利尿消肿。

功效来源：《中华本草》

### 粽叶芦属 *Thysanolaena* Nees

**粽叶芦** 棕叶芦

*Thysanolaena latifolia* (Roxb. ex Hornem.) Honda

功效：根、笋，清热截疟、止咳平喘。

功效来源：《中华本草》

注：本种在县域内零星分布。

## 小麦属 *Triticum* L.

**小麦**

*Triticum aestivum* L.

功效：种子，养心、益肾、清热、止渴。

功效来源：《广西药用植物名录》

注：民间常见栽培物种。

## 玉蜀黍属 *Zea* L.

**玉蜀黍**

*Zea mays* L.

功效：花柱、花头，利尿消肿、平肝利胆。

功效来源：《全国中草药汇编》

注：民间常见栽培物种。

## 菰属 *Zizania* L.

**菰** 菰米

*Zizania latifolia* (Griseb.) Stapf

功效：果实，除烦止渴、和胃理肠。

功效来源：《中华本草》

注：民间常见栽培物种。

# 龙胜县药用动物名录

## 环节动物门 Annelida

### 寡毛纲 Oligochaeta

#### 后孔寡毛目 Opisthopora

参环毛蚓
*Pheretima aspergillum*
功效来源：《广西中药资源名录》

白颈环毛蚓
*Pheretima californica*
功效来源：《中国动物药资源》

威廉环毛蚓
*Pheretima guillemi*
功效来源：《中国动物药资源》

通俗环毛蚓
*Pheretima vulgaris*
功效来源：《中国动物药资源》

背暗异唇蚓（缟蚯蚓）
*Allolobophora caliginosa trapezoids*
功效来源：《广西中药资源名录》

赤子爱胜蚓
*Eisenia foetida*
功效来源：《中国动物药资源》

日本杜拉蚓
*Drawida japonica*
功效来源：《中国动物药资源》

### 蛭纲 Hiludinea

#### 无吻蛭目 Arynchobdella

尖细金线蛭（柳叶蚂蝗）
*Whitmania acranulata*
功效来源：《中国动物药资源》

宽体金线蛭
*Whitmania pigra*
功效来源：《中国动物药资源》

日本医蛭
*Hirudo nipponia*
功效来源：《广西中药资源名录》

日本山蛭
*Haemadipsa japonica*
功效来源：《中国动物药资源》

## 软体动物门 Mollusca

### 腹足纲 Gastropoda

#### 中腹足目 Mollusca

多棱角螺
*Angulyagra polyzonata*
功效来源：《中国动物药资源》

铜锈环棱螺
*Bellamya aeruginosa*
功效来源：《中国动物药资源》

方形环棱螺（石螺）
*Bellamya quadrata*
功效来源：《广西中药资源名录》

中华圆田螺
*Cipangopaludina cahayensis*
功效来源：《中国动物药资源》

中国圆田螺
*Cipangopaludina chinensis*
功效来源：《广西中药资源名录》

长螺旋圆田螺
*Cipangopaludina longispira*
功效来源：《广西中药资源名录》

#### 柄眼目 Stlommatophra

江西巴蜗牛
*Bradybaena kiangsiensis*
功效来源：《广西中药资源名录》

同型巴蜗牛
*Bradybaena similaris*
功效来源：《广西中药资源名录》

褐云玛瑙螺
*Achatina fulica*
功效来源：《广西中药资源名录》

野蛞蝓
*Agriolimax agrestis*
功效来源：《广西中药资源名录》

黄蛞蝓
*Limax fiavus*
功效来源：《广西中药资源名录》

**蛞蝓**
*Limax flavus*
功效来源：《广西中药资源名录》

## 双壳纲 Bivalvia
### 真瓣鳃目 Eulamellibranchia
**圆蚌**
*Anodongta pacifica*
功效来源：《广西中药资源名录》

**三角帆蚌**
*Hyriopsis cumingii*
功效来源：《广西中药资源名录》

**背瘤丽蚌**
*Lamprotula leai*
功效来源：《广西中药资源名录》

**河蚬**
*Corbicula fluminea*
功效来源：《广西中药资源名录》

# 节肢动物门 Arthropoda
## 甲壳纲 Crustacea
### 十足目 Decapoda
**鼠妇**
*Porcelio scaber*
功效来源：《中国动物药资源》

**秀丽白虾**
*Leander modestus*
功效来源：《广西中药资源名录》

**日本沼虾**
*Macrobrachium nipponense*
功效来源：《广西中药资源名录》

**罗氏沼虾**
*Macrobrachium rosenbergii*
功效来源：《广西中药资源名录》

**锯齿华溪蟹**
*Sinopotamon denticulatum*
功效来源：《中国动物药资源》

**日本绒螯蟹**
*Eriocheir japonicas*
功效来源：《中国动物药资源》

**中华绒螯蟹**
*Eriocheir sinensis*
功效来源：《广西中药资源名录》

**无齿相手蟹**
*Sesarma dehaani*
功效来源：《中国动物药资源》

### 等足目 Isopoda
**张氏鱼怪**
*Ichthyoxenus tchangi*
功效来源：《中国动物药资源》

## 蛛形纲 Arachnida
### 蜘蛛目
**东亚钳蝎**
*Buthus martensii*
功效来源：《中国动物药资源》

**巴氏垃土蛛**
*Latouchia pavlovi*
功效来源：《中国动物药资源》

**华南壁钱**
*Uroctea compactilis*
功效来源：《广西中药资源名录》

**大腹园蛛**
*Araneus ventricosus*
功效来源：《广西中药资源名录》

**悦目金蛛**
*Argiope amoena*
功效来源：《中国动物药资源》

**横纹金蛛**
*Argiope bruennichii*
功效来源：《中国动物药资源》

**络新妇**
*Nephila clavata*
功效来源：《中国动物药资源》

**花背跳蛛**
*Menempwrus confusus*
功效来源：《广西中药资源名录》

**迷路漏斗网蛛**
*Agelena labyrinthica*
功效来源：《广西中药资源名录》

## 倍足纲 Diplopoda

### 蟠形目 Sphaerotheriida

**宽跗陇马陆**
*Kronopolites svenhdini*
功效来源：《广西中药资源名录》

**燕山蛩**
*Spirobolus bungii*
功效来源：《广西中药资源名录》

**浙山蛩**
*Spirobolus walker*
功效来源：《中国动物药资源》

## 唇足纲 Chilognatha

### 蜈蚣目 Scolopendromorpha

**少棘蜈蚣**
*Scolopendra mutilans*
功效来源：《广西中药资源名录》

## 内颚纲 Entognatha

### 衣鱼目 Zygentoma

**衣鱼**
*Lepisma saccharinum*
功效来源：《广西中药资源名录》

## 昆虫纲 Insecta

### 蜻蜓目 Odonata

**红蜻**
*Crocothemis servilia*
功效来源：《中国动物药资源》

**黄蜻**
*Plantala flavescens*
功效来源：《中国动物药资源》

**夏赤蜻**
*Sympetrum darwinianum*
功效来源：《中国动物药资源》

**褐顶赤蜻**
*Sympetrum infuscatum*
功效来源：《中国动物药资源》

### 蜚蠊目 Blattaria

**美洲大蠊**
*Periplaneta americana*
功效来源：《中国动物药资源》

**中华地鳖**
*Eupolyphaga sinensis*
功效来源：《广西中药资源名录》

### 螳螂目 Mantodea

**广腹螳螂**
*Hierodula patellifera*
功效来源：《中国动物药资源》

**拒斧螳螂**
*Hierodula saussurei*
功效来源：《广西中药资源名录》

**薄翅螳**
*Mantis religiosa*
功效来源：《广西中药资源名录》

**小刀螳螂**
*Statilia maculata*
功效来源：《中国动物药资源》

**枯叶螳螂**
*Tenodera aridifolia*
功效来源：《中国动物药资源》

### 直翅目 Orthoptera

**中华剑角蝗**
*Acrida cinerea*
功效来源：《中国动物药资源》

**二齿稻蝗**
*Oxya bidentata*
功效来源：《广西中药资源名录》

**中华稻蝗**
*Oxya chienensis*
功效来源：《广西中药资源名录》

**小稻蝗**
*Oxya intricate*
功效来源：《广西中药资源名录》

**长翅稻蝗**
*Oxya velax*
功效来源：《广西中药资源名录》

**日本黄脊蝗**
*Patanga japonica*
功效来源：《中国动物药资源》

**东亚飞蝗**
*Locusta migratoria*

功效来源：《中国动物药资源》

**优雅蝈螽**
*Gampsocleis gratiosa*
功效来源：《广西中药资源名录》

**纺织娘**
*Mecopoda elongate*
功效来源：《广西中药资源名录》

**中华蟋蟀**
*Gryllus chinensis*
功效来源：《中国动物药资源》

**黄褐油葫芦**
*Gryllus testaceus*
功效来源：《广西中药资源名录》

**棺头蟋**
*Loxoblemmus doenitzi*
功效来源：《广西中药资源名录》

**迷卡斗蟋**
*Scapsipedus aspersus*
功效来源：《广西中药资源名录》

**花生大蟋蟀**
*Tarbinskiellu portentosus*
功效来源：《广西中药资源名录》

**非洲蝼蛄**
*Gryllotalpa Africana*
功效来源：《广西中药资源名录》

**台湾蝼蛄**
*Gryllotalpa formosana*
功效来源：《广西中药资源名录》

## 半翅目 Hemiptera

**黑蚱蝉**
*Crypotympana atrata*
功效来源：《广西中药资源名录》

**黄蚱蝉**
*Crypotympana mandarina*
功效来源：《广西中药资源名录》

**蚱蝉**
*Cryptotympana pastulata*
功效来源：《广西中药资源名录》

**寒蝉**
*Meimuna tsuchidai*
功效来源：《中国动物药资源》

**倍蛋蚜**
*Malaphis sinensis*
功效来源：《广西中药资源名录》

**倍花蚜**
*Nurudea shiraii*
功效来源：《广西中药资源名录》

**角倍蚜**
*Schlechtendalia chinensis*
功效来源：《广西中药资源名录》

**白蜡虫**
*Ericerus pela*
功效来源：《广西中药资源名录》

**九香虫**
*Coridius chinensis*
功效来源：《广西中药资源名录》

**小皱蝽**
*Cyclopelta parva*
功效来源：《中国动物药资源》

**稻绿蝽**
*Nezara viridula smaragdula*
功效来源：《中国动物药资源》

**荔枝蝽**
*Tessaratoma pipillosa*
功效来源：《中国动物药资源》

**水黾**
*Rhagadotarsus kraepelini*
功效来源：《广西中药资源名录》

**臭虫**
*Cimex lectularius*
功效来源：《广西中药资源名录》

## 脉翅目 Neuroptera

**黄足蚁蛉**
*Hagenomyia micans*
功效来源：《广西中药资源名录》

## 鳞翅目 Lepidoptera

**黄刺蛾**
*Cnidocampa flavescens*
功效来源：《广西中药资源名录》

**高粱条螟**
*Proceras venosatus*
功效来源：《广西中药资源名录》

**玉米螟**
*Pyrausta nubilalis*
功效来源：《广西中药资源名录》

**柞蚕**
*Anthereae pernyi*
功效来源：《广西中药资源名录》

**家蚕**
*Bombyx mori*
功效来源：《广西中药资源名录》

**篦麻蚕**
*Philosamia cynthia ricini*
功效来源：《广西中药资源名录》

**鬼脸天蛾**
*Acherontia lechesis*
功效来源：《中国动物药资源》

**大避债蛾**
*Clania preyeri*
功效来源：《中国动物药资源》

**化香夜蛾**
*Hydrillodes morose*
功效来源：《广西中药资源名录》

**灯蛾**
*Acrtia caja phaeosoma*
功效来源：《广西中药资源名录》

**白粉蝶**
*Pieris rapae*
功效来源：《广西中药资源名录》

**凤蝶**
*Papilio xuthus*
功效来源：《广西中药资源名录》

## 双翅目 Diptera

**华广虻**
*Tabanus amaenus*
功效来源：《中国动物药资源》

**广西虻**
*Tabanus kwangsiensis*
功效来源：《中国动物药资源》

**华虻**
*Tabanus mandarinus*
功效来源：《广西中药资源名录》

**长尾管蚜蝇**
*Eristalis tenax*
功效来源：《广西中药资源名录》

**家蝇**
*Musca domestica*
功效来源：《中国动物药资源》

**大头金蝇**
*Chrysomyia megacephala*
功效来源：《中国动物药资源》

## 鞘翅目 Coleoptera

**东方潜龙虱**
*Cybister tripunctatus orientalis*
功效来源：《广西中药资源名录》

**豉虫**
*Gyrinus curtus*
功效来源：《中国动物药资源》

**虎斑步甲**
*Pheropesophus jessoensis*
功效来源：《广西中药资源名录》

**萤火**
*Luciola vitticollis*
功效来源：《中国动物药资源》

**沟金叩甲**
*Pleonomus canaliculatus*
功效来源：《广西中药资源名录》

**中华豆芫菁**
*Epicauta chinensis*
功效来源：《广西中药资源名录》

**豆芫菁**
*Epicauta gorhami*
功效来源：《中国动物药资源》

**红头豆芫菁**
*Epicauta ruficeps*

功效来源：《中国动物药资源》

**花生叶芫菁**
*Epicauta waterhousei*
功效来源：《中国动物药资源》
**宽纹豆芫菁**
*Epicauta waterkousei*
功效来源：《中国动物药资源》

**绿芫菁**
*Lytta caraganea*
功效来源：《广西中药资源名录》

**眼斑芫菁**
*Mylabris cichorii*
功效来源：《广西中药资源名录》

**大斑芫菁**
*Mylabris phalerata*
功效来源：《广西中药资源名录》

**竹蠹虫**
*Lyctus brunneus*
功效来源：《广西中药资源名录》

**星天牛**
*Anoplophora chinensis*
功效来源：《广西中药资源名录》

**光肩星天牛**
*Anoplophora glabripennis*
功效来源：《中国动物药资源》

**桑天牛**
*Apriona germari*
功效来源：《广西中药资源名录》

**云斑天牛**
*Batosera horsfieldi*
功效来源：《广西中药资源名录》

**桔褐天牛**
*Nadezhdiella cantori*
功效来源：《广西中药资源名录》

**洋虫**
*Martianus dermestiodes*
功效来源：《广西中药资源名录》

**蜣螂**
*Gatharsius molossus*
功效来源：《广西中药资源名录》

**双叉犀金龟**
*Allomyrina dichotoma*
功效来源：《广西中药资源名录》

**华北大黑鳃金龟**
*Holotrichia oblita*
功效来源：《中国动物药资源》

**华脊鳃金龟**
*Holotrichia sinensis*
功效来源：《中国动物药资源》

**红脚绿丽金龟**
*Anolama cupripes*
功效来源：《中国动物药资源》

**长足弯颈竹象**
*Cyrtotruchelus longimanus*
功效来源：《广西中药资源名录》

**日本吉丁**
*Chalcophora japonica chinensis*
功效来源：《广西中药资源名录》

## 广翅目 Megaloptera

**东方齿蛉**
*Neoneuromus orientalis*
功效来源：《中国动物药资源》

## 膜翅目 Hymenoptera

**约马蜂**
*Polistes jokahamne*
功效来源：《中国动物药资源》

**果马蜂**
*Polistes olivaceous*
功效来源：《中国动物药资源》

**褐胡蜂**
*Vespa binghami*
功效来源：《中国动物药资源》

**斑胡蜂**
*Vespa mandarinia*
功效来源：《广西中药资源名录》

**墨胸胡蜂**
*Vespa nigrithorax*
功效来源：《中国动物药资源》

黑尾胡蜂
*Vespa tropica ducalis*
功效来源：《中国动物药资源》

蜾蠃
*Allorhynchium chinense*
功效来源：《广西中药资源名录》

中华蜜蜂
*Apis cerana*
功效来源：《广西中药资源名录》

意大利蜂
*Apis mellifera*
功效来源：《广西中药资源名录》

黄胸木蜂
*Xylocopa appendiculata*
功效来源：《广西中药资源名录》

竹蜂
*Xylocopa dissmilis*
功效来源：《广西中药资源名录》

灰胸木蜂
*Xylocopa phalothorax*
功效来源：《广西中药资源名录》

中华木蜂
*Xylocopa sinensis*
功效来源：《广西中药资源名录》

黄猄蚁
*Oecophylla smaragdina*
功效来源：《中国动物药资源》

# 脊椎动物门 Vertebrata
## 硬骨鱼纲 Osteichthyes
### 鲤形目 Cypriniformes

泥鳅
*Misgurnus anguillicaudatus*
功效来源：《广西中药资源名录》

鳙鱼
*Aristichthys nobilis*
功效来源：《广西中药资源名录》

鲫鱼
*Carassius auratus*
功效来源：《广西中药资源名录》

金鱼
*Carassius auratus*
功效来源：《广西中药资源名录》

鲮鱼
*Cirrhinus molitorella*
功效来源：《广西中药资源名录》

草鱼
*Ctenopharyngodon idellus*
功效来源：《广西中药资源名录》

翘嘴鲌
*Culter alburnus*
功效来源：《中国动物药资源》

鲤鱼
*Cyprinus carpio*
功效来源：《广西中药资源名录》

鳡
*Elopichthys bambusa*
功效来源：《中国动物药资源》

唇䱻
*Hemibarbus labeo*
功效来源：《中国动物药资源》

䱗
*Hemiculter leucisculus*
功效来源：《中国动物药资源》

鲢鱼
*Hypophthalmichthys molitrix*
功效来源：《广西中药资源名录》

鯮
*Luciobrama macrocephalus*
功效来源：《中国动物药资源》

团头鲂
*Megalobrama amblycephala*
功效来源：《中国动物药资源》

青鱼
*Mylopharyngodon piceus*
功效来源：《广西中药资源名录》

华鳈
*Sarcocheilichthys sinensis sinensis*
功效来源：《中国动物药资源》

**赤眼鳟**
*Squaliobarbus curriculus*
功效来源：《中国动物药资源》
**黄尾鲴**
*Xenocypris davidi*
功效来源：《中国动物药资源》

**宽鳍鱲**
*Zacco platypus*
功效来源：《中国动物药资源》

### 鲇形目 Siluriformes
**鲇**
*Silurus asotus*
功效来源：《中国动物药资源》

**胡子鲇**
*Clarias fuscus*
功效来源：《广西中药资源名录》

**长臀鮠**
*Cranoglanis bouderius bouderius*
功效来源：《中国动物药资源》

**黄颡鱼**
*Pelteobagrus fulvidraco*
功效来源：《中国动物药资源》

**瓦氏黄颡鱼**
*Pelteobagrus vachelli*
功效来源：《中国动物药资源》

### 合鳃鱼目 Synbranchiformes
**黄鳝**
*Monopterus albus*
功效来源：《广西中药资源名录》

### 鲈形目 Perciformes
**鳜鱼**
*Siniperca chuatsi*
功效来源：《广西中药资源名录》

**月鳢**
*Channa asiatica*
功效来源：《广西中药资源名录》

**斑鳢**
*Channa maculate*
功效来源：《广西中药资源名录》

## 两栖纲 Amphibia
### 有尾目 Caudata
**大鲵**
*Andrias davidianus*
功效来源：《中国动物药资源》

**黑斑肥螈**
*Pachytriton brevipes*
功效来源：《中国动物药资源》

**无斑肥螈**
*Pachytriton labiatus*
功效来源：《中国动物药资源》

**中国瘰螈**
*Paramesotriton chinensis*
功效来源：《中国动物药资源》

**细痣疣螈**
*Tylototriton asperrimus*
功效来源：《中国动物药资源》

### 无尾目 Anura
**小角蟾**
*Megophrys minor*
功效来源：《中国动物药资源》

**中华蟾蜍**
*Bufo gargarizans*
功效来源：《中国动物药资源》

**黑眶蟾蜍**
*Bufo melanostictus*
功效来源：《中国动物药资源》

**中国雨蛙**
*Hyla chinensis*
功效来源：《中国动物药资源》

**三港雨蛙**
*Hyla sanchiangensis*
功效来源：《中国动物药资源》

**华南湍蛙**
*Amolops ricketti*
功效来源：《补遗修订-下》

**泽陆蛙**
*Fejervarya multistriata*
功效来源：《中国动物药资源》

**虎纹蛙**
*Hoplobatrachus chinensis*
功效来源：《中国动物药资源》

**沼水蛙**
*Hylarana guentheri*
功效来源：《中国动物药资源》

**绿臭蛙**
*Odorrana margaretae*
功效来源：《中国动物药资源》

**花臭蛙**
*Odorrana schmackeri*
功效来源：《中国动物药资源》

**棘腹蛙**
*Paa boulengeri*
功效来源：《中国动物药资源》

**棘侧蛙**
*Paa shini*
功效来源：《中国动物药资源》

**棘胸蛙**
*Pana spinosa*
功效来源：《中国动物药资源》

**黑斑侧褶蛙**
*Pelophylax nigromaculatus*
功效来源：《中国动物药资源》

**镇海林蛙**
*Rana zhenhaiensis*
功效来源：《补遗修订-下》

**斑腿泛树蛙**
*Polypedates megacephalus*
功效来源：《中国动物药资源》

**大树蛙**
*Rhacophorus dennysi*
功效来源：《中国动物药资源》

**小弧斑姬蛙**
*Microhyla heymonsi*
功效来源：《中国动物药资源》

**饰纹姬蛙**
*Microhyla ornata*
功效来源：《中国动物药资源》

**花姬蛙**
*Microhyla pulchra*
功效来源：《中国动物药资源》

## 爬行纲 Reptilia

### 龟鳖目 Testudines

**中华鳖**
*Pelodisus sinensis*
功效来源：《爬行类动物药概述》《中国动物药资源》

**平胸龟**
*Platysternon megacephalum*
功效来源：《爬行类动物药概述》《中国动物药资源》

**地龟**
*Geoemyda spengleri*
功效来源：《中国动物药资源》

### 有鳞目 Squamata

**中国壁虎**
*Gekko chinensis*
功效来源：《中国动物药资源》

**多疣壁虎**
*Gekko japonicus*
功效来源：《中国动物药资源》

**无蹼壁虎**
*Gekko swinhonis*
功效来源：《中国动物药资源》

**变色树蜥**
*Calotes versicolor*
功效来源：《中国动物药资源》

**脆蛇蜥**
*Ophisaurus harti*
功效来源：《爬行类动物药概述》

**北草蜥**
*Takydromus septentrionalis*
功效来源：《爬行类动物药概述》

**南草蜥**
*Takydromus sexlineatus*
功效来源：《中国动物药资源》

**中国石龙子**
*Eumeces chinensis*
功效来源：《爬行类动物药概述》《中国动物药资源》

**蓝尾石龙子**
*Eumeces elegans*
功效来源：《爬行类动物药概述》

**宁波滑蜥**
*Scincella modesta*
功效来源：《爬行类动物药概述》

**铜蜓蜥**
*Sphenomorphus indicus*
功效来源：《爬行类动物药概述》

**钩盲蛇**
*Ramphotyphlops braminus*
功效来源：融水民间医生

**尖吻蝮**
*Deinagkistrodon acutus*
功效来源：《中国动物药资源》

**山烙铁头蛇**
*Ovophis monticola*
功效来源：《中国动物药资源》

**原矛头蝮**
*Protobothrops mucrosquamatus*
功效来源：《中国动物药资源》

**福建竹叶青蛇**
*Trimeresurus stejnegeri*
功效来源：《爬行类动物药概述》《中国动物药资源》

**锈链腹链蛇**
*Amphiesma craspedogaster*
功效来源：《爬行类动物药概述》《中国动物药资源》

**棕黑腹链蛇**
*Amphiesma sauteri*
功效来源：《中国动物药资源》

**草腹链蛇**
*Amphiesma stolatum*
功效来源：《爬行类动物药概述》《中国动物药资源》

**绞花林蛇**
*Boiga kraepelini*
功效来源：《中国动物药资源》

**繁花林蛇**
*Boiga multomaculata*
功效来源：《中国动物药资源》

**钝尾两头蛇**
*Calamaria septentrionalis*
功效来源：《中国动物药资源》

**中国钝头蛇**
*chinensis complex*
功效来源：《中国动物药资源》

**翠青蛇**
*Cyclophiops major*
功效来源：《中国动物药资源》

**黄链蛇**
*Dinodon flavozonatum*
功效来源：《中国动物药资源》

**赤链蛇**
*Dinodon rufozonatum*
功效来源：《中国动物药资源》

**王锦蛇**
*Elaphe carinata*
功效来源：《中国动物药资源》

**灰腹绿锦蛇**
*Elaphe frenata*
功效来源：《中国动物药资源》

**玉斑锦蛇**
*Elaphe mandarina*
功效来源：《中国动物药资源》

**紫灰锦蛇**
*Elaphe porphyracea*
功效来源：《中国动物药资源》

**黑眉锦蛇**
*Elaphe taeniura*
功效来源：《中国动物药资源》

**中国水蛇**
*Enhydris chinensis*
功效来源：《中国动物药资源》

**铅色水蛇**
*Enhydris plumbea*
功效来源：《中国动物药资源》

**黑背白环蛇**
*Lycodon ruhstrati*
功效来源：《中国动物药资源》

**颈棱蛇**
*Macropisthodo rudis*
功效来源：《中国动物药资源》

**中国小头蛇**
*Oligodon chinensis*
功效来源：《中国动物药资源》

**台湾小头蛇**
*Oligodon formosanus*
功效来源：《中国动物药资源》

**饰纹小头蛇**
*Oligodon ornatus*
功效来源：《中国动物药资源》

**山溪后棱蛇**
*Opisthotropis latouchii*
功效来源：《中国动物药资源》

**福建颈斑蛇**
*Plagiopholis styani*
功效来源：《中国动物药资源》

**横纹斜鳞蛇**
*Pseudoxenodon bambusicola*
功效来源：《中国动物药资源》

**纹尾斜鳞蛇**
*Pseudoxenodon stejnegeri*
功效来源：《中国动物药资源》

**灰鼠蛇**
*Ptyas korros*
功效来源：《中国动物药资源》

**滑鼠蛇**
*Ptyas mucosus*
功效来源：《中国动物药资源》

**颈槽蛇**
*Rhabdophis nuchalis*
功效来源：《中国动物药资源》

**虎斑颈槽蛇**
*Rhabdophis tigrinus*
功效来源：《中国动物药资源》

**黑头剑蛇**
*Sibynophis chinensis*
功效来源：《中国动物药资源》

**环纹华游蛇**
*Sinonatrix aequifasciata*
功效来源：《中国动物药资源》

**乌华游蛇**
*Sinonatrix percarinata*
功效来源：《爬行类动物药概述》《中国动物药资源》

**渔游蛇**
*Xenochrophis piscator*
功效来源：《中国动物药资源》

**乌梢蛇**
*Zaocys dhumnades*
功效来源：《爬行类动物药概述》

**金环蛇**
*Bungarus fasciatus*
功效来源：《中国动物药资源》

**银环蛇**
*Bungarus multicinctus*
功效来源：《爬行类动物药概述》

**舟山眼镜蛇**
*Naja atra*
功效来源：《爬行类动物药概述》

**眼镜王蛇**
*Ophiophagus hannah*
功效来源：《爬行类动物药概述》

## 鸟纲 Aves

### 鹈形目 Pelecaniformes

**普通鸬鹚**
*Phalacrocorax carbo*
功效来源：《中国动物药资源》

### 鹳形目 Ciconiiformes

**池鹭**
*Ardeola bacchus*
功效来源：《中国动物药资源》

**白鹭**
*Egretta garzetta*
功效来源：《中国动物药资源》

**黄斑苇鳽**
*Ixobrychus sinensis*
功效来源：《中国动物药资源》

**夜鹭**
*Nycticorax nycticorax*
功效来源：《中国动物药资源》

## 雁形目 Anseriformes

**家鸭**
*Anas platyrhynchos domestica*
功效来源：《中国动物药资源》

**家鹅**
*Anser domestica domestica*
功效来源：《中国动物药资源》

**番鸭**
*Cairna moschata*
功效来源：《中国动物药资源》

## 隼形目 Falconiformes

**雀鹰**
*Accipiter nisus*
功效来源：《中国动物药资源》

**松雀鹰**
*Accipiter virgatus*
功效来源：《广西中药资源名录》

**黑鸢**
*Milvus migrans*
功效来源：《中国动物药资源》

**红隼**
*Falco tinnunculus*
功效来源：《中国动物药资源》

## 鸡形目 Galliformes

**石鸡**
*Alectoris chukar*
功效来源：《中国动物药资源》

**灰胸竹鸡**
*Bambusicola thoracica*
功效来源：《中国动物药资源》

**红腹锦鸡**
*Chrysolophus pictus*
功效来源：《中国动物药资源》

**鹌鹑**
*Coturnix japonica*
功效来源：《中国动物药资源》

**中华鹧鸪**
*Francolinus pintadeanus*
功效来源：《中国动物药资源》

**家鸡**
*Gallus gallus domesticus*
功效来源：《中国动物药资源》

**乌骨鸡**
*Gallus gallus domesticus*
功效来源：《中国动物药资源》

**白鹇**
*Lophura nycthemera*
功效来源：《中国动物药资源》

**环颈雉**
*Phasianus colchicus*
功效来源：《中国动物药资源》

## 鹤形目 Gruiformes

**黄脚三趾鹑**
*Turnix tanki*
功效来源：《中国动物药资源》

**白胸苦恶鸟**
*Amaurornis phoenicurus*
功效来源：《中国动物药资源》

**白骨顶**
*Fulica atra*
功效来源：《中国动物药资源》

## 鸻形目 Charadriiformes

**矶鹬**
*Actitis hypoleucos*
功效来源：《中国动物药资源》

## 鸽形目 Columbiformes

**家鸽**
*Columba livia domestica*
功效来源：《中国动物药资源》

**珠颈斑鸠**
*Streptopelia chinensis*
功效来源：《中国动物药资源》

山斑鸠
*Streptopelia orientalis*
功效来源：《中国动物药资源》

火斑鸠
*Streptopelia tranquebarica*
功效来源：《中国动物药资源》

## 鹃形目 Cuculiformes

小鸦鹃
*Centropus bengalensis*
功效来源：《中国动物药资源》

褐翅鸦鹃
*Centropus sinensis*
功效来源：《中国动物药资源》

四声杜鹃
*Cuculus micropterus*
功效来源：《中国动物药资源》

棕腹杜鹃
*Cuculus nisicolor*
功效来源：《中国动物药资源》

中杜鹃
*Cuculus saturatus*
功效来源：《中国动物药资源》

## 鸮形目 Strigiformes

领鸺鹠
*Glaucidium brodiei*
功效来源：《中国动物药资源》

斑头鸺鹠
*Glaucidium cuculoides*
功效来源：《中国动物药资源》

领角鸮
*Otus bakkamoena*
功效来源：《中国动物药资源》

黄嘴角鸮
*Otus spilocephalus*
功效来源：《广西中药资源名录》

红角鸮
*Otus sunia*
功效来源：《中国动物药资源》

## 佛法僧目 Coraciiformes

普通翠鸟
*Alcedo atthis*
功效来源：《中国动物药资源》

斑鱼狗
*Ceryle rudis*
功效来源：《中国动物药资源》

白胸翡翠
*Halcyon smyrnensis*
功效来源：《中国动物药资源》

三宝鸟
*Eurystomus orientalis*
功效来源：《中国动物药资源》

## 戴胜目 Upupiformes

戴胜
*Upupa epops*
功效来源：《中国动物药资源》

## 鴷形目 Piciformes

蚁鴷
*Jynx torquilla*
功效来源：《中国动物药资源》

斑姬啄木鸟
*Picummus innominatus*
功效来源：《广西中药资源名录》

## 雀形目 Passeriformes

金腰燕
*Hirundo daurica*
功效来源：《中国动物药资源》

家燕
*Hirundo rustica*
功效来源：《中国动物药资源》

崖沙燕
*Riparia riparia*
功效来源：《中国动物药资源》

田鹨
*Anthus richardi*
功效来源：《中国动物药资源》

白鹡鸰
*Motacilla alba*
功效来源：《中国动物药资源》

**灰鹡鸰**
*Motacilla cinerea*
功效来源：《中国动物药资源》

**黑背白鹡鸰**
*Motacilla lugens*
功效来源：《中国动物药资源》

**白头鹎**
*Pycnonotus sinensis*
功效来源：《中国动物药资源》

**红尾伯劳**
*Lanius cristatus*
功效来源：《中国动物药资源》

**发冠卷尾**
*Dicrurus hottentottus*
功效来源：《中国动物药资源》

**黑卷尾**
*Dicrurus macrocercus*
功效来源：《中国动物药资源》

**八哥**
*Acridotheres cristatellus*
功效来源：《中国动物药资源》

**小嘴乌鸦**
*Corvus corone*
功效来源：《中国动物药资源》

**大嘴乌鸦**
*Corvus macrorhynchos*
功效来源：《中国动物药资源》

**松鸦**
*Garrulus glandarius*
功效来源：《中国动物药资源》

**星鸦**
*Nucifraga caryocatactes*
功效来源：《中国动物药资源》

**喜鹊**
*Pica pica*
功效来源：《中国动物药资源》

**红嘴蓝鹊**
*Urocissa erythrorhyncha*
功效来源：《中国动物药资源》

**褐河乌**
*Cinclus pallasii*
功效来源：《中国动物药资源》

**鹊鸲**
*Copsychus saularis*
功效来源：《中国动物药资源》

**紫啸鸫**
*Myophonus caeruleus*
功效来源：《中国动物药资源》

**北红尾鸲**
*Phoenicurus auroreus*
功效来源：《中国动物药资源》

**黑喉石即鸟**
*Saxicola torquata*
功效来源：《中国动物药资源》

**红胁蓝尾鸲**
*Tarsiger cyanurus*
功效来源：《中国动物药资源》

**虎斑地鸫**
*Zoothera dauma*
功效来源：《中国动物药资源》

**北灰鹟**
*Muscicapa dauurica*
功效来源：《中国动物药资源》

**乌鹟**
*Muscicapa sibirica*
功效来源：《中国动物药资源》

**画眉**
*Garrulax canorus*
功效来源：《中国动物药资源》

**红嘴相思鸟**
*Leiothrix lutea*
功效来源：融水民间医生

**棕头鸦雀**
*Paradoxornis webbianus*
功效来源：《中国动物药资源》

**黑眉苇莺**
*Acrocephalus bistrigiceps*
功效来源：《中国动物药资源》

**黄眉柳莺**
*Phylloscopus inornatus*
功效来源：《中国动物药资源》

**暗绿绣眼鸟**
*Zosterops japonicus*
功效来源：《中国动物药资源》

**大山雀**
*Parus major*
功效来源：《中国动物药资源》

**麻雀**
*Passer montanus*
功效来源：《中国动物药资源》

**小鹀**
*Emberiza pusilla*
功效来源：《中国动物药资源》

## 哺乳纲 Mammalia

### 灵长目 Primate

**猕猴**
*Macaca mulatta*
功效来源：《中国动物药资源》

### 啮齿目 Rodentia

**赤腹松鼠**
*Callosciurus erythraeus*
功效来源：《中国动物药资源》

**红背鼯鼠**
*Petaurista petaurista*
功效来源：《中国动物药资源》

**银星竹鼠**
*Rhizomys pruinosus*
功效来源：《中国动物药资源》

**中华竹鼠**
*Rhizomys sinensis*
功效来源：《中国动物药资源》

**褐家鼠**
*Rattus norvegicus*
功效来源：《中国动物药资源》

**黄胸鼠**
*Rattus tanezumi*
功效来源：《中国动物药资源》

**豪猪**
*Hystrix brachyura*
功效来源：《中国动物药资源》

### 兔形目 Lagomorpha

**华南兔**
*Lepus sinensis*
功效来源：《中国动物药资源》

### 翼手目 Chiroptera

**马铁菊头蝠**
*Rhinolophus ferrumequinum*
功效来源：《中国动物药资源》

**三叶蹄蝠**
*Aselliscus stoliczkanus*
功效来源：《中国动物药资源》

**大蹄蝠**
*Hipposideros armiger*
功效来源：《中国动物药资源》

**普氏蹄蝠**
*Hipposideros pratti*
功效来源：《中国动物药资源》

### 鳞甲目 Pholidota

**中华穿山甲**
*Manis pentadactyla*
功效来源：《中国动物药资源》

### 食肉目 Carnivora

**家猫**
*Felis catus*
功效来源：《中国动物药资源》

**豹**
*Panthera pardus*
功效来源：《中国动物药资源》

**豹猫**
*Prionailurus bengalensis*
功效来源：《中国动物药资源》

**花面狸**
*Paguma larvata*
功效来源：《中国动物药资源》

**大灵猫**
*Viverra zibetha*
功效来源：《中国动物药资源》

**小灵猫**
*Viverricula indica*
功效来源：《中国动物药资源》

**犬**
*Canis lupus familiaris*
功效来源：《中国动物药资源》

**黑熊**
*Ursus thibetanus*
功效来源：《中国动物药资源》

**猪獾**
*Arctonyx collaris*
功效来源：《中国动物药资源》

**水獭**
*Lutra lutra*
功效来源：《中国动物药资源》

**黄喉貂**
*Martes flavigula*
功效来源：《中国动物药资源》

**狗獾**
*Meles leucurus*
功效来源：《中国动物药资源》

**鼬獾**
*Melogale moschata*
功效来源：《中国动物药资源》

**黄鼬**
*Mustela sibirica*
功效来源：《中国动物药资源》

## 偶蹄目 Artiodactyla

**野猪**
*Sus scrofa*
功效来源：《中国动物药资源》

**家猪**
*Sus scrofa domesticus*
功效来源：《中国动物药资源》

**林麝**
*Moschus berezovskii*
功效来源：《中国动物药资源》

**赤麂**
*Muntiacus muntjak*
功效来源：《中国动物药资源》

**小麂**
*Muntiacus reevesi*
功效来源：《中国动物药资源》

**黄牛**
*Bos taurus*
功效来源：《中国动物药资源》

**水牛**
*Bubalus bubalis*
功效来源：《中国动物药资源》

**山羊**
*Capra aegagrus hircus*
功效来源：《中国动物药资源》

**中华鬣羚**
*Capricornis milneedwardsii*
功效来源：《中国动物药资源》

## 奇蹄目 Perissodactyla

**驴**
*Equus asinus*
功效来源：《中国动物药资源》

**马**
*Equus caballuss*
功效来源：《中国动物药资源》

# 龙胜县药用矿物名录

**雄黄**

硫化物类矿物雄黄族雄黄，主含二硫化二砷。采挖后，除去杂质。

功效：解毒杀虫，燥湿祛痰，截疟。

功效来源：《中国药典》（2015年）

**雌黄**

含三硫化二砷的硫化物类矿物雌黄的矿石。

功效：用于牛皮癣。有毒。

功效来源：《广西中药资源名录》

**伏龙肝**

久经草或木柴熏烧的灶心土。在修拆柴火灶或柴火烧的窑时，将烧结成的土块取下，用刀削去焦黑部分及杂质即得。

功效：温中，止呕，止血。

功效来源：《广西中药资源名录》

**黄土**

含三氧化二铝和二氧化硅的黄土层地带地下黄土。

功效：用于野蕈中毒。

功效来源：《广西中药资源名录》

**钟乳石**

碳酸盐类矿物方解石族方解石，主含碳酸钙。采挖后，洗净，砸成小块，干燥。

功效：温肺，助阳，平喘，制酸，通乳。

功效来源：《中国药典》（2015年）

**钟乳鹅管石**

含碳酸钙的碳酸盐类矿物钟乳石顶端细长而中空如管状部分。

功效：功用与钟乳石相同，常作为钟乳石入药。

功效来源：《广西中药资源名录》

**石灰**

含碳酸钙的石灰岩，经加热煅烧而成的白色块状物为生石灰，水解后而成的白色粉末状物为熟石灰。

功效：用于烧烫伤，外伤出血。有毒，忌内服。

功效来源：《广西中药资源名录》

**滑石**

硅酸盐类矿物滑石族滑石，主含含水硅酸镁。采挖后，除去泥沙和杂石。

功效：利尿通淋，清热解暑；外用祛湿敛疮。

功效来源：《中国药典》（2015年）

**阳起石**

单斜晶系透闪石或透闪石石棉的矿石，主含含水硅酸钙镁。采挖后，除去泥沙及杂石。

功效：温肾壮阳。

功效来源：《中国药典》（1977年）

**寒水石**

含碳酸钙的碳酸盐类矿物方解石的矿石。

功效：用于发热，烧烫伤。

功效来源：《广西中药资源名录》

# 参考文献


［1］戴斌. 中国现代瑶药［M］. 南宁：广西科学技术出版社，2009.

［2］邓家刚. 桂本草（第一卷）［M］. 北京：北京科学技术出版社，2013.

［3］邓家刚. 桂本草（第二卷）［M］. 北京：北京科学技术出版社，2015.

［4］高海山. 广西花坪自然保护区植物物种多样性调查［D］. 桂林：广西师范大学，2007.

［5］高海山，许为斌. 广西花坪国家级自然保护区野生植物资源［J］. 园艺与种苗，2016（4）：35–37.

［6］广西中药资源普查办公室. 广西中药资源名录［M］. 南宁：广西民族出版社，1993.

［7］广西植物研究所. 广西植物志（第1~6卷）［M］. 南宁：广西科学技术出版社，1991–2017.

［8］广西壮族自治区食品药品监督管理局. 广西壮族自治区瑶药材质量标准（第一卷）［M］. 南宁：广西科学技术出版社，2014.

［9］广西壮族自治区食品药品监督管理局. 广西壮族自治区壮药质量标准（第一卷）［M］. 南宁：广西科学技术出版社，2008.

［10］广西壮族自治区食品药品监督管理局. 广西壮族自治区壮药质量标准（第二卷）［M］. 南宁：广西科学技术出版社，2011.

［11］广西壮族自治区食品药品监督管理局. 广西壮族自治区壮药质量标准（第三卷）［M］. 南宁：广西科学技术出版社，2018.

［12］广西壮族自治区卫生厅. 广西中药材标准 第一册［M］. 南宁：广西科学技术出版社，1990.

［13］广西壮族自治区卫生厅. 广西中药材标准 第二册［M］. 南宁：广西科学技术出版社，1996.

［14］国家药典委员会. 中华人民共和国药典（2020年版）［M］. 北京：中国医药科技出版社，2015.

［15］国家中医药管理局. 中华本草［M］. 上海：上海科学技术出版社，1999.

［16］黄璐琦，王永炎. 全国中药资源普查技术规范［M］. 上海：上海科学技术出版社，2015.

［17］黄歆怡. 广西龙胜各族自治县药用植物资源调查［D］. 广西师范大学，2015.

［18］蒋日红，高海山，吴望辉，等. 广西花坪国家级自然保护区蕨类植物区系研究［J］. 广西科学，2011.18（1）：64–68.

［19］龙胜县志编纂委员会. 龙胜县志［M］. 南宁：广西人民出版社，1992.

［20］龙运光，萧成纹，吴国勇，等. 中国侗族医药［M］. 北京：中国古籍出版社，2011.

［21］林春蕊，许为斌，刘演，等. 广西靖西县端午药市常见药用植物［M］. 南宁：广西科学技术出版社，2012.

［22］林春蕊，许为斌，黄俞淞，等. 广西恭城瑶族端午药市药用植物资源［M］. 南宁：广西科学技术出版社，2016.

［23］缪剑华，张占江，黄浩，等. 桂林中药资源典［M］. 广州：广东科技出版社，2021.

［24］南京中医药大学. 中药大辞典［M］. 上海：上海科学技术出版社，2006.

［25］覃迅云，罗金裕，高志刚. 中国瑶药学［M］. 北京：民族出版社，2002.

［26］覃海宁，刘演. 广西植物名录［M］. 北京：科学出版社，2010.
［27］《全国中草药汇编》编写组. 全国中草药汇编［M］. 北京：人民卫生出版社，1996.
［28］汪松，解焱. 中国物种红色名录（第一卷）［M］. 北京：高等教育出版社，2004.
［29］中国植物志编辑委员会. 中国植物志（第2~80卷）［M］. 北京：科学出版社，1959–2004.
［30］IUCN. IUCN Red List Categories and Criteria（version3.1）［R］. IUCN Pulications service Unit，Gland Switzerland and Cambridge，2001.